妇产科学临床新进展

（上）

钟喜杰等◎编著

吉林科学技术出版社

图书在版编目（CIP）数据

妇产科学临床新进展 / 钟喜杰等编著. -- 长春：
吉林科学技术出版社，2016.3
ISBN 978-7-5578-0349-0

Ⅰ．①妇… Ⅱ．①钟… Ⅲ．①妇产科学 Ⅳ．①R71

中国版本图书馆CIP数据核字（2016）第068475号

妇产科学临床新进展
FUCHAN KEXUE LINCHUANG XINJINZHAN

编　　著	钟喜杰等
出 版 人	李　梁
责任编辑	隋云平 端金香
封面设计	长春创意广告图文制作有限责任公司
制　　版	长春创意广告图文制作有限责任公司
开　　本	787mm×1092mm　1/16
字　　数	1170千字
印　　张	49.5
版　　次	2016年4月第1版
印　　次	2017年6月第1版第2次印刷

出　　版	吉林科学技术出版社
发　　行	吉林科学技术出版社
地　　址	长春市人民大街4646号
邮　　编	130021
发行部电话/传真	0431-85635177　85651759　85651628
	85652585　85635176
储运部电话	0431-86059116
编辑部电话	0431-86037565
网　　址	www.jlstp.net
印　　刷	虎彩印艺股份有限公司

书　　号	ISBN 978-7--5578-0349-0
定　　价	195.00元

编 委 会

主　编

钟喜杰　聊城市复退军人医院

许素娥　菏泽市中医院

于少伟　潍坊市中医院

闫　猛　莘县妇幼保健院

齐英芳　河北省顺平县医院

陈明晓　山西省肿瘤医院

副主编

吕艳蕊　河南省直第三人民医院

郭　玮　焦作市中医院

杨水艳　焦作市妇幼保健院

何素红　焦作市中医院

湛艳瑞　开封市妇产医院

张　芹　钟祥市中医院

陈　英　商丘市柘城县中医院

赵永强　河南省安阳地区医院

编　　委（按姓氏拼音字母排序）

曹冰青　　陈明晓　　陈英　　郭玮

何素红　　李素玲　　刘丽霞　　刘玲

吕秀华　　吕艳蕊　　齐英芳　　吴亚玲

许素娥　　闫猛　　杨水艳　　于少伟

湛艳瑞　　张晶晶　　张芹　　赵永强

钟喜杰　　朱光丽

前　　言

　　21世纪科学技术的飞速发展，推动了妇产科专业迈向新的高峰，也为我们战斗在临床一线的医务工作者提出了新的挑战。为了培养出紧跟形势且技术过硬的妇产科专业人员，为妇产科发展贡献微薄之力，我们编写这本《妇产科学临床新进展》。本书共分为五篇，三十六章。包括妇产科基础、妇科、产科、计划生育、妇产科手术。本书内容丰富，将妇产科临床涉及的各方面知识都囊括其中。本书在编写过程中参阅了大量国内外权威的书籍及相关文献。内容全面、科学实用、条理清晰、层次分明，能够满足妇产科教学及临床工作者的需求。

　　为了满足不同层次读者的需要，编者们在编写思路上都作了一些调整，比如妇产科基础部分，除了介绍解剖和生理知识外，还添加了妇产科休克、妇科恶性肿瘤的化疗和放射治疗知识，使读者对妇产科理论和治疗技术有一个总体的概念，有利于对各分论知识的学习和理解，这是与许多妇产科全科专著不同之处。本书与其他书籍相比简洁明了、实用性强、通俗易懂。

　　由于编者水平有限，书中如有疏漏或者不妥之处，欢迎广大读者批评指正。

目　　录

第四篇　计划生育

第五篇　妇产科手术

第一篇　妇产科基础

第一章　生殖系统解剖及生理

第一节　骨盆组成及类型

女性骨盆是躯干和下肢之间的骨性连接,既是支持躯干和保护盆腔脏器的重要器官,又是胎儿娩出时必经的骨性产道,其大小、形状直接影响分娩。通常女性骨盆较男性骨盆宽而浅,有利于胎儿娩出。

(一)骨盆的组成

1.骨盆的骨骼　骨盆由骶骨、尾骨及左右两块髋骨组成。每块髋骨又由髂骨、坐骨及耻骨融合而成;骶骨由5～6块骶椎融合而成,其前面呈凹形,上缘向前方突出,形成骶岬,骶岬为骨盆内测量对角径的重要据点;尾骨由4～5块尾椎合成。

2.骨盆的关节　包括耻骨联合、骶髂关节和骶尾关节。在骨盆的前方两耻骨之间由纤维软骨连接,称耻骨联合。骶髂关节位于骶骨和髂骨之间,在骨盆后方。骶尾关节为骶骨与尾骨的联合处,有一定活动度。

3.骨盆的韧带　连接骨盆各部之间的韧带中有两对重要的韧带,一对是骶、尾骨与坐骨结节之间的骶结节韧带,另一对是骶、尾骨与坐骨棘之间的骶棘韧带,骶棘韧带宽度即坐骨切迹宽度,是判断中骨盆是否狭窄的重要指标。妊娠期受性激素影响,韧带较松弛,各关节的活动性略有增加,有利于分娩时胎儿通过骨产道。

(二)骨盆的分界

以耻骨联合上缘、髂耻缘及骶岬上缘的连线为界,将骨盆分为假骨盆和真骨盆两部分。假骨盆又称大骨盆,位于骨盆分界线之上,为腹腔的一部分,其前为腹壁下部,两侧为髂骨翼,其后为第5腰椎。假骨盆与产道无直接关系,但假骨盆某些径线的长短关系到真骨盆的大小,测量假骨盆的这些径线可作为了解真骨盆的参考。真骨盆又称小骨盆,位于骨盆分界线之下,是胎儿娩出的骨产道。真骨盆有上、下两口,即骨盆入口与骨盆出口。两口之间为骨盆腔。骨盆腔的后壁是骶骨与尾骨,两侧为坐骨、坐骨棘、骶棘韧带,前壁为耻骨联合。坐骨棘位于真骨盆中部,肛诊或阴道诊可触及,是分娩过程中衡量胎先露部下降程度的重要标志。耻骨两降支的前部相连构成耻骨弓。骨盆腔呈前浅后深的形态,其中轴为骨盆轴,分娩时胎儿循此轴娩出。

（三）骨盆的类型

根据骨盆形状（按 Callwell 与 Moloy 分类）分为 4 种类型。

1.女型　骨盆入口呈横椭圆形，髂骨翼宽而浅，入口横径较前后径稍长，耻骨弓较宽，两侧坐骨棘间径≥10cm。最常见，为女性正常骨盆。我国妇女占 52%～58.9%。

2.扁平型　骨盆入口前后径短而横径长，呈扁椭圆形。耻骨弓宽，骶骨失去正常弯度，变直向后翘或深弧型，故骨盆浅。较常见，我国妇女占 23.2%～29%。

3.类人猿型　骨盆入口呈长椭圆形，骨盆入口、中骨盆和骨盆出口的横径均较短，前后径稍长。坐骨切迹较宽，两侧壁稍内聚，坐骨棘较突出，耻骨弓较窄，骶骨向后倾斜，故骨盆前部较窄而后部较宽。骶骨往往有 6 节且较直，故较其他型骨盆深。我国妇女占 14.2%～18%。

4.男型　骨盆入口略呈三角形，两侧壁内聚，坐骨棘突出，耻骨弓较窄，坐骨切迹窄呈高弓形，骶骨较直而前倾，致出口后矢状径较短。因男型骨盆呈漏斗形，往往造成难产。较少见，我国妇女仅占 1%～3.7%。

上述 4 种基本类型只是理论上的归类，在临床上所见多是混合型骨盆。骨盆的形态、大小除种族差异外，其生长发育还受遗传、营养与性激素的影响。

（吕秀华）

第二节　内外生殖器及邻近组织

（一）内生殖器

女性内生殖器包括阴道、子宫、输卵管及卵巢，后二者合称子宫附件。

1.阴道　系性交器官，也是月经血排出及胎儿娩出的通道。

(1)位置和形态：位于真骨盆下部中央，呈上宽下窄的管道，前壁长 7～9cm，与膀胱和尿道相邻；后壁长 10～12cm，与直肠贴近。上端包绕宫颈下端开口于阴道前庭后部。环绕宫颈周围的部分称阴道穹隆。按其位置分为前、后、左、右 4 部分，其中后穹隆最深，与盆腔最低部位的直肠子宫陷凹紧密相邻，临床上可经此处穿刺或引流。

(2)组织结构：阴道壁由黏膜、肌层和纤维组织膜构成，有很多横纹皱襞，故有较大伸展性。阴道黏膜呈淡红色，由复层扁平上皮细胞覆盖，无腺体，受性激素影响有周期性变化。阴道肌层由外纵及内环形的两层平滑肌构成，肌层外覆纤维组织膜，其弹力纤维成分多于平滑肌纤维。阴道壁有静脉丛，损伤后易出血或形成血肿。

2.子宫　系孕育胚胎、胎儿和产生月经的器官。

(1)形态：子宫是有腔的肌性器官，呈前后略扁的倒置梨形，重约 50g，长 7～8cm，宽 4～5cm，厚 2～3cm，容量约 5ml。子宫上部较宽称宫体，其上端隆突部分称宫底，宫底两侧为宫角，与输卵管相通。子宫下部较窄呈圆柱状称宫颈。宫体与宫颈的比例因年龄而异，婴儿期为 1:2，成年妇女为 2:1，老人为 1:1。

宫腔为上宽下窄的三角形，两侧输卵管，尖端朝下通宫颈管。在宫体与宫颈之间形成最狭窄的部分称子宫峡部，在非孕期长约 1cm，其上端因解剖上较狭窄，称解剖学内口；其下端因黏膜组织在此处由宫腔内膜转变为宫颈黏膜,称组织学内口。妊娠期子宫峡部逐渐伸展变长,妊娠末期可达 7~10cm,形成子宫下段。宫颈内腔呈梭形称宫颈管,成年妇女长 2.5cm,其下端称宫颈外口,宫颈下端伸入阴道内的部分称宫颈阴道部;在阴道以上的部分称宫颈阴道上部。未产妇的宫颈外口呈圆形;已产妇的宫颈外口受分娩影响形成横裂,而分为前唇和后唇。

(2)组织结构:宫体和宫颈的结构不同。

①宫体:宫体壁由 3 层组织构成,由内向外可分为子宫内膜、肌层和浆膜层(脏腹膜)。

子宫内膜从青春期开始受卵巢激素影响,其表面 2/3 能发生周期性变化称功能层;靠近子宫肌层的 1/3 内膜无周期性变化为基底层。

子宫肌层较厚,非孕时厚度约 0.8cm。肌层由平滑肌束及弹力纤维组成。肌束纵横交错似网状,可分 3 层:外层纵行,内层环行,中层交叉排列。肌层中含有血管,子宫收缩时压迫血管,可有效地制止子宫出血。

子宫浆膜层为覆盖子宫体底部及前后面的脏腹膜,与肌层紧贴,但在子宫前面近子宫峡部处,腹膜与子宫壁结合较疏松,向前反折覆盖膀胱,形成膀胱子宫陷凹。在子宫后面,腹膜沿子宫壁向下,至宫颈后方及阴道后穹再折向直肠,形成直肠子宫陷凹,亦称道格拉斯陷凹。

②宫颈:主要由结缔组织构成,含少量平滑肌纤维、血管及弹力纤维。宫颈黏膜为单层高柱状上皮,黏膜内腺体能分泌碱性黏液,形成黏液栓,堵塞宫颈管。宫颈阴道部由复层扁平上皮覆盖,表面光滑。宫颈外口柱状上皮与鳞状上皮交接处是宫颈癌的好发部位。宫颈管黏膜也受性激素影响发生周期性变化。

(3)位置:子宫位于盆腔中央,膀胱与直肠之间,下端接阴道,两侧有输卵管和卵巢。当膀胱空虚时,成人子宫的正常位置呈轻度前倾前屈位,主要靠子宫韧带及骨盆底肌和筋膜的支托作用。正常情况下宫颈下端处于坐骨棘水平稍上方。

(4)子宫韧带:共有 4 对。

①圆韧带:呈圆索状得名,由结缔组织与平滑肌组成。起于宫角的前面、输卵管近端的下方,在子宫阔韧带前叶的覆盖下向前外侧伸展达两侧骨盆壁,再穿过腹股沟管终于大阴唇前端。有维持子宫呈前倾位置的作用。

②阔韧带:位于子宫两侧的双层腹膜皱襞,呈翼状,由覆盖子宫前后壁的腹膜自子宫侧缘向两侧延伸达盆壁而成,可限制子宫向两侧倾倒。阔韧带分为前后两叶,其上缘游离,内 2/3 部包裹输卵管(伞部无腹膜遮盖),外 1/3 部移行为骨盆漏斗韧带或称卵巢悬韧带,卵巢动静脉由此穿行。在输卵管以下、卵巢附着处以上的阔韧带称输卵管系膜,其中有结缔组织及中肾管遗迹。卵巢与阔韧带后叶相接处称卵巢系膜。卵巢内侧与宫角之间的阔韧带稍增厚称卵巢固有韧带或卵巢韧带。在宫体两侧的阔韧带中有丰富的血管、神经、淋巴管及大量疏松结缔组织称宫旁组织。子宫动静脉和输尿管均从阔韧带基底部穿过。

③主韧带:又称宫颈横韧带。在阔韧带的下部,横于宫颈两侧和骨盆侧壁之间,为一对坚韧的平滑肌与结缔组织纤维束,是固定宫颈位置、保持子宫不致下垂的主要结构。

④宫骶韧带:从宫颈后面的上侧方(相当于组织学内口水平),向两侧绕过直肠到达第 2、3 骶椎前面的筋膜。韧带含平滑肌和结缔组织,外有腹膜遮盖,短厚有力,将宫颈向后向上牵引,维持子宫处于前倾位置。

上述韧带、盆底肌和筋膜薄弱或受损伤,可导致子宫脱垂。

3.输卵管　输卵管是精子与卵子相遇受精的场所,也是向宫腔运送受精卵的通道。为一对细长而弯曲的肌性管道,位于阔韧带的上缘内,内侧与宫角相连通,外端游离,与卵巢接近。全长8～14cm。根据输卵管的形态由内向外分为4部分:①间质部:为通入子宫壁内的部分,狭窄而短,长约1cm。②峡部:在间质部外侧,管腔较窄,长2～3cm。③壶腹部:在峡部外侧,管腔较大,长5～8cm。④伞部:为输卵管的末端,开口于腹腔,游离端呈漏斗状,有许多细长的指状突起。伞的长度不一,多为1～1.5cm,有"拾卵"作用。

输卵管壁由3层构成:外层为浆膜层,系腹膜的一部分;中层为平滑肌层,常有节律性地收缩,能引起输卵管由远端向近端蠕动;内层为黏膜层,由单层高柱状上皮覆盖。上皮细胞分为纤毛细胞、无纤毛细胞、楔状细胞及未分化细胞4种。纤毛细胞的纤毛摆动有助于运送卵子;无纤毛细胞有分泌作用(又称分泌细胞);楔状细胞可能为无纤毛细胞的前身;未分化细胞亦称游走细胞,为其他上皮细胞的储备细胞。输卵管肌肉的收缩和黏膜上皮细胞的形态、分泌及纤毛摆动均受性激素的影响而有周期性变化。

4.卵巢　为一对扁椭圆形的性腺,具有生殖和内分泌的功能。卵巢的大小、形状随年龄而有差异。青春期前,卵巢表面光滑;青春期开始排卵后,表面逐渐凹凸不平。成年妇女的卵巢约4cm×3cm×1cm,重5～6g,呈灰白色;绝经后卵巢萎缩变小变硬。卵巢位于输卵管的后下方,卵巢系膜连接于阔韧带后叶的部位有血管与神经出入卵巢称卵巢门。卵巢外侧以骨盆漏斗韧带连于骨盆壁,内侧以卵巢固有韧带与子宫相连。

卵巢表面无腹膜,由单层立方上皮覆盖称生发上皮。上皮的深面有一层致密纤维组织称卵巢白膜。再往内为卵巢实质,又分为皮质与髓质。皮质在外层,内有数以万计的始基卵泡及致密结缔组织;髓质在中央,无卵泡,含有疏松结缔组织及丰富的血管、神经、淋巴管以及少量与卵巢悬韧带相连续,对卵巢运动有作用的平滑肌纤维。

(二)外生殖器

女性外生殖器又称外阴,指生殖器的外露部分,包括两股内侧从耻骨联合到会阴之间的组织。

1.阴阜　即耻骨联合前方的皮肤隆起,皮下富有脂肪。青春期该部皮肤开始生长阴毛,分布呈尖端向下的三角形。阴毛的密度和色泽存在种族和个体差异。

2.大阴唇　邻近两股内侧的一对纵长隆起的皮肤皱襞,起自阴阜,止于会阴。两侧大阴唇前端为子宫圆韧带终点,后端在会阴体前相融合,分别形成阴唇的前、后联合。大阴唇外侧面与皮肤相同,内有皮脂腺和汗腺,青春期长出阴毛;其内侧面皮肤湿润似黏膜。大阴唇皮下脂肪层含有丰富的血管、淋巴管和神经,受伤后易出血形成血肿。未婚妇女的两侧大阴唇自然合拢;经产后向两侧分开;绝经后呈萎缩状,阴毛稀少。

3.小阴唇　系位于大阴唇内侧的一对薄皱襞。表面湿润、色褐、无毛,富含神经末梢,故非常敏感。两侧小阴唇在前端相互融合,并分为前后两叶包绕阴蒂,前叶形成阴蒂包皮,后叶形成阴蒂系带。小阴唇后端与大阴唇后端相会合,在正中线形成阴唇系带。

4.阴蒂　位于两小阴唇顶端的联合处,系与男性阴茎相似的海绵体组织,具有勃起性。它分为三部分,前端为阴蒂头,显露于外阴,富含神经末梢,极敏感;中为阴蒂体;后为两个阴蒂脚,附着于两侧耻骨支。

5.阴道前庭　为两侧小阴唇之间的菱形区。其前为阴蒂,后为阴唇系带。在此区域内,前方有尿道外口,后方有阴道口,阴道口与阴唇系带之间有一浅窝,称舟状窝(又称阴道前庭窝)。在此区域内尚有以下各部:

(1)前庭球:又称球海绵体,位于前庭两侧,由具有勃起性的静脉丛构成,其前部与阴蒂相接,后部与前庭大腺相邻,表面被球海绵体肌覆盖。

(2)前庭大腺:又称巴多林腺,位于大阴唇后部,被球海绵体肌覆盖,如黄豆大,左右各一。腺管细长(1～2cm),向内侧开口于前庭后方小阴唇与处女膜之间的沟内。性兴奋时分泌黏液起润滑作用。正常情况下不能触及此腺。若因腺管口闭塞,可形成囊肿。

(3)尿道口:位于阴蒂头后下方的前庭前部,略呈圆形。其后壁上有一对并列腺体称为尿道旁腺,其分泌物有润滑尿道口作用。此腺常有细菌潜伏。

(4)阴道口及处女膜:阴道口位于尿道口后方的前庭后部。其周缘覆有一层较薄的黏膜,称为处女膜。膜的两面均为鳞状上皮所覆盖,其间含有结缔组织、血管与神经末梢,有一孔,多在中央,孔的形状、大小及膜的厚薄因人而异。处女膜可因性交或剧烈运动而破裂,并受分娩影响,产后仅留有处女膜痕。

(三)邻近器官

女性生殖器官与盆腔其他脏器互相邻接,其血管、淋巴及神经有密切联系。某一器官病变时,可累及其邻近器官。

1.尿道　为一肌性管道,从膀胱三角尖端开始,穿过泌尿生殖膈,终于阴道前庭部的尿道外口。长4～5cm,直径约0.6cm。尿道内括约肌为不随意肌,尿道外括约肌为随意肌,与会阴深横肌紧密相连。由于女性尿道短而直,又接近阴道,易引起泌尿系统感染。

2.膀胱　为一囊状肌性器官,排空的膀胱为锥体形,位于耻骨联合之后、子宫之前。其大小、形状可因其充盈状态及邻近器官的情况而变化。空虚时膀胱全部位于盆腔内,膀胱充盈时可凸向盆腔甚至腹腔。膀胱分为顶、底、体和颈4部分。前腹壁下部膜覆盖膀胱顶,向后移行达子宫前壁,两者之间形成膀胱子宫陷凹。膀胱底部黏膜形成一三角区称膀胱三角,三角的尖向下为尿道内口,三角底的两侧为输尿管口,两口相距约2.5cm。此部与宫颈及阴道前壁相邻,其间组织较疏松。膀胱壁由浆膜、肌层及黏膜3层构成,肌层由平滑肌纤维组成,外层和内层多为纵行,中层主要为环行,三层相互交织,对排尿起重要作用。

3.输尿管　为一对肌性圆索状长管,起自肾盂,开口于膀胱,长约30cm,粗细不一,最细部分内径仅3～4mm,最粗可达7～8mm。女性输尿管自肾盂起始后在腹膜后沿腰大肌前面偏中线侧下行(腰段),在骶髂关节处跨越髂外动脉起点的前方进入骨盆腔(盆段),并继续在腹膜后沿髂内动脉下行,达阔韧带基底部向前内方行,在宫颈外侧约2cm处,在子宫动脉下方与之交叉,再经阴道侧穹隆顶端绕向前内方,穿越主韧带前方的输尿管隧道,进入膀胱底,在膀胱肌壁内斜行1.5～2.0cm(壁内段)开口于膀胱三角底的外侧角。在施行子宫切除结扎子宫动脉时,应避免损伤输尿管。

输尿管壁厚约1mm,分黏膜、肌层及外膜3层,由肾、卵巢、髂、子宫及膀胱的血管分支在相应段输尿管周围吻合成丰富的血管丛,而进入输尿管壁。

4.直肠　位于盆腔后部,上接乙状结肠,下接肛管。从左侧骶髂关节至肛门,全长 15～20cm。前为子宫及阴道,后为骶骨。直肠 1/3 段为腹膜间位器官,腹膜覆盖直肠前面及两侧面;中 1/3 段为腹膜外器官,仅前面被腹膜覆盖;直肠下 1/3 段全部位于腹膜外。直肠中段腹膜折向前上方,覆于宫颈及子宫后颈,形成直肠子宫陷凹。肛管长 2～3cm,在其周围有肛门内外括约肌及肛提肌,而肛门外括约肌为骨盆底浅层肌的一部分。妇科手术及分娩处理时应注意避免损伤肛管、直肠。

5.阑尾　阑尾根部开口子盲肠游离端的后内侧壁,远端游离,长 7～9cm,通常位于右髂窝内。其位置、长短、粗细变化较大,有的下端可达右侧输卵管及卵巢部位。因此,妇女患阑尾炎时有可能累及子宫附件,应注意鉴别诊断。妊娠期阑尾位置可随妊娠月份增加而逐渐向上外方移位。

(吕秀华)

第三节　血管、淋巴、神经、骨盆底

(一)血管

1.动脉　女性内外生殖器官的血液供应主要来自卵巢动脉、子宫动脉、阴道动脉及阴部内动脉。

(1)卵巢动脉:自腹主动脉分出。在腹膜后沿腰大肌前下行至骨盆腔,跨过输尿管与髂总动脉下段,经骨盆漏斗韧带向内横行,再经卵巢系膜进入卵巢门。卵巢动脉在输卵管系膜内进入卵巢门前分出若干支供应输卵管,其末梢在宫角附近与子宫动脉上行的卵巢支相吻合。

(2)子宫动脉:为髂内动脉前干分支,在腹膜后沿骨盆侧壁向下向前行,经阔韧带基底部、宫旁组织到达子宫外侧(相当于宫颈内口水平)约 2cm 处横跨输尿管至子宫侧缘,此后分为上、下两支:上支较粗,沿子宫侧缘纡曲上行称宫体支,至宫角处又分为宫底支(分布于宫底)、卵巢支(与卵巢动脉末梢吻合)及输卵管支(分布于输卵管);下支较细,分布于宫颈及阴道上段称宫颈-阴道支。

(3)阴道动脉:为髂内动脉前于分支,有许多小分支分布于阴道中下段的前后面及膀胱顶、膀胱颈。阴道动脉与子宫动脉阴道支和阴部内动脉分支相吻合。阴道上段由子宫动脉宫颈-阴道支供应,中段由阴道动脉供应,下段主要由阴部内动脉和痔中动脉供应。

(4)阴部内动脉:为髂内动脉前于终支,经坐骨大孔的梨状肌下孔穿出骨盆腔,绕过坐骨棘背面,再经坐骨小孔到达坐骨肛门窝,并分出 4 支。①痔下动脉:分布于直肠下段及肛门部;②会阴动脉:分布于会阴浅部;③阴唇动脉:分布于大、小阴唇;④阴蒂动脉:分布于阴蒂及前庭球。

2.静脉　盆腔静脉均与同名动脉伴行,并在相应器官及其周围形成静脉丛,且互相吻合,故盆腔静脉感染容易蔓延。卵巢静脉出卵巢门后形成静脉丛,与同名动脉伴行,右侧汇入下腔静脉,左侧汇入左肾静脉,故左侧盆腔静脉曲张较多见。

（二）淋巴

女性生殖器官和盆腔具有丰富的淋巴系统，淋巴结一般沿相应的血管排列，其数目、大小和位置均不恒定。分为外生殖器淋巴与盆腔淋巴两组。

1.外生殖器淋巴　分为深浅两部分。

（1）腹股沟浅淋巴结：分上、下两组，上组沿腹股沟韧带排列，收纳外生殖器、会阴、阴道下段及肛门部的淋巴；下组位于大隐静脉末端周围，收纳会阴及下肢的淋巴。其输出管大部分汇入腹股沟深淋巴结，少部分汇入髂外淋巴结。

（2）腹股沟深淋巴结：位于股管内、股静脉内侧，收纳阴蒂、股静脉区及腹股沟浅淋巴，汇入闭孔、髂内等淋巴结。

2.盆腔淋巴　分为3组：①髂淋巴组由髂内、髂外及髂总淋巴结组成；②骶前淋巴组位于骶骨前面；③腰淋巴组位于腹主动脉旁。

阴道下段淋巴主要汇入腹股沟浅淋巴结。阴道上段淋巴回流基本与宫颈淋巴回流相同，大部汇入闭孔淋巴结与髂内淋巴结；小部汇入髂外淋巴结，并经宫骶韧带汇入骶前淋巴结。宫体、宫底、输卵管、卵巢淋巴均汇入腰淋巴结。宫体两侧淋巴沿圆韧带汇入腹股沟浅淋巴结。当内、外生殖器官发生感染或癌瘤时，往往沿各部回流的淋巴管扩散，引起相应淋巴结肿大。

（三）神经

1.外生殖器的神经支配　外阴部主要由阴部神经支配。由第Ⅱ、Ⅲ、Ⅳ骶神经分支组成，含感觉和运动神经纤维，与阴部内动脉取相同途径，在坐骨结节内侧下方分成会阴神经、阴蒂背神经及肛门神经（又称痔下神经）3支，分布于会阴、阴唇、阴蒂、肛门周围。

2.内生殖器的神经支配　主要由交感神经与副交感神经所支配。交感神经纤维自腹主动脉前神经丛分出，进入盆腔后分为两部分。①卵巢神经丛：分布于卵巢和输卵管；②骶前神经丛：大部分在宫颈旁形成骨盆神经丛，分布于宫体、宫颈、膀胱上部等。骨盆神经丛中有来自第Ⅱ、Ⅲ、Ⅳ骶神经的副交感神经纤维，并含有向心传导的感觉神经纤维。子宫平滑肌有自律活动，完全切除其神经后仍能有节律性收缩，还能完成分娩活动。临床上可见下半身截瘫的产妇仍能自然分娩。

（四）骨盆底

骨盆底由多层肌肉和筋膜组成，封闭骨盆出口，承托盆腔脏器。若骨盆底结构和功能发生异常，可影响盆腔脏器位置与功能，甚至引起分娩障碍；分娩处理不当，也可损伤骨盆底。

骨盆底的前方为耻骨联合下缘，后方为尾骨尖，两侧为耻骨降支、坐骨升支及坐骨结节。两侧坐骨结节前缘的连线将骨盆底分为前、后两部：前部为尿生殖三角，有尿道和阴道通过。后部为肛门三角，有肛管通过。骨盆底由外向内分为3层：

1.外层　即浅层筋膜与肌肉。在外生殖器、会阴皮肤及皮下组织的下面有会阴浅筋膜，其深面由3对肌肉及一括约肌组成浅肌肉层。此层肌肉的肌腱会合于阴道外口与肛门之间，形成中心腱。

（1）球海绵体肌：位于阴道两侧，覆盖前庭球及前庭大腺，向后与肛门外括约肌互相交织。此肌收缩时能紧缩阴道又称阴道括约肌。

(2)坐骨海绵体肌:从坐骨结节内侧沿坐骨升支内侧与耻骨降支向上,最终集合于阴蒂海绵体(阴蒂脚处)。

(3)会阴浅横肌:自两侧坐骨结节内侧面中线会合于中心腱。

(4)肛门外括约肌:为围绕肛门的环形肌束,前端会合于中心腱。

2.中层 即泌尿生殖膈。由上下两层坚韧筋膜及一层薄肌肉组成,覆盖于由耻骨弓与两坐骨结节所形成的骨盆出口前部三角形平面上,又称三角韧带。其中有尿道与阴道穿过。在两层筋膜间有一对由两侧坐骨结节至中心腱的会阴深横肌及位于尿道周围的尿道括约肌。

3.内层 即盆膈。为骨盆底最内层的坚韧层,由肛提肌及其内、外面各覆一层筋膜组成,由前向后有尿道、阴道及直肠穿过。

肛提肌是位于骨盆底的成对扁肌,向下向内合成漏斗形。每侧肛提肌从前内向后外由3部分组成。①耻尾肌:为肛提肌的主要部分,位于最内侧,肌纤维从耻骨降支内面沿阴道、直肠后,终止于尾骨,其中有小部分肌纤维终止于阴道和直肠周围,此层组织受损伤可导致膀胱、直肠膨出;②髂尾肌:为居中部分,从腱弓(即闭孔内肌表面筋膜的增厚部分)后部开始,向中间及向后走行,与耻尾肌会合,再经肛门两侧至尾骨;③坐尾肌:为靠外后方的肌束,自两侧坐骨棘至尾骨与骶骨。肛提肌有加强盆底托力的作用。又因部分肌纤维在阴道及直肠周围密切交织,还有加强肛门与阴道括约肌的作用。

会阴:广义的会阴是指封闭骨盆出口的所有软组织,前为耻骨联合下缘,后为尾骨尖,两侧为耻骨降支、坐骨支、坐骨结节和骶结节韧带。狭义的会阴是指阴道口与肛门之间的软组织,厚3～4cm,由外向内逐渐变窄呈楔形,表面为皮肤及皮下脂肪,内层为会阴中心腱,又称会阴体。妊娠期会阴组织变软有利于分娩。分娩时保护会阴,可防止裂伤。

(吕秀华)

第四节 卵巢功能、子宫内膜及其周期性变化

(一)卵巢

1.卵巢的功能 卵巢为女性的性腺,其主要功能为产生卵子并排卵和分泌女性激素,这两种功能分别称为卵巢的生殖功能和内分泌功能。

2.卵巢的周期性变化 从青春期开始到绝经前,卵巢在形态和功能上发生周期性变化称为卵巢周期,其主要变化如下。

(1)卵泡的发育及成熟:人类卵巢中卵泡的发育始于胚胎时期,新生儿出生时卵巢大约有200万个卵泡。儿童期多数卵泡退化,近青春期只剩下约30万个卵泡。卵泡自胚胎形成后即进入自主发育和闭锁的轨道,此过程不依赖于促性腺激素,其机制目前尚不清楚。进入青春期后,卵泡由自主发育推进至发育成熟的过程则依赖于促性腺激素的刺激。生育期每个月发育一批卵泡,经过征募、选择,其中一般只有一个优势卵泡可达完全成熟,并排出卵子,其余的卵泡发育到一定程度通过细胞凋亡机制而自行退化,称卵泡闭锁。妇女一生中一般只有400～500个卵泡发育成熟并排卵。根据卵泡的形态、大小、生长速度和组织学特征,可将其生长过

程分为以下几个阶段。

①始基卵泡：是由一个停留于减数分裂双线期的初级卵母细胞及环绕其周围的单层梭形前颗粒细胞层组成。

②窦前卵泡：包绕卵母细胞的梭形前颗粒细胞变为柱状颗粒细胞，并有丝分裂，即为初级卵泡。窦前卵泡是初级卵泡发育完全的阶段，其组织学变化是：卵母细胞增大，外围有透明带，颗粒细胞进一步增殖变为多层，外围的间质细胞包绕形成卵泡膜的内泡膜层和外泡膜层。颗粒细胞层与卵泡膜层之间出现基底膜层。此阶段出现卵泡生长发育所必备的3种特异性受体，即卵泡刺激素(FSH)、雌二醇(E_2)和睾酮(T)受体。

③窦状卵泡：在雌激素和FSH持续影响下产生卵泡液，形成卵泡腔，也称次级卵泡。在FSH作用下该期卵泡的颗粒细胞获得黄体生成激素(LH)受体，并在LH协同作用下，产生雌激素量较窦前卵泡明显增加。多数窦状卵泡发生退化。

④排卵前卵泡：为卵泡发育的最后阶段，卵泡液急骤增加，卵泡腔增大，卵泡体积显著增大，直径可达15～20mm，卵泡向卵巢表面突出，其结构从外向内依次为：

卵泡外膜：为致密的卵巢间质组织，与卵巢间质无明显界限。

卵泡内膜：从卵巢皮质层间质细胞衍化而来，细胞呈多边形，较颗粒细胞大。此层含丰富血管。

颗粒细胞：细胞呈立方形，细胞间无血管存在，营养来自外周的卵泡内膜。

卵泡腔：腔内充满大量清澈的卵泡液。

卵丘：呈丘状突出于卵泡腔，卵细胞深藏其中。

放射冠：直接围绕卵细胞的一层颗粒细胞，呈放射状排列。

(2)排卵：卵细胞和它周围的卵丘颗粒细胞一起被排出的过程称排卵。排卵前，由于卵泡成熟的卵泡分泌的雌激素高峰对下丘脑产生正反馈作用，下丘脑大量释放GnRH，刺激垂体释放促性腺激素，出现LH/FSH峰。LH峰使卵母细胞重新启动减数分裂进程，直至完成第一次减数分裂，排出第一极体，初级卵母细胞成熟为次级卵母细胞。在LH峰作用下排卵前卵泡黄素化，产生少量孕酮。LH/FSH排卵峰与孕酮协同作用，激活卵泡液内蛋白溶酶活性，溶解卵泡壁隆起尖端部分，形成排卵孔。排卵前卵泡液中前列腺素显著增加，排卵时达高峰。前列腺素可促进卵泡壁释放蛋白溶酶，也促使卵巢内平滑肌收缩，有助于排卵。排卵时随卵细胞同时排出的有透明带，放射冠及小部分卵丘内的颗粒细胞。排卵多发生在下次月经来潮前14日左右。

(3)黄体形成及退化：排卵后卵泡液流出，卵泡腔内压下降，卵泡壁塌陷，形成许多皱襞，卵泡壁的卵泡颗粒细胞和卵泡内膜细胞向内侵入，周围有结缔组织的卵泡外膜包围，共同形成黄体。卵泡颗粒细胞和卵泡内膜细胞在LH排卵峰作用下进一步黄素化，分别形成颗粒黄体细胞及卵泡膜黄体细胞。黄体细胞的直径由原来的12～14μm增大到35～50μm。在血管内皮生长因子作用下颗粒细胞血管化。排卵后7～8日(相当于月经周期第22日左右)黄体体积和功能达到高峰，直径1～2cm，外观色黄。

若卵子未受精，黄体在排卵后9～10日开始退化，黄体功能限于14日，其机制尚未完全明确。有研究表明，黄体退化与其分泌的雌激素溶黄体作用有关，其作用是通过前列腺素和内皮素-1介导的。黄体退化时黄体细胞逐渐萎缩变小,周围的结缔组织及成纤维细胞侵入黄体,逐渐由结缔组织所代替,组织纤维化,外观色自称白体。黄体衰退后月经来潮,卵巢中又有新的卵泡发育,开始新的周期。

3.卵巢性激素的合成及分泌 主要是雌激素和孕激素及少量雄激素,均为甾体激素。

(1)甾体激素的基本化学结构:甾体激素属类固醇激素。类固醇激素的基本化学结构为环戊烷多氢菲环。按碳原子的数目分为3组:含21个碳原子为孕激素,基本结构为孕烷核,如孕酮;含19个碳原子为雄激素,基本结构为雄烷核,如睾酮;含18个碳原子为雌激素,基本结构为雌烷核,如雌二醇、雌酮、雌三醇。

(2)甾体激素的生物合成过程:卵巢组织具有直接摄取胆固醇合成性激素的酶系。由胆固醇合成的孕烯醇酮是合成所有甾体激素的前体物质。孕烯醇酮合成雄烯二酮有△4和△5两条途径。卵巢在排卵的以△5途径合成雌激素。排卵后可通过△4和△5两种途径合成雌激素。孕酮的合成是通过△4途径。雌激素的合成是由卵巢的卵泡膜细胞与颗粒细胞在FSH与LH的共同作用下完成的。卵泡膜细胞上有LH受体,LH与LH受体结合后使细胞内胆固醇形成睾酮和雄烯二酮,后二者可透过细胞膜进入颗粒细胞内成为雌激素的前身物质。颗粒细胞上有FSH受体,FSH与FSH受体结合后可激活芳香化酶活性,将睾酮和雄烯二酮分别转化为雌二醇和雌酮,进入血循环和卵泡液中。此即为雌激素合成的两细胞-两促性腺激素学说。

(3)甾体激素代谢:甾体激素主要在肝脏降解,并以硫酸盐或葡萄糖醛酸盐等结合形式经肾脏排出。

(4)卵巢性激素分泌的周期性变化

①雌激素:卵泡开始发育时,雌激素分泌量很少;至月经第7日卵泡分泌雌激素量迅速增加,于排卵前达高峰;排卵后由于卵泡液中雌激素释放至腹腔使循环中雌激素暂时下降,排卵后1~2日,黄体开始分泌雌激素使循环中雌激素又逐渐上升,在排卵后7~8日黄体成熟时,循环中雌激素形成又一高峰。此后,黄体萎缩,雌激素水平急剧下降,在月经期达最低水平。月经周期中雌激素的后一高峰均值低于第一高峰。

②孕激素:卵泡期卵泡不分泌孕酮,排卵前成熟卵泡的颗粒细胞在LH排卵峰的作用下黄素化,开始分泌少量孕酮,排卵后黄体分泌孕酮逐渐增加至排卵后7~8日黄体成熟时,分泌量达最高峰,以后逐渐下降,到月经来潮时降到卵泡期水平。

③雄激素:女性的雄激素主要来自肾上腺,少量来源于卵巢,包括睾酮和雄烯二酮,由卵泡膜和卵巢间质合成。排卵前循环中雄激素升高,一方面促进非优势卵泡闭锁,另一方面提高性欲。

(5)卵巢性激素的生理作用

1)雌激素的生理作用

①子宫肌:促进子宫肌细胞增生和肥大,使肌层增厚;增进血运,促使和维持子宫发育;增加子宫平滑肌对缩宫素的敏感性。

②子宫内膜:使子宫内膜腺体及间质增生、修复。

③宫颈:使宫颈口松弛、扩张,宫颈黏液分泌增加,性状变稀薄,富有弹性易拉成丝状。

④输卵管:促进输卵管肌层发育及上皮的分泌活动;并可加强输卵管肌节律性收缩的振幅。

⑤阴道上皮:使阴道上皮细胞增生和角化,黏膜变厚,并增加细胞内糖原含量,使阴道维持酸性环境。

⑥外生殖器:使阴唇发育、丰满、色素加深。

⑦第二性征:促使乳腺管增生,乳头、乳晕着色,促进其他第二性征的发育。

⑧卵巢:协同 FSH 促进卵泡发育。

⑨下丘脑、垂体:通过对下丘脑和垂体的正负反馈调节,控制促性腺激素的分泌。

⑩代谢作用:促进水钠潴留,促进肝脏高密度脂蛋白合成,抑制低密度脂蛋白合成,降低循环中胆固醇水平,维持和促进骨基质代谢。

2)孕激素的生理作用:孕激素通常是在雌激素作用的基础上发挥效应的。

①子宫肌:降低子宫平滑肌兴奋性及其对缩宫素的敏感性,抑制子宫收缩,有利于胚胎及胎儿宫内生长发育。

②子宫内膜:使增生期子宫内膜转化为分泌期内膜,为受精卵着床做好准备。

③宫颈:使宫口闭合,黏液分泌减少,性状变黏稠。

④输卵管:抑制输卵管肌节律性收缩的振幅。

⑤阴道上皮:加快阴道上皮细胞脱落。

⑥乳房:促进乳腺腺泡发育。

⑦下丘脑、垂体:孕激素在月经中期具有增强雌激素对垂体 LH 排卵峰释放的正反馈作用;在黄体期对下丘脑、垂体有负反馈作用,抑制促性腺激素分泌。

⑧体温:兴奋下丘脑体温调节中枢,可使基础体温在排卵后升高 $0.3\sim0.5℃$。临床上可以此作为判定排卵日期的标志之一。

⑨代谢作用:促进水钠排泄。

3)孕激素与雌激素的协同和拮抗作用:一方面,孕激素在雌激素作用的基础上,进一步促使女性生殖器和乳房的发育,为妊娠准备条件,二者有协同作用;另一方面,雌激素和孕激素又有拮抗作用,雌激素促进子宫内膜增生及修复,孕激素则限制子宫内膜增生,并使增生的子宫内膜转化为分泌期。其他拮抗作用表现在子宫收缩、输卵管蠕动、宫颈黏液变化、阴道上皮细胞角化和脱落以及钠和水的潴留与排泄等方面。

4)雄激素的生理作用

①对女性生殖系统的影响:自青春期开始,雄激素分泌增加,促使阴蒂、阴唇和阴阜的发育,促进阴毛、腋毛的生长。但雄激素过多会对雌激素产生拮抗作用,可减缓子宫及其内膜的生长及增殖,抑制阴道上皮的增生和角化。长期使用雄激素,可出现男性化的表现。

②对机体代谢功能的影响:雄激素能促进蛋白合成,促进肌肉生长,并刺激骨髓中红细胞的增生。在性成熟期前,促使长骨骨基质生长和钙的保留;性成熟后可导致骨骺的关闭,使生长停止。可促进肾远曲小管对 Na^+、Cl^- 的重吸收而引起水肿。雄激素还能使基础代谢率增加。

(6)甾体激素的作用机制:游离型甾体激素分子量小,具有脂溶性,可透过细胞膜进入靶细胞内,与特异受体结合,使后者在结构上发生构象变化,从而成为有活性的分子,特定基因上的应答元件结合,发挥激活或抑制基因表达的调控作用。目的基因被激活后,RNA 聚合酶转录遗传信息,形成前信使核糖核酶,经剪切为 mRNA 后进入胞浆,在核糖体上翻译成基因编码的蛋白,从而引起相应的生物效应。

4.卵巢分泌的多肽激素　卵巢除分泌甾体激素外,还分泌一些多肽激素和生长因子。

(1)抑制素、激活素、卵泡抑制素:卵巢颗粒细胞分泌 2 种抑制素(抑制素 A 和抑制素 B)、3 种激活素(激活素 A、激活素 B 和激活素 AB)。这些多肽激素对垂体 FSH 的合成和分泌具有反馈调节作用,并在卵巢局部调节卵泡膜细胞对促性腺激素的反应性。

(2)生长因子:生长因子是调节细胞增生和分化的多肽物质,与靶细胞上的特异性受体结合后发挥生物效应。胰岛素样生长因子(IGF)、表皮生长因子(EGF)、血管内皮生长因子(VEGF)、转化生长因子(TGF)、成纤维细胞生长因子(FGF)、血小板衍生生长因子(PDGF)等生长因子通过自分泌或旁分泌形式参与卵泡生长发育的调节。

(二)子宫内膜及生殖器其他部位的周期性变化

卵巢周期使女性生殖器发生一系列周期性变化,尤以子宫内膜的周期性变化最为显著。

1.子宫内膜的周期性变化

(1)子宫内膜的组织学变化:子宫内膜分为基底层和功能层。基底层不受月经周期中卵巢激素变化的影响,在月经期不发生脱落;功能层受卵巢激素的影响呈现周期性变化,月经期坏死脱落。正常一个月经周期以 28 日为例,其组织形态的周期性改变可分为 3 期:

1)增生期:月经周期的第 5～14 日,相当于卵泡发育成熟阶段。在卵泡期雌激素作用下,子宫内膜腺体和间质细胞呈增生状态。增生期又分早、中、晚期 3 期。

①增生期早期:月经周期第 5～7 日。内膜的增生与修复在月经期即已开始。此期内膜较薄,仅 1～2mm。腺上皮细胞呈立方形或低柱状。间质较致密,细胞呈星形。间质中的小动脉较直,壁薄。

②增生期中期:月经周期第 8～10 日。此期特征是间质水肿明显;腺体数增多、增长,呈弯曲形;腺上皮细胞增生活跃,细胞呈柱状,且有分裂象。

③增生期晚期:月经周期第 11～14 日。此期内膜增厚至 3～5mm,表面高低不平,略呈波浪形,细胞呈高柱状,腺上皮仍继续生长,核分裂象增多,腺体更长,形成弯曲状。间质细胞相互结合成网状;组织水肿明显,小动脉略呈弯曲状,管腔增大。

2)分泌期:黄体形成后,在孕激素作用下,子宫内膜呈分泌反应。分泌期分早、中、晚期 3 期。

①分泌期早期:月经周期第 15～19 日。此期内膜腺体更长,屈曲更明显。腺上皮细胞的核下开始出现含糖原的小泡,称核下空泡,为分泌早期的组织学特征。

②分泌期中期:月经周期第 20～23 日。内膜较前更厚并呈锯齿状。腺体内的分泌上皮细胞顶端胞膜破裂,细胞内的糖原排入腺腔称顶浆分泌。此期间质高度水肿、疏松,螺旋小动脉增生、卷曲。

③分泌期晚期:月经周期第 24～28 日。此期为月经来潮前期。子宫内膜增厚呈海绵状。内膜腺体开口面向管腔,有糖原等分泌物溢出,间质更疏松、水肿,表面上皮细胞下的间质分化

为肥大的蜕膜样细胞。此期螺旋小动脉迅速增长超过内膜厚度,也更弯曲,血管管腔也扩张。

3)月经期:月经周期第 1～4 日。此时雌、孕激素水平下降,使内膜中前列腺素的合成活化。前列腺素能刺激子宫肌层收缩而引起内膜功能层的螺旋小动脉持续痉挛,内膜血流减少。受损缺血的坏死组织面积逐渐扩大。组织变性、坏死,血管壁通透性增加,使血管破裂导致内膜底部血肿形成,促使组织坏死剥脱。变性、坏死的内膜与血液相混而排出,形成月经血。

(2)子宫内膜的生物化学变化:排卵前在雌激素作用下子宫内膜间质细胞产生酸性黏多糖(AMPS)。AMPS 在间质中浓缩聚合,成为内膜间质的基础物质,对增生期子宫内膜及其血管壁起支架作用。排卵后孕激素抑制 AMPS 的生成和聚合,并促使其降解,致使子宫内膜黏稠的基质减少,血管壁的通透性增加,有利于营养及代谢产物的交换,有利于孕卵的着床及发育。

在子宫内膜溶酶体中含有各种水解酶如酸性磷酸酶、β-葡萄糖醛酸酶等,能使蛋白、核酸和黏多糖分解。雌、孕激素能促进这些水解酶的合成。由于孕酮具有稳定溶酶体膜的作用,这些水解酶平时储存在溶酶体内,不具活性。排卵后若卵子未受精,黄体经一定时间后萎缩,此时雌、孕激素水平下降,溶酶体膜的通透性增加,水解酶进入组织,影响子宫内膜的代谢,对组织有破坏作用,因而造成内膜的剥脱和出血。

月经来潮前,子宫内膜组织缺血、坏死、释放前列腺素 $F_{2\alpha}$ 和内皮素-1 等血管收缩因子,使子宫血管和肌层节律性收缩,进而导致内膜功能层迅速缺血坏死、崩解脱落。

2.生殖器其他部位的周期性变化

(1)阴道黏膜的周期性变化:在月经周期中,阴道黏膜呈现周期性改变,这种改变在阴道上段最明显。

排卵前,阴道上皮在雌激素的作用下,底层细胞增生,逐渐演变为中层与表层细胞,使阴道上皮增厚;表层细胞出现角化,其程度在排卵期最明显。细胞内富有糖原,糖原经寄生在阴道内的阴道杆菌分解而成乳酸,使阴道内保持一定酸度,可以防止致病菌的繁殖。排卵后在孕激素的作用下,主要为表层细胞脱落。临床上常借助阴道脱落细胞的变化了解体内雌激素水平和有无排卵。

(2)宫颈黏液的周期性变化:在卵巢性激素的影响下,宫颈腺细胞分泌黏液,其物理、化学性质及其分泌量均有明显的周期性改变。月经净后,体内雌激素水平降低,宫颈管分泌的黏液量很少。雌激素可刺激分泌细胞的分泌功能,随着雌激素水平不断提高,至排卵期黏液分泌量增加,黏液稀薄、透明,拉丝度可达 10cm 以上。若将黏液行涂片检查,干燥后可见羊齿植物叶状结晶,这种结晶在月经周期第 6～7 日开始出现,到排卵期最为清晰而典型。排卵后受孕激素影响,黏液分泌量逐渐减少,质地变黏稠而浑浊,拉丝度差,易断裂。涂片检查时结晶逐步模糊,至月经周期第 22 日左右完全消失,而代之以排列成行的椭圆体。临床上根据宫颈黏液检查,可了解卵巢功能。

宫颈黏液是含有糖蛋白、血浆蛋白、氯化钠和水分的水凝胶。宫颈黏液中的氯化钠含量在月经前后,仅占黏液干重的 2%～20%;而在排卵期则为黏液干重的 40%～70%。由于黏液是等渗的,氯化钠比例的增加势必导致水分亦相应增加,故排卵期的宫颈黏液稀薄而量多。宫颈黏液中的糖蛋白排列成网状。近排卵时,在雌激素影响下网眼变大。

根据上述变化,可见排卵期宫颈黏液最适宜精子通过。雌、孕激素的作用使宫颈在月经周期中对精子穿透发挥着生物阀作用。

（3）输卵管的周期性变化：输卵管的周期性变化包括形态和功能两方面。在雌激素的作用下，输卵管黏膜上皮纤毛细胞生长，体积增大；非纤毛细胞分泌增加，为卵子提供运输和种植前的营养物质。雌激素还促进输卵管发育及输卵管肌层的节律性收缩。孕激素则能增加输卵管的收缩速度，减少输卵管的收缩频率。孕激素与雌激素间有许多制约的作用，孕激素可抑制输卵管黏膜上皮纤毛细胞的生长，减低分泌细胞分泌黏液的功能。雌、孕激素的协同作用，保证受精卵在输卵管内的正常运行。

（吕秀华）

第五节　下丘脑-垂体-卵巢及其他内分泌器官的影响

下丘脑-垂体-卵巢轴（HPOA）也受其他内分泌腺功能的影响，如甲状腺、肾上腺及胰腺的功能异常，均可导致月经失调，甚至闭经。

（一）甲状腺

甲状腺分泌甲状腺素（T4）和三碘甲状腺原氨酸（T3）不仅参与机体各种物质的新陈代谢，还对性腺的发育成熟、维持正常月经和生殖功能具有重要影响。青春期以前发生甲状腺功能减退者可有性发育障碍，使青春期延迟。青春期则出现月经失调，表现为月经过少、稀发，甚至闭经。患者多合并不孕，自然流产和畸胎发生率增加。甲状腺素功能轻度亢进时甲状腺素分泌与释放增加，子宫内膜过度增生，临床表现月经过多、过频，甚至能发生功能失调性子宫出血。当甲状腺功能亢进进一步加重时，甾体激素的分泌、释放及代谢等过程受到抑制，临床表现为月经稀发、月经减少，甚至闭经。

（二）肾上腺

肾上腺不仅具有合成和分泌糖皮质激素、盐皮质激素的功能，还能合成和分泌少量雄激素和极微量雌激素、孕激素。肾上腺皮质是女性雄激素的主要来源。少量雄激素是正常妇女的阴毛、腋毛、肌肉和全身发育所必需。若雄激素分泌过多，可抑制下丘脑分泌 GnRH，并对抗雌激素，使卵巢功能受到抑制而出现闭经，甚至男性化表现。先天性肾上腺皮质增生症（CAH）患者由于存在 21-羟化酶缺陷，导致皮质激素合成不足，引起促肾上腺皮质激素（ACTH）代偿性增加，促使肾上腺皮质网状带雄激素分泌过多，临床导致女性假两性畸形或女性男性化的表现。

（三）胰腺

胰岛分泌的胰岛素不仅参与糖代谢，而且对维持正常的卵巢功能有重要影响。胰岛素依赖型糖尿病患者常伴有卵巢功能低下。在胰岛素拮抗的高胰岛素血症患者，过多的胰岛素将促进卵巢产生过多雄激素，从而发生高雄激素血症，导致月经失调，甚至闭经。

（吕秀华）

第二章 妇产科休克

休克是一种可发生于临床各科的不同伤病中的严重急诊,如不抢救或抢救不及时,可迅速死亡。它的主要病变是急剧地发生的血管内有效循环血容量锐减,由此引起微循环灌注不足,灌流失调,血液淤滞,器官组织缺血,代谢障碍,组织变性,功能衰竭,乃至于死亡等一系列致命的变化。

(一)病因与发病机制

1.基本病理生理 休克的发生是以突然急剧的血管内有效循环血容量锐减(绝对地或相对地)开始,引起微循环灌注不足,血流缓慢。器官组织供血不足而缺氧,无氧代谢产生过多的乳酸使血酸化;代谢不全中间废物质堆积,毛细血管淤滞;管壁肿胀变性,渗透压高,通透性增加,管内液体外溢,血液浓缩;缺氧导致细胞膜损坏破裂,红细胞及血小板积聚、泥化,形成血栓堵塞微循环;器官组织缺氧缺血细胞破裂,溶酶体、线粒体损坏,释放溶酶,细胞自溶、消化、坏死,以致多器官功能障碍衰竭而死亡。

以上是休克发生与发展的基本病理生理过程,是各型休克的共性,但在不同病因中,其发生缓急,病情的轻重,演变的快慢,早期与晚期持续的时间都不一样,因此在接诊与抢救过程中,必须严密观察,不断观察其临床表现及动态检测各种实验室数据等,抓住时机大力及时地抢救。

2.临床过程

(1)休克先兆:有效循环血容量急剧减少时,首先是血管内压力低,心排血量减少,故有血压下降。此一刺激开始时脑神经尚处于应激亢奋而使患者烦躁不安,胸闷不适,有大难临头的感觉。但为时短暂,常为临床观察所不注意。其实这正是一个危急前的信号。除上述表现外,因血流动力学及流变学方面尚未出现改变,血象、体表尚无异常状况。

(2)代偿期:如病因继续存在,即进入代偿期。血容量的急剧减少刺激交感神经,使肾上腺等应激细胞释放大量儿茶酚胺,致外周小动静脉及毛细血管迅速收缩(或痉挛),尤其是皮肤、肌肉、腹内脏器最为显著,以便减少外周血流量,迫使血供应脑、心、肾、肺等生命重要器官以维持其功能。因此有血压回升,但四肢厥冷,皮肤苍白,腹内不适。尽管毛细血管网中因血管痉挛而管径变小,存血不多.而管壁尚健康,管外液渗入及静脉储血亦进入循环,以补充容量。脑、心、肾等暂时供血充足,因而意识清楚,心跳快而有力,肾脏功能尚好,尿量如常。表面看来似乎是恢复,但微循环中却潜存着缺血,缺氧,代谢不全,血液酸化的危险。如未除去病因,纠正低容量的状况,应激代偿是不能持久的,如继续伤害则超越了代偿功能而失去支持。全毛细血管可极度收缩,肢体更冷,灌注差,血流更慢而滞,缺氧出现,而进入失代偿期。

（3）失代偿期：小动脉痉挛因缺氧耐受性差，首先开放，动脉内压远高于静脉压，毛细血管因无肌壁，管内无压力，任凭动脉压扩开，而静脉时缺氧及酸中毒的耐受性强。因此在小动脉扩开时灌注入微血管中的血因静脉未松解已收缩的管控，回流不畅，由小动脉开放注入毛细血管床的血，便淤滞于毛细血管网及微静脉，使血液分布又复失调。灌与流的矛盾使血液淤积在微循环中，更导致有效血容量减少，而毛细血管扩张淤血。淤血不能连续更新，缺氧又复严重，无氧代谢的乳酸血症渐次严重，而成代谢性酸中毒。淤血的压力，代谢中间物及废物的堆积，缺氧，酸中毒都能损伤毛细血管壁的细胞，使之肿胀变性，通透性增加，器官组织细胞损伤而细胞膜与细胞器受损，释放水解酶、溶酶而使休克进一步恶化而进入后期。

在失代偿期，情况是十分严峻的，有时急转直下，由"可逆"变为"不可逆"。当然应看对抗的两方面，即病因的严重性与机体的抵抗力，也与救治的条件有很大关系，即是否及时、合理与充分。一般来说，失代偿后血管痉挛放开，血注入微循环可有短暂的肢体转温，皮肤面色也可稍转红。但很快即转为紫红乃至发绀，说明缺氧加重。脉由快而有力，渐转为细速乃至细弱。因静脉回心血少，心输出量少，失代偿心肌亦缺氧而无力。此期如脑、心、肾、肺功能可继续维持，尚有逆转的希望。如因缺血、缺氧而发生休克肺（肺水肿，不张）或心衰，肾衰（无尿），预后甚为险恶。但也非绝对，曾有一例利凡诺引产，用量高出几十倍而中毒休克的患者，经抢救后7d无尿，经复杂艰难的抢救而恢复健康。可能与年轻体壮，农村少妇抵抗力和耐受性强有关。

（4）器官衰竭与播散性血管内凝血：持续的缺氧缺血，酸中毒，一方面累及细胞，胞膜损伤而破裂，细胞内代谢性酸中毒使细胞器受损害，溶酶体破裂释放溶酶，细胞自溶，坏死，器官功能障碍乃至衰竭。另一方面微循环淤滞，血管壁损伤液体溢入血管外，致血液浓缩，红细胞及血小板积聚，胞膜破坏，电位差消失，红细胞泥化，与血小板一道形成微血管内广泛凝血（DIC）。休克进入不可逆。患者出现意识障碍或昏迷（脑缺氧），心跳微弱，面色青灰，脉细乱，呼吸浅弱，四肢又复厥冷，血压下降不升。

以上休克的临床演变过程的四个阶段，在不同病因引起的休克中都存在，只是严重程度不同，病情的复杂性不同。例如单纯失血性休克，如果不是大血管破裂所致，一般演变过程的阶段性很清楚，使诊断者容易识别；而严重感染，尤其是毒性强的病菌，革兰阴性杆菌感染，来势甚猛，除血流动力学（舒缩、灌流、重新分布）及流变学（淤滞、凝聚）的改变，对脏器组织细胞还有直接的损害与破坏。因此病情复杂，变化快，不仔细把握病情恶化的特征而作针对性救治，常效果不好。故床旁观察动态检查至为重要。

3.不同病因的发病机制与特点　引起休克的病因很多，包括临床各科疾病。由妇科病因引起者，以出血性、感染性和创伤性为最常见。少数患者亦有因麻醉，极度精神刺激而引起。输注反应，变态反应，药物过敏也时有发生，心肌梗死可偶然合并或混淆，这些虽非妇科本身疾病引起，但应注意认识与鉴别。

（1）低容量性休克：低容量性休克，即因血液或体液急性大量丢失，引起有效循环血容量急剧锐减所引起。可出现于功血、器官或肿瘤破裂，创伤等大出血时。大量失水，如大汗腹泻、呕吐、酷热等，在日常妇科临床很少见，属内科范畴。低容量性休克以失血为主。这类大出血患者除恶性肿瘤出血外，一般患者体质与器官组织基本健康，单纯失血除大血管破裂危及生命外，局部器官或创伤出血时，机体应激和代偿功能尚可起很大支持作用，休克演变常可持续相当长时间(几小时至数十小时),临床过程分明,给救治以时机,故预后较好。

(2)创伤性休克:创伤性休克因手术或外伤造成严重器官组织破坏,如巨大肿瘤切除术,根治术,盆器外伤破裂,外阴阴道严重撕裂,压轧伤等。除大量失血外,严重的组织损伤破坏将释出大量凝血活酶代谢分解物,组织因子,可诱发血管内凝血,纤溶亢进及血管活性物质增高,引起重要器官血管痉挛缺血缺氧而功能障碍。因此可迅速进入休克晚期。尤其是肾功不全-创伤综合征,创伤性下肾单位功能不全而少尿或无尿。故在救治时应密切注意肾功能的检查与保护。

(3)菌血性休克:严重感染使大量病菌入血遭遇成菌血性休克。毒性强者,破坏组织细胞而成败血症,危害全身使器官组织损伤中毒,故又称中毒性休克。妇科器官宿菌很多,尤其阴道内,个人及环境卫生差者,感染与宿菌激活致病机会多,尤以革兰阴性杆菌、大肠杆菌为著,化脓菌中葡萄球菌、绿脓杆菌、链球菌感染亦较常见。感染菌株毒性强者,急性感染上行扩散快而广,侵入盆腔后可迅速发生全腹膜炎,入血而成败血症,如流产感染,经期感染,手术损伤感染等,常因患者抵抗力低,创伤出血急剧扩散,出现全身性中毒性休克。感染性休克常来势凶猛。常因病菌大量入血(如脓肿破裂,手术损伤,大面积创伤污染),细菌毒素(如革兰阴性杆菌的内毒素,革兰阳性球菌的外毒素)均有强烈的血管活性,同时刺激交感神经使肾上腺等释放大量儿茶酚胺,全身应激反应致小动静脉极度痉挛。细菌异物入血的过敏反应,可出现寒战,胸闷,脉快,肢冷,高热,发绀。继而血压下降。

严重感染引起休克,常常突然来临,且发展迅猛而复杂,有时使抢救十分棘手。这是因为病菌大量入血,其毒素为血管活性物质,有强烈的血管舒缩作用,引起急剧的血流动力学改变,尤其微循环的灌流紊乱;并且毒素,尤其内毒素对毛细血管内膜细胞有严重的损害,使之肿胀变性,血管通透性增加,血液滞流、淤积等流变学紊乱;菌毒对组织细胞的损伤,加重功能障碍;缺氧缺血代谢障碍严重,代谢性酸中毒发生快而重;同时内毒素等组织破坏释放的各种因子均有很强的促凝作用,一经入血诱发播散性血管内凝血——DIC。因此局部感染急性扩散后病情恶化十分复杂而迅速,远较其他类型的休克急又重。患者常突然寒战、高热、胸闷、乏力、衰弱;血压下降,四肢厥冷,面色苍白,随即转呈发绀,呼吸困难,心跳快而无力或意识模糊等,一连串的严重症状,接踵而来。在末梢血液滞缓及淤积的基础上,高热耗氧和肺支气管痉挛缺氧更加重器官缺氧,酸中毒出现早而重;心、肺、脑的功能障碍甚至衰竭亦较早出现,且常难逆转,预后常恶劣。

(4)心源性休克:心源性休克本属内科范畴,妇科患者中应注意心脏疾病的并存,如老年冠心病,中青年充血性心衰,高血压以及产后心肌病的存在。心源性休克,主要问题是突然出现因心肌供血严重不足所致的心力衰竭。常出现急性血压下降,无尿,发绀,脉细速无力,意识模糊。继而脉律紊乱,昏迷,乃至死亡。故在妇科急诊中应特别注意病史中心脏病的存在。床旁急查心电图,即可确诊。急请内科会诊抢救。

(5)过敏性休克:过敏性休克是即刻过敏反应所发生的严重临床表现。是某种异物,特别是曾接触过的抗原物质再入机体所引起。常见的致敏物质,如异体蛋白和多糖(包括抗血清、疫苗、血液);药物,如抗生素、麻醉药、碘制剂等;表面过敏原,如花粉、粉尘等。接触或进入人体后引起防御性排斥反应,本来是生理性免疫反应,如大多数的输液反应。但亦有发生超敏反应而产生免疫损伤者。有一些即刻过敏反应常突然发生,其抗原和抗体结合成过敏复合物,与细胞连接或入血雨使受破坏的肥大细胞、血小板等释放出大量组胺、血清素、缓激肽等多种血管活性物质，致使小动脉、小静脉痉挛或扩张；小支气管痉挛，腺体分泌物增多，胃肠蠕动亢进，皮肤瘙痒，舌、手、面部麻木，口干胸闷。随即出现腹痛、恶心、晕厥、抽搐或哮喘、荨麻疹等多脏器多种症状。血压下降、呼吸困难、脉细弱、发绀等，乃至循环衰竭。发病急促，有时可在十几分钟内窒息死亡，如青霉素或普鲁卡因的过敏反应，必须火速救治。

(6)神经性休克：在妇科临床中所遇到的神经性休克，最重要的原因是手术麻醉。因很多常用麻醉药都有使外周血管扩张及心肌抑制作用。随着麻醉技术的改进及并发症防治的进展，现在很少发生麻醉意外。但也有个别或少数情况因麻醉药过量，患者过敏等而发生休克，甚至因高位麻醉或麻醉药入血而发生呼吸、心跳骤停，故临床医师应高度警惕。妇科用的最多的是硬膜外麻醉，其休克是由于麻药阻滞水平以下的血管扩张，血液充盈而引起血液淤滞，使循环血容量减少，静脉回流下降，心排血量突降而发生低血压，如合并有麻醉药过敏或浓度过高而加重低血压，则易诱发低容量性休克。临床表现为呼吸困难，血压下降，面色苍白，脉细速等休克症状。一般注意预防，及时发现，救治不难。

其他，如内分泌紊乱引起的休克，除垂体促性腺激素功能不足等急性坏死而产生休克者外极少见。至于慢性患者，如希恩综合征不属急诊范围，内分泌腺病属内科，不再赘述。

(二)诊断方法

休克是一种危及生命的急重综合征。必须诊救并进，严密观察，防治兼顾。急诊或住院发现有休克情况，应立即查明病因，以确定是哪种类型。从病史及症状特点，体征所示不难确诊。随即根据病情发生与发展情况分析病情的轻重及所处的休克阶段，以便抓紧时机，及时合理地处理，扭转病情。

1.临床表现

(1)休克先兆：凡创伤，出血，术后，麻醉，输注后或盆腔感染的患者，突感烦躁不安，心里难受时，必须立即测血压，数脉搏。如发现血压下降，必须立即检查有无继续出血、麻醉性或过敏性血管扩张及感染扩散，并严密观察，适当处理，切不可掉以轻心。

(2)休克代偿期：休克先兆未被发现或未予处理，病因未除，患者将进入休克代偿期。代偿期的长短与体质强弱，病情轻重关系很大。失血性休克表现比较典型。轻度休克，即失血不到 1250ml(25％)，心跳稍快，血压回升甚至较平时为高，周围末梢血管收缩(皮肤肌肉、腹内脏器为主)，四肢发冷，皮肤苍白，腹内不适；但神志清醒，心搏有力，呼吸通畅，排尿如常，可以维持相当长一段时间等待治疗。中至重度休克，失血≥1750ml(35％)者，心跳≥120 次/min，血压回升，但脉压缩小，出冷汗，肢湿而冷，面白而尿少者，代偿期可随病情加重而短时消失，抢救不能耽搁。

感染性休克大多病情严重，变化快，同时败血症的寒战、高热及器官中毒症状重，不易看出休克的先兆或代偿。感染性休克并无容量的丢失，无从估计其容量，其急剧有效循环血容量的锐减是由于细菌毒性引起的强烈血流动力学紊乱所致的血液重新分配，使循环血量急性减少，一般认为，革兰阴性杆菌所产生的内毒素，使全身小动静脉强烈痉挛，致使血液被堵在动脉侧，微循环内的血少，又难更新，因而缺氧。同时静脉痉挛血液回流少，影响心排血量，且使血流缓慢，呈低排高阻型(低动力或冷型)。这种类型严重，酸中毒来得早，毛细血管损害重，易发生休克肺或凝血功能障碍。另一种是革兰阳性细菌所产生的外毒素，有较强的扩血管作用，使末梢血管广泛扩张,心脏排血量增加,末梢血管扩张,使血液淤积于末梢小血管及微循环中,回心血亦锐减,致循环血量下降,呈高排低阻型(高动力型,热型)。因末梢充血,故肢体皮肤温暖无汗,甲皱红润。但血流缓慢,回心血量少,微循环淤积,亦导致器官组织缺氧,血压仍下降,尿量亦减少。但较冷型为轻,酸中毒亦轻。如抢救延迟,可转为冷型。因此对感染较重的患者,尤其老年、产后、体弱者,在观察中应密切注意患者烦躁、无力、心慌、呕吐、恶心、怕冷等症状。如出现肢体湿冷等,应立即观察血压。血压的波动即有预示休克来临的可能。出现问题立即抢救,切勿拖延。

(3)休克失代偿:如病因未除,其影响越过了机体应激代偿功能,常迅速出现失代偿。患者顿感衰弱不支,呼吸急促,心悸胸闷。这是因为末梢小动脉痉挛首先解除,血液迅速灌注微循环,而静脉仍处收缩状态,回流受阻。循环血容量突然下降,血液灌注少,淤滞于微循环中。因此,血压下降,中心器官供血不足,使心、肺乃至脑缺血加重。肢端、甲皱可有一时性转暖、变红,但因循环血量低,末梢淤缓,休克加重。单纯出血性休克,创伤不重者,失代偿时间虽长,救治得力(迅速补充全血),逆转希望较大,预后好。感染中毒性休克,则因器官组织被破坏,功能障碍较重,救治效果差,可逆困难,预后常不佳。故有血压下降时,如肢端尚温,甲皱发绀不明显,尚有回血现象(即压迫甲皱放开后有由白转紫红的现象),说明淤血尚不严重。心、肺检查功能障碍不明显,神志尚清,挽回的希望是存在的。此为失代偿可逆期,亦称早期。

(4)器官功能衰竭与弥散性血管内凝血:延误了抢救休克的有效期,即转入失代偿后期。长时间的重要器官缺血缺氧,使患者进入极端虚弱,血压不升,神志障碍;心搏无力、细数、心律不齐;肺部呼吸浅快,出现呼吸音低,湿性啰音,少尿或无尿,尿中有管型;皮肤出现花斑甚至瘀斑,发绀,弹力消失等一系列缺血缺氧的症状与体征。出现如此严重情况,即使单纯性失血性休克,亦很难逆转。有的休克晚期,因有毛细血管淤血缺氧或内毒素,上皮细胞肿胀坏死,通透性增加,水渗出血管外,血液浓缩,凝聚而发生弥散性血管内凝血,导致全身性皮下、黏膜下、伤口等多处渗血或出血不止而死亡。

2.实验室检查　实验室检查在休克患者的处理过程中极为重要,须作全面、连续的动态观察,可以协助判断病情的轻重,指导治疗,揭示病程变化及估计预后。因此,接诊患者时迅速采集血、尿、白带及任何阴道排出物,抽取腹、盆腔内血、脓或肿瘤破出物,作必要的各种实验室检查。

(钟喜杰)

第三章　妇科恶性肿瘤的化疗

肿瘤化学治疗是妇科恶性肿瘤的综合性治疗的重要手段之一，是利用化学药物对肿瘤细胞的杀伤作用，在患者能够耐受的前提下，多次给予适当剂量的敏感药物，使其部分或完全缓解。通过多疗程治疗尽量将肿瘤细胞数量减少到最低（＜10^6），最终达到控制肿瘤增长，甚至完全消灭的目的。近年来，随着细胞动力学、药物作用动力学及免疫学方面的研究与进展，对药物作用机制的亚细胞水平及分子水平研究的深入，抗癌新药的发现，恶性肿瘤化学治疗在化学治疗的途径和方法方面不断取得进步。采取了联合用药、大剂量间歇用药、辅助化疗及双途径化学治疗方法。药物选择、剂量调整、给药途径及疗程的设计也日趋完善，目前妇科肿瘤中化学治疗对滋养细胞肿瘤疗效最为确切，在卵巢癌、子宫内膜癌等的治疗中应用日臻广泛，在根治及姑息性治疗上均获碍不同程度的疗效。

第一节　化学治疗基础理论

（一）细胞增殖动力学

细胞增殖动力学是用各种定量的方法研究细胞群体内各部分细胞的增殖、运动及死亡等变化规律，研究肿瘤组织与正常组织细胞动力变化关系，药物杀伤细胞的周期特异性动力学。肿瘤细胞群体增殖与正常细胞群体增殖方式的区别在于：正常的更新组织或器官的细胞受生长因子的控制，增殖和丢失数量大致相等，处于动态平衡状态；肿瘤细胞群则不受或很少受生长因子的调控，其增殖为持续性、以指数方式生长，或凋亡减少，失去动态平衡状态。

组织器官或肿瘤的细胞组成基本上可分为 3 大类。①增殖细胞群：指按指数分裂增殖的细胞。其占整个细胞的比率称为增殖比（GF）。不同组织、器官的肿瘤的增殖比不同；同一肿瘤的早、中、晚期的增殖比也不同，早期增殖比较大；增殖比大，瘤体增长快，对化疗敏感性高，疗效好。②静止细胞群（Go 期细胞）：指有增殖能力暂未进入增殖周期的细胞，为后备细胞群。这类细胞数目的多少对化疗的成败影响较大。当增殖期细胞被杀灭后，静止期细胞即可进入增殖期，此期细胞对药物敏感性低，是癌症复发的基础和根源。③无增殖能力细胞群：是失去增殖能力的细胞，对化疗疗效无影响。肿瘤细胞的增殖与丢失二者平衡的结果决定肿瘤是否增大、缩小或稳定。增殖细胞是通过有丝分裂增加其细胞数及肿瘤的体积的，细胞群体中细胞的数量或肿瘤体积增加 1 倍或减少 1 倍所需要的时间平均值称为倍增时间或倍减时间。临床上以此变化来衡量肿瘤的增长或消退速度，表示某种治疗方法或药物的疗效。当肿瘤倍增到

30次时,肿瘤体积约为 $1cm^3$ 大小,重约1g,内含细胞总数 1×10^9 个,经治疗减到 1×10^8 个细胞时表现为临床缓解;残存瘤细胞在 1×10^6 以下有希望通过自身免疫功能控制或消失。肿瘤细胞总数达 1×10^{12} 时属晚期,简单的测定方法是将肿瘤的两个最大垂直径线相乘而得。一般认为,倍增时间长的用烷化剂较好,倍增时间短的用抗代谢药较好。

(二)细胞增殖周期

指细胞从一次分裂结束到下一次分裂结束的一个周期。其实质是从DNA合成前期开始到有丝分裂完成的细胞一次分裂增殖的整个过程。它是一个连续的过程,大致分为4个阶段。①G1期(DNA合成前期或第一间隙期):是经过有丝分裂而来的子细胞继续成长的时期,此期主要合成信使核糖核酸(mRNA)和蛋白质等,为向S期过渡做物质上的准备。此期约占细胞周期的1/2以上,不同种类的细胞差异很大,历时从几个小时到几天不等。②S期(DNA合成期):主要进行DNA复制,此期末的DNA含量倍增。此期也合成组蛋白、非组蛋白以及与核酸合成有关的酶类、RNA等。S期的期间波动在2~30h,多为10h左右。③G2期(DNA合成后期或分裂前期,又称第二间隙期):DNA合成已结束,RNA和组蛋白的合成逐渐减少,作为有丝分裂中纺锤丝原料的微管蛋白和有关蛋白质的合成增加,为有丝分裂作准备工作。所占时间为2~3h。④M期(有丝分裂期):此期相当短,细胞一分为二,所占时间为1~2h。

(三)化疗药物的抗癌机制与分类

1.根据其化学结构、来源及作用机制,化疗药物可分为5类。①烷化剂:此类药物属周期特异性药物,化学性质活泼,以烷基(烃基)取代各亲核基团(如 $-NH_2$ 、 $-SH$ 、 $-OH$ 等)中的氢,使DNA链断裂,常用的有:氮芥、环磷酰胺(CTX)、塞替派、邻脂苯芥、硝卡芥(消瘤芥)、白消安、美法仑、瘤可宁等。②抗代谢类:属周期特异性药物。此类药物模拟正常代谢物质如叶酸嘌呤、嘧啶等的化学结构所含的类似物,与有关代谢物质发生特异性的拮抗作用,干扰核酸尤其是DNA的生物合成,使细胞的分裂繁殖停止。常用的有氟尿嘧啶(5-FU)、阿糖胞苷、六甲蜜胺(HMM),甲氨蝶呤(MTX),巯嘌呤(6-MP)等。③抗生素类:属细胞周期非特异性药物。多数由放线菌产生。其含有醌式的平面芳香结构可能是抗癌活性的重要因素。有多柔比星(阿霉素)、表柔比星(表阿霉素)及柔红霉素、博来霉素(BLM)、更生霉素,放线菌素D(ACTD)、丝裂霉素(MMC)等。④植物类:属细胞周期特异性药物,主要作用于M期和S期。有效成分来源于植物的皮、花等处,有抑制RNA合成、干扰增殖细胞纺锤体生成,抑制有丝分裂的作用。包括长春碱(VLB)、长春新碱、鬼臼毒类足草乙苷、紫杉醇等。⑤重金属化合物:有顺铂(PDD)、卡铂。

各种化疗药物在肿瘤细胞周期中产生两种作用。一种为致死杀伤作用:化学治疗药物对于细胞周期中不同时相具有不同程度的杀伤作用,各种化疗药物对肿瘤细胞的杀伤作用是遵循一级动力学的原理,即一定浓度的药物杀死一定百分率的细胞,而无论细胞总数多少,肿瘤细胞的减少按指数方式递减,如开始给药时有 1×10^{12} 个癌细胞,当90%的癌细胞被杀死,剩余细胞数则为 1×10^{11} ,即减少了一个对数方次或叫做一个对数杀灭。因此,要根治肿瘤就应反复多次疗程行间歇化疗,以达到尽可能多的对数杀灭。第二种作用为阻滞延缓作用:阻滞作用是化学治疗药物的一种重要特征。化学治疗药物可在细胞周期中的某一点或某一部分产生阻滞作用或延缓作用,影响细胞在细胞周期中的进程,阻止细胞以一相进入另一相,导致细胞增殖减慢或停止。各种抗癌化学药物对细胞周期阻滞作用的时相敏感性是不相同的。如烷化剂对细胞周期杀伤作用最敏感时相为 G1/S,S,M;最不敏感时相为 G2;烷化剂对细胞周期阻滞作用最敏感时相为 S,G2;最不敏感时相为 G1。

2.根据肿瘤细胞增殖动力学原理,化疗药物分为①细胞周期非特异性药物:包括烷化剂、抗癌抗生素、六甲蜜胺、顺铂等。对增殖及休止细胞均有杀伤作用。②细胞周期特异性药物:通过抑制与 DNA 合成有关的酶丽阻碍 S 期 DNA 合成,从而杀死癌细胞,因此对进入增殖状态的细胞有效,而未进入增殖周期的细胞无效,包括抗代谢药及部分植物药,如氟尿嘧啶(5-FU)、巯嘌呤、甲氨蝶呤、长春新碱等。③时相特异性药物:这类药物只杀灭进入增殖周期中某一时相的细胞,有选择性作用于 S 期的阿糖胞苷、羟基脲,作用于 M 期的长春新碱、秋水仙碱。从细胞增殖动力学考虑,生长缓慢的实体瘤 G0 期细胞较多,增殖率不高,可先用周期非特异性药物杀灭增殖期及部分 G0 期细胞,使瘤体缩小,并驱动 G0 期细胞进入增殖周期。再用周期特异性药物剿杀。如此反复,以获得最佳疗效。生长快,增殖率较高的肿瘤,处于增殖周期的细胞较多,则宜先用周期特异性药物(作用于 S 期或 M 期的药物),使大量处于增殖周期的瘤细胞被杀灭,再用周期非特异性药物杀伤其他各期细胞。待 G0 期细胞进入周期时,再重复上述疗法。

3.化疗药物对肿瘤在分子水平的作用。干扰 DNA 的合成:此类药物干扰细胞 DNA 合成中的一个或数个环节,阻断细胞分裂,导致细胞代谢紊乱死亡。常见的抗代谢药有氟尿嘧啶、阿糖胞苷、MTX、6-MP;直接破坏肿瘤细胞的 DNA,这类药物有氮芥类和非氮芥类。氮芥类有:氮芥、环磷酰胺、邻脂苯芬、硝卡芥、美法仑、苯丁酸氮芥、卡莫司汀、六甲蜜胺等。非氮芥类有:塞替派、白消安等。还有些药物作用与之相似,但不属于烷化剂,如丝裂霉素、博来霉素以及铂类抗癌药等。干扰或破坏细胞其他部位的药物:长春碱、长春新碱(VCR),鬼臼毒素,紫杉醇都能促进微管蛋白酶聚合接抑制解聚,干扰纺锤体形成,细胞停滞于 M 期和 G2 期;依托泊苷(VP-16)与拓扑异构酶及 DNA 结合后,使 DNA 在正常代谢中断裂且不能修复,导致细胞死亡;阿霉素、柔红霉素、放线菌素-D 主要阻断 RNA 合成;L-门冬酰胺酶使 L-门冬酰胺水解,干扰蛋白质合成。

(陈明晓)

第二节   化疗的临床应用

(一)化疗方法与用药途径

1.全身化疗   是最常用的给药途径,包括口服、肌注和静脉给药。口服给药方便,作用缓和,适用于巩固治疗和姑息治疗。绒癌肝转移口服 5-FU、MTX 后药物经门静脉系统首先入肝,效果较好。但有很多因素影响化疗药在消化道的吸收,使疗效不稳定,故应用较少。

静脉给药能保持稳定的血药浓度,是最常用的给药途径。特别是绒癌肺转移,静脉用药后肺内浓度高,效果好。静脉用药应由肢体远端小血管开始,以保持血管的完好,保证长期用药。对血管刺激强烈的药物如 VCR,最好用静脉冲入的方法,即先输入普通液体,如 5%的葡萄液,观察确实通畅后再快速输入化疗药物,以减少对血管的刺激。输液不畅时药物刺激血管易发生静脉炎或静脉栓塞,故一旦发现输液不畅,应尽早更换输液部位,不可勉强维持。

可用于肌内注射的化疗药物不多,在血管不易穿刺且药物刺激性小时可考虑用肌内注射。可用的药物有 CTX、MTX、BLM 等。肌内注射多用于长时间持续治疗。

全身给药在对抗肿瘤药物敏感肿瘤的治疗中效果好。但对全身影响较大,不良反应往往严重,用药量受到限制,因而影响疗效。

2.腹腔化疗　腹腔化疗的目的是尽可能使腹腔内肿瘤处于一个比全身用药剂量更大、作用时间更长的药物环境。腹腔化疗对恶性肿瘤腹腔转移病灶和腹水的疗效是肯定的。腹腔化疗可使抗癌药物直接与肿瘤接触,从而直接杀伤肿瘤细胞。药物在腹腔内能保持较高的浓度,局部药物浓度与经静脉给药相比,可以高出 10~1000 倍。

腹腔化疗最常用于卵巢癌,可用于卵巢癌术后化疗,复发危险性高的早期卵巢癌的初次化疗以及卵巢癌二次探查术阴性者的巩固治疗。常用的药物有顺铂(PDD)、卡铂和 Taxol 等。PDD 腹腔灌注剂量通常为 $100mg/m^2$,溶于 2000ml 生理盐水中缓慢滴入腹腔。用药后其腹腔中药物峰浓度与全身循环中药物峰浓度之比为 20:1。大剂量 PDD 腹腔化疗时应静脉输入大量液体进行水化,保持每小时尿量达 100ml。同时静脉输入硫代硫酸钠,以阻断肾小管上皮细胞中 DNA 与 PDD 结合后形成用 PDD-DNA 复合物,从而减轻对肾脏的损伤。硫代硫酸钠的剂量为 $4mg/m^2$。卡铂腹腔灌注化疗时其骨髓限制性剂量可达 $500mg/m^2$,用药后其腹腔中药物峰浓度与全身循环中药物峰浓度之比为 18。卡铂的肾毒性和神经毒性均较 PDD 轻。但其对肿瘤细胞的穿透力较低,且价格较 PDD 贵,因而临床应用不如 PDD 普遍。Taxol 腹腔化疗的最大耐受剂量为 $150~175mg/m^2$,最明显的副反应为腹痛,为减轻腹痛和骨髓抑制,推荐剂量为 $60~75mg/m^2$。Taxol 腹腔灌注后,其腹腔中药物峰浓度与全身循环中药物峰浓度之比为 1000:1。

腹腔化疗最常出现的并发症是包裹性粘连,药物被包裹后不能向全腹扩散,不但影响疗效,还易因局部药物浓度过高而出现化学性腹膜炎,甚至组织坏死。为此,手术中应作好预防腹腔粘连的措施,每次化疗时灌注的药液量应在 2000ml 以上,这样才足以使药液充满全腹腔。

3.动脉插管灌注化疗　经动脉插管注入化疗药物可以明显提高肿瘤内的药物浓度,却减轻了副作用。动脉插管灌注化疗在一些对抗肿瘤药物不敏感肿瘤的治疗中有重要作用。

(1)动脉灌注化疗药物:采用 Seldinger 经皮穿刺插管法,穿刺股动脉或腹壁下动脉。导管插入动脉后先行动脉造影了解血管分布、肿瘤血供及侧支循环情况,以便进行超高选择插管灌注化疗药物。原则上尽量使导管头接近肿瘤供血区。常用的药物有 MTX、BLM、ADM、5-FU 及 MMC 等。根据不同的组织病理类型进行选择。可用 1~4 个疗程。每次灌注药物时应用止血带阻断下肢血流,以防药物流入下肢。动脉插管可引起动脉内膜损伤、动脉夹层、动脉狭窄或栓塞以及动脉瘤形成,因此操作应轻柔。

(2)动脉栓塞疗法:动脉栓塞与化疗相结合,称为化疗性栓塞。操作方法与动脉插管灌注化疗相同。用得最多的栓塞剂为明胶海绵颗粒,具有安全、无毒性、取材方便的优点。明胶海绵在 7~21d 后被吸收,是一种中效栓塞剂。自体血凝块和组织 1~2d 即被吸收,是一种短效栓塞剂。无水乙醇、不锈钢圈、聚乙烯醇等为长效栓塞剂,具有不同的作用机制。若为控制出血和术前栓塞,应选用短效栓塞剂,肿瘤的姑息性治疗应选用长效栓塞剂。盆腔肿瘤的栓塞不能用液态栓塞剂,因易引起膀胱坏死等并发症。应根据血管大小、解剖特征和侧支循环情况选用不同的栓塞剂。几乎所有经动脉栓塞疗法的患者都有恶心、呕吐、局部疼痛和发热等症状,对症处理后均可缓解。最严重的并发症是非靶器官被栓塞,但很少见。

(二)化疗药物的毒副反应及防治

抗肿瘤药物在杀伤肿瘤细胞的同时也对正常细胞有不同程度的损害,这些毒副反应是化疗中限制用量、化疗中止的主要原因。通常把化疗的毒副反应分为局部反应和全身反应、近期反应和远期反应。

1.局部反应　静脉给药时如意外渗出于皮下可引起局部疼痛、红肿、化学性静脉炎和组织坏死。最具刺激性和导致皮肤坏死的抗肿瘤药有:卡莫司汀(BCNU)、柔红霉素(DRB)、多柔比星(ADM)、MMC、ACTD、长春碱(VLB)、VCR、长春酰胺(VDS)、替尼泊苷(VM-26)、VP-16。一旦发生,应立即停止注射并用0.5%~1%的普鲁卡因局部封闭,冰袋冷敷,局部注射拮抗药和解毒药。若组织已坏死,应尽早切除坏死组织。静脉炎可以局部热敷。

2.全身反应

(1)造血系统反应:容易引起骨髓抑制的药物有:ADM、BCNU、VLB、MTX、阿糖胞苷、ACTD等。骨髓抑制首先为粒细胞减少,其次为血小板减少,红细胞减少较少见。对粒细胞或血小板下降过早、过低或不及时回升者应及时小量输入新鲜血,每次200ml,每日或隔日1次。也可输入成分血,直到粒细胞回升至$0.5×10^9$/L,血小板回升到$(15~20)×10^9$/L。粒细胞集落刺激因子(G-CSF)和粒细胞-巨嗜细胞集落刺激因子(GM-CSF)疗效肯定,推荐剂量为每日2~10μg/kg,皮内注射,于停化疗后1~2d开始,连用5~14d。

(2)消化系统反应

①恶心、呕吐:大多数抗肿瘤药均有此反应。常用的治疗方法有:化疗前30min给予甲氧氯普胺(胃复安)或地塞米松10~20mg;或甲氧氯普胺加地塞米松各10mg,化疗前后30min各经静脉给药1次,24h内2~3次;抗5-羟色胺受体阻滞药如昂丹司琼(枢复宁)、格雷司琼(康泉)、昂丹司琼(恩丹西酮)和昂丹司琼(苏丹)等,疗效较好,但价格较贵。

②腹痛、腹泻:多发生在用5-FU、6-MP和MTX者。一般用药7~8d出现,停药2~3d可消失。发生假膜性肠炎必须马上停药,给予广谱抗生素控制感染,纠正水电解质平衡紊乱。

③黏膜溃疡:MTX和KSM引起的口腔溃疡多见且重,5-FU次之,ADM大剂量应用也可发生。可每日数次用生理盐水漱口,1%普鲁卡因液漱口可缓解疼痛,局部涂素高捷疗软膏。

④肝功能损害:多数抗肿瘤药可引起不同程度的肝功能障碍,临床表现为药物性肝炎,肝细胞功能障碍、慢性肝纤维化,严重时可发生静脉闭塞性肝病。一旦发生转氨酶升高、肝区疼痛、肝大应立即停药。给予大剂量维生素C复合维生素B或齐墩果酸、联苯双酯等药物保肝治疗。

(3)泌尿系统损害

①肾脏损害:PDD对肾脏损害最严重,MTX次之,CTX、MMC等药物也有较强的肾毒性。可在化疗前后大量利尿、碱化尿液、给予解毒药预防,如腹腔内大剂量PDD灌注时,需先

水化，并用硫代硫酸钠解毒。MTX 化疗后，用四氢叶酸钙肌注。应用 6-MP 的同时给予别嘌醇。一旦发现肾脏损害，应立即停药，利尿，必要时血液透析治疗。

②出血性膀胱炎：仅发生于 CTX 和异环磷酰胺（IFO）长期应用中。可于化疗期间大量水化或给予保护剂如美司钠预防。治疗应留置尿管反复冲洗膀胱，补充足够液体，严重者可滴注甲醛。

（4）心脏毒性反应：ADM 和喜树碱可损害心肌。5-FU 可引起冠状血管痉挛收缩。临床表现为心悸、胸痛、心电图或超声心动图以及心肌酶谱异常。预防主要是严格控制单次及累积用药量。出现症状及时停药，治疗仍是强心、利尿、吸氧等措施。

（5）神经系统毒性反应：常见于长春碱类，尤其是 VCR，PDD。VCR 可引起周围神经炎，PDD 可引起听力损害、感觉异常、步态失调和细微运动失调。一旦发生，应立即停药并对症治疗。

（6）呼吸系统毒性反应：许多抗肿瘤药可引起不同程度的肺实质损伤，以 BLM、CTX、MTX 及亚硝基脲类最常见。BLM 引起的肺毒性反应无肯定有效的药物治疗方法。MTX 引起的过敏性肺炎用糖皮质激素有益其逆转。泼尼松每日 60mg，连用 1～2 周对早期患者有可能治愈。氧疗对 BLM 引起的肺炎有害无益。

（7）过敏反应：PDD 与 BLM 和 VCR 联用时可发生致命性过敏反应，紫杉醇可引起严重的过敏反应，可能为其赋形剂聚氧乙基代蓖麻油引起，故使用紫杉醇前常规使用地塞米松等糖皮质激素、抗组胺药和 H₂ 受体阻滞药来预防高敏反应。轻度反应可给予抗组胺药，重度反应应积极抢救。迟发反应可酌情给予氢化可的松 300～500mg 静脉滴注。

（三）抗肿瘤药物的合理应用

抗肿瘤药物的应用首先应选择好适应证。对早期肿瘤或病情轻者可采用单药化疗，晚期病例应采用大剂量联合化疗。根据肿瘤细胞增殖动力学的特点，将 CCNSA 和 CCSA 联合应用，可提高对肿瘤的杀伤率。联合化疗的配伍原则是：①单一用药时对该肿瘤疗效最好；②作用机制不同，无交叉耐药；③各药毒性范围不同，无毒性相加作用。化疗的疗程对疗效影响很大，实践证明化疗的疗效随疗程的次数增加而递增。化疗应根据药物的特性采用不同的给药途径，宜保持肿瘤局部高浓度药物，因此动脉内给药和腹腔内灌注都是比较好的选择，但动脉内给药必须通过手术插管，且并非所有的药物都可经动脉给药。静脉给药简单易行，且可保持稳定的药物浓度，是许多药物优先选择的给药途径，缺点是易发生药物外漏和局部组织坏死以及静脉炎。口服给药是最方便的给药途径，但常常由于患者胃肠功能紊乱而不能很好吸收。选择化疗的时机也非常重要，应尽量选在术后放疗后残存肿瘤最小时进行。大剂量间歇给药是治疗高生长分数肿瘤的最佳方案。只有当毒性可忽略不计时才采用长期治疗方案。

（陈明晓）

第三节 常见妇科恶性肿瘤的化疗

（一）卵巢癌的化疗

1.化疗适应证

（1）术前化疗多用于肿瘤切除困难的晚期肿瘤，可以提高手术切除率。

（2）术后化疗用于早期患者的预防性化疗或晚期患者的术后辅助治疗，经多疗程治疗最终达到消灭残存肿瘤。

（3）晚期或复发病例的姑息治疗。

（4）胸腹水患者的腔内化疗。

2.化疗药物的选择和化疗方案 卵巢癌的有效化疗药物较多，以烷化剂为主，顺铂是治疗卵巢癌最有效的药物。紫杉醇对晚期卵巢癌有明显的疗效。常用的烷化剂有美法仑（L-PAM）、苯丁酸氮芥（CLB）、CTX、塞替派（TSPA）等。顺铂与烷化剂无交叉耐药，因而对烷化剂治疗失败者仍有效，与其他药物联用可明显提高疗效。六甲蜜胺（HMM）对卵巢癌有明显疗效，且与烷化剂和铂类药物无交叉耐药，可作为卵巢癌二线治疗药物。

一般认为卵巢上皮性癌、性索间质肿瘤与生殖细胞肿瘤中的卵巢绒癌、无性细胞瘤对化疗较敏感，而生殖细胞肿瘤中的多数以及非特异性的间质肿瘤对化疗则不敏感。敏感的肿瘤单一烷化剂也可取得较好的疗效，但联合化疗优于单一化疗，对不敏感的肿瘤必须联合化疗。上皮性卵巢癌的化疗以 PAC（PDD、ADM、CTX）、PC（PDD、CTX）方案作一线方案，二线药物可选 HMM、Taxol、L-PAM、异环磷酰胺等。恶性生殖细胞肿瘤和性索间质肿瘤可用 PEB（PDD、VP16、平阳霉素）、PVB（PDD、VCR、平阳霉素）、VAC（VCR、KSM、CTX）方案作一线方案。

（二）子宫内膜癌的药物治疗

子宫内膜癌是激素敏感性肿瘤，对治疗后复发、转移和晚期患者应首选孕激素治疗。原则上剂量要大、时间要长。常用的药物是甲羟孕酮、甲地孕酮、氯地孕酮、己酸孕酮等。用法：

1.甲羟孕酮 100mg/d，口服；400mg/d，肌注，7d 后每周 3 次，显效后每个月 1000mg 长期维持。

2.甲地孕酮 80～160mg/d，口服。

3.氯地孕酮 20～40mg/d，口服。

4.己酸孕酮 500mg/d，肌注，1 个月后改为 250mg/d。孕激素治疗子宫内膜癌没有固定的疗程，一般认为约在 6 周开始出现疗效，若 12 周不见好转，可视为无效。

他莫昔芬（三苯氧胺，TAM）是一种非甾体类抗雌激素药物，TAM 与雌激素竞争受体，抑制内源性雌激素与受体结合，减少了雌激素促进子宫内膜增生的作用。低浓度时可使肿瘤内孕激素受体水平上升，有利于孕激素治疗。用法：20mg/d，口服，数周后可增加剂量。

子宫内膜癌的化疗多用于特殊病理类型：癌瘤分化差，雌、孕激素受体阴性患者；或为晚期复发癌的辅助治疗。常用药物有 5-FU、TSPA、CTX、PDD 和 ADM 等。单一药物的有效率为

25%～37%。目前,单一用药已被联台用药所取代。

(三)子宫颈癌的化疗

1.适应证和禁忌证

(1)适应证:Ⅲb期宫颈癌,局部肿瘤巨大,伴有宫旁团块浸润或病理分级在3级以上者,可用化疗配合放疗;Ⅳ期宫颈癌,手术时发现髂总动脉分支处以上有淋巴结转移者,宫颈癌放疗或手术后的复发或转移以及晚期宫颈癌,均属化疗范围。

(2)禁忌证:骨髓再生障碍、恶病质,以及脑、心、肝、肾有严重病变者。

2.常用药物与化疗方案　宫颈癌的化疗一般采用联合化疗,按腺癌或鳞癌选择不同的方案。常用的药物有顺铂(PDD)、卡铂(CBP)、环磷酰胺(CTX)、异环磷酰胺(IFO)、5-FU、博来霉素(BLM)、丝裂霉素(MMC)、长春新碱(VCR)等。

(四)外阴癌的化疗

外阴癌的化疗效果不理想,仅作为较晚期癌或复发癌的综合治疗手段。常用的药物有:阿霉素(ADM)、表柔比星(表阿霉素,EADM)、博来霉素(BLM)、平阳霉素、顺铂(PDD)、卡铂(CBP)、5-FU和卡莫司汀(BC-NU)。外阴癌对化疗药物不敏感,通常采用全身给药,为提高局部药物浓度,可采用盆腔动脉给药。

(陈明晓)

第四章　妇科恶性肿瘤的放射治疗

第一节　外阴癌

一、病理分类

外阴原发性恶性肿瘤占女性全身恶性肿瘤的 1%，占女性生殖道恶性肿瘤的 3%～5%。外阴恶性肿瘤包括来自表皮的癌：外阴鳞状细胞癌、基底细胞癌、佩吉特病、汗腺癌、恶性黑色素瘤；来自特殊腺体的腺癌：前庭大腺癌、尿道旁腺癌；来自表皮下软组织的肉瘤：纤维肉瘤、平滑肌肉瘤、骨骼肌肉瘤、血管肉瘤和淋巴肉瘤等。鳞状细胞癌最常见，占外阴恶性肿瘤的 80%以上，占妇科恶性肿瘤的 3.5%；恶性黑色素瘤和肉瘤的恶性程度较高，腺癌和鳞癌次之，基底细胞癌罕见转移，恶性度最低。

二、临床分期

外阴癌的临床分期标准目前有两种，一种是国际妇产科联合会（FIGO）分期法，另一种是国际抗癌协会（UICC）分期法，见表 4-1。

表 4-1　外阴癌分期标准（FIGO 1994 年修定）

FIGO	UICC	肿瘤范围
0 期	Tis	原位癌，表皮内癌
Ⅰ期	$T_1N_0M_0$	肿瘤局限于外阴和（或）会阴，直径≤2cm，无淋巴结转移
ⅠA 期		间质浸润深度≤1mm *
ⅠB 期		间质浸润深度＞1mm *
Ⅱ期	$T_2N_0M_0$	肿瘤局限于外阴和（或）会阴，直径＞2cm，无淋巴结转移
Ⅲ期	$T_{1\sim3}N_{0\sim1}M_0$	任何肿瘤大小，但侵及下尿道和（或）阴道，或肛门，和（或）有单侧区域淋巴结转移（腹股沟淋巴结阳性）

FIGO	UICC	肿瘤范围
ⅣA 期	$T_{1\sim4}N_2M_0$	肿瘤侵及上尿道、膀胱黏膜、直肠黏膜,骨盆和(或)双侧区域淋巴结转移
ⅣB 期	$TxNxM_1$	有远处转移,包括盆腔淋巴结转移

﹡肿瘤浸润深度:指肿瘤从接近最表皮乳头上皮间质连接处至最深浸润点的距离

三、治疗

外阴癌的治疗以手术为主,对分化较差的癌组织和中晚期病例可辅以放射治疗或抗癌药物治疗。对免疫功能低下或免疫受损者可同时给予免疫治疗以提高疗效。近年来,随着放疗设备和放疗技术的不断改进,手术联合放疗以及放化疗联合治疗取得了越来越好的效果。

(一)放射治疗

外阴癌对放射线有一定的敏感性,但外阴局部组织是身体对放射线耐受性最差的部位,一般外阴组织仅能耐受 40～45Gy,而鳞癌的有效治疗剂量为 55～60Gy,外阴皮肤耐受量超过(30～40)Gy/(3～4)周后,即可有明显的放射反应,外阴充血、肿胀,甚至出现皮肤糜烂,因而原则上外阴癌不以放射治疗为根治性方法。外阴浸润性鳞状细胞癌的放射治疗,包括体外放射治疗(应用高能放射治疗机:^{60}钴、^{137}铯、直线加速器、电子加速器等)和组织间质内插植治疗(^{60}钴针、^{137}铯针、^{192}铱针、镭针等)。

单纯放疗适应证:①伴有严重心、肺、肾疾病,不宜行根治术者;②患者拒绝手术;③局部肿瘤已超过手术范围或已有远处转移者。照射范围应超过肉眼肿瘤边缘 2cm 以上,可选用 6～9MeV 电子线照射 DT 30Gy/3 周后,视病灶局部反应,可适当休息 1～3 周,再用 6～8MV X 射线照射(30～40)Gy/(3～4)周,使总量达到 DT 60～70Gy;若局部仍有肿瘤残留,可给予后装贴敷治疗,根据肿瘤残存情况,选择适当参考点距离,6～8Gy/次,1～2 次。

手术联合放疗:由于放疗设备和技术的不断提高和改进,手术联合放疗治疗外阴癌取得了较好的疗效,现常用此法。放疗指征包括:①减少Ⅰ、Ⅱ期患者广泛局部切除术后原发区域复发率;②降低Ⅲ、Ⅳ期患者术后复发率;③替代临床检查淋巴结阴性患者腹股沟和盆腔淋巴结清扫术;④初始治疗无法切除的局部大肿瘤的术前放疗。如瑞典 Malmstrom 医院总结 113 例外阴浸润癌,85% 病例行简单外阴切除,术后辅以外阴部及腹股沟盆腔区放疗,Ⅰ～Ⅳ期 5 年存活率分别为 96%、75%、62%、19%。

术前放疗一般采用^{60}Co 或加速器对准病灶垂直照射,对病灶外突较大者可采用切线照射,照射摆位时应将肿瘤基底切入,并注意不要包括太多的外阴组织,以减少外阴放射反应,剂量一般为 30Gy/(3～4)周。放疗期间注意外阴清洁干燥,减少局部感染,反应明显就暂停治疗。治疗结束后 2 周行手术治疗。

对于手术边缘未切净或者肿瘤切缘离切口太近,可行术后放疗。局部给予(20～30)Gy/(3～4)周。对疑有尿道口肿瘤侵犯而未切除者,术后可用 180～220kV X 先体腔管治疗,管直径 2～3cm,直接对准尿道口治疗。局部剂量可先给予 40Gy/4 周,若患者感觉尿道口疼痛,可酌情休息 2 周,症状缓解后继续放疗,部分患者总剂量可达 60Gy。也可采用直线加速器治疗,但因治疗无法小于 4cm×4cm,因面包括部分外阴皮肤,治疗时视局部反应调整剂量。

对于阴道受累病例,可给予也能到圆柱形容器(阴道塞子)进行后装治疗,塞子直径 1.5～2.5cm,术前、术后受累基底部位剂量均可给予 20Gy,分 3 次进行,2 周内完成。

对于一些不做淋巴结清扫的病例,可以在进行活检后做淋巴引流区照射。照射采用左右两个腹股沟野,野中轴相当于腹股沟韧带。上下界平行于中轴,内侧达耻骨结界,野大小(8～12)cm×(12～14)cm,^{60}Co 照射可给予 60Gy/6 周;加速器照射先给予高能 X 线束照射 40Gy/4 周,再改为 β 线照射 20Gy/2 周。对需要照射盆腔淋巴区的病例,可把上野边缘适当上调,腹股沟照射完成后,给予盆腔 2 个矩形后野照射,(6～8)cm×(13～15)cm,盆腔终点剂量 10Gy/2 周。

放化疗联合治疗:目前放化疗联合进行治疗外阴癌也已经取得了明显的疗效。Landrum 等回顾性分析 1999～2006 年 46 例Ⅲ期、17 例Ⅳ期外阴鳞状细胞癌初治病例,30 例接受单纯手术,33 例因为无法施行外阴切除术而接受放化疗。两组间的区别,除放化疗组患者比手术组患者年龄稍轻(61 岁 vs 72 岁,P=0.09)、淋巴结转移稍少(54% 比 83%,P=0.01),肿瘤更大(6cm vs 3.5cm,P=0.0001)以外,两组的完全缓解率分别为 76% 和 69%(中位随访时间 31 个月),无瘤期和复发率没有区别。多元分析后认为,年龄是两组中唯一的显著因子。除此区别外,两组之间在完全缓解率、无瘤生存期和复发率上无差别。在统计的患者年龄、肿瘤大小、淋巴结状态、疾病分期和治疗手段中,年龄是存活率最强的影响因子。Moore D H 基于一些较好的非随机对照的Ⅱ期临床研究认为,放化疗目前已经成为治疗外阴癌的常规临床决策。外阴癌的稀发导致没有前瞻性的国际合作的随机临床试验。但毋庸置疑地是,局部进展期的外阴癌患者已经从放化疗中得到益处,未来还将继续这一方法。

(二)复发癌的治疗

外阴癌治疗后的复发率为 15%～19%。对于小型原发灶,可做局部切除,切除范围应包括周边一些正常组织;若复发癌累及尿道或肛门,宜采用放疗;若为放疗后复发,考虑行盆腔清扫术,同时行尿道或肠道分流或改道;若腹股沟淋巴结复发,可做放疗或淋巴结切除术,术后局部放疗。外照射结合间质内插植治疗也已经用于复发性外阴癌。

四、疗效和预后

经合理地治疗,外阴癌的预后基本较好,能手术的患者中 5 年存活率达 70%,淋巴结阴性者可达 90%,反之,5 年存活率只有 50% 左右。

影响存活率的因素有:肿瘤分期、腹股沟淋巴结转移、淋巴管血管间隙瘤细胞弥散等。外阴癌复发与腹股沟淋巴结转移数目密切相关,淋巴结转移少于 3 个时,任何部位的复发都很少;≥3 个时,局部、区域和全身性复发率明显升高。

(陈明晓)

第二节　阴道癌

一、病理分类

阴道癌有原发性和继发性两种,以继发性阴道癌多见,有邻近器官直接蔓延或血行转移及淋巴转移而来。原发性阴道恶性肿瘤少见,占妇科恶性肿瘤的 2%(1%～3%)左右。阴道鳞状上皮癌占多数,为阴道恶性肿瘤的 93%;腺癌次之,占 4%～5%;其他如恶性黑色素瘤、葡萄状肉瘤、淋巴肉瘤、血管肉瘤等更为罕见。内胚窦瘤、葡萄状肉瘤好发于婴幼儿,青春期好发腺癌和葡萄状肉瘤;生育年龄妇女的平滑肌肉瘤发生率高;老年妇女常见鳞状细胞癌和恶性黑色素瘤。

二、肿瘤蔓延和转移特点

阴道壁淋巴管和血管极为丰富,黏膜下结缔组织疏松,因而淋巴癌的转移方式主要是淋巴管转移和直接浸润邻近组织和器官。

1.淋巴转移　阴道壁淋巴丰富,相互交融,形成淋巴网,并于阴道两侧汇合成淋巴干。依解剖部位,阴道上 1/3 的淋巴向盆腔淋巴结方向引流,类似于宫颈癌淋巴引流;下 1/3 引流至腹股沟淋巴结,然后再至盆腔淋巴结,与外阴癌相似;中 1/3 既可引流入盆腔淋巴结,又可引流入腹股沟淋巴结。

2.直接浸润　阴道前壁癌灶可累及尿道和膀胱,后壁可累及直肠或直肠旁组织,侧壁常向阴道旁浸润,上 1/3 可累及宫颈,下 1/3 可累及外阴。

3.血行转移　血行转移可至到远处器官,包括肺、肝、骨骼,是阴道癌的晚期表现。

三、治疗

由于原发性阴道癌较少见,因而合理的治疗方案目前尚未统一。治疗必须个体化、多样化,根据肿瘤分期和病灶累及阴道的部位及医疗经验来制定治疗方案。对于多数患者,保留阴道功能是一个需要考虑的重要因素。阴道上段病变可参照宫颈癌的治疗原则,下段病变可参照外阴癌的治疗原则。手术治疗常常比较保守,适用于Ⅰ期患者,病变累及阴道上段后壁;或者需放射治疗的年轻患者,放疗前进行卵巢移位、手术分期和切除肿大淋巴结;或者晚期存在阴道直肠瘘或膀胱阴道瘘的患者,需行盆腔脏器切除。晚期患者可选择化学治疗。

(一)放射治疗

各期阴道癌病例均可选择放射治疗,包括体外照射和腔内治疗。阴道上段病变,放疗原则同宫颈癌,特别是累及宫颈者,除重视宫颈治疗外,尚需注意宫腔放疗,借以提高宫旁组织受量;下段病变,要注意腹股沟淋巴引流区域的治疗。Hegemann S 等治疗 41 例原发性阴道癌病例,平均随访时间 77.3 个月(2.3～404 个月),绝大多数为鳞癌,FIGO 分期 Ⅰ:n＝7 (17.1%),Ⅱ:n＝13(31.7%),Ⅲ:n＝13(31.7%),Ⅳa:n＝8(19.5%),全部采用放射治疗,大多数接受盆腔及腹股沟淋巴区照射(平均剂量 50Gy),26 例患者同时接受阴道内近距离照射。结果为 21 例(51.2%)肿瘤完全消失,17 例(41.5%)肿瘤部分退缩,2 例(7.3%)肿瘤没有反应甚至增长。总体中位生存期为 41.3 个月,1 年存活率 85.4%,5 年存活率 40.6%,10 年存活率 27.2%。单变量分析显示,早期病例(FIGO Ⅰ期和Ⅱ期,中位生存期 58.1 个月)较晚期(FIGO Ⅲ期和Ⅳ期,26.8 个月)有明显生存优势。治疗副作用患者均可接受,并容易处理。因此他们认为单纯放疗是治疗原发性阴道癌的方法之一,且因为阴道癌多为老年患者,放疗依从性好,因而更适于这类患者。

1.体外照射　主要补充宫旁组织及淋巴转移区剂量;上段肿瘤常以盆腔四野方式照射,宫旁组织受量(40～50)Gy/(4～5)周;下段肿瘤应对腹股沟区进行照射,采用野上下界平行于腹股沟韧带的长形野,面积大小(8～12)cm×(12～14)cm,左右对称,两野内侧间隔 1～2cm,选用高能 X 线照射(30～40)Gy/(3～4)周后,改为电子线照射至(60～70)Gy/(6～7)周;若病理已证实有腹股沟区淋巴结转移,则需按宫颈癌四野方法照射,同时包括腹股沟区淋巴结 50Gy/(5～6)周。

2.腔内照射　阴道上段癌的放疗方法基本同宫颈癌,但要重视原发灶的治疗,可用阴道塞子做阴道腔内补充治疗,取黏膜下 5mm 或 10mm 作参考点,6～8Gy/次,2～3 次;若肿瘤较大,可给予组织间插植治疗,根据肿瘤大小取参考点距离。对于阴道中及下段肿瘤界限清楚、病变不大、局限一侧壁及浸润不深的病例,可按 Paterson-Parker 镭膜设计原则(谷铣之)设计镭膜,肿瘤基底量 60～70Gy。其他类型肿瘤仍以分次腔内治疗为好,根据肿瘤消退情况调整腔内剂量,肿瘤基底量不超过 60～70Gy。

3.放化疗同时进行　放化疗同时进行现在也受到了越来越多的重视。如 Nashiro T 报道了 6 例阴道鳞癌患者(平均年龄 60 岁,肿瘤大小 3.2～7.7cm)同时接受放化疗的病例。所有患者均接受盆腔外照射 50Gy,外照射期间接受 2～3 个疗程的顺铂化疗,另有 2 例接受腔内放疗,阴道肿瘤放疗总剂量 60～66Gy。所有患者均能顺利完成所有治疗,且肿瘤完全消退。

(二)放疗并发症

直肠、膀胱以及尿道与阴道毗邻,使得这些器官容易受到损伤,放射治疗可出现放射性膀胱炎和放射性直肠炎,甚至膀胱阴道瘘或阴道直肠瘘,以及直肠狭窄或溃疡,放射引起的阴道纤维化以及由此发生的阴道狭窄也备受关注。

(陈明晓)

第三节　宫颈癌

一、病理分类

随着对疾病研究的深入,宫颈癌分为鳞状上皮非典型增生和原位癌、鳞状上皮微小浸润性癌、浸润性癌等。宫颈浸润性癌又可分为鳞癌、腺癌、腺鳞癌、小细胞未分化癌、腺样基底细胞癌、腺样囊性癌等,以鳞癌最多见,占 90％～95％,腺癌次之。

二、发展、转移特点

宫颈癌的扩散以直接蔓延和淋巴道转移为主。癌组织可以直接侵犯宫颈旁、宫旁和盆壁组织;向下可浸润至阴道穹隆及阴道;向上经子宫内膜肌层和淋巴管呈连续性或跳跃式向宫体蔓延,一旦穿破宫颈肌层或通过淋巴管波及宫颈周围结缔组织后,便可迅速扩展到盆壁组织;向前和向后侵犯到膀胱、直肠和骶韧带;肿瘤压迫输尿管造成输尿管和肾盂积水。

宫颈癌最易转移到闭孔淋巴结,但所有的盆腔淋巴结组都能累及。在盆壁淋巴结累及前,宫旁淋巴结不一定侵犯。髂总动脉和腹主动脉旁淋巴结可能直接通过宫颈后淋巴管转移,但较少见。宫颈癌淋巴结转移顺序基本为:从盆壁淋巴结到髂总淋巴结,然后到腹主动脉旁淋巴结组。从腹主动脉旁淋巴结,偶有通过胸导管至左锁骨上淋巴结。

三、治疗

宫颈浸润癌的治疗应包括对原发灶和可能的转移灶的恰当处理,主要为手术和放射治疗。近年来由于化疗药物迅速发展,过去认为无效的化疗现已成为宫颈癌辅助治疗的常用方法。手术治疗主要用于Ⅰ期和早ⅡA期患者,在欧洲、日本和中国,对ⅡB期患者仍首选手术治疗;中晚期患者以放疗为主。早期宫颈癌放疗和手术疗效相同,对Ⅰ、Ⅱ期患者治疗方法的选择应从年龄、肿瘤大小和部位、组织学类型等多方面进行考虑。

(一)放射治疗

宫颈癌的放射治疗分为根治性放疗、术前放疗和术后放疗。根治性放疗以体外照射和腔内照射相结合。术前放疗主要为腔内放疗,放疗剂量一般为全量腔内放疗的 1/3～1/2,也有少数学者给予全量腔内放疗和(或)体外放疗剂量的 1/2,手术与放疗的间隔时间则依术前放疗的方式和剂量而定,一般为 2～8 周。术后放疗多以体外照射为主,阴道残端有肿瘤者可给予腔内放疗,一般在术后 1 个月内进行,外照射剂量一般为 40～50Gy,阴道腔内放疗表面剂量通常为 30～50Gy。剂量参考点为 A 点和 B 点。A 点在宫颈口水平上方 2cm、子宫中轴旁开 2cm,相当于输尿管与子宫动静脉交叉处,一般根治性放疗 A 点剂量来自于腔内 2/3、体外 1/

3。B点为A点旁开3cm,相当于闭孔淋巴结的位置,剂量来自腔内1/3、体外2/3。

1.腔内放疗　对肿瘤原发区域形成以宫颈为中心的放射区,一般在外照射20～25Gy后开始,A点单次剂量5～7Gy,每周1次,总剂量取决于肿瘤大小、临床分期和外照射剂量。若肿瘤体积较大,应增加宫颈局部剂量;若宫旁浸润或阴道狭窄者,可增加全盆照射剂量、减少腔内剂量。

传统的腔内放疗指腔内镭疗及其沿袭下来的方法和原则,但在操作过程中医护人员的放射受量较高,20世纪60年代后出现了远距离控制后装治疗。腔内后装放疗分为低剂量率、高剂量率及中剂量率后装治疗。A点剂量率为0.4～2Gy/h,称为低剂量率;超过12Gy/h,为高剂量率;介于两者之间的,称为中剂量率。

高剂量率后装治疗是目前受到重视的治疗方法。其主要原因有:①治疗能力大,一台机器基本可满足一个治疗数量大的肿瘤中心;②治疗时间短,无需特殊护理;③治疗时间短,减少治疗过程中容器变位的可能,从而减少膀胱、直肠并发症;④疗效已达到或超过传统腔内放疗或低剂量率后装治疗。

腔内放疗施源器一般使用三通道施源器,亦有使用单管治疗。吕银等研究了A点相同剂量单通道及三通道施源器治疗时B点、膀胱、直肠剂量理论上的不同,旨在找到最适宜临床治疗宫颈癌的后装方法。他们设定A点剂量为750cGy,应用宫颈癌后装治疗计划对单通道和三通道治疗宫颈癌B点、膀胱、直肠的剂量进行计算。结果发现,单通道和三通道施源器治疗计划中B点为A点的剂量分别为26.25%(196.850±3.328),27.15%(203.612±5.074)(P=0.01);R1分别为A点的32.30%(242.245±18.874),29.96%(224.670±13.763)(P=0.023);R2分别为A点的27.11%(203.328±11.695),25.87%(194.055±9.704)(P=0.023);R3分别为A点的22.09%(165.663±7.989),21.36%(160.233±7.123)(P=0.034);R4分别为A点的18.61%(139.610±5.245),17.23%(129.188±5.196)(P=0.001);BL分别为A点的36.45%(247.898±22.715),28.37%(212.773±24.352)(P=0.001)。故认为宫颈癌三通道治疗较单通道治疗对B点贡献大,直肠、膀胱剂量较小。因此三通道治疗宫颈癌较单通道更适宜。

目前临床使用的腔内放射源有[60]钴、[137]铯、[192]铱、[252]锎(中子)。

腔内放疗最主要的并发症为膀胱、直肠反应,如何降低宫颈周围正常组织的照射剂量是临床上备受关注的地方。Sukhaboon等对11例接受[192]Ir近距离照射的患者放射前进行膀胱生理盐水灌注,评估灌注前后盆腔小肠的照射剂,结果显示小肠的平均最大照射剂量在灌注前后分别为3123cGy和1998cGy,平均减少54.17%(P=0.002),因而认为膀胱灌注可以有效减少腔内放疗的小肠照射剂量。

乙状结肠在放射治疗中是一个无法避免的器官,其受照剂量几乎为A点的70%,降低其剂量的唯一办法是降低A点剂量。

2.体外照射　照射范围包括宫旁组织、盆壁组织及盆腔淋巴结。设计照射野的原则是:增加肿瘤组织剂量、减少体积量、提高疗效、降低并发症。照射野上界一般在腰4～5椎以下,下界相当于耻骨联合上缘下4～5cm,外缘不超过股骨头。此照射范围包括宫旁组织、大部分髂总及髂内、髂外、闭孔、腹股沟深、骶前各组淋巴结群。

外照射剂量一般为1.8～2.2Gy/次,5次/周,达到20～30Gy后,分四野照射(前后大野挡中线 4cm)20～25Gy。

目前常用的体外照射源为^{60}钴,或加速器产生高能 X 线。

膀胱充盈程度的变化可以导致靶器官外照射覆盖面不充分。传统的定位方法为 X 线或 CT 扫描。Ahmad 等对 24 例患者在放疗过程中每周 2 次进行 CT 扫描,同时用三维超声 (US)对膀胱体积进行联机测量,结果发现 US 和 CT 对膀胱体积的测量有很强的相关性(R= 0.97,倾斜度 1.1±0.1)。在 6 周中,膀胱平均体积由(378＋209)ml(1SD)降至(109±88)ml (1SD),降低了 71%(平均降低 46ml/周),呈现出大的时间趋势。LR 轴的旋转角度与膀胱体积变化呈明显相关性。因而认为可移动的超声扫描提供了一个快速的可靠的测量膀胱体积的方法,可以帮助制定个体化治疗方案。

3.体外照射与腔内放疗的配合方式　按治疗顺序分为先体外后腔内、先腔内后体外,或同期进行,或先部分体外再腔内与体外同期进行;按所给予 A 点剂量分为腔内为主(2/3)体外为辅、体外为主腔内为辅或体外腔内作用相似。

Zhao 等使用中子射线进行了腔内放疗＋外照射治疗ⅡA-ⅢB 期宫颈癌 128 例,具体方案为:^{252}锎(^{252}Cf,中子射线)腔内放疗,(8～10)Gy-eq/次,1 次/周,A 点剂量(36～40)Gy-eq/4～5 次。腔内放疗第 2 天开始全盆腔外照射,6MV X 线,2Gy/次,4 次/周;全盆外照射 20～24Gy 后,中线 4cm 挡铅,总剂量 44～50Gy。治疗结果为:短期完全缓解率 95.3%,部分缓解率 4.7%。3 年和 5 年局部控制率分别为 93.5%和 87.9%,生存率分别为 87.5%和 70%。放疗并发症有:放射性膀胱炎(4.7%)、放射性直肠炎(7.8%)、阴道挛缩和粘连(6.3%)及迟发型放射性直肠炎(5.5%)。单变量和多变量分析提示,肿瘤分化程度和淋巴转移是主要的临床预后因素。张伟等同样认为中子后装配合外照射同步化疗治疗中晚期宫颈癌优于单纯放疗,并未增加放射性损伤。因而认为^{252}锎腔内放疗合并外照射治疗宫颈癌,患者有很好的依从性,肿瘤局部控制率高,放疗并发症少。

4.适形放疗与调强放疗　局部晚期宫颈癌通常首先给予外照射,而后给予近距离照射 (BT)。但如果肿瘤灵敏性或局部解剖不满意,到达充足的 BT 剂量就变得非常困难。适形及调强放疗越来越多的应用于宫颈癌的治疗。Assenholt 等探索了一种使用电极引导的趋实体的调强放疗(IMTR)结合近距离放疗,用以改善剂量体积参数。患者均分别使用 4 种不同的增强方法作计划进行评价:腔内 BT、腔内/间隙内 BT、腔内 BT＋IMRT 和 IMRT。剂量计划以最大肿瘤剂量(D90)和覆盖范围(V85Gy)最佳化及 D2cc 乙状结肠和直肠＜75Gy、膀胱＜90Gy(EQD2)。联合使用间隙内 BT 或 IMRT 可以显著提高腔内剂量。单独使用 IMRT 不值得推荐。

某学者对不作腔内后装治疗的中晚期宫颈癌采用后程三维适形放疗结合化疗,并进行疗效评价。67 例宫颈癌随机分为三维适形放疗加化疗组 31 例(适形组)与常规放疗加化疗组 36 例(常规组),适形组患者均不作腔内后装治疗,先采用 6MV-X 线全盆腔放疗 DT 40Gy 后采用三维适形放疗针对盆腔淋巴区及宫颈原发灶继续照射 19Gy,最后再缩野针对宫颈原发灶推量,使宫颈原发灶总量达 70～75Gy。常规组则采用全盆腔放疗 40Gy 后改为盆腔四野照射 20Gy,腔内后装治疗 A 点剂量 30Gy/5 次,使宫颈原发灶 A 点达 70Gy。两组均作同期化疗,方案为顺铂 30mg 第 1～3 天,5-FU 500mg/m² 第 1～5 天,静脉滴注,第 1 周、第 5 周各一次。

结果:适形组和常规组 1、2 年生存率分别为 93.5%、90.3% 和 83.3%、72.2%（P=0.198 和 P=0.062），无显著统计学意义。3 年生存率分别为 87.1% 和 61.1%（P=0.017），两组有显著的统计学意义。两组毒性反应比较,适形组 Ⅰ～Ⅱ 级放射性直肠炎及盆腔纤维化发生率低于常规组（P=0.000 和 P=0.015）,其他的毒性反应相似。后程三维适形放疗合并化疗治疗中晚期宫颈癌是一种有效、肯定的治疗方法,能提高患者近期生存率,晚期并发症较常规放疗低。

有临床医师观察三维适形放射治疗与常规体外放射治疗复发性宫颈癌的疗效及近远期并发症,45 例复发性宫颈癌分为常规放疗组（对照组）与三维适形放疗组（观察组）。治疗后疗效、1 年生存率、近远期并发症比较,两组差异均有统计学意义（P<0.01）。认为三维适形放疗治疗复发性宫颈癌能提高近期疗效及 1 年生存率,降低近远期并发症的发生。

有些学者利用三维适形放射治疗计划系统,对 60 例宫颈癌根治术后需行放疗的患者,建立剂量体积直方图和计量参数,比较两种不同放疗技术的放疗并发症及计算存活率。结果发现,应用适形技术,正常组织平均并发症概率从 0.11 减至 0.03。肾的受照量、直肠反应发生率、膀胱反应、远期并发症两组比较差异有显著性。认为三维适形治疗技术能显著减少小肠受照体积,对直肠、膀胱受照量的降低也具有优势,可提高肿瘤区域的剂量,提高肿瘤控制率而不会增加正常组织的毒性反应。

一些学者观察宫颈癌根治术后三维适形放疗临床应用的价值,以探讨宫颈癌根治术后理想的放疗技术。155 例 Ⅰ～ⅢA 期宫颈癌根治术后患者,随机分两组,其中三维适形放疗组 81 例,常规放疗组 74 例。按 FIGO 分期,Ⅰ 期 45 例、ⅡA 期 77 例、ⅡB 期 31 例、ⅢA 期 2 例,均经病理证实,其中鳞癌 148 例、腺癌 7 例。靶区范围包括阴道上部、宫颈残端、宫旁组织、髂总、髂内外、闭孔、骶前区及盆腔淋巴引流区。照射方式:三维适形放疗设计 4 个野轮照或两个野轮照（即前后野与左右野轮照）;常规放疗为前后两野对穿照射。剂量 48～50Gy,ⅡB 期术后残端"Boost"剂量 8～10gy。三维适形放疗组与常规放疗组的 0.5 年、1 年、1.5 年、2 年的肿瘤局部控制率相比,差异无统计学意义,而三维适形放疗组的并发症少于常规放疗组,两组的早晚期胃肠道反应及泌尿系统反应差异有统计学意义（P<0.05）。在宫颈癌根治术后放射治疗模式中,采用三维适形放疗优于常规放疗两野前后对穿照射。宫颈癌根治术后三维适形放疗是优于常规放疗的放疗技术,三维适形放疗 4 个野轮照不但具有剂量集中、均匀、副作用小及并发症少的优点,而且还明显体现了侧野及残端"Boost"优势。

某些临床医生探讨盆腔外照射结合三维适形放射治疗不能手术的宫颈癌的疗效及不良反应。90 例不能手术的宫颈癌患者随机分成观察组和对照组,各 45 例,两组均先用 6MV-X 线常规盆腔外照射,盆腔中心总剂量 40～52Gy。然后观察组行三维适形放射治疗,2～2.5Gy/次,5 次/周,DT 20～30Gy。对照组行高剂量率[192]Ir 腔内照射,6Gy/次,1 次/周,DT 18～30Gy。两组近期总有效率（CR+PR）分别为 91.1% 和 88.9%（P>0.05）,1,2,3 年的生存率分别为 90%、72.5%、65.5% 和 90.8%、73.3%、64.6%（P>0.05）,两组比较差异无统计学意义。消化道反应 Ⅱ 级分别为 4.4% 和 20%（P<0.05）,阴道粘连狭窄分别为 6.7% 和 33.3%（P<0.05）。两组比较差异有统计学意义。观察组放射性直肠炎的发生率为 6.7%,较对照组的 17.8% 低（P>0.05）。盆腔外照射结合三维适形放射治疗不能手术宫颈癌近期疗效与常规放疗相似,但减少近期放射反应和远期并发症。

曾有临床医师首先对调强适形放射治疗(IMRT)在妇科恶性肿瘤患者术后治疗中的效果及价值进行了探讨。32例子宫颈癌、子宫内膜癌术后患者(KPS≥70)在放疗前均行1~3个周期的化疗,而后给予全程IMRT。其中17例为术后、化疗后预防性照射,15例为术后、放疗和(或)化疗后腹膜后淋巴结转移和(或)盆腔壁复发的放疗。32例患者均完成全程放射治疗,预防性照射的计划靶区(PTV)中位剂量为56.8Gy;腹膜后淋巴结转移、盆壁复发的PTV中位剂量为60.6Gy,90%的等剂量曲线可以覆盖99%以上的肉眼肿瘤靶区(GTV)体积。小肠、膀胱、直肠、肾和脊髓的中位剂量分别为21.3Gy、37.8Gy、35.3Gy、8.5Gy和22.1Gy。14例患者出现Ⅰ~Ⅱ级消化道反应,其中Ⅱ级反应者3例,Ⅰ级反应者11例;5例出现Ⅰ~Ⅱ度骨髓抑制;12例出现Ⅰ级皮肤反应。1年生存率为100%。预防性照射的2、3年生存率均为100%;腹膜后淋巴结转移和(或)盆腔壁复发患者的2、3年生存分别为5/7和3/6。因而认为IMRT对妇科恶性肿瘤术后患者的预防性照射和复发患者的放疗均可获得理想的剂量分布,邻近危险器官得到保护,临床近期疗效满意。而后其又探讨了IMRT用于宫颈癌放疗后主动脉旁淋巴结转移患者的治疗效果、减少并发症的价值等。28例宫颈癌放疗后主动脉旁淋巴结转移患者(KPS≥70)放疗前均行1~3个周期化疗,然后给予全程IMRT,1.8~2.3Gy/次,每天1次,5次/周,总处方剂量58~68Gy,中位剂量63.5Gy,同时设计28例患者的普通主动脉旁2个野照射计划,拟给予相同的处方剂量,比较危险器官(OAR)受照射剂量。随机选择32例接受普通放疗的病例,比较IMRT和普通放疗的急慢性毒性反应及近期疗效。结果显示,28例患者均完成全程IMRT,照射靶区内计划靶区体积(PTV)的平均剂量为67.5Gy,90%的等剂量曲线(中位剂量63.5Gy)可以覆盖99%以上的肉眼肿瘤靶区体积(GTV)。IMRT与普通主动脉旁两野比较,肾、脊髓、小肠的受照射剂量明显减小(P<0.05),急、慢性毒性反应明显减少。两组完全缓解率和有效率比较均有统计学意义(P<0.05)。1、2年生存率IMRT组较普通放疗组明显提高(P<0.05),但3年生存率比较无统计学意义(P>0.05)。IMRT技术用于治疗宫颈癌放疗后主动脉旁淋巴结转移,可获得理想的剂量分布,靶区可以获得根治性剂量,邻近危险器官得到很好的保护,临床近期疗效满意,毒性反应可以耐受。

为了提高放疗疗效,另有越来越多的研究关注放疗增敏剂,其中使用最多的是铂类,但也有一些其他种类的药物,如AK-2123、甘氨双唑钠等。AK-2123是一种硝基三唑类乏氧细胞增敏药,国际原子能组织(IAEA)对其在宫颈癌ⅢA和ⅢB患者放疗中的作用进行了前瞻性研究。他们于1995年5月到1998年12月间的333例患者随机分为2组,单纯放疗组(RT)和研究组(RT+AK-2123),AK-2123隔日放疗前静脉注射$0.6g/m^2$。经过平均57个月(30~73个月)的随访,研究组的局部肿瘤控制率和自然存活率显著优于单纯放疗组(61% vs 46%,P=0.005;57% vs 41%,P=0.007)。AK-2123没有增加胃肠道和血液毒性,但有完全可逆的中度外周神经毒性(1级11%,2级3%)。因而认为AK-2123对晚期宫颈鳞癌根治性放疗患者来说,可以明显提高放疗反应性和局部肿瘤控制率,而没有明显的毒性反应。

乏氧细胞对放疗不敏感,高压氧治疗也许可以提高放疗对肿瘤的杀伤力,同时给予放疗和高压氧治疗可能可以降低死亡率和复发率。为此,Bennett等对涉及2286例实体肿瘤患者的19个随机对照试验进行了系统性研究,并对预定的临床结果进行综合分析。结果显示高压氧治疗可以改善头颈部肿瘤的局部控制率和病死率,及宫颈癌的局部复发率。但是高压氧亦有显著的副作用,如氧毒性癫痫、组织严重辐射损伤等。

除放疗增敏药外,尚有一些其他研究用以提高放疗疗效。如庞青松等前瞻性非随机对照比较腔内加温合并放疗与单纯放疗的远期疗效及并发症。对中晚期宫颈癌 310 例进行分析,腔内加温合并放疗 181 例(热放疗组);体外照射合并传统腔内放疗 129 例(放疗组)。体外放疗采用 ^{60}Co γ线或 6~8MV-X 线常规分割放疗。加温组给盆腔前后对穿野中平面 40Gy 后,缩野从体两侧水平加量至 60~65Gy;腔内加温采用 915MHz 微波热疗机,附有阴道施源器,肿瘤表面温度 46~47℃,2 次/周,40min/次,共加温 10~12 次。放疗组给予盆腔前后对穿照射,中平面 40Gy。1989 年前腔内放疗用后装上镭(宫腔 50mg,阴道 30mg,24h/次,1 次/周,共 3 次,总量 7200mg/h)与外照射交替进行,1989 年后腔内照射采用 ^{192}Ir 源,5~6Gy/次,2 次/周,给予 A 点总量 30~36Gy。结果:Ⅱ期病例热放疗组、放疗组 5 年生存率分别为 67.4%、52.1%(P=0.006),10 年生存率分别为 46.5%、42.6%(P=0.058);Ⅲ期病例 5 年生存率分别为 60.0%、32.3%(P=0.007),10 年生存率分别为 43.7%、20.6%(P=0.000)。Cox 回归分析显示肿瘤分期(P=0.023)、是否接受热疗(P=0.019)是影响生存的因素。晚期轻中度放射性直肠炎和膀胱炎热放疗组、放疗组分别为 32 例(17.7%)、42 例(33.1%)(P=0.002),直肠阴道瘘分别为 1 例(0.6%)、5 例(3.9%)(P=0.036)。因而认为,腔内加温合并外照射治疗中晚期宫颈癌远期疗效明显优于单纯放疗,晚期不良反应也明显低,且无严重不良反应发生,值得进一步随机临床研究。

(二)化疗

近年来由于抗癌药物迅速发展,过去认为无效的化疗现已成为宫颈癌辅助治疗的常用方法,越来越多的研究关注同时或顺序使用放化疗的疗效及患者的依从性,化疗方案目前无统一标准,相关研究报道较多。白萍等研究了同步放化疗治疗子宫颈癌的疗效及不良反应。158 例ⅠB₂-Ⅳ期子宫颈癌患者接受同步放化疗。盆腔体外放射治疗 DT 45Gy/25f,腔内后装放疗 7~9 次,宫颈黏膜下 0.5cm,大块肿瘤消除量为 10~30Gy,A 点(42±7)Gy。同步化疗用药为氟尿嘧啶(5-FU)2400mg/m²,96h 持续泵入,第 1 天和第 29 天;顺铂(DDP)60mg/m²,分 1~4d 静脉滴注,第 1~4 天和第 29~32 天。结果:全组总 5 年生存率为 66.3%。宫颈局部未控率为 4.4%(7/158),盆腔复发率为 3.2%(5/158),远处转移率为 17.1%(27/158)。毒性反应中,Ⅲ、Ⅳ级白细胞下降为 12.7%(20/158);血小板下降为 1.3%(3/158);中、重度贫血为 3.2%(5/158);胃肠道反应腹泻为 17.8%(28/158);心脏毒性为 10.1%(16/158);放射性直肠炎为 13.3%(21/158);放射性膀胱炎为 0.6%(1/158)。因而认为,采用含 5-FU 和 DDP 的药物同步放化疗治疗子宫颈癌,总治疗时间没有延长,5 年生存率亦未见提高。治疗中,相关毒性反应增加,但可以接受。

国外专家比较了术前辅助化疗的作用,所有患者均接受了根治性手术及术后放疗(RT组),一组在术前接受 3 个疗程顺铂为基础的化疗(NCT 组),两组 2 年无复发生存率分别为 47.3% 和 76.7%,盆腔复发率为 28% 和 11.1%。

国内学者将 50 例中晚期宫颈癌患者分成放化疗组 25 例及单纯放疗组 25 例,放化疗组采用顺铂 30mg,每周 1 次,共 4~5 次,同时进行根治性放射治疗,放疗方法用 6MV-X 线全盆外照 DT 46~50Gy,^{192}铱腔内照射 7~8 次,每周 1 次,每次 6~8Gy,A 点剂量 70Gy 左右,B 点剂量

55Gy左右。单纯放疗组剂量方法同放化疗组。放射治疗结束时两组有效率分别为84%及72%,差别不显著(P>0.05),放疗后3个月时两组有效率分别为92%及64%差异显著(P<0.05)。

而为了比较单纯放疗和放化疗同时进行的疗效,Mitra等将ⅡB～ⅣA期宫颈癌患者随机分为2组,一组接受单纯放疗,一组同时接受顺铂30mg/m^2,1次/周,共5次的治疗。两组的总反应率分别为73%和83%(P>0.1),放化疗组的毒性反应显著升高(Ⅲ度粒细胞减少12% vs 0%)。在随访的54个月内,放化疗组的总体生存率(56% vs 47%,P>0.1)和无病生存率有所增加(51% vs 37%,P>0.05)。范波等探讨了氟尿嘧啶联合顺铂同步放化疗治疗宫颈癌的临床疗效,结果发现,同步放化疗组有效治疗率为78.95%,单纯放疗组为50%,两组比较有显著差异(P<0.05);同步放化疗组不良反应高于单纯放疗组,但两组之间差异无统计学意义。因而认为氟尿嘧啶联合顺铂的同步放化疗治疗宫颈癌疗效肯定。

一些临床医师对比观察紫杉醇联合卡铂同步放射治疗与单纯放射治疗的疗效及毒性反应。将2001～2004年青海大学附属医院82例晚期宫颈癌患者,随机分为同步放化疗组52例和单纯放疗组30例。两组在同样放疗基础上,同步放化疗组给予TP方案(卡铂+紫杉醇)化疗,3～4周期。同步放化疗组近期有效率90.4%,单纯放疗组有效率63.3%,两组比较差异有统计学意义。同步放疗组平均生存期32.33个月,单纯放疗组平均生存期31.21个月,两组差异有统计学意义(P<0.05),两组近期不良反应发生率差异无统计学意义(P>0.05),不良反应经积极处理后能够耐受。

国内一些临床专家探讨了动脉栓塞化疗对晚期宫颈癌的放射治疗效果,选择124例宫颈癌患者,并随机分为放疗配合动脉栓塞化疗(综合组)62例和单纯放射治疗(单放组)62例。综合组先进行常规的放射治疗,在第5天开始配合动脉栓塞化疗,采取经子宫动脉灌注,每次双侧子宫动脉共灌注化疗药顺铂40mg,表柔比星40mg,丝裂霉素12mg,注入约30粒1mm×1mm明胶海绵颗粒栓塞双侧子宫动脉,共2次。放疗外照采用6MV-X射线照射。全盆腔照射DT 30Gy。内照采用^{192}Ir后装机照射7次,A点DT 42Gy,A点总量72Gy。盆腔四野照射DT 16Gy。单放组:只进行常规的放射治疗。结果显示,综合组局部完全缓解率为80.7%,单放组局部完全缓解率为54.8%,两组比较差异有统计学意义(P<0.01)。放疗辅以动脉栓塞化疗治疗效果较好,为晚期宫颈癌的有效治疗方法。

Carmo等回顾性分析了1999～2004年在巴西国立癌症研究所进行治疗的宫颈癌病例,绘制Kaplan-Meier生存曲线和时序检验,评价总体生存率。结果发现,即使在多变量分析后,放疗结合化疗仍可以改善生存率。

对于年老患者和(或)合并有其他疾病,如糖尿病、高血压的局部晚期宫颈癌患者来说,能否耐受以铂类为基础的放化疗值得关注。Cetina等将每周使用顺铂作为放疗增敏药,对59例患者进行观察。这些患者平均年龄62岁(36～83岁),FIGO分期为:ⅠB₂8.4%,ⅡA13.5%,ⅡB52.5%,ⅢA3.3%和ⅢB18.6%,100%接受了外照射,91%接受了腔内放疗,79%接受了5～6周期的顺铂治疗。49例(83.05%)患者有完全反应,10例出现肿瘤持续或进展。最主要的毒性反应为1和2级血液及胃肠道反应。在中位随访期20个月内(2～48个月),16例患者(32.65%)肿瘤完全消失,30个月的完全缓解率为63%。因而认为即使年老和(或)有高血压、糖尿病等合并症,每周使用顺铂患者仍能很好耐受,但轻度降低的生存率不支持这一常规使用方法。

　　医院专家对比分析了单纯放疗及应用以顺铂为主的同步放化疗治疗宫颈癌初治患者的疗效和并发症。初治宫颈癌患者共 197 例,临床分期为 I B～ⅣA 期,按治疗方法不同分为单纯放疗组(共 100 例,给予 ^{60}Co 盆腔外照射及 ^{192}Ir 腔内后装照射)和同步放化疗组(共 97 例,给予以顺铂为主的化疗,同步给予放疗,放疗方案与单纯放疗组相同),对两组患者的疗效及并发症发生情况进行对比分析。结果单纯放疗组与同步放化疗组有效率分别为 92％和 89％,两组比较,差异无统计学意义(P＝0.500);其 5 年生存率分别为 82％和 79％,两组比较,差异无统计学意义(P＝0.177)。单纯放疗组和同步放化疗组中Ⅲ期以上、病理分级 G$_3$、鳞癌患者的 5 年生存率分别为 56％和 84％,两组比较,差异有统计学意义(P＜0.01);同步放化疗组和单纯组的近期并发症均以骨髓抑制为主,其中Ⅲ度以上骨髓抑制的发生率分别为 14％和 3％,两组比较,差异有统计学意义(P＜0.01);其远期并发症的发生率分别为 11％和 8％,两组比较,差异无统计学意义(P＝0.496)。因而认为以顺铂为主的同步放化疗治疗Ⅲ期以上、病理分级 G$_3$、鳞癌患者可明显提高其 5 年生存率。

　　英国医学研究委员会临床试验单位 Meta 分析小组认为,自 1999 年国立癌症研究所(NCI)临床预警发表后,放化疗广泛应用于宫颈癌患者。两份随后的系统回顾发现,对于治疗优势的阐述令人难以理解,一些重要的临床问题没有得以解决。他们使用 Meta 分析方法,利用所有随机试验小组的最新个体患者数据对放化疗联合治疗的临床治疗效果进行分析。在比较放化疗和单纯放疗的 13 个实验小组中,放化疗组的 5 年生存率提高 6％[危害比(HR)＝0.81,P＜0.001]。放化疗后继续化疗的 2 个小组可见更大的生存优势。铂类为基础的(HR＝0.83,P＝0.017)和非铂类为基础的(HR＝0.77,P＝0.009)放化疗均可见显著的生存优势,没有证据表明放疗或化疗剂量或疗程对优势程度有影响。放化疗可以降低局部和远处复发及肿瘤进展,改善无病生存率。肿瘤分期对生存优势的大小有影响,但与其他患者亚群没有交叉。放化疗组的人急性血液或 G$_1$ 级毒性增加,晚期毒性因数据稀疏无法分析。此分析赞同 NCI 临床预警推荐的方法,但也证明此方案适于所有患者及非铂类为基础的放化疗的益处。

　　除多数学者认为化疗可以增加疗效外,也有一些人提出了相反的观点。Hong 等认为单纯放疗已经可以得到很好的疗效,放化疗的益处值得怀疑。另一方面,如果为淋巴结阳性、鳞状细胞相关抗原(SCC-ag)＞10 或Ⅲ/ⅣA 期肿瘤,因为有相当高的远处转移风险,每周 1 次的单纯顺铂化疗对于减少系统复发是无效的。因而应该根据患者局部和远处复发的风险来决定是否采用放化疗或单纯放疗。

(三)疗效和预后

　　国内学者分析了不同放疗方法对Ⅲ期宫颈癌疗效和不良反应的影响。回顾性分析 763 例接受全程放疗的Ⅲ期宫颈癌患者(鳞癌 722 例,腺癌 41 例)的生存率,对资料完整的 350 例进行近期疗效及放疗不良反应的比较。763 例中全盆 2 个野常规分割＋腔内放疗 113 例(CF组),盆腔盒式 4 个野加速超分割＋腔内放疗 44 例(AHF 组),盆腔 4 个小野非常规分割同期腔内放疗 606 例(FRT 组),61 例加用了化疗。350 例中 CF 组 112 例,AHF 组 44 例,FRT 组 194 例,61 例加用了化疗。结果显示,全部病例 CF、AHF、FRT 组 3 年生存率分别为 65.7％、66.8％、44.3％(P＝0.000),5 年生存率分别为 65.7％、66.8％、36.3％(P＝0.000);CF、FRT 组

10 年生存率分别为 43.3％、31.9％（P＝0.200）；鳞癌加化疗组生存率高于无化疗组。350 例中 CF、AHF、FRT 组局部控制率分别为 83.0％、93.2％、86.1％P＝0.259），急性放射性肠道、膀胱损伤发生率相似（P＞0.05），FRT 组骨髓抑制率最低（56.2％；P＝0.000）；AHF 组皮肤反应发生率最低（9.1％；P＝0.002）；鳞癌加化疗组生存率高于无化疗组，但骨髓抑制及肠道反应均高于无化疗组。因而认为，CF 组及 AHF 组 5 年生存率均较好，AHF 组的并发症较轻、疗程短并有提高局部控制率的趋势，值得推广应用。同步放化疗可改善鳞癌患者的生存率及近期疗效，但并发症显著增加，治疗要考虑患者体质、对化疗的耐受程度等。

临床分期、肿瘤分级、淋巴转移被公认为影响宫颈癌预后的重要因素，临床期别高、肿瘤细胞分化差、淋巴结阳性为高危因素。Bhosle 等对放疗前后宫颈癌细胞膜流动性（MF）和与之相关的细胞凋亡指数（AI）及放疗结果进行研究，对首次放疗（2Gy）前和放疗后 24h 的 15 例宫颈癌ⅢB 期患者进行活检，并进行体外细胞培养，分别检测 MF、AI，结果发现放疗后 MF、AI 均有明显增高，且两者之间存在明显相关性，因而认为首次放疗后宫颈癌细胞的 AI 变化可以作为放疗的预后因子。

Jeon 等观察到具有 Cox1 和 Cox2 活性的宫颈癌细胞株 Hela 和 HT-3，经过照射后的存活率明显高于既没有 Cox1 活性也没有 Cox2 活性的 C33A。C33A 获得 Cox1 活性后可以明显降低放射敏感性，但转染 Cox2 后却增加了放射敏感性。HT-3 使用 siRNA 抑制 Cox1 活性后放射敏感性增加，抑制 Cox2 后没有任何变化。因而认为 Cox 的表达与宫颈癌放射敏感性相关，且 Cox1 比 Cox2 更重要。提示我们临床病理检测 Cox1 阳性的宫颈癌患者，更宜选择化学治疗或手术治疗。张晓平等认为放疗中持续中重度贫血对中晚期宫颈癌的局部控制率和远期疗效有明显影响，纠正贫血有助于宫颈癌的局部控制及提高远期疗效。

国外不少学者对 90 例宫颈癌患者的治疗及预后进行了统计。这些患者分别接受了手术＋放疗、单纯放疗和放化疗。患者平均年龄 48±14.3 岁（29～84 岁）；FIGO（1994）Ⅰ期 50％，Ⅱ期 33.5％，Ⅲ期 13.5％和Ⅳ期 3％；肿瘤大小≤4cm 占 75％；87％为鳞癌，13％为腺癌。手术方式为：宫颈锥切（5.5％）、子宫切除＋盆腔放疗（10％）、根治性子宫切除＋盆腔淋巴结清扫±放疗（41％）、单纯放疗（38％）和放化疗（5.5％）。手术和单纯放疗组的并发症发生率分别为 19.5％和 12.5％。5 年生存率分别为Ⅰ期 84％，Ⅱ期 64％，Ⅲ期 40％，1 例Ⅳ期患者存活了 2 年。

国外报道了宫颈癌患者接受外照射（EBRT）和高剂量率（HDR）腔内放疗（ICRT）的治疗结果。550 例Ⅰ～Ⅳ期宫颈癌患者，214 例接受了根治性放疗，各期患者分别为 7（3.27％）、88（41.1％）、101（47.1％）和 18（8.4％）例。所有患者平均随访时间 43 个月（3～93 个月），无复发患者平均随访期 59 个月（24～93 个月）。总治疗时间（OTT）52～73d（平均 61d）。各期 5 年无病生存率分别为 58％、44％、33％和 15％。提示为晚期患者预后差，但可以通过提高放疗剂量、缩短治疗周期，增加化疗等方式提高疗效。

（四）放疗后并发症及生活质量

早期反应和并发症包括感染、阴道炎、外阴炎、尿路刺激症状、直肠反应等，一般予以对症处理后可以缓解。

晚期并发症主要为肠道并发症和泌尿系统并发症。肠道并发症包括放射性直肠炎、乙状结肠炎、直肠阴道瘘、肠粘连、肠梗阻、肠穿孔等。泌尿系统并发症以放射性膀胱炎为主,其次为膀胱阴道瘘。

自放疗开始最好每日或隔日冲洗阴道,直至放疗结束后 6 个月以上,可以减少感染,促进上皮愈合,以及减少阴道粘连。

放疗后生活质量的评估正逐渐受到重视。如 Saewong 等评价了因宫颈癌接受盆腔照射患者治疗后 3～12 个月的性活动能力,结果发现患者普遍出现性功能障碍,且与 FIGO 分期相关,表现为性欲、性唤醒、性高潮、性交频率等,且普遍出现性交痛,但没有明显的性交困难,因而建议治疗后医生在性行为方面应给患者适当的教育与指导。而 Clemmens 等通过调查宫颈癌长期存活患者的生活质量,发现存活者在患病和康复过程中唯一的经验是,护士在其中扮演了关键的角色。陈晓等为了解中晚期宫颈癌放化疗病人社会支持与抑郁状态的关系,探讨提高社会支持水平、改善病人抑郁症状的有效护理对策,采用肖水源设计的社会支持评定量表(SDSS)及 Zung 设计的抑郁自评量表(SDS)对 132 例中晚期宫颈癌放化疗病人进行问卷调查,分析其相关性。结果:中晚期宫颈癌放化疗病人获得的社会支持和抑郁状态均比常模高($P<0.01$),97 例存在抑郁状态(占 73.48%);社会支持与抑郁状态呈负相关($r=-0.721$,$P<0.01$);婚姻、文化程度、家庭月收入及费用支付方式不同的病人,其社会支持及抑郁状态存在差异。中晚期宫颈癌放化疗病人的社会支持与抑郁状态密切相关,护理人员应拓宽病人的社会支持网络,并有效利用,以改善其抑郁症状,提高其生活质量。谢永银等的调查同样认为健康教育可提高三维适形放射治疗不能手术的宫颈癌患者的生存质量。

因而,医护人员正确的指导及教育是改善宫颈癌放疗后患者生活质量的重要因素。

(陈明晓)

第四节　子宫内膜癌

子宫内膜癌,又称子宫体癌,是指原发于子宫内膜的一组上皮性恶性肿瘤,是女性生殖道常见的 3 大恶性肿瘤之一,约占女性恶性肿瘤的 7%,女性生殖道恶性肿瘤的 20%～30%。近 20 年来,世界范围内的子宫内膜癌发病率有上升趋势。

一、病理分类

目前子宫内膜癌病理分类主要依据 1994 年 WHO 国际肿瘤组织学分类,分为:子宫内膜样腺癌(包括腺癌及腺癌伴鳞状分化,其中腺癌又可分①分泌型;②纤毛细胞型。腺癌伴鳞状分化又可分为①腺鳞癌②腺棘癌)以及浆液性腺癌、透明细胞腺癌、黏液性腺癌、鳞状细胞癌、混合性癌和未分化癌。此外,根据各类型癌的病因、病理和临床生物学行为,不少学者提出或赞成将子宫内膜癌分成雌激素相关型(Ⅰ型)和雌激素不相关型(Ⅱ型)。

二、病理分级

1988 年 FIGO 对传统的分级方法进行了改进,明确提出依据肿瘤的结构(病变内实性部分的比例)和细胞核异型性的程度惊醒病理分级。

肿瘤的结构特征分级

G_1(高分化癌):癌组织的实性部分≤5%。

G_2(中分化癌):癌组织的实性部分 5%~50%。

G_3(低分化癌):癌组织的实性部分>50%。

细胞核的异形性程度分级

G_1:细胞核长圆形,染色质及核仁变化轻微,偶见核分裂。

G_3:细胞核圆形,不规则增大;核仁明显,嗜酸性;核分裂多见。

G_2:细胞核的异性程度介于 G_1 和 G_3 之间。

按 FIGO 新的分级方法,当细胞核异型性的程度超过组织结构分级时,肿瘤的病理分级升高一级;浆液性腺癌、透明细胞腺癌和鳞状细胞癌均以细胞核异型性程度分级;腺癌伴鳞状分化时,按腺体成分进行病理分级。

三、肿瘤浸润和转移特点

子宫内膜癌有下列途径转移。

1.直接蔓延　是最常见的转移途径。肿瘤浸润肌层,然后蔓延至浆膜层;或者直接蔓延至富颈和输卵管;阴道和宫旁组织也可能被浸润。位于宫体上部的肿瘤可能先侵及浆膜层和输卵管,然后再侵及宫颈;而位于下部的肿瘤则先蔓延至宫颈。

2.经输卵管扩散　在一些早期的子宫内膜癌患者的腹腔冲洗液中找到癌细胞,以及广泛的腹膜转移现象,说明了从原发肿瘤灶脱落的癌细胞,通过输卵管反流进入腹腔。但双侧输卵管结扎的患者中也见腹腔冲洗液阳性的报道。

3.淋巴扩散　在组织切片中,肿瘤侵入淋巴管的发生率与病理分级和肌层浸润深度有关,分级越高、肌层浸润深度越深,淋巴管转移率越高。虽然存在宫底淋巴管直接通过漏斗韧带回流到腹主动脉旁淋巴结,但很少发现盆腔淋巴结阴性者腹主动脉旁阳性。但是,盆腔和腹主动脉旁淋巴结均出现微转移的情况很常见,说明宫体肿瘤同时向盆腔和腹主动脉旁淋巴结转移的可能。这与宫颈癌淋巴结转移不同,宫颈癌腹主动脉旁淋巴结转移总是发生在盆腔淋巴结转移之后。

4.宫颈受累　子宫内膜癌宫颈受累的方式有两种。一是直接蔓延,二是瘤栓经淋巴管播散,肿瘤浸润宫颈间质而不是表面上皮。

四、治疗

由于对子宫内膜癌转移播散规律的深入认识,对内膜癌病理组织学类型、分化程度、肌层浸润深度、淋巴结转移等与预后相关因素的重视,使得手术—病理分期在临床得以广泛应用。目前总的治疗原则是早期以手术治疗为主,按分期及高危因素选择最适宜的辅助治疗手段,或仅手术治疗即可;晚期患者以综合治疗为主,根据病变部位及全身状况,选择手术缩瘤,术后辅以放疗、化疗;或以放疗为主辅以化疗及激素治疗。

(一)放射治疗

子宫内膜癌的发病率越来越高,加之老年患者比例高,有越来越多的患者选择放射治疗,因而放射治疗收到越来越多的重视。由于放疗技术的不断发展,避免了以往的盲目性和不合理性,放疗已经成为一个值得信赖的治疗方法,如 Wright 等最新研究显示,子宫内膜癌根治术后进行放疗,可以提高患者生存率。Emons 认为,早期低风险子宫内膜癌患者施行经腹全子宫、双附件切除就可以获得较好的预后,而对高风险的患者就显得不够充分。但是进行系统的盆腔和主动脉旁淋巴结切除是否有效仍待评估。盆腔外照射可以改善Ⅰ期和Ⅱ期患者的局部控制率,但对生存率没有明显改善。阴道近距离照射可以获得较显著的局部控制率,且明显减少的毒性反应。辅助化疗可能是有效的。特定的辅助治疗或结合近距离照射和(或)盆腔外照射的有效性仍需前瞻性研究。国外学者调查了 1577 例Ⅱ期子宫内膜样腺癌患者,1198 例接受了单纯的子宫切除术,379 例接受了根治性子宫切除手术,52% 的患者接受了术后放疗。结果发现手术方式对生存率没有影响,未接受放疗的患者的死亡危险率较放疗组增加 48%。因为认为术后放疗可以提高患者的生存率。

1.放疗适应证　除临床ⅠA期、组织分化好、仅浅肌层受累患者可行单纯全子宫切除术外,余患者均有放射治疗指征。放射治疗包括术前、术后或单独进行,可腔内或体外照射。

在确定患者治疗方案时,必须有下述资料。

(1)子宫腔深度及子宫大小:深度可由探针测量得到,子宫大小可根据准确盆腔检查获得。从腔内放疗角度而言,此两点均影响腔内剂量分布,为影响放疗效果的重要因素。子宫腔深,子宫大,不易得到合理剂量分布。

(2)颈管是否受累:可行分段诊刮术确定。子宫内膜癌累及颈管,腔内放疗终点不仅局限于宫腔,颈管和周围组织必须包括在腔内治疗的有效剂量范围内。

(3)肿瘤是否侵出子宫之外:侵出子宫者应首选放疗,包括腔内和体外照射两部分,部分患者经放疗后病变改善,有手术可能时,可以考虑行单纯子宫附件切除术。

(4)肿瘤细胞分化程度:此点是影响预后的重要因素。除高分化肿瘤外,施行手术治疗的患者均应考虑与放射配合治疗。

(5)其他相关资料:如 B 超、MRI 等辅助检查资料。

2.放疗基本方法　子宫内膜癌的常用放疗方法为腔内照射和体外照射两种。腔内放疗又分为传统腔内放疗和后装腔内放疗两种。

(1)传统腔内放疗:目前已基本不用。使用治疗子宫颈癌的治疗容器,如宫腔管及阴道容器,或者将放射源的金属小囊填满宫腔(如 Heyman 宫腔填充法)进行照射。由于治疗差异大,治疗剂量计算困难,逐渐被后装放疗替代。

(2)腔内后装放疗:20 世纪 60 年代以开始以手工后装机模拟 Heyman 宫腔填充技术,如 Simon 利用塑料小囊代替金属镭囊,小囊连接塑料管,管中有金属丝,在没有放射源的情况下填充宫腔满意后,抽出金属丝,再将放射源通过塑料管放入囊腔顶端。这种技术未在临床广泛应用。

远距离控制后装机用于临床治疗之后,特别是高剂量率机型很快在子宫内膜癌的治疗中得到重视,并取得了满意的临床效果。后装机大致可分为以下几种。

①在有固定源辫的机型中,可通过不同有效长度和不同强度的源辫的不同配伍治疗,得到适应子宫内膜癌的剂量分布,即所谓"灯泡技术"。

②在有程序盘控制的机型中,可选择适当的程序盘,得到"倒梨形"剂量分布。

③在采用步进机型的后装机时,可步进至宫底部,使其停留时间较长,得到"倒梨形"剂量分布。

④放射源按临床需要,即时进行排列组合的机型中,可采用放射源珠的紧密排列及不同数量假源珠填充,获取适应子宫内膜癌的剂量分布。

⑤采用带有计划系统的多功能现代后装机型中,可先置塑料管于宫腔中,然后放入定位用金属囊,以等中心方法拍摄 2 张定位片,并将金属标志输入计算机中,进行放射源位置坐标重建,然后按要求进行优化处理得到合理剂量分布,在 WD-HDR18 内有治疗子宫内膜癌的标准程序,可依期别、宫腔深度选择标准程序,并可依具体情况进行个别调整。

另外,为了减少毒性反应,目前有一些科学家对放疗使用的器材进行了一些改进。

国外学者对不宜手术的子宫内膜癌患者使用一种固定的 Rotte"Y"治疗器进行高剂量率近距离照射(HDRB),并进行了超过 10 年的疗效评价。1997～2007 年 49 例不宜手术的子宫内膜癌患者接受了 HDRB 治疗。43 例显著肥胖(体重指数＞35kg/m²),31 例(63.3%)使用二维计划系统,18 例(36.7%)使用三维计划系统。35 例(71.4%)首先接受外照射(EBRT)。同时接受 EBRT 和 HDRB 者,Y 治疗器的中位剂量为 20Gy/5 次;单独 HDRB 者为 35Gy/次。所有患者每天接受 2 次 Y 治疗器治疗。中位随访时间 33 个月,5 例患者出现 12 级急性HDRB 毒性,1 例出现心肌梗死,4 例出现 2～3 级晚期毒性,3 例局部复发(中位时间 16 个月)。3 年和 5 年的精确病因特异性生存率为 93% 和 87%,总生存率为 83% 和 42%。因而认为使用 Y 型施源器每天 2 次 HDRB 患者可以很好的耐受,是对早期无法手术的子宫内膜癌患者的有效的治疗方案。近期使用的三维治疗计划系统的加入对降低治疗并发症很有潜力。

国外医师评价一种充满盐类物质的组织扩张器(TE)在妇科恶性肿瘤患者接受放疗使小肠移位的可行性和并发症率。10 例因妇科恶性肿瘤接受外科手术后进行放疗,因为被认为是放疗并发症的高危人群,因此同意使用组织扩张器。这些患者口服钡剂显示小肠最低襻位于放射野内且无法避免被照射。使用 TE 后,所有患者的小肠襻均被不同程度的排除在盆腔外。最低的小肠襻有 1 例患者位于 $L_4 \sim L_5$ 间,3 例位于 $L_5 \sim S_1$,3 例位于骶岬附近,1 例位于 S_2 中间。2 例患者在模拟前去掉了 TE。早期并发症包括治疗中 TE 移位,膀胱阴道瘘需马上移除TE,肠瘘治疗结束后发展为脓肿;另有 1 例患者在 18 个月后发展为直肠阴道瘘。因此认为TE 可以有效的将小肠移出盆腔。使用 TE 必须个体化,便、使近、远期并发症降低到最低,尤其对有高危因素的患者。

一些学者介绍了使用经腹超声(TAUS)作为一种影像工具去协助宫颈癌和宫体癌近距离放疗工具的定位和放疗区域的确定。各有 1 名宫颈癌和宫体癌的患者对使用 TAUS 的优势进行了评价。TAUS用于引导后装管道的插入及检查其在治疗中位置,并记录子宫大小。近距离治疗等剂量线的计划基于这些测量,并使用MRI来验证子宫大小及等剂量曲线。TAUS可以成功的模拟治疗计划,减少近距离治疗相关的对周围组织的毒性反应。超声仪便携、价格低廉、使用简单,可以用于精确的、正形的、可重复的、适当的治疗。

临床专家比较了^{192}Ir高剂量率腔内放疗(IB)和Xoft Axxent电子腔内放疗(XB)在治疗子宫内膜癌的剂量曲线。他们选择了11例已经用CT扫描做过计划的IB期子宫内膜癌患者,再用XB重新作计划,并计算平均V95,V100和V150(计划靶体积受到95%、100%和150%的计划剂量的百分比),及膀胱和直肠的V35和V50。结果显示IB和XB平均V95百分比分别为99.7%和99.6%(P=ns),平均V100百分比为99.0%和99.1%(P=ns),平均V150百分比为35.8%和58.9%(P<0.05)。膀胱平均V35百分比分别为47.7%和27.4%(P<0.05),V50百分比分别为26.5%和15.9%(P<0.05);直肠平均V35百分比分别为48.3%和28.3%(P<0.05),V50分别为27.8%和17.0%(P<0.05)。因而认为ⅠB和XB在阴道近距离治疗上可以提供相等的靶体积覆盖率,但XB却提高了膀胱直肠的保护率。

临床医师对子宫内膜癌术后患者放疗剂量使用剂量测定法进行比较,分别使用三维适形放疗(3D-CRT)、调强放疗(IMRT)和螺旋CT(HT)做盆腔和主动脉旁放疗计划,评价放射野内的重要器官的累积剂量(ID)。他们选择了10例位ⅢC期患者,分别用上述3种方法做计划。结果显示IMRT和HT计划系统在保持计划靶体积(PTV)最优平均剂量方面可以与3D-CRT相媲美。重要结构的剂量和累积剂量的比较结果如下:IMRT系统中危险器官(OARs)的ID较3D-CRT低,从−3.49%到−17.59%。HT除肠的剂量增高0.27%外,其他结果相似。IMRT和HT对正常组织、骨盆和脊柱的ID均有增高(为3.31%~19.7%)。IMRT和HT剂量比3D-CRT显示更优的PTV覆盖率和更少的OAR剂量。与IMRT直接比较,HT显示相似的PTV覆盖率,低的累及剂量和对多数OARsde降低的剂量。提示:IMRT和HT显示出优秀的PTV覆盖率和对OARs更好的保护,但是在损害正常组织和结构的增高的ID情况下。HT在剂量和保护多数OARs方面显示出更多的改善。

剂量参考点:子宫内膜癌的腔内放疗,没有一个公认的剂量参考点,以往多数学者以宫颈癌腔内放疗的A点作为剂量参考点,但不能反映腔内治疗剂量分布是否合理。也有学者采用子宫内膜受量,子宫内膜下5mm、10mm处,以及通过A点与子宫中轴平行的线上的各点作为参照点,但临床上使用有一定困难性,没有得到推广使用。

国内专家采用了两个剂量参考点。一个参考点为宫颈癌放疗中的A点,位于宫旁三角区内,代表宫旁正常组织受量;另一个参考点为F点,位于宫腔放射源顶端旁开子宫中轴2cm,代表肿瘤部受量,临床较常应用。

3.体外照射　体外照射为放射治疗的基本方法之一,当今主要应用于与腔内放疗合并治疗或与手术合并治疗,以加速器或^{60}Co治疗机行体外照射,照射方式为全盆照射、盆腔四野垂直照射,并有选择性照射腹主动脉旁淋巴结。

具体放疗方法

(1)体外放疗:早期患者全盆前后对穿照射,DT 20~25Gy/(2~3)周,而后开始四野照射或始终使用四野照射至DT 40~45Gy/(4~6)周;晚期患者可不分野、大野体外照射全量DT

45～50Gy后,视情况决定是否补充腔内放疗或缩野继续加体外照射。

(2)腔内放疗:在宫腔内形成合理的倒梨形剂量分布,F点单次剂量5～8Gy,总量达30～42Gy;若早期患者,除Ⅰa期可单纯行腔内放疗,F点达40～45Gy外,其余各期均应先体外照射、后腔内放疗。

A点和F点剂量比例:通常取F点作为参考点。Ⅰ期:F点剂量高于A点剂量,F点40～45Gy,A点36～40Gy;Ⅱ期以上者,A点和F点受量大致相似,40～45Gy;Ⅳ期以上者可加大外照射剂量,DT 50～55Gy/(7～8)周。

(3)术前放疗:适合于Ⅰ～ⅡA期患者,目的使肿瘤缩小,增加手术切除率、降低癌细胞生物活性,减少术中种植和术后阴道下端复发。

①全量腔内放疗+体外照射:用于病变累及子宫浆膜层或子宫外病变较晚者,疗前检查无手术指征,给予根治放疗,若部分病例肿瘤有可能切除,放疗后2～3个月再行手术治疗。

②腔内放疗:是最常用的术前放疗,有学者给予全量腔内放疗,8周后手术;给予1/3～1/2的全量放疗,2周内手术或6～8周手术,以倒梨形剂量分布为主。

③体外照射:一般在下列情况下可以采用:子宫增大,相当于妊娠10～12周者,临床疑有盆腔淋巴结转移或子宫外侵者。给予全盆大野照射,40～45Gy/(4～6)周,2～4周或以后手术。术前放疗A点和F点剂量不低于20Gy/(2～3)次;子宫大于10周者,加体外照射DT 20Gy/3周,部分加腔内放疗,A点和F点均照射20Gy/(2～3)次。

(4)术后放疗:目的是减少复发和转移的机会,提高治疗效果。

一般为体外照射,个别可补充腔内放疗。适应证为:①术后发现肿瘤浸润子宫肌层,尤其是深肌层和宫颈肌层;②病理为低分化癌或恶性程度较高的腺癌,如浆液性乳头状腺癌、透明细胞癌;③术中发现盆腔淋巴结转移或周围组织有浸润;④腹水或腹腔冲洗液细胞学检查阳性;⑤术中有肿瘤残留。

一些学者对10年间400例患者接受手术及术后放疗的疗效进行了评价。结果发现,所有接受盆腔及主动脉旁淋巴结切除的200例患者无论肿瘤级别均获得了非常显著的总体生存率(P=0.0003,低危P=0.028,高危P=0.0007)。因而认为放疗无法替代手术切除,手术切除了放疗无法灭活的阳性淋巴结,术后腔内放疗可以有效预防阴道复发。

以全盆外照射为主,布野基本同宫颈癌,前后对穿照射DT 40～45Gy/(4～6)周,视肿瘤残留情况,缩小野加量至50～55Gy;若有主动脉旁淋巴结转移或可疑转移者,术后可照射主动脉区,DT 30～44Gy/(3～4)周;也有人主张先全腹放疗DT 30Gy后,盆腔加量20Gy;无论腹主动脉旁有无淋巴结转移,主动脉旁都应给予15Gy,目的是减少转移发生率。照射前应行肾扫描,定出位置,保护肾脏;术前做过体外照射者,术后应减少相应照射剂量。若阴道上端有癌残留或手术切缘可疑癌残留者,术后可补充腔内放疗,照射剂量可根据体外放疗量调整,以残端表面或黏膜下5～10mm作为参照点,20Gy/2～3次。

国外学者调查了妇科肿瘤协会(GCIG)成员中13个不同协作组织中34个小组对子宫内膜癌的放疗情况。结果发现,各成员间的外照射总剂量及单次剂量基本相似,根治术后放疗平均剂量为47.37(2.32)Gy,上界为腰4～5椎体(14/34)或腰5骶1椎体(13/34);腹主动脉旁照射,上界基本为胸12腰1椎体间,平均剂量46.15(2.18)Gy。近距离照射稍有差异,内外照射同时进行时,24 个小组使用高剂量率照射,5 组使用低剂量率照射;术后单独使用腔内照射中,23 组使用高剂量率[平均剂量 27.57(10.13)Gy/4.3 次],5 组使用低剂量率[41.45(17.5)Gy]。28 组使用 CT 模拟,3 组使用调强治疗。

国外一些专家认为术后辅助近距离腔内放疗可以有效预防阴道复发,且毒性反应发生率低,是对中危患者的有效治疗手段。

为评价具有淋巴结转移高危因素的早期子宫内膜癌辅助性放疗能否代替盆腔淋巴结清扫术(加或不加主动脉旁淋巴结切除术),Amato 等回顾性分析了 56 例接受手术和辅助性放疗,并有随访记录的病例。患者被分为 2 组:低危组和高危组。肿瘤级别在术前活检时已经明确。平均随访 30 个月(9～44 个月),评价指标为癌症相关的存活率(CRS)和无瘤生存率(RFS),并综合年龄、风险类型和接受的治疗。结果显示,标准手术足以给低危组患者提供良好的预后,接受标准手术＋淋巴结切除的高危组患者的 CRS 和 RFS 均较手术＋放疗组高。肿瘤分化程度是 RFS 最重要的预后因素。

(5)放化疗同时进行:现在有越来越多的证据表明,子宫内膜癌患者接受根治性放化疗或术后辅助放化疗可以取得更优的治疗效果。

一些专家调查了 105 例 ⅠB、ⅠC 和 Ⅱ期患者的术后辅助治疗情况,结果显示,对于高危早期子宫内膜癌患者,辅助化疗或辅助放化疗比单纯放疗的效果好。

针对为 ⅢC 期子宫内膜癌患者寻找最适宜的治疗方案,Matsuura 等比较了 1992～2004 年术后辅助放、化疗和单纯化疗的治疗结果。29 例患者术后接受了平均 4～4.5 次的化疗(CAP 或 TC/DC 方案),其中 15 例只接受了术后化疗,14 例同时接受了包括主动脉旁区域的扩大范围的放疗(50Gy)。结果发现复发率分别为 46.6％和 28.5％。盆腔复发率的差异更加显著,分别为 33.3％和 7.1％。因此认为子宫内膜癌 ⅢC 患者术后同时接受放化疗较单纯化疗可以减少盆腔局部复发,改善无病生存期及完全缓解率。

Klopp 评价了淋巴结阳性子宫内膜腺癌(非浆液性或透明细胞分化)ⅢC 患者的治疗结果和复发方式。1984～2005 年在该机构接受治疗的 71 例 ⅢC 期患者,所有患者均接受了开腹全子宫、双附件及淋巴结切除术。50 例患者接受了明确的盆腔或扩大范围的放射治疗,有或没有系统治疗(区域放疗组);18 例接受了辅助的系统的以铂类为基础的化疗或内分泌治疗,没有外照射。中位随访(非死亡患者)时间 67 个月。39％的患者出现主动脉旁淋巴结阳性;61％的患者只有盆腔淋巴结转移。5 年和 10 年的特定疾病生存率(DSS)分别为 63％和 54％;相对总存活率分别为 60％和 47％。肿瘤级别与 DSS 强烈相关(5 年期低、高级分别为 76％和 46％,P＝0.004)。宫颈和附件的侵袭降低了 DSS,但与淋巴血管区域的侵袭、年龄、种族、体重指数和淋巴结转移的位置和数量无关。区域放疗组的 5 年盆腔无瘤存活率(98％ vs 61％,P＝0.001)、DSS(78％ vs 39％,P＝0.01)、总存活率(73％ vs 40％,P＝0.03)较系统治疗组明显改善。未接受区域放疗的患者最常见复发部位为盆腔。DSS 与淋巴结转移数目在放疗组无明显相关性,未放疗组却明显相关(P＝0.001)。因而认为没有接受放疗的患者局部复发率明显增高。ⅢC 期子宫内膜腺癌患者术后接受外照射可以得到更高的缓解率。接受外照射的复发患者主要为肿瘤 3 级,这些患者可能能够从放化疗联合治疗中获益。

Fowler 等评价了晚期子宫内膜癌序贯使用阿霉素顺铂(AC)化疗和全腹放疗(WAI)的可

行性和副作用。所有患者均为Ⅲ/Ⅳ期,残余病灶<2cm。治疗方案为3个疗程AC(均为50mg/m^2),随后进行WAI+主动脉旁和(或)真骨盆集中照射。评价指标为方案的可行性、急性毒性和慢性放射毒性,治疗结束后至少随访1年。31例患者入组,29例参与方案可行性的评价,22例平均随访21个月进行慢性放射毒性的评价。3例患者出现严重的慢性放射性毒性反应,其中1例因此死亡。5年无进展生存率(PFS)和总存活率(OS)分别为52.5%和60.1%。因而认为这一方案值得进一步研究。

　　一些学者为了寻找一种治疗中-高危子宫内膜癌的最优术后辅助治疗方案,设计一个随机多中心3期临床试验,对比术后辅助盆腔放疗(PRT)和CAP方案化疗对肿瘤浸润超过子宫肌层50%子宫内膜腺癌患者的疗效。在入组的385例患者中,193例接受PRT,192例接受CAP。PRT组最小剂量为40Gy。CAP组为环磷酰胺(333mg/m^2),多柔比星(40mg/m^2)和顺铂(50mg/m^2),1次/4周,至少3个疗程。结果2组在无瘤生存率(PFS)和总体生存率(OS)方面没有显著差异。PRT和CAP组5年PFS分别为83.5%和81.8%,5年OS分别为85.3%和86.7%。这两项指标在小于70岁的中-低危组(ⅠC期、G$_{1/2}$级)中也没有显著差异。但是在120位中-高危患者(ⅠC期,大于70岁或G$_3$级;或Ⅱ期或ⅢA期)中,CAP组表现出明显增高的PFS(83.8% vs 66.2%,P=0.024,危险比率0.44)和OS(89.7% vs 73.6%,P=0.006,危险比率0.24),副作用未见显著增加。因而认为对中高危子宫内膜癌患者,辅助化疗可能是相对于放疗的另外一种有效治疗手段。

(二)疗效和预后

　　近年来,有学者对Ⅱ期子宫内膜腺癌患者术后接受辅助放疗与肿瘤局部控制率、无瘤生存期和总存活率进行了评估。另一目标包括确定预后因素、比较单独阴道腔内放疗(VB)或合并盆腔外照射(EXT)间的毒性反应。1991年1月~2006年12月71例Ⅱ期(23例ⅡA期,48例ⅡB期)子宫内膜腺癌患者在Wisconsin大学接受辅助放疗。50例外照射合并腔内放疗,20例单纯腔内放疗,1例单纯外照射。平均随访5.1年(0.5~16.8年),5年总生存率和无病生存率均为82%。复发的高危因素包括肌层浸润深度(P=0.005)和脉管受侵(P=0.02)。外照射主要与肌层浸润深度增加(P=0.007)、肿瘤级别增高(P=0.003)和手术切除范围不够有关。9例复发患者中,3例为局部复发,6例为远处转移。外照射出现的2级或更高级别的急性副作用和晚期并发症远远地高于单纯腔内照射(P<0.0001和P=0.02),两种照射方式均较少出现3级及以上的严重毒性反应。因而认为手术后辅助放疗可以维持低局部复发率,单纯腔内放疗没有增加复发风险,面毒性反应较联合放疗明显减轻。对于组织病理特征和充分的手术分期均为低风险的子宫内膜癌患者,建议单纯腔内放疗已经足够有效。

　　国外报道回顾性调查了1986年1月10日到2006年7月17日在加拿大埃德蒙顿Cross肿瘤协会的44例子宫内膜癌患者,均为FIGO临床Ⅰ期但不宜手术者,均使用Heyman球囊接受了基本的低剂量率腔内放疗(LDR)。使用Kaplan-Meier生存分析法得到总存活率(OS),无病生存率,特定疾病生存率(DSS)。平均OS 75.5个月。所有患者5年和10年总生存率分别为60.5%和24.0%;5年和10年DSS分别为87.7%和79.7%。其中把LDR作为部分治疗的患者,5年和10年OS分别为54.5%和34.5%,DSS分别为83.0%和76.4%。肿瘤组织级别是影响预后的因素。因而认为LDR腔内放疗与手术治疗及高剂量率放疗疗效相当。

一些专家,学者为了评价术后放疗是否能够改善生存率,对 ASTEC 和 EN.5 试验进行分析。这两个试验调查了辅助性外照射对具有中—危病理特征的早期子宫内膜癌的作用。这两个试验来自 1996 年 7 月到 2005 年 3 月 7 个国家(英国、加拿大、波兰、挪威、新西兰、澳大利亚、美国)112 个中心。905 例(789ASTEC,116EN.5)患者术后随机分为 2 组,453 例为观察组,452 例为外照射组。盆腔靶剂量 40～46Gy/(20～25)次,5 次/周。基本评价指标为总生存率。平均随访 58 个月后,135 例患者(68 例观察组,67 例照射组)死亡。没有证据表明照射组的总体生存率优于观察组,危害指数 1.05(P=0.77)。两组的 5 年总生存率均为 84%。用 Meta 分析法综合分析 ASTEC 和 EN.5 数据,表明照射组在总体生存率上没有任何优势(危害指数 1.04),5 年的绝对优势不大于 3%。53% 的患者使用了腔内照射,观察组的 5 年局部相对复发率 6.1%。因而认为对于具有中高危病理因素的早期子宫内膜癌患者,辅助外放疗不能推荐作为以提高生存率为目的的常规治疗。外照射在预防局部复发的绝对优势很小,且有一定的毒性反应。

一些专家对 40 例子宫内膜癌患者术后接受放疗进行了生活质量的评估。评估方法采用欧洲癌症研究治疗机构生活质量调查表第 3 版。评估从治疗开始时开始,每 3 个月 1 次,最长 2 年。结果发现术后放疗在恢复期后没有显著的副作用,急性不良反应随着随访周期的延长而明显改善。

临床医师于 2009 年 7 月针对子宫内膜癌患者术后接受盆腔放疗或阴道近距离照射后生活质量发布了首次评估报告。427 例(2002～2006 年)患者术后被随机分为两组,分别接受盆腔外照射或者阴道腔内放疗,348 例接受了生活质量评估,平均随访时间 2 年。结果显示,外照射组患者肠道功能紊乱、腹泻和疲劳较对照组显著增加。阴道近距离放疗为患者提供了更好的生活质量,因而更值得推荐。

国外专家研究了含干酪乳杆菌 DN-114001 的生态饮料对放疗引起的腹泻的作用,采用随机双盲方法,给放疗患者口服含 DN-114001 的生态饮料和安慰剂,观察每日肠蠕动次数和大便黏稠度。结果显示,生态饮料虽然不能减少放疗导致的腹泻次数,但可以明显的改善大便的黏稠度。

国外学者研究评估了子宫内膜癌进行放疗与继发二次肿瘤间的关系。他们将 1973～2004 年经(癌症)监视、流行病学、最终结果(SEER)数据库鉴定为子宫内膜癌为首发癌症的患者分为 2 组,照射组(R)和非照射组(NR)。在 90502 例病例中,R 组为 31643(34.9%)例,NR 为 52182(57.6%)例,6677(7.3%)例照射情况不详。R 组、NR 组出现二次肿瘤的人数的分别为 4203 例和 5563 例,R 组的相对风险为 1.25。相对风险高的器官为膀胱(124%)、阴道(88%)、外阴(83%)、肉瘤(70%)、结直肠(43%)和肺(29%)。因而认为子宫内膜癌照射区域的二次肿瘤风险明显增加,并且受照射后潜伏时间的影响。

国外肿瘤工作者研究了热休克蛋白 70(HSP70)对子宫内膜癌放疗敏感性和侵袭能力进行了体外实验。他们利用 siRNA 技术或转染 HSP70 表达载体使 HSP70 过表达,来研究 HSP70 的作用。结果发现 HSP70 沉默可以使射线诱导的细胞凋亡显著增多,并显著地抑制放疗前和放疗后的细胞侵袭能力。外源性使 HSP70 过度表达,降低了射线诱导的细胞凋亡,诱导更多的细胞在放疗前后穿过滤器。因而他们认为放疗中阻断 HSP70 诱导的细胞保护作用,可以提高放疗效果,HSP70可能成为今后子宫内膜癌治疗中的一个有希望的靶点。

临床及病理资料研究证明,子宫肌层的浸润增加了肿瘤转移的可能性,是评价预后的重要因素。Amato等认为肿瘤分化程度是RFS最重要的预后因素。

（陈明晓）

第五节　卵巢癌

一、病理分类

卵巢组织成分非常复杂,是全身脏器原发性肿瘤类型最多的器官,不同类型卵巢肿瘤的组织学结构和生物学行为都存在很大的差异。简单而言,卵巢恶性肿瘤主要有:上皮性肿瘤、生殖细胞肿瘤、性索间质肿瘤、脂质(类脂质)细胞瘤、性腺母细胞瘤、非卵巢特异性软组织肿瘤等。上皮性恶性肿瘤占原发卵巢恶性肿瘤的85%～90%,包括浆液性癌、黏液性癌、子宫内膜样癌、透明细胞癌等。生殖细胞恶性肿瘤包括无形细胞瘤、内胚窦瘤、胚胎癌等。

二、转移特点

卵巢癌主要为脱落细胞进入腹膜腔,通过淋巴、血行播散而转移。

1.体腔转移　　最主要的早期播散方式是脱落的细胞种植在腹腔表面。细胞随着腹腔液体循环流动。腹水在呼吸作用推动下从盆腔上升到结肠旁沟,特别是右侧,沿肠系膜至右侧横膈。因此,转移常见于子宫直肠陷凹、结肠旁沟、右侧横膈、肝包膜、肠及其肠系膜的腹膜表面和网膜。一般很少侵及肠腔,而是肠粘连导致肠功能紊乱。

2.淋巴转移　　淋巴播散至盆腔和腹主动脉旁淋巴结也较常见,特别是晚期病例。通过横膈淋巴管和腹膜后淋巴结播散能造成横膈上转移,特别是锁骨上淋巴结转移。

3.血行转移　　不常见,诊断时仅2%～3%患者有重要脏器实质转移,如肝和肺等。

四、治疗

卵巢上皮癌的治疗方法仍以手术为主,化疗为辅。因放疗毒性反应大,既往认为其只在晚期姑息治疗中有一定的地位。但随着放疗技术的不断改进,放疗对卵巢癌的作用重新得到了认识。对早期卵巢癌均应进行全面分期探查术或再分期手术,主要是准确分期,对判断预后、指导术后治疗有重要意义。晚期患者如病情稳定,应进行细胞减灭术,尽可能切除原发肿瘤及相关转移病灶。细胞减灭术越彻底,预后越好。初次肿瘤负荷越大,需要药物治疗的时间越长,而且越可能产生获得性耐药。

（一）放射治疗

放疗仅对某些卵巢恶性肿瘤有效,如无性细胞瘤、颗粒细胞瘤和上皮癌;对无性细胞瘤和颗粒细胞瘤可行术后放疗;对上皮癌Ⅱ、Ⅲ期患者,最好在手术及化疗后,或手术切净肿瘤或是肿瘤<2cm后再辅助放疗;对晚期或顽固病灶,可行姑息放疗,目的是减轻患者痛苦,延长生命。

早期卵巢癌的放疗有两种主要途径:腹腔放射性胶体治疗或全腹放疗。在一项32P回顾性研究中,5年生存率为85%。国外相关报道对Ⅰ期患者行全腹放疗,5年无复发生存率为78%。

1.复发癌的治疗 复发癌可选择姑息放疗,可取得满意的临床缓解率。E.C等回顾了1990~2003年在Ottawa医院进行放射治疗的53例(共68次放疗)卵巢癌病例。这些患者均为肿瘤复发或有残留,临床出现出血、疼痛或其他症状。这些患者大部分接受了30Gy/10次(5~52.5Gy/20次)的放疗,总有效率100%,完全缓解率68%。出血、疼痛的完全缓解率分别为88%、66%(P=0.003),没有出现严重的毒性反应。因而认为放疗能够高效缓解卵巢癌症状,如出血或者疼痛。有症状的患者强烈建议使用姑息性放疗,并可获得更长的生存期。

2.术前放疗 用于确诊为放疗敏感的、孤立的、局限于盆腔内、估计手术切除有困难的肿瘤,特别是术前不适于化疗的患者。目的是使肿瘤缩小,提高手术切除率。照射剂量为20Gy,2周后手术;或者40Gy,4~8周或以后手术。

3.术后放疗 是临床常用的治疗方法,一般在术后2周开始,主要用于晚期患者的术后辅助治疗和肿瘤分化差或有腹水或肿瘤破裂的早期患者的术后预防性照射,目的是继续杀灭残存肿瘤,特别是残存肿瘤<2cm时,放疗可以提高疗效。如肿瘤治疗专家认为术后全腹放疗与术后常规以铂类为基础的化疗相比,可以有效的改善卵巢透明细胞癌患者的5年生存率(81.8% vs 33,3%,P=0.031)和无瘤生存率(81.2% vs 25.0%,P=0.006)。放疗患者在满意的肿瘤细胞减灭术(上腹无镜下肿瘤,盆腔残余灶≤2cm)后,接受全腹腔外照射22.0~24.0Gy/(22~24)次和盆腔23.4~21.6Gy/(12~13)次。因而他们认为术后全腹放疗是卵巢透明细胞癌患者有效的治疗。PetitT等报道106例卵巢腺癌Ⅲ期病例,患者在二探术后立即给予放疗,获得了长期存活。这些患者在首次肿瘤细胞减灭术后进行了平均6次(4~12次)的以铂类为基础的化疗,而后进行第二次探查术,使全部患者的残余病灶<1cm,随后全部接受直线加速器22.5Gy全腹放疗,71例接受22Gy盆腔放疗,33例接受12Gy腹主动脉旁淋巴结照射,5年和10年生存率分别为53%和36%。国外临床医师观察212例患者(ⅠC期32例,Ⅱ期57例,Ⅲ期123例),术后至少接受了20Gy的腹腔放疗和50Gy的盆腔放疗。放疗可以在化疗前,化疗后,或者化疗中进行。ⅠC、Ⅱ、Ⅲ期的5年存活率分别为84,4%、65%、21%。有相关报道了1例17岁卵巢小细胞癌患者,因肾移植术后无法接受化疗,而采取了放射治疗。虽然预后很差(年轻、高钙血症、肿瘤>10cm,合并有大细胞),但目前患者已存活10年。

4.转移灶的放疗 局部转移灶可以考虑手术或局部放疗。卵巢癌脊髓转移很罕见,可以出现压迫症状,甚至丧失运动功能。还有相关学者认为,对于无法手术减压的这类患者,放疗可以改善或保存其运动功能,在1992~2005年接受放疗的1852例转移性脊髓压迫病例中收集到7例病例。这7例患者分别接受了短疗程(1×8Gy或5×4Gy,n=2)或长疗程4(10×

3Gy,15×2.5Gy,或 20×2Gy,n=5)放疗。5 例长疗程放疗患者中的 3 例运动功能得到改善,2例重获行走能力,没有恶化病例。短程放疗患者运动功能没有改善,1 例恶化。中间存活期 4个月(1～7 个月)。国外研究对比了 15 例上皮性卵巢癌脑转移患者,7 例接受 γ 刀治疗,8 例接受全脑照射,结果 γ 刀组获得了更长的生存期(29/6 个月 P=0.0061)。因而认为 γ 刀可能是对卵巢癌脑转移的有效的方法。Monaco E 3rd、NavarroMartin A 也发表了类似的报道。

5.放疗方法和照射剂量

(1)全盆大野照射:上界平脐、下界到盆底(耻骨联合上缘中点下 2～3cm),前后对穿照射40～45Gy/(6～8)周;而后缩野照射残存肿瘤,使总剂量达到 55～60Gy。临床常用的照射野为菱形野,上角为脐,下角为耻骨联合上缘中点下 2～3cm,两侧角为髂前上棘附近。

(2)全腹大野照射:照射野上至横膈上 1cm,下至盆底,两侧为侧壁腹膜,前后两野或四野对穿照射,肿瘤量 20～30Gy/(4～6)周,20Gy 后遮挡肝、肾。

(3)后装放疗:主要用于全子宫切除术后、阴道残端未净或复发患者,可与外照射或化疗联合进行。常用^{192}铱放射源,参考点取黏膜下 5～10mm,8～10gy/次,总量 20～40Gy。

(4)调强放疗:虽然全腹放疗对卵巢癌是有效的治疗方法,但常规放疗的毒性反应使其应用逐渐减少。有学者认为先进的调强放疗(IMRT)技术在给予相同剂量、充分的腹腔覆盖率的情况下,保护了肝、肾和脊髓等重要脏器。一些专家同样认为调强放疗提供了更优的靶器官覆盖率,降低了骨髓的受量,肝肾受量轻度增加,因而是一种新的可行的卵巢癌治疗方法。他们对呼吸门控的全腹调强放疗(RG-WAIMRT)的可行性进行了评估。计划靶体积(PTV1)包括全部腹膜腔和盆腔集中放射野(PTV2)。3 例患者接受了该治疗,并同时给予了常规三维(3D)计划,剂量均为 PTV1 30Gy 和 PTV2 14.4Gy。相较于常规三维计划的 70%,平均 90%的 PTV1 在调强放疗中能够受到 30Gy 剂量。肝接受 30Gy(V30)的体积百分比分别为 54%(WAIMRT)和 43%(3D)。肾 20Gy(V20)的体积百分比分别为 19% 和 0%,骨髓 V(20)分别为 74% 和 83%。主要急性毒性反应是贫血(2 级:1/3)、白细胞减少(3 级:2/3)和血小板减少(2 级:1/3,3 级:1/3);1 例患者在照射到 19.5Gy 时,因出现持续的恶心症状而停止了治疗;没有出现主要的亚急性毒性。国外研究报道在 2008 年又介绍了一种新的调强治疗技术,螺旋 X线断层治疗。这种技术不仅有非常均一的照射剂量,还能出色的减少重要脏器受量,因而认为其是可行的且单次治疗时间短的卵巢癌全腹放疗方法。

(5)放射免疫疗法:对于放射敏感的早期实体肿瘤,放射免疫疗法(RIT)可能是肿瘤减灭术后的有吸引力的辅助治疗方法。临床医师等通过病例回顾发现,与静脉给药相比,卵巢癌患者腹腔给予放射标记的单克隆抗体不仅可以提高靶向作用,使局部浓度更高,还能降低毒性反应,因而认为放免法局部给药可以提高药物的有效率。

(二)疗效和预后

上皮性卵巢癌的预后和许多临床因素有关,最常被分析的预后因素如下。

年龄:所有各期患者,年龄<50 岁者 5 年生存率约 40%,>50 岁者约 15%。

分期:经过仔细临床分期,Ⅰ期患者的 5 年生存率为 76%～93%,Ⅱ期为 60%～74%,ⅢA 期为 25%,ⅢB 期为 23%,ⅢC 期为 23%,Ⅳ期为 11%。

分级:交界性肿瘤预后好,Ⅰ期患者的 5 年生存率为 98%,总体 5 年生存率为 86%～

90%。浸润性肿瘤根据临床分期和肿瘤分级,生存率逐渐下降,I期1级为91%,Ⅳ期3级为19%。

残存肿瘤:Ⅲ期微小残癌患者的5年生存率为40%～75%,满意切除者为30%～40%,未满意切除者只有5%。

二探术时状态:二探术时无病灶者,5年生存率为50%,微小癌灶者为35%,巨块肿瘤者为5%。

身体状况:Karnofsky评分<70的患者预后较>70者差。

(陈明晓)

第二篇　妇　科

第五章　生殖系统炎症

第一节　外阴及阴道炎

一、外阴炎

（一）非特异性外阴炎

各种病原体侵犯外阴均可引起外阴炎，以非特异性外阴炎多见。

【诊断标准】

1.临床表现

（1）病史：糖尿病、尿瘘、粪瘘，阴道灌洗史等。

（2）症状：外阴部瘙痒、疼痛及灼热感，阴道分泌物增多。

（3）妇科检查：急性炎症时小阴唇内外侧红肿，可呈片状湿疹，严重时可见脓疱形成或浅小溃疡。慢性炎症时外阴皮肤粗糙增厚，可出现皲裂以及腹股沟淋巴结肿大。

2.辅助检查

需除外特异性外阴炎。

1.阴道分泌物生理盐水悬液检查滴虫、真菌，除外特异性阴道炎引起的外阴炎。

2.阴道分泌物检查清洁度、pH（一般清洁度多为Ⅲ度，pH＞4.5）；宫颈分泌物检查衣原体、淋病奈瑟菌。必要时行阴道分泌物细菌培养及药物敏感试验。

3.外阴部溃疡必要时做活体组织病理检查及梅毒血清学检查。

4.检查尿糖及血糖。

【治疗原则】

1.一般治疗

（1）保持外阴干燥，避免搔抓。

（2）0.02％高锰酸钾溶液坐浴，每日 2～3 次；或 3％～5％硼酸水坐浴，每日 1～2 次。

2.药物治疗

应针对病原体选择抗生素治疗。

（二）尿道旁腺炎

尿道旁腺开口位于尿道口后壁两侧,当尿道发生感染时,致病菌可潜伏于尿道旁腺而致尿道旁腺炎。致病菌主要为淋球菌、葡萄球菌、大肠埃希菌和链球菌等。

【诊断标准】

1.临床表现

(1)病史:有尿道炎病史。

(2)症状:尿频、尿急、尿痛及排尿后尿道灼热感和疼痛。

(3)妇科检查:尿道口后壁两侧腺管开口处充血、水肿,用手指按压有脓性分泌物溢出。

2.辅助检查

(1)在腺管开口处取脓性分泌物做涂片及细菌培养,如涂片及培养有淋球菌或其他致病菌生长即可明确诊断。

(2)中段尿镜检尿液中有较多的白细胞,表示存在泌尿系感染。

【治疗原则】

1.抗生素治疗,如为淋病奈瑟菌感染按淋病奈瑟菌性尿道炎治疗,可用第三代头孢类药物。如对头孢类药物过敏可应用大观霉素 2g,一次肌内注射。性伴同时治疗。其他细菌感染时可按细菌培养及药敏试验结果给药。

2.治疗结束后需继续随访,在感染部位再取分泌物做涂片及细菌培养,以观察疗效。

（三）前庭大腺炎、前庭大腺脓肿、前庭大腺囊肿

前庭大腺炎多发生于生育年龄妇女、婴幼儿。急性炎症期因腺管口肿胀或渗出物凝聚而阻塞,脓液不能外流积存而形成脓肿,称前庭大腺脓肿。慢性期脓液逐渐吸收而成为清晰透明黏液,称为前庭大腺囊肿。主要病原为淋球菌及其他细菌。

Ⅰ.急性前庭大腺炎及前庭大腺脓肿

【诊断标准】

1.临床表现

(1)症状:一侧外阴局部疼痛、肿胀,当脓肿形成时疼痛加剧。

(2)妇科检查:大阴唇下 1/3 处有硬块,表面红肿,压痛明显。当脓肿形成,可有波动感,当脓肿增大,表皮可自行破溃。

2.辅助检查

前庭大腺开口处或破溃处取脓液做涂片及细菌培养。

【治疗原则】

1.急性前庭大腺炎

(1)卧床休息,保持局部清洁。

(2)局部用。

(3)针对病原应用抗生素。

2.前庭大腺脓肿

当脓肿局限,边界清晰,有波动感时应及时切开引流。脓液引流后放置引流条,24 小时后取出,0.02%高锰酸钾溶液坐浴。

Ⅱ.前庭大腺囊肿

【诊断标准】

1.病史

有前庭大腺急性炎症史或有淋病史。

2.临床表现

(1)症状:外阴部坠胀感,性交不适。

(2)妇科检查:在一侧大阴唇后部下方有囊性包块,常向大阴唇外侧突出,无触痛,边界清楚。

3.辅助检查

诊断困难时,可做局部穿刺,抽得的黏液送细菌培养和做药物敏感试验。

【治疗原则】

囊肿较小且无症状可随访。囊肿较大或反复急性发作宜行囊肿造口术,术后仍可保持腺体功能。

(四)外阴溃疡

外阴溃疡可因外阴炎症(特异性外阴炎、单纯疱疹病毒感染、外阴结核、梅毒、软下疳等)、白塞病、外阴癌等引起。

【诊断标准】

1.临床表现

(1)非特异性外阴炎搔抓后,局部疼痛,可伴低热、乏力等,溃疡周围有明显炎症。

(2)疱疹病毒感染,起病急,疱疹破后形成溃疡,可伴或不伴发热、腹股沟淋巴结肿大及全身不适。溃疡基底灰黄色,多伴疼痛,明显充血水肿,可自愈,但常复发。

(3)白塞病发展中的一个阶段可为急性外阴溃疡,与眼、口腔病变先后出现,可分为坏疽、下疳粟粒型。

(4)梅毒、软下疳见性病。

(5)外阴结核及外阴癌可表现为慢性溃疡。

2.辅助检查

(1)分泌物做细菌培养、血清学检测。

(2)久治不愈者应做活组织检查,除外结核与癌。

【治疗原则】

1.保持外阴干燥、清洁,避免摩擦搔抓。

2.0.02%高锰酸钾坐浴。

3.非特异性外阴炎引起的溃疡局部用抗生素软膏。白塞病需注意改善全身情况,急性期可用皮质类固醇激素缓解症状。局部用复方新霉素软膏,1%~2%硝酸银软膏。其他原因引起的溃疡按不同的病因采取不同的治疗。

二、阴道炎

(一)滴虫性阴道炎

滴虫性阴道炎是由阴道毛滴虫感染引起的生殖道炎症。主要经性接触直接传播,也可间接传播。

【诊断标准】

1.临床表现

(1)阴道分泌物增多,多呈泡沫状、黄绿色。

(2)外阴瘙痒、灼热感。

(3)部分患者有尿频等症状。

(4)少数女性表现轻微,甚至没有症状。

(5)妇科检查:体检可见外阴阴道黏膜充血,阴道分泌物多呈泡沫状、黄绿色。

2.辅助检查

下列方法任何一项阳性即可确诊:

(1)悬滴法:在阴道分泌物中找到阴道毛滴虫,但其敏感性仅为 $60\%\sim70\%$,且需要立即湿片检查以获得最佳效果。

(2)培养法:最为敏感及特异的诊断方法,准确率达 98%。对于临床可疑而悬滴法结果阴性的女性,可做滴虫培养。

【治疗原则】

1.治疗方案

主要是硝基咪唑类药物。滴虫性阴道炎经常合并其他部位的滴虫感染,故不推荐局部用药。

(1)推荐方案:全身用药——甲硝唑 2g,单次口服;或替硝唑 2g,单次日服。

(2)替代方案:全身用药——甲硝唑,400mg,口服,2 次/天,共 7 天。

对于不能耐受口服药物或不适宜全身用药者,可选择阴道局部用药,但疗效低于口服用药。

(3)注意事项:患者服用甲硝唑 24 小时内或在服用替硝唑 72 小时内应禁酒。

2.性伴的治疗

对性伴应同时治疗,并告知患者及性伴治愈前应避免无保护性交。

3.随访

治疗后无临床症状者不需随访。

(二)外阴阴道假丝酵母菌病

外阴阴道假丝酵母菌病(VVC)主要由假丝酵母菌感染引起的阴道炎症。VVC 分为:单纯性 VVC 和复杂性 VVC。单纯性 VVC 是指正常非孕宿主发生的散发由白色念珠菌所致的轻度 VVC。复杂性 VVC 包括:复发性 VVC、重度 VVC、妊娠期 VVC、非白念珠菌所致的 VVC 或宿主为未控制的糖尿病、免疫低下者。重度 VVC 是指临床症状严重,外阴或阴道皮肤黏膜有破损,按 VVC 评分标准(表 5-1),评分≥7 分为重度 VVC。复发性外阴阴道假丝酵母菌病(RVVC)是指一年内有症状性 VVC 发作≥4 次。

表 5-1　VVC 的评分标准

评分项目	0	1	2	3
瘙痒	无	偶有发作,可被忽略	能引起重视	持续发作,坐立不安
疼痛	无	轻	中	重
充血、水肿	无	<1/3 阴道充血	1/3~2/3 阴道壁充血	>2/3 阴道壁充血
抓痕、皲裂、糜烂	无			有
分泌物量	无	较正常稍多	量多,无溢出	量多,有溢出

【诊断标准】

1.临床表现

(1)外阴痒,可伴外阴、阴道烧灼感。

(2)白带增多,呈白色豆渣样或凝乳样。

(3)妇科检查外阴局部充血、肿胀,小阴唇内侧及阴道黏膜表面有白色片状薄膜或凝乳状物覆盖。

2.辅助检查

(1)悬滴法:10%KOH 镜检,菌丝阳性率 70%~80%。生理盐水法阳性率低,不推荐。

(2)涂片法:革兰染色法镜检,菌丝阳性率 70%~80%。

(3)培养法:RVVC 或有症状但多次显微镜检查阴性者,应采用培养法,同时进行药物敏感试验。

【治疗原则】

1.基本原则

(1)积极去除 VVC 的诱因。

(2)规范化应用抗真菌药物,首次发作或首次就诊是规范化治疗的关键时期。

(3)性伴无需常规治疗;RVVC 患者的性伴应同时检查,必要时给予治疗。

(4)不常规进行阴道冲洗。

(5)VVC 急性期间避免性生活或性交时使用安全套。

(6)同时治疗其他性传播疾病。

(7)强调治疗的个体化。

(8)长期口服抗真菌药物要注意监测肝、肾功能及其他相关不良反应。

2.抗真菌治疗

(1)治疗方法包括阴道用药和口服用药两种。

(2)治疗方案:

1)单纯性 VVC:下列方案任选一种,具体方案如下。

①阴道用药:

咪康唑软胶囊 1200mg,单次用药。

咪康唑栓/软胶囊 400mg,每晚 1 次,共 3 日。

咪康唑栓 200mg,每晚 1 次,共 7 日。

克霉唑栓/片 500mg,单次用药。

克霉唑栓 100mg,每晚 1 次,共 7 日。

制霉菌素泡腾片 10 万 U,每晚 1 次,共 14 日。

制霉菌素片 50 万 U,每晚 1 次,共 14 日。

②口服用药:氟康唑,150mg,顿服,共 1 次。

2)重度 VVC:应在治疗单纯性 VVC 方案基础上,延长疗程。症状严重者,局部应用低浓度糖皮质激素软膏或唑类霜剂。氟康唑:150mg,顿服,第 1、4 天应用。其他可以选择的药物还有伊曲康唑等,但在治疗重度 VVC 时,建议 5～7 天的疗程。

3)妊娠期 VVC:早孕期权衡利弊慎用药物。选择对胎儿无害的唑类阴道用药,而不选用口服抗真菌药物治疗。具体方案同单纯性 VVC,但长疗程方案疗效会优于短疗程方案。

4)复发性 VVC:治疗原则包括强化治疗和巩固治疗。根据培养和药物敏感试验选择药物。在强化治疗达到真菌学治愈后,给予巩固治疗半年。下述方案仅供参考。

①强化治疗:治疗至真菌学转阴。具体方案如下。

口服用药,氟康唑 150mg,顿服,第 1,4,7 天应用。

阴道用药,咪康唑栓/软胶囊 400mg,每晚 1 次,共 6 日。咪康唑栓 1200mg,第 1、4、7 天应用。克霉唑栓/片 500mg,第 1、4、7 天应用。克霉唑栓 100mg,每晚 1 次,7～14 日。

②巩固治疗:目前国内、外没有较为成熟的方案,建议对每月规律性发作一次者,可在每次发作前预防用药一次,连续 6 个月。对无规律发作者,可采用每周用药一次,预防发作,连续 6 个月。对于长期应用抗真菌药物者,应监测肝肾功能。

3.随访

症状持续存在或 2 个月内再发作者应进行随访。对 RVVC 在治疗结束后 7～14 天、1 个月、3 个月和 6 个月各随访一次,3 个月以及 6 个月时建议同时进行真菌培养。

(三)细菌性阴道病

细菌性阴道病(BV)是以阴道乳杆菌减少或消失,相关微生物增多为特征的临床症候群。与 BV 发病相关的微生物包括:阴道加德纳菌、普雷沃菌属、动弯杆菌、拟杆菌、消化链球菌、阴道阿托普菌和人型支原体等。

【诊断标准】

大约半数 BV 患者无临床症状,有症状者可表现为白带增多伴腥臭味,体检见外阴阴道黏膜无明显充血等炎性反应,阴道分泌物均质稀薄。

BV 主要根据临床诊断(Amsel 标准),下列 4 项临床特征中至少 3 项阳性可诊断为 BV:①线索细胞阳性;②氨试验阳性;③阴道 pH 大于 4.5;④阴道均质稀薄分泌物。其中线索细胞阳性是必备条件。

有条件者可采用阴道涂片 Nugent 评分诊断。

【治疗原则】

1.治疗指征

有症状患者、妇科和产科手术前患者、无症状孕妇。

2.具体方案

(1)首选方案:甲硝唑400mg,口服,每日2次,共7天;或甲硝唑阴道栓(片)200mg,每日1次,共5~7天;或2%氯洁霉素膏(5g),阴道上药,每晚1次,共7天。

(2)替换方案:氯洁霉素300mg,口服,每日2次,共7天。

(3)可选用恢复阴道正常菌群的微生态制剂。

3.性伴的治疗

无需常规治疗性伴。

4.随访

治疗后若症状消失,无需随访。对妊娠合并BV需要随访治疗效果。

(四)幼女性阴道炎

幼女性阴道炎常与外阴炎并存,多见于1~5岁幼女。常见病原体有葡萄球菌、链球菌、大肠埃希菌、变形杆菌等。可因外阴不洁或直接接触污物引起,也可由阴道异物所致。

【诊断标准】

1.病史

有接触污物史或有阴道异物史。

2.临床表现

(1)患儿因外阴痒痛而哭闹不安,常用手抓外阴。

(2)妇科检查:

①外阴红肿,前庭黏膜充血,有脓性分泌物自阴道口流出。有时可见小阴唇相互粘连,严重者甚至可致阴道闭锁。

②用小指作肛指或用鼻镜、宫腔镜、B超检查,注意有无阴道异物,如有血性分泌物时应排除生殖道恶性肿瘤。任何阴道排出物都应送病理检查。

3.辅助检查

(1)取分泌物找滴虫、真菌、蛲虫卵。

(2)分泌物涂片染色找致病菌。

(3)必要时取分泌物做细菌、衣原体、淋病奈瑟菌等培养,并做药敏试验。

【治疗原则】

1.去除病因,如有阴道异物应取出。保持外阴清洁、干燥。

2.0.5%~1%乳酸溶液通过小号导尿管冲洗阴道或清洗外阴,局部敷以红霉素软膏。

3.久治不愈或反复发作者,可在外敷软膏内加入少量己烯雌酚(0.05mg以下)。

4.根据致病菌及药敏试验,选用敏感抗生素口服或肌内注射。

(五)老年性阴道炎

老年性阴道炎是由于卵巢功能衰退,雌激素水平降低,阴道黏膜抵抗力减弱,致病菌易于侵入而引起的阴道炎。

【诊断标准】

1.病史

月经史、绝经时间、卵巢手术史、有关疾病史或盆腔放射治疗史。

2.临床表现

(1)白带增多,多为黄水状,感染严重时白带可呈脓性或脓血性,有臭味。

(2)外阴瘙痒、灼热感,可伴盆腔腹胀不适。

(3)妇科检查阴道黏膜皱襞消失,上皮菲薄,黏膜充血,表面有散在小出血点或点斑状出血。

3.辅助检查

(1)阴道涂片底层细胞多,清洁度差。

(2)取阴道分泌物查滴虫及真菌。

【治疗原则】

1.全身用药

可考虑激素替代治疗。

2.局部用药

(1)1%乳酸溶液或 0.5%醋酸溶液或 3%硼酸液清洗外阴,每日 1 次。

(2)针对致病微生物治疗。

3.治疗注意点

(1)有血性白带或少量不规则阴道流血的患者,应除外子宫恶性肿瘤。

(2)若行激素治疗,应除外生殖器肿瘤,治疗期间应严密监测,定期复查。

(吕秀华)

第二节　宫颈炎

宫颈炎症是常见的女性下生殖道炎症。宫颈炎症包括宫颈阴道部及宫颈管黏膜炎症。因宫颈阴道部鳞状上皮与阴道鳞状上皮相延续,阴道炎症可引起宫颈阴道部炎症。临床多见的宫颈炎是宫颈管黏膜炎。若宫颈管黏膜炎症得不到及时彻底治疗,可引起上生殖道炎症。

【病因及病原体】

病因包括:①机械性刺激或损伤长期慢性刺激是宫颈炎的主要诱因,如已婚妇女多发,与性生活有一定的关系。分娩、人工流产、诊断性刮宫等可引起宫颈裂伤或损伤而导致细菌感染引起炎症。加之宫颈内膜皱襞多,易藏细菌,感染后不易清除,且宫颈分泌物多而有利于细菌生长。②与化学药物刺激、腐蚀或对药物及男性精液的过敏反应有关。

宫颈炎的病原体有:①性传播疾病病原体,淋病奈瑟菌及沙眼衣原体,主要见于性传播疾病的高危人群;②内源性病原体,部分宫颈炎的病原体与细菌性阴道病、生殖支原体感染有关。

【临床表现】

大部分患者无症状。有症状者主要表现为阴道分泌物增多,可为白色、淡黄或脓性或血性,有时有接触性出血,可伴有外阴瘙痒、下腹坠痛、腰骶部酸胀,经期劳累后加重。黏稠脓性白带不利于精子存活及穿过,可引起不孕症。此外,可出现经间期出血、性交后出血等症状。若合并尿路感染,可出现尿急、尿频、尿痛。妇科检查见宫颈充血、水肿、黏膜外翻,有黏液脓性分泌物附着,甚至从宫颈管流出,宫颈管黏膜质脆,容易诱发出血。

【诊断】

1.两个特征性体征

(1)宫颈管或富颈管棉拭子标本上,肉眼见到脓性或黏液脓性分泌物。

(2)棉拭子擦拭宫颈管时,容易诱发宫颈管内出血。

2.检测宫颈管分泌物或阴道分泌物中的白细胞

(1)宫颈管脓性分泌物涂片作革兰染色,中性粒细胞>30/高倍视野。

(2)阴道分泌物湿片检查,白细胞>10/高倍视野。

出现两个特征性体征,显微镜检查阴道分泌物白细胞增多,即可作出宫颈炎症的初步诊断。宫颈炎症诊断后,需进一步做衣原体及淋病奈瑟菌的检测,以及有无细菌性阴道病及滴虫阴道炎。

【治疗】

主要为针对病原体的抗生素药物治疗。

1.单纯急性淋病奈瑟菌性宫颈炎,主张大剂量、单次给药,常用药物有第三代头孢菌素,如头孢曲松 250mg,单次肌内注射,或头孢克肟 400mg,单次口服;氨基苷类的大观霉素 4g,单次肌内注射。

2.沙眼衣原体感染所致宫颈炎:治疗药物主要有四环素类,如多西环素 100mg,每日 2 次,连服 7 日;红霉素类,主要有阿奇霉素 1g 单次顿服,也可红霉素 500mg,每日 4 次,连服 7 日;喹诺酮类,主要有氧氟沙星 300mg,每日 2 次,连服 7 日;左氧氟沙星 500mg,每日 1 次,连服 7 日。

3.对于合并细菌性阴道病者:同时治疗细菌性阴道病,否则将导致宫颈炎持续存在。

4.由于淋病奈瑟菌感染常伴有衣原体感染,建议如为淋菌性宫颈炎,可不进行衣原体的检查而直接同时应用治疗淋病及衣原体感染的药物。

（李素玲）

第三节　盆腔炎

（一）概述

盆腔炎(PID)是妇女常见的疾病,即女性内生殖器(子宫体部、输卵管、卵巢)及其周围的结缔组织、盆腔腹膜炎症的总称,多发生于产后、剖宫产后、流产后以及妇科手术后,细菌进入创面感染而得病,发病可局限于一个部位、几个部位或致整个盆腔脏器,有急性及慢性盆腔炎之分。急性者发病危急,症状严重,可因败血症危及生命,慢性者症状时好时坏,反复发作,影响患者的身心健康及工作。根据病原体的差异,盆腔炎又可分为两大类,一类为特异性盆腔炎,包括由淋球菌、结核杆菌等所致的炎症;另一类为非特异性盆腔炎。

1.发病率　盆腔炎是一种较常见的妇科疾病。在一些性生活紊乱及性病泛滥的国家中,此症尤为常见。据美国1983年的统计，该国全年约有85万妇女患盆腔炎，其中需住院治疗者约为20万人。国内因医疗条件的限制或对妇科小手术的无菌操作重视不足以及宫内节育器的广泛应用等原因，盆腔炎仍较多见，但目前尚无对发病率的较大量统计数字可资参考。

2.病原体　多年来已知淋球菌、结核杆菌、较常见的葡萄球菌、溶血性链球菌以及大肠杆菌等是导致盆腔炎的主要致病菌，但某些寄生虫，如丝虫、血吸虫以及流行性腮腺炎病毒亦偶可感染盆腔生殖器官。

近年来，由于涂片、培养技术以及血清免疫学的改进和提高，对导致盆腔炎的病原体不断有了新的发现和认识。目前一般认为盆腔炎的病原体可以分为以下两大类。①内源性病原体：即指这些病原体在正常情况下即寄生于阴道中，但不致病。这是由于阴道内存在着大量革兰阳性、厌氧阴道杆菌，而这些杆菌通过对阴道黏膜细胞中糖原的发酵作用而产生大量乳酸，维持阴道在酸性（pH 4～5）状态，从而使原可致病的病原体不产生危害，但一旦环境改变（如pH上升）或条件有利（如组织有损伤），这些病原体即活跃起来而产生破坏作用。此外，血供障碍及组织坏死则有利于厌氧菌的繁殖与生长，并起致病作用。②外源性病原体：即细菌、沙眼衣原体、寄生虫等。

（1）需氧菌

①葡萄球菌：为较多见的病原体，属革兰阳性球菌，其中以金黄色葡萄球菌致病力最强，多于产后、剖宫产后、流产后或妇科手术后，细菌通过阴道上行感染至宫颈、子宫、输卵管黏膜。本菌对一般常用的抗生素可产生耐药，根据药物敏感试验用药较为理想，耐青霉素酶的金黄色葡萄球菌对头孢噻吩（先锋霉素Ⅰ）、万古霉素、克林霉素（氯洁霉素）、氯霉素等敏感。

②链球菌：也属革兰阳性球菌，其中以乙型链球菌致病力最强，能产生溶血素及多种酶，使感染扩散，本菌对青霉素敏感，但这种细菌是新生儿败血症的主要病原菌，偶可成为致命感染的病原菌。此菌可在成年女性阴道内长期寄居。有报道妊娠后期此类菌在阴道的携带率为5%～29%。

③大肠杆菌：为肠道的寄生菌，是革兰阴性菌，一般不致病，但如机体抵抗力极低，或因外伤等，大肠杆菌侵入肠道外组织或器官时，可引起严重的感染甚至产生内毒素休克。大肠杆菌常与其他致病菌混合感染。本菌对卡那霉素、庆大霉素、头孢噻吩（先锋霉素Ⅰ）、羧苄西林等敏感，但易产生耐药菌株，使用时宜先作药敏试验。

（2）厌氧菌：是盆腔感染的主要菌种之一，主要来源于结肠、直肠、阴道及口腔黏膜。本菌数量较大，在肠腔中厌氧菌与需氧菌的数量比为100∶1。国外一些先进的医院已将厌氧菌的检测列为细菌学检测的常规。在妇产科方面常见的病原菌有以下几种。

①消化链球菌：属革兰阳性菌，易滋生于产后子宫内膜坏死的蜕膜碎片或残留的胎盘中，其内毒素毒力较大肠杆菌为低，可能破坏青霉素的β-内酰酶，对青霉素有抗药性，还产生肝素酶，溶解肝素，促进凝血，可致血栓性静脉炎。

②脆弱类杆菌：系革兰阴性菌，有报道在严重盆腔感染中主要的厌氧菌是脆弱类杆菌，这种感染的恢复期很长，伴有恶臭。本菌对甲硝唑、头孢菌素、多西环素等敏感，对青霉素易产生耐药。

③产气荚膜梭状芽孢杆菌：系革兰阴性菌，多见于创伤组织感染及非法堕胎等后的感染。

分泌物恶臭,组织内有气体,易产生中毒性休克。

以上 3 种厌氧菌为最常见者,其特点为易形成盆腔脓肿,感染性血栓静脉炎,脓液有粪臭及气泡,70％～80％盆腔脓肿可培养出厌氧菌,本菌对克林霉素、头孢菌素、甲硝唑等均敏感。

(3)性传播的病原体:如淋菌、沙眼衣原体、支原体等。

(4)病毒感染:如巨细胞病毒是疱疹病毒所属的一组病毒,受感染的细胞内有包涵体,体积增大,病原体在 plf<5,20％乙醚,紫外线照射 5min 后完全灭活。身体极度衰弱及免疫功能低下的患者易受感染。孕妇患此病可引起死胎、流产及早产。

(5)寄生虫:血吸虫、丝虫均可成为盆腔炎的感染原,但这类感染较为罕见,仅偶见于此类寄生虫病的高发地区。

(6)流行性腮腺炎病毒:多年来已知此种病毒可致卵巢炎。腮腺炎较少发生在成年人,而腮腺炎患者合并有腮腺炎病毒卵巢炎者,仅占极少数且所引起的症状不明显,故易被忽视。

3.有关检查病原体的几个问题

(1)取标本检查病原体可以通过:作阴道后穹穿刺取盆腔液或脓液,作培养或涂片检查,但经穿刺所发现的细菌有可能是阴道污染菌而非真正的致病菌;作腹腔镜或剖腹探查,在直视下取输卵管伞端或盆腔脓肿的脓液作培养或涂片检查;在宫颈管内取分泌物作培养或涂片检查,如发现有某种病原体亦可为盆腔炎的致病原提供一些线索;对较严重的盆腔炎患者,应常规作血液培养检查,如能培养出细菌,则应认为是致病菌,因其受到污染的机会较少。

(2)近年来对厌氧菌的检查有了不少改进,如应用气体色谱法以辨认厌氧菌,方法简便而可靠;涂片染色的改进及免疫荧光检查法的应用均大大提高了发现厌氧菌的准确性。拟杆菌属(尤其是脆弱拟杆菌)、梭状芽孢杆菌属,以及消化链球菌等均为导致严重盆腔炎的厌氧菌。不断改进厌氧菌的培养技术以提高其发现率,对正确诊断与有效治疗盆腔炎极为重要。

(3)盆腔炎症往往是一种以上病原体所致的混合感染,即使是特异性盆腔炎,如淋球菌或结核杆菌所致的盆腔炎也往往并非单一的细菌感染,很可能合并有其他病原体,常为需氧菌与厌氧菌的混合感染。在所培养出的细菌中厌氧菌占 60％～70％。严重的盆腔炎症或已形成盆腔脓肿者常是大肠杆菌与某种厌氧菌的混合感染,恶臭的脓液是由于厌氧菌而非大肠杆菌所致。在瑞典有人发现 25％的淋菌性输卵管炎患者的脓液中可同时培养出沙眼衣原体。在其他国家亦有类似的报道。因此,在治疗急性盆腔炎时,应经常考虑到混合感染的存在,合理使用抗生素。

4.传染途径

(1)经淋巴系统蔓延:细菌经外阴、阴道、宫颈创伤、宫体创伤处的淋巴管侵入内生殖器及盆腔腹膜、盆腔结缔组织等部分,可形成产后感染,流产后感染,手术后感染,或宫内放置避孕器后的感染。严重的宫颈炎,如宫颈癌所引起的炎症,往往通过淋巴丽感染盆腔结缔组织。丝虫病亦可通过淋巴管而引起盆腔急性淋巴管炎甚至盆腔器官炎症,但这种情况较罕见。

(2)直接蔓延:弥漫性腹膜炎、阑尾炎,以及急性肠憩室炎均可直接影响盆腔生殖器官。经腹进行的妇科手术,尤其是伴有结肠损伤时,可引起严重的盆腔感染。严重的直肠感染时,细菌亦偶可穿过肠壁而直接感染盆腔器官,即使是较简单的经腹全子宫切除术,亦可导致阴道残端上部的盆腔结缔组织炎。经阴道进行子宫切除术,则更有此种可能。

（3）经血循环传播：大多数的盆腔结核感染，其结核菌是由肺或其他器官的结核灶经血液传播的。较罕见的流行性腮腺病毒所致的卵巢炎也是经血液传播，血吸虫卵沉积于输卵管，也是血行感染的结果，而全身性的菌血症亦可导致盆腔炎症。

（4）沿生殖道黏膜上行蔓延：大多数盆腔炎系病原体侵入外阴、阴道后，沿黏膜面经宫颈内膜、子宫内膜、输卵管内膜，至卵巢及盆腔发生感染。不仅淋球菌是沿黏膜上升至输卵管，其他病原体也是如此。动物实验证实结扎输卵管即不再发生输卵管炎症。在正常情况下，阴道及宫颈外口寄生有大量致病菌，但由于处在强酸性的环境中而不致病，宫颈内口以上则是无菌的。宫颈管经常为黏稠的黏液所堵塞，成为有效的屏障，使阴道内的细菌不易上升至宫腔而致病。一旦阴道内的酸碱度发生改变或宫颈管的黏液变得稀薄或消失，则阴道内的细菌即可上升至宫腔。月经来潮时宫颈黏液被冲出，月经血中和了阴道的酸度，有利于阴道菌丛的活跃与上升。原仅停留在前庭大腺或富颈处的淋球菌常在月经后沿黏膜上升而导致输卵管炎。

近年来，对阴道细菌上升的机制又有新的阐释，认为细菌的上升可能与以下 3 种因素有关：

①精子可成为携带病原体的媒介：研究发现有些盆腔炎患者是有性交频繁或不洁性生活史的已婚或未婚青年妇女，但并无性病感染，因而认为盆腔炎与过频的性生活有关。另一些作者则通过电镜检查在精子头部发现有大肠杆菌、淋球菌、支原体、弓形虫或巨细胞病毒等可致病的病原体，而当精子通过宫颈屏障进入宫腔及输卵管时，即将这些病原体带入而导致炎症的发生。

②滴虫可作为媒介：一些学者在子宫腔、输卵管腔甚至在盆腔液中发现滴虫的存在。由电镜检查发现在滴虫的表面附着有大量细菌；在培养滴虫时可同时培养出大量革兰阴性菌或厌氧菌。提示滴虫感染并非是一种仅产生瘙痒而无足轻重的炎症；滴虫很可能是一种可携带其他病原体上升到宫腔及输卵管引起炎症的重要媒介。

③被动运输：有人发现在阴道内放置的炭微粒可于短时间内进入宫腔甚至输卵管，认为子宫的收缩以及横膈呼吸运动所引起的腹腔负压可将阴道内的微粒吸入宫腔，推测存在于阴道内的病原体也可能被这种负压吸入宫腔，从而导致盆腔炎。

宫内避孕器的应用已成为最重要的节育措施之一，有关宫内避孕器的安放与盆腔炎的发生之间有密切关系的文献报道越来越多。据国外的大量统计数字表明：安放宫内避孕器的妇女，其盆腔炎的发病率 5～10 倍于不安放的对照组，炎症多发生在安放的初期。放线菌是较常见的致病菌。安放盾形或带尾丝宫内避孕器的妇女，盆腔炎的发病率又明显高于安放环形避孕器者。另一个有意义的观察结果是采用阴道隔或宫颈帽避孕的妇女，其盆腔炎的发病率则低于用药物避孕者。这些事实说明宫内避孕器确系导致盆腔炎的重要诱因，而在性交时加一道宫颈屏障（采用宫颈帽，阴道隔）可以减少上行性感染的机会。

5.病理特点　盆腔生殖器官及其周围组织应作为一个整体来看待，因为子宫与输卵管相邻而其内腔相通，输卵管与卵巢及盆腔腹膜均互相邻近，盆腔腹膜与盆腔的结缔组织仅一膜相隔且有淋巴相通。因此，一个盆腔器官的炎症，尤其是较严重的炎症，极少孤立存在而不影响其邻近器官及组织。严重的子宫内膜炎往往伴有输卵管炎；较严重的输卵管炎，其管腔内的炎性分泌物由伞端排出后极易累及卵巢及盆腔腹膜，导致后二者的炎症，而严重的输卵管卵巢炎亦多伴有盆腔结缔组织炎。但盆腔结缔组织炎则除病情严重者外,可仅局限于子宫旁及腹膜后的结缔组织而不影响盆腔内其他生殖器官,故盆腔结缔组织炎一般不影响患者的生殖功能。在急性盆腔炎中以输卵管最常受累,且病理改变较明显,而其邻近器官的受累程度可轻重不一。

6.诊断盆腔炎注意事项

(1)仔细询问病史,了解患者是否有宫内避孕器,了解其性生活史。

(2)将宫颈口、后穹穿刺或腹腔镜检查所取得的分泌物做细菌涂片及培养(包括厌氧菌培养)检查,同时作药敏试验以期能较准确地了解致病的病原体,明确炎症的性质和采取有效药物进行治疗。

(3)常规作超声检查以了解盆腔内有无包块。

7.治疗原则

(1)对急性盆腔炎患者,应给予积极、彻底的治疗,以防止炎症变为慢性,后者较顽固,且将影响生育功能。

(2)针对病原体进行治疗。盆腔炎多为混合感染,如细菌培养阳性,可根据药敏试验而选用最有效的抗生素治疗。一般联合使用广谱抗生素和抗厌氧菌药物。

(3)对有炎性包块的患者,如用抗生素治疗效果不明显应即考虑手术治疗。

8.盆腔炎的预防　盆腔炎多来自产后,剖宫产、流产以及妇科手术操作后,因此须作好宣教工作,增强孕期的体质,减少分娩时局部的损伤,严格消毒。月经期生殖器官的抵抗力较弱,容易感染及出血,在月经期间应避免手术操作。手术前应详细检查患者的体质,有无贫血及其他脏器的感染灶等。此外尚须注意有无性乱史。国外报道盆腔炎的高危因素为:①受教育<12年;②妊娠>0次;③分娩>0次;④自然流产>0次;⑤在调查前30d内>1个男性性伴侣;⑥初次性交年龄<18岁;⑦有淋病史;⑧前次月经期有性交史;⑨有阴道冲洗史等。建议月经期避免性交,限制性对象,鼓励使用避孕套以避免发生盆腔炎。宫腔放避孕器的最初2个月患盆腔炎的危险可增加2倍,建议有这种手术操作的妇女应给予抗生素预防感染。国内尚未见到患盆腔炎的高危因素的资料,但也应作好宣传,如月经期避免性交及手术操作,避免性乱等。

(二)子宫内膜炎

子宫内膜炎是妇科常见疾病,当炎症发展至严重阶段时可影响子宫肌层,成为子宫内膜肌炎。子宫内膜炎分急性子宫内膜炎及慢性子宫内膜炎两种。

1.急性子宫内膜炎

(1)病因:急性子宫内膜炎发病多与妊娠有关,如产褥感染及感染性流产,且这两类感染又常是子宫内膜炎中最严重的类型。宫腔手术及放置宫内避孕器时细菌侵入也易发生感染。坏死性的内膜息肉、黏膜下子宫肌瘤或子宫内膜癌也有可能导致急性子宫内膜炎。此外,一些妇女在月经期、身体抵抗力虚弱时性交,或医务人员错误地在不适当的情况下(如宫腔或其他部位的脏器已有感染)进行刮宫术,宫颈糜烂的电熨术,输卵管通液或造影术等均可由于细菌的侵入发生急性子宫内膜炎。

病原体大多为寄生于阴道及宫颈的菌群,最常见者为链球菌、葡萄球菌、大肠杆菌、淋菌、衣原体及支原体、厌氧菌等,细菌可突破子宫颈的防御机制侵入子宫内膜发生急性炎症。据美国纽约市的报道"带环受孕"者偶可导致非常严重的感染甚至死亡,而在死亡者中发现致死的细菌是大肠杆菌(占60%)、副大肠杆菌(占10%)、葡萄球菌(占10%),其余为其他病菌。

(2)病理:子宫内膜炎时子宫内膜充血、水肿,有炎性渗出物和血染。重度炎症内膜的表面可有脓性渗出物,内膜坏死脱落,形成溃疡,并可向下蔓延而感染子宫肌层,在其中形成多发性小脓肿,内膜呈灰绿色、坏死,在镜下可见子宫内膜中有大量散在的多核白细胞浸润,细胞间隙内充满液体,毛细血管扩张,严重者细胞间隙内可见细菌。分泌物可有臭味,如果宫颈开放,引流通畅,可很快消除宫腔内的分泌物而治愈,但也有炎症向深部侵入形成子宫肌炎及输卵管炎或因宫颈口肿胀,引流不畅形成宫腔积脓者。

(3)临床表现:除在分娩或流产后所发生的急性子宫内膜炎,由于宫腔内有较大的创面或部分胎盘残留或因细菌的致病力强而可以导致较严重的临床症状外,其他原因所引起的急性子宫内膜炎多属轻型,这与宫腔有开口通向阴道,有利于炎性分泌物的引流有关。急性子宫内膜炎患者可表现为轻度发热、下腹痛、白带增多等现象,白带可以是血性的,如系厌氧菌感染则可有恶臭。检查时子宫可有轻度压痛。如未能及时处理则内膜炎有可能向肌层发展成为子宫肌炎,肌层内出现多发性小脓肿,并可进一步发展为输卵管卵巢炎、盆腔腹膜炎、盆腔结缔组织炎、盆腔静脉炎,甚至可发展成为败血症。此时,患者体温明显升高,可达39～40℃,子宫增大、压痛,宫旁有增厚及触痛,下腹部有明显压痛。

(4)治疗:须采用全身治疗及局部治疗。

①全身治疗:本病全身治疗较重要,须卧床休息,给予高蛋白流质饮食或半流质饮食,体位以头高脚低为宜,因有利于腔内分泌物的引流。

②抗生素治疗:在药物敏感试验未出结果前,选择广谱抗生素,如青霉素,氨基糖苷类抗生素如庆大霉素、卡那霉素等对需氧菌有效的药物,以及对厌氧菌有效的甲硝唑进行治疗。如无效时,可根据细菌培养敏感试验结果,更换敏感药物。

庆大霉素:80mg肌内注射,每8小时1次,同时加用甲硝唑0.4g每日3次口服,若宫腔内无残留的胎盘组织、宫内避孕器、黏膜下肌瘤等抗生素治疗数日后炎症都能迅速得到控制。

先锋霉素:可用第三代产品即头孢哌酮(先锋必),它的抗菌谱广,可将此1g溶于10%葡萄糖溶液500ml内,同时加入地塞米松5～10mg,静脉滴注,经3d治疗后体温下降病情好转时,改服头孢唑啉(先锋霉素Ⅴ号)0.25g每日4次,皮质激素也应逐渐减量,直至急性症状消失。

如对青霉素过敏,可换用林可霉素,静脉滴注量为300～600mg/次,每日2次,体温平稳后,可改口服用药,每日1.5～2g分次给药,持续1周,病情稳定后可停药。

氟哌酸:对变形杆菌、绿脓杆菌具有强大的抗菌作用,服药后可广泛分布于全身,对急性子宫内膜炎有良好的治疗作用。用量每日3次,每次0.28g,共10～14d,或氧氟沙星200mg静脉滴注,每日2～3次,对喹诺酮类药物过敏者最好不用。

国外对急性子宫内膜炎患者通常住院治疗,以解除症状及保持输卵管的功能,所给抗生素有两个方案:a.头孢西丁(噻酚甲氧头孢菌素)2g,静脉注射,每6小时1次,或头孢菌素2g,静脉注射,每12小时1次,加多西环素100mg,每12小时1次口服或静脉注射,共4d,症状改善后48h,继续使用多西环素100mg,每日2次,共10～14d口服,此方案对淋菌及衣原体感染均有效。b.克林霉素,900mg 静脉注射,每 8 小时 1 次,庆大霉素 2mg/kg 静脉或肌内注射,此后给 1.5mg/kg 每 8 小时 1 次,共 4d,用药 48h 后,如症状改善,继续用多西环素 100mg,每日 2 次口服,共给药 10～14d,此方案对厌氧菌及兼性革兰阴性菌高度有效。使用上述方案治疗后,体温下降,或症状消失 48h 后患者可出院,继续服用多西环素 100mg,每 12 小时 1 次,共10～14d,对淋球菌及衣原体感染均有效。

③手术治疗:急性子宫内膜炎应避免手术,以免炎症扩散,但如宫颈引流不畅,或宫腔内积留分泌物,或老年妇女宫腔积脓时,须在给大量抗生素的同时清除宫腔残留物,或扩张宫颈使宫腔分泌物引流通畅。经超声或诊刮怀疑有黏膜下肌瘤或息肉存在时,应考虑经宫腔镜切除或手术切除子宫。

在个别情况下,急性子宫内膜炎可急剧发展,炎症范围超越子宫内膜而达子宫肌层以至盆腔器官及腹膜等处成为弥漫性急性盆腔炎,治疗方法见输卵管卵巢炎。

2.慢性子宫内膜炎　由于子宫内膜有生理上的周期性剥脱,而子宫腔又可通过宫颈口向外开放,有利于分泌物的引流,故慢性子宫内膜炎不常见,症状亦不甚明显,仅有少部分患者因防御机制受损,或病原体作用时间过长,或对急性炎症治疗不彻底而形成。

(1)病因

①阴道分娩后、剖宫产术后有少量胎膜或胎盘残留,或胎盘附着部的子宫复旧不全,常是引起慢性子宫内膜炎的原因。

②宫内避孕器:宫内避孕器的刺激常可引起慢性子宫内膜炎。

③更年期或绝经期后:由于体内雌激素水平降低,子宫内膜与阴道黏膜均变得菲薄,易受病菌的侵袭,发生慢性子宫内膜炎。在临床上老年性子宫内膜炎与阴道炎往往并存。

④宫腔内有黏膜下肌瘤、息肉、子宫内膜腺癌等时,子宫内膜易受细菌感染发生炎症。

⑤子宫内膜虽有周期性剥脱,但其基底层并不随之剥脱,一旦基底层有慢性炎症即可长期感染内膜的功能层,导致慢性子宫内膜炎。结核性子宫内膜炎是最常见的慢性炎症。

⑥长期存在的输卵管卵巢炎或严重的子宫颈炎可以导致慢性子宫内膜炎。

⑦无明显诱因的慢性子宫内膜炎也可能存在。病原体多来自阴道内的菌群。

(2)病理:慢性子宫内膜炎的内膜间质常有太量浆细胞及淋巴细胞,内膜充血、水肿,有时尚可见到肉芽组织及纤维样变,大量浆细胞的存在是病理诊断慢性子宫内膜炎的依据之一,但有时内膜细胞增生、经前期内膜的蜕膜样改变以及大量淋巴细胞的存在可能影响对浆细胞的辨认。近年来有用免疫过氧化物酶,对免疫球蛋白 G 进行染色,可清楚地辨认浆细胞的特性,从而有助于诊断慢性子宫内膜炎,但内膜中浆细胞少或缺乏,并不能否定慢性子宫内膜炎的存在。

老年性子宫内膜炎的内膜变得菲薄,其中见不到或仅见少量腺体,间质部可出现大片的纤维或肉芽组织。

(3)临床表现:慢性子宫内膜炎患者常诉有不规则阴道出血或月经不规则,有时有轻度下腹痛及白带增多。此症的主要症状是:①不规则月经或子宫出血;②约半数患者有下腹痛或坠胀感;③白带增多;④少数患者可能有发热。

主要体征是:①子宫有触痛,可能增大;②宫旁组织可能有增厚及触痛。约有 20% 的慢性子宫内膜炎患者可以完全无症状,而是由于医师诊断为其他妇科疾病行诊刮时所发现。

老年性子宫内膜炎患者常有绝经期后出血,兼有白带增多,白带往往较稀薄且可能为血性。但遇有此种情况应首先排除宫颈癌或子宫内膜的恶性肿瘤。另外,在使用宫内避孕器者、有非婚性生活史的年轻妇女、妊娠次数>3 次者,以及宫颈慢性炎症的患者中发病率较高。

(4)治疗:慢性子宫内膜炎在治疗上应去除诱因,如在阴道分娩后、剖宫产后、人工流产后疑有胎膜胎盘残留者,如无急性出血,可给抗生素 3～5d 后行刮宫术清除可能残留的胎膜、胎盘组织;有宫内避孕器者,应取出宫内避孕器;如有子宫内膜息肉、黏膜下肌瘤,可根据情况做相应的处理。对老年性子宫内膜炎患者,除在行诊刮时注意扩张宫颈口以利引流外,给予小剂量雌激素。

3.宫腔积脓　宫腔积脓不常见,易被忽略或误诊。不论是急性或慢性子宫内膜炎所导致的宫颈阻塞,如宫腔内的炎性分泌物不能外流或引流不畅,即可形成宫腔积脓。

造成宫颈管狭窄阻塞的原因可能与宫颈恶性肿瘤、尤其是放疗后患者,宫颈电烙、冷冻或宫颈锥切、严重的慢性宫颈炎、阴道炎所导致的瘢痕形成,以及老年妇女的宫颈萎缩等有关。

患者的主要症状是下腹坠痛、发热。但由于慢性子宫内膜炎而逐渐形成的宫腔积脓也可以无明显症状。妇科检查时可发现子宫增大,柔软,有触痛,宫旁结缔组织可有明显增厚,并可有附件的炎性包块同时存在。老年妇女如有以上情况尤应想到有宫腔积脓的存在。

以宫腔探针探入宫腔时,如有脓液流出,诊断即可确立,但应同时轻取宫腔组织以了解有无恶性肿瘤存在。有时由于宫颈管瘢痕较多,管腔弯曲,探针不易插入,故需耐心操作。一旦诊断确立,将宫颈扩张,脓液即可顺利外流。如引流不够满意可在宫颈管内放置橡皮管引流,以防止颈管在短期内又发生阻塞,影响脓液的排出。如引流通畅,症状即迅速消失,抗生素的应用与否,可根据引流后的疗效而定。对老年患者,可给予倍美力或补佳乐口服 7～10d。

(三)输卵管卵巢炎、盆腔腹膜炎

1.急性输卵管炎、卵巢炎、盆腔腹膜炎　在盆腔生殖器官与盆腔组织的炎症中以输卵管炎最常见。由于相互邻近的关系,往往是输卵管炎、卵巢炎以及盆腔腹膜炎甚至盆腔结缔组织炎同时并存,互相影响,而单纯的输卵管炎甚为少见。

输卵管卵巢炎与盆腔腹膜炎很可能是输卵管炎在发展过程中的不同阶段在病因、临床表现、诊断与治疗各方面都有很多共同之处。

(1)病因及发病机制:据国内外报道本病常见,多为混合感染。主要病原体有淋球菌、沙眼衣原体、大肠杆菌、克雷伯杆菌、变形杆菌、需氧性链球菌、厌氧菌(类杆菌、梭状芽孢杆菌、消化球菌、消化链球菌、放线菌)等。国外以淋菌及沙眼衣原体感染为最多,其次为厌氧菌及需氧菌的混合感染。国内则以厌氧菌、需氧菌最多。

①在产后、流产后细菌通过胎盘剥离面或残留的胎盘、胎膜、子宫切口等至肌层、输卵管、卵巢、盆腔腹膜发生炎症。当全身免疫功能降低时,隐匿在阴道皱襞内的厌氧菌即开始活跃,并进入上生殖道发生感染。在急性盆腔炎患者的后穹穿刺液中以及盆腔腹膜炎患者抽出的脓液中均可培养出厌氧菌,以类杆菌、消化球菌、消化链球菌最常见。产褥感染败血症的血培养厌氧菌阳性者占 1/3,以消化球菌、消化链球菌和脆弱类杆菌最多见。脆弱类杆菌的内毒素毒力较大肠杆菌为低,但它能产生破坏青霉素的 β-内酰胺酶,对青霉素有抗药性,还产生肝素酶,

溶解肝素,促进凝血,导致引起发生血栓静脉炎和迁徙性脓肿。消化球菌与消化链球菌除单独感染外,常与其他细菌混合感染,消化链球菌中,厌氧性链球菌是产褥期脓毒血症中最易发现的细菌,随着抗生素的有效应用这种病已明显减少。产气荚膜杆菌(属梭状芽孢杆菌)在感染性流产中能见到,有时可引起严重后果。但有时也可表现为一般良性无并发症的后果。

②月经期性交:月经期子宫内膜的剥脱面有扩张的血窦及凝血块,均为细菌的良好滋生环境,如在月经期性交或使用不洁的月经垫,可使细菌侵入发生炎症。

③妇科手术操作后:未经严格消毒而进行的输卵管通液、碘油造影与刮宫手术,经腹腔镜进行输卵管电烙绝育术与其他经腹妇科手术均有可能导致急性输卵管卵巢炎;作妇科手术时误伤肠道或对感染性流产进行吸刮术不慎将子宫穿破,则可先导致严重的急性盆腔腹膜炎,然后炎症波及输卵管与卵巢,偶尔亦可见子宫内膜炎未治愈时,放置宫内避孕器致严重的急性盆腔炎者。近年来由于宫内避孕器的广泛应用,不少急性输卵管卵巢炎、盆腔腹膜炎都是因此而发生。宫内避孕器所致的子宫内膜炎或输卵管卵巢炎有时是放线菌感染。

④邻近器官炎症的蔓延:邻近器官的炎症最常见者为急性阑尾炎、腹膜炎、结肠憩室炎等可分别引起邻近一侧的输卵管卵巢炎,但此种情况较为少见。

⑤慢性炎症急性发作:如有慢性输卵管炎、卵巢炎,在未治愈前有性生活或不洁性交等可引起炎症的急性发作。

⑥全身性疾病:由血液传播的常是结核性炎症,全身性菌血症亦偶可引起输卵管卵巢炎。流行性腮腺炎则可经血行感染卵巢,引起单纯的卵巢炎,这也是较罕见的现象。

⑦淋菌及沙眼衣原体:多为上行性急性感染,继发于宫颈炎、尿道炎或前庭大腺炎等上行感染输卵管及卵巢。

寄生虫病,如血吸虫、丝虫,甚至蛔虫、绦虫卵均可经血行而积聚于输卵管壁或卵巢中引起所谓肉芽肿性输卵管卵巢炎,在血吸虫病高发地区偶可见到血吸虫卵性输卵管卵巢炎症。

(2)发病高危因素:性活动、避孕措施及社会诸因素与急性盆腔炎的发生有关。

①性活动:急性盆腔炎的发生其危险性与性活动有关,研究发现16岁前开始性生活的妇女较更晚期者的急性盆腔炎的发病次数高2倍,性交频率与患盆腔炎的次数呈正相关。15～19岁感染过沙眼衣原体的妇女较30～40岁的妇女再次感染衣原体的危险性高8倍。性伴侣数增加,患盆腔炎的危险性也相应增加。

②避孕措施:研究发现采用避孕套或避孕膜达2年以上的妇女较短于2年者患盆腔炎低23%。社会层次及经济水平较高的妇女由于性交的年龄较晚,以及长期用工具避孕,较低层次者发生盆腔炎的概率平均减少一半。口服避孕药可减轻患者输卵管炎的病变程度,长期服用口服避孕药者较未服用者患盆腔炎的危险性减少50%,使用宫内避孕器者较不使用者患盆腔炎的相关危险性提高了2.5～7.3倍,说明不同避孕措施对患盆腔炎的危险性不同。

③阴道冲洗:常行阴道冲洗的妇女,由于阴道冲洗改变了阴道的环境,使其不能抗御病原菌的侵袭,同时也可能将阴道宫颈的致病菌冲入宫腔致使盆腔炎发生的危险性增加。有学者指出:曾被沙眼衣原体感染的性伴侣可致妇女的盆腔炎反复发作。

④细菌性阴道病:上生殖道感染的患者中有66%的患者合并有细菌性阴道病。

⑤人工流产术:人工流产术前曾患阴道炎或术前有盆腔炎的妇女流产术后患盆腔炎的危

险性明显增加。

（3）病理

①急性输卵管炎、卵巢炎、输卵管卵巢脓肿：一般由化脓菌引起，病变多通过子宫颈的淋巴播散至子宫颈旁的结缔组织，首先侵及输卵管浆膜层再达肌层，输卵管内膜受侵较轻，或可不受累。病变是以输卵管间质炎为主，由于输卵管管壁增粗，可压迫管腔变窄，轻者管壁充血、肿胀，重者输卵管肿胀明显，且有弯曲，并有含纤维素性渗出物，引起周围的组织粘连。炎症如经子宫内膜向上蔓延时，首先为输卵管内膜炎，输卵管黏膜血管扩张、淤血，黏膜肿胀，间质充血、水肿及大量中性多核白细胞浸润，黏膜血管极度充血时，可出现含大量红细胞的血性渗出液，称为出血性输卵管炎，炎症反应迅即蔓延至输卵管壁，最后至浆膜层。输卵管变得红肿、粗大，近伞端部分的直径可粗达数厘米。管腔内的炎性分泌物易经伞端外溢导致盆腔腹膜炎及卵巢周围炎。重者输卵管内膜上皮可有返行性变或成片脱落，引起输卵管管腔粘连闭塞或伞端闭塞，如有渗出液或脓液积聚，可形成输卵管积脓，肿大的输卵管可与卵巢紧密粘连而形成较大的包块，临床上称之为输卵管卵巢炎性包块或附件炎性包块。卵巢表面有一层白膜包被，很少单独发炎，卵巢多与输卵管伞端粘连，发生卵巢周围炎，也可形成卵巢脓肿，如脓肿壁与输卵管粘连穿通形成输卵管卵巢脓肿，脓肿可发生于初次感染之后，但往往是在慢性附件炎反复发作之后形成。脓肿多位予子宫后方及阔韧带后叶及肠管间，可向阴道、直肠穿通，也可破入腹腔，发生急性弥漫性腹膜炎。

②急性盆腔腹膜炎：盆腔腹膜的受累程度与急性输卵管炎的严重程度及其溢出物多少有关。盆腔腹膜受累后，充血明显，并可渗出含有纤维蛋白的浆液。可形成盆腔脏器的粘连，渗出物聚集在粘连的间隙内，可形成多数的小脓肿，或聚集在子宫直肠窝内形成盆腔脓肿，脓肿破入直肠则症状减轻，如破入至腹腔则可引起弥漫性腹膜炎，使病情加重。

（4）临床表现：根据病情及病变范围大小临床表现有所不同，发热及下腹痛是典型的症状，患者可先有发热然后感下腹痛，也可能两种症状同时发生。发热前可先有寒战、头痛，体温高达 39～40℃。下腹部剧痛为双侧，或病变侧剧痛。如疼痛发生在月经期则可有月经的变化，如月经量增多，月经期延长；在菲月经期疼痛发作则可有不规则阴道出血，白带增多等现象。由于炎症的刺激，少数患者也可有膀胱及直肠刺激症状，如尿频、尿急、腹胀、腹泻等。

检查时患者有急性病容，辗转不安，体温常在 38℃ 以上，可高达 40℃ 或更高，呈弛张热或稽留热，脉搏明显加速，面部潮红，唇干。病初起时下腹一侧触痛可较另一侧明显，如已发展为较严重的盆腔腹膜炎时则整个下腹有触痛及反跳痛，患者因疼痛而拒按。妇科检查见阴道充血，宫颈充血，有触痛，分泌物多，呈黄白色或脓性，有时带恶臭，阴道穹隆有触痛，子宫增大，压痛，活动受限，双侧附件增厚或触及包块，压痛明显。

急性输卵管卵巢炎患者可伴发肝周围炎（Fitz-Hush-Curtis 综合征），临床表现为右上腹或右下胸部痛，颇似胆囊炎或右侧胸膜炎的症状。淋菌或沙眼衣原体感染均可能引起此种情况。其病理特点是在腹腔镜或剖腹探查直视下，可见到肝脏包膜有纤维素斑，横膈浆膜面有小出血点，而最典型的表现是在肝脏表面和横膈间见有琴弦状粘连带。据报道，此综合征的发生率最高可达 30%，如不注意，可被误诊为急性胆囊炎。

（5）诊断：对患急腹症的妇女，详细询问病史，了解有无安放宫内避孕器、发病前有无流产、有无过频的性交或经期性交、曾否作过宫颈小手术等,再结合临床表现,诊断急性输卵管卵巢炎及急性盆腔腹膜炎当无困难,但在临床实际工作中此症的误诊率仍高达30%。诊断该病除根据病史及临床检查外,尚应作相关的实验室检查,包括血、尿及宫颈分泌物涂片和培养找细菌(包括厌氧菌),阴道后穹穿刺如有脓液,则诊断更明确。可作涂片找淋球菌、沙眼衣原体及其他化脓菌。

多年来已知某些生殖器官的黏膜,如输卵管及宫颈管黏膜等可产生一种有别于胰腺所产生的淀粉酶,此种生殖淀粉酶与唾液淀粉酶不易区别。数年前,瑞典有人发现在直肠子宫陷窝处的腹水中存在着非胰腺产生的淀粉酶,包括生殖与唾液淀粉酶,称为同种淀粉酶,其正常值为300U/L,当输卵管黏膜发炎时,则腹水中的同种淀粉酶的含量明显降低,降低的程度与炎症的严重程度成正比,可降至40U/L。该作者对可疑急性输卵管炎患者进行试验,取患者阴道后穹穿刺液及其血液作同种淀粉酶试验,结果腹水同种淀粉酶值/血清同种淀粉酶的比值<1.5者,多数均被手术证实为急性输卵管炎。此法已被证明是对急性输卵管炎较可靠的诊断方法。国外有人发现急性输卵管炎患者的后穹穿刺腹水中白细胞计数远远高于非此症患者,并认为如能将在后穹抽出的腹水同时作上述两项检查,则诊断准确率可进一步提高。

(6)鉴别诊断:须与急性阑尾炎、卵巢囊肿蒂扭转、异位妊娠、盆腔子宫内膜异位症等鉴别。

①急性阑尾炎:右侧急性输卵管卵巢炎易与急性阑尾炎混淆。一般而言,急性阑尾炎起病前常有胃肠道症状,如恶心、呕吐、腹泻等,腹痛多初发于脐周围,然后逐渐转移并固定于右下腹。检查时急性阑尾炎仅麦氏点有压痛,左下腹则不痛,体温及白细胞增高的程度不如急性输卵管卵巢炎。如系急性输卵管卵巢炎,则疼痛起于下腹左右两侧,右侧急性输卵管卵巢炎者,常在麦氏点以下压痛明显,妇科检查子宫颈常有举痛,双侧附件均有触痛。但临床上二者同时发生者也偶可遇到。如诊断不能肯定,应尽早作剖腹探查,否则阑尾穿孔后不仅对患者危害极大,其所形成的局限性腹膜炎或脓肿也将与严重的急性输卵管卵巢炎及盆腔炎难以区别。

②卵巢囊肿蒂扭转:卵巢囊肿蒂扭转可引起急性下腹痛伴有恶心、甚至呕吐。扭转后囊腔内常有出血或伴感染,则可有发热,故易与输卵管卵巢炎混淆。仔细询问病史及进行妇科检查,并借助B超可明确诊断。

③异位妊娠或卵巢黄体囊肿破裂:异位妊娠或卵巢黄体囊肿破裂均可发生急性下腹痛并可能有低热,但异位妊娠常有停经史,有腹腔内出血,患者面色苍白,急性病容,甚至呈现休克,尿HCG呈阳性,而急性输卵管卵巢炎多无这些症状,阴道后穹穿刺,抽出为陈旧性血液则诊断明确。卵巢黄体囊肿仅限于一侧,块状物界限明显。

④盆腔子宫内膜异位症:患者在经期有剧烈下腹痛,经量增多,多合并不孕病史,须与输卵管卵巢炎鉴别,妇科检查子宫可增大,盆腔有结节状包块,可通过B超及腹腔镜检查作出诊断。

(7)治疗

1)全身治疗:较重要,患者应卧床休息,予以高蛋白流食或半流食,取头高脚低位以利子宫腔内及宫颈分泌物排出体外,盆腔内的渗出物聚集在子宫直肠窝内而使炎症局限。补充液体,纠正电解质紊乱及酸碱平衡,高热时给予物理降温。

2)抗生素治疗:近年来由于新的抗生素不断问世,对细菌培养的技术提高以及药物敏感试验的配合,急性炎症可彻底治愈。由于本病多为混合性感染,一般在药物敏感试验作出以前,先使用需氧菌及厌氧菌兼顾的抗生素联合用药,但要求抗生素达到足量,给药途径以静脉滴注收效快。抗生素选择原则如下:

青霉素类:代表药物有青霉素 G,剂量 240 万~1200 万 U/d,静滴,主要针对革兰阳性或阴性球菌;氨苄西林,剂量 2~6g/d,静滴,主要针对大肠杆菌;阿莫西林-克拉维酸钾,剂量1.2~2.4g/d,静滴,抗菌谱更广,能抑制 β-内酰胺酶活性;氨苄西林-舒巴坦 3.0~9.0g/d,静滴;替卡西林-克拉维酸钾,3.2~9.0g/d,静滴。哌拉西林,又称氧哌嗪青霉素,对多数需氧菌及厌氧菌均有效,每日 4~12g,分 3~4 次静注或静滴,严重感染每日可用 16~24g。

头孢菌素类抗生素:①第一代头孢菌素,对革兰阳性菌有效,代表药物有头孢唑啉(先锋 V)2~4g/d,静滴;头孢拉定(先锋 VI)2~4g/d,静滴。对第 1 代头孢菌素敏感的细菌有 B 族溶血性链球菌、葡萄球菌、大肠杆菌等。②第、二代头孢菌素,对革兰阳性菌抗菌力较第一代强,对革兰阴性菌的抗菌谱较第一代有所扩大。代表药物有头孢呋辛 1.5~3g/d,静滴;头孢西丁 2~4g/d,静滴;头孢替安 1.0~2.0g/d,静滴。③第三代头孢菌素,对 β-内酰胺酶较第二代稳定,其抗菌谱更广、更强,不良反应更少。代表药物有头孢噻肟钠 2g/d,静滴;头孢哌酮 2~4g/d,静滴;头孢他定 4~6g/d,静滴;头孢曲松钠 2~4g/d,静滴;头孢曲松 2~4g/d,静滴;头孢唑肟 1~2g/d,静滴;头孢甲肟 1~2g/d,静滴。

氨基糖苷类抗生素:对革兰阴性菌效果良好,代表药物有庆大霉素 16 万~24 万 U/d,静滴;阿米卡星 0.4~0.8g/d,静滴;硫酸阿米卡星 0.2~0.4g/d,静滴;妥布霉素 80~240mg/d,静滴。

大环内酯类抗生素:对革兰阳性菌、沙眼衣原体有较强作用。代表药物有红霉素 1.2~1.8g/d,静滴;交沙霉素 800~1200mg/d,口服;罗红霉素 300~450mg/d 口服;克拉霉素 500~1000mg/d,静滴;阿奇霉素 500mg/d。

喹诺酮类抗生素:目前有多个品种应用于临床,其抗菌谱广,对革兰阳性、阴性等菌均有抗菌作用,且具有较好的组织渗透性。现多选用第三代喹诺酮类抗生素,代表药物有氧氟沙星 200~400mg/d,静滴或 400~800mg/d,口服;环丙沙星 400~800mg/d,静滴或 500~1000mg/d,口服;培氟沙星(甲氟哌酸)800mg/d,静滴或口服;洛美沙星 600mg/d,口服;左氧氟沙星 200~400mg/d,口服。此外,喹诺酮类药物中近年来发展的妥舒沙星、斯帕沙星和左氟沙星,这 3 种药对革兰阳性菌、厌氧菌、衣原体、支原体的活性比环丙沙星强,妥舒沙星对金黄色葡萄球菌的活性是环丙沙星的 8 倍,左氟沙星是氧氟沙星的左旋体,其活性较氧氟沙星大 1 倍,毒副作用更小,这些药物标志着喹诺酮向高效能低毒性的活性药物迈进。

其他:①克林霉素,又称氯洁霉素,与氨基糖苷类药物(常用庆大霉素)联合,克林霉素每次 600mg,每 6 小时 1 次,静脉滴注,体温降至正常后改口服,每次 300mg,每 6 小时 1 次。克林霉素对多数革兰阳性和厌氧菌(如类杆菌,消化链球菌等)有效。与氨基糖苷类药物合用有良好的效果。但此类药物与红霉素有拮抗作用,不可与其联合。②林可霉素,其作用与克林霉素相同,用量每次 300~400mg,每日 3 次,肌内注射或静脉滴注。克林霉素及林可霉素对厌氧菌如脆弱类杆菌、梭形杆菌,消化球菌及消化链球菌均敏感,对输卵管卵巢脓肿用克林霉素的疗效优于单用青霉素。③甲硝唑 1.0~2.0g/d,静滴。④替硝唑 0.8g/d,静滴。⑤多诺环素

200mg/d，口服。

急性输卵管炎、卵巢炎及盆腔腹膜炎可供选择的抗感染治疗方案如下：

①头孢呋辛 1.5g，静滴或头孢曲松钠 1g，静滴或头孢噻肟 1～2g，静滴或头孢哌酮 1～2g，静滴或头孢他定 2～3g，静滴或头孢甲肟 1g，静滴，每日 2 次，连用 7～14d；同时加用多西环素 100mg 口服，每日 2 次，服用 7d 或阿奇霉素 1g 顿服（特别是合并沙眼衣原体感染时）。

②氧氟沙星或左氧氟沙星 200mg，静滴，联合甲硝唑 0.5g 或替硝唑 0.4g 静滴，每日 2 次，连用 7～14d。

③克林霉素 1.2g，静滴，联合阿米卡星或奈替米星 0.2g，每日 2 次，连用 7～14d。

④替卡西林＋克拉维酸 1.2g，静滴，每日 2 次，加用阿米卡星 0.2g 或奈替米星 0.2g，静滴，每日 2 次，连用 7～14d。

⑤青霉素 G 560 万～1200 万 U、庆大霉素 16 万～24 万 U 加甲硝唑 1.0g，静滴，连用 7～14d。

除静脉给药外，最近有学者主张局部抗感染治疗，即在腹部或阴道 B 超引导下后穹或下腹部穿刺，将抗炎药物头孢曲松 1.0～2.0g 和甲硝唑 0.5g 注入盆腔内，保留局部穿刺管，每日注药 1 次，3～7d 为一疗程。

若以上治疗后症状无明显好转，高热持续不退，则可能有输卵管积脓或输卵管卵巢脓肿形成，其治疗见盆腔脓肿部分。

美国疾病控制中心（CDC）对盆腔腹膜炎的治疗分两步：一步是门诊治疗，第二步为住院治疗。门诊治疗的患者多为轻症盆腔炎，先控制住淋球菌，给头孢西丁 250mg 一次性肌注，然后再给多西环素 100mg，每日 2 次，共 10～14d，或给氟哌酸 800mg，口服，服药后 48～72h 再检查，如治疗不理想，则需住院治疗。第二阶段治疗为控制沙眼衣原体、需氧菌及厌氧菌，建议用口服多西环素 100mg，每日 2 次，共用 10～14d；或四环素 500mg，每日 4 次，共服 10～14d，如患者对药物过敏，则可给红霉素 500mg，每日 4 次，共用药 10～14d，如有厌氧菌，可同时加用甲硝唑 500mg 口服，每日 4 次。门诊治疗疗效不佳须住院治疗，其性伴侣也应作检查，如有性传播性疾病，也应积极接受治疗。住院治疗的指征：①病情严重，已形成脓肿；②门诊治疗效果不佳或无效；③孕期；④诊断不明确；⑤放置宫内避孕器者。住院治疗方案如下：第一方案：头孢西丁 2g 静脉注射，每 6 小时 1 次；或头孢替坦 2g，静脉注射，每 12 小时 1 次，加多西环素 100mg 口服或静脉注射每 12 小时 1 次，直至体温下降或症状消失 48h 后，病轻者可出院并给多西环素 100mg 口服，每 12 小时 1 次，共 10～14d。第二方案为克林霉素 900mg，静脉注射，每 8 小时 1 次，加庆大霉素 2mg/kg 负荷量静脉注射或肌内注射，然后再给维持量 1.5mg/kg 静脉注射或肌内注射，每 8 小时 1 次。第二方案与第一方案同，即治疗至患者退热及症状消失后 48h 可出院，并给克林霉素 450mg，每 5 小时 1 次，口服，共 10～14d，或给多西环素 100mg，每 12 小时 1 次，口服，共 10～14d。头孢西丁及头孢替坦对淋球菌及衣原体有效，对 B 族链球菌、厌氧及需氧革兰阴性细菌均有良好的效果。克林霉素对淋球菌、B 群链球菌、沙眼衣原体最有效，庆大霉素联合克林霉素对需氧菌及革兰阴性菌有好效果。

此外，氨曲南为一种 β-内酰胺类抗生素，如患者有肾功能不全，可代替庆大霉素，用量为 2g，静脉给药，每 8 小时 1 次。

3）中药治疗：采用活血化瘀、清热解毒的中药，如银翘解毒汤、安宫牛黄丸、紫雪丹等。

4）手术治疗：经药物治疗 48～72h，体温持续不降，肿块加大，或有中毒症状，应及时手术排脓，年轻妇女要考虑保留卵巢功能，对体质衰弱患者的手术范围须根据具体情况决定。如为盆腔脓肿或为盆腔结缔组织脓肿，可经腹部或阴道切开排脓，同时注入抗生素。如脓肿位置较表浅，系盆腔腹膜外脓肿向上延伸超出盆腔者，于髂凹处扪及包块时，可在腹股沟韧带上方行切开引流。

输卵管卵巢脓肿，经药物治疗有效，脓肿局限后，也可行手术切除肿块。

脓肿破裂后，患者突然觉得腹部剧痛，伴高热、寒战，并有恶心、呕吐、腹胀、拒按等情况时应立即实行手术，剖腹探查。

2.慢性输卵管炎、卵巢炎、盆腔腹膜炎　慢性输卵管炎、卵巢炎、盆腔腹膜炎多为急性附件炎未彻底治疗或患者体质较差，病程迁延所致，但沙眼衣原体感染时，由于呈亚急性表现，症状多不明显而易被人们忽略，以致形成慢性炎症。

（1）病理：慢性输卵管卵巢炎、盆腔腹膜炎可以发生以下几种病理改变。

①慢性输卵管卵巢炎：多为双侧性，输卵管多增粗、变硬且黏膜多处可发生粘连而导致管腔闭塞，但管腔亦可仅有重度狭窄而仍然保持贯通。镜检下可发现黏膜间质有浆细胞与淋巴细胞浸润。输卵管的增粗程度不一，但由于其变硬，作妇检时可扪到有如索状物，而正常的输卵管一般是扪不到的。慢性卵巢炎多与输卵管炎同时发生，乃慢性输卵管炎波及卵巢与卵巢粘连形成炎性包块，如输卵管重度增粗且与卵巢、盆腔腹膜、肠曲、大网膜等发生重度粘连时，则可以形成较大的炎性包块，但两侧包块的大小可有明显差异。如慢性炎症伴有反复的急性发作，则包块可继续增大且粘连越紧而不利于手术切除。

②输卵管积水：为慢性输卵管炎症中较为常见的类型。"水"可以有两种来源：①输卵管因炎症而发生峡部及伞端粘连，阻塞后，易形成输卵管积脓，将输卵管的管腔扩大，当管腔内的脓细胞及坏死组织经分解而被吞噬细胞清除后，最终成为水样液体；②管腔的两端因粘连而阻塞后，黏膜细胞的分泌液即积存于管腔内，越积越多，管腔内黏膜细胞虽因受压而变扁平但并未完全丧失功能，其结果是大量水样液体积存于管腔中形成输卵管积水。积存的水多为清澈液体，但亦偶可稍呈血性液，在水中已无细菌存在。

输卵管积水多为双侧性，但一侧可明显大于另一侧，呈曲颈瓶样，越近伞端越粗，最大直径可达十余厘米。管壁菲薄，表面光滑，与周围组织粘连较少是其特点，故可以峡部为轴而发生扭转，一般在手术探查前，输卵管积水扭转不易与卵巢囊肿蒂扭转相鉴别。在临床上偶可遇到由于管内积水多，管内压力增高致使积水的输卵管与子宫腔有小孔相通，因而患者可有阵阵阴道排液的现象，此种情况有时需与输卵管癌相鉴别，因后者的主要症状之一是自宫颈口阵阵排出液体。必须指出，并非所有的输卵管积水都是由于炎症所致，如输卵管结扎绝育术后，亦偶可导致输卵管积水。

③输卵管卵巢囊肿：若输卵管有积脓而卵巢亦已形成脓肿且逐渐增大，两者之间的间隔可以穿通而成为一个整体，脓液液化（机制同前述）后即形成输卵管卵巢囊肿。有时积液的输卵管因与卵巢有粘连而与后者中的卵泡囊肿相贯通亦可形成一个较大的输卵管卵巢囊肿。不论此种囊肿是如何形成的，剖腹探查时可见到该侧输卵管已大部分被破坏变薄，而卵巢则被压

扁,附于输卵管卵巢囊肿的基底部。

④输卵管积脓(见盆腔脓肿)。

⑤峡部结节性输卵管炎:为一种特殊类型的输卵管炎,多在输卵管峡部有黄豆大硬结,有时亦可见于壶腹部。常为双侧性。由于结节较硬,在作妇科检查时多可扪到,故在临床上不难作出诊断。

结节的形成是由于输卵管黏膜受炎症刺激侵入管壁,引起肌壁增生而致。亦有人认为其发生机制与子宫腺肌病的病因相似而不一定是炎症。如在肌壁间有子宫内膜腺体而其周围又发现有间质,则可以诊断为腺肌瘤。

⑥慢性盆腔腹膜炎,炎症蔓延至盆腔腹膜,腹膜充血、水肿而逐步增厚,炎性分泌物可沿其周围组织渗透,渗透至子宫直肠陷凹时,局部组织变硬、变厚。

(2)临床表现:全身症状不明显,可以表现为下腹部坠痛、腰骶部胀痛、性交痛或痛经等。疼痛是由于盆腔内组织充血,盆腔器官有粘连所致,故常于经前或劳动后加重。患者往往因长期下腹不适或腰骶部痛致全身健康受到影响。有时可伴尿频,白带增多,月经量多,周期不准,经期延长等症状。慢性输卵管卵巢炎常因其与周围组织粘连而不孕,即使可以受孕,发生输卵管妊娠的机会亦较多。

据报道,如对急性输卵管卵巢炎治疗不及时不彻底,其中有一部分患者在 $1\sim2$ 年后可发生骶髂关节炎,引起骶髂部的持续疼痛,此种关节炎的晚期可以用 X 线片诊断,但在早期则 X 线片上并无关节炎的特征显示,可用定量的放射性同位素锶扫描加以发现。

慢性输卵管卵巢炎的另一特点是可有反复急性发作。发作的原因可能为重复感染,也可能因患者机体抵抗力降低致使潜伏的细菌重新活跃。每次发作后均使输卵管卵巢、盆腔腹膜以及周围器官的粘连更紧密而逐渐发展成为较大的包块,以致症状越来越明显。

作妇科检查时常发现子宫多为后倾,活动性受限,甚至完全固定。在宫旁或后方可触及增粗的输卵管或其中的结节或输卵管与卵巢炎所形成的包块,并有触痛,如合并有盆腔结缔组织炎则宫骶韧带增厚,触痛明显。如仅有输卵管积水,则可扪到壁薄的囊样物,且可能推动而无触痛,故甚难与卵巢囊肿鉴别。输卵管卵巢囊肿一般较输卵管积水大,固定于子宫一侧。检查时如发现为固定的囊块,则提示有此种囊肿的可疑。

(3)诊断:在询问病史时如发现患者以往曾有急性盆腔炎病史,诊断多无困难。如患者除不育外症状不严重,检查时仅发现宫旁组织稍增厚而无包块,则可进行输卵管通液检查,如证明输卵管不通,慢性输卵管炎的诊断即基本上可以确立。但尚需进一步明确有无结核性输卵管炎的可能。

鉴别诊断须与子宫内膜异位症、卵巢肿瘤、盆腔结核等鉴别。

(4)治疗:慢性炎症患者由于经常有下腹坠痛,思想顾虑重,应加强宣传,解除思想顾虑,加强营养,作好体质锻炼,避免重体力劳动。

①药物治疗

透明质酸酶:给 1500U 或糜蛋白酶 5mg 肌内注射,隔日 1 次,5~10 次为一疗程,有利于炎症及粘连的吸收,个别患者如出现全身或局部过敏反应,应停用药。

封闭疗法:能阻断恶性刺激,改善组织营养,如髓前封闭,每次用 0.25% 普鲁卡因 40ml,每周1～2次,每疗程4～5次;或用阴道侧穹隆封闭,即在距子宫颈1cm处刺入侧穹隆2～3cm深,每侧缓慢注射0.25%普鲁卡因10ml,每日1次,每疗程6～7次。

抗生素治疗:可选用治疗急性输卵管卵巢炎的药物。应用抗生素的依据是,在此类慢性病患者的输卵管内尚可残存有少量致病菌,抗生素可将其杀灭,且可防止复发。在用抗生素的同时,可加用肾上腺皮质激素,治疗一段时间后一些患者的症状可明显减轻甚至消失,少数患者的输卵管可以复通,但这不等于患者已被根治,输卵管复通后,亦不等于即可受孕。对这些患者仍需继续随访检查。

②物理疗法:可促进盆腔组织局部血液循环,改善局部组织的新陈代谢,以利炎症的吸收和消退。

激光治疗:利用激光治疗的特点,消炎、止痛以及促进组织的修复作用。

超短波疗法:用下腹腰部对置法,或将阴道电极置于阴道内,微热量或温热量,每次15～20min,每日1次,或隔日1次,12～15次为一疗程。

微波治疗:因机体组织对微波吸收率高,其穿透力较弱,产热均匀,可准确限定治疗部位,操作方便,对慢性炎症用圆形或矩形电极横置于下腹部,距离10cm,功率80～100W,每次15～20min,每日1次,10～20次为一疗程。

石蜡疗法:用腰-腹法,使用蜡饼或蜡袋置于下腹部及腰骶部,每次30min或用蜡栓放置阴道内,隔日1次,10～15次为一疗程。

热水坐浴:一般用1:5000高锰酸钾液或中药洁尔阴坐浴,水温约为40℃,每日1次,5～10次为一疗程,每次10～20min。

此外,尚有中波直流电透入法、紫外线疗法等物理疗法。应用理疗治疗慢性盆腔炎性疾病时应注意禁忌证:月经期及孕期;生殖器官有恶性肿瘤;伴有出血;内科合并症,如心、肝、肾功能不全;活动性结核;高热;过敏性体质等情况时均不应作理疗。

③手术治疗

手术指征:年龄较大、已有子女者。症状明显者,影响身体健康及工作,尤以盆腔已形成包块者;有反复急性发作史而经非手术治疗效果不佳者;较大的输卵管卵巢囊肿或输卵管积水者;年龄较轻,婚后不孕,其他功能正常、输卵管梗阻但未形成包块,盼望生育者。

手术范围

全子宫切除:对输卵管卵巢囊肿、输卵管积水,如已有子女,年龄超过40岁者,可行全子宫切除及病灶切除术,但需保留一侧卵巢或部分卵巢。但双侧附件已形成包块者(包括输卵管积水、输卵管卵巢囊肿)宜作全子宫及双侧附件切除术。

年轻患者迫切希望生育,如单侧或双侧输卵管均不通,根据情况可作输卵管复通术。手术中应同时将输卵管、卵巢周围可见到的粘连带全部分离。进行输卵管复通手术时,必须肯定炎症是非结核性的,否则不可能成功。

慢性炎症患者经以上方法治疗后,有可能使输卵管通而不畅,以致发生输卵管妊娠。此种情况在临床上并不罕见,应高度重视。

(四)盆腔结缔组织炎

盆腔结缔组织(又称纤维结缔组织)是腹膜外的组织,位于盆腔腹膜后方、子宫两侧以及膀胱前间隙等处。这些部位的结缔组织之间并无界限,盆腔腹膜后的结缔组织与整个腹膜后(上达肾周围)的结缔组织相连,在阔韧带下方的宫旁组织(即主韧带)及宫颈骶骨韧带中均含有较多的结缔组织兼有少许平滑肌细胞。盆腔结缔组织炎(又称蜂窝织炎)多初发于宫旁结缔组织,然后播散至其他部位。

盆腔结缔组织炎可以分为原发性与继发性两种类型。原发者系指炎症初发时仅限于盆腔结缔组织,但如炎症严重可以穿透腹膜而波及盆腔腹膜或通过输卵管系膜而影响输卵管及卵巢;继发者则指先有严重的输卵管卵巢及盆腔腹膜炎,再播散至盆腔结缔组织。

1.急性盆腔结缔组织炎

(1)病因:急性盆腔结缔组织炎多由于手术损伤所致。扩张宫颈术时之宫颈撕伤;全子宫切除(尤其是经阴道者)术后阴道断端周围之血肿及感染;人工流产术中误伤子宫或宫颈侧壁以及分娩或手术产时造成的宫颈或阴道上端撕伤等,均易导致急性盆腔结缔组织炎。妊娠期间盆腔结缔组织常有增生并充血,一旦发生感染,往往迅速扩散至大部分的盆内结缔组织,导致较严重的盆腔结缔组织炎。病原体多为通常寄生于阴道内的需氧或(及)厌氧菌,包括链球菌、葡萄球菌、大肠杆菌、厌氧菌、淋球菌、衣原体、支原体等。

①链球菌:为革兰阳性链球菌,其中以乙型链球菌致病力强,能产生溶血素和多种酶,使感染扩散。此类细菌感染的脓液较稀薄,呈淡红色,量较多。本菌对青霉素敏感。B族溶血性乙型链球菌常见于产后子宫感染及新生儿致命性感染。

②葡萄球菌:常见于产后、剖宫产后、妇科手术后的感染。分金黄色、白色、柠檬色3种,致病力强。脓液色黄、稠、无臭,对一般常用的抗生素易产生耐药,须根据药敏试验用药较理想,耐青霉素金黄色葡萄球菌对头孢噻吩、克林霉素、万古霉素及氯霉素等较敏感。

③大肠杆菌:革兰阴性菌,本菌一般不致病,但如机体衰弱、外伤或手术后,也可引起较严重的感染,常与其他细菌发生混合感染。脓液稠厚并带有粪臭。对氨苄西林、阿莫西林、头孢菌素及氨基糖苷类抗生素均有效,但易产生耐药菌株,最好根据药敏试验用药。

④厌氧菌:细菌多来源于结肠、直肠、阴道及口腔黏膜,易形成盆腔脓肿、感染性血栓静脉炎,脓液有气泡,带粪臭。有报道,70%~80%脓肿的脓液可培养出厌氧菌,用药应采用兼顾厌氧菌及需氧菌的抗生素,如青霉素、克林霉素、甲硝唑等。

脆弱类杆菌:为革兰阴性杆菌,常伴有严重感染形成脓肿。脓液常带粪臭,显微镜下,可见到多形性、着色不均匀的革兰阴性杆菌,本菌对青霉素、第一代先锋霉素及氨基糖苷类药物不敏感,对甲硝唑敏感。

消化道链球菌与消化球菌:为革兰阳性球菌,致病力较强,多见于产后、剖宫产后、流产后的输卵管炎、盆腔结缔组织炎。脓液带粪臭,可见到革兰阳性球菌,本菌对青霉素敏感。

⑤性传播疾病的病原体:淋球菌、衣原体及支原体是近年急性盆腔结缔组织炎的常见病原体。

(2)病理:急性盆腔结缔组织炎一旦发生,局部组织出现水肿、充血,并有大量白细胞及浆细胞浸润,临床上常发现发炎处有明显的增厚感。炎症初起时多在生殖器官受到损伤的同侧宫旁结缔组织中,如自子宫颈部的损伤浸润至子宫颈的一侧盆腔结缔组织,逐渐可蔓延至盆腔对侧的结缔组织、盆腔的前部分。发炎的盆腔结缔组织容易化脓,发展形成大小不等的脓肿,急性盆腔结缔组织炎如未能获得及时有效的治疗,炎症可通过淋巴向输卵管、卵巢或髂窝处扩散,或向上蔓延而导致肾周围脓肿。由于盆腔结缔组织与盆腔内血管接近,故结缔组织炎亦可引起盆腔血栓性静脉炎。现在广谱抗生素较多,群众对疾病的认识有所提高,发展至血栓性静脉炎者已不多见。

如阔韧带内已形成脓肿未及时切开脓肿引流,脓肿可向阴道、膀胱、直肠自行破溃,高位脓肿也可向腹腔破溃引起全身性腹膜炎、脓毒症使病情急剧恶化,但引流通畅后,炎症可逐渐消失。

(3)临床表现:炎症初期,患者可有高热及下腹痛,体温可达 39~40℃。如在发病前患者曾接受过经腹或经阴道进行的子宫全切术,或手术虽小但有损伤阴道上端、宫颈以及子宫侧壁时,则所引起的炎症往往是盆腔结缔组织炎。如已形成脓肿,除发热、下腹痛外,常见有直肠、膀胱压迫症状,如便意感、排便痛、恶心、呕吐、排尿痛、尿意频数等症状。

在发病初期妇科检查,子宫一侧或双侧有明显的压痛及边界不明显的增厚感,增厚可达盆壁,子宫略大,活动性差,触痛。如已形成脓肿或合并有子宫附件炎时,则因脓肿向下流入子宫后方,阴道后穹常触及较软的包块,且触痛明显。如患者系在子宫切除术后发病,则有时可在阴道的缝合处见有少许脓性或脓血性渗出物,提示阴道周围组织已发生感染。

(4)诊断:根据病史、临床症状及妇科检查所见诊断不难,但有时须与以下疾病进行鉴别:

①输卵管妊娠破裂:有停经史、阴道少量出血、下腹痛突然发生,面色苍白,急性病容,腹部有腹膜刺激症状,尿 HCG(+)、后穹穿刺为不凝血。

②卵巢囊肿蒂扭转:突发的一侧下腹痛,有或无卵巢肿瘤史,有单侧腹膜刺激症状,触痛明显,尤其在患侧子宫角部,妇科检查子宫一侧触及肿物及触痛。

③急性阑尾炎:疼痛缓慢发生,常有转移性右下腹部疼痛,麦氏点触痛明显。

(5)治疗:对急性盆腔结缔组织炎的治疗,主要依靠抗生素,所用药物与治疗急性输卵管卵巢炎者相同。诊断及时用药得当,一般均可避免脓肿的形成或炎症的进一步扩散。

①抗生素治疗:可用广谱抗生素如青霉素、氨基糖苷类抗生素、林可霉素、克林霉素、多西环素及甲硝唑等。待抗菌敏感试验得出后,改用敏感的抗生素。

如在用抗生素治疗的过程中患者的高热不退,则除应改变所用药物外,尚应考虑有无隐匿的脓肿(如肾周围脓肿)或(及)盆腔血栓性静脉炎的可能,而给予相应的处理。

②腹腔镜治疗:一旦患者病情比较复杂,怀疑有脓肿形成;或者经药物治疗 72h,不但无效病情反而加重;或者盆腔炎反复多次发作;疑有脓肿破裂,与阑尾炎无法鉴别的患者均可使用腹腔镜探查术,进行诊断与治疗。

腹腔镜探查时,首先要确定病变最严重的部位,以判断病情。取盆腔内渗出物或脓液送细菌培养加药敏试验,有助于术后选用抗生素。腹腔镜探查术在以前是一种单纯的诊断措施,但是最近几年,使用腹腔镜冲洗术治疗盆腔炎性疾病,不仅可以大大缩短抗生素使用时间,而且可以防止术后盆腔脏器粘连。在急性期,尤其是使用了几天抗生素的患者,脏器之间的粘连一般都不是很致密,使用钝性的拨棒可以将绝大多数粘连分离开来。由于腹腔镜手术对腹腔脏器的损伤小,术后发生严重粘连的病例较少。腹腔镜术中应注意,有的患者由于病程长,下腹部腹壁与肠管之间有粘连,应警惕在进行侧孔穿刺时,容易伤及肠管。应掌握手术指征。

③手术治疗:手术治疗盆腔炎性疾病,往往弊大于利,在绝大多数情况下,不要轻易采用手术治疗,以免炎症扩散或出血,且术后容易形成严重的肠粘连、输卵管粘连,导致慢性腹痛等。但有些情况须作以下处理:

宫腔内残留组织,阴道出血时,首先应积极消炎,如无效或出血较多时,在用药控制感染的同时,用卵圆钳小心谨慎地清除宫腔的内容物,而避免作刮宫术;子宫穿孔时如无肠管损伤,可不必剖腹修补;宫腔积脓时,应扩张宫口使脓液引流通畅;有 IUD 时应及时取出。

有明显脓肿形成,或者怀疑有脓肿破裂,或者与外科疾病无法鉴别等,应该及时进行外科手术探查,切除病变器官,进行引流。

2.慢性盆腔结缔组织炎　慢性盆腔结缔组织炎多由于急性盆腔结缔组织炎治疗不彻底,或患者体质较差,炎症迁延形成。

(1)病因与病理:宫颈淋巴管直接与宫旁结缔组织相通,故慢性盆腔结缔组织炎常继发于较严重的慢性宫颈炎,也常是宫颈癌的并发症之一。此症也可能是由于在急性阶段治疗不彻底所致,因而病原体可能尚存活于病灶之中。

本病的病理变化在急性期以充血、水肿为主,成为慢性炎症后,则以纤维组织增生为主,逐渐使结缔组织变为较坚硬的瘢痕组织,与盆壁相连,甚至可使盆腔内出现"冰冻骨盆"的状态。子宫固定不能活动,或活动度受限制,子宫常偏于患侧的盆腔结缔组织。

(2)临床表现:轻度慢性盆腔结缔组织炎可无症状;偶于身体劳累时有腰痛,下腹坠痛感。性交痛是此症的常见症状,这是由于盆腔内的结缔组织所处的位置较低,易受到刺激之故。妇科检查,子宫多呈后倾屈,三合诊时触及宫骶韧带增粗呈条索状,触痛,双侧的宫旁组织肥厚,触痛如为一侧者则可触及子宫移位,偏于患侧,如已形成冰冻骨盆,则子宫可以完全固定。

(3)诊断与鉴别诊断:根据有急性盆腔结缔组织炎史、临床症状与妇科检查,诊断不难,但须与子宫内膜异位症、结核性盆腔炎、卵巢癌以及陈旧性子宫外孕等鉴别。

①子宫内膜异位症:多有痛经史,妇科检查可能触到子宫旁有结节,或子宫两侧有包块。B 型超声及腹腔镜检查有助于诊断。

②结核性盆腔炎:多有其他脏器的结核史,腹痛常为持续性,偶有闭经史,常有子宫内膜结核、腹胀,偶有腹部包块,X 线检查下腹部可见有钙化灶,包块位置较慢性盆腔结缔组织炎高。

③卵巢癌:包块为实质性,表面不规则,常有腹水,患者一般健康状态较弱,晚期癌也有下腹痛,与慢性盆腔结缔组织炎不同,诊断有时困难,腹腔镜检查及病理活体组织检查有助于诊断。

④陈旧性宫外孕:多有闭经史及不规则阴道出血,腹痛偏于患侧,妇科检查子宫旁有粘连的包块,触痛,腹腔镜检查有助于诊断。

(4)治疗:由于慢性盆腔结缔组织炎往往继发于慢性宫颈炎,故应对后者进行积极治疗。对慢性盆腔结缔组织炎可用物理治疗,以减轻疼痛。与物理治疗合用效果较好,但抗生素不能长期使用。慢性盆腔结缔组织炎经治疗后症状可减轻,但容易复发,尤其在月经期后、性交后以及体力劳动后,因此应作好解释工作,使患者配合治疗。

(五)盆腔脓肿

盆腔脓肿多由急性盆腔结缔组织炎未得到及时的治疗,化脓形成盆腔脓肿,这种脓肿可局限于子宫的一侧或双侧,脓液流入于盆腔深部,甚至可达直肠阴道隔中。输卵管积脓、卵巢积脓、输卵管卵巢脓肿所致的脓肿也属盆腔脓肿的范畴。这些脓肿虽各有其特点,但亦有不少相同之处。

1.病因　盆腔脓肿形成的病原体多为需氧菌、厌氧菌、淋球菌、衣原体、支原体等,而以厌氧菌为主,在脓液培养中最常发现的是类杆菌属的脆弱类杆菌、大肠杆菌,近年来发现放线菌属(尤其是依氏放线菌属)是导致盆腔脓肿的常见病原体,其与宫内避孕器的安放有关,这种病原体不易培养,故用一般方法培养未能培养出病原体,并不等于病原体不存在。

输卵管积脓是由急性输卵管炎发展而成,当输卵管的伞部及峡部因炎症粘连而封闭后,管腔的脓液即越积越多,可以形成较大的腊肠状块物;单纯的卵巢脓肿较少见,在排卵时如输卵管有急性炎症并有分泌物,则后者可经卵巢的排卵处进入卵巢中而逐渐形成脓肿,大者有拳头大小或更大;在急性输卵管炎发生的初期其伞端尚未封闭,管腔内的炎性分泌物可外溢到盆腔内的卵巢、盆腔腹膜及盆腔中的其他器官周围,如脓性分泌物被因炎症而有广泛粘连的输卵管与卵巢所包围积存其中,即可发展成为输卵管卵巢脓肿,此种脓肿的周围尚可有大网膜、肠管及盆腔腹膜等组织与之粘连。

以上三种脓肿在盆腔内所处的位置一般较高,而与盆腔底部有一定的距离。

如输卵管内的脓液积聚于子宫直肠陷凹处,或严重的盆腔腹膜所渗出的脓液大量流入盆腔则将形成盆腔底部的脓肿,其上方可为输卵管、卵巢、肠曲所覆盖;急性盆腔结缔组织炎如未得到及时的治疗,亦往往化脓而形成脓肿,此种脓肿虽可局限于子宫的一侧,但其下端往往位置较低,且脓液可流入阴道直肠隔中,形成肿块。

以上两种脓肿均处于盆腔底部,是“真正”的盆腔脓肿。

2.临床表现　盆腔脓肿形成后,患者多有高热及下腹痛,而常以后者为主要症状,体温可达39℃左右。也有部分患者发病弛缓,脓肿形成过程较慢,症状不明显,甚至有无发热者。妇科检查时可在子宫的一侧或双侧扪及包块,或在子宫后方子宫直肠窝处触及包块并向阴道后穹膨隆,有波动感和明显触痛,有时子宫与脓肿界限不清。此外,直肠受脓肿的刺激可有排便困难,排便时疼痛,便意频数等。常伴周围血白细胞数升高及红细胞沉降率增高。

盆腔脓肿可自发破裂,脓液大量流入腹腔内引起严重的急性腹膜炎甚至脓毒血症、败血症以致死亡,这是盆腔脓肿的最严重并发症。急性盆腔结缔组织炎所导致的盆腔脓肿偶有可能自发地穿破阴道后穹,也可能破入直肠,脓液由阴道或肠道大量排出,患者的症状可迅速缓解。现广谱抗生素较多,病原体对抗生素敏感,形成盆腔脓肿者已大为减少,但无治疗条件的地区,仍有这种疾病。

3.诊断　如在产后、剖宫产术后、人工流产术后或其他宫颈手术后,患者发生高热、下腹痛,妇科检查,盆腔深部触及包块,触痛,有波动感,白细胞计数增高,血沉快,多可确诊。后穹穿刺抽出脓液可明确诊断。应将脓液作普通及厌氧菌培养,以明确病原体的类型,进行针对性的抗菌药物治疗。此外,可应用 B 型超声、CT 等协助诊断。

位置较高的宫旁炎性包块,单凭妇科检查甚难确定包块是否为脓肿,而进行阴道后穹穿刺亦不安全,须借助于辅助诊断方法。

(1)超声检查:临床上怀疑为脓肿的包块,用超声检查,可以发现包块内有多种回声区,提示包块内有液体(脓液)。此法为非损伤性检查,简便易行,可靠性可高达90%以上。

(2)计算机断层扫描(CT):应用此法以诊断腹腔脓肿可获得100%的准确率。但此法费用昂贵,尚不能普遍应用。

(3)放射性同位素扫描:近年来有人采用镓或铟标记的白细胞作扫描以诊断腹腔脓肿,取得较高的准确率。但目前临床上较少应用。

4.治疗

(1)一般治疗:患者卧床休息,床头抬高,使脓液沉积于子宫直肠陷凹,注意营养,给高蛋白半流食。

(2)药物治疗:由于多种广谱抗生素的出现,选用的药物应对厌氧菌(尤其是脆弱类杆菌)有效,最好是广谱药。目前常用于治疗盆腔脓肿的药物是克林霉素,甲硝唑以及第三代头孢菌素,如头孢西丁等,甲硝唑可给0.4g,每日3次,连服7～14d。头孢西丁2g静注,每6小时1次,然后再给多西环素100mg,每12小时1次口服,症状缓解体温已下降至正常后,尚须继续用药1周以上,以巩固疗效,也可免于手术治疗。克林霉素在脓肿内可达到较高的浓度,这是由于多核白细胞可以将此药带入脓肿中,从而使其发挥疗效。衣原体感染用庆大霉索、克林霉素、多西环素治疗盆腔脓肿极有效,痊愈率可达90%以上。

药物的应用一般仅限于治疗较早期的输卵管卵巢脓肿。如经药物治疗,虽取得疗效,但所遗留的包块尚大时,常需再用手术将病灶切除。在药物治疗的过程中必须随时警惕脓肿破裂的可能。如脓肿突然发生自发性破裂,脓液大量溢入腹腔中,可以危及生命,此时必须立即进行手术治疗。

(3)手术治疗:多用于药物治疗无效者。

①脓肿切开引流:对位置已达盆底的脓肿,常采用后穹切开引流方法予以治疗。可先自阴道后穹穿刺.如能顺利吸出大量脓液则自该穿刺部位作切开排脓后插入引流管,如脓液已明显减少可在3d后取出引流管。脓液大量引流后,患者的症状可以迅速缓解。在应用引流法的同时应加用抗生素。

此种方法对治疗急性盆腔结缔组织炎所致的脓肿,尤其是对子宫切除术后所形成的脓肿,一旦脓液全部引流,患者即可达到治愈的目的。但如系腹腔内的脓肿,即使引流只能达到暂缓症状的目的,常需在以后剖腹探查将病灶切除,其时盆腔组织的急性炎症阶段已过,手术较安全易行。

②手术切除脓肿:不少人认为除可以很容易经阴道引流的盆腔脓肿外,其他各类腹膜腔内的脓肿,包括输卵管积脓、卵巢脓肿以及输卵管卵巢脓肿等,进行手术切除是最迅速而有效的治疗方法。患者入院经48～72h的抗生素治疗后即可进行手术。采用此种方法除可以迅速取得疗效外,尚可避免脓肿破裂所引起的严重后果。但即使在术前采用抗生素治疗2～3d,手术时仍应注意操作轻柔,避免伤及肠道,或使脓液溢入腹腔内。

手术范围应根据患者情况而定。患者年轻、尚未生育者,应仅切除患侧病灶,保留对侧附件。如患者已有子女,且年龄较大,则应作双侧附件及全子宫切除术,使不再复发。如术时发现双侧附件均已严重破坏,则不论患者年龄大小均宜将双侧附件及全子宫切除。术后可用激素替代治疗。

（六）盆腔血栓性静脉炎

1.病因　盆腔血栓性静脉炎一般继发于以下各种情况：妇科感染、手术（宫颈癌根治术、盆腔淋巴结清扫术、外阴癌根治术等）后、术前盆腔放疗、长期卧床休息致盆腔静脉血液回流缓慢、手术时血管壁损伤或结扎等，产后胎盘剥离处许多栓塞性小血管是细菌滋生的良好场所，厌氧性链球菌及类杆菌等侵犯盆腔静脉丛，可能产生肝素酶降解肝素，促进血凝，可导致盆腔血栓性静脉炎。

2.临床表现　盆腔血栓性静脉炎可累及卵巢静脉，子宫静脉、髂内静脉甚至髂总静脉或阴道静脉，尤其以卵巢血栓性静脉炎最常见。常为单侧，由左卵巢静脉向上扩散至左肾静脉甚至左侧肾脏，右侧可扩散至下腔静脉。常在术后或产后 1 周左右出现寒战、高热，持续数周不退，伴下腹一侧或双侧疼痛，并向肋脊角、腹股沟、腰部放射。检查下腹深压痛，妇科检查宫颈举痛，宫旁触痛，或触及疼痛明显的静脉丛，术后或产后发热不退应想到此病。

3.诊断　根据病史、症状及体征即可作出初步诊断，为了解血栓性静脉炎的部位、范围及通畅程度，则需进一步检查。

①多普勒超声血液图像检查：可了解静脉是否通畅，有无血栓形成。

②下肢静脉造影：了解血栓部位、范围、形态及侧支循环形成情况。

③血浆 D-二聚物（D-dimer）：静脉血栓形成时，D-二聚物浓度升高，$<0.5\mathrm{mg/L}$，可除外此病。

④碘-纤维蛋白原摄取试验（FUT）：血栓形成中对[131]碘-纤维蛋白原的摄取率明显升高，可采用体外-闪烁计数器测定[131]碘标记的纤维蛋白含量，来诊断血栓性静脉炎。

⑤其他：采用测定下肢静脉压、温度记录法、实时二维超声显像、CT 或 MRI 等均有助于诊断。

4.治疗

（1）一般治疗：绝对卧床休息（平卧位），高热者物理降温，补液，注意水、电解质平衡，给予支持治疗。

（2）积极抗感染：选择对需氧菌和厌氧菌有较强作用的抗生素联合应用。

（3）抗凝疗法：持续高热不退，在大剂量抗生素联合应用的同时，可加用肝素治疗。每 6 小时静滴肝素 50mg，连用 10d，使部分凝血酶时间维持于正常值的 1.5～2 倍。急性期除用肝素外，亦可用华法林口服，第一日 10mg，第二日 5mg，第三日减量为 2.5mg 维持，使凝血酶原时间维持在正常值的 1.5 倍。抗凝疗法应在患者恢复正常生活后才能停止。

（4）手术治疗：仅用于少数患者。手术指征为：①药物治疗无效；②脓毒血症继续扩展；③禁忌使用抗凝疗法者。

手术范围包括双侧卵巢静脉结扎或下腔静脉结扎。病程中一旦发现盆腔脓肿，立即行后穹切开引流术或剖腹切开脓肿引流术。术中根据盆腔感染的性质、范围和患者自身情况决定是否切除子宫及双侧附件，术后仍需给予支持治疗和抗感染治疗，并根据病情决定是否继续应用抗凝疗法。

（七）盆腔其他感染

1.放线菌病　是真正的慢性盆腔炎性疾病之一，由衣氏放线菌引起。该病好发于 20～40

岁生育年龄的妇女。衣氏放线菌存在于正常人口腔、牙垢、扁桃体与咽部等,属于正常菌群,该菌系条件致病菌,当人体抵抗力降低时才对人类致病,对其他哺乳动物不致病。绝大多数放线菌继发于阑尾炎、胃肠道感染以及带宫内节育器者,文献报道大约占宫内节育器者的15%,而不使用宫内节育器者体内非常少见,原因尚不清楚。

病理表现主要是输卵管卵巢的炎症,开始为局部组织的水肿,以后逐渐发展成中心性坏死、脓肿,在输卵管腔内充满大量的坏死物质,周围组织增生,管腔呈现出腺瘤样改变。肉眼可见脓液中有黄色颗粒,显微镜下呈特征性的硫磺样颗粒,从中心向四周有放射状排列的菌丝。可见单核细胞浸润,也可以有巨细胞出现。

妇科检查可发现约半数患者的双侧附件增厚伴有压痛,症状有时容易与阑尾炎甚至卵巢恶性肿瘤混淆。主要采用青霉素或磺胺药物,持续治疗10~12个月。对这两种药物过敏者也可选用四环素、克林霉素或林可霉素。

2.结核性输卵管炎

3.异物性输卵管炎　　主要发生于输卵管碘油造影后,也可以继发于其他阴道内异物,如淀粉、滑石粉或无机油之后。

4.血吸虫病　　由血吸虫引起,少见。病理上在输卵管卵巢产生非特异性炎症,显微镜下可见虫卵周围有肉芽肿样反应,伴有巨细胞和上皮样细胞。临床表现为盆腔疼痛、月经不调以及原发不孕。在组织中发现有虫卵结节可以确诊。血吸虫病疫区的患者要考虑这种病的可能。

5.麻风杆菌性输卵管炎　　非常罕见。组织学上与结核性输卵管炎类似,需行结核杆菌培养才能加以鉴别。

6.肉芽肿样病　　非常罕见,易误诊为输卵管癌。

(钟喜杰)

第六章　外阴上皮内非瘤样病变

第一节　外阴鳞状上皮增生

外阴鳞状细胞增生,是以外阴瘙痒为主要症状,是病因不明的鳞状上皮细胞良性增生为主的外阴疾病。多见于 30～60 岁的妇女,是最常见的外阴白色病变。前瞻性研究结果显示其恶变率为 2%～5%。

【诊断标准】

1.临床表现

(1)外阴瘙痒为主要症状,由于长期搔抓,局部皮肤受损。

(2)检查可见病变范围主要累及大阴唇、阴唇间沟、阴蒂、后联合,病变早期皮肤呈暗红或粉红,角化过渡处呈白色;晚期皮肤增厚成皮革样,粗糙、隆起,色素增加;反复抓痕处可有皲裂、溃疡。

(3)如溃疡反复不愈,应注意有无癌变,需及时取活检行病理学检查。

2.病理学检查

取活检部位:在色素减退区,皲裂、溃疡以及隆起处取活检;活检前用 1%甲苯胺蓝涂抹,干燥后用 1%醋酸脱色后,在不脱色区取活检组织,最终依靠病理学检查确诊。

【治疗原则】

1.一般处置

选用宽松透气内衣,以棉织物为佳。饮食宜清淡,忌烟酒及辛辣刺激食品。保持外阴清洁,忌用肥皂洗外阴及搔抓外阴。用药前可用温水坐浴,利于症状缓解,药物吸收。

2.药物治疗

(1)药物止痒:外阴鳞状上皮增生治疗主要控制局部瘙痒,采用糖皮质激素软膏治疗。可用 0.025%氟轻松软膏,0.1%曲安奈德软膏每日涂抹 3～4 次。长期应用可使外阴萎缩,止痒后停药。

(2)止痒后用 1%～2%氢化可的松软膏/霜剂涂抹。

(3)清热、解毒、燥湿类中药煎剂外阴浸洗,每日 1 次,2 周为一疗程。

3.物理治疗

可用 CO_2 激光或氦氖激光治疗,或冷冻治疗。

4.手术治疗

以下情况可考虑手术治疗:当可疑不典型增生或癌变;反复药物治疗及理疗均无效者。行单纯外阴切除。

(许素娥)

第二节　外阴硬化性苔藓和硬化性苔藓合并鳞状细胞增生

一、外阴硬化性苔藓

【诊断标准】

1.病史

外阴硬化性苔藓可发生于任何年龄,但以 40 岁左右妇女多见,其次为幼女。主要症状为外阴瘙痒,较外阴鳞状上皮增生轻。晚期由于外阴萎缩,可出现性交困难。

2.临床表现

检查可见外阴及肛周皮肤萎缩变薄,早期皮肤呈暗红或粉红,角化过度呈白色,局部皮肤呈珠黄色或与色素沉着点相间形成花斑样。以后皮肤黏膜变白变薄,易破裂,病变可累及肛周。阴唇、阴蒂萎缩,阴道口狭窄。幼女病变过度角化不似成年人明显。多数患者的病变在青春期可自行消失。

硬化性苔藓极少发生癌变。

【治疗原则】

1.一般治疗

同"外阴鳞状上皮增生"。

2.药物治疗

(1)丙酸睾酮局部涂抹,每日 3～4 次;也可加用 1%或 2.5%氢化可的松软膏混合涂抹。当用丙酸睾酮治疗中出现毛发增多、阴蒂增大等不良反应时可用 0.3%黄体酮油涂抹。

(2)0.03%氯倍他索软膏治疗半年;第 1 个月,每日 2 次;第 2～3 个月,每日 1 次;第 4～6 个月,每周 2 次。

(3)局部用药无效者,可用曲安奈德悬液皮下注射。

(4)幼女硬化性苔藓不宜采用丙酸睾酮软膏,主要对症治疗,应用 1%氢化可的松软膏或 0.3%黄体酮油涂抹局部。

(5)清热、解毒、燥湿类中药煎剂外阴浸洗,每日 1 次,2 周为一疗程。

3.物理治疗

同"外阴鳞状上皮增生"。

4.手术治疗

同"外阴鳞状上皮增生"。

二、硬化性苔藓合并鳞状细胞增生

硬化性苔藓合并鳞状细胞增生是指两种病变同时存在，可能在原有硬化性苔藓的基础上，由于长期瘙痒和搔抓导致局部出现鳞状细胞质增生，即以往所称的外阴混合性营养不良。约占白色病变的20%。此种病变与单纯鳞状上皮增生相比，更易合并不典型增生，应特别重视病理检查。

三、其他外阴皮肤病

其他外阴色素减退疾病包括外阴白癜风、外阴白化病和继发性外阴色素减退疾病。

1.外阴白癜风

皮肤光滑润泽，弹性正常，极少癌变，不需处理。

2.外阴白化病

为遗传性疾病，可在全身或局部。患者无自觉症状，无癌变，不用处理。

3.继发外阴色素减退

多发生于各种慢性病导致的外阴病变，如接触性皮炎、银屑病、念珠菌外阴炎、尖锐湿疣等。主要治疗原发病，通常在原发病治愈后，白色病变自然治愈。

（许素娥）

第七章　性传播疾病及特殊感染

第一节　淋病

一、概述

在性病中,淋病一直以来是一种常见的疾病,其发病率长期排位于性病之首。近年我国性病流行病学资料显示淋病已下降到性病的第二位,但其临床表现越来越复杂,尤其是伴有并发症者,给患者的身心健康带来很大的危害,同时,淋球菌对抗生素药物的耐药性增加造成了临床治疗的困难,因此,加强对淋病的防治研究,是努力做好性病诊治工作的一项重要措施,也是积极预防艾滋病的一个组成部分。

淋病是人类最古老的一种疾病,《圣经》上和古希腊希波克拉底对淋病的描述已与近代所记载的临床症状十分相近。公元 2 世纪 Galen 首次提出 gonorrhea——淋病这一疾病名称,按希腊字义是"精液外流"的意思,此病名被一直沿用下来。1879 年,奈瑟由 35 个急性尿道炎、宫颈炎及新生儿急性结膜炎病人的分泌物中分离出淋病双球菌,后经许多学者证实。为纪念这位伟大的科学家,又将淋病双球菌称为淋病奈瑟菌,简称淋球菌或淋菌。

淋病在我国已流行很久。在薪中国成立之前以及新中国成立之后数年内,我国淋病流行十分广泛,由于党和人民政府采取积极措施,使包括淋病在内的各种性病在 1964 年宣布基本消灭。然而,近年来,淋病与其他性病一样,在我国又蔓延流行,已受到我国政府和广大医务工作者的高度重视。

【病原学】

1.形态　淋球菌的形态与脑膜炎奈瑟菌相似,呈椭圆形,或圆形,或肾形,直径大小为 0.6~0.8μm。常成双或成对排列,邻近面扁平或稍凹陷,像一对咖啡豆,或像两瓣黄豆合在一起,故名淋病双球菌。有时两菌可稍有大小,两菌间的距离可达 0.2μm。淋球菌革兰染色呈阴性,由于淋球菌的细胞物质较为密集,所以染色较深,若淋球菌在多形核白细胞中,可见在淡红色的细胞质中有深红色的特殊形态的菌体。用碱性亚甲蓝溶液染色时,菌体呈深蓝色,清晰。若用 Pappenheim Saathof 染色,多形核白细胞呈浅蓝色,菌体呈红色。

感染机体内淋球菌的形态较为典型,被感染的病人早期分泌物中,尽管多数中性粒细胞中不含淋球菌,但多数淋球菌常位于中性粒细胞内,每一细胞内可见一至数对,甚至数十对淋球菌,且位于细胞质内,不在细胞核内,淋球菌菌体大小也较为均匀一致。在病期较长、已出现迁延性症状的患者的分泌物涂片中,淋球菌的数量较少,且多在细胞外,若从人工培养的菌落上取材作涂片,可见菌体的大小及染色深度有差异,排列也不一致,约有 25% 为典型的双球形,75% 为单球形或多球形。

2.生物学特征　淋球菌为需氧生长菌,需氧要求较高,初步分离培养是须供 5%～10% 二氧化碳。淋球菌对培养的营养要求较高,用普通培养基不易培养成功,而需在含有动物蛋白的培养基中方能生长良好,目前,常用的培养基为血琼脂培养基、巧克力色琼脂培养基、赛-马(TM)培养基和 Martin-Lewis(ML)培养基等。且各种淋球菌菌株在生长时的营养要求不一,营养需要不同的原因在于不同的菌株其生物合成酶有缺陷。淋球菌的生化反应能分解葡萄糖,产酸不产气,不分解麦芽糖和蔗糖,不产生靛基质及硫化氢,在生长过程中能产生氧化酶。

淋球菌较为娇嫩,喜潮怕干,在完全干燥的条件下 1～2 小时就死亡,如在不完全干燥的条件下,如附着于衣裤和被褥中能生存 18～24 小时,在厚层脓液或湿润的物体上可存活数天。淋球菌对热的作用很敏感,其最高生长温度为 41℃,最低为 25℃,最适宜的生长温度各个菌株间均不相同,但一般在 35～39℃,常用的培养温度为 35～36℃。在 39℃时淋球菌能存活 13 小时,40℃存活 3～5 小时,42℃存活 15 分钟,52℃仅存活 5 分钟。淋球菌培养管在封口之后于 37℃可保存 4～5 周,若放在室温中则于 1～2 天内死亡。将菌种接种在脱脂奶液中,于-30℃时可保存 2～3 个月,在-70℃时可保存 6 个月以上,在-196℃时从理论上讲可长期保存。淋球菌在含葡萄糖的培养基生长时,pH 范围为 6.0～8.0,但最适 pH 为 7.0～7.5。

淋球菌对常用的黏膜杀菌剂抵抗力很弱,对可溶性银盐尤为敏感。用 1:4000 的硝酸银溶液可在 20 秒内杀死血清培养基中的淋球菌,在 2 分钟内杀死脓液中的淋球菌;用 1% 苯酚溶液可迅速杀死淋球菌;此外,75% 的乙醇或 0.1% 的苯扎溴铵均可迅速杀死淋球菌。目前,绝大部分消毒、杀菌剂对淋球菌均有较好的杀灭作用。除耐药菌株外,淋球菌基本对抗生素均敏感,但抗生素的最小抑菌浓度逐渐有所增高。在磺胺类药物和青霉素刚用于临床时,淋球菌对较低剂量的这类药物即很敏感,直到 20 世纪 80 年代淋病的治疗仍以青霉素为主,仅是使用剂量较大,但后来,青霉素已不作为治疗淋病的首选药,而是一些药效更高的新合成的药物。

3.耐药性　淋球菌对多种抗生素都十分敏感,如对青霉素类、头孢菌素类、四环素类、大环内酯类、喹诺酮类、利福平类、氨基糖苷类等抗生素均保持较高的敏感性。就青霉素而言,在 20 世纪 40 年代初仅用很小剂量青霉素即可杀死淋球菌,青霉素对淋病的疗效达 100%。第二次世界大战结束时,青霉素治疗淋病已为公众所接受,并很快成为治疗淋病的首选药物。此后,随着青霉素的长期应用,青霉素的用药剂量逐渐增大,且对有些淋病患者已无效,究其原因是淋球菌产生了对青霉素的耐药性。近些年还发现淋球菌对四环素、大观霉素(壮观霉素)、环丙沙星、头孢曲松等抗生素耐药。因此,人们不断地对淋球菌耐药性进行研究,并寻找对淋球菌敏感的抗生素用于淋病的治疗。

【流行病学】

1.传染情况　人是淋球菌的唯一天然宿主,因而,已感染了淋球菌的患者是其传染源。不但有症状的淋病患者通过性接触而感染对方,无症状的患者也同样可以传染他人。在临床上,有 5%～20% 的男性和 60% 以上的女性感染者呈无症状经过，这在流行病学上很值得重视。此外，部分急性淋球菌尿道炎或宫颈炎患者，因治疗不彻底、不规则或疾病期间酗酒、继续性生活等因素，经治疗后症状消失，其实仍有淋球菌潜伏或已形成了后尿道、上生殖道炎症，一有机会症状又会出现，并将淋球菌传染给对方。这种隐匿性患者亦起到重要的传播作用。

由于淋球菌主要侵犯泌尿生殖系统，任何人都没有先天免疫力和获得性免疫力，成人淋病患者基本都是通过性接触而传染，因此，淋病主要在性生活不检点的人群中发生。如性伴双方均钟情专一，则不大可能发生淋病。婚外性交是引发淋病的主要原因，其中性生活活跃者更易发病。在西方国家，由于提倡性自由、性解放，导致淋病患者较多，特别是 15～19 岁的女性、20～24 岁的男性发病率最高。我国近 20 年，淋病病例也不断增加，淋病患者的年龄多为 20～39 岁。此外，由于幼女的特殊生理条件，如其处于一个被污染的生活环境下，则极易感染淋病。近几年来，14 岁以下的女童发生淋病的例数明显增多。

2.流行情况　淋病在世界范围内流行已久。20 世纪 40 年代后期，大部分国家的淋病发病例数已超过梅毒。据世界卫生组织 1996 年统计的数字显示，在 1995 年全世界由性行为而感染的性病的 15～49 岁的新病例有 3.33 亿，其中淋病病例数达 6220 万，主要分布于人口密集的发展中国家。在非洲，淋病的流行情况更为严重，如喀麦隆淋病的阳性率高达 15%；在肯尼亚的住院妇女中，淋病为 6.4%。东南亚地区是淋病的多发区。然而，在某些国家中，淋病的发病率一直很低，近年来如加拿大、瑞典和德国淋病都较少见，其发病率也相当低。

在我国，1949 年以前淋病流行十分严重。1949 年中华人民共和国成立以后 10 余年内淋病的发病率仅次于梅毒，占性病第二位。20 世纪 60 年代初期，我国基本消灭了性病。由于人所共知的原因，性病再度传入我国，于 1977 年报告了首例性病，而这例患者感染的就是淋病。80 年代初期，我国再度发生的性病已形成流行，且有不断蔓延之势，1981 年至 1987 年 10 月，每年以 3.12 倍的速度递增。特别是 1986 年以后，报告的病例数明显增加，其中淋病占绝大部分，有些南方城市的淋病占主要性病的 90%。1999 年，尽管淋病在性病中的构成比下降为 40.72%，但年发病数仍增长 10% 以上，年报告数在 30 万以上。个别开放城市淋病的发病率已和某些西欧国家相近。部分地区对特殊人群的调查显示，其淋病患病率在 10% 以上。

【感染方式】

淋病的感染方式全部是通过接触淋球菌而感染的。具体感染方式可分为性接触传染或直接接触传染、非性接触传染或间接接触传染、母婴传染、自体接种传染和医源性传染等。成人的泌尿生殖系统的淋病几乎全部通过性交而传染，但是污染的衣裤、被褥、寝具、浴盆和手在传染中可能会有作用，这种间接传染也许仅在女性中有一定意义。对于那些在公共场所或因游泳被传染上淋病的说法，至今尚无可靠证据。性交方式的不同，如口交、肛交可导致咽部及肛门直肠的淋球菌感染。幼女淋病的传染常通过间接途径，如污染的毛巾、肛表、尿布、寝具、浴盆、马桶圈及护理人员的手等均可引起感染，主要是幼女的阴道上皮尚未成熟，阴道内条件更适于淋球菌繁殖的缘故。也有极少数幼女因受性虐待而传染上淋病。新生儿淋菌性结膜炎多由母体产道分泌物污染所致，少数由成人用污染了淋球菌的手触摸新生儿眼部引起。妊娠期妇女中的淋病患者，可引起羊膜腔内感染，其中包括胎儿感染。通过医源性传染引起淋球菌感染者极为少见，但若被淋球菌污染的器械、敷料和手套等消毒不严格，在使用过程中可造成淋球菌的传染。

【发病机制】

淋球菌感染所产生的发病机制十分复杂,涉及淋球菌对宿主上皮细胞的亲和力,淋球菌对宿主上皮细胞的黏附与侵入,淋球菌的独立以及宿主自身的免疫能力等各个方面。

淋球菌对柱状上皮与移行上皮有特别的亲和力,细胞的排列及层次对淋球菌的抵抗力各不相同。因此,男性和女性发生的病变部位不同,不同部位的炎症程度也不一样。在男性,舟状窝由复层鳞状细胞组成,对淋球菌抵抗力最强;前尿道柱状细胞是成行排列而且是单层结构,一遇感染,淋球菌即可进入细胞并深入黏膜下层,引起严重感染;后尿道及膀胱三角区的移行上皮由于受解剖上的限制,不能伸缩自如,也易受侵袭;膀胱壁除三角区外具有很大伸缩性,移行上皮能起鳞状上皮的作用,极少受淋球菌的影响。在女性,由于淋球菌通过性交而传染,故首先进入阴道。宫颈管口黏膜由柱状细胞组成,最易受到侵袭,侵袭后出现的炎症也最明显。女性尿道口和阴道口毗邻,可因污染而使淋球菌进入尿道,故尿道也易受侵袭,由于女性尿道黏膜为复层柱状上皮及移行上皮细胞组成,则炎症常为轻度;阴道壁上皮由复层鳞状细胞组成,故很少出现症状。

淋病发病过程的每一环节都受诸多因素的影响,现仅以泌尿生殖系统的淋球菌感染予以描述。当淋球菌进入尿道或阴道后,一部分存留于黏膜表面,一部分可经腺体或隐窝的开口处进入其中。无论淋球菌是否进入腺体、隐窝,其第一个作用程序是黏附于上皮细胞(主要是柱状上皮)的表面。黏附的原理是:淋球菌借助于菌毛的特异受体与黏膜细胞表面相匹配的部位结合;外膜蛋白Ⅱ在一定条件下可与黏膜上皮细胞的表面相结合;淋球菌释IgA分解酶,抗拒了黏膜上皮细胞的排斥作用,这样淋球菌就会迅速与柱状上皮细胞黏合。实现黏合后,淋球菌的外膜蛋白Ⅰ即转至黏膜上皮细胞膜内,更主要的是上皮细胞的吞食,使得淋球菌侵入细胞内,并在细胞的囊泡中增殖,约在36小时内完成一个生活周期,然后转至细胞外黏膜下层,扩散感染新的细胞,导致更多的黏膜细胞破坏,同时也出现部分淋球菌死亡,放出内毒素。通过内毒素脂多糖与补体、IgM等的协同作用,于病灶处产生炎性反应,继而引起黏膜红肿。同时,由于白细胞的聚集与死亡,上皮细胞的坏死与脱落,出现了脓液。在临床上表现为相应部位的炎症、红肿,并有脓性分泌物。腺体及隐窝的开口处因炎症性肿胀常被阻塞,分泌物不能外泄,可造成腺体和隐窝的脓肿。此时已出现了淋球菌感染而引起急性期症状,如不治疗或不规则治疗或治疗不彻底,炎症可反复发作,淋球菌可继续感染后尿道或上生殖道。男性发生上行性扩散性感染,可并发前列腺炎、精囊炎,甚至蔓延到精索和附睾。女性上行感染则引起子宫内膜炎、输卵管炎,甚至发生盆腔炎、腹膜炎。

男性淋菌性尿道炎时,其尿道黏膜细胞大半坏死,反应严重的黏膜下层组织甚至海绵体也受到影响,因而发生尿道周围炎、腺管炎、淋巴结炎和腹股沟淋巴结炎等。严重或反复发作的感染,结缔组织可出现纤维化,引起尿道狭窄。

女性淋病往往以生殖道感染为主,且极易引发上生殖道系统的炎症。只要淋球菌进入子宫腔内,输卵管即可被侵袭,且病变最明显,并可出现典型的淋病症状和体征。淋球菌从宫颈侵入宫腔、输卵管,通常与下列几种因素有关:①宫颈的黏液栓平时是一道屏障,可阻止微生物上行。但经期或经后,黏液栓脱落,淋球菌得以进入宫腔。加上经期子宫内膜缺损,使其易入侵而致子宫内膜炎。②淋球菌可随经血反流到输卵管,故66%～77%的淋菌性盆腔炎均在经后发病。③淋球菌能附着于精子上,性交时精子进入阴道,并钻入子宫,上行至输卵管,这样淋球菌也随同精子一道经过上述部位,造成相应部位感染。④如果淋球菌已进入宫腔,在性兴奋时子宫会产生收缩,也能使淋球菌被动上行。⑤宫内节育器(IUD)可造成子宫内膜的损伤,使子宫内膜易受淋球菌侵犯,可能有助于淋球菌进入输卵管,使输卵管内膜加快被淋球菌感染的过程,故安放宫内节育器者患急性淋菌性输卵管炎的多于未安放者。

播散性淋病特别是那些复发性播散性淋球菌感染者,可能有某种后起作用的补体成分的先天缺陷。淋球菌进入血液中,可产生趋化因子C5a,以及形成杀菌的C5～C9攻击复合物,这些复合物可导致淋球菌菌体溶解。人血清与淋球菌是相互作用的,人血清针对淋球菌蛋白Ⅲ的补体有固定的IgG抗体,蛋白Ⅲ可阻滞IgM抗体的杀菌作用,因而淋球菌具有稳定的血清抵抗力。尽管已了解到引起血行播散的淋球菌菌株有其特殊性,但播散性淋病患者的补体C5、C6、C7、C8常有缺陷或异常,这些成分的正常功能,对人的免疫系统保护人免受淋球菌感染起重要作用。此外,激素因素和循环免疫复合物的形成可能对发生播散性淋球菌感染也有作用,但尚待深入研究。

二、临床表现

淋球菌的感染几乎可以发生于任何年龄者,临床上,淋病患者主要为性活跃的中青年。

一般来说,临床症状应在感染72小时之后发生,但身体虚弱、性生活过度、酗酒等因素可缩短潜伏期,而抗生素的广泛应用又可延长潜伏期,故淋病的潜伏期一般为2～10天,平均3～5天。

淋球菌感染引起的症状和体征较为复杂,其临床分类方法也有多种。但目前正逐步趋向统一,即以病情和感染部位为基础进行分类。男性淋病和女性淋病的临床表现不完全相同,其疾病过程和转归情况也不一样。从病情上考虑,可分为单纯性淋病和有并发症淋病;从感染部位来考虑,可分为泌尿生殖系统感染和泌尿生殖系统以外部位(或其他部位)的淋球菌感染;从感染的范围来考虑,可分为局部感染和播散性感染(一般指血行播散性感染);从病程长短来考虑可分为急性淋病和慢性淋病。

(一)亚临床感染

在淋球菌感染后,经过一定的潜伏期,大多数患者出现不同程度的临床症状,而有少数人不出现淋病的临床症状,称为亚临床感染或淋球菌携带者,这些人群仍可成为重要的隐性传染源。无症状的淋球菌感染在男女性均可发生,与男性相比,女性淋球菌感染比较复杂,多数女性淋球菌感染无症状或症状不明显,其百分比不定,文献记载有60%～80%淋球菌感染的女性患者症状轻微或无症状;但也有资料显示约25%淋球菌感染的女性无症状。在一般人群中,无症状淋球菌感染的发生率估计在1%～5%。

(二)单纯性淋病

1.男性淋病

(1)急性淋菌性尿道炎:急性淋菌性尿道炎又称为急性淋病,有急性淋菌性前尿道炎和急性淋菌性后尿道炎之分。发病初期出现尿道口黏膜红肿,多数逐渐加重,与此同时,出现尿道口及前尿道发痒、轻微刺痛,并有稀薄透明黏液自尿道口流出,很快(不超过 24 小时)尿道口流出的液体变为黏稠的黄色或黄绿色脓液,有时呈丝状,量也逐渐增多,极少数患者脓液中带有血液和血丝。此时尿道刺激症状明显,有尿道内灼热感、刺痛,排尿时疼痛,严重者可因尿道黏膜水肿等明显而引起排尿困难,患者夜间常有阴茎痛性勃起。前尿道炎症状在病情开始后的第 1 周明显,随后,即使不治疗,其症状也逐渐减轻,但此时,淋球菌感染继续向后尿道蔓延,约2 周后,引起后尿道炎症状,表现为尿道不适;尿道内有针刺感、灼热感或有轻微刺痛;尿频,一昼夜排尿次数可达数十次;尿急;尿痛特征是在排尿结束时疼痛明显加剧;有少量脓性液或含有少量脓血性液自尿道口溢出。有时,当尿道口无脓液溢出时,用手指自阴茎根部向尿道口方向挤压可见有脓性液体流出,个别患者在排尿结束时可流出数滴鲜血。淋菌性后尿道炎还可会出现会阴部不适,如胀痛,或坠胀感,或疼痛。淋菌性后尿道炎症状严重时还可引起排尿困难甚至引起急性尿潴留。

除了局部尿道症状外,急性淋菌性尿道炎患者的两侧腹股沟淋巴结亦可受到感染而发生红肿疼痛,甚至化脓。少数患者可同时伴有轻微发热、头痛及疲乏等全身症状。不经治疗,急性淋菌性尿道炎的一般病程是经过数周后症状可逐渐减轻并转为慢性淋菌性尿道炎,其尿道炎症状也可完全自行消失。

(2)慢性淋菌性尿道炎:慢性淋菌性尿道炎又称为慢性淋病,是指淋球菌在尿道内的持续性感染引起症状的反复发作,病程慢性,迁延不愈。一般认为淋菌性尿道炎症状持续 2 个月以上则称为慢性淋菌性尿道炎。慢性淋菌性尿道炎多源于急性淋菌性尿道炎未经治疗或未及时治疗,或治疗不彻底,淋球菌潜伏在尿道黏膜、尿道旁腺和(或)尿道隐窝等部位引起。

慢性淋菌性尿道炎的主要临床特征为患者的症状较急性淋菌性尿道炎者轻。尿道常有痒感、刺痒感或刺痛,有的患者表现为尿道灼热感,排尿时疼痛,尿流变细,排尿无力,有滴尿现象,尿不尽。尿道时有少量稀薄或黏稠淡黄色液自尿道口溢出,或挤压阴茎时有少量稀薄或黏稠性液溢出。部分患者于清晨有浆液性痂状物黏附于尿道口。常可见淋丝随尿液排出。慢性淋菌性尿道炎可出现急性淋菌性尿道炎的明显症状。若慢性淋菌性尿道炎反复发作,尿道黏膜下层可因炎性症状后形成瘢痕,引起尿道狭窄,此时可表现有排尿不畅和(或)尿失禁等症状。

2.女性淋病

(1)急性淋菌性宫颈炎:子宫颈是女性原发性淋病的主要部位,急性淋菌性宫颈炎为女性急性淋病表现之一。当淋球菌侵入子宫颈内膜后,经一定潜伏期,通常 2～5 天后则开始引起子宫颈内膜及宫颈口处的炎症反应,主要表现为子宫颈红肿,子宫颈组织脆性增加,有黄色或黄绿色脓液自宫颈口流出,少数患者的脓液中带有少量血液,脓液可充满整个穹窿部。严重的子宫颈炎则有宫颈糜烂,患者阴道脓性排出物增多,极少数患者有阴道灼热感或刺痛感,子宫颈可有轻度触痛,可有性交时疼痛。

(2)急性淋菌性尿道炎:急性淋菌性尿道炎为女性急性淋病表现之一。尽管女性由淋球菌感染引起的尿道炎相对较宫颈炎少,但女性的尿道口离阴道口较近,子宫颈的淋球菌感染极易通过阴道感染尿道。据报道在淋菌性宫颈炎患者中,有 70%～90%的病例有淋菌性尿道炎发生。急性淋菌性尿道炎的主要临床特征为尿道口红肿,尿道口脓性分泌物或溢脓,或尿道口无明显脓液,而在挤压尿道时可见尿道口有脓液流出。患者有尿频、尿急和尿痛等尿道刺激症状,有尿道灼热感或刺痛等不适。少数患者有排尿困难,尿中带血。急性淋菌性尿道炎可波及尿道旁腺引起尿道旁腺的感染。

(3)女性慢性淋病:慢性淋菌性宫颈炎与尿道炎又称为女性慢性淋病,是因急性淋菌性宫颈炎和急性淋菌性尿道炎未经治疗或经治疗不彻底所致。淋球菌可长期潜伏隐藏在尿道旁腺、前庭大腺或宫颈黏膜腺体深处,作为感染性病灶引起淋病的反复发作。女性慢性淋病的主要临床表现是下腹部坠胀感,腰痛,腰酸胀以及白带增多等,可有阴道和(或)尿道灼热感、刺痛等不适。慢性淋菌性宫颈炎可引起子宫颈粘连,其发生部位可在宫颈外口、宫颈内口和宫颈管。宫颈粘连可引起梗阻。

3.淋菌性肛门直肠炎

淋菌性肛门直肠炎又称直肠淋病,因淋球菌侵入直肠黏膜所致。其传播途径主要是通过肛交,同性恋引起者较多,有报道近50%左右发生于同性恋者。泌尿外生殖器淋球菌感染直接波及直肠黏膜是淋菌性肛门直肠炎的另一传播途径。据文献报道男女两性淋病患者直肠淋球菌感染率为5%~50%,女性多于男性,其原因可能是由于女性阴道与肛门邻近,更易造成淋球菌传播。

通常,直肠黏膜的淋球菌感染常无明显症状。淋菌性肛门直肠炎的表现可有轻微肛门瘙痒,无痛性黏液脓性分泌物自肛门排出,往往只有大便外覆有一层黏液脓性物,或有少量直肠黏膜出血。症状较重者可有直肠部剧痛、里急后重、便秘等。肛镜或直肠镜检查见直肠黏膜潮红、水肿,可见有糜烂、小溃疡或小裂隙,直肠黏膜有脓性分泌物,常在肛门隐窝处明显。严重者也可发生瘘道、脓肿、狭窄和播散性淋菌性感染等并发症。

4.淋菌性咽炎

多因口交引起。据国外文献报道有50%的淋菌性咽炎由同性恋引起。咽部淋球菌感染多无临床症状,有报道无症状的咽部淋球菌感染达90%以上,可成为重要的传染源。淋菌性咽炎主要表现咽部充血水肿,可有水疱、脓疱。炎症可波及扁桃体,引起扁桃体红肿。咽部有少量脓性分泌物,可伴有咽部瘙痒、异物感或灼热痛等不适,较重者可见咽部糜烂,颈淋巴结肿大、疼痛,并有发热等全身症状。

5.淋菌性眼炎

由淋球菌感染眼部而引起的炎症。淋球菌感染眼部主要通过自体接种所致,如淋菌性尿道炎和(或)淋菌性宫颈炎患者眼部接触自己所用被淋球菌污染的毛巾、衣物等而传染,也可因接触淋病患者用过的毛巾等间接传染。在某些试验人员由于在进行淋球菌检查等试验过程中眼部接触到淋球菌而感染,偶见有淋球菌经血性播散到结膜而发病者。淋菌性眼炎可分为以下几种:

(1)成人淋菌性结膜角膜炎:成人淋菌性结膜角膜炎是一种破坏性很大的急性炎症,可致严重的角膜溃疡和角膜穿孔。淋球菌感染眼结膜角膜后,潜伏期10小时至3天,一眼先开始急性发病,表现为眼痛、畏光、流泪,眼睑水肿,结膜充血,呈鲜红色。乳头增生;球结膜水肿;浸润期分泌物开始为浆液性、黏液脓性。3~5日进入脓漏期,眼睑高度红肿、热胀,睁眼困难,触痛。此时眼痛加重,结膜高度充血、水肿,可见小出血点,并有大量脓性分泌物,有时混有血液,故称脓漏眼。球结膜水肿严重时,可遮盖角膜周边部,中性粒细胞存留浸渍。患侧耳前淋巴结肿痛,局部热感。有20%~35%患眼角膜受累,除角膜上皮点状荧光素着色以外,角膜周边部实质浅层可见部分或全环形浸润。浸润与角膜缘间有窄清亮区相隔,伴有轻度前房反应,数日后消退遗留薄翳。重者形成与免疫介导的边缘角膜溶解相似的环形溃疡,或中央部溃疡,角膜弥漫模糊,局部变薄,很快穿孔,虹膜脱出。淋菌性结膜角膜炎急性炎症持续十数日至数周后逐渐退行缓解,但慢性结膜充血与粗绒状乳头增生持续时间较长。一眼患病后,另一眼常相继感染,但症状较轻。脓漏眼期结膜上皮细胞和中性粒细胞内可见大量双球菌。全身性淋球菌感染时,血液循环中淋球菌毒素或淋菌性菌血症播散偶致内因性急性卡他性结膜炎、虹膜睫状体炎。常双眼发病,良性过程,可伴有发热等全身症状。

(2)儿童淋菌性结膜角膜炎:儿童淋菌性结膜角膜炎主要发生于2~10岁的儿童。主要临床特征是结膜角膜急性化脓性炎症、角膜上皮感染。儿童淋菌性结膜角膜炎的症状与成人的症状相似,但较轻。

(3)新生儿淋菌性结膜炎:新生儿淋菌性结膜炎是新生儿眼炎中最重要者,曾是盲童的重要致盲原因。新生儿淋球菌性结膜炎的发病与其特有的解剖生理特点有着密切的关系:

①新生儿眼结膜上皮组织不完善,圆柱状上皮细胞较薄,上皮下缺少腺样层,结缔组织相对含量少,缺乏屏障作用,对于微生物侵入的抵抗力差。

②新生儿眼结膜缺少淋巴组织,淋巴结发育不成熟,包膜薄,淋巴小叶分隔不清,淋巴滤泡未形成,这种组织直到出生后2~3个月才发育完全,因而缺少预防感染的装置。

③新生儿还没有泪液,因而也没有泪液的冲洗作用和抗菌作用。

④新生儿尤其是未或熟儿和高危新生儿存在免疫功能缺损,如屏障系统不完善、吞噬功能差、补体功能和细胞免疫功能不成熟,以及免疫球蛋白(尤其是IgG)暂时性低下等。

由于上述各种因素,一旦病原体进入眼结膜囊内,就容易引起感染,而且易向全身播散,甚至引起败血症造成新生儿死亡的严重后果。

新生儿淋菌性结膜炎的感染途径主要是由于在患淋菌性宫颈炎的产妇分娩时,胎儿通过产道直接感染,其次是出生后间接经淋球菌污染的手、被褥等感染。新生儿淋菌性眼炎的潜伏期为2~5日,出生5日后发病者为产后感染。

新生儿淋菌性结膜炎的临床表现为双眼急性结膜炎,浸润期睑结膜水肿、充血。分泌物初为水样、血清样或呈血性,4~5日后转为脓漏眼期,大量脓性分泌物,重度睑、结膜水肿等重度结膜炎症。角膜发暗,周边部浸润、溃疡,或中央部溃疡。若溃疡穿孔可致虹膜脱出,继发眼内炎,最终可导致视力丧失。

6.儿童淋病

儿童淋病的发生与成人淋病有密切关系,由于生长发育等生理特点与成人有差异,以及淋球菌感染传播途径的不同,故与成人的淋病存在某些不同之处,儿童淋病的主要表现为儿童淋菌性尿道炎和幼女淋菌性外阴阴道炎等。

儿童淋菌性尿道炎主要通过间接途径感染,如接触被淋球菌污染的毛巾等物品而感染,对较大儿童也不排除经性接触如性虐待等传染途径的可能,特别是青春期前的女童。儿童淋菌性尿道炎的临床表现与成人淋菌性尿道炎相似,有尿道口红肿、尿道口脓性液溢出、尿频、尿急和尿痛等。

幼女淋菌性外阴阴道炎占幼女外阴部感染的 25% 左右。幼女淋菌性外阴阴道炎的传染途径绝大多数仍为间接途径传染,如患儿父母以及家庭成员或保姆患淋病,幼女与之共用被淋球菌污染的衣物等可引起感染。但较大女童有性接触或性虐待的可能性大,因此有经性接触直接传染的可能。与成人女性不同的是,在青春期前的幼女生殖系统尚未发育成熟,阴道黏膜鳞状上皮不成熟,仍为较薄的柱状上皮组成,加之卵巢尚未发育成熟,功能弱,阴道上皮细胞糖原很少,阴道 pH 偏碱性,故对细菌的抵抗力很低,阴道杆菌极少,若有淋球菌感染,则可通过抵抗力微弱或受损的外阴、阴道黏膜进入而引起感染。同时,淋球菌对柱状上皮细胞和移行上皮细胞组成的阴道黏膜有特殊的亲和力,即使无黏膜破损淋球菌亦可侵入引起感染。因此,幼女淋菌性外阴阴道炎是女童最常见的淋病表现形式。幼女淋菌性外阴阴道炎的主要表现为外阴阴道部位的红肿,阴道口、尿道口有脓性分泌物,伴有灼热感或刺痛,有些患儿也有阴道刺痒、灼热感,患儿时常用手去抓,可在内裤上留有污染的痕迹。但有些患儿也可不表现有明显症状,或仅见其内裤沾有少量淡黄色痂样分泌物。由于子宫解剖的屏障作用,淋球菌不向上蔓延,故幼女极少引起急性盆腔炎。尽管如此,有些病例仍可发生输卵管炎和腹膜炎,出现发热、弥漫性腹痛、白细胞升高、肠鸣音减弱等症状。

(三)淋病并发症

1. 男性淋病并发症

(1)淋菌性前列腺炎:淋菌性前列腺炎是淋菌性尿道炎的一种主要并发症,由于淋菌性尿道炎治疗不及时、不彻底或淋球菌转变为耐药菌型,导致淋球菌侵入前列腺而引起。淋球菌感染可引起急性前列腺炎或慢性前列腺炎,但更多见的是慢性淋菌性前列腺。淋球菌侵入前列腺的途径主要是下尿道炎症、水肿或梗阻,引起尿道压增高,导致含淋球菌尿液反流入前列腺导管和腺泡;其次,有可能是直肠淋球菌经淋巴管播散至前列腺或菌血症时经血流到达前列腺。淋菌性前列腺炎的主要表现有:①不同程度的排尿刺激状,包括排尿刺痛、尿急、尿频、夜尿等。②各种疼痛或胀痛或酸痛,可发生于耻骨上部、下腹部、会阴及肛周、腰骶部、阴茎以及大腿内侧等部位。此外,有些患者可间断出现排尿困难,精液带血,射精后疼痛和尿道有少量分泌物溢出。③若有急性发作时可出现发热等全身症状。经直肠检查前列腺可无特殊发现,但可触及前列腺肿大或有压痛等。急性淋菌性前列腺炎患者可同时表现有淋菌性尿道炎的症状与体征。

(2)淋菌性精囊炎:淋菌性精囊炎是淋菌性尿道炎的并发症,是淋球菌感染途径尿道和前列腺蔓延所致。淋菌性精囊炎常与淋菌性前列腺炎或淋菌性附睾炎与睾丸炎同时发生。淋菌性精囊炎的表现分为急性和慢性两种。急性淋菌性精囊炎主要症状有腹痛,有时伴有精液潴留,经直肠指诊可能发现精囊肿大,有波动感和压痛。慢性淋菌性精囊炎可出现血性精液。

(3)淋菌性尿道球腺炎:是淋球菌侵入尿道球腺所致炎症,主要表现为会阴部胀痛或疼痛,并于会阴两侧或单侧出现指头大小不等的结节,触痛。结节可因化脓而溃破。由于结节压迫尿道则可引起排尿困难。淋菌性尿道球腺炎时可伴有发热等全身症状。

(4)淋菌性附睾炎与睾丸炎:是尿道内淋球菌上行侵犯附睾和睾丸所致炎症。淋球菌侵入附睾多为单侧,炎症时的主要表现为附睾肿痛。附睾首先肿大的是附睾尾,逐渐为附睾体和附睾头肿大,有的附睾甚至肿大至核桃大小。检查时可见病侧阴囊红肿,阴囊及附睾触痛明显,附睾及睾丸界限不清。此外,患者常有阴囊剧痛,腹股沟部疼痛,严重时精索可肿胀致输尿管横过精索时受阻,则可反射性引起下腹部疼痛。淋菌性附睾炎患者多有发热、头痛和乏力等全身症状及血液中白细胞可升高。淋菌性附睾炎可发生于急性淋病时期,也可发生于慢性淋病时期。若发生于急性淋病时期可有明显的尿道炎症状及尿道口溢脓,若发生于慢性淋病时期则可有尿道不适和尿道内有少量分泌物溢出,但也可无明显尿道炎症状和尿道分泌物。

淋菌性睾丸炎也多发生于单侧睾丸,表现为睾丸肿大、疼痛明显。严重时阴囊皮肤红肿明显,表面发光、触痛。患者多有发热等全身不适。

(5)淋菌性包皮龟头炎:为尿道口内淋球菌和(或)其脓液外溢至龟头包皮而引起的炎症,是一种继发性炎症反应。淋菌性包皮龟头炎易发生于包皮过长、包茎且个人卫生较差者。淋菌性包皮龟头炎的主要临床特征是包皮内外板、冠状沟和龟头红肿,局部有多少不等的脓性液。损害开始可为红色丘疹,逐渐融合成片。较重时可发生糜烂,甚至溃疡。淋菌性包皮龟头炎的自觉症状可有局部瘙痒、灼热痛等,但多数患者无明显不适感。

(6)淋菌性尿道狭窄:多继发于未经治疗或治疗不彻底的慢性淋菌性尿道炎反复发作,经数月或数年后因炎症对尿道黏膜等组织的破坏,修复后其瘢痕组织造成尿道管腔变小,且因瘢痕收缩而发生尿道狭窄。尿道狭窄可发生在尿道的任何部位,但以尿道海绵体后方及尿道球部多见。淋菌性尿道狭窄的主要表现是排尿不畅,排尿困难,尿线变细,严重时可发生尿潴留、尿失禁。尿道狭窄易引起上行感染。

(7)淋菌性包皮脓肿:临床较少见,表现为包皮结节,初起可为一芝麻大小白色小丘疹,不痒不痛,随后逐渐长至豌豆大小,数目也由一个变为几个。同时,结节开始发红、肿胀、疼痛。结节触之有压痛及波动感。结节中心似有白色分泌物潴留,挤压时有大量脓血溢出,尿道口无红肿及分泌物。淋菌性包皮脓肿是导致自身的淋菌性尿道炎反复发作的主要因素之二。

(8)其他:除了上述这些淋菌性尿道炎的并发症外,淋菌性尿道炎还有一些较少见,甚至罕见的并发症。如淋菌性龟头脓肿、淋菌性副尿道炎、淋菌性阴茎静脉血栓形成、淋菌性尿道旁腺炎和尿道旁腺脓肿、淋菌性输精管炎、淋菌性阴茎背部淋巴管炎等。

2.女性淋病并发症

(1)淋菌性输卵管炎:淋菌性输卵管炎是女性淋病最主要的并发症,也是淋病所有并发症中最常见的一种。在国外资料中,淋菌性输卵管炎见于 $10\%\sim20\%$ 急性淋病患者,约见于 15% 的无症状淋菌性宫颈炎感染者,而在 50% 的输卵管炎患者的宫颈可查到淋球菌。淋菌性输卵管炎多发生于双侧,少见有单侧发生,其主要临床症状有下腹部疼痛和盆腔疼痛,可感觉到盆腔内压迫感,向下放射到一侧或两侧腿部。患者有月经失调,非经期不规则阴道出血,常伴有阴道脓性分泌物流出。检查下腹部、子宫及附件常有压痛,一般在两侧下腹部压痛明显;宫颈活动时疼痛;腹部可有不同程度的膨胀,肠鸣音减弱,有时可触及附件的包块。患者可有发热、头痛、恶心、呕吐及全身不适。

(2)淋菌性前庭大腺炎:淋菌性前庭大腺炎也是女性淋病最常见的并发症之一。前庭大腺的感染为女性外生殖器常见疾病。淋球菌感染引起的前庭大腺炎症主要发生在单侧,极少可见双侧发生。主要表现为患侧大阴唇红肿、触痛或有硬结;前庭大腺开口处红肿,疼痛。病情严重时可造成腺体排泄管闭塞引起前庭大腺脓肿,其特征为阴道前庭隆起,包块增长快。局部温度高,有明显的疼痛和触痛,患者可伴有发热、头痛、乏力等全身症状。

(3)淋菌性盆腔腹膜炎:淋菌性盆腔腹膜炎是女性淋病的严重并发症,多由淋菌性输卵管炎发展而来。脓液由输卵管伞端流入盆腔,感染盆腔器官,引起盆腔腹膜炎。淋菌性盆腔腹膜炎还可由淋菌性输卵管卵巢脓肿破溃引起。淋菌性盆腔腹膜炎的临床表现与急性输卵管炎相似,有高热、恶心、呕吐等中毒症状,下腹部中等度疼痛或剧痛。检查时下腹部拒按,双合诊子宫颈有触痛,侧穹亦有明显触痛,盆腔包块常因压痛而界限不清,多可触及波动感。

(4)淋菌性肝周炎:淋菌性肝周炎常发生于患淋菌性盆腔疾患的女性,当炎症扩展至上腹部时,引起腹膜炎,肝周围炎,肝脏与腹壁间形成粘连。表现为上腹部突发性疼痛,深呼吸和咳嗽时疼痛加剧,有全身症状,出现发热、恶心,甚至呕吐。触诊时右上腹有明显压痛,X线胸透可见右侧有少量胸腔积液。有时会被误诊为急性胆囊炎、胸膜炎、膈下脓肿或胃溃疡穿孔等。

(四)播散性淋病

播散性淋病又称为播散性淋球菌感染,是指淋球菌进入血液播散全身,引起全身性或某些器官的病变,是一种较为严重的全身性淋球菌感染。播散性淋病可分为淋菌性菌血症、淋菌性败血症、淋菌性关节炎和淋菌性腱鞘炎、播散性淋菌性皮炎、淋菌性心内膜炎、淋菌性脑膜炎、淋菌性肝炎等。

1.淋菌性菌血症和败血症　淋菌性菌血症或败血症常在机体抵抗力低下时(月经期或妊娠期)发病,其临床表现最初有发热,患者体温一般在 38~39℃,可高达 40℃以上;可出现畏寒、寒战;伴有全身不适、乏力、食欲减退、恶心、呕吐、腹泻、下腹痛或全腹痛。但有些患者,如体质较差者,其发热症状也可能不明显。随后其症状可逐渐加重,相继或同时出现皮肤损害和关节疼痛等关节炎症状。严重时可迅速发展成感染性休克。

2.淋球菌关节炎和淋菌性腱鞘炎　在引起感染性关节炎的病原学中,淋球菌是一种较为常见的病原体。淋球菌关节炎和淋菌性腱鞘炎的发病机制尚不清楚。淋球菌关节炎和淋菌性腱鞘炎的主要临床特征是多关节炎和腱鞘炎表现。多数患者的表现以关节疼痛和无菌性腱鞘炎开始。患者最初可能出现发热、畏寒、头痛、全身不适的淋菌性菌血症或败血症的表现,随后出现关节疼痛、关节局部发热、压痛,并可出现受累关节腔积液及关节活动受限。淋球菌关节炎最常受累的关节是膝关节,其次是上肢关节和髋关节。骶髂关节、颞颌关节和胸锁关节很少受累及。有 2/3 的患者表现为游走性不对称性关节疼痛,有 1/4 的患者表现为单关节。淋菌性腱鞘炎一般累及多处关节部位,特别是腕、指、趾、踝等处的关节部位,表现为局部不同程度肿胀、发热、疼痛和压痛。

3.播散性淋菌性皮炎　播散性淋菌性皮炎是指淋球菌经血流至皮肤组织而引起的皮肤炎症。播散性淋菌性皮炎在播散性淋球菌感染的病例中常见,约见于 2/3 的病例。播散性淋菌性皮炎的皮肤损害发生部位常见于躯干、四肢和掌跖皮肤,头面部则罕有之。皮肤损害一般都是多发性的,5~50 个不等。皮疹有丘疹、斑丘疹、水疱、大疱、脓疱、坏死结痂,有些可出现结节性红斑和多形性红斑等类似血管炎的表现。发生于手足部、踝部或腰部的损害可表现为扁平角化性稍隆起的斑片或斑块,呈圆锥形,其颜色可呈黄色、或红色、或铜红色、或灰白色。此外,掌跖部的皮肤损害呈角质增生,大片角化,如蛎壳状。若损害发生于甲部皮肤可致甲板脱落。上述所有皮肤损害一般无疼痛等自觉症状,少数坏死结痂性损害或结节红斑等损害可有疼痛等症状。播散性淋菌性皮炎多与淋菌性败血症、淋菌性关节炎等播散性淋球菌疾病同时发生或先后发生。播散性淋菌性皮炎的皮肤损害多持续4~5日后消退,多数损害消退后不留痕迹。

4.淋菌性心内膜炎　淋菌性心内膜炎是淋菌性菌血症的罕见并发症,临床表现为心脏病理性杂音和进行性瓣膜病变,主要病变在主动脉瓣和(或)二尖瓣及肺动脉瓣和三尖瓣。其病变可能发展迅速而危及生命。与淋菌性心内膜炎发生的同时,皮肤损害以斑丘疹多见,常呈分批出现。肾动脉、脑动脉、周围大动脉可能发生栓塞。寒战常见,热型呈弛张型。多发性关节炎发生率为69%~93%,常为一过性,多在淋菌性心内膜炎表现之前的几日内发生,可能为淋菌性心内膜炎发生接种的菌血症的最初表现。

5.淋菌性肝炎　淋球菌进入肝脏后对肝脏的损害可引起肝炎,表现为肝区疼痛、食欲减退、困倦、发热及黄疸等,约有1/2患者有类似于在其他菌血症时发生的轻型肝炎。可因血清胆红素和转氨酶的增高而检查出来,但患者还伴有淋球菌播散性感染的其他症状和体征。淋菌性肝炎不同于淋菌性肝周炎,后者肝脏内无淋球菌侵入,实际上也很少发生在菌血症的患者,且基本均是女性扩散性感染。

6.淋菌性脑膜炎　淋菌性脑膜炎是一种不常见的播散性淋球菌感染,在西方国家,由奈瑟菌引起的脑膜炎病例中有2%是由淋球菌引起的,其病死率较高。其传播途径为血液传播。在临床上,淋球菌性脑膜炎与由脑膜炎球菌引起的非暴发型脑膜炎症状相似,有脑膜刺激症状,脑脊液淋球菌培养阳性。另外,淋菌性脑膜炎患者可能伴有淋菌性关节炎和淋菌性皮炎表现。

除上述外,播散性淋球菌感染还偶尔可见肾脏损害、造血系统损害,引起贫血和血小板减少等,也可以引起周围神经系统刺激症状,如臂丛神经炎,引起肩痛、肩关节肌无力、运动受限等,其他可引起骨髓炎或肺梗死等疾病。

三、实验室检查

(一)涂片检查

淋病患者的分泌物涂片显微镜检查淋球菌有一定的敏感性和特异性,涂片检查方法简便、快捷、有效、价格低廉,因此,是淋病实验室检查的最基础的方法,尤其适合于基层的皮肤性病门诊。一般取尿道分泌物、宫颈分泌物或尿道旁腺开口处分泌物或局部脓肿的脓液等,将取材的拭子在载玻片的洁净面上轻轻滚动即可获得一张薄而均质的涂片,自然于燥后,在乙醇灯上快速移动玻片3次以使涂片标本固定,同时也可杀死细菌便于染色。染色后镜检。常用的染色方法有3种。①革兰染色:属于鉴别染色,能把细菌和涂片中的其他成分染成不同颜色,本染色淋球菌呈阴性反应,把淋球菌同其他革兰阳性菌区别开来,淋球菌和脓细胞皆被染成红色,但淋球菌的颜色稍深;②亚甲蓝染色:是一种单染料染色,淋球菌呈深蓝色;③Pappenheim Saathof染色:可把涂片中成分染成不同颜色,脓细胞呈淡蓝色,淋球菌呈红色。

（二）培养

主要用于进一步诊断，对症状典型而涂片检查阴性和涂片中细菌形态难以确认的病人尤为必要，对于女性病人一般均须取分泌物进行淋球菌培养。本方法是目前淋病筛选和发现病例的唯一推荐的方法。

1.取材

淋球菌培养要获得成功，取材部位的多少，取材方法和技术，转运的方法和时间均至关重要。标本主要有分泌物、尿液、血液及关节腔穿刺液等。各类标本采集的部位、方法、技巧和注意事项略有不同。

女性宫颈标本采集应避免使用各种消毒剂、止痛药和液状石蜡润滑剂，因这些制剂有可能抑制淋球菌的生长。使用窥器时宜用消毒温热水湿润后使用。放置好窥器后先用棉球擦净宫颈口分泌物后，用拭子插入宫颈管内 2cm，留置 5～10 秒后移出，移出过程中轻轻旋转，以使拭子能够吸取足够量的分泌物。应注意的是一些棉拭子常含不饱和脂肪酸对淋球菌有抑制作用，建议用脱脂棉作拭子。

收集尿道标本前病人至少 1～2 小时内不能排尿，因为排尿会减少尿道内淋球菌的数量而可造成假阴性结果。男性病人可采取立位或仰卧位。为了避免来自皮肤的污染，对明显的脓性分泌物可直接用拭子采集标本。无明显分泌物时可从阴茎根部向尿道口轻轻挤压以排出分泌物，也可获得实验室检查所需足够的标本。若挤压后仍无分泌物，则可用棉拭子、藻酸钙拭子或白金耳拭子插入尿道内 1～2cm 深，留置 5～10 秒后取出，取出时轻轻旋转拭子，以刮取少量黏膜组织。

取直肠标本时，用棉拭子插入肛管内 3cm，留置约 10 秒后取出，取出时轻轻旋转拭子，以便收集到直肠隐窝处的分泌物。如果在所取的标本中污染了粪便则应弃之，并重新取材。

阴道取标本多用于子宫切除术后的女性和青春期前的女孩。放置好窥阴器后用拭子擦拭阴道后穹数秒以获得足够量标本。青春期前的女孩或未婚或无性生活的女性不可使用窥阴器，只能在阴道口取分泌物。

取口咽部标本可直接用拭子取分泌物，取材部位是扁桃体隐窝和咽后壁。

尿液标本采集的具体方法是在取材前 4 小时内不排尿，收集首段尿 30ml，沉淀后取尿液 10ml，3000 转/分钟，离心 2 分钟后留 1ml 尿沉渣用于培养。而且尿液标本还可用于做尿二杯、尿三杯及尿四杯试验，判断有无后尿道、膀胱及前列腺合并感染。

取血液及关节腔穿刺液主要用于怀疑播散性淋病或怀疑淋菌性关节炎及新生儿播散性淋球菌感染。血液标本抽取后应立即接种于常规血液培养基上。关节腔液可用针吸法采取标本置于无菌试管送至实验室。

2.培养

取材后应立即接种，标本离体的时间越短越好，如取材处离实验室较远，应将标本先接种于运送培养基中。最后是选择好合适的培养基，必要时应同时使用有选择性和无选择性的两种培养基。国外目前最常使用的培养基有改良的 Thayer Martin 培养基、Martin Lewis 培养基和 New York city 培养基等。国内目前常用的培养基是含有多黏菌素 B 的血液琼脂或巧克力琼脂培养基，也已研制出用鸡蛋黄或血水代替血液的一些新品种，这些新型培养基已得到广泛应用。取材接种于适合的培养基上,经 24～48 小时培养后,淋球菌可形成直径 0.2～1.0mm 的圆形凸起、湿润、光滑、半透明或灰白色的菌落,边缘呈花瓣状,用白金耳拭子触之有黏性。淋球菌在培养基上菌落的大小和透明度可有不同,可根据以上特点加以识别,必要时也可用白金耳拭子挑取菌落涂片染色观察。淋球菌菌落形态可分为 5 型,其中 T_1、T_2 型菌落小,有菌毛;T_3、T_4 型菌落大,无菌毛;第 5 型菌落成皱褶状,很少见。

3.药物敏感性试验

随着耐药菌株的不断出现,为了治疗的需要,可在淋球菌培养的基础上进行药物敏感性试验。淋球菌药物敏感性试验对淋球菌感染的个体有更强的指导意义和临床实用价值。淋球菌药物敏感性试验主要有纸片扩散法和琼脂稀释法。

(1)纸片扩散法:所用菌株应在无选择培养基上做分离培养,将符合标准的单个菌落接种到无选择琼脂培养基上,于 36℃培养 24 小时后将获得的菌落用接种环刮下放入盐水中制成盐水悬液,混匀后调成 10^8/ml,然后用灭菌拭子将菌液均匀涂布于血琼脂平皿上,干燥后,用无菌镊子将各种抗生素纸片贴于血琼脂平面上,每个 90mm 的平皿上可均匀贴 7 张纸片,然后放入 36℃烛缸培养过夜。观察抗生素纸片周围有无抑菌环,量取抑菌环直径大小,参照标准报告结果。观察结果的时间以能明显看清抑菌结果为宜,一般为 24 小时。

(2)琼脂稀释法:是先将抗生素溶解后加入到培养基中,将待检测的菌株接种在含有一系列浓度抗生素的琼脂平皿上,药物浓度小时细菌生长,药物浓度大时细菌生长受到抑制,根据这些资料就可推测出药物对该菌株的最小抑菌浓度(MIC),然后根据标准判定该菌株对某种抗生素的敏感性。琼脂稀释法作为药敏试验的金标准,结果准确,重复性好,是 WHO 推荐用于淋球菌耐药性监测的方法。琼脂稀释法对药品要求很高,必须是纯品,不含任何赋形剂,不仅称量要准确,而且不同的抗生素要用特定的溶剂溶解,所制备的培养基必须在规定时间内使用,并且要设立严格对照试验。

(三)聚合酶链反应(PCR)

PCR 是近些年发展起来的一种体外扩增特异 DNA 片段的技术,这种方法的特点是特异性和敏感性均较高,操作简便、省时。首先要根据靶基因设计特异性的引物。PCR 检测淋球菌的靶基因有隐蔽性质粒的 cpp B 基因、16sRNA 基因及胞嘧啶甲基转移酶基因。聚合酶链反应是由 3 个反应有序的组合和循环。

1.变性　在 90～95℃条件下,30～60 秒模板 DNA 的双链解离为单链,即模板 DNA 变性。

2.退火　将变性后的 DNA 很快冷却到 40～60℃,退火时间约 30 秒,引物和模板 DNA 发生结合。由于引物量多,引物和模板之间碰撞的机会大大高于模板互补链之间的碰撞。引物及其互补模板在局部形成杂交链。

3.延伸　在 4 种 NTP 底物及镁离子存在的条件下,Taq DNA 聚合酶催化以引物为起点的 DNA 链按 $5'→3'$ 方向进行延伸反应。如此反复进行变性、退火和延伸循环,而每一轮扩增的产物又充当下一轮扩增的模板,从而使产物迅速得到扩增。一般经过 25～30 个周期之后,一般可达 10^6～10^7 拷贝。结果可通过溴化乙啶染色,紫外灯下观察或结合分子杂交技术来检测靶基因,以阳性或阴性表示。PCR 法对淋病的早期诊断有很大作用,但是由于该方法的敏感性很强,必须具备严格的操作条件和严格控制污染。由于该方法对病人治愈评价或标本污染的排除常较困难,因而会影响医师的临床判断。

四、诊断与鉴别诊断

【诊断】

诊断必须根据病史、临床表现和实验室检查的结果进行综合分析,慎重作出结论。

全国性病控制中心制订的淋病诊断标准如下。

1.**接触史**　有婚外或婚前性行为,性伴感染史,或与淋病患者共用物品史,儿童可有受性虐史,或新生儿的母亲有淋病史等。淋病潜伏期2～10天,平均3～5天。

2.**临床表现**

(1)男性:尿痛,尿道口红肿、溢脓,可有尿急,尿频及伴有全身不适。

(2)女性:白带增多、脓性,有腰痛、下腹痛、子宫颈红肿、宫颈口糜烂。有脓性分泌物。前庭大腺部位可发生红肿及疼痛。可有较轻的尿急、尿频、尿痛、尿道口红肿及脓性分泌物。幼女可有外阴阴道炎、外阴及肛门周围皮肤黏膜红肿,阴道溢脓。

(3)并发症的淋病:男性可出现前列腺炎、精囊炎、附睾炎、尿道狭窄;女性可出现输卵管炎、盆腔炎;严重时发生播散性感染,表现为寒战、高热、皮疹、关节炎、心包炎、心内膜炎等全身症状。

(4)其他部位淋病:淋菌性眼结膜炎有结膜充血水肿,大量脓性分泌物。新生儿淋菌性结膜炎大部分是分娩时经患淋病的母亲产道所感染,多为双侧。成人结膜炎常是患者自身或性伴的泌尿生殖道淋球菌感染的分泌物,通过手指或毛巾等污染眼睛被感染,多为单侧。

淋菌性咽炎和直肠淋病与淋病患者有口交或肛交行为而感染。

3.**实验室检查**

(1)涂片:取尿道或宫颈脓性分泌物涂片做革兰染色,镜下可见大量多形核白细胞。多个多形核白细胞内可见数量多少不等的革兰阴性双球菌。此法对女性患者检出率低,可有假阴性,必要时应做培养。

(2)培养:标本在选择性培养基上培养,可出现典型菌落。氧化酶试验阳性。取典型菌落做细菌涂片可见到革兰阴性双球菌。

如标本取自生殖器以外部位、儿童或在法医学上有重要意义时,则必须对培养的菌株经糖发酵试验,荧光抗体试验进一步鉴定确诊。

【鉴别诊断】

淋病的鉴别诊断也依据于病史、临床表现和实验室结果。医师的临床经验有重要作用,查出病原体是最根本的鉴别。

1.**男性淋病**

(1)非特异性尿道炎:患者的症状和体征与淋病相似,但多无婚外性交史。常有明显发病诱因,如插导尿管、尿道探子及泌尿生殖道或邻近脏器炎症等,分泌物涂片镜检见革兰阳性球菌,淋球菌培养阴性。

（2）非淋菌性尿道炎：临床症状类似淋病但较轻，潜伏期比淋病长，达1～3周，部分于急性淋菌性尿道炎经针对淋病的治疗后，暂时痊愈，数日后又出现症状。患者的分泌物较少，呈浆液性，排尿困难极少见，无全身症状，分泌物涂片镜检无革兰阴性双球菌。衣原体检查或培养为阳性，支原体培养也可阳性。

（3）生殖器疱疹：局部烧灼感明显，可有间断性发作，一般在尿道口仅有少量稀薄的分泌物，常在龟头、冠状沟、包皮等处有疱疹。若发现尿道外部有水疱，则有助于鉴别。有条件的单位可进行生殖器疱疹病毒检测，结果有助于确诊。

（4）非淋菌性前列腺炎：无明确的性接触传染病史，发生前亦无明显尿道炎症状或症状轻微，前列腺液检查无淋球菌，多为衣原体、支原体、大肠埃希菌等病原菌。

2.女性淋病

（1）念珠菌性阴道炎：外阴及阴道口瘙痒，白带较多，如水样或凝乳状。患者多为不太讲究卫生的妇女，婚外性交史缺如。检查见阴道黏膜水肿、糜烂，可有白膜覆于阴道壁，白膜镜检见念珠菌菌丝和孢子。

（2）滴虫性阴道炎：患者自觉阴道内有蚁走样瘙痒，阴道黏膜常出血，甚至阴道口也有出血样破损，阴道分泌物常呈粉红色，宫颈可有草莓状突起物和出血点，阴道分泌物查见滴虫。

（3）非淋菌性尿道（宫颈）炎：女性由衣原体、支原体引起的尿道炎、宫颈炎并不少见，其临床症状很轻，常不引起患者重视，但也有少部分患者的症状比较明显，特别是患淋病且经治者，常觉没有恢复到过去的状况。患者的尿道或阴道分泌物少且为浆液性，分泌物查不出淋球菌，若进行衣原体、支原体检测则为阳性。

（4）非特异性阴道炎：致病诱因较多，如损伤、异物、严重污染、药物腐蚀等。表现为阴道灼热、坠胀感、阴道分泌物增多，白带呈脓性或浆液性。常见的感染细菌有葡萄球菌、大肠埃希菌、链球菌、变形杆菌，淋球菌检查为阴性。

（5）细菌性阴道病：为阴道内菌群失调所致，主要症状为顽固性白带增多。白带呈灰白色、非化脓性，并带有"鱼腥样"气味。根据Ainsel倡导的4项指标：①白带有均匀一致的外观；②阴道分泌物pH＞4.5；③胺试验阳性；④线索细胞阳性，凡符合上列3项者即可确立细菌性阴道病的诊断。

（6）非淋菌性盆腔炎性疾病：淋菌性盆腔炎性疾病症状须与急性阑尾炎、感染性流产、盆腔子宫内膜异位症、异位妊娠、卵巢囊肿扭转或破裂等加以鉴别。鉴别要点是发病前无淋菌性宫颈炎或尿道炎经过，相关病原学检查有助于鉴别。

五、治疗

【治疗原则】

1.早期诊断、早期治疗。
2.准确、合理地选择药物，并遵循及时、足量、规则用药的原则。
3.针对不同病情采用不同的治疗方法。
4.注意加强对淋病合并感染性疾病的治疗。

5.患者在 30 天内接触过的性伴均应追踪做淋球菌检查,并进行预防性治疗。

6.注意耐药菌株感染,根据疗效及时调整治疗方案。控制用药剂量和治疗时间,严防造成新的耐药菌株。

7.注意多重病原体感染,特别是沙眼衣原体感染。

8.治疗后随访。

【治疗方案】

有关治疗淋病的药物品种繁多,须强调规范治疗。因为临床出现耐药性,青霉素类、四环素类及氟喹诺酮类药物目前不作为治疗淋病的推荐药物。

1.淋菌性尿道炎、宫颈炎、直肠炎

(1)头孢菌素类:加服丙磺舒 1g,顿服或分次服可提高疗效。

①头孢曲松 0.25～1g,一次性肌内注射;或 1g 静脉滴注,每日 1 次,连用 3 日。

②头孢克肟 0.4g,顿服,或每次 0.05～0.1g,顿服,每日 2 次,连用 3 日。

③头孢噻肟钠 0.5～1g,一次性肌内注射;或每次 0.5～1g,肌内注射,每日 2 次,连用 3 日;或每次 1～2g,每日 2 次,静脉滴注,连用 3 日。

(2)其他

①大观霉素 2g,一次性肌内注射,女性淋病可用 4g,分两侧臀部一次性肌内注射;或每次 2g,每日 1 次,连用 3 日。

②阿奇霉素 1g,顿服;或每次 0.5g,顿服,每日 1 次,连用 3 日。

2.淋菌性咽炎

(1)头孢曲松 0.25～1g,一次性肌内注射;或 1g 静脉滴注,每日 1 次,连用 3 日。

(2)头孢噻肟 1g,单剂肌内注射。

同时有衣原体感染者加阿奇霉素 1.0g,一次口服;或多西环素 0.1g,口服,每日 2 次,连服 7 天。因大观霉素,对淋菌性咽炎疗效差,故不推荐使用。

3.淋菌性眼炎

(1)成人淋菌性眼炎

①头孢曲松 1.0g,肌内注射,每日 1 次,连用 7 日。

②大观霉素 2.0g,肌内注射,每日 1 次,连用 7 日。

③头孢噻肟 1.0g,肌内注射,每日 2 次,连用 2 日。

以上药物可任选一种,同时应用生理盐水冲洗眼部,每 1 小时冲洗 1 次。

(2)新生儿淋菌性眼炎:应住院隔离治疗。

①头孢曲松 25～50mg/kg,静脉或肌内注射,每日 1 次,连用 7 日(高胆红素血症婴儿,尤其是未成熟儿须慎用)。

②大观霉素 40～60mg/kg,肌内注射,每日 1 次,连用 7 日。

③头孢噻肟 25～50mg/kg,静脉或肌内注射,每日 1 次,连用 7 日。

同时应用生理盐水冲洗眼部,每小时 1 次。患儿的双亲必须同时治疗。要注意有无播散性感染,有无合并衣原体感染。对新生儿沙眼衣原体眼炎,可用红霉素 50mg/kg,分 4 次口服,共 10 日。

4.淋菌性肛门直肠炎　头孢曲松 0.25～1g,一次性肌内注射;或 1g 静脉滴注,每日 1 次,连用 3 日。

5.淋菌性前列腺炎、睾丸炎、附睾炎

(1)头孢曲松 0.25～1g,肌内注射或静脉滴注,每日 1 次,连用 10 日。

(2)大观霉素 2.0g,肌内注射,每日 1 次,连用 10 日。

6.淋菌性盆腔炎性疾病　淋菌性盆腔炎性疾病包括淋菌性子宫内膜炎、淋菌性输卵管炎、淋菌性盆腔腹膜炎等。

(1)头孢曲松 0.25～1g,肌内注射或静脉滴注,每日 1 次,连用 10 日。

(2)大观霉素 2g,肌内注射,每日 1 次,连用 10 日。

此外,应同时用对厌氧菌有效的药物如甲硝唑 0.4g,每日 2 次,连服 10 日等;还要考虑合并有沙眼衣原体或支原体感染的可能,也需同时治疗。加用多西环素 100mg,口服,每日 2 次,连服 10～14 日。另外,对淋菌性盆腔腹膜炎患者应请外科或妇科医师共同治疗,对严重的大量腹腔积脓的患者应采取手术治疗,以免造成严重的感染。

7.儿童淋病　体重 45kg 及以上者按成人方案,45kg 以下者参照以下方案:

(1)大观霉素 40～60mg/kg,一次肌内注射。

(2)头孢曲松 25～50mg/kg(最大 0.25g),一次肌内注射。

(3)头孢噻肟 25～50mg/kg,肌内注射,每日 2 次。

8 岁以上儿童可用四环素,每日 0.4g/kg,分 4 次口服,连用 7 日。对于患淋菌性外阴阴道炎的幼女,在用上述药物的同时,可口服己烯雌酚 0.5～1.0mg,每日 1 次。患淋菌性菌血症或关节炎、体重<45kg 的儿童,用头孢曲松 0.5g/kg(最大 1.0g),静脉或肌内注射,每日 1 次,连用 7 日。

8.播散性淋病

(1)头孢曲松 1.0～2.0g,静脉滴注或静脉注射,每日 1～2 次,连用 10～14;或 1.0g,每 12 小时静脉注射 1 次,连用 5 日后改为 0.25g,肌内注射,每日 1 次,连用 7 日。

(2)头孢噻肟钠 1.0g,静脉滴注或静脉注射,每日 3 次,连用 10～14 天;或 1.0g,静脉滴注或静脉注射,每 6 小时 1 次,连用 5～7 日后改为每日 1.0g,肌内注射,连用 7 日。

(3)大观霉素 2.0g,肌内注射,每日 2 次,连用 5～7 日,同时口服氧氟沙星 0.2g,每日 2 次,连用 5～7 日。

淋菌性关节炎患者,除了髋关节外,其他关节不宜施行开放性引流,但可以反复抽吸,禁止关节腔内注射抗生素。淋菌性脑膜炎、心内膜炎可用头孢曲松 2.0g,静脉注射,每 12 小时 1 次,脑膜炎持续治疗 14 天,心内膜炎至少治疗 4 周。出现并发症者,应请有关专家会诊。

9.局部用药　淋病局部的药物治疗可通过局部注射、灌注或局部涂药等方式。

10.中药治疗　一般不作为首选,有时对病期较长者疗效较好。根据辨证施治,下焦湿热者治宜清热利湿、化浊解毒,方用龙胆泻肝汤加减,药用龙胆草、栀子、黄芩、柴胡、生地黄、车前子、土茯苓、甘草、金银花、萆薢、木通、泽泻等;对脾虚湿滞者治宜健脾利湿、行气化浊,方用五苓散加减,药用茯苓、泽泻、白术、猪苓、肉桂、金银花、车前子、薏苡仁、萆薢、党参、甘草等。另外,用中药外洗可辅助用于淋菌性包皮龟头炎、淋菌性外阴炎等。

【判愈标准】

治疗结束后2周内,在无性接触史情况下符合如下条件为治愈。

1.症状和体征全部消失。

2.在治疗结束后4~8天内从患病部位取材,做淋球菌涂片和培养均阴性。

六、随访与预防

【随访】

总的来说,95％以上的淋病是完全可以治愈的,不遗留任何后遗症,对治愈后的淋病应追踪检查,若连续2次淋球菌镜检和培养均为阴性则可判定痊愈。一般而言,淋病并发症患者往往治疗不易彻底,并可以遗留一些后遗症,成为"难治性淋病",尤其注意应定期随访。

【性伴处理】

由于人体对淋球菌感染无有效的特异性免疫,淋病治愈后一旦有接触就会发生再感染,且易反复感染。淋病患者的性伴未治疗(往往是无症状的淋球菌感染)是导致淋球菌再感染或淋病反复发生的重要原因之一。因此,在淋病的治疗中,对淋病患者性伴的处理在预防淋病的再感染中十分重要。在对淋病患者治疗的同时要对淋病患者的性伴进行相应的检查,若发现有淋球菌感染时要同时治疗。因此,对有症状淋菌性尿道炎的男性患者或有症状淋菌性宫颈炎的女性患者,近4周内有性接触的性伴进行追踪检查和治疗,对无症状的淋球菌感染者有性接触的性伴应进行2~3个月的追踪观察,以发现并治疗有淋球菌感染者,减少淋病治愈后再次感染的机会。

【预防】

1.加强思想道德教育和人生观教育,树立良好的社会风尚,反对性自由,避免婚外性行为。做好淋病防治知识的宣传教育工作。

2.在性生活中提倡使用安全套,在个人卫生中提倡使用消毒剂,防止淋球菌的传播和污染。

3.性伴一方染有本病未彻底治愈之前,应避免性生活,并应严格分开使用毛巾、脸盆、床单等,污染物应进行消毒。

4.要劝说病人遵医嘱完成治疗,消除传染源。认真做好病人性伴的追访工作,及时检查和治疗。

5.执行对孕妇的性病查治和新生儿预防性滴眼制度,防止新生儿淋菌性结膜炎的发生。

6.幼儿应规定分用体温表,浴室、马桶圈、毛巾及床单应进行消毒。

7.还要组织力量对一些特殊人群定期普查,以发现现症病人和隐匿的传染源。

(曹冰青)

第二节　梅毒

一、概述

梅毒感染人类的历史已有 500 多年了。梅毒传入我国后,直到新中国成立前,流行肆虐,在门诊初诊病人中梅毒血清学试验阳性率可达 5%～10%。从 1949 年起,党和人民政府采取最严厉的措施,进行全面综合治理,到 20 世纪 60 年代初,基本上控制并消灭了梅毒。进入 80 年代后,梅毒在我国又出现并逐年增多,至今尚未得到有效控制。

【病原学】

20 世纪以前对梅毒的病原体也进行过很多研究和观察,曾一度认为梅毒病变中杂菌为梅毒的病原体。1905 年德国原虫学家 Schaudinn 与梅毒学家 Hoffmann 于 1905 年 3 月 3 日利用暗视野显微镜在 1 例女性病例的初疮中发现一种螺旋体,后来又进一步在 25 例早期梅毒的病变中也发现了同样的螺旋体。因其透明而不易染色,透明的液体和光滑的表面有较强的折光力而定名为苍白螺旋体(TP)。

1.螺旋体形态结构　苍白螺旋体为苍白亚种,在光学显微镜下检查可见。电子显微镜下观察苍白螺旋体长 6～20μm,直径 0.01～0.18μm,有 8～14 个致密而规则的螺旋,螺旋体波长 1.1μm,振幅 0.2～0.3μm。镀银染色法仍能染色,菌体呈黄褐色,背景呈淡黄色,姬姆萨染色呈淡红色。苍白螺旋体在生活条件不利时,旋圈的距离加大,旋距不规则,旋圈减小,身体粗细不均。

2.运动方式　螺旋体在液体环境中游动时有 3 种主要运动方式,3 种方式混合运动,很少见到单一方式进行。

(1)沿长轴旋转:螺旋体依靠自己的长轴旋转,这是螺旋体侵入人体最主要的方式。

(2)弯曲移动:它不断地拉长身体,使一端附着,再收缩旋距,使身体接近附着端,产生前进运动。

(3)局部转动:使身体弯曲,像蛇爬行一样,是最常见的运动方式。

3.螺旋体的繁殖　螺旋体的繁殖方式虽经过多年观察,近年来用电子显微镜观察,认为螺旋体的繁殖方式有两种。

(1)横断分裂:分裂前螺旋体的长度达到最长时期,分裂时将躯干分裂成长短两段。分裂之前较长的一段不动,较短的一段左右摆动,经 20～30 分钟后,较短的一段即从较长的一段中分离开,而成为两段。这种繁殖方式是主要的繁殖方式。

(2)分芽子繁殖:当生活条件不利时,螺旋体在体旁产生分芽子,脱离母体后于有利的生活条件下,从分芽子中生出丝芽,再发育螺旋体。

4.螺旋体的抵抗力　梅毒螺旋体系厌氧微生物,在体内能长期寄生和繁殖,具有强盛的繁殖能力和致病力,但离开人体不易生存,干燥 1～2 小时死亡,在血液中 4℃经 3 天可死亡,故在血库冰箱冷藏 3 天以上的血液就无传染性。不耐温热,加热 41℃ 可存活 48 小时,如将梅毒病损标本置于冰箱内,经 1 周仍可致病。－78℃ 数年仍有传染性。阳光、肥皂水和一般消毒剂很容易将梅毒螺旋体杀死。在肥皂水中立即死亡,在 1：1000 稀释度的苯酚(石炭酸)溶液中,15 小时死亡。在 1：20 的甲醛中 5 分钟即死亡。1：5000 氯化汞液可立即杀死螺旋体,1：1000 的苯扎溴铵和高锰酸钾均有很好的杀灭作用。

5.梅毒螺旋体基因特性 梅毒螺旋体体外培养至今尚未成功,故此使梅毒螺旋体的基础研究、实验室诊断及疫苗研究等受到极大影响。随着分子生物学技术的发展,有关螺旋体膜抗原和内鞭毛抗原的理化性质和基因结构等已逐步为人们所认识。梅毒螺旋体的全部基因 DNA 序列已经被解析。其基因具有 1138006 个碱基对(bp),是一种环状染色体,包括 1041 个开放阅读框架,每个读码框平均为 1023bp,代表 92.9％螺旋体 DNA,55％读码框(577 个)有生物学功能。各种蛋白质的分子质量平均为 3.78ku,平均等电点(pl)为 8.1。充分了解梅毒螺旋体的抗原成分及生物学功能,对解释致病作用和免疫学特性极为重要。

【致病机制】

1.致病物质 梅毒螺旋体无外毒素,其致病机制不明,近年来研究指出梅毒螺旋体的致病物质可能与其荚膜样物质和黏多糖酶有关。

(1)荚膜样物质:梅毒螺旋体表面黏液层为酸性黏多糖的荚膜样物质。该荚膜样物质可能来源于宿主细胞而被动吸附于螺旋体表面,也可能是吸收外来原料自行合成。在体内,荚膜样物质还有抗吞噬作用。

由于酸性黏多糖极易溶于水,因此螺旋体表面的黏多糖易脱落,脱落的黏多糖集聚于培养细胞表面,由此可解释梅毒病灶和病人血清中黏多糖的存在。

(2)黏多糖酶:梅毒螺旋体借其表面黏多糖吸附于培养细胞表面的受体上。螺旋体对皮肤、主动脉、眼、胎盘、脐带等组织有较高的亲和力。螺旋体从母体转移到胎儿必须妊娠 18 周才发生,其原因也是此时胎盘和脐带已发生完善,含有大量黏多糖。

2.致病机制 梅毒主要免疫防护机制是迟发型变态反应。家兔实验性梅毒的原发病变为一种典型的迟发型变态反应。

迟发型变态反应水平的高低决定梅毒疾病的发展过程,凡能有效地消除梅毒螺旋体感染或保持潜伏状态的病人,其迟发型变态水平必高。

人类梅毒有 3 种发展过程:1/3 感染者由于强迟发型变态反应结果能自愈,并无残留的抗梅毒螺旋体抗体;1/3 病人为中等强度迟发型变态反应,表现为潜在性梅毒,无任何症状和体征,但终身呈血清阳性;另 1/3 病人呈弱迟发型变态反应,并发展为第三期梅毒,并有较强的抗体形成应答反应。

【流行病学】

由于梅毒的广泛流行,遍及世界各地,已成为全球性疾病,其中以发展中国家更为突出。

梅毒最常见于大城市和性事活跃的青年人。男女最高发病率都在 25～29 岁,稍大于淋病和衣原体感染的高峰年龄段。1985～1992 年,美国所有地区梅毒又重新流行起来,美国南部在 1990 年达到最高峰,发病率为 33.7 例/10 万人,为该时期全美国最高发生率。美国疾病控制中心颁布消灭梅毒国家计划中目标为 2005 年后每年一、二期梅毒发病率少于 1000 例(0.4/

10万)。尽管梅毒发病率有所下降,但在男性同性恋中梅毒仍流行暴发。根据WHO的最低估计,每年全世界约有5000万梅毒新病人,主要发生在部分发展中国家。

新中国成立前,梅毒在我国性病流行中占首位。从1950年开始,积极开展性病调查和防治工作,到20世纪60年代初,我国基本上消灭了梅毒。20世纪80年代后,梅毒沉寂30年后又死灰复燃。目前,梅毒的发病率占性传播疾病第4位。

据全国疾病控制中心统计,1991年病例数为1870例,2001年病例数为77245例,2004年病例数为88311例,湖南省1995~2009年梅毒流行呈逐年上升趋势,发病率年均增长49.5%。由此可以看出,近些年来梅毒病例有较大幅度增长。

近年来梅毒合并其他病原体感染已成为临床研究关注的课题,尤为合并HIV感染。

1995~1998年初经国家艾滋病(规范名称:获得性免疫缺陷综合征)参比室和山西省艾滋病确认实验室检测,山西省艾滋病患者中合并梅毒感染的比率为43.04%,仅低于艾滋病合并丙型肝炎(HCV)感染患者。

美国HIV感染的血清流行学调查表明合并梅毒感染平均为15.7%,其中男性患者占27.5%,女性患者占12.4%。部分梅毒患者也可同时合并肝炎病毒、淋病、衣原体及解脲脲原体等感染。

由于梅毒合并其他感染情况为诊断和治疗带来困难,所以梅毒合并感染越来越引起人们的高度重视。

【传染途径】

梅毒是人类的传染病,动物体内不存在梅毒螺旋体,因此梅毒患者是唯一的传染源。传染的途径有下列4种:

1.直接性接触传染　95%~98%的梅毒患者是通过这种方式被传染上的。感染后未经治疗的患者1~2年内传染性强,随病期延长传染性逐渐减小。接吻、同性恋、口-生殖器接触,手-生殖器接触等行为同样可传染梅毒,损害可发生在口唇、肛门、舌、咽部、手指等部位。

2.间接接触传染　与梅毒患者共同生活在一起的人,接触到患者使用过的内衣、内裤、被褥、毛巾、剃刀、浴巾、浴盆、便器等,由于这些用具上可能会沾有患者损害处排出的梅毒螺旋体,因而可产生感染。

3.胎传梅毒　患梅毒的妇女,未经治疗,怀孕后母亲体内的梅毒螺旋体可通过血液循环到胎儿体内,使胎儿感染上梅毒。感染发生于妊娠4个月后。

4.血源性传染　如果供血者是潜伏梅毒患者,他(她)所提供的血液中可能带有梅毒螺旋体。一旦输入到受血者的体内,即可产生感染,这样的患者不产生一期梅毒的表现,而直接出现二期梅毒的症状。所以,对供血者进行梅毒血清学筛选检查是十分重要的。

【分期】

梅毒在从感染到治愈或死亡的漫长病程中,病变的发展在临床上可有明显的几个阶段,每个阶段都表现各自特征。

梅毒可根据传染途径分为后天梅毒(获得性)与胎传(先天)梅毒;依据感染时间2年为界,分早期梅毒和晚期梅毒;按自然病程长短分一期梅毒、二期梅毒、三期梅毒;按有无临床表现分为显性梅毒与隐性(潜伏)梅毒。

1.后天梅毒

(1)早期后天梅毒(病程在 2 年以内):一期梅毒(硬下疳);二期梅毒:早发梅毒、复发梅毒;早期隐性(潜伏)梅毒。

(2)晚期后天梅毒(病程在 2 年以上):良性梅毒(皮肤黏膜、骨、眼等)、心血管梅毒、神经梅毒、晚期隐性(潜伏)梅毒。

2.先天梅毒

(1)早期先天梅毒(年龄≤2 岁)。

(2)晚期先天梅毒(年龄>2 岁):良性梅毒(皮肤黏膜、骨、眼等)、心血管梅毒、神经梅毒、晚期隐性(潜伏)梅毒。

早期梅毒有传染性,晚期梅毒传染性弱或无传染性。

二、感染表现

典型的梅毒病程表现为 3 个阶段,但梅毒经过多年的发展变化,不单是一个简单的变化过程,尤其是 HIV 阳性的病人,它能从一期、二期梅毒跳跃性发展,产生更为复杂的侵害,并可导致临床症状和诊断的混淆。然而,梅毒的感染发展进程与临床所表现的损害仍有一个基本的变化规律。

(一)一期梅毒

一期梅毒也叫硬下疳,是梅毒感染后发生最早的皮肤损害,因此也叫初疮或原发性初疮。一期梅毒常无全身症状。由于一期梅毒是梅毒的自然病程初始阶段,所以,对其早期诊断和治疗能有效地预防梅毒的传播。

【临床表现】

梅毒螺旋体在感染部位繁殖,经过一定的潜伏时间后形成初疮。一期梅毒在合并其他感染,尤其是 HIV 感染时,会导致梅毒病程发展及临床表现的不典型。

1.潜伏期　梅毒苍白螺旋体感染后不能马上发生病变,在感染部位螺旋体增殖到一定数量时才能引起临床损害。从梅毒感染到最早的病变出现这段时间一般为 10～90 天,平均 3 周。潜伏期无任何全身症状或局部症状。

2.硬下疳　硬下疳是发生于螺旋体入侵部位的梅毒最早的病变,又称为梅毒初疮。因其初疮的病变硬韧,故叫硬下疳。下疳因发生于梅毒螺旋体入口处,故其位置依传染情况而异。

(1)好发部位:男性硬下疳最多见的是冠状沟和包皮内板,其次是包皮缘、包皮系带、阴茎干、龟头。偶尔也可见于尿道口内、阴囊和耻骨联合处。女性硬下疳最多见的部位是大阴唇和子宫颈,其次是小阴唇、阴蒂、阴道前庭、阴道壁,偶尔也可发生于阴阜、会阴和大腿内侧。

由于接吻,同性恋和异性恋活动中的口交、肛交,直接或间接性接触引发皮肤黏膜的感染,出现生殖器外硬下疳。最多见是肛门、肛周、直肠下段、口唇、唇内板、颊黏膜、硬腭、软腭、舌下腔、舌背、齿龈、腭垂、腭舌弓、腭咽弓、腭扁桃体和股间。

直接接触感染也可发生硬下疳,最多见的是手指背、手背、乳头、乳晕、股间、大腿内侧、臀部或皮肤其他部位。

　　间接接触感染发生的硬下疳可通过口杯、碗等感染口唇、口角或舌,通过剃刀感染头部,通过便器、马桶等感染臀部和大腿后侧,通过被褥可感染全身皮肤。

　　(2)硬下疳数目:1～10个不等。硬下疳可发生2处或2处以上,叫多发性硬下疳。多则可达数个及20个硬下疳损害。生殖器外很少发生多发性硬下疳。

　　(3)硬下疳的分期和病程:硬下疳的发生演变过程可分为两期,即硬结期和溃疡期。

　　①硬结期:初发为粟粒大小的丘疹或斑丘疹,为浅红色或肉色,硬性皮下小结,硬韧。硬结期硬下疳不痛、不痒,易忽略。其硬度比一般的炎症性肿块或肿瘤硬韧,其硬度类似擦铅笔字迹的橡皮或生橡胶块。硬结期可持续10～20天。

　　②溃疡期:硬下疳形成硬结后,因毛细血管内皮肿胀及梗死,皮损缺乏营养,出现糜烂或溃疡,形成初疮。

　　硬结期组织内和溃疡期分泌物中有大量的螺旋体。

　　(4)硬下疳的特点:硬下疳具有明显区别于其他疾病的特点。

　　①无自觉症状:梅毒硬下疳具有红肿的特点,但无自觉症状,不痛、不痒,只有轻度不适感。

　　②硬韧:梅毒硬下疳的硬度要比一般性炎症的硬度和良性肿瘤的硬度大,呈软骨样硬度,或类似"生橡胶"。

　　③可检出苍白螺旋体:硬结期螺旋体较多,稍久一些的硬下疳表面干燥,螺旋体甚少。

　　④血清反应:早期硬下疳血清反应可能阴性,在晚一些时间,血清反应阳性。

　　⑤可自愈:硬下疳从硬结期到溃烂期,再形成瘢痕痊愈,这是一个自然病程,即使不做治疗,也可在3～8周愈合。

　　⑥单发、孤立:硬下疳损害常为单个,孤立存在,也可多处发生感染,较少见。

　　3.淋巴结肿大　硬下疳发生在1～2周后,开始一侧腹股沟淋巴结肿大,随后发展双侧。少数患者仅为单侧。肿大的淋巴结为单个或多个,无自发性疼痛,很少化脓,表面皮肤无红肿,不发生淋巴结周围炎。临床上称梅毒性横痃,也称梅毒性硬化性淋巴结炎。肿大淋巴结穿刺液中有梅毒螺旋体。

　　除腹股沟淋巴结肿大外,口腔病变引起颌下淋巴结肿大,咽部病变引起颈深淋巴结肿大,乳头病变引起腋淋巴结肿大。

　　【实验室检查】

　　1.病原体检查　硬下疳表面取渗液涂片染色,或暗视野找到典型的苍白螺旋体以及直接免疫荧光抗体试验检查为主要诊断依据。

　　2.梅毒血清反应　梅毒螺旋体感染后48小时即可产生特异性抗体,但浓度极低。潜伏期、一期梅毒早期血清特异性反应和非特异性反应均为阴性,当硬下疳发生2～3周(硬结期)有半数以上变为阳性,当硬下疳发生7～8周(溃疡期)全部为阳性。但也有的病例为阴性,不能作为除外梅毒诊断的依据。

　　快速血浆反应素(RPR)、自动反应素试验(TPI)、荧光梅毒螺旋体抗体吸收试验(FTA-ABS)敏感性较强,一期梅毒平均阳性率可达到85%以上。

　　RPR活性反映梅毒的活动性。故治疗后,反应性可望消失。即使暗视野检查已获阳性,一般也应再做RPR检测,以供治疗后用做随访时的比较基线。90%采用梅毒螺旋体血凝试验

(TPHA 或 MHA-TP)能检测到螺旋体表面蛋白抗体。如为阴性,也不能除外梅毒螺旋体感染,一旦促使 MHA-TP 试验阳性,其阳性保持终身。

【诊断】

1.病史 病人发病前 2～3 周有不洁性交史。明确性接触时间,对确定潜伏期有重要意义。

2.典型临床症状 单个无痛的硬下疳,多发生在外生殖器部位,伴随硬下疳而发生的淋巴结肿大的梅毒性横痃。

3.实验室检查 硬下疳取材做 Giemsa 和 Fontana 染色。最好是暗视野显微镜以及直接免疫荧光抗体试验检查,查到梅毒螺旋体。血清反应早期阴性,晚期阳性。

【鉴别诊断】

一般来说,生殖器或其他情欲发生区的任何溃疡性损害,都应想到梅毒的可能,临床上需要给予明确鉴别诊断。

1.软下疳 软下疳是由杜克雷杆菌感染而引起的急性丘疹和溃疡性炎症。只于局部发生损害。潜伏期为 4～7 天,少于 3 天或多于 10 天的情况有发生。典型软下疳表现向下侵蚀的溃疡边缘,脓性浑浊的灰色基底以及中等到严重的疼痛三联征有助于诊断。

2.生殖器疱疹 生殖器疱疹是由单纯疱疹病毒 2 型(HSV-2)感染皮肤黏膜而引起局部的损害。潜伏期为 2～7 天。好发于龟头、包皮、阴囊、大阴唇、小阴唇、阴道壁或子宫颈。典型损害可出现疼痛、烧灼痛、刺痛、刺痒,全身可有发热、头痛、关节痛以及全身乏力或不适,开始是丘疹或水疱,然后在生殖器上脓疱迅速蔓延,并成大片溃疡。溃疡病变持续 4～15 天,结痂或重新上皮化。黏膜表面无结痂。愈合不留瘢痕。

3.性病性淋巴肉芽肿 性病性淋巴肉芽肿是由沙眼衣原体所致的性传播疾病。接触病原菌后经 3～21 天的潜伏期(平均为 10 天)。临床表现为早期生殖器初疮,中期淋巴结病,晚期生殖器象皮肿和直肠狭窄。

4.腹股沟肉芽肿 腹股沟肉芽肿是一种慢性、进行性、具有轻度传染性的细菌性感染性疾病,通常累及生殖器区域,部分可累及腹股沟。致病菌为革兰阴性肉芽肿荚膜杆菌。关于潜伏期尚不肯定,一般为 17 天。感染后首先出现质地坚实的丘疹或皮下小结,随后演变为无痛性溃疡。临床分为 4 型:①溃疡肉芽肿型,表现为无触痛、肉质、高度增生,呈牛肉红色溃疡,触摸易出血;②肥大型或疣样型,表现为溃疡或赘生物;③坏死型,有恶臭溃疡,可引起组织破坏;④硬化型或瘢痕型,大范围的纤维组织和瘢痕组织形成。

5.疥疮 疥疮是疥螨引起的寄生虫病,与病人有疥螨接触以及生活环境温暖潮湿有关。好发于指缝、手背、胸部、下腹部、大腿内、腹股沟部、会阴部外生殖器等处。初发为红色炎性小红疹、结节,有痒感,因搔抓发生脓疱、糜烂和溃疡。疥螨在皮下穿凿隧道,在隧道尽头处挑破可剥出疥螨。不能检出梅毒螺旋体。

6.药疹 药疹是通过药物注射、内服、吸入等途径进入人体后引起的皮肤、黏膜反应。患者有清楚的用药史。药疹发生多在治疗后 7～10 天经过致敏而出现,如以前曾接受过同样药物或同类结构的药物治疗,则可于数小时或 1～2 天内迅速出现。药疹可造成全身皮肤损害。此外,也可使外生殖器上发生固定性药疹。停药并给予抗过敏治疗,皮损可治愈。

7.贝赫切特综合征 也称眼-口-生殖器综合征(曾用名:白塞病),可出现多系统病变。本病为自身免疫性疾病。多以口腔溃疡为第一症状,在口腔黏膜或皮肤病变之后,出现生殖器溃疡。溃疡常伴有明显的疼痛。经1～3周渐愈。隔数天到数月又复发。

8.生殖器癌 多发生于老年人,发展较下疳缓慢,淋巴结肿大较一期梅毒迟。可呈现圆形、卵圆形或不规则肿块,或呈乳头瘤样增殖,可发生溃疡、坏死。病程长而无自愈。

(二)二期梅毒

二期梅毒是继一期梅毒之后发生的全身播散性梅毒,表现出复杂的临床症状。共有的特性是发生全身播散性皮肤梅毒疹、黏膜病变、淋巴结病,以及生殖器或会阴部扁平湿疣,也可出现骨关节病变、眼病变、内脏病变等,此期血清的非特异性和特异性梅毒反应达到了峰值,是梅毒病程中最活跃的阶段。

二期梅毒损害是在一期损害开始出现后4～10周出现,多数病人要经过第二潜伏期再发生二期梅毒,但也有无第二潜伏期,有些可出现重合,特别是合并HIV感染,可以改变梅毒发展和进程,导致梅毒病期的改变。

【发病特点】

1.全身症状 二期梅毒由于发生螺旋体血症,故可发生程度不同的全身症状,病人常有全身不适、发热。

2.全身播散性皮肤病变 二期梅毒产生玫瑰疹、丘疹样梅毒疹和脓疱性梅毒疹等全身播散性皮肤病变,播散面积很大,常遍及躯干、肢体或某个部位,皮疹的数目很多,可达数百或数千个。

3.黏膜病变 二期梅毒不仅在皮肤上发生播散性病变,也在黏膜上发生播散性病变。

4.血清反应达到峰值 一期梅毒是梅毒感染的初期,血清反应处在升高阶段,到二期梅毒则达到峰值,是血清反应的高峰阶段。二期梅毒主要依据是血清反应。

5.可发展为隐性(潜伏)梅毒和复发梅毒 一期梅毒很少引起潜伏病变,二期梅毒是早期梅毒中最常发生潜伏梅毒的病程阶段。

6.累及重要器官和淋巴结 二期梅毒可引起骨关节、脑膜、心血管、咽喉病变,病变所属的淋巴结可发生程度不同的肿大。

7.驱梅治疗疗效好 二期梅毒病人体内虽有大量的梅毒螺旋体,由于青霉素有较强抑菌、杀菌作用,所以驱梅治疗可取得满意的疗效。

【临床表现】

1.前驱症状 发热是常见的全身症状,占5%～8%,体温一般在37.5～38.5℃;病人可有头痛,常夜间开始发作。胸骨、肋骨、肩胛骨、胫骨等处轻度肿胀可引起骨痛、关节痛,关节痛以夜重日轻为特点。

2.皮肤损害 二期梅毒可在皮肤上发生多种形态皮肤损害,叫梅毒疹。皮损一般无自觉症状,可有瘙痒。梅毒疹是二期最早发生的病变,也最容易引起注意和发现。

(1)斑疹性梅毒疹:最常见的是玫瑰疹,较少见的是梅毒性白斑。玫瑰疹为二期梅毒最早出现的皮疹,分布以躯干较多,四肢较少,面部及手、足较少,皮疹大小不等,以1～2cm直径者居多,以圆形或椭圆形者较多,表面光滑,皮疹多可融合,初发时为浅红色,数日后逐渐变红色、深红色或紫红色。皮疹为炎症性充血疹,一般在 2～3 周消退,大部分消失后不遗留色素沉着,有的可遗留浅色斑或色素脱失。梅毒白斑是由梅毒苍白螺旋体引起的色素脱失性病变。

(2)丘疹样梅毒疹:丘疹样梅毒疹是二期梅毒最常见的皮疹,其形态多种多样。

①斑丘疹样梅毒疹:斑丘疹样梅毒疹也称痤疮样梅毒疹,多见于二期梅毒的早期,可与玫瑰疹同时存在,是斑疹与丘疹同时存在的病变。好发于胸部和背部,少数病例可发生于颈部或面部。无论是在斑疹还是丘疹内都可检出梅毒螺旋体。

②微丘疹性梅毒疹:微丘疹性梅毒疹也叫粟粒样梅毒疹或毛囊丘疹性梅毒疹。这种梅毒疹为一种散在发生的、直径为 1～2mm 的小丘疹,常见于二期梅毒的晚期,多发生于感染 6～8 个月以后。微丘疹性梅毒疹内也可检出梅毒螺旋体。

③豆状丘疹梅毒疹:豆状丘疹也是二期梅毒最常见的皮损。豆状丘疹散在发生,为孤立的丘疹,直径大于微丘疹样梅毒疹,直径多为 3～5mm,为绿豆至黄豆粒大小的丘疹,多为红色、紫红色或红铜色,形状多为圆形。好发生于背部、腰部、臀部、四肢外侧、胸部、面部、手掌和足底。

④镜状丘疹梅毒疹:好发生于胸部、背部、四肢伸侧和面部,多为圆形或椭圆形,直径大于豆状丘疹,直径常为 4～8mm,丘疹明显高出皮面,边缘清楚,疹面扁平,故也叫扁平丘疹样梅毒疹。由于疹面扁平,边缘明显高出皮面,故叫镜状丘疹。

⑤湿丘疹样梅毒疹:湿丘疹样梅毒疹也叫肥厚丘疹。湿丘疹好发生于肛门、会阴部、阴囊、大阴唇和小阴唇,有少数病人湿丘疹可发生于腹股沟、趾缝、口角和鼻孔。初发丘疹为黄豆粒大小,明显高出皮面,质坚硬,无压痛。因表面糜烂和溃疡表面湿润,故叫湿丘疹。湿丘疹内有大量的梅毒螺旋体。

⑥苔藓样梅毒疹:苔藓样梅毒疹也叫梅毒性苔藓,是微丘疹性梅毒疹密集生长的结果,多数皮疹无自觉症状,少数可有轻度瘙痒。好发于背部、胸部和腹部的侧面、四肢的伸侧。少数病人可见于面部。

⑦环状丘疹样梅毒疹:呈环状排列的丘疹样梅毒疹,原发的环状病变较少见,丘疹为红色或铜色,也有不典型的环状丘疹呈弧状或半环状。另一种为继发性环状丘疹,多为伞状排列,多见于复发二期梅毒。损害皮疹消退后有色素沉着或萎缩斑。

⑧伞房花样梅毒疹:这种损害中央常为一个至数个大丘疹损害,周围有许多小丘疹损害,呈圆形或椭圆形分布,皮疹间很紧密,但很少互相融合,如同伞房花样,故称伞房花样梅毒疹。

⑨丘疹鳞屑性梅毒疹:凡是表面盖以鳞屑的丘疹梅毒疹均为丘疹鳞屑性梅毒疹。手掌和足底的丘疹最易发生鳞屑,鳞屑多为厚片状、片较大,为不规则形。

⑩丘疹坏死性梅毒疹:早期丘疹病变与其他丘疹性梅毒疹相同,而晚期有表皮变薄或发生糜烂和小的浅在溃疡。在溃疡中有少量的渗出物或脓性分泌物,内有大量的螺旋体。

(3)掌跖梅毒疹:掌跖梅毒疹临床上较为常见,通常与其他二期梅毒疹并存。由手部经常握物品,足底经常着力,由于重力压迫,手掌和足底病变早期为红色或紫红色,晚期为褐色。足底的病变常由于压迫或摩擦发生皮疹内出血,可为出血疹,手掌和足底病变晚期也常发生丘疹鳞屑性梅毒疹,角质层角化很厚,在丘疹消退后脱落厚片状的鳞屑。

(4)环状梅毒疹:环状梅毒疹也是二期梅毒常见的一种皮疹。其好发于胸部、腹部、季肋部、面部和四肢的伸侧。散在多发,常集中在某个部位发病,常有几个、十几个,多时达几十个环状损害。多环状梅毒疹是一种二期梅毒较少见的皮疹,多环的环圈可达 3～5 环,呈同心圆状排列,不规则的环状梅毒疹是病变未形成典型的环状,而呈现半环状、弧状或蛇形状。环状梅毒疹的边缘部位内可有苍白螺旋体。环状梅毒疹可见于原发二期梅毒,但更多见于复发梅毒。

(5)扁平湿疣:扁平湿疣是二期梅毒最常见和发生率很高的病变,是诊断二期梅毒不可忽视的病变,具有特征的二期梅毒病变,很少见于其他疾病。10％的二期梅毒患者出现扁平湿疣,女性患者较男性为多。好发于肛门周围、会阴部、阴囊、大阴唇、阴唇前后联合,极少数也可见于口角、腹股沟、趾缝。湿疣溃疡的渗出物或分泌物中有大量的梅毒螺旋体,传染性很强。

(6)鳞屑性梅毒疹:二期梅毒的很多病变可以发生鳞屑,但也有以鳞屑为主要特征的梅毒病变。

①片状鳞屑样梅毒疹:为一种直径在 1～3cm 的圆形皮疹,边缘清楚,表面盖以片状的鳞屑,从外观看似钱币样,这种损害好发于躯干和四肢伸侧。

②银屑病样梅毒疹:银屑病样梅毒疹与银屑病一样发生鳞屑性丘疹、斑疹、斑片或斑块,形状不规则,鳞屑不易剥离,鳞屑较银屑病的鳞屑细腻,消退时仍是基底部的炎症。

(7)脓疱性梅毒疹:梅毒螺旋体感染也可以引起脓疱,由于脓疱病变的形态和发生的过程不同,因而在临床上脓疱性梅毒疹也可分为脓丘疹性梅毒疹、脓疱疮样梅毒疹、厚痂状梅毒疹和深脓疱性梅毒疹等。发生原因主要是机体抵抗力低下,身体虚弱,有慢性疾病,长期应用激素。特别是梅毒性骨关节病误诊为风湿性关节炎而长期服用皮质类固醇类药物,常并发脓疱性梅毒疹,并可有程度不同的全身症状,持续性的发热,体温中等或很高,全身不适,骨关节疼痛等,但多数患者无明显的全身症状。

(8)梅毒性脱发:约 10％二期梅毒病人发生梅毒性脱发。梅毒性斑秃好发生于后头部或侧头部,如果在须部、眉部、阴毛处发生梅毒疹,也可发生梅毒性斑秃。脱落的毛发完全可以再生,不会发生永久性脱发,如果病变在毛发区形成瘢痕者,即不再生长毛发。弥漫性脱发好发于头顶、后头或侧头部,呈大范围脱发,但不是完全脱发或明显脱发,而是部分毛发散在脱落,形成部分头皮毛发稀疏。这种脱发易忽略,想不到与梅毒的关系。

(9)梅毒性甲病:梅毒性甲病是二期梅毒常被忽略的一种病变——甲病变。

①梅毒性甲床炎:在甲床内发生细胞浸润性炎症,指(趾)端红肿,甲板下肿胀,甲板可见甲床为红色或红铜色。疼痛不太明显,晚期可引起甲变厚、浑浊,有很多纵沟,易破碎,也可引起钩甲等甲变形。

②梅毒性甲沟炎:二期梅毒可引起甲沟炎和甲根炎,表现为甲沟和甲根充血肿胀,没有明显的疼痛,晚期甲沟可发生糜烂或小溃疡。

3.黏膜损害　二期梅毒病人中有 56.2％有黏膜病变,二期梅毒的黏膜病变主要是由于血循环引起,二期梅毒的黏膜病变主要分为弥漫性黏膜炎和局限性病变两种。

(1)弥漫性黏膜炎:二期梅毒皮肤病是最活跃和多发的时期,黏膜病变往往也是最活跃的时期,黏膜发生弥漫性充血和水肿,肿胀很明显,常影响某些器官的功能。可见于颊黏膜、唇内板、舌下腔和软腭,以软腭多见。咽部是弥漫性炎症患病率最高的部位。二期梅毒患者有声音嘶哑时意味着已经发生了弥漫性喉炎。弥漫性鼻炎的患病率较咽炎和喉炎少。典型的黏膜斑是浅表的糜烂性损害,呈圆形、扁平、发亮、灰白色或粉红色,周围有暗红色晕,黏膜损害中可检出梅毒苍白螺旋体,有较强的传染性。

(2)局限性黏膜病变:局限性黏膜病变是指发生于黏膜上的局限性斑疹、结节、糜烂、溃疡等定位性病变。好发于口腔、咽部、喉部、鼻腔的任何部位。

4.多发性硬性淋巴结炎　二期梅毒淋巴结肿大发生率很高,多数二期梅毒病人有淋巴结肿大。二期梅毒淋巴结肿大多为两侧性的肿大,大小如同蚕豆或指头大,表面光滑,无明显的疼痛或压痛,质硬孤立,与周围的组织不粘连,有明显的移动性,不化脓形成脓肿。二期梅毒合并淋巴结肿大,平均6～8周后可消退。

5.二期眼梅毒　早期眼梅毒发病较少见,2%～8%患者有眼梅毒。在早期眼梅毒中以虹膜炎、虹膜睫状体炎、脉络膜炎及视神经网膜炎为常见,角膜炎、视神经炎、结膜炎等少见。

6.二期耳鼻咽喉梅毒　耳鼻咽喉是性器官外较常见的发病部位,大部分为二期梅毒,具有极强的直接和间接传染性。

7.口腔梅毒　由于性行为方式的改变,同性或异性恋人群中口交的增多,口腔梅毒也呈增多趋势,多发生口腔黏膜损害,口腔黏膜斑可与周身皮疹同时出现,也可单独发生,有时与其他口腔黏膜病不易鉴别。

8.二期骨关节梅毒　二期梅毒中梅毒螺旋体播散到全身,侵入骨骼或关节腔,引起骨与关节损害,最常受累部位是颅骨、胫骨、胸骨和肋骨。在二期骨梅毒病人中,以骨膜炎为最常见,约为75%;关节炎次之,约占38%,骨炎为4%,骨囊炎、骨髓炎及腱鞘炎最少见,约为2%。

早期骨骼梅毒种类虽多,但其症状有很多相似之处,表现为肿胀及触痛。触痛轻重依损害的性质和部位而异,骨膜炎有剧烈的触痛。疼痛通常为针刺样,静止时和夜间加重,运动后减轻。

9.二期梅毒神经损害　梅毒可使中枢神经系统受累,引起多种综合征,它是感染后经历一定时间发生的,短则1～2年,长至30年以上。梅毒病人脑脊液可有35%不正常,1.7%有神经损害,3%的病人脑脊液中可发现梅毒螺旋体。二期梅毒的神经病变主要发生无症状神经梅毒、有症状梅毒两种,后者包括梅毒性脑膜炎、脑血管梅毒。无症状神经梅毒仅有脑脊液不正常。

10.二期内脏梅毒　由于内脏器官位于身体隐蔽部位,梅毒螺旋体对其损害后不易观察,所以临床难以发现损害的部位和损害程度。

(1)肾脏梅毒:梅毒引起的肾脏病变主要累及肾小球,少数可累及肾间质。梅毒性肾炎分二型:一型近似肾小球肾炎,患者有轻度或中度肾功能不全,尿中有蛋白、红细胞及管型,无明显水肿。另一型近似肾病,病人有明显水肿,尿中有大量蛋白及管型,但无血尿及肾功能不全。

(2)消化系统梅毒:消化系统梅毒罕见。但是AIDS病人二期胃梅毒人数在上升。

①胃病变:胃二期梅毒特征是黏膜皱襞粗大,糜烂。胃梅毒预后甚佳。

②肝脏病变:实验室检查约20%的梅毒患者肝酶高,提示可有亚临床性肝炎,其中部分患者表现症状性肝炎。

③脾大:先天梅毒常见脾大,二期梅毒少见。脾大多发生于体弱者,大都发生在二期梅毒

潜伏期或皮疹出现时,抗梅毒治疗后即可回缩。

④胰腺梅毒:胰腺梅毒诊断亦极为困难,当梅毒病人有胰腺疾病表现并有血清学检验支持,抗梅毒治疗有明显好转时,才可明确诊断。

其他脏器也可出现二期梅毒的损害,特别是合并 HIV 的感染,可加速内脏器官的损害,引起动脉瘤,出现腹主动脉、颈动脉受累,肺、胸膜的破坏。

11.复发梅毒   二期早发梅毒未经治疗可自然消失,进入潜伏状态,称为二期潜伏梅毒。此时临床上虽无症状,但残存的螺旋体仍隐藏于体内,一旦机体抵抗力下降,螺旋体再次进入血液循环,发生二期复发梅毒。复发次数及间隔时间不一。一般多相距 1~2 年,也有早于此时间者,复发可多次,随复发次数的频度增多,复发间隔的时间也越长。

(1)复发原因:治疗不彻底;机体免疫力降低。

(2)皮肤黏膜复发:皮肤黏膜复发为各种复发中最常见的,二期复发梅毒疹与二期早发梅毒疹相似,但数目较少,皮疹较大,形状奇异,常呈环形、半月形、蛇行形、花朵形,分布不对称。二期复发梅毒损害的毁坏性较重,常带有晚期损害的特点,好发于前额、口角、颈部、外阴、掌跖等处。

(3)血清复发:二期复发梅毒以血清复发最多,血清由阴转阳,或滴度升高 4 倍,如 VDRL 试验阴转后滴度又为 1:8。同时还应考虑做脑脊液梅毒抗体检测,以除外无症状神经梅毒。没有临床症状,只有血清阳转,可称血清复发。

(4)症状复发:血清复发者 65% 以上有临床症状复发。血清复发多早于症状复发,症状复发常与血清复发伴发。患者在症状消失后 6 个月至 1 年再发生皮疹,以二期复发梅毒疹多见。

(5)其他复发:神经梅毒复发为早期复发之一,其症状与早期梅毒相同。早期神经梅毒未经治疗出现复发极少,大部分神经复发为治疗不足所致。

临床及梅毒血清复查:随访 3 年,第 1 年每 3 个月复查 1 次,以后每半年 1 次。

【诊断】

1.病史

(1)不洁性交史:应尽量询问患者的不洁性交史以确定传染源,如肛门有硬下疳,应询问有否肛交史。

(2)现病史:询问生殖器、肛周是否有初疮、下疳史。了解病人就医诊断以及血清学检查情况。

(3)治疗史:是否进行过系统、规范驱梅治疗,用药剂量、疗程是否正规,有无药物过敏史及用药种类。

(4)婚姻史:有否涉外婚姻,婚否,配偶是否有性病史。

(5)生育史:女性患者应详细了解有无流血、流产、早产的病史,曾否分娩梅毒胎儿史。

2.体格检查

(1)一般检查:生长发育状况,精神状态。

(2)皮肤黏膜:二期梅毒皮疹类型较多,各有自己的特征,黏膜损害出现也具多形性,所以要对皮肤、黏膜、淋巴结、头发、口腔进行全面仔细地检查。

(3)生殖器:外阴部也是二期梅毒皮疹多发部位,以丘疹性梅毒疹、湿丘疹和扁平湿疣为常见,子宫常有梅毒性糜烂。肛门是男性同性恋者梅毒感染的部位,可使肛门内发生梅毒性损害,肛门周围是湿丘疹和扁平湿疣的好发部位。

(4)特殊检查:眼、骨骼系统、神经系统、心血管系统等进行专科检查。

3.实验室检查　螺旋体检查是诊断的重要依据,从病变或血清中分离出苍白螺旋体,除外其他皮肤螺旋体病,即可确诊为梅毒。梅毒血清反应是诊断梅毒的最重要手段之一,是梅毒诊断的重要指征,反应试验也是判断治疗结果的重要指征。

(1)暗视野检查:螺旋体在暗视野下呈白色,具有较强的折光性,反差十分明显。

(2)涂片染色:从病变处取分泌物或组织涂于载玻片中央,火焰固定,革兰染色、姬姆萨染色,镜下观察螺旋体的着色形态。

(3)组织切片染色:组织病理学检查,镀银染色。在染色片上螺旋体呈黑褐色,有明显的螺旋结构。

(4)非梅毒螺旋体抗原血清试验:用心磷脂作抗原,测定血清中抗心磷脂抗体,亦称反应素。本试验敏感性高而特异性较低,一般作为筛选和定量试验,观察疗效、复发及再感染。包括:性病研究实验室玻片试验(VDRL),快速血浆反应素试验(RPR)及不加热血清反应试验(USR)。RPR是VDRL抗原的改良,敏感性及特异性与VDRL相似,优点是肉眼可出结果;USR也是VDRL的改良,敏感性和特异性与VDRL相似,优点是血液不需加热灭活。

(5)梅毒螺旋体抗原血清试验:用活的或死的梅毒螺旋体或其成分做抗原测定抗螺旋体抗体。该试验敏感性和特异性均高,用做证实试验。抗体仍能长期存在,血清反应持续阳性,甚至终身不消失。因此,不能作为观察疗效指标。包括:荧光梅毒螺旋体抗体吸收试验(FTA-ABS),梅毒螺旋体血凝试验(TPMA),梅毒螺旋体制动试验(TPI)。

(6)脑脊液检查:用于诊断神经梅毒,包括细胞计数、蛋白定量、VDRL试验、PCR试验等,以除外神经性梅毒,尤其是无症状神经梅毒。早期梅毒可有神经损害,VDRL试验是神经性梅毒的可靠依据。

【鉴别诊断】

梅毒皮肤损害,应注意与其他皮肤疾病相鉴别。

1.斑疹性梅毒疹　需要与下列疾病鉴别。

(1)玫瑰糠疹:病因不明,春秋季多见,好发于胸部,首先在胸部或季肋部出现椭圆形红色斑,表面覆有糠粉一样的鳞屑,其轴与患病部位的纵轴垂直分布,有轻度或中等度瘙痒,有自限性,一般经4~6周可自行消退。

(2)花斑疹:也叫汗斑,是马拉色菌感染所致,损害颜色与肤色及病变的活动状态有关,一般皮损以着色性斑或脱色斑为主,可有痒感,出汗后更为明显。真菌检查阳性。

(3)药疹:药疹为药物引起的变态反应。可在胸部、腹部、背部、腰部和四肢内侧发生大小不等的斑疹和斑片,多为红色或紫红色,再服用可引起过敏的药物,皮疹会加重,可出现疱疹和大疱。口、眼、生殖器黏膜也可发生红斑和疱疹。

(4)瘤型麻风:瘤型麻风为多菌型麻风,皮疹可见于全身,皮疹内触觉、痛觉、冷热觉消失。抗酸染色,麻风菌阳性。

(5)白癜风:是一种原因不明的皮肤病,与遗传因素、自身免疫、色素细胞自身破坏、神经化学因素有关。可发生于身体任何部位,呈白色或乳白色,边缘清楚,无自觉症状,很难自愈。

(6)老年性白斑:随着年龄的增加,黑色素细胞逐渐减少,可于面部、胸部、背部、四肢伸侧出现米粒至豆粒大小的圆形白点,为白色色素脱失斑点,稍凹陷,无自觉症状,数目随年龄增长逐渐增多。

2.丘疹样梅毒疹　须与下列疾病鉴别诊断。

(1)寻常痤疮:斑丘疹样梅毒疹和微丘疹性梅毒疹也叫梅毒性痤疮,应与寻常痤疮相鉴别。寻常痤疮与内分泌、皮脂腺及微生物感染等许多因素有关。初发为黑头粉刺,进而以皮脂腺孔为中心发生炎症性丘疹,有的顶端发生小脓疱。

(2)脂溢性皮炎:脂溢性皮炎是发生在皮脂溢出部位的一种斑丘疹和渗出性炎症。好发部位为头皮、面部、耳后、腋窝、上胸部等多皮脂、多毛和多汗部位。毛囊周围的小丘疹,表面覆有油腻性的鳞屑或痂皮,头皮部轻度损害为白色糠状鳞屑,可有片状糜烂和渗出,渗出物结成油腻状厚痂。

(3)多形红斑:多形红斑与变态反应有关,引起多形红斑的诱因包括细菌感染、病毒感染、真菌感染、寄生虫感染、药物过敏、内脏疾病等。病人常有全身症状,主要病变是斑疹和丘疹。病变对称分布,好发于手背、前臂、足背、踝部等处。可形成虹膜状红斑,即靶形斑,同时还可发生水疱、大疱、小疱和黏膜病变。

(4)毛囊角化症:为常染色体显性遗传病,与维生素 A 代谢障碍有关。好发于多皮脂部位,如头皮、额部、耳、鼻侧、颈、前胸部等,瘙痒,用手摸时可有硬物刺手感。

3.环状梅毒疹　应与下列疾病鉴别诊断。

(1)体癣:体癣主要是由红色毛癣菌感染而引起的浅部真菌病,传染途径主要是皮肤间互相接触,也可由手从足癣、头癣、甲癣等疾病皮损上自家接种。从皮损处刮取鳞屑,镜下检查若发现菌丝和孢子,诊断即可确立。

(2)麻风:梅毒的环状斑与结核样型麻风的环状斑的性状完全相似,故须鉴别。

(3)多形红斑:多形红斑也可发生环状皮损,其为变态反应,常为各种感染引起,出现红斑、水疱,发展可形成虹膜样。

(4)环状肉芽肿:是一种病因不明的皮肤病,身体任何部位均可发疹,但常见于手背和指背,也可见于前臂和下肢的伸侧,没有硬下疳和二期梅毒疹的历史,从病变上不能分离出任何病原体,梅毒血清反应为阴性。

4.扁平湿疣　应与尖锐湿疣和湿疹样皮炎相鉴别。

(1)尖锐湿疣:尖锐湿疣是 6 型人乳头瘤病毒感染引起的生殖器疣。

(2)会阴部湿疹样皮炎:会阴部湿疹样皮炎是由变态反应引起组织增生、糜烂、坏死和感染,有剧痒,很难自愈。梅毒血清反应阴性。

5.脓疱性梅毒疹　应与一切化脓性皮肤病相鉴别,主要是痤疮、脓疱疮、天花、牛痘、须疮和毛囊炎等。

(1)痤疮:为痤疮棒状杆菌感染,多发生于青春期、癌晚期,好发于面部、腹部,呈毛囊炎症。

(2)脓疱疮:俗称黄水疮,为葡萄球菌、链球菌感染,丘疹顶部形成水疱或脓疱,疱壁较薄,系水疱浑浊形成的脓疱,脓疱多为绿豆大小至黄豆大小,有疼痛或压痛。分泌物中可培养出葡萄球菌,无苍白螺旋体,梅毒血清反应阴性。

(3)须疮:多种脓疱性梅毒疹好发于面部、颏部等须部,应与须疮相鉴别。须疮多发生于30～40岁的男性,毛囊性炎症丘疹和水肿性红斑,进而变成脓丘疹和脓疱,脓疱中心贯穿毛发,脓疱破溃后干燥结痂。分泌物可培养出葡萄球菌,无苍白螺旋体,梅毒血清反应阴性。

(4)毛囊炎:毛囊炎是毛囊部化脓性炎症,主要是葡萄球菌感染,与抵抗力低下、不清洁、搔抓等因素有关。

6.梅毒性秃斑　应与斑秃和假性斑秃相鉴别。

(1)斑秃:是一种头部突然发生的局限性斑状秃发,局部皮肤正常,无自觉症状。本病多见于青壮年,发病突然,无任何自觉症状。毛发为完全脱落,可以自愈,自然生长毛发。

(2)假性斑秃:又叫萎缩性脱发,分为两种:原发性头皮萎缩引起脱发;继发性可见于扁平苔藓、慢性盘状红斑狼疮、局限性硬皮病、秃发性毛囊炎等。秃发区皮肤明显萎缩,已脱发的部位不会再生毛发,不侵犯病变以外的部位。

7.梅毒性甲床炎、甲沟炎　应与瘭疽及甲癣相鉴别。

(1)瘭疽:瘭疽为指端的急性化脓性炎症,也叫指髓炎,是由葡萄球菌或链球菌等感染。表现为红肿和剧烈的疼痛,可形成脓肿。

(2)甲癣:甲癣是由红色癣菌、絮状表皮癣菌等引起的甲病,甲板下有角蛋白及碎屑沉积,刮取甲屑可检出真菌。

(三)三期梅毒

三期梅毒也称为晚期梅毒,是人体破坏性最大的病期,它不仅使皮肤黏膜产生破坏,也造成心血管、骨关节、神经系统等重要器官受累,导致器官缺损、残疾和死亡。其中心血管及神经梅毒被认为是主要死因。

【发病特征】

三期梅毒的发生取决于病人的免疫力,按梅毒的自然发病过程,有1/3病人因弱的迟发变态反应发展为三期梅毒。

1.发病时间　二期梅毒损害消退后,在正常情况下要有6个月至1年的无症状的潜伏梅毒,叫第三潜伏期,之后可发展成三期梅毒。晚期梅毒与早期梅毒以2年时间分界线。晚期梅毒最早的病例可在感染后的2年以后,绝大多数在感染后3～4年,如不充分治疗,可以延长到5～10年或更长,三期梅毒(晚期梅毒)临床分为树胶肿梅毒、心血管梅毒和神经梅毒。

2.分布　三期梅毒仍然以皮肤黏膜、神经系统为最多,食管及内脏为最少。

3.病变特点　晚期梅毒的损害可发生于任何组织器官,表现出症状和体征复杂、不易辨认。然而其损害具有以下特点:①进展慢、病程长;②螺旋体减少或消失,传染性小;③自觉症状轻微;④病变破坏性大;⑤可侵犯重要器官;⑥病变有自愈的倾向;⑦血清反应素反应强度降低;⑧治疗困难。

4.良性晚期梅毒　良性晚期梅毒也称为树胶肿。由于树胶肿在特异治疗下,一般都迅速收效,因此被列为良性晚期梅毒。但如不加治疗,还会造成组织(软组织或骨)的破坏,可造成心肌、脑、脊髓、气管等处树胶肿,也就不称为良性。发病从感染开始到晚期良性梅毒损害的出现,少则2年,多则延续40年以上。

5.树胶肿分布及其损害　树胶肿7％发生于皮肤黏膜,9.6％发生于骨骼,10.3％发生于黏膜,其他组织器官也可发生。树胶肿的损害可多发或散在,但常为孤立。

【临床表现】

1.晚期皮肤黏膜梅毒　晚期皮肤黏膜梅毒多数在感染后3~10年内发生,临床上可分结节性梅毒疹、树胶肿、近关节结节。皮损数目少,分布不对称,自觉症状轻微,病变主要是结节性梅毒疹和皮肤树胶肿。

(1)结节性梅毒疹:结节性梅毒疹也叫梅毒结节或结核样梅毒疹,是晚期皮肤梅毒的早期病变,进入晚期梅毒常发生结节性梅毒疹,故结节性梅毒疹是晚期梅毒的常见病。

好发于头部、肩胛部、背部及四肢伸侧。结节的性状为豌豆大至扁豆大的硬结,有实质性硬度,无自觉症状,表面光滑,有移动性,呈暗红色,火腿色或红铜色,与周围健康皮肤有明显界线。每个结节可持续3~6个月,老的未消退新的又发生,反复发生可持续1~3年。

结节的演变有两种结局:一种结局是吸收消退,完全消退后不遗留瘢痕,长期留有深褐色的色素沉着;另一种结局是中心性坏死,结节中心软化,破溃后形成糜烂和溃疡,溃疡恢复时发生结节的坏死之后修复形成瘢痕,表面呈黄褐色或褐色,呈羊皮纸样。以后变为褐色的色素沉着,长期不消退。结节可呈集簇性分布、环状分布、匐形状分布、弥漫肥大性结节。

诊断依据如下。

①病史。有性乱史、硬下疳史和二期梅毒史,二期梅毒后有一定时间的潜伏期。

②典型的结节形态。早期为硬结,晚期为坏死溃疡结节,有羊皮纸样瘢痕。

③结节的分布。集簇状、环状和匐行状分布,有定向性的扩展。

④螺旋体检查。65％以上为阴性。

⑤血清反应。反应素试验为阳性,晚期可能为阴性,但特异性梅毒反应一定为阳性。证实确实发生过螺旋体感染,在螺旋体检查阴性和反应素试验阴性时,也可确立诊断。

鉴别诊断:结节性梅毒疹应与丘疹样梅毒疹、瘰疬性皮肤结核、瘤型麻风、丘疹坏死性结核、慢性盘形红斑狼疮、结节性红斑等疾病相鉴别。

(2)梅毒树胶肿:树胶肿可多发或散在,皮下病变多为孤立性,随之皮肤受累,一般发生于梅毒感染后3~5年,持续时间很长。

全身皮肤任何部位均可发生树胶肿,它是一种发生很普遍的病变,但发生的数目较少,仅1~3处,多时也仅4~6处,腿部较多见,特别是小腿。树胶肿的发病诱因与外伤有一定的关系,也可见于胸部、面部、颈部、背部、臀部,上肢较下肢明显少见。

初发为皮下组织或较深部组织的结节或肿块,早期表面光滑,皮肤颜色正常,有实质性硬度,表面逐渐不平滑,有移动性,发展后肿块中心软化,有波动,最终皮肤破溃,发生单发或多发性的穿孔,从穿孔中溢出浓稠的分泌物,为黄褐色或乳黄色的黏性很强的胶样物质,外观很像阿拉伯胶,所以把这种损害称为树胶肿。病变直径可达数十厘米,两个相邻的树胶肿也可互相融合,形成相连溃疡,树胶肿的溃疡多为圆形或椭圆形,边缘堤状。树胶肿无自觉症状。可交替发生或间断发生,常持续数年乃至数十年。

(3)近关节结节:近关节结节为皮下结节,也叫梅毒纤维瘤病或纤维瘤性梅毒疹。好发于肘关节、膝关节和踝关节等大关节附近。在二期梅毒时即可出现,晚期梅毒较多见,可持续20

～30年。表现为皮下之纤维结节,不痛不痒,触之坚硬,表面皮肤颜色正常,有或无移动性,直径1～3cm,结节不与皮肤粘连。晚期皮肤颜色可变深,结节增大,中心不坏死,不形成脓肿亦不破溃形成溃疡,结节内无螺旋体。

(4)晚期黏膜梅毒:晚期黏膜梅毒主要发生于口腔、舌、咽、喉、鼻腔等部位黏膜,可与皮肤梅毒同时发生,也可略晚于皮肤梅毒。病变特点:①病变常单个发生,偶尔也见多发;②起病慢,病程长;③无明显疼痛,病变很广泛,肿胀很明显;④可产生肉芽组织增生或坏死,导致组织缺损;⑤可破坏周围和深部组织;⑥病变内很少检出苍白螺旋体;⑦无全身症状。临床损害表现为硬化性黏膜炎、黏膜梅毒结节及黏膜树胶肿。其中黏膜树胶肿是晚期黏膜梅毒破坏性最大的损害,也是最常见的病变。

2.三期骨关节梅毒　包括骨、关节及肌肉腱鞘梅毒,发病率仅次于皮肤黏膜。①骨梅毒包括骨膜炎、骨炎、骨髓炎、骨树胶肿;②关节梅毒包括关节炎、滑液囊炎;③肌肉及腱鞘梅毒包括肌树胶肿、腱鞘炎。

(1)骨梅毒:晚期骨梅毒特点有骨骼疼痛,夜重日轻,损害呈增生性,有骨赘或骨斑,病程慢性,发生坏死或化脓较少,不经治疗可自愈。青霉素治疗效果良好,但治疗可发生吉-海反应。

(2)关节梅毒:晚期梅毒性关节发生于膝关节,可由关节周围滑囊树胶肿或骨树胶肿侵入关节滑囊所致。局部无急性炎症,关节轻度疼痛,运动后疼痛减轻,关节腔内有轻度渗出液。

(3)肌肉及腱鞘梅毒:肌肉晚期梅毒患病率很低,晚期肌肉梅毒可分为肌肉树胶肿和腱鞘炎两种。肌肉树胶肿无明显的全身症状,发病缓慢;腱鞘炎为晚期梅毒很罕见的损害,初发为肌腱周围的、无痛的、坚硬的小结,发展缓慢。有的可发生肌腱粘连,妨碍活动。

3.三期梅毒眼损害　晚期梅毒的眼损害和二期梅毒的眼损害是相同的,有虹膜炎、虹膜睫状体炎、脉络膜炎、视神经视网膜炎、视神经炎、间质性角膜炎。有的是二期梅毒病变进展和恶化,有的是晚期的特有病变,如眼各部的树胶肿。

4.心血管梅毒　梅毒螺旋体对心脏和主动脉的侵害,从感染开始,大致要经历20～30年。心血管梅毒患病率较高,在未经治疗或治疗不充分的病人中有85%的病人有梅毒性主动脉炎。病人年龄多在40～50岁。男性多于女性。心血管梅毒的特点是动脉炎,在梅毒性心脏病患者中,约半数可伴有中枢神经梅毒。心血管梅毒依据损害的部位和程度分为5类:①单纯性梅毒性主动脉炎;②梅毒性主动脉瓣关闭不全;③梅毒性冠状动脉口狭窄;④梅毒性动脉瘤;⑤心肌树胶肿。

5.三期神经系统梅毒　早期梅毒未经正规治疗,是导致神经梅毒的重要因素,大多数患者在感染后5～20年出现神经系统症状和体征,临床上以无症状性神经梅毒、梅毒性脑膜炎、脑血管梅毒、实质性神经梅毒(包括脊髓痨和麻痹性痴呆)为常见。

(1)无症状性神经梅毒:无任何神经系统症状和体征,但脑脊液有异常变化。

(2)脑膜神经梅毒:有以下两种。

①梅毒性脑膜炎:可出现发热、头痛、恶心、呕吐、颈项强直、凯尔尼格征阳性和视盘水肿等。部分患者可出现脑神经麻痹,第Ⅲ、Ⅵ、Ⅶ、Ⅷ对脑神经易受累。

②梅毒性硬脊膜炎:少见,表现为臂和手放射痛、感觉异常、腱反射消失和肌肉萎缩、受累部位以下节段感觉缺失、强直性轻瘫和颈项强直。

（3）脑膜血管梅毒：包括脑血管和脊髓脑膜血管梅毒。

①脑血管梅毒：梅毒性动脉内膜炎造成动脉栓塞，闭塞性脑血管综合征是脑血管梅毒的特征，表现为偏瘫、截瘫、失语、癫痫发作、阿-罗（Argyll-Robertson）瞳孔（瞳孔小而固定，散瞳药不能散大瞳孔，对光反射消失，调节反射存在）等，发病前，可有前驱症状，如头痛、失眠、记忆力减退、情绪异常等。

②脊髓脑膜血管梅毒：少见，基本过程是慢性脊髓脑膜炎，引起脊髓实质退行性变。

（4）脑实质梅毒：包括麻痹性痴呆和脊髓痨两种。

①麻痹性痴呆：发生于感染后10～20年，为大脑皮质弥漫性的实质性损害而导致进行性衰退。精神症状：智力减退，注意力不集中，判断力与记忆力下降，情绪变化无常，兴奋、躁狂或抑郁、妄想；神经症状：震颤（特别是唇、舌及手），口吃及发音不清，共济失调，癫痫发作，四肢瘫痪及大小便失禁，可有阿-罗瞳孔。

②脊髓痨：发生于感染后5～30年，为脊神经根及脊髓后索发生变性及萎缩所致，可发生闪电样痛（多见于下肢），感觉异常（束带感、蚁走感、感觉过敏），触痛觉及温度觉障碍，深感觉减退及消失，腱反射减弱及消失，共济失调，阿-罗瞳孔，排尿困难，尿潴留及性欲减退，内脏（胃、喉、膀胱或直肠）危象，查科关节（无痛、非炎症，关节肿胀变形，发生迅速）。

（5）视神经萎缩：罕见，表现为进行性视力丧失，开始为一侧，以后另一侧也发生。

6.三期梅毒其他系统损害

（1）呼吸道梅毒：单个或多个树胶肿可发生于喉部、气管、支气管、肺部、胸膜，引起相应症状。

（2）消化道梅毒：晚期消化道梅毒可出现食管、肝、脾梅毒树胶肿或弥漫浸润，造成消化功能障碍。

（3）生殖泌尿系统梅毒：晚期泌尿系统梅毒表现出肾、膀胱损害，但较罕见，多发现于尸检。男性生殖器晚期梅毒病变可累及外生殖器、前列腺、附睾和睾丸，女性生殖器晚期梅毒主要有子宫晚期梅毒、输卵管梅毒和卵巢梅毒。

（4）内分泌腺梅毒：晚期内分泌腺梅毒发生率极低，多数病人在尸检或剖腹探查术发现内分泌腺的改变。

（四）隐性梅毒

隐性梅毒又称潜伏梅毒，是指没有皮肤、黏膜及内脏症状和体征表现，而梅毒血清试验阳性者。它是梅毒各型中最易被患者忽视的类型。

隐性梅毒按被感染的病程长短分为早期隐性梅毒和晚期隐性梅毒，时间划分定为2年。在2年内获得感染者称为早期潜伏梅毒，其他的则称为晚期潜伏梅毒或病期不明潜伏梅毒，而正确的早期和晚期的划分不应以时间为准，而应以发生的梅毒病变的性状为主要依据。

1.早期隐性梅毒　指在早期梅毒病变阶段发生的症状和体征出现隐藏现象，而梅毒并没有治愈，梅毒血清反应阳性，病人体内的苍白螺旋体不仅存在，而且有的还在不断增殖。由于隐性梅毒病人体内仍有螺旋体，所以隐性梅毒仍然是传染性梅毒。女性患者在孕期仍可能将梅毒螺旋体通过胎盘传染给胎儿。

发生原因多为：①病人抵抗力的变化；②治疗不当；③患有其他疾病而应用激素治疗。

实验室检查主要为梅毒螺旋体检查及梅毒血清学检查,为排除无症状神经梅毒还应进行脑脊液检查。在没有临床症状和体征的情况下,螺旋体检查只能采取血液标本。检查阳性结果可以明确诊断潜伏梅毒,阴性结果也不能除外隐性梅毒。

潜伏梅毒无患病表现,但梅毒血清学试验阳性。临床应与其他血清生物学反应阳性疾病相鉴别,同时,注意排除其他干扰因素。

隐性梅毒的疗效考核比原发梅毒的考核更为重要。对早期隐性梅毒一定要彻底治愈,防止继续发展变为活动性梅毒。

2.晚期隐性梅毒　是发生于晚期梅毒病程中临床症状隐退的阶段。在一般情况下,临床的隐退是指皮肤、黏膜病变的消失。在皮肤和黏膜病变消退以后,病人的心血管病变、神经病、骨关节病可能不被患者察觉,仍在缓慢地进展。晚期隐性梅毒多数不能检出梅毒螺旋体,梅毒的血清反应较为复杂。

晚期隐性梅毒常对机体无任何影响,如果不复发,很难从临床上判断晚期隐性梅毒。潜伏时间短者3~6个月,长者3~5年,甚至十几年不定。

实验室螺旋体检查对诊断晚期隐性梅毒意义不大,因为晚期梅毒绝大多数病变内组织内无螺旋体。梅毒特异抗体反应阳性,对晚期隐性梅毒诊断有意义,抗螺旋体抗体(FTA-ABS、TPHA)产生后终身阳性。反应素反应的状况比较复杂,可出现:阳性反应,这种情况较为多见;阴性反应对隐性梅毒的诊断没有意义;阴性转阳性,说明血清复发;阳性转阴性,临床无病变,可确定为隐性梅毒。隐性梅毒患者中无症状神经梅毒的发病率较高,对于隐性梅毒患者,进行脑脊液梅毒抗体检测以排除无症状神经梅毒的存在,对于隐性梅毒的疗效和预后有重大意义。

晚期隐性梅毒的治疗疗效考核比早期隐性梅毒复杂,经复治后病变消失,血清阴转6个月后可判断为治愈。血清仍然阳性者可认为是血清固定或血清抵抗,应每3~6个月做一次反应素试验。血清阴转者可判断治愈,仍阳性者还应按晚期隐性梅毒对待,再保留观察1~3年,如果不复发可判断为临床治愈,有的血清反应可终身阳性。

(五)妊娠梅毒

妊娠梅毒是指妊娠期发生或发现的活动性梅毒或潜伏梅毒。梅毒能给妊娠带来严重的并发症,并可导致流产、死产、死胎、胎儿水肿、宫内生长受限和围生儿死亡,或给受感染的存活婴儿带来严重的后遗症。随着妊娠梅毒感染者的增加,1岁内的先天梅毒亦较前增多4倍。患有梅毒的母亲可将梅毒螺旋体经胎盘传给胎儿,或分娩过程经过生殖道时通过皮肤破损传给新生儿。

现已知双亲中只有母亲患梅毒才能胎传给子女。其父虽患梅毒而母亲未被感染不会有先天梅毒的子女发生。

1.对胎儿的危害　不论怀孕期间感染上梅毒,还是已患潜伏梅毒的妇女,在怀孕期间母体内的螺旋体可以通过脐带而进入胎盘,再感染胎儿,尤其是孕妇患有二期梅毒疹时传染性更大,几乎100%胎儿被感染。现已证实在妊娠6周开始就可感染胎儿引起流产。妊娠16~20周以后梅毒螺旋体可播散到胎儿所有器官,引起肺、肝、脾、胰和骨等病变。孕妇梅毒血清滴度越高,死胎发生率亦越高。

2.对孕妇的危害 患有活动性梅毒的妇女有 23%～40%不孕,不孕率比正常高 1～5 倍。妊娠梅毒对孕妇自身健康影响更甚,可发生消瘦、乏力、营养消耗,疾病抵抗力下降。如为早期梅毒,除发生上述症状外,尚可出现发热、盗汗、贫血、梅毒性关节炎、骨膜炎、心血管梅毒或神经系统梅毒。

3.诊断标准

(1)病史:孕妇本人或配偶有婚外性行为及梅毒感染史。本人有流产、早产、死产、死胎史或分娩梅毒儿。

(2)临床症状和体征:具备各期梅毒的临床症状和体征。

(3)梅毒血清学检查阳性:妊娠期的梅毒血清学筛查极为重要,其方法如下:

①非梅毒螺旋体抗原血清试验。性病研究实验室玻片试验(VDRL)与快速血浆反应素环状卡片试验(RPR)。但 VDRL 或 RPR 在有自身免疫、近期有发热性疾病或妊娠时可有假弱阳性,应进一步做梅毒螺旋体抗原试验。

②梅毒螺旋体抗原血清试验。有梅毒螺旋体血凝试验(MHA-TP)与荧光螺旋体抗体吸收实验(FTA-ABS)。在非螺旋体抗原试验(RPR 或 VDRL)假阳性时作确诊。感染过梅毒将终身阳性,故不能用于观察疗效,鉴别复发或再感染。

(六)胎传梅毒

胎传梅毒也称先天梅毒,开始于胎儿的宫内发育阶段。

胎传梅毒根据儿童的年龄分为早期和晚期。2 岁之前为早期胎传梅毒,2 岁以后为晚期胎传梅毒。

【临床表现】

1.早期胎传梅毒 多数胎传梅毒新生儿的症状,可在出生后 2 周左右开始出现,而在出生时无明确的症状。因此,常会出现婴儿 1 岁以后才被确诊,有时这个比例可达 80%,甚至可能被遗漏。

早期胎传梅毒的症状可以分为以下 6 个方面,分别是皮肤黏膜症状、骨关节、单核吞噬细胞系统、血液、中枢神经系统和其他(包括心、肺、肾、胰、眼)。

(1)皮肤黏膜表现:皮肤黏膜损害出现在半数以上的患者。

①皮肤表现:皮疹表现为类似成人二期梅毒的斑丘疹、丘疹性损害,多出现在颜面、背臀部、会阴部、四肢与手、足掌。皮疹呈褐红或铜红色,融合成片,可有脱屑,可自愈,愈后留有色素沉着。在皱襞部位的丘疹性损害,可能融合成扁平湿疣性损害。扁平湿疣多出现在未经治疗的皮疹多发的病例,出现的时间多在 1 岁左右。梅毒疳出现在 9 个月后,为大腿上外侧的紫红色深在结节。

胎传梅毒患儿可出现水疱及大疱性损害。水疱性损害较少见,但如果出现,是病情严重的表现。水疱多位于四肢,包括掌跖部,有时也可全身性。疱内含有大量螺旋体,具有很强的传染性。这种水疱性皮疹称为梅毒性天疱疮或梅毒性类天疱疮,可与梅毒性斑丘疹、丘疹共同出现。

在口、眼、鼻及肛周等腔口部位,可出现糜烂、溃疡,形成线状的裂隙,呈放射状围绕腔口部位分布。这些放射状的线性溃疡与裂隙,愈合后在晚期形成沟纹状瘢痕,称为皲裂。

甲沟炎梅毒的皮损可累及甲周,导致甲的脱落;甲沟炎可导致甲的畸形,以第4、5指多见。毛发易脱落,脆弱易断,参差不齐。如脱毛累及眉毛,则强烈提示梅毒的诊断。

②黏膜损害:主要表现是梅毒性鼻炎、喉炎和黏膜斑。

梅毒性鼻炎:为胎传梅毒的最早表现,是胎传梅毒最重要和最常见的早期特异性临床症状。鼻炎多发生于出生2周后,梅毒鼻炎的鼻分泌物中充满大量的梅毒螺旋体,具有很强的传染性,但这也为早期检查螺旋体,确定诊断提供了方便。鼻黏膜损害可向深部发展,产生鼻骨和软骨的炎症和破坏,导致晚期先天梅毒的鼻中隔穿孔和马鞍鼻。

梅毒性喉炎:是鼻黏膜受累向下蔓延所产生的喉部病变。喉炎为喉头的卡他性炎症,咽部黏膜红肿,喉黏膜及声带炎性水肿。可使患儿哭声弱而嘶哑,持续哭喊可致声音断续和失声。

(2)骨损害:是胎传梅毒最常见的表现之一。从临床表现和X线检查结果看,70%以上的胎传梅毒患者有骨损害的证据。胎传梅毒的骨损害分为骨软骨炎、骨膜炎、指炎和骨髓炎。

①骨软骨炎:是常见的骨损害,胎传梅毒的骨软骨炎多发生较早,可出现在出生后的1~3个月,也可在胎儿期出现。骨软骨炎多累及长骨端,如桡骨、肱骨、股骨和腓骨,累及的关节以肘、膝关节多见。颅骨受累病变主要出现在顶、额骨,颅骨骨板变薄变软,用力压之可致压陷变形。

②骨膜炎:是最常见的胎传梅毒的骨损害。病理表现为骨膜增厚。骨膜炎的发生较骨软骨炎发生晚,并可持续数年。骨膜炎多发生于四肢的长骨,临床表现为肢体发硬、肿胀、有轻度的压痛。胎传梅毒的骨膜炎累及胫骨可致胫骨前屈,在晚期胎传梅毒时形成马刀腿。由于骨干的炎症反应,导致骨干外有多层新生骨,在X线上表现为"洋葱皮样骨膜"。症状严重者,形成肥厚的骨膜,呈"石棺征"。

③指炎和骨髓炎:指炎多发生于出生后6个月,但于2岁内消失。指炎可累及一至数个指节,表现为压痛性的梭形指节肿胀。X线检查示骨膜炎和骨炎的改变。

骨髓炎罕见,由骨干被侵袭所致,在X线上表现为长骨骨密质的减淡影。

(3)单核吞噬细胞系统:肝脾大,特别是肝大,是常见的表现,几乎见于所有先天梅毒儿。脾大伴随肝大出现,极少单独出现。脾血窦扩张,充满造血细胞,肉芽组织可围绕脾脏血管分布,产生"洋葱皮样"改变。患儿可出现淋巴结肿大。

(4)血液改变:血液学改变包括贫血、白细胞增多或减少、血小板减少。贫血由肉芽组织侵袭骨髓,成红系成熟停止所致,也可由溶血性贫血引起。

(5)中枢神经系统:中枢神经系统受累的病理基础是基底脑膜炎和脑膜血管梅毒。临床上表现为头痛、前囟膨出、颈项强直、呕吐、抽搐,Kernig征阳性。脑脊液(CSF)检查异常,出现淋巴细胞增多,蛋白量升高,CSF的血清学试验阳性。神经梅毒的出现时间较晚,在出生后3~6个月时出现。

(6)其他改变:早期胎传梅毒可出现三种眼部损害:脉络膜视网膜炎、青光眼和葡萄膜炎。肾脏受累少见,可出现肾病综合征,患儿年龄多在2~3个月,表现为水肿、腹水、蛋白尿和低蛋白血症。梅毒性肺炎表现为肺双侧条状浸润,可以进展为广泛的肺实变。心肌炎、胰腺炎亦可在极少数患儿出现。心肌炎多无后遗症,胰腺炎可导致腹泻。

2.晚期胎传梅毒 发生在患儿2岁以后。晚期胎传梅毒与成人三期梅毒的表现相似,但有一定的区别,如树胶肿较少,且多累及口腔和鼻腔,神经梅毒较成人型少见,心血管梅毒的发生罕见。按照晚期胎传梅毒各种表现的性质,将各种表现分为两类:畸形和持续活动的炎症性改变。现将各种表现依其发生频率先后,叙述如下。

(1)畸形:是由于早期先天梅毒病变的损伤造成的,主要表现在骨骼(额部隆起、上颌变短、高腭弓、鞍鼻、Higoumenakis 征、下颌骨突出、马刀胫、舟状肩胛)、牙齿(哈钦森齿、桑葚磨牙)和皮肤黏膜瘢痕(皲裂)。

(2)炎症:晚期胎传梅毒的炎症性变化是由于持续活动的炎症性病理过程所致,有些病变可能产生严重的后果(如间质性角膜炎、神经性聋、神经梅毒),有些对于晚期胎传梅毒的诊断具有特征性(如间质性角膜炎、神经性聋、克拉顿关节)。

(3)特征性病变:晚期胎传梅毒最具特征的改变是哈钦森齿三联征:哈钦森齿、间质性角膜炎和神经性聋。某些晚期胎传梅毒的改变有较大的特异性,如桑葚磨牙、皲裂、Clutton 关节等。

还可以出现口眼周围放射状皲裂。

【诊断】

1.暗视野显微镜检查　使用银染色,以及应用抗梅毒单克隆抗体的免疫荧光和免疫组化法。

2.PCR 检测　梅毒螺旋体的方法,显示了较高的敏感性和特异性,可以在胎传梅毒儿的血清及 CSF 中查到梅毒螺旋体的 DNA,但此法尚未在临床检验中推广使用。

3.胎盘组织和脐带的检查　也有助于胎传梅毒的诊断。胎传梅毒的胎盘和脐带可有特征性的病理改变。应用银染色或免疫荧光与免疫组织化学法,可在胎盘组织中查到梅毒螺旋体。

晚期胎传梅毒多难以确诊,而几乎都是推定诊断。晚期胎传梅毒须结合典型的临床表现和血清学试验的结果,有时亦需获得其母亲的血清学检测结果进行综合判断。

(七)梅毒合并 HIV 感染

人类免疫缺陷病毒(HIV)是引起获得性免疫缺陷综合征(AIDS)的病毒,其主要侵犯辅助 T 淋巴细胞($CD4^+$),使机体细胞免疫功能部分或完全丧失,继而发生条件致病菌感染、恶性肿瘤等。

HIV 与梅毒常发生联合感染。HIV 阳性病人身上梅毒感染可能不会表现出明显的症状,会有很高比率的无症状的梅毒原发性感染,但可有更多的 HIV 阳性的病人表现为继发感染,继发感染往往更加具有侵袭性。梅毒合并 HIV 感染能使梅毒的血清反应变化更为复杂。

1.皮肤损害　梅毒发生生殖器损害是获得和传播 HIV 的重要原因。在 HIV 患者中早期梅毒表现为复杂的生殖器溃疡,但因口交而导致梅毒传播,其原发性损害可不在生殖器区域。

由于在 HIV 感染梅毒患者中出现血清假阴性,作为皮肤损害的梅毒诊断可能被遗漏,在这种情况下,活组织检查可作关键的诊断依据。

2.中枢神经系统　HIV 感染患者神经梅毒的发生率在上升。有研究显示 HIV 加速和改变了神经梅毒的临床进程,增加了神经系统并发症的发生率。

3.HIV 感染的血清学检验　HIV 感染的梅毒患者的血清学可出现:①一期梅毒和二期梅毒血清学检测阴性率增高;②由前带效应引起非螺旋体抗体检测假阴性增高;③治疗后非密螺

旋体抗体清除失败比例升高；④治疗后特异螺旋体抗体试验阴转。

此外，梅毒合并淋病、肝炎，人类 T 淋巴细胞病毒及其他性传播疾病也会导致梅毒的恶性发展，并可改变病程的倾向，甚至可出现不寻常的恶性梅毒。因此，临床上同样也须引起高度的注意和重视。

三、病理学改变

【组织病理学】

梅毒的基本病变主要有：①血管内膜炎，内皮细胞肿胀与增生；②血管周围炎，有少量淋巴细胞和浆细胞浸润。晚期梅毒除上述变化外，尚有上皮样细胞和巨细胞肉芽肿性浸润，有时有坏死。

1.硬下疳　硬下疳为非特异性炎症浸润，早期丘疹为皮下中性粒细胞、小淋巴细胞和浆细胞浸润形成的局限性病灶，小血管周围浸润较为明显。晚期溃疡中浸润的浆细胞增多，淋巴细胞周围有稠密的单核细胞浸润及毛细血管增多，血管内皮细胞及外膜的结缔组织有显著的肿胀及增生，管腔狭窄或阻塞。在硬下疳皮损中可见梅毒螺旋体。

2.二期梅毒　二期梅毒是继一期梅毒之后发生的全身播散性梅毒，可在皮肤上发生多种形态变化。

(1)斑丘性梅毒疹：①表皮角化过度；②真皮乳头层有中性粒细胞浸润；③真皮深层血管周围有单核细胞、浆细胞。

(2)扁平湿疣：①早期表皮疣状增生，晚期中央有坏死组织，细胞内、外水肿；②真皮乳头延长，炎性细胞浸润；③血管周围有明显的浆细胞浸润，呈袖口状排列；④表皮内以及浅血管丛周围可见梅毒螺旋体。

3.三期梅毒　三期梅毒主要损害为树胶肿或树胶样肿性浸润。损害可于任何组织或器宫内发生，但在皮膜黏膜、骨骼、循环及神经系统较多见。

病变以肉芽肿样损害为主，肉芽肿由上皮样细胞和巨噬细胞组成，中间可有干酪样坏死，周围有大量的淋巴细胞与浆细胞浸润，并有少量成纤维细胞浸润。有轻度的血管和血管周围炎改变。晚期梅毒的皮肤病变主要是结节性梅毒疹和皮肤树胶肿。

(1)结节性梅毒疹：结节病变仅限于真皮部位，不形成广泛的病灶。上皮样细胞和多核巨细胞的数量较少。但病灶中心十分明显，干酪样坏死不广泛，经常局限。在发生组织缺损以后，干酪样坏死随组织修复而消失。大血管不受累。

(2)皮肤树胶肿：树胶肿为良性晚期梅毒，它是一种慢性炎症过程，形成以上皮样细胞和巨细胞为中心的肉芽肿，肉芽肿发生于肿块的中心。在血管周围十分显著。血管周围有浆细胞和淋巴细胞增生，引起管腔狭窄。炎症性浸润的范围比结节性梅毒疹广泛，累及整个病灶。晚期在病灶中心发生大范围的干酪样坏死，病灶中心有大面积的组织破坏。病灶纤维化形成瘢痕，大血管常受累。

4.胎传梅毒　胎传梅毒特殊性的病理损害为胎盘组织的病理改变。胎传梅毒几乎可累及所有胎儿器官。基本组织学损害是闭塞性动脉内膜炎，血管周围单核细胞和浆细胞浸润，较大血管内膜增生、肿胀,内皮细胞增生。银染色或免疫病理方法检查胎盘和脐带组织,可发现梅毒螺旋体。

【超微病理学】

皮损的基底细胞水肿、变性、坏死。基底细胞层可见大量的炎性细胞浸润和大量螺旋体进入,螺旋体缠绕管壁或沿血管长轴排列,通过破坏的血管内皮细胞膜而进入细胞内,并钻入血管腔内,游离或吸附于红细胞上。内皮细胞增生,毛细血管管腔狭窄,血管基膜局部变薄或溶解破坏。真皮内有大量螺旋体聚集,并有中性粒细胞、巨噬细胞和浆细胞浸润;偶见肥大细胞。

【免疫病理学】

在整个早期梅毒病程中,参与局部免疫应答反应的细胞主要为表达 CD3$^+$ 淋巴细胞,CD20$^+$ B 淋巴细胞及 CD68$^+$ 巨噬细胞。CD3、CD20、CD68 表达水平随梅毒病期发展,皮损加重而逐渐升高。CD68 在一、二期梅毒病程中始终处于高水平表达,浸润的巨噬细胞在早期梅毒病变过程中占有绝对优势,对梅毒免疫反应起着主导作用,但作用不完全。

四、治疗

【治疗原则】

梅毒是可以治愈的性病,但在治疗过程中必须强调要遵循合理的治疗原则。

1.正确诊断为治疗的基础　正确诊断是梅毒治疗成功的关键和基础,生殖器部位可以发生很多疾病,生殖器外梅毒疹可误诊为皮肤病,因而影响了梅毒的诊断。

2.早诊断、早治疗　临床上疑似梅毒的患者要尽早诊断,诊断明确后,要尽早治疗,越早期治疗,效果越好,避免延误治疗,发展成晚期梅毒损害。

3.合理选择药物　青霉素是治疗梅毒的首选药物,应争取及早使用青霉素治疗。在青霉素中对梅毒螺旋体抑制作用最稳定的是普鲁卡因青霉素和苄星青霉素。对青霉素过敏的患者,可选用四环素、红霉素以及阿奇霉素。

4.治疗剂量足够、疗程规则　所选药物用量要充足,达到杀灭体内螺旋体的有效血液浓度,并要正确掌握用药方法,此外要注意用药规则。

5.注意合并感染的治疗　梅毒病人也常合并淋病、非淋菌性尿道炎、尖锐湿疣以及肝炎,特别是合并 HIV 感染,可导致病情发展的复杂和严重,极大地影响梅毒治疗的效果。

6.配偶或性伴同时治疗　梅毒患者的配偶或性伴有梅毒感染时,应同时治疗,以免治愈后出现再感染。治疗前及治疗期间禁止性生活。

7.追踪观察和随访　梅毒治疗结束后要进行追踪观察,以判断观察治疗结果,以皮肤黏膜病变的消失和梅毒血清学转阴两个方面,作为治愈的标准。梅毒治疗后随访十分重要,要求随访 2~3 年。

【治疗方案】

1.早期梅毒　包括一期、二期及早期潜伏梅毒。

(1)青霉素

①苄星青霉素(长效西林)240 万 U,分两侧臀部肌内注射,1 周 1 次,共 2~3 次。

②普鲁卡因青霉素 80 万 U,每日 1 次,肌内注射,连续 15 天。

③头孢曲松 1g,每日 1 次,肌内注射或静脉给药,连续 10 天。

(2)对青霉素过敏者应用以下药物

①盐酸四环素 500mg,每日 4 次(每日 2g),口服,连续 15 天(肝、肾功能不全者禁用)。

②多西环素 100mg,每日 2 次,口服,连续 15 天。

③红霉素 500mg,每日 4 次,口服,连续 15 天。

2.晚期梅毒　包括三期皮肤、黏膜、骨骼梅毒,晚期潜伏梅毒或不能确定病期的潜伏梅毒及二期复发梅毒。

(1)青霉素

①苄星青霉素 240 万 U,分两侧臀部肌内注射,1 周 1 次,连续 3 周,总量 720 万 U。

②普鲁卡因青霉素,80 万 U,每日 1 次,肌内注射,连续 20 天为 1 个疗程。也可根据情况 2 周后进行第 2 个疗程。

(2)对青霉素过敏者应用以下药物

①盐酸四环素 500mg,每日 4 次,口服,连续 30 天(肝、肾功能不全者禁用)。

②多西环素 100mg,每日 2 次,口服,连续 30 天。

③红霉素 500mg,每日 4 次,口服,连续 30 天。

3.心血管疾病

(1)青霉素:应住院治疗,如有心力衰竭,应予以控制后,再开始抗梅毒治疗。不用苄星青霉素,为避免吉-海反应的发生,青霉素注射前一天口服泼尼松,每次 10mg,每日 2 次,连续 3 天。水剂青霉素应从小剂量开始,逐渐增加剂量,首日 10 万 U,肌内注射;次日 10 万 U,每日 2 次,肌内注射;第 3 日 20 万 U,每日 2 次,肌内注射;自第 4 天用普鲁卡因青霉素 80 万 U,肌内注射,每日 1 次,连续 15 天为 1 疗程,总量 1200 万 U,共 2 个疗程。疗程间停药 2 周,必要时可给予多个疗程。

(2)青霉素过敏者:选用下列方案治疗,但疗效不如青霉素可靠。

①盐酸四环素 500mg,每日 4 次,口服,连续 30 天。

②多西环素 100mg,每日 2 次,连续 30 天。

③红霉素 500mg,每日 4 次,口服,连续 30 天。

4.神经梅毒　应住院治疗,为避免吉-海反应,可在青霉素注射前一天口服泼尼松,每次 10mg,每日 2 次,连续 3 次。

(1)青霉素

①水剂青霉素,每日 1200 万～2400 万 U,静脉滴注,即每次 200 万～400 万 U,每 4 小时 1 次,连续 10～14 天。继以苄星青霉素 240 万 U,每周 1 次,肌内注射,连续 3 次。

②普鲁卡因青霉素 240 万 U,每日 1 次,同时口服丙磺舒,每次 0.5g,每日 4 次,共 10～14 天,继以苄星青霉素 240 万 U,每周 1 次,肌内注射,连续 3 次。

(2)青霉素过敏者:可选用下列方案,但疗效不如青霉素。

①盐酸四环素 500mg,每日 4 次,口服,连续 30 天。

②多西环素 100mg,每日 2 次,口服,连服 30 天。

③红霉素 500mg,每日 4 次,口服,连续 30 天。

④头孢曲松,每日 1g,肌内注射,连续 14 天,无症状梅毒可优先考虑使用。

5.妊娠梅毒

(1)普鲁卡因青霉素,每日 80 万 U,肌内注射,连续 10 天,妊娠初 3 个月内,注射 1 个疗程,妊娠末 3 个月注射 1 个疗程。

(2)对青霉素过敏只选用红霉素治疗,每次 500mg,每日 4 次,早期梅毒连服 15 天,二期复发及晚期梅毒连服 30 天,妊娠初 3 个月与妊娠末 3 个月各进行 1 个疗程。但其所生婴儿应用青霉素补治。

孕妇梅毒禁服四环素、多西环素。

6.先天梅毒(胎传梅毒)

(1)早期先天梅毒(2 岁以内)

①水剂青霉素,每日 10 万～15 万 U/kg,出生后 7 天以内的新生儿,每次以 5 万 U/kg,静脉注射,每 12 小时 1 次;出生 7 天以后的婴儿每 8 小时 1 次,直至总疗程 10～14 天。

②普鲁卡因青霉素,每日 5 万 U/kg,肌内注射,每日 1 次,连续 10～14 天。

③苄星青霉素,每日 5 万 U/kg,1 次分两侧臀部肌内注射。

如无条件检查脑脊液者,可按脑脊液异常者进行治疗。

(2)晚期先天梅毒(2 岁以上)

①水剂青霉素,每日 20 万～30 万 U/kg,每 4～6 小时 1 次,静脉注射或肌内注射,连续 10～14 天。

②普鲁卡因青霉素,每日 5 万 U/kg,肌内注射,连续 10～14 天为 1 个疗程。可考虑给第 2 个疗程。

③青霉素过敏者,可用红霉素治疗,每日 7.5～12.5mg/kg,分 4 次口服,连服 30 天。8 岁以下儿童禁用四环素。

7.HIV 感染者梅毒　苄星青霉素 240 万 U 肌内注射,每周 1 次,共 3 次;或苄星青霉素 240 万 U,肌内注射,每周 1 次,同时加用其他有效的抗生素。

8.梅毒治疗替代药物　青霉素过敏的梅毒患者,可选用四环素、红霉素或多西环素(强力霉素),但其疗效远不如青霉素,选取与青霉素疗效相近药物用于临床治疗是非常必要的。2010 年美国疾病控制预防中心(CDC)推荐,头孢曲松、阿奇霉素为梅毒治疗的替代药物。

(1)一、二期梅毒及早期潜伏梅毒

①头孢曲松,每日 1g,肌内注射或静脉注射,连续 10～14 天。

②阿奇霉素 2g,单剂口服;或 500mg,每日 1 次,连续 10 天。

(2)神经系统梅毒:头孢曲松 2g,肌内注射或静脉注射,连续 10～14 天。

晚期潜伏梅毒,三期梅毒及妊娠梅毒无足够资料推荐使用。

【注意事项】

1.抗体滴度变化临床意义　非螺旋体试验的抗体滴度常与疾病的活动性相关,在报结果时应报抗体滴度。两次非螺旋体试验抗体滴度变化 4 倍,也就是相差两个倍比稀释度(如从 1∶16 降为 1∶4 或从 1∶8 升至 1∶32)具有临床意义。

2.血清固定反应　在某些患者中,非螺旋体抗体可以长时间内维持在较低的滴度上,甚至伴随终身,这种现象称作"血清固定反应"。血清固定反应主要见于早期梅毒的治疗过程中,不转阴发生率为 2%～10%,其发生的可能原因有:①机体免疫功能受到抑制,如合并有某些免疫性疾病,或应用糖皮质类固醇激素等免疫抑制药物;②在体内可能仍残存有梅毒螺旋体(治疗不正规,药物剂量与疗程不足);③青霉素过敏者,替代药物疗效差,出现治疗不彻底;④可能发生神经梅毒;⑤可能合并 HIV 感染;⑥梅毒重复感染,发生梅毒尚未治愈又发生双重感染。

对晚期梅毒和晚期隐性梅毒治疗后发生血清固定者,可重复治疗一次,如仍有血清固定但无神经梅毒、心血管梅毒等梅毒临床症状者,则定期复查梅毒血清学试验,观察其滴度变化,若连续 3 年梅毒血清学试验滴度无变化且无相关梅毒临床症状,则可终止观察。

3.螺旋体试验 对大多数患者,不论其治疗与否或疾病活动性如何,一旦螺旋体试验阳性,其终身都将阳性。但是,15%～25%一期治疗的梅毒患者治疗后可在 2～3 年后转阴,螺旋体试验抗体滴度与疾病活动性之间相关性很差,因此不作为评估疗效的指标。

4.合并艾滋病病毒血清学试验 某些合并艾滋病病毒(HIV)感染的患者血清学试验结果可以不典型(如滴度特别高、特别低或呈波动性)。对于这类病人,当血清学试验结果或临床表现提示有早期梅毒,但它们之间出现不相符合时应该考虑其他试验(如活检或直接镜检)。不过,绝大多数 HIV 感染者血清学试验结果都比较准确,可以用于梅毒的诊断和疗效的观察。

5.神经梅毒 神经梅毒的确诊不能仅凭一项试验。脑脊液的 VDRL 试验特异性很高,但敏感性低。其他许多试验既不敏感也不特异,须结合其他试验结果及临床评估进行解释。所以神经梅毒的诊断标准应该包括梅毒血清学检查阳性,脑脊液细胞计数或蛋白测定结果的异常。脑脊液 VDRL 试验阳性伴有或不伴临床表现。

6.治疗反应

(1)药物的选用:注射青霉素是各期梅毒的首选治疗方案,各种药物制剂(苄星青霉素,水剂普鲁卡因青霉素,水剂结晶青霉素)、剂量、疗程取决于疾病的分期和临床表现。但是,不应将普鲁卡因青霉素和苄星青霉素联用,也不应口服青霉素治疗梅毒。

(2)青霉素不良反应:①局部反应。注射青霉素可引起局部刺激作用,注射神经损伤。②毒性反应。青霉素可引起一定的毒性反应,表现为中枢神经中毒,精神症状及凝血功能障碍等。③变态反应。有极少数人注射青霉素可引起变态反应,发生荨麻疹,血管性水肿或其他变态反应(上呼吸道堵塞、支气管痉挛或低血压),严重者可出现过敏性休克,导致生命危险。

对于妊娠梅毒,注射青霉素是唯一有确切疗效的方法。孕期无论患哪一期梅毒,如果患者对青霉素过敏,应该先对其脱敏然后用青霉素治疗。

(3)治疗矛盾:指晚期梅毒抗梅毒治疗可使肉芽肿破坏吸收,代替以结缔组织,形成瘢痕。虽然在治疗后消灭了病原体,但没有使疾病治愈,消除症状,反而使病情恶化,临床症状加重,出现功能障碍。神经梅毒症状恶化,特别是麻痹性痴呆和脊髓痨发生治疗矛盾以后出现面神经麻痹、神经性聋、精神症状发作等。心血管梅毒发作引起冠状动脉栓塞、主动脉破裂等威胁生命。肝、肾组织受到破坏而影响肝、肾功能。

(4)吉-海反应:吉-海反应是一种急性发热性反应,吉-海反应经常发生于任何方法治疗梅毒后 4～24 小时内,出现全身不适,乏力,发热,体温可达 38～39℃,可伴有头痛、肌痛、心搏过速,中性粒细胞增加,血管扩张,伴有轻度低血压及其他症状,发生反应可应用解热药。吉-海反应能引起孕妇早产和胎儿窘迫,但梅毒治疗不应因此而终止或推迟。反应过程中皮损可加重,偶尔亚临床或早期的皮损可在反应期首次明显出现,骨膜炎疼痛加重,24 小时缓解,但心血管梅毒患者可发生心绞痛,主动脉破裂,神经梅毒显著恶化,眼梅毒出现视觉退化,严重可快速导致失明。

避免吉-海反应应以预防为主。吉-海反应只出现第 1 次注射强有力的驱梅药物时,如由小剂量开始逐渐增加到正常量或用碘-铋作准备治疗 4～6 周,就能避免发生吉-海反应。世界卫生组织(WHO)主张治疗前口服泼尼松 5mg,每日 4 次,连续 4 天。国内学者主张治疗前口服泼尼松 10mg,每日 2 次,连续 3 天。

【疗效观察】

1.疗效判断时间   一般为 2～3 年,第 1 年每 3 个月复查 1 次,包括临床与血清学(非螺旋体抗体试验)检查,隐性梅毒半年检查一次;第 3 年每半年复查 1 次,第 3 年末最后复查 1 次,如一切正常则停止观察。

每年复查严密观察临床变化和非螺旋体抗体滴度。

2.疗效判断内容

(1)临床疗效观察判断:临床病变由于损害程度不同,愈后可出现不同的结局,早期大部破损可吸收消退,愈后不留瘢痕,一部分皮损及晚期损害形成局限性溃疡,愈后由结缔组织修补,形成瘢痕组织。严重可导致组织器官缺损和功能的改变。

(2)实验室疗效判断:实验室评价主要观察判断螺旋体的检查结果和血清反应。

暗视野检查:梅毒患者经治疗后可出现两个结局:①无活螺旋体,皮损内和血液内均查不到螺旋体,为生物学痊愈;②螺旋体残留,治疗后在药物分布不到的部位或浓度较低的部位残留少量螺旋体,这是形成血清固定的重要原因。残留的螺旋体在增殖。

血清学评价:梅毒治疗后的血清改变较为复杂,特异性梅毒反应在治疗后不会阴转,仅有滴度降低。非螺旋体抗体滴度在经过治疗后可有以下情况:①血清阴转。在治疗后 90% 以上的病人阴转,3～6 个月转为阴性。②血清固定。治疗后皮肤损害可迅速消退,早期梅毒 6 个月,晚期梅毒 12 个月,血清仍不阴转者为血清固定。早期梅毒易出现血清固定。③血清复发。指血清阴转后又阳转,血清复发也应视为活动性梅毒。再行驱梅治疗,阴转后再判愈。

3.治愈标准   梅毒经过治疗,早期梅毒正规足量治疗,95% 以上可以治愈,晚期经过治疗后可制止梅毒病变的进展,由于已形成重要器官的破坏,可以留下很多器官的残损及功能性障碍。

(1)早期梅毒治疗标准:①病损消退;②梅毒螺旋体检查阴性;③病变器官功能恢复,有的可遗留后遗症;④非螺旋体抗体阴转。

(2)晚期梅毒治愈标准:①活动性病损消退;②梅毒螺旋体检查阴性;③病变器官功能恢复,有的可遗留后遗症;④非螺旋体抗体阴转。有的不一定阴转,复治后仍不阴转可判为血清固定。

4.再感染依据   原有梅毒治愈后再次获得梅毒传染,并经临床及实验室检查,符合梅毒诊断。临床上明确梅毒再感染诊断不易,对于无症状的再感染病例,实际上难与血清复发相鉴别;出现损害的再感染者,应具有充分临床和实验室依据,方能使再感染诊断成立。确立再感染的依据如下。

(1)首次感染应有暗视野检查到梅毒螺旋体或血清学反应试验阳性。

(2)第 1 次感染须经严格规范治疗,判愈确无临床症状,非螺旋体抗体试验阴转。

(3)再次有接触感染史(性伴或配偶)。

(4)再次发生初疮,发生位置与第 1 次不同,也可相同。

(5)第 2 次感染后,损害接触附近淋巴结肿大,或于观察期间发生。

(6)暗视野检查,再次查到梅毒螺旋体或非螺旋体抗体试验阳性(可先阴性,后转阳性,反应抗体滴度逐渐增加)。

上述(4),(5)可不必列为必需的条件。

5.重感染依据　指已发生的梅毒尚未治愈又发生了双重感染。根据试验证明,在首次感染潜伏期间及早期梅毒的初期,由于免疫力较弱,重感染可以发生。此后感染梅毒无损害表现,或发生原有感染同期的损害。

6.临床复发依据　判愈的病人未再发生感染,由于机体免疫力降低,体内残留螺旋体增殖而引起梅毒的临床表现,多发生梅毒疹,暗视野可查到梅毒螺旋体,非螺旋体抗体也变为阳性。

五、随访与预防

【随访】

随访可分为:患者随访和性伴随访。

1.一期、二期梅毒　患者应在治疗后 6 个月和 12 个月分别行临床和血清学复查;如随访不能断定,更为谨慎的做法,是增加随访次数。

如果患者的梅毒症状或体征持续或复发,或者非螺旋体抗体滴度上升 4 倍(即与治疗时的最高滴度或基线滴度比较),提示治疗失败或再感染。这类患者应予复治,并复查有无 HIV 感染。

合并 HIV 感染的患者也应增加随访的次数(即从 6 个月 1 次增加到 3 个月 1 次)。

2.潜伏梅毒　在治疗后 6、12、24 个月时进行螺旋体血清学定量试验。脑脊液正常的潜伏梅毒如遇到下列情况应该复治:①抗体滴度上升 4 倍;②最初较高的滴度(≥1∶32),在治疗后 12～24 个月未下降达 1/4(两个稀释度);③有提示为梅毒进展的症状或体征。少数情况下,脑脊液检查阴性,也进行了复治,但血清学滴度持续不降。这种情况下,是否需要再增加治疗和复查脑脊液还不清楚。

3.三期梅毒　有关三期梅毒患者治疗后的临床效果和随访方面的资料有限。

4.神经梅毒　如果最初的脑脊液检查细胞数升高,则每隔 6 个月进行一次脑脊液细胞计数随访,直到细胞数正常。

5.HIV 感染者的梅毒

(1)一期和二期梅毒:合并有 HIV 感染的一期和二期梅毒患者应该在治疗后第 2、3、9、12 个月和 24 个月进行临床和血清学随访,以观察治疗失败否。在不治疗后 6 个月检查脑脊液。

(2)潜伏梅毒:随访应该在治疗第 6、12、18、24 个月时进行临床和血清学随访评价。

6.妊娠梅毒　产前保健、疗后随访及梅毒的处理,三者相互配合对于梅毒孕妇非常重要。应该在妊娠后第 7～9 个月和分娩时复查梅毒血清学滴度。

7.胎传梅毒　所有梅毒血清学反应阳性(或母亲分娩时血清学阳性)的婴儿均应密切随访,每隔 2～3 个月做 1 次临床和血清学检查(即非螺旋体试验),直到血清学试验阴性或抗体滴度下降 1/4(两个稀释度)。

经过充分治疗的梅毒孕妇所生婴儿出生时如血清反应阳性,应每个月检查一次血清反应,连续 8 个月;如血清反应阴性,且未出现先天梅毒的临床表现,可停止观察。

如果婴儿的脑脊液初次检查为异常,则应该每隔 6 个月做一次腰穿,直到脑脊液检查正常为止。脑脊液 VDRL 呈阳性,或脑脊液检查异常不能以其他疾病解释时,应该考虑可能为神经梅毒并给予治疗。

【预防】

坚持预防为主,广泛开展性病防治知识的宣传教育工作。使广大群众真正了解梅毒的传染方式及其对个人和社会的危害性。

1.加强道德教育,禁止不正常的性行为。

2.发现病人,应及时调查传染源,及时治疗,重点发现一期早期梅毒,早期彻底治疗,以控制梅毒的传染和流行。

3.在感染梅毒螺旋体后,凡接触过的性伴侣应予检查、确诊、治疗。

4.早期梅毒在治疗期间禁止性生活。

5.预防血液传播。

(吕秀华)

第三节　尖锐湿疣

尖锐湿疣(CA)又称生殖器疣及性病疣,是由人类乳头瘤病毒(HPV)感染,好发于生殖器、会阴和肛门等部位的一种常见的性传播疾病。近年来,其发生率迅速增加。据我国性病检测报道,生殖器 HPV 检出率为 30.69/10 万,仅次于淋病,占我国生殖道性传播疾病的第 3 位。该病毒是在鳞状上皮复制的双股 DNA 病毒,通过与感染受损的皮肤接触进行传播。尖锐湿疣临床治疗并不难,但因其发病人数多,复发率高,具有亚临床感染的特点,并与宫颈癌、外阴癌和肛周癌的发病率密切相关。因此,正确认识 HPV 感染的发病机制,掌握尖锐湿疣的诊断手段和治疗方法,对控制性传播疾病(STD)具有重要意义。

【病原学】

病原体为人类乳头状病毒,该病毒直径 50～55nm,具有 72 个病毒壳微粒组成的 20 面体衣壳及含有 7900 个碱基的双链、环状、螺旋状的 DNA。迄今为止已发现 70 余种,主要感染上皮,人是唯一宿主。引起尖锐湿疣主要为 HPV 6、11、16、18、30、31、42、43、51～54、55 型,其中HPV16、18、30、31、42、51～54 型与恶性肿瘤有关。迄今该病毒仍不能进行有效的组织培养,因此对其生活周期,生物学特点及理化性质也了解甚少。

【流行病学】

美国 CDC 报道,1991 年患尖锐湿疣人数达 2400 万人,大多数为 20～29 岁的年轻人,但实际上病人还要多得多,因为约 1/2 的病人在私人诊所就诊,且尚有不少亚临床感染者,英国近 5 年来生殖器疣发病率由 41.90/10 万上升到 65.43/10 万。

我国新中国成立初期,尖锐湿疣仅见于皮肤科,属少见病。由于发病率较低和对性传播途径的不了解,我国 20 世纪 60 年代以前,尖锐湿疣并未被列入 5 种经典性病(梅毒、淋病、软下疳、性病性淋巴肉芽肿及腹股沟肉芽肿)范畴。80 年代后我国尖锐湿疣的发病与淋病一样,迅速增长。据全国性病控制中心最新统计资料,1998 年全国尖锐湿疣的发病人数为 141510 例,发病率为 11.49/10 万,占性病构成比为 22.36%(为第 2 位),2003 年发病人数增长到 154922 例,发病率为 16.73/10 万,占性病构成比为 24.73%,病人数比上年增加 46.36%。性活跃的年轻妇女发生率较高,比男子高出 30%～40%,血清学研究显示,在无 HPV 感染相关疾病的妇女中,9%～25% 产生 HPV 6 及 HPV 11 的抗体。

【发病机制】

由于 HPV 感染的发病机制仍不清楚,目前普遍认为其发生、消退、复发及癌变与机体的免疫功能密切相关。与感染者发生性接触,HPV 通过皮肤或黏膜的微小损伤进入接触者的皮肤黏膜,病毒进入人体后可潜伏于基底层的角质形成细胞,然后随表皮复制进入细胞核内,刺激表皮基底细胞,发生分裂,使表皮产生增殖性损害。关于 HPV 感染导致上皮乳头瘤形成的机制,有两种观点,一种是认为基底细胞增生活跃所致,另一种观点认为基底细胞增生速度正常,但因细胞成熟延迟使表皮细胞不能及时成熟角化脱离而导致细胞堆积呈现"增生样"改变。不少实验研究的结果都支持细胞成熟延迟是主要的致病机制。

【传播途径】

1.性接触传播　多数患者由性交传播,在患病 3 个月左右传染性最强,有性生活紊乱者较易感染。

2.间接传播　少数患者通过日常生活用品如内裤、浴盆、浴巾等间接感染。

3.母婴垂直传播　妊娠后易感 HPV,感染 HPV 后易发生尖锐湿疣,可能与妊娠期内分泌改变及细胞免疫功能降低有关。研究发现孕期 HPV 感染的母婴传播不但可经产道直接接触传播,还可经血液、羊水及胎盘发生传播,新生儿脐血的 HPV 感染主要与母血的 HPV 感染相关,生产时新生儿咽部 HPV 感染主要与产道分泌物 HPV 感染相关。

【组织病理】

早期表现为局限性表皮增生,真皮乳头受压呈扁平状,成熟期鳞状上皮乳头状增生,皮突向下延伸、增宽呈假上皮瘤样增生,表皮角化不良及角化不全明显;棘细胞层明显肥厚;表皮浅层及棘细胞层中见诊断性凹空细胞;基底层细胞增生,并有异型性及核分裂象;真皮血管增生扩张,其间有较多的淋巴细胞浸润。

【临床表现】

1.发病人群　尖锐湿疣主要发生在性活跃的人群,发病高峰年龄 20～40 岁占 80% 以上。近年来婴幼儿尖锐湿疣日趋增多,而且都是被动性的,没有防御意识,但其传染途径不外乎直接或间接传染,如在家庭内,公共场所公用毛巾和浴盆等。临床表现与成人大致相同。儿童的免疫功能还不成熟,对 HPV 的抵抗力较差。

2.潜伏期   尖锐湿疣潜伏期为 2 周至 8 个月,平均为 3 个月。

3.好发部位

(1)男性:多见于包皮、系带、冠状沟、龟头、尿道口、阴茎体、肛周和阴囊,但因系带、冠状沟及包皮的内板于性交时易损伤,故常为首发。本病还可侵及男性尿道,首先发生于尿道口,并可于尿道内播散,甚至侵及膀胱,可导致出血,出现分泌物及排尿困难。男性同性恋者肛周及直肠可发生损害。

(2)女性:女性多见于大小阴唇、后联合、前庭、阴蒂、宫颈、会阴部和肛周,可无症状或有白带增多、瘙痒,偶有性交困难或性交后出血等现象。

(3)阴部及肛周以外:偶可发生,见于腋窝、脐窝、口腔、乳房和足趾间等。

4.临床特征   临床表现多种多样。初起时为小而柔软的淡红色丘疹,以后逐渐增大增多,表面凹凸不平,通常无自觉症状。继续增生,可成丘疹状、乳头状、菜花状和鸡冠状,有的可相互融合成大的团块。疣体表面粗糙,呈白色、红色或污秽色,此时可有痒感或压迫感,偶可破溃、渗出和继发感染。少数患者皮损过度增生,成为巨大型,也称 Buschke-Loewenstein 肿瘤或癌样尖锐湿疣,此型与 HPV 6、HPV 11 型有关,临床外观像鳞癌,但组织学为良性,少数可恶变。女性阴道炎和男性包皮过长者是尖锐湿疣发生和增长的辅助因素。免疫抑制治疗糖尿病、孕妇、合并其他性传播疾病常可诱发产生较大的疣体。生殖器和肛周部位是尖锐湿疣的最好发部位。

5.亚临床感染   尖锐湿疣患者在非皮损部位存在 HPV 的潜伏感染,亚临床感染者缺乏肉眼可见的形态学改变,须借助醋酸白试验与阴道镜检查相结合方可识别。尖锐湿疣的亚临床感染状态是复发的主要原因。

6.潜伏(隐性)感染   临床外观正常、醋酸白试验阴性的皮肤黏膜中,可通过多种实验室检查发现有 HPV 感染,根据检出方法的敏感性及受检人群的不同,其阳性率为 1.5%～76%,这也是尖锐湿疣临床复发的主要原因之一。

7.并发症   生殖器疣随病情发展变化可并发溃疡、出血、继发感染、机械性阻塞及恶性变。

【实验室检查】

1.醋酸白试验   用 5%醋酸溶液涂于待检部位,3～5 分钟后观察,尖锐湿疣病变处可见到均匀的变白,以此作为一种筛查试验来鉴别不典型的病变和发现亚临床变化,但醋酸白试验并非 HPV 感染的特异性试验,偶可出现假阳性,见于非特异性龟头包皮炎,上皮增厚,外伤擦破,尿道口炎等。尤其是对 HPV 感染低危人群,此法可产生许多假阳性。醋酸白试验的敏感性和特异性尚未明确。

2.细胞学和组织学检查   细胞学和组织学检查是证实尖锐湿疣的一种可靠的方法,典型病理改变是在棘层上方及颗粒层出现凹空细胞,也称空泡细胞,是诊断 HPV 感染的主要依据,但未出现凹空细胞也不能除外尖锐湿疣的诊断,须多处取材或连续切片检查。

3.免疫学检查   采用抗 HPV 蛋白的抗体检测病变组织中的 HPV 抗原,目前已有检测不同型别 HPV 的抗体,检测 HPV 免疫学方法有免疫荧光法、亲和素-生物素法等。这些试验虽然不需要复杂的设备条件,但敏感性不太满意,检出率仅为 50% 左右。

4.分子生物学检查

(1)核酸杂交试验:核酸杂交试验是检测 HPV 感染最为重要的进展,它不仅有助于尖锐湿疣及 HPV 亚临床感染的诊断,还有助于了解 HPV 感染与生殖道肿瘤的关系,了解 HPV 感染病谱及其流行病学的情况。核酸杂交法包括斑点印迹法、组织原位杂交法、核酸印迹法等,这些方法检出的敏感性和特异性均很高,一般没有假阳性,其中原位分子杂交法可进行感染组织定位观察,是诊断 HPV 感染的敏感而可靠的方法,但技术操作过程较繁琐,且需要一定的实验室条件,目前尚不能普遍开展。

(2)聚合酶链反应(PCR):PCR 是将组织中 HPV-DNA 扩增,然后再检测,PCR 是目前检测 HPV 感染最敏感的方法,理论上该方法特异性很高,但试验中轻微污染即可造成假阳性,PCR 检测须熟练的操作技术和一定的实验室条件,尚不能在国内作为常规检查方法。目前,国内部分不具备条件的医疗单位盲目开展 PCR 检测,只能造成诊断上的混乱,是不可取的。

【诊断】

随医学科学的进展,对 HPV 感染的诊断手段有很大突破,使 HPV 感染的正确诊断率明显提高。目前主要依靠临床表现和辅助检查来诊断,多主张重视临床表现,结合必要的辅助检查手段如组织病理检查、核酸杂交等,综合分析,慎重作出诊断。目前尚缺乏简便、迅速、准确率高,又便于普及的诊断技术。

【鉴别诊断】

1.珍珠样阴茎丘疹病　阴茎冠状沟有平等排列的与丝状疣相似的病损,组织病理检查仅见肥大的乳头,其中覆以正常表皮。

2.女阴假性湿疣或绒毛状小阴唇　小阴唇或阴道前庭有白色或淡红色小丘疹,光滑,呈颗粒状、丝状或息肉状。组织病理可鉴别。

3.扁平湿疣　病损比尖锐湿疣宽而扁,为成簇的扁平丘疹。暗视野显微镜下可查到梅毒螺旋体,梅毒反应强阳性。

4.阴茎或外阴鳞状细胞癌　肿瘤向下浸润明显,可形成溃疡并发感染,局部淋巴结受累。组织病理可鉴别。

5.生殖器鲍温样丘疹病　生殖器部位多发性棕红色小丘疹。临床上像尖锐湿疣,但组织病理学上类似鲍温病的变化。

【治疗】

1.治疗原则　尽可能去除可见的疣体,并减少复发。无论用何种方法治疗,复发总是难免的,但再次治疗还是有效的。至于哪种方法是治疗尖锐湿疣最佳选择,尚无定论,选择何种疗法,应当视患者个体而别,取决于疣体的分布部位、大小、数目、形态、治疗费用、患者的选择、方便性、不良反应及医师的经验。大多数患者治疗需 1 个疗程,而不是一次性治疗,故应拟订一份适合该患者的治疗计划,且治疗的不良反应不应大于疾病本身。

2.治疗方案　治疗方法可包括药物治疗、物理治疗和手术治疗,并可同时配合免疫治疗。

(1)药物治疗

①0.5%足叶草毒素酊:足叶草毒素酊可防止上皮细胞核正常纺锤体的聚集,抑制中期有丝分裂,从而导致上皮细胞死亡和脱落。

用法:疣体上外涂,每日 2 次,涂用 3 天,停 4 天,为 1 个疗程,疣体用药面积不超过 $10cm^2$,每日总量不超过 0.5ml,如有残留疣体可重复治疗,最多可用 4 个疗程,黏膜部位如阴道和直肠不宜应用。0.5%足叶草毒素酊相对便宜、易用、安全、不良反应小,治愈率可达 86%～94%,较受患者欢迎。擦药后,患者仅感局部轻到中等度疼痛及刺激感。另外,此药有致畸作用,孕妇忌用。

②10%～25%足叶草酯酊:足叶草酯酊是从鬼臼树中提取的粗制品,含有多种化合物,包括足叶草木脂素类,也有抗有丝分裂作用,常配成 10%～25%的苯甲酰酊。

用法:涂少量药物于疣体上,注意保护周围皮肤,2～4 小时后洗掉,必要时每周重复 1 次,每次用药面积不超过 $10cm^2$,阴道内损害不超过 $2cm^2$。药量不超过 0.5ml,用于治疗尿道口、阴道内皮损等涂药干燥后才能松手或取出窥器,恢复正常。涂药过量,涂布范围过大,或药液未干燥即活动均会使药液扩散到邻近部位,导致刺激反应,故强调有经验的医师应用。

③50%三氯醋酸溶液:三氯醋酸是一种腐蚀剂,通过凝固蛋白质而破坏疣体,疗效可达 81%,本药的黏滞度比水低,用量过多会扩散到附近组织,导致局部刺激反应,故涂药时需少量多次,干燥后患者方可活动,万一涂药过量或药液蔓延到正常组织导致疼痛明显,可用肥皂水或碳酸氢钠中和。

④5%氟尿嘧啶(5-FU)软膏:氟尿嘧啶为氟化嘧啶类药物,1957 年作为抗肿瘤药物使用,60 年代用于皮肤黏膜部位的癌前期损害和浅表肿瘤,氟尿嘧啶外用穿透病变皮肤的作用甚于正常皮肤。氟尿嘧啶不仅抑制 DNA 和 RNA 合成,还具有免疫刺激作用。

氟尿嘧啶消除皮损的效果与皮损炎症反应严重程度成正比,也即是所产生的细胞毒性只选择作用于尖锐湿疣和癌前期病变上皮,清除这些损害,对附近正常组织影响很少。有报道用氟尿嘧啶霜局部外用两组女性外阴可见的尖锐湿疣病例,治愈达 41%～68%,6 个月到 1 年内的复发率为 0～10%。外用氟尿嘧啶(5-FU)已有 20 多年,未发现致癌作用,但约有 1%病人对外用氟尿嘧啶产生变态反应,表现为用药部位的红斑水肿,偶见大疱及糜烂。

用法:外用每日 1～2 次,7 天为 1 个疗程。孕妇禁用。

⑤5%咪喹莫特霜:5%咪喹莫特霜是 1997 年在国外上市的新型外用免疫调节药,该药能通过诱导局部炎症及细胞因子的产生而启动针对 HPV 的细胞免疫应答。

用法:睡前涂于疣体上,6～8 小时后用中性肥皂和水清洗用药部位,每周 3 次,最多用药 16 周,多数患者在用药 8～10 周或更早疣体即可脱落。

该药用药到第 2～5 周时可产生不良反应,表现为局部瘙痒、红斑、灼热感、刺激感、触痛、溃疡、糜烂及疼痛。咪喹莫特与传统治疗方法相比,具有治愈率相对较高、复发率低、局部反应轻和无全身不良反应,患者可自己用药等优点。因此该药已作为治疗尖锐湿疣的一线治疗方法之一。

⑥思可得:思可得是由瑞士 Solco 药厂生产,德美克制药公司进行国内分装及销售,是一种硝酸、醋酸、草酸、乳酸与硝酸铜的复合制剂,治疗时先用 70%乙醇涂尖锐湿疣体,然后用玻璃细管将思可得溶液直接用于病灶部位,至疣体颜色变成灰白色或淡黄色,病人出现热感或刺痛感,1 周后检查疣是否干涸,若未干涸则需重复治疗至疣组织干涸,3～5 天可再次治疗。

（2）物理治疗

①冷冻治疗：冷冻治疗需要一定的设备条件，用液氮通过低温使受 HPV 感染细胞溶解，导致疣体破坏，但医技人员须经严格培训，否则，冷冻过深可致瘢痕形成，过浅则治疗不够。少数有瘢痕形成。

方法：可用棉签、探针或洒器施治，但不推荐探头用于阴道损害，以免阴道穿孔，冷冻 5～30 秒，可治疗 1～3 次复冷，对肛门、阴茎及女阴皮损较好。液氮冷冻后，会产生疼痛感，出现水疱，继而局部组织坏死。

②激光治疗：目前许多人把激光作为尖锐湿疣的首选疗法，临床实践证明它具有疗效高，疗后局部反应小和可用于较广泛皮损治疗等优点。该法需局部麻醉，适当增大烧灼范围，可提高治疗率，降低复发率。掌握好治疗深浅是治愈成功的关键，培养有经验的操作人员至关重要，处理好术中出血，术后感染和护理十分重要。

③电外科治疗：先局麻，用电烙术或电干燥烧灼皮损，炭化去除疣体，适用于有蒂的疣体，该方法操作方便，设备便宜，适宜基层医疗单位使用。

④微波治疗：通过热效应破坏疣组织，但不炭化，与 CO_2 激光相比，微波穿透组织较深，治疗时应注意掌握。其疗效及不良反应类似 CO_2 激光。

（3）外科方法：可使患者疣体通常仅需一次即可去除，尤适合面积大或累及范围广的生殖器疣。但需要训练有素的医师、一定的设备条件和充分的治疗时间。

（4）免疫疗法：目前已有 α、β、γ 三种干扰素，具有免疫调节及抗病毒作用。

①全身应用：每日 100 万～500 万 U 不等，皮下注射，10～14 天，后改为每周 3 次，共 4 周；或肌内注射，每日 1 次，共 28 天。

②皮损内注射：有报道干扰素用于疣体基底部注射 200 万 U，每周 3 次，连续 3 周。干扰素单独使用疗效并不明显，且用量大，价格昂贵，国内常作为物理治疗、药物治疗及手术治疗的辅助手段，以减少复发，用药后可产生发热、头痛、肌痛、寒战等症状。

③外用制剂：重组人干扰素 α-2b。方法：每日 4 次，连用 6 周。主要用于辅助治疗或防止复发。

（5）光动力治疗：5-氨基酮戊酸（5-ALA）是一种体内血红蛋白合成过程中的前体物质，当其涂抹于病灶区域，用 632nm 的外源性光源照射后发生细胞凋亡。

3.治疗方法选择

（1）男女两性外生殖器部位可见的中等以下大小的疣体（单个疣体直径＜0.5cm，疣体团块直径＜1cm，疣体数目＜15 个），一般采用外用药物治疗。

（2）男性的尿道内和肛周，女性的前庭、尿道口、阴道壁和子宫颈上的疣体，或男女两性的疣体大小和数量均超过上述标准者，建议用物理方法治疗。

（3）对于物理疗法治疗后，尚有少量疣体残存时，可再用外用药物治疗。

（4）无论是药物治疗或物理治疗，必须做醋酸白试验，尽量清除包括亚临床感染在内的损害，以减少复发。

（5）孕妇的尖锐湿疣在妊娠早期应尽早采用物理或手术治疗，在临近分娩仍有皮损者，如阻塞产道或阴道分娩会导致严重出血，则应考虑剖宫产。

【疗后判愈】

尖锐湿疣疗后判愈,主要依据临床可见疣体的消失。各种疗法都有复发的可能,再次治疗还会有效,尖锐湿疣是一种良性的增生性病变,治疗后,一般预后良好。

【预后】

治疗一般能达到无疣状态,但很多患者还会有病毒滞留在少量上皮细胞中,出现复发,治疗后的复发率可高达40％以上。复发一般出现在治疗后3个月内,再次治疗或改用其他方案仍会有效。经反复多次治疗,这些患者中多数可控制复发,但也有长期带病毒者,长期带病毒者可使某些生殖器肿瘤的发生率增加,如宫颈癌、外阴鳞癌等。

【性伴处理】

就诊的尖锐湿疣患者被治疗后,应动员其性伴来就诊检查,同时提供有效的咨询服务。听任患者自我检查,或让其对性伴进行检查是不可能对尖锐湿疣作出正确诊断的。男性尖锐湿疣患者的女性性伴可做宫颈细胞学筛查。尽管肉眼可见之疣体易于治疗,但 HPV 感染尚不能与此同时彻底清除。故应告知患者和性伴,尽管疣体消失,但仍有传染性,使用安全套可能降低传染,但不能完全避免传染。

【预防】

1.目前没有有效的疫苗,应及时发现患者,提供合适的治疗,促进其健康恢复。

2.通知配偶和性伴做检查和治疗。

3.治疗期和创面完全好之前停止性生活,必要时使用安全套。

4.注意卫生和洗浴用具及内衣裤的清洁卫生,避免通过物品间接感染。

5.进行健康教育及不良性行为控制。

(曹冰青)

第四节　生殖器疱疹

一、概述

生殖器疱疹是一种常见的性传播疾病,主要是由单纯疱疹病毒Ⅱ(HSV-2),少数是单纯疱疹Ⅰ(HSV-1)感染泌尿生殖器及肛周皮肤黏膜而引起的一种炎症性、复发性疾病,本病尚无彻底治愈的方法,反复发作常给病人带来身心痛苦,孕妇的 HSV 感染可引起胎儿宫内 HSV 感染和新生儿疱疹,影响优生优育。近年来,生殖器疱疹发病率不断上升,成为不少国家和地区生殖器溃疡的首要病因。在艾滋病流行地区,生殖器疱疹增加了 HIV 感染的危险性。

【病原学】

单纯疱疹病毒是双链 DNA 病毒,人类是 HSV 的唯一自然宿主。HSV 病毒颗粒直径约15nm,中央为病毒核心,含有病毒基因组 DNA,其基因组由两个互相连接的长片段(L)和短片段(S)双股线状 DNA 组成，L 和 S 两端均有一小段反向重复序列，L 和 S 又可以正向或反向方式互相连接，因此，HSV 基因组可形成 4 种异构体。HSV 两种类型的基因组同源序列约 50%，其遗传性较稳定，HSV 具有嗜感觉神经节而形成潜伏感染状态的特征，HSV 感染生殖器皮肤黏膜后正常潜伏在骶神经根区。

【致病机制】

病毒颗粒通过微小裂隙进入皮肤黏膜上的角质形成细胞，病毒在细胞核内复制，并播散到周围的细胞，使感染的表皮细胞遭到破坏，引起表皮损伤。患者感染后，体内产生抗体，有些病毒被宿主的免疫反应过程所清除，但有些残存的病毒经周围神经轴索感染传入神经节而长期潜伏(HSV-1 常在三叉神经根和颈上神经节内，HSV-2 则常在骶神经根区)。通常病毒的基因组在神经细胞内保持静止不动，当外伤、感染、月经和受冷等刺激时，神经细胞出现病毒繁殖所需的特异性转录酶，促使病毒活动，并沿受累神经根下行返回至经常受累部位的皮肤黏膜处，临床表现复发。潜伏 HSV 可间歇性复活，因而患者终身有泌尿生殖道或肛门皮肤黏膜部位的间歇性 HSV 释放(排毒)。

【流行病学】

在近 20 年内，HSV 感染在世界范围内的流行呈增长趋势，在西方发达国家，生殖器疱疹是仅次于非淋菌性尿道炎和淋病，而居第 3 位的性病。在发展中国家生殖器疱疹的发病率迅速增加，成为最常见的生殖器溃疡性疾病。在大多数 HIV 高度流行的国家，生殖器疱疹的流行尤为严重。国内生殖器疱疹发病率上升较快。

【传播途径】

1.传染源　亚临床感染或无症状排毒者，不典型或未识别症状的患者是主要传染源。复发性生殖器疱疹发作的间歇期也存在排毒，也有传染性。

2.传播途径

(1)性接触传播：为主要的传播途径，包括生殖器性交、口交和肛交接触感染。

(2)母婴传播：子宫内感染和经产道感染。

二、临床表现

本病好发于 15～45 岁的性活跃人群，潜伏期 2～20 天，平均 6 天，生殖器疱疹临床表现多样，以亚临床或无症状感染多见，有症状者分为原发性生殖器疱疹和复发性生殖器疱疹两大类。男性患者常见受累部位为包皮、冠状沟、龟头、阴茎干，少见部位为阴囊、肛周、腹股沟、股臀部。女性患者常好发于大阴唇、小阴唇、会阴、肛周、阴道口，少数可见于阴阜、腹股沟、股臀部。在男同性恋中，常见肛门、直肠受累。

(一)原发性生殖器疱疹

原发性生殖器疱疹为第 1 次感染而出现症状，但部分患者可无症状，由 HSV-1 和 HSV-2 引起，其中 HSV-2 被认为是最常见的病因，其特点是皮损严重，病程长，常伴有全身症状。表现为外生殖器部位广泛对称性分布的多发性红斑、丘疹、水疱，自觉疼痛、瘙痒、烧灼感，常伴发热、头痛、肌痛、全身不适或乏力等全身症状,并可出现尿道炎、膀胱炎、宫颈炎症状,多伴有压痛明显的腹股沟淋巴结肿大,但不化脓及破溃。生殖器局部皮损出现后的 3～4 天内,全身症状最为明显,在随后的 3～4 天则逐渐减轻,1 周内水疱逐渐演变为脓疱,后者融合而发展成溃疡,溃疡持续 4～5 天,然后结痂愈合,病程多持续 2～3 周,在皮损消退过程中可有新水疱发生。女性患者症状常较男性重,且消退较慢。

1.女性患者的临床特征

(1)群聚的水疱出现在外生殖器,如大阴唇、小阴唇、阴道前庭和阴道口,在潮湿部位的水疱破裂后出现痛性的溃疡,尿液刺激后疼痛尤为严重。

(2)阴道黏膜出现充血和红斑,也可出现水疱。

(3)70％～90％的患者宫颈受累,表现特征为宫颈黏膜出现弥漫性或局灶性的充血、水疱、溃疡和坏死。疱疹性宫颈炎是某些患者的唯一表现。

(4)排尿困难可能非常严重并可能导致尿潴留,排尿困难与疱疹性尿道炎有关,尿液中也可分离到 HSV。

(5)HSV-1 导致的尿道炎比 HSV-2 更常见。

2.男性患者的临床特征

(1)皮损早期为疼痛的红斑,之后发展为群聚的水疱,破溃后形成糜烂或溃疡。

(2)皮损可出现在龟头、包皮、阴茎干、阴囊、大腿和臀部,干燥部位的皮损可进展为脓疱,然后结痂。

(3)30％～40％的患者发生疱疹性尿道炎,其特征表现为严重的排尿困难和尿道黏液性分泌物。

(4)有被动肛交的男性可出现肛周和直肠受累,并可导致疱疹性直肠炎。

(二)初次非原发性生殖器疱疹

部分患者既往有过 HSV-1 感染,主要为口唇或颜面疱疹,又再次感染 HSV-2 而出现生殖器疱疹的初次发作,为非原发性的初发生殖器疱疹。症状比原发性生殖器疱疹轻,比复发性生殖器疱疹重,表现出皮损较局限,病程较短,全身症状较少见,腹股沟淋巴结多不肿大。

(三)复发性生殖器疱疹

生殖器疱疹主要问题在于其反复发作,研究表明 38％的 HSV-2 感染者 1 年内复发 6 次,20％在 1 年内复发超过 10 次。

复发性生殖器疱疹常发生于原发性感染后 1～4 个月,有一定的诱因,多数患者有前驱症状,表现为发作部位的神经敏感性增加、触痛、自觉疼痛和灼热感、麻木感和会阴坠胀感等,前驱症状可持续 2 小时至 2 天,严重者可出现患侧的骶部神经痛,病程较为初发生殖器疱疹短,皮损数目较少,分布对称,损害倾向于原发部位或与之较近的部位,自觉症状轻微,全身症状少见。

1.女性患者　女性患者复发时的症状常比男性重,其特点:

(1)女性患者水疱大多出现在大阴唇、小阴唇或会阴部。

(2)皮损处常很痛,尿液刺激时更为显著。

(3)复发时,发热或系统性症状并不常见。

(4)复发的皮损常在 5～8 日内愈合,排毒平均持续 5 日。

2.男性患者特点

(1)皮损可好发阴茎干、包皮、龟头、阴阜以及肛周等部位。

(2)出现一个水疱或群聚的水疱,复发时尿道炎并不常见。

(3)复发时皮损疼痛较轻,经 7～10 日愈合。

(4)随着时间的推移,复发的频度和严重程度减轻。

(四)妊娠期生殖器疱疹

初发生殖器疱疹传播给胎儿的危险性大大高于复发性生殖器疱疹,两者的传播率分别为 20％～50％和 0％～8％。

孕妇的初发生殖器疱疹,尤其是原发性生殖器疱疹与自然流产、胎儿生长受限、早产、出生低体重和婴儿先天性 HSV 感染有关,甚至引起胎儿死亡。在妊娠早期(最初 3 个月)感染 HSV 的孕妇中,分娩的婴儿常常有先天性畸形,如小头畸形、小眼、视网膜发育异常和脑钙化,患儿常常智力低下;在妊娠后期发生原发性 HSV 感染的孕妇中,分娩的婴儿约有 50％会发生新生儿 HSV 感染。

孕妇的复发性生殖器疱疹引起新生儿 HSV 感染的危险性较小,并且与早产、低出生体重无关。母婴传播多数出现在胎儿通过产道时,通过胎盘感染胎儿很少见。

(五)新生儿 HSV 感染

新生儿疱疹是一种严重的全身性疾病,多见于早产儿,出生时很少有症状,常发生于出生后 3～30 天,易侵犯皮肤、黏膜、内脏和中枢神经系统。表现为发热、昏睡、吃奶时吸吮无力、抽搐或发生皮损,可出现结膜炎、角膜炎,并可伴有黄疸、发绀、呼吸困难及循环衰竭以至死亡,病情凶险,如不治疗病死率高达 50％以上,或导致严重后遗症,中枢神经系统受感染者只有不到 10％的人能正常发育成长。

1.新生儿 HSV 感染途径　新生儿 HSV 感染主要通过产妇生殖器疱疹导致新生儿感染,其中宫内感染为 4％,分娩或产后感染为 86％。母亲以外的家庭成员或护理人员也可成为感染源约为 10％。

2.新生儿疱疹类型　因产期 HSV 感染引起 3 种类型。

(1)局限型(皮肤-眼-口综合征):局限于皮肤、眼、口以及黏膜的感染,约占围生期感染的 45％。

(2)中枢神经系统损害型:中枢神经系统 HSV 感染引起脑炎,但没有累及内脏,约占围生期感染的 35％。

(3)播散型:HSV 播散性感染经血行播散至内脏器官,造成中枢神经系统、肝、肺、肾上腺、皮肤、眼的感染,约占围生期感染 20％。

(六)HIV 感染患者的生殖器疱疹

HSV 感染是 HIV 感染最常见的表现之一,在 HIV 感染的病例中,生殖器疱疹发作更频繁,持续时间更长,症状严重,皮损不典型,广泛受累,并且排毒时间长,并发症严重,常继发念珠菌感染。可出现对阿昔洛韦反应差以及对阿昔洛韦产生耐药。

（七）亚临床感染

指无临床症状和体征的 HSV 感染,在血清 HSV-2 抗体阳性者中,20％无临床症状,60％表现为不典型损害或症状未被识别。亚临床感染虽无症状和体征,但存在无症状排毒,可有传染性。

（八）并发症

生殖器疱疹的并发症与病毒向局部蔓延和血行播散有关,女性较男性更容易出现并发症。

1.中枢神经系统并发症　包括无菌性脑膜炎、自主神经功能障碍、横断性脊髓炎和骶神经根病。疱疹性脑膜炎表现为发热、头痛、呕吐、畏光和颈项强直。脑膜炎症状通常出现在生殖器皮损发生后 3～12 天,经过 2～4 天发展后症状最明显,此后 2～3 天症状逐渐减轻。

2.播散性 HSV 感染　包括播散性皮肤感染、疱疹性脑膜炎、肝炎、肺炎、关节炎等。

3.局部感染　HSV 感染的局部蔓延引起盆腔炎、子宫附件炎、无菌性前列腺炎。

4.合并感染　包括念珠菌性阴道炎、皮损局部白念珠菌感染。

三、实验室检查

1.病毒培养　此法是生殖器疱疹实验室诊断的金标准,敏感性和特异性好,但实验室条件要求较高,标准病毒分离培养法通常需 2～4 天,改良的培养法的检测时间可缩短至 16～48 小时。斑丘疹、水疱、脓疱、溃疡、结痂性标本做 HSV 分离培养的敏感性,分别为 25％、94％、87％、70％和 27％。

2.细胞学检查　通常用 Tzanck 涂片,姬姆萨或瑞特-姬姆萨,或巴氏染色法检出大的多核巨细胞并见核内包涵体,对 HSV 感染有诊断意义。

3.抗原检测　用免疫荧光试验、免疫酶染色和酶联免疫吸附试验等免疫学方法检测细胞内特异性 HSV-2 或 HSV-1 抗原。

4.聚合酶链反应（PCR）　采用 PCR 技术检测标本中 HSV 的 DNA,方法快速,敏感而特异。

5.血清学检查　采用 HSV 的糖蛋白 G 为抗原,可特异性检测并区分血清中的抗 HSV-1 和抗 HSV-2 抗体。检查患者血清中 HSV-2 及 HSV-1 特异性抗体,可用于下列几种情况:①判断原发性及非原发性 HSV 感染;②评估疾病感染的轻重程度;③发现亚临床感染及不典型生殖器疱疹的辅助诊断;④孕妇产前监测,有助于决定分娩方式及采取预防措施;⑤血清流行病学调查。

四、诊断与鉴别诊断

【诊断】

1.病史　有非婚性接触史或配偶感染史。

2.临床特征　生殖器或肛门部位有初次发生或反复发生的疼痛性的集簇性水疱及溃疡。

　　3.实验室检查　具备以下3项条件中的任何1项可证实：①分离培养出 HSV；②检测出 HSV 抗原；③Tzanck 涂片查见多核巨细胞及细胞核内病毒包涵体。

【鉴别诊断】

　　1.硬下疳　多为单个圆形溃疡，周边稍隆起、质硬、无疼痛，无痛性腹股沟淋巴结肿大，暗视野显微镜检查可见梅毒螺旋体，梅毒血清学试验多阳性。

　　2.软下疳　溃疡较深，边缘不整齐，表面分泌物多，周围可有卫星状病变，常伴化脓性腹股沟淋巴结炎，涂片显微镜检查和细菌培养可检出杜克雷嗜血杆菌。

　　3.贝赫切特综合征(白塞病)　生殖器溃疡大而深，持续时间长，可伴皮肤结节性红斑、毛囊炎，常伴眼色素膜炎和头痛、头晕、精神异常等中枢神经系统症状。

　　4.其他皮肤病　生殖器部位的带状疱疹、接触性皮炎、固定性药疹、脓皮病、Reiter 病、念珠菌等皮肤病，皮损有时与生殖器疱疹相似，可从病史、体格检查和实验室检查等方面来加以鉴别。

五、治疗与预防

【治疗】

　　1.治疗目的

　　(1)预防感染(即预防性疗法)。

　　(2)缩短病程，包括减少原发感染并发症出现频率。

　　(3)预防转为潜伏及初次感染之后的临床复发。

　　(4)消灭潜伏感染。

　　(5)减轻传染性，减少疾病的传播。

　　2.治疗原则　及时足量使用抗疱疹病毒药物，以促进皮损愈合，减少传染与复发，疱疹反复发作常给患者带来很大的心理压力，引起心理紧张、抑郁或焦虑等不良情绪，而心理因素又可影响该病的自然病程，故应尽早及时给予咨询、健康教育、药物治疗等综合处理措施，以减少疾病复发。

　　3.治疗方案

　　(1)初发生殖器疱疹(包括原发性生殖器疱疹)：主要治疗方案有以下几种。

　　①阿昔洛韦 200mg，口服，每日 5 次，疗程 7～10 天。

　　②阿昔洛韦 400mg，口服，每日 3 次，疗程 7～10 天。

　　③伐昔洛韦 300mg，口服，每日 2 次，疗程 7～10 天。

　　④泛昔洛韦 250mg，口服，每日 3 次，疗程 7～10 天。

　　如 10 天后皮损未完全愈合，疗程可延长，对于有疱疹性直肠炎者，可适当增大剂量或延长疗程至 10～14 天。对于播散性 HSV 感染和伴肺炎、肝炎和脑膜炎等并发症者，可给予阿昔洛韦 5～10mg/kg，静脉滴注，每 8 小时 1 次，疗程 5～7 天，或直至临床表现消失。

　　(2)复发性生殖器疱疹：发作时治疗，最好在前驱症状出现时，或皮损出现 24 小时内开始用药。具体方案如下：

①阿昔洛韦 200mg,口服,每日 5 次,疗程 5 天;或 400mg,口服,每日 3 次,疗程 5 天。

②伐昔洛韦 300mg,口服,每日 2 次,疗程 5 天。

③泛昔洛韦 125～250mg,口服,每日 3 次,疗程 5 天。

复发频繁(复发频率≥6 次/年)或心理负担极重的复发性生殖器疱疹可用抗病毒抑制疗法。阿昔洛韦 400mg,口服,每日 2 次;伐昔洛韦 300mg,口服,每日 1 次;泛昔洛韦 125～250mg,口服,每日 2 次。长期持续服药,疗程视病情而定,一般为 4 个月至 1 年,要根据患者的治疗反应和病情变化,适当加减药物。

(3)免疫缺陷者或 HIV 感染者的生殖器疱疹:可适当增加药物的剂量,持续给药直至临床症状缓解。如使用阿昔洛韦治疗后,皮损或症状持续存在,应怀疑 HSV 对阿昔洛韦耐药。所有耐阿昔洛韦的 HSV 毒株均对伐昔洛韦耐药,大多数也对泛昔洛韦耐药。可改用膦甲酸钠静脉滴注治疗,剂量为 40～60mg/kg,每 8 小时 1 次,直至临床症状缓解。

(4)妊娠期生殖器疱疹:HSV 感染并非终止妊娠的指征,目前主张如下。

①孕妇初发生殖器疱疹患者可口服阿昔洛韦治疗,有严重并发症而可能危及生命者,应静脉滴注阿昔洛韦治疗。

②对于频繁复发或新近感染的孕妇生殖器疱疹患者,在近足月时,可通过阿昔洛韦治疗以减少活动性损害的出现,从而降低剖宫产率。

③对于既往有复发性生殖器疱疹病史,但近足月时无复发迹象的孕妇,可不进行阿昔洛韦治疗。

④对于有活动性皮损或有发作前驱症状的孕妇,在无禁忌证的前提下,可于胎膜破裂之前进行剖宫产术,但剖宫产术并不能完全防止新生儿疱疹的发生。

⑤对无活动性皮损的孕妇患者,可从阴道分娩,但分娩后要对其新生儿是否出现发热、昏睡、吃奶时吸吮无力、抽搐或发生皮损进行密切监测,以便及时处理。

(5)新生儿疱疹:阿昔洛韦每日 20mg/kg,静脉滴注,每 8 小时 1 次,疗程为 21 天;如感染皮肤限于皮肤黏膜,疗程为 14 天。

(6)局部处理:可采用生理盐水或 3% 硼酸溶液湿敷,外用抗感染或抗病毒制剂,疼痛剧烈者可给予止痛药。皮损处可外用 3% 阿昔洛韦霜、1% 喷昔洛韦乳膏等,但外用药物治疗的疗效远逊于系统性用药。

【预防】

1.咨询和性行为教育

(1)咨询:咨询分为医学咨询和社会心理咨询,包括以下内容:

①告诉患者此病的自然病程,强调其复发性、无症状病毒排放。无症状期间也可发生 HSV 感染和传播。

②告诉患者此病的常见复发诱因或潜伏 HSV 复活的诱发因素,避免心理紧张、郁抑或焦虑等不良情绪。

③向所有育龄患者(包括男性患者)讲清新生儿 HSV 感染的危险性。

④告诉初发患者,抗病毒治疗可缩短疾病复发的病程,抗病毒抑制疗法可减缓或预防复发。

（2）性行为教育

①强调患者将病情告知其性伴,通过告知病情以取得性伴的谅解和合作,避免在复发前驱症状或皮损出现时发生性接触,或更好地采用安全套等屏障式保护措施,以减少 HSV 传染给性伴的危险性。

②改变性行为方式,杜绝多个性伴,洁身自爱,是目前预防生殖器疱疹的根本措施。

2.预防新生儿 HSV 感染

（1）应劝告已知无生殖器疱疹的孕妇在妊娠第 7~9 个月期间避免与患有或可能患有生殖器疱疹的性伴发生性交。

（2）若孕妇无明确的口唇疱疹,则在妊娠第 7~9 个月期间避免与患有或可能患有口唇疱疹的性伴发生口、生殖器接触。

（3）临产时,应仔细询问孕妇是否有生殖器疱疹的症状,包括前驱症状,并应仔细检查是否有疱疹的损害。

（4）无生殖器疱疹症状或体征或前驱症状的孕妇,可从阴道分娩。多数专家建议在分娩时有复发性生殖器疱疹损害的妇女应行剖宫产,以预防新生儿疱疹,然而,剖宫产并不能完全防止新生儿感染 HSV 的危险。

3.HSV 疫苗　目前 HSV 疫苗尚处于研究中,在国外,HSV 疫苗的研究已取得可喜进展,病毒基因工程活疫苗已进入临床前或临床试验阶段,但其效果仍在进一步评价中。

【健康教育】

健康教育是预防传播疾病的基础,对生殖器疱疹而言,健康教育显得尤为重要。

1.提倡安全的性行为,避免非婚性行为,正确使用安全套,以减少和预防生殖器疱疹等性传播疾病。

2.通过各种途径积极宣传,帮助公众,尤其是青少年了解生殖器疱疹等性传播疾病的危害。

3.树立正确的幸福观和快乐观,鼓励青少年推迟性行为的年龄。

4.提高安全套的使用率,改善就诊环境,消除歧视,使患者能放心地及时就诊。

5.鼓励患者通知其性伴接受检查和治疗。

6.对患有生殖器疱疹的育龄女性,应做更详细的咨询,以减少新生儿的发病。

（曹冰青）

第五节　艾滋病

一、概述

获得性免疫缺陷综合征（AIDS）俗称艾滋病,是 1981 年才被认识的一种新的性传播疾病。由于当时病因不明,故称为综合征,现已查明,它是由人类免疫缺陷病毒（HIV）引起的,故又称为"人类免疫缺陷病"。HIV 主要侵犯辅助 T 淋巴细胞,使机体细胞免疫功能部分或完全丧失,继而发生条件致病菌感染、恶性肿瘤等。艾滋病自发现以来,现已流行到世界各地,由于其传播速度快,病死率高,且目前尚无治愈该病的方法,故引起各国政府、人民群众和科技工作者的极大关注。

【病原学】

1982 年美国国立卫生研究院 Robert Gallo 从 AIDS 患者中分离出病毒 HTLV-Ⅲ。同时,1983 年法国巴斯德研究所的 Luc Montagnier 在以淋巴结肿胀为主要病症的患者中分离出一种病毒称 LAV。不久便证实 HTLV-Ⅲ与 LAV 为同一病毒,1986 年 7 月 25 日世界卫生组织颁布公报,将 AIDS 病毒统称为人类免疫缺陷病毒(HIV)。

目前发现 HIV 可分为 HIV-1 和 HIV-2。HIV-1 为引起 AIDS 的最常见的病原,HIV-2 主要在西非国家多见。HIV-1 的致病性较强。这两个病毒之间的核酸序列约 40% 是相同的。

HIV 是反转录病毒,病毒颗粒呈球形,直径 100~140nm。病毒核心由单链 RNA、反转录酶及结构蛋白组成。核心外面为病毒衣壳,呈 20 面体,病毒最外层包膜上有刺突,含有与宿主靶细胞结合的部位,它的结构包括含有 gp120 蛋白质的球形体,底部与 gp41 蛋白质相连。每个球体又由 3 种蛋白质分子组成。病毒核心含有 p25 或 p24 蛋白。

HIV 对外界抵抗力较弱,离开人体后不易存活。对热敏感,60℃以上可迅速被杀死,56℃ 30 分钟灭活。许多化学物质都可以使 HIV 迅速灭活,如乙醚、丙酮、0.2% 氯酸钠、50% 乙醇、0.1% 漂白粉、2% 戊二醛及 4% 甲醛液等。

【发病机制】

HIV 通过 gp120 蛋白质与 CD4 分子结合进入靶细胞,HIV 不仅能感染 TH 细胞(T 辅助/诱导细胞),而且能感染巨噬细胞、朗格汉斯细胞、胶质细胞等。另外,HIV 蛋白通过干扰 CD4 分子产生免疫抑制作用,抗病毒外壳抗体与 MHC-Ⅱ类分子有交叉反应;病毒基因产物如 tat 可干扰 T 细胞的活性等。

CD4 分子表位是对病毒包膜糖蛋白有亲和力的受体,可使 HIV 穿入细胞。一旦 HIV 进入细胞内,即释放 RNA,并在反转录酶的作用下转录成 DNA,形成前病毒 DNA,与宿主细胞的染色体 DNA 整合,此后病毒 DNA 被宿主细胞的 RNA 多聚酶 Ⅱ 转录成病毒 mRNA,并翻译合成病毒所需的结构蛋白。RNA 与结构蛋白在细胞膜上重新装配为新的病毒颗粒,通过芽生而释放。

HIV 在宿主细胞中复制,导致宿主细胞死亡,此过程周而复始。在 HIV 感染的初期,外周血中 $CD4^+$ 细胞的数目保持正常。随着体内病毒荷载的增加,$CD4^+$ 细胞计数进行性或不规则性下降。决定病毒复制的因素尚不明,但支原体及其他条件致病菌,包括巨细胞病毒可能影响复制过程。当 $CD4^+$ 为 0.2×10^9/L(<正常低限的 50%)时,感染者免疫功能遭到严重破坏,导致免疫缺陷,各种条件性感染和继发性恶性肿瘤的发生率急剧增加。

HIV 存在于血液、精液、涎液(唾液)、淋巴结、尿液、骨髓、脑脊液和神经组织中。

【传播途径】

HIV 主要存在于 HIV 感染者和艾滋病患者体液中,包括血液、精液、阴道分泌液、乳汁、伤口渗出液等。任何能够引起体液交换的行为均有可能感染。

流行病学调查证实,HIV有三种传播途径:性接触传播、血液传播及母婴传播。

1.性接触传播　经性接触传播是目前全球主要的HIV传播途径,全球70%～80%感染者是通过性接触感染上HIV,其中异性间性接触占70%以上,而男性同性恋性接触传播占5%～10%。HIV的性接触传播与许多因素有关,如性伴数、性伴的病毒载量、同时感染其他性病、性接触方式、性行为的角色(接受方较主动方危险)、性交发生的时间(在女性月经期)、女性长期服用避孕药以及使用安全套与否等。

2.血液传播

(1)静脉注射吸毒:静脉吸毒者共用注射器或注射器消毒不严是感染HIV的危险行为。该途径是目前我国HIV传播主要途径。截至2005年9月,我国经静脉吸毒感染HIV者占报告总例数的6成以上。

(2)接受血液或血制品:主要是指接受污染有HIV的血液或血制品。

(3)医源性感染:主要是指医疗器具不洁,造成接受医疗服务者感染HIV,其中也包括医护人员在提供医疗服务时,暴露于感染者或患者的体液,而致感染HIV。目前职业暴露后,服用抗逆转录病毒药物,可有效降低发生HIV感染的危险。

3.母婴传播　感染HIV的母亲,可以在妊娠期间、分娩过程中或产后哺乳将HIV传染给下一代。目前在世界上不同地区,母婴传播的发生率差异很大,欧洲、美国为15%～30%,次撒哈拉非洲为30%～50%。已经证实一些因素可以增加新生儿感染的危险性。

【流行病学】

AIDS感染有三种类型:第一类是典型工业化国家,有大量AIDS患者报道,包括美国、加拿大、墨西哥及许多西欧国家和部分拉丁美洲国家,多数病例发生于男性同性恋和静脉药物依赖者。第二类见于中非、东非和南非一些地区,加勒比海地区,AIDS患者正在增加,大多数病例发生于异性恋,由于很多女性受染,围生期传播常见。第三类见于东欧、北非、中东、亚洲和大多数太平洋地区,目前病例数增加较快,多因为性接触发生感染,一些病例可由进口血或血制品、吸毒及静脉药物依赖所引起的。

2000年度统计,全球感染艾滋病病毒者4030万,其中女性为750万,15岁以下的儿童230万,新增人数490万,死亡总人数2500万,撒哈拉以南非洲地区2005年度新感染者320万,感染总数达2580万,东欧中亚感染人数比2003年度增加25%,死亡人数比2003年度增加1倍。

我国自1985年发现第1例艾滋病以来,2005年9月经统计,我国艾滋病病毒感染者为13.5万例,艾滋病病人为31143例,累计死亡7643例。专家估计,我国现存艾滋病病毒感染者约84万,其中艾滋病病人约8万,大部分分布于云南、河南、广西、新疆和广东五省(区),所报告艾滋病感染者人数占全国艾滋病感染者的77%。

二、感染表现

艾滋病临床表现十分复杂,HIV感染后,从无临床症状到严重发病,有多系统、多样化表现。

AIDS感染人体后,部分病例产生类似单核细胞增多症的表现,部分成为带病毒患者,无临床症状;部分经 6 个月至 4 年或更长潜伏期发展成经典型的 AIDS。为此,1984 年美国 Walter Reed 军队医学中心,根据 HIV 感染所致免疫缺陷的一些指标进行患者的感染分期,建立了一个分类系统(表 7-1)。

表 7-1　Walter Reed HIV 感染阶段分类

感染期	HIV 抗体和(或)病毒	全身进行性淋巴结病	T_H 细胞 $(10^6/L)$	迟发型超敏反应	鹅口疮	条件性感染
WR₀	−	−	>400	正常	−	−
WR₁	+	−	>400	正常	−	−
WR₂	+	+	>400	正常	−	−
WR₃	+	+/−	<400	正常	−	−
WR₄	+	+/	<400	部分缺失	−	−
WR₅	+	+/	<400	完全缺失和(或)部分缺失	+	−
WR₅	+	+/	<400	完全缺失	+/−	+

WR₀ 表明,已通过不同传播途径接触 HIV,了解这一期病人有助于早期诊断和治疗。WR₁ 是有 HIV 感染的可靠实验证据,虽大部分患者无临床表现,但少数可出现类似单核细胞增多症的症状,如乏力、发热、淋巴结肿大和皮疹等。WR₂ 表现为全身进行性淋巴结病,这是大多数患者发生免疫缺陷的首发症状,连续 3~5 年。WR₃ 表现为 T 辅助或诱导细胞持续低于 $400×10^6/L$,免疫功能降低,约持续 18 个月。WR₄ 具有细胞免疫缺陷直接证据,四种皮肤迟发型超敏试验中对三种无反应。WR₅ 表现为对各种皮肤型变态试验都无反应,并有明显细胞免疫缺陷的症状即鹅口疮,持续 1~2 年。WR₆ 表现为除皮肤黏膜外的慢性或播散性条件性感染,即进入典型的艾滋病,患者大部分在 2 年内死亡。AIDS 的临床表现为:

(一)"窗口期"与潜伏期

1.窗口期　窗口期是指从患者感染 HIV 到形成抗体所需时间,一般感染 HIV-1 后产生血清抗体的平均时间为 45 天或更短,通过输血感染者出现血清抗体阳性时间为 2~3 周,窗口期内患者也具有传染性。

2.潜伏期　潜伏期是指从感染 HIV 起,至出现艾滋病症状和体征的时间。潜伏期随感染者的年龄、感染途径、感染病毒量及种类的不同而有所差别,一般为 2~15 年,平均为 8~10 年。儿童潜伏期相对较短,平均为 12 个月,潜伏期患者是重要的传染源。

(二)HIV 感染的临床分期

根据 HIV 感染临床进展及预后指标,将 HIV 感染分为 4 个阶段:急性 HIV 感染、无症状 HIV 感染、AIDS 前期及 AIDS 期。

1.急性 HIV 感染　在感染 HIV 后 6 天至 6 周内,53%~93%的感染者出现急性症状,似感冒样表现,如发热、淋巴结肿大、咽炎、皮疹、肌痛或关节痛、腹泻、头痛、恶心和呕吐、肝脾大、鹅口疮、神经症状,上述临床表现平均持续为 22 天,不经特殊治疗,一般可自行消退。急性

HIV 感染中,症状的出现、持续的时间以及病毒载量与感染者的预后有关。

2.无症状 HIV 感染　　随着急性感染症状的消退,感染者转入无症状 HIV 感染,除了少数感染者可查到"持续性全身性淋巴结病"(PGL)外,没有其他任何临床症状或体征。PGL 是指在腹股沟淋巴结外,至少有两个不相邻部位的淋巴结发生肿大,直径在 1cm 以上。以颈部和腋下淋巴结肿大多见。感染者的病毒载量稳定在较低的水平,很少波动超过 1 个对数值或 10 倍。此阶段的感染者体内,CD4$^+$细胞数呈进行性减少,降低速度每年为 $50\sim100$ 个/μl。成年人无症状感染期的时间往往较长,一般为 $7\sim10$ 年,平均 8 年。

3.艾滋病前期　　感染者出现持续或间歇性的全身症状和"轻微"的机会性感染,即出现艾滋病相关综合征(ARC),全身症状包括持续性全身淋巴结肿大、乏力、厌食、发热、体重减轻、夜间盗汗、反复间歇性腹泻、血小板减少。较轻微感染多表现于口腔、皮肤、黏膜感染,包括口腔念珠菌病、口腔毛状黏膜白斑特发性口疮、牙龈炎;皮肤真菌感染、带状疱疹、纯疱疹(生殖器疱疹,在 1 个月内愈合,毛囊炎)、脂溢性皮炎、瘙痒性皮炎等。这时感染者血浆病毒载量开始上升,CD4$^+$细胞减少速度明显加快。对没有接受抗反转录病毒治疗者而言,从严重的免疫抑制(CD4$^+$细胞$<0.2\times10^9$/L)开始,到发展为艾滋病的平均时间是 $12\sim18$ 个月。

4.艾滋病期　　感染者出现一种或多种艾滋病指征性疾病,具体包括以下疾病。

(1)气管、支气管或肺部的念珠菌病。

(2)食管念珠菌病。

(3)侵袭性宫颈癌。

(4)弥散性或肺外的球孢子菌病。

(5)肺外隐球菌病。

(6)慢性肠道隐孢子虫病(病程大于 1 个月)。

(7)除肝、脾、淋巴结外的巨细胞病毒(CMV)感染。

(8)并发失明的 CMV 性视网膜炎。

(9)HIV 相关性脑病。

(10)单纯疱疹病毒(HSV)引起的溃疡(病程大于 1 个月)或支气管炎、肺炎、食管炎。

(11)弥散性或肺外组织胞浆菌病。

(12)卡波西肉瘤。

(13)伯基特(Burkitt)淋巴瘤。

(14)免疫母细胞性淋巴瘤。

(15)原发性脑淋巴瘤。

(16)鸟型分枝杆菌感染。

(17)肺部或肺外结核病。

(18)弥散性或肺外其他分枝杆菌感染。

(19)卡氏肺部孢子虫性肺炎。

(20)复发性肺炎。

(21)进行性多灶性脑白质病。

(22)反复发生的沙门菌性败血症。

（23）弓形虫脑病。

（24）HIV 相关性消瘦综合征。

（三）艾滋病常见的临床表现

1.呼吸系统疾病

（1）卡氏肺孢子虫肺炎（PCP）：是最常见的艾滋病指征性疾病，也是最常见的威胁感染者生命的机会性感染，早期发现，及时治疗是减少 PCP 死亡率的重要手段。PCP 起病较慢，初期患者发热、夜间盗汗、乏力、不适和体重减轻，几周后出现呼吸短促。随后患者感胸骨后不适、干咳、呼吸困难。患者最早出现的异常表现是血氧分压明显降低、二氧化碳扩散效率减少。胸部 X 线检查表明，20%患者无异常表现，典型的 PCP 胸片为弥漫性或对称性肺门周围间质性浸润。从患者引流的痰、支气管灌洗液中查出卡氏肺孢子虫是病原学诊断的依据。

（2）细菌性肺炎：在 HIV 感染者中的发病率比一般人群高 10～20 倍，常见的病原菌有链球菌、肺炎双球菌和流感嗜血杆菌。一般该病起病较急，经常出现高热、胸痛、咳痰。75%患者胸部 X 线片可见广泛浸润或典型的局灶性、单叶或多叶性肺实变。常规抗菌治疗效果不错，但易于复发。另一个引起广泛性肺部浸润的原因是淋巴细胞性间质性肺炎，该病以儿童多见。

（3）肺结核：肺结核可发生在 HIV 感染的任何阶段。在 HIV 感染早期，患者的临床表现与一般人群表现相似，纯结核蛋白衍生物（PPD）试验阳性，胸部 X 线片显示上肺叶的病变（常有空洞），很少发生肺外播散。而 HIV 感染晚期的表现则不典型，PPD 试验阴性，胸片显示弥散性浸润（常涉及中、下肺叶），甚至有时引起播散性肺外结核，所以对 HIV 感染晚期、有呼吸道症状者都应注意鉴别诊断。按标准的抗结核治疗效果尚可，但是在 HIV 感染者中，已发现对多种抗结核药物耐药菌株，对于这些患者的治疗还有待解决。

（4）卡波西肉瘤（KS）：也是引起 HIV 感染者常见、严重的肺部疾病之一。症状包括呼吸困难、咳嗽，偶尔咯血。虽然大部分患者同时有 KS 的皮肤表现，但是也可能仅有肺部表现。胸片显示多发的结节状、边界不规则的病灶，纵隔增大，偶尔胸腔积液。胸部 CT 对鉴别诊断有帮助。其诊断依靠气管镜检查发现气管内病损或组织活检。若治疗不及时，病情进展快，预后差。

2.消化系统和肝脏疾病

（1）胸骨后不适、吞咽疼痛和吞咽困难：它们是食管炎的主要表现，其病因包括念珠菌、CMV、HSV 感染和胃酸反流。除胃酸反流外，其他情况常发生在 CD4$^+$细胞少于 0.1×10^9/L 时。

（2）腹泻、吸收不良和体重减轻：腹泻是 HIV 感染者最常见的症状，虽然 HIV 本身也会引起肠黏膜病变而致吸收不良，但一般都有其他病原体存在。调查显示，隐孢子虫感染是引起艾滋病患者腹泻最常见的原因。诊断主要依靠患者粪便镜检，寻找虫卵，只有在反复多次检查均为阴性后才能排除。所以对于腹泻患者，实验室检查要包括血液和粪便细菌培养、粪便直接镜检（反复 3 次以上）。若仍找不到病因者，不规则行内镜检查加以组织活检。

（3）肝炎和胆管炎：艾滋病患者肝炎的主要表现为发热、腹部疼痛、肝大、肝功能异常。可能的病因有非典型分枝杆菌或单纯疱疹病毒感染。实施抗反转录病毒治疗者，也可能是药物对肝脏的毒性作用所致。另外，在同性恋、双性恋或静脉吸毒者也常合并感染乙型和丙型肝炎。内镜胆管逆行造影显示远端胆管狭窄、近端扩张为特征的胆囊胆管炎,可能也与隐孢子虫、CMV 感染有关。

3.神经系统疾病

HIV 感染者经常发生神经系统疾病,包括急性 HIV 感染一过性的脑膜炎、脊髓病变、周围神经炎和感染中、晚期的 HIV 相关运动认知障碍综合征、弓形虫脑病、原发性淋巴瘤、代谢性脑病和神经梅毒等。据估计,10%～40%患者伴有艾滋病相关精神障碍,出现记忆力减退、情感淡漠、注意力不集中。体检腱反射和肌张力增强,CT 和 MRI 显示脑萎缩,非特异性脑白质改变。脑脊髓检查无特异性发现,颅内占位性病变常见的病因是弓形虫脑病、原发性淋巴瘤。

4.肿瘤

在艾滋病患者中,较常见的肿瘤有两种:卡波西肉瘤(KS)和非霍奇金淋巴瘤。KS 的发生与人类疱疹病毒 8 型有关,多见于男性同性恋和双性恋人群中 HIV 感染者。它可以发生在 HIV 感染的各个阶段,甚至在 CD4$^+$细胞水平较高时[$(0.2～0.5)×10^9/L$]。可侵犯皮肤、黏膜、内脏(肺、胃肠道)和淋巴结。KS 侵犯皮肤时,初期皮肤出现有单个或多个浅紫粉红色结节,随后结节颜色逐渐加深、增大、边界不清,可融合成片状,表面可有溃疡。皮损的纵轴方向与局部皮纹一致。皮损多见于头面部、躯干、四肢。KS 侵犯淋巴结时,可引起局部淋巴结肿大、淋巴液回流障碍,有些患者出现下肢水肿。KS 侵犯内脏,患者可出现占位性病变的症状,有时引起出血。

非霍奇金淋巴瘤的发生与 EB 病毒有关,它可侵犯中枢神经系统、骨髓、胃肠道、淋巴结。该病的预后较差,化疗后常复发。

5.HIV 感染的皮肤表现

感染 HIV 2～6 周后,HIV 复制及宿主反应可产生一过性皮肤表现,40%～80%的急性感染病人躯干部有斑疹及多形性皮疹,类似药物变态反应或其他病毒疹,也可出现口腔和生殖器部位的皮肤黏膜溃疡。

(1)病毒性疾病:疱疹病毒感染常是 HIV 感染者及艾滋病病人并发的最主要皮肤机会性感染之一,包括单纯疱疹病毒(HSV-1、HSV-2)、水痘带状疱疹病毒(VZV)、EB 病毒、巨细胞病毒(CMV)和第 8 型人类疱疹病毒(HHV-8)感染。在健康人群中疱疹病毒感染为自限性疾病,而在免疫抑制人群中,疱疹病毒感染的发病率增高,且可发生播散性感染。之外,人类乳头瘤病毒及传染性软疣感染也常见。

①HSV 感染:HSV 感染引起的皮损为红斑基础上群集的水疱,多表现为慢性过程,可进展成疼痛性溃疡,伴表皮坏死;皮损通常累及口腔、食管、外生殖器、肛周等部位,部分病人可出现疱疹性化脓性指头炎。

②水痘带状疱疹病毒(VZV)感染:约 25%的 HIV 感染者可发生带状疱疹,HIV 感染个体中,水痘表现与正常人群感染者相似,也有自限性,但病情更严重、病期延长。发生带状疱疹时,疾病可反复发作,累及多个皮区,亦可形成增生、溃疡性损害,后遗神经痛更常见,部分病例可发生播散性带状疱疹,甚至累及内脏。

VZV 感染的免疫抑制病人,使用阿昔洛韦、伐昔洛韦、泛昔洛韦治疗,用法及疗程与单纯疱疹治疗相同,止痛药包括非甾体类抗炎药,或合适的表面麻醉药,VZV 血清阴性的 HIV 感染个体,如接触了水痘及带状疱疹病人,可给予 VZV 免疫球蛋白以预防 VZV 感染。

③口腔毛状白斑病(EB 病毒感染):大多数成人有 EB 病毒潜伏感染,口腔毛状白斑是一种少见的,几乎仅见于 HIV 感染者的疾病,因表皮感染 EB 病毒后高度角化增厚引起,约 25% 的 HIV 感染者发生本病,损害为白色状融合的斑块,常见于舌的侧面,用压舌板不能刮除,偶有烧灼感,但通常无自觉症状,进一步发展可导致吞咽困难,该病多不需治疗。

④卡波西肉瘤:卡波西肉瘤是艾滋病最常见的相关肿瘤,艾滋病相关卡波西肉瘤在男性同性恋、双性恋 HIV 感染者中更常见,此型卡波西肉瘤中 95% 以上与第 8 型人类疱疹病毒(HHV-8)相关,与经典的卡波西肉瘤相比,损害更泛发,更具侵袭性,最常累及皮肤、黏膜,胃肠道、肺也均可受累。

⑤人类乳头瘤病毒(HPV)感染:HIV 感染者更易感染 HPV,引起生殖器及非生殖器,$CD4^+$ 细胞计数低于 0.5×10^9/L 时易泛发。HPV16、18、31 和 HPV33 型与宫颈癌、肛管肿瘤相关,HPV 感染也使 HIV 基因更易表达。在 HIV 感染者中,HPV 感染引起的损害通常为多发性,对治疗抵抗。

⑥传染性软疣:HIV 感染者的 $CD4^+$ 细胞低于 0.1×10^9/L 时,易并发传染性软疣,皮疹通常变大。

(2)细菌感染性疾病

①金黄色葡萄球菌感染:金黄色葡萄球菌是 HIV 感染者中最常见的皮肤致病菌,约 54% 的 AIDS 患者在病程中并发金黄色葡萄球菌感染,引起疖、痈、脓疱疮、蜂窝织炎,甚至菌血症及脓毒血症。

②杆菌性血管瘤病:病原体为巴尔通体属革兰阴性菌,当 HIV 感染者 $CD4^+$ 计数低于 0.1×10^9/L 时,通过猫抓咬,造成皮肤外伤性接种感染。皮肤血管增生是最常见的表现,骨、肝、脾也可受累,出现红色或紫色坚实结节,直径数厘米,类似化脓性肉芽肿或卡波西肉瘤,但通常伴有疼痛,皮损用 Warthin-Starry,该染色可发现该病原菌。若不治疗,本病可致命。

③分枝杆菌感染:HIV 感染者易感染分枝杆菌,其中以皮肤结核最多见,由于 HIV 与结核有较高的合并感染率,因此对所有的结核病人做 HIV 检测,可有助于 HIV 早期诊断。HIV 感染者结核菌素试验后出现 ≥5mm 硬结,即认为阳性,随着 HIV 感染的进展,有些病人可为无反应性。

(3)梅毒螺旋体感染:HIV 感染者并发的梅毒,其病程、临床表现多与无 HIV 感染的梅毒患者一样,但有些表现不典型或皮疹更泛发,VDRL 假阳性率明显升高,治疗过程中,不管是早期或晚期梅毒均须定期检查脑脊液。

(4)真菌感染

①皮肤癣菌感染:常见皮肤癣菌感染由毛癣菌属引起,皮肤癣菌病通常泛发,表现不典型,部分病人尚可出现脓肿或肉芽肿性损害,并对治疗抵抗,50% 以上的 HIV 感染者出现皮肤癣病或甲真菌病,甲真菌病表现为近端甲呈白粉笔样褪色,并可累及所有指甲。

②念珠菌感染:在 HIV 感染的各个阶段均可出现念珠菌感染,有不同的表现。鹅口疮最为常见,发生率为 30%～50%,病人也可出现慢性顽固的念珠菌性阴道炎、甲沟炎、甲真菌病。

口咽念珠菌病可和食管念珠菌病同时存在,念珠菌偶可侵入血液致真菌血症,出现中性粒细胞减少等。

③隐球菌病:由新型隐球菌感染引起,该病原菌为有包膜的酵母菌,通过吸入带菌的土壤或鸟粪而感染。其中中枢神经系统或肺部新型隐球菌感染,可为艾滋病的首发表现。播散性隐球菌感染的皮肤表现有红斑、结节、丘疹、脓疱、硬腭或舌部溃疡等,发生率为 10%～20%。

④组织胞浆菌病:组织胞浆菌在免疫正常的宿主很少产生症状,通过吸入寄居在土壤和鸟或蝙蝠排泄物中的孢子感染。播散性感染最常见表现有发热、体重减轻或多系统衰竭,皮肤黏膜可有溃疡、斑丘疹、结节、脓疱、银屑病样或传染性软疣样损害,常累及面、躯干、四肢。

(5)寄生虫感染:在 HIV 感染者中,疥疮是最常见的寄生虫感染,表现一般不典型,如丘疹或结痂性疥疮。结痂性疥疮,又称挪威疥或角化过度型疥疮。

(6)HIV 感染相关的非感染性皮肤病

①皮肤干燥和湿疹:大约 30% 的 HIV 感染者可出现皮肤干燥或获得性鱼鳞病,发病机制可能与营养不良、免疫受损、慢性疾病有关。湿疹在儿童更普遍,异位性皮炎患者可发展成红皮病。

②脂溢性皮炎:大约 85% 的 HIV 感染者在疾病过程中发生脂溢性皮炎,且严重程度与 $CD4^+$ 细胞下降水平有关,与正常人中脂溢性皮炎相比,HIV 相关的脂溢性皮炎糠秕孢子菌数量减少,皮损表现为红斑、黄白色油腻性鳞屑,累及头皮、面部、胸、背、腋下、腹股沟等,泛发者可导致红皮病。

③银屑病和 Reiter 综合征:HIV 感染者的银屑病发病率和正常人群相似,但有 1/4 的患者病情较严重且对治疗抵抗,银屑病关节发病率也增高,有风湿症状的银屑病预后较差。HIV 感染者的银屑病可看做一疾病谱,有人认为 Reiter 综合征可能是银屑病的一种异常型。合并 HIV 感染的 Reiter 综合征症状更为严重,关节可广泛破坏。但治疗不推荐使用甲氨蝶呤。

④嗜酸性毛囊炎:嗜酸性毛囊炎很少突发,当 HIV 感染进展时发病,TH_2 细胞和相关细胞因子改变,产生 IgE 和嗜酸性粒细胞增多症,导致变态反应,可部分解释该病的发病机制。嗜酸性毛囊炎以躯干部毛囊周围丘疹和脓疱为特征,也可累及头、颈、四肢近端,瘙痒剧烈,可伴继发感染、结节性痒疹。

⑤药物不良反应:HIV 感染者药物反应极常见,主要由抗生素、抗病毒药引起。

⑥光敏性疾病:HIV 感染者光敏反应发病率增加,皮损限制在曝光部位,慢性光敏性皮炎表现为苔藓化湿疹、鳞屑、色素斑,可能是对某种药物或其他物质发生变态反应。

三、实验室检查

实验室检查除测定循环血中 T 淋巴细胞数、T_H/T_S 比值、IgG 和 IgA 浓度或自然杀伤细胞活力,以了解细胞免疫功能以外,目前对 AIDS 和 HIV 及其抗体测定已有重大突破。

【对 HIV 不同蛋白的抗体测定】

1.ELISA 可作为 HIV-1 感染的基本诊断试验,此法敏感、快速、经济,可用于大批人群的过筛试验。最大缺点为在低危人群中有较高的假阳性(如在健康输血者体检中),对抗原特异性的信息较少,另外,不能测定早期感染的病人。

2.免疫印迹法　在美国已成为法律承认的证实试验。它可识别个别的病毒蛋白成分,如p24、gp120。缺点为尚有部分非特异性交叉反应,因此,在非感染人群中可有30%的发生率,不能作为过筛试验。

【病原体的检测】

1.HIV培养　对诊断有特异性,但昂贵、费时,不能普遍应用。

(1)患者的外周血单核细胞培养。

(2)血浆:将疑诊患者的血浆与正常人外周血单核细胞经丝裂原活化或HIV易感的细胞系一起培养,此法能提供大量的信息,因此,可作为预后及监察疗效的手段。

2.HIV p24抗原的测定　此可作为预后及监察病毒治疗效果的指标。此法敏感性较低,仅30%～40%HIV感染的病人可为阳性。HIV感染病人p24抗原的存在与发展成为AIDS的危险性较阴性者高5倍。另外,可作为病毒治疗监察的指标,如患者给予抗病毒治疗后p24抗原水平增高,须改用其他方法治疗。

3.PCR　10万个细胞标本中,如10个细胞感染HIV,此法检测即为阳性。因为敏感性高,可能有一定的假阳性,不能作为常规的诊断方法。

【其他实验室检查】

1.CD4细胞计数

(1)流式细胞仪检测CD4和CD8总数。

(2)酶标记抗CD4和CD8,检测血中的CD4和CD8计数。

2.其他机会性感染病原或抗体的检测

(1)卡氏肺囊虫的检查:收集痰或支气管分泌物支气管灌洗液,或肺活检制成涂片或切片,用姬姆萨或苏木-伊红染色找卡氏肺囊虫或滋养体。

(2)隐孢子虫检查:从大便涂片中找隐孢子虫。

(3)真菌的检查:直接涂片检查可见特殊的真菌孢子和菌丝,对隐球菌可取脑脊液涂片用墨汁染色,最特异的是可见隐球菌有芽生。

(4)弓形虫:病毒性肝炎及巨细胞病毒等抗体的检测,可用ELISA或EIA法分别检查。

(5)细菌的检测:对结核杆菌可取痰、脑脊液做涂片,然后用抗酸染色检查。其他细菌可分别做血或分泌物培养。

(6)淋巴瘤或卡波西肉瘤,取活检送病理切片检查。

四、诊断与鉴别诊断

【诊断】

AIDS的病死率高,传染性强,应根据"Walter Reed HIV感染阶段分类表"达到早期诊断及早治疗。我国最近制定的AIDS诊断标准如下。

1.HIV感染者　受检血清初筛试验阳性,再经确诊试验,如单蛋白印迹法等方法复核确诊者。

2.AIDS 确诊病例　AIDS 病毒抗体阳性,又具下述任何一项者,可确认。①近期内(3～6个月)体重减轻 10％以上,且持续发热 38℃达 1 个月以上;②近期内(3～6 个月)体重减轻 10％以上,且持续腹泻(每日 3～5 次)1 个月以上;③Carinii 肺囊虫肺炎;④卡波西肉瘤;⑤明显真菌或其他条件致病菌感染。

若 HIV 抗体阳性者体重减轻、发热、腹泻症状接近上述第一项标准,且具有以下任何一项时,可以为实验确诊者。①CD4$^+$/CD8$^+$ 淋巴细胞计数比值＜1,CD4 阳性细胞数下降;②全身淋巴结肿大;③明显中枢神经系统占位性病变的症状和体征,出现痴呆、辨别能力丧失或运动神经功能障碍。

【鉴别诊断】

在艾滋病的诊断过程中,须与下列疾病进行鉴别:①原发性免疫缺陷病;②继发性免疫缺陷病;③特发性 CD4 淋巴细胞减少症;④自身免疫性疾病;⑤传染性单核细胞增多症;⑥淋巴结肿大的疾病,如卡波西肉瘤、霍奇金病等;⑦中枢神经系统疾病。

五、治疗

至今无特效药,主要是抑制病毒在体内复制,停药后病毒可恢复其繁殖力,目前主张联合用药,就是所谓的鸡尾酒疗法,有人估计每天血浆中产生病毒的数量约 10 亿,其中每 1～2 天有 50％被清除,如能联合用几种抗 HIV 的药,将病毒繁殖抑制至最低,这样可延长存活期,减慢发展至艾滋病的速度。

(一)抗 HIV 药物

1.核苷类反转录酶抑制药

(1)齐多夫定(叠氮脱氧胸苷,Azidothymidine,AZT;又名 Zidovudine,ZDV):作用机制是抑制反转录酶,减少 HIV 的复制,短暂使用 CD4 淋巴细胞增加,延长进展至 AIDS 的存活期;早期应用可减少痴呆发生率。近午发现在抗 HIV 阳性的妊娠妇女,如与 Lamivudine(3TC)合用,可减少母婴垂直传播感染。不良反应是周围血白细胞和粒细胞减少,还有贫血、胃肠不适、头痛和肌炎等。剂量为每日 200～800mg,分次服。

(2)双脱氧肌苷(DDI):作用机制是抑制反转录酶,减少病毒复制,不良反应可发生致命性胰腺炎,另外尚有周围神经炎,后者停药后可逆转,亦可导致药物性肝炎。临床用药指征是对 AZT 不能耐受,或用 AZT 后病情加重者。DDI 亦有耐药发生,但比 AZT 少。剂量 250mg,每日 2 次。

(3)双脱氧胞苷(DDC):在体外培养中作用同 DDI,作用机制亦是抑制反转录酶。不良反应有皮疹、胃炎、肌痛、关节炎、发热、迟发性周围神经炎、胰腺炎和食管溃疡。不良反应的发生和用药剂量相关。剂量 0.75mg,每日 3 次。

(4)d4T:作用机制同双脱氧胞苷,美国食品药物管理署(FDA)于 1992 年 11 月批准为第四种抗 HIV 药物,临床作用很像 DDI,但有较好的耐受性,与 AZT 有拮抗作用,如 DDI 或 DDC 合用可使周围神经炎加重。剂量 40mg,每日 2 次。

(5)拉米夫定(3TC):亦是反转录酶抑制药,单独应用很快产生耐药性,和 AZT 联合应用有协同作用,剂量 150mg,每日 2～3 次。

(6)ABC:作用机制同拉米夫定,剂量 300mg,每日 2 次。

2.非核苷类反转录酶抑制药

(1)Nevirapine:可减少 HIV-1 RNA 水平 $1.0～1.5\log_{10}$,但用药后 6～20 周病毒变异对之产生耐药性。剂量 200mg,每日 2 次。

(2)Efavirenz:剂量 600mg,每日 1 次。

(3)Delavirdine Mesylate:剂量 400mg,每日 3 次。

3.蛋白酶抑制药   目前已知有 5 种蛋白酶抑制药,它们能抑制病毒复制约 99%,其降低血浆中病毒较强,这些药如联合核苷类或非核苷类反转录酶抑制药两者有协同作用。具体剂量如下。

(1)Saquinavir 600mg,每日 3 次。

(2)Ritonavir 600mg,每日 3 次。

(3)Indinavir 800mg,每日 3 次。

(4)Nelfinavir 750mg,每日 2～3 次。

(5)Amprenavir 1200mg,每日 2 次。

蛋白酶抑制药缺点是:①口服生物利用度不高;②与血浆蛋白结合,其中有些和 α-1-酸糖蛋白有高亲和力,阻止药物进入细胞内,同时严重影响体内抗 HIV 的活性。

目前基本倾向联合用药,可以 2 个或 2 个以上药合用,很多临床试验发现联合用药的优点是:①起协同作用使抗病毒能力加强;②可使持续抑制病毒复制增强;③可延缓或阻断因变异而产生的耐药性;④对药物引起同种病毒的变异,有相互制约作用,如有 ZDV 导致 HIV215 反转录酶变异,可被 Lamivudine 引起的变异 184 反转录酶所抑制。

(二)各种机会性感染治疗

1.抗原虫治疗

(1)卡氏肺虫肺炎:可首选复方磺胺甲噁唑,剂量 2 片,每日 2～4 次。长期服用的不良反应有发热,周围白细胞减少,血小板减少和肝功能异常,如用药 7～10 日效果不佳者应改药或加用其他药。喷他脒有效率 60%～80%,对复方磺胺甲噁唑无效者,喷他脒效果也差,不良反应是有肾功能不全,白细胞减少,低血糖,低血钙及肝功能异常。目前国外采用雾化吸入喷他脒,对轻症的感染效果好。

(2)弓形虫病:乙胺嘧啶加磺胺嘧啶是标准的治疗。乙胺嘧啶 100～200mg,首剂以后每日 50～75mg,加磺胺嘧啶每日 4～8g,疗程为 4～8 周。其他方法有乙胺嘧啶,每日 50mg,加克林霉素每日 2.4g 和 SMZ TMP 疗程 6 周;或乙胺嘧啶(200mg 即刻,每日 75mg)加阿奇霉素(1000mg 即刻,每日 500mg),疗程 6 周。

(3)口腔和食管念珠菌感染:可局部用制霉菌素 100 万 U 研成粉加蜂蜜调成糊状后涂口腔黏膜或口服,严重者可加氟康唑每日 100～150mg,口服;有全身念珠菌感染或菌血症者要静脉滴注氟康唑 200～400mg,每日 2 次。

(4)HSV、CMV 的感染:可用阿昔洛韦(无环鸟苷)每日 0.2g,口服,严重感染可静脉滴注阿昔洛韦 400～600mg，每日 2～3 次。

（5）隐环菌脑膜炎：应用两性霉素 B，静脉滴注剂量由 1mg 开始逐渐增加，最高每日可用 30～35mg，输液器要用黑布包裹避光，宜慢滴，一般需静脉滴注 6～8 小时。要注意肝、肾功能，定期查电解质，总量约在 3g，如有反应则可停用数天，反应过后再用。严重感染者可合并用氟康唑或氟胞嘧啶。

（6）HBV、HCV 引起的肝炎：拉米夫定和干扰素分别对乙型肝炎和丙型肝炎。

（7）结核和胞内鸟型分枝杆菌：要进行抗结核治疗.最好用异烟肼(INH)-利福平(RF)-乙胺丁醇(EB)方案，最近有用左氧氟沙星(可乐必妥)等治疗结核病者。

（8）细菌性感染：要看感染的细菌对何种抗生素敏感再用。

2.抗真菌治疗

（1）隐球菌脑膜炎：首选两性霉素 B 静脉滴注，常与氟胞嘧啶合用，前者不良反应有肝、肾功能受损，低血钾和心肌受损等。

（2）念珠菌性口腔炎和咽炎：轻者可用抗真菌制剂加甘油局部涂搽，重者可口服氟康唑。

（3）组织胞浆菌病：常经活检后病理诊断，治疗同隐球菌脑膜炎。

3.抗病毒治疗

（1）疱疹病毒感染：如巨细胞病毒、单纯疱疹病毒、EB 病毒和带状疱疹病毒感染，可引起皮肤黏膜和生殖器局部感染，亦可引起全身播散性感染，治疗可用阿昔洛韦，轻者口服 0.2g，每日 5 次，重者每日可静脉滴注 800～1200mg，分次给药，疗程 2～4 周，不良反应有中性粒细胞减少，停药后可逆转。

（2）肝炎病毒感染：AIDS 患者常合并乙型肝炎和丙型肝炎病毒感染，可试用干扰素，对早期丙型病毒性肝炎疗效为 30%～40%。

4.抗细菌性感染

（1）抗结核或胞内鸟型分枝杆菌感染：可用异烟肼、利福平、乙胺丁醇、链霉素和氧氟沙星，如肝功能正常亦可考虑用吡嗪酰胺等。如用链霉素有反应则可改用阿米卡星，疗程为 6～12 个月，须定期查肝、肾功能。

（2）其他革兰阳性球菌或革兰阴性杆菌：可用哌拉西林或头孢菌素 1～2 代，如耐药金黄色葡萄球菌可选用万古霉素，如系铜绿假单胞菌可选用头孢他啶或环丙沙星或亚胺培南/西拉司丁(泰能)，严重者可加用阿米卡星或立克菌星。

5.并发恶性肿瘤的治疗

（1）卡波西肉瘤：可用长春新碱或长春碱或博来霉素，亦可选用 α-干扰素，偶有用放疗者；手术效果不好。

（2）淋巴瘤：可用 COPP 方案[(C 为环磷酰胺，O 为长春新碱，P 为丙卡巴肼(甲基苄肼)，P 为泼尼松]或 CHOP 方案(C 为环磷酰胺，H 为多柔比星，O 为长春新碱，P 为泼尼松)。

6.对症治疗　加强营养，不能口服者可用胃肠高营养或静脉高营养，贫血、白细胞血小板低者可输血。患者常有忧郁、绝望等表现，须进行心理和精神治疗，应和其他危重病人一样，不应对之有歧视的态度。

（三）中医中药治疗

应用辨证论治，调补等方法，对缓解病情、延长生存期有益。目前，对艾滋病有效的中药有数十种之多，如人参汤、小柴胡汤、补中益气汤等。单味中草药防艾滋病有效药物的筛选，国内外做了大量的工作，初步确定一些抗艾滋病病毒单味药，如甘草、人参、党参、黄芪等。

六、预防

必须高度警惕防止本病在我国蔓延，主要预防措施如下。

1.严格控制血液制品的进口，对血制品进行严格检验。

2.不共用污染的针头及未消毒的注射器。

3.加强海关检疫制度，防止传染源进入境内。

4.参照乙型肝炎预防措施，加强个人卫生，避免接触 AIDS 病人的分泌物和排泄物。

5.积极研制 AIDS 病毒疫苗。

（刘　玲）

第六节　衣原体

在性传播疾病中，除了淋病和梅毒外，以前人们因为找不到病原体，而将有不洁性交史之后，产生了泌尿道症状统称为非淋菌性尿道炎（NGU）。现在，通过大量的流行病学调查与原学研究，发现这是一类主要由沙眼衣原体（CT）和解脲支原体感染引起的性传播疾病。除了这两大类病原体外，也可能还有其他一些少见的病原体，如阴道毛滴虫、兰氏鞭毛虫、念珠菌、疱疹病毒等。之所以不使用非淋菌性尿道炎，主要是考虑到这些微生物除了引起泌尿生殖道的炎症外，还引起不孕症、早产、胎儿宫内发育迟缓和盆腔炎性疾病等。

20 世纪 70 年代以来，沙眼衣原体，在许多国家和地区已成为最常见的性传播疾病的感染源。近年来，西方工业国家女性沙眼衣原体感染的发病率已超过淋病而居首位。由于沙眼衣原体感染病程隐匿，3/4 的感染者没有明显症状，以致感染反复迁延传播造成进行性，不可逆转的病理变化，男女双方及新生儿均可受累。因此，了解衣原体的生物学特性并对沙眼衣原体生殖道感染及时诊断和合理治疗，维持生殖道功能、防止不孕及婴儿感染的发生，具有重要意义。

（一）微生物学与致病机制

衣原体是一类形态相似、能通过滤菌器、严格寄生于细胞内的原核细胞型微生物。1956年由我国科学家使用鸡胚卵黄囊接种法培养出来并分离成功。它有与细菌不同的独特的发育周期和生物学特性，1973 年正式将其列为一类独立的病原体，由三个亚类组成，即沙眼衣原体、鹦鹉热衣原体和肺炎衣原体。与妇产科感染有关的主要是沙眼衣原体，但 1998 年研究发现肺炎衣原体也可导致孕妇生殖道感染。

沙眼衣原体寄生在宿主细胞内，利用宿主的 ATP、氨基酸等进行繁殖。在生长繁殖周期中有感染和繁殖两个生物相。原体是感染相,较小,圆形,胞壁较致密坚韧,吸附于宿主易感细胞表面,通过吞饮作用进入细胞内。始体是繁殖相,颗粒较大,无感染性。衣原体在细胞内完成一次生活周期需 2～3d。对温度非常敏感,56～60℃仅存活 5～10min,－70℃可保存数年。如果不冷冻,在－40℃以下,会马上死掉。因此,在获取标本以及处理标本的培养过程中,应该特别小心。

　　沙眼衣原体致病机制可能为抑制宿主细胞代谢,溶解破坏细胞,其代谢产物具有细胞毒性作用,引起变态反应。此外,沙眼衣原体细胞膜上的脂多糖具有抗原性,在致病机制中有重要意义,它具有寄生于细胞内,可逃避宿主的免疫排斥并且繁殖快等特点,故感染可持续存在,具有顽固性。另外,沙眼仅与柱状上皮细胞或移行上皮细胞结合而不侵犯深部组织。这一特点可致临床感染不明显,又由于感染向纤维化的慢性感染改变而产生一些后遗症,如输卵管性不孕、异位妊娠等。

(二)传播方式与流行病学

　　衣原体泌尿生殖道感染以性传播为主,但是手、眼或患者的器皿、衣物、器械、游泳池等媒介也可以传染。在美国,最常见的性传播疾病就是眼-生殖道类型的衣原体感染。

　　发病率与性生活活跃、年龄有关,20 岁左右发病率最高,为 10％～20％,以后随着年龄的增长而降低。口服避孕药的妇女比不服药者高,发病率分别为 23.8％和 9％,患病妇女新生儿感染机会约为 60％。继发不孕妇女沙眼衣原体感染率为 10％～78％,沙眼衣原体子宫颈炎的发生率比淋球菌高 4～6 倍,常见为两者混合感染。女性宫颈沙眼衣原体感染的危险因素有:宫颈糜烂、多个性伴侣合并淋病等。因此,对易感人群进行沙眼衣原体的检查非常重要。对于孕妇,在进行首次产前检查时,应该普查其宫颈管内衣原体携带情况。

(三)临床表现与分类

　　沙眼衣原体通过性交传染后,主要侵犯柱状上皮、鳞柱交界上皮及移行上皮,一般不累及深层组织。临床上除引起泌尿生殖道感染外,还会导致呼吸道和眼结膜感染,其临床表现因感染部位不同而异。其特点是无症状或症状轻微不易察觉,病程迁延,潜伏期 1～3 周。与妇产科有关的主要病理类型和临床表现有以下几种:

　　1.尿道炎　起病缓慢,不发热,有尿道刺痒及尿频、尿痛,尿道口周围可有红肿及压痛,症状持续 1 周以上,尿细菌培养阴性。多数患者没有自觉症状,但挤压尿道口时,有脓性分泌物流出。有作者指出非淋菌性尿道炎,45％～50％由沙眼衣原体引起,故有黏液脓性宫颈炎时,应高度怀疑有沙眼衣原体感染的可能,并进行相应的检查。必要时使用敏感技术检查尿液中是否有衣原体感染的证据存在。当尿道炎向上逆行感染时,可造成肾盂肾炎,女性多于男性。

　　2.前庭大腺炎　一般为慢性无症状感染,以后可因腺管闭塞而成为囊肿,亦可为急性化脓性感染,有典型的红、肿、热、痛等急性感染症状。

　　3.子宫颈炎　子宫颈是沙眼衣原体最常见的感染部位,但 70％的患者无自觉症状。唯一的症状可能是阴道黄色黏液脓性分泌物增多,易与阴道炎混淆。检查见子宫颈有明显充血水肿,常常伴有宫颈肥大和脓性白带,鳞柱上皮移行处黏膜易出血。如果发现阴道内有黄色或绿色白带、白带中多核细胞＞10/HP 或宫颈有出血或水肿,都应考虑有宫颈衣原体感染,必须进行相应的病原学检查,并同时检查有无合并淋菌感染。衣原体子宫颈炎若不及时治疗,30％～

40％会发展成为子宫内膜炎,而8％～10％可发展为输卵管炎,进而引起盆腔炎,导致输卵管性不孕及异位妊娠。

4.子宫内膜炎　其症状与一般子宫膜炎相似,有下腹隐痛、分泌物增多及阴道出血。国外报道子宫内膜炎多数由沙眼衣原体引起,主要病理变化为基质中有大量浆细胞浸润。在孕妇,如果产前宫颈管内有衣原体感染,会增加产后感染病率的机会,病变严重时甚至需要切除子宫。

5.输卵管炎　近年来,随着腹腔镜技术在盆腔炎性疾病中的诊断与治疗的发展,认识到沙眼衣原体是输卵管炎的主要病原体之一。有人在腹腔镜下吸取炎性输卵管分泌物,发现30％的病例培养分离出沙眼衣原体。其临床表现不如淋球菌引起的那么显著,症状轻,不发热,但持续时间长,血沉增快。沙眼衣原体输卵管炎2/3为亚临床型,有下腹隐痛及低热,输卵管可阻塞不通,血清中抗沙眼衣原体IgG和IgM抗体水平都比较高。腹腔镜下可见输卵管炎症较重,此炎症可能是由于沙眼衣原体感染引起的免疫病理反应。宫颈沙眼衣原体阴性者,并不能排除输卵管感染。

6.盆腔炎性疾病　这里的盆腔炎性疾病是指由沙眼衣原体引起的子宫内膜炎、输卵管炎、宫旁结缔组织炎和腹膜炎,并且近期没有手术史和分娩史,排除了后者引起的可能性。绝大多数盆腔炎性疾病都由淋球菌、沙眼衣原体、厌氧菌和兼性革兰阴性细菌混合感染引起。

7.异位妊娠　Brunham等指出,原因不明的输卵管妊娠与沙眼衣原体感染有关。虽无明显的盆腔炎病史,但输卵管感染、炎性粘连及瘢痕形成是产生异位妊娠的主要原因。在这类输卵管黏膜上,有广泛的淋巴细胞及浆细胞浸润,这是沙眼衣原体炎症反应的特征。

8.不孕　沙眼衣原体感染对女性生育能力的影响已得到了一致公认。在输卵管所致不孕中,沙眼衣原体感染占了相当大的比例。不孕因素除了输卵管以外,沙眼衣原体导致的子宫内膜炎也可能影响受精卵着床。不孕可能还与沙眼衣原体对男性精子的影响有关。研究发现,衣原体可以依附于精子并随精子移行,临床上从子宫颈沙眼衣原体阳性的急性输卵管炎患者腹腔液中,观察到附有沙眼衣原体的精子,故输卵管和盆腔的病理损害,也可以是精子反复带入沙眼衣原体,引起反复感染和免疫病理反应所致。

9.性病性淋巴肉芽肿　是传统性病之一,由沙眼衣原体L1～3型引起,多流行于热带和亚热带,男性明显多于女性,男女感染率比为6∶1。本病潜伏期多数为3d至3周,平均10d。临床上一般将本病分为3期。

Ⅰ期为早期:主要表现为生殖器疱疹或丘疹,在生殖器部位如阴唇、阴唇系带、阴道、子宫颈或者后穹隆等处,出现针头至黄豆大小的丘疱疹、脓疱,也称为初疮,可形成溃疡,无自觉症状,多为单发,可有多个。很快会破溃形成边缘清楚的圆形表浅溃疡,直径1～4mm,周围红晕。10～20d或之后自行痊愈而不留瘢痕。但Ⅰ期病变在女性较少受到注意,容易漏诊。

Ⅱ期又称为淋巴播散期:在初疮出现1～4周,在男性表现为腹股沟淋巴结肿胀、红、痛,少数病变可以自行消退,但60％的病例淋巴结形成脓肿,破溃成瘘管。在女性,因外阴及阴道下段的淋巴引流除流向腹股沟淋巴结外,还流向直肠和髂窝淋巴结,因此,会出现这些地方的淋巴结炎以及直肠炎和直肠周围炎,称为生殖道直肠肛门综合征,表现有腹泻、腹痛、里急后重、大便中带脓血或便秘等症状,也可以有全身症状,如发热、寒战、肌痛、头痛、恶心、呕吐、关节痛等。还可以出现皮肤多形红斑、结节性红斑、眼结膜炎、无菌性关节炎、假性脑膜炎、脑膜脑炎及肝炎等。

Ⅲ期病变一般发生在感染后数年甚至 10 年,由慢性炎症发展而来。女性患者早期病变一般都较轻,但是在晚期,大小阴唇、阴蒂等处,病变形成坚实的肿胀和肥厚性象皮肿,以及瘢痕。瘢痕挛缩可以导致直肠狭窄,排便困难。外阴象皮肿和阴道狭窄、变形会导致严重的性交痛。直肠狭窄通常发生在肛门上方 2～10cm,肛检可触到坚硬增厚的病变,临床和 X 线常误诊为癌症。肛门周围也可以发生象皮肿和瘘管。

10.肝周围炎　又称为 Fitz-Hugh-Curtis 综合征,由于盆腔感染沙眼衣原体或淋球菌后,肝包膜及邻近腹膜之间所引起的炎症反应。主要症状为右上腹疼痛,轻重不一,深呼吸或咳嗽时加重,右肩背部也有牵引性疼痛,尚可有恶心、呕吐或发热。我们在腹腔镜手术中发现,有患者的膈下与肝脏表面之间,有许多白色条索状物连接,像岩洞中细小“石柱”排列有序。在急性期,部分肝表面与前腹壁有疏松粘连,分离时可引起点状出血。表面渗出物中可培养出沙眼衣原体,血中沙眼衣原体的 IgG 抗体滴度也很高,但肝功能正常。有研究发现沙眼衣原体性输卵管炎者 10% 有肝周围炎。

（四）对妊娠及新生儿的影响

1.早产　衣原体是否引起早产,目前尚有争议。Martin 等人以及 Gravett 等人报道,生殖道沙眼衣原体阳性的妇女,发生早产的概率比沙眼衣原体阴性的妇女高 4.5 倍。相反,Sweet 等人却没有发现这种情况。Harrison 等人则发现,近期有沙眼衣原体感染,出现了 IgM 抗体的妇女,发生早产的危险比较高。这些相互矛盾的结果表明,对于沙眼衣原体在早产中的作用,尚需要进一步研究。

2.对胎儿的影响　在第二产程中,胎儿通过软产道时,可因直接接触而感染沙眼衣原体,受感染率可达 25%～70%,但有些感染可能是出生后母乳喂养或手抚摸等接触所致。母亲患有沙眼衣原体的婴儿中,高达 50% 的新生儿会在出生后 1～3 周出现结膜炎。沙眼衣原体首先进入的部位可能是眼睛,然后是咽喉部。通过咽鼓管可以使衣原体到达中耳。预防新生儿衣原体结膜炎的措施包括在耘生儿出生后立即常规使用红霉素软膏滴眼。目前还有许多医疗机构不是使用红霉素滴眼,而是使用硝酸盐眼药水滴眼。但是硝酸盐药水没有抗沙眼衣原体的作用。

衣原体性结膜炎可以自行愈合而不留后遗症,但鼻咽部的感染可以成为衣原体宿主,条件成熟时发生中耳炎和肺炎。出生时使用红霉素滴眼不能防止鼻咽部的这些并发症。感染了沙眼衣原体的母亲所生的婴儿中,有高达 18% 的新生儿会发生沙眼衣原体肺炎。沙眼衣原体肺炎起病迟缓,大多在出生后 1～4 周时出现断续样咳嗽。胸片可见肺部有灶状或弥漫性间质性阴影。所幸典型的沙眼衣原体肺炎都比较轻,无需住院治疗。国内最新研究发现肺炎衣原体可引起孕妇生殖道感染,导致胎儿宫内发育迟缓增加,新生儿肺炎衣原体的感染途径以宫内感染为主。

（五）诊断

关于沙眼衣原体感染的诊断,由于没有特征性的临床表现,所以比较困难。对于一切有可疑病史或症状的患者,都要考虑衣原体感染的可能,必须进行实验室检查以确诊。

1.细胞学检查　取分泌物作涂片,经 Giemsa 染色,光镜下观察细胞质内有包涵体,呈红色的帽状或桑椹状,但阳性率较低,未见到包涵体并不能排除衣原体感染。

2.细胞培养法　为目前沙眼衣原体的最可靠诊断方法,其敏感度为 80%～90%,特异性为100%。方法类似病毒分离,即取感染部位的分泌物或组织,接种于孵化 6～7d 的鸡胚卵黄囊内培养,24～72h 完成生长周期,再涂片以 Glemsa 染色或碘染色找包涵体。性病淋巴肉芽肿的患者,主要是抽取淋巴结内的脓液,接种于小鼠的脑组织或鸡胚卵黄囊内,分离病原体,但阳性率低。

3.免疫学与分子生物学方法

(1)直接免疫荧光法(DFA):此方法简单,半小时出结果,敏感性与特异性均为 95%左右,故适合对高危人群的快速筛选。方法为采集标本后立即涂片,冷丙酮固定,用沙眼衣原体单克隆抗体免疫荧光染色法药箱的单克隆抗体染色后观察有无衣原体。

(2)多聚酶链式反应法(PCR):阳性检出率高,优于 DFA,但是评价阳性结果时,要考虑到污染的可能。

(3)酶免疫法(EIA):全过程需 4h,敏感性 69%～97%,特异性 92%～98%。

(4)酶联免疫吸附法(ELISA):敏感为 88%,第二代培养特异性为 97%～98%。

(5)血清学检查:检测 CT 抗体,多采用原体或感染细胞为抗原的微量间接免疫荧光法,由于不易获得沙眼衣原体感染急性期和恢复期的双份血清,而且多数妇女已有慢性重复感染,抗体水平已经较高,因而血清学不适合于诊断现症的沙眼衣原体感染,但对慢性患者有诊断价值。

(6)补体结合试验:主要用于性病性淋巴肉芽肿的诊断,一般在感染后 4 周,抽血进行检查。当抗体滴度达到 1：64 或以上时,对诊断有意义。但是没有特异性,所以要结合病史和临床表现进行分析后确诊。

(六)治疗

衣原体感染治疗,主要依靠药物。目前发现四环素、红霉素、多西环素、利福平、氧氟沙星等都是有效的抗沙眼衣原体药物。新药阿奇霉素,半衰期长达 60h,单次 0.5～1.0g 服用后,在组织中及细胞内可维持很高的浓度,有效浓度可持续 5d,其疗效与多西环素相似。氧氟沙星300mg,每日 2 次,连续服用 7d。青霉素类、头孢菌素类、氨基糖苷类抗生素以及克林霉素和硝基咪唑等药物疗效差,或根本无效。

在具体用法上,目前国内、外方案基本相同。1989 年美国疾病控制中心推荐的方案如下:

对于无合并症的尿道炎、子宫内膜炎及直肠炎患者:多西环素 100mg,每日 2 次,连续 7d;或红霉素 500mg,每日 4 次,连续 7d 或复方磺胺甲基异噁唑 500mg,每日 4 次,连续 10d。要强调的是,治疗时配偶或性伴侣亦应该同时得到治疗,否则很快会再感染。治疗完成后应随访,采用培养方法进行再复查,一般在治疗 3 周后复查。

对于妊娠期感染者,主张口服红霉素,剂量、方法同上;或者红霉素 250mg,每日 4 次,连续14d。对于不能耐受红霉素者,考虑服用红霉素碳酸乙酯 800mg,每日 4 次,连续 7d,或400mg,每日 4 次,连续服用 14d。对患者配偶需用多西环素治疗一疗程。新生儿结膜炎患者,口服红霉素糖浆,50mg/(kg·d),每日 4 次,2 周为一疗程。新生儿肺部沙眼衣原体感染者,服用红霉素糖浆,每日 50mg/kg,每日 4 次,3 周为一疗程。发现有患沙眼衣原体结膜炎的婴儿时,也要对其父母进行有关衣原体感染检查,如果阳性,要接受治疗。

目前已经发现了耐药菌株。对于久治无效的病例,要考虑耐药菌株感染的可能。对这些患者,可以考虑使用喹诺酮类药物,如诺氟沙星 0.4g,每日 2 次,7～14d;或氧氟沙星 0.2～0.4g,每日 2 次,7～14d;环丙沙星,250mg,每日 2 次,共 14d;米诺环素 0.1g,每日 2 次,共 7～14d,但是首次服药时,剂量应该加倍。0.5％红霉素眼药膏涂双眼,每日 2 次,以上药物临床治愈率为 85％～96％。

沙眼衣原体性盆腔感染患者,宜住院治疗,因为 28％～50％的病例合并有厌氧菌或兼性厌氧菌等混合感染,所以治疗较复杂,应联合用药,并选用广谱抗生素。如氧氟沙星、左氧氟沙星(可乐必妥)与甲硝唑,联合用药不少于 10d。对于合并有淋病的沙眼衣原体感染可用氧氟沙星 300mg 口服,每日 2 次,共 7d,有效率 90％以上。

对性病性淋巴肉芽肿患者,治疗与上述方案基本一样,但疗程较长。一般而言,应该服用多西环素 100mg,每日 2 次,共 3 周;四环素 500mg,每日 4 次,共 2 周;米诺环素 100mg,每日 2 次或红霉素 500mg,每日 2 次,共 2 周;阿奇霉素 1.0g,一次性口服。晚期患者应该使用外科手术,切除局部病变。

对治疗无效的患者,应查明原因,看是否对该药耐药,性伴侣有无患病并及时治疗,有无治疗后再感染,是否同时合并了其他病原体感染等。找出病因后,修正治疗方案。

(闫　猛)

第七节　支原体

长期以来,支原体一直被兽医视为病原体。1937 年 Dienes 等首次报道从外阴前庭大腺脓肿分离到支原体,学者们才开始对它在人类生殖系统病变中的意义加以关注。到 20 世纪 60 年代末,人们便发现它是人类泌尿生殖系统常见的微生物,尤其在孕妇生殖道中定植率很高,便确认能引起人类疾病。近年来,由于微生物学、免疫学诊断技术的发展,临床及科研工作者对支原体所致的生殖道感染、围生期感染及其与不孕不育的关系有了进一步的认识。其中解脲支原体(UU)和人型支原体(MH)是人类生殖道常见且有致病作用的支原体。解脲支原体的感染大约占 42％,人型支原体大约占 22％。最近认为生殖支原体(MG)也与生殖道炎症可能相关。所以,应该引起我们的重视。

(一)微生物学特征

支原体是一种处于细菌和病毒之间的原核微生物,因没有细胞壁,所以归属于柔膜体纲支原体目,是目前发现的能够在无生命体培养基中生长繁殖的最小微生物。支原体直径 0.125～3μm 可通过过滤器,在形态上呈高度多形性,在琼脂培养基上以产生似油煎蛋外形的菌落为其特征。在 37℃时可生存 7d 以上,在－70℃冻干状态可保存数年之久。它的共同特点为:①无细胞壁;②能在无细胞的培养基上繁殖;③特异性抗体可抑制其生长繁殖;④生长时需要固醇;⑤对抑制蛋白合成的抗生素敏感,而对影响细胞壁合成的药物有耐药性。目前已知的支原体有 80 余种,在人类分离出 12 种不同支原体,寄居在男、女泌尿生殖道黏膜上的至少有 4 种。以解脲支原体和人型支原体最常见,偶尔从患者龟头中分离到发酵支原体,从下生殖道和卵巢脓肿患者标本中分离到肺炎支原体。根据菌落形态及代谢特征上的不同,可对解脲支原体和人型支原体作出初步鉴别。近年来,生殖支原体的致病性也引起重视。Taylor-Robinson 早在 20 世纪 80 年代初研究所有非淋菌性尿道炎时,发现一种支原体在形态上非常类似肺炎支原体,即末端构成鸭梨形,进一步研究发现,该支原体的很多特性都有别于其他已知的支原体,加之最初发现的部位在泌尿生殖道,故医学界公认为生殖支原体。

(二)流行病学

支原体在泌尿生殖道的感染受性别、年龄、性生活、种族、避孕方法、社会经济地位等因素影响。在非淋菌性尿道炎病原体中,有 20%～30% 由支原体引起。解脲支原体在成年女性生殖道中的定植为 40%～80%,妊娠期较高。在社会经济地位低、性伙伴、仅使用口服避孕药以及年轻母亲中定植率也较高。有报道在孕妇生殖道解脲支原体分离阳性的人群中,其新生儿解脲支原体分离率在足月儿为 55%,在早产儿为 58%,据统计,解脲支原体的分离随出生体重和胎龄的降低而升高,出生体重＞1000g 者,其解脲支原体分离率为 54%,而＜1000g 者为 89%。男婴和女婴生殖道外其他部位定植率相近,而女婴生殖道中解脲支原体定植率较高,大约 1/3 女性新生儿体内可查出解脲支原体,男性新生儿则很少查出。随着日龄增长,新生儿解脲支原体分离率逐渐下降。9%～22% 青春期女孩有解脲支原体感染,青春后期的妇女解脲支原体感染率随性伴侣数目的增多而上升。在无性接触的妇女生殖道中有 6% 解脲支原体阳性,有一个性伴侣者阳性率为 38%,两个者为 55%,三个或多个者为 77%。男性解脲支原体检出率为 45%,人型支原体检出率仅 0.14%。有调查表明,性成熟、无症状的女性下生殖道支原体分离率为 17.7%,解脲支原体分离率为 56.8%。性生活经历对照发现,黑种人妇女比白种人妇女更容易有人型支原体和解脲支原体感染,这可能与性生活紊乱有关。

(三)病理类型与临床表现

1.非淋菌性尿道炎　一般认为,人型支原体在非淋菌性尿道炎的发病过程中并不重要,重要的是解脲支原体感染。培养分离发现解脲支原体常在无尿道炎的人群中检出,推测仅某些血清型的解脲支原体具有致病性,引起非淋菌性尿道炎,且在免疫缺陷患者中发病率较高。人尿道中接种解脲支原体后可发生血清抗体反应,说明免疫反应与解脲支原体的发病有关。解脲支原体在有免疫缺陷人群中容易诱发非淋菌性尿道炎。生殖支原体也可以引起尿道炎,尤其是在某些持久不愈的非淋菌性尿道炎病例更为常见,患急性尿道炎时可测得对生殖支原体的血清抗体反应。非淋菌性尿道炎的临床症状不明显或轻微疼痛,有少量尿道分泌物,为浆液或黏液脓性。

2.下生殖道感染　支原体可寄居于整个下生殖道,前庭部、阴道、子宫颈外口及尿道下段,他们发现尿道与阴道标本联合培养可获得最高的阳性率。生殖道的支原体可见于各种形式的阴道炎患者的阴道内,可能是非特异性宫颈炎、阴道炎的病原体,而支原体引起前庭大腺脓肿很少,大多数的病例仍是厌氧菌。

3.上生殖道感染　支原体可引起子宫附件等炎症,即子宫内膜炎、急性输卵管炎等盆腔炎性疾病。在急性输卵管炎患者,解脲支原体和人型支原体均是潜在的病因。小牛输卵管组织培养表明,解脲支原体引起细胞坏死和纤毛运动停滞,人型支原体仅引起纤毛病理性肿胀,两者均可引起急性输卵管炎。在腹腔镜诊断的急性输卵管炎患者的子宫颈管分泌物中,89%可查出人型支原体,60%查出解脲支原体。

在2%～16%的急性盆腔炎性疾病患者输卵管可培养到人型支原体,这些患者阴道和宫颈中人型支原体阳性率也显著高于对照组。人型支原体主要通过血液和淋巴播散,患者血中人型支原体特异性抗体滴度升高。以人型支原体感染的输卵管组织培养物肉眼未见变化,但电镜扫描示纤毛肿胀。接种人型支原体于雌性大猩猩生殖道,可发生子宫旁组织和输卵管周围炎。

有人采用 PCR 方法检查宫颈抗体,检测生殖道支原体的阳性结果为 6.7%,但对生殖支原体是否能引起上生殖道疾病看法不一。有报道生殖道支原体可引起猴类的输卵管炎症,生殖支原体在组织培养液中可吸附人体输卵管上皮细胞,用微量免疫荧光法测定无淋球菌或沙眼支原体等感染的急性 PID 患者中,约占 1/3 的人血清抗生殖支原体抗体滴度增加 4 倍,但也有学者未能获得任何阳性结果。关键在于是否直接从上生殖道标本中进行检测。

4.不孕症　许多资料证明支原体感染与不孕症有关。认为支原体所致临床子宫内膜感染是不孕症的原因之一,因此不孕妇女应行子宫内膜组织的支原体培养。原因之二是支原体引起输卵管炎症及邻近组织病理改变。原因之三是对男性生育影响,以解脲支原体为主,在不孕症患者精液中解脲支原体检出率为 40%～58%,明显高于有生育者 10%～31%。Cassell 等认为解脲支原体通过以下几个方面干扰生育:改变精子的运动能力;吸附精子,使精子正常代谢和生理功能受损;蔽盖精子识别卵细胞的部位,影响其穿透卵细胞的能力或通过免疫系统机制影响受孕。

5.流产　支原体感染与流产之间是否存在相关性看法不一。对支原体感染与流产及胚胎死亡之间的复杂关系,还需要大量的筛选和双盲对照试验来进一步阐明。

6.绒毛膜羊膜炎　对绒毛膜羊毛膜炎或自然流产的胎盘、胎膜组织支原体检出率高于对照组。死产儿的胎盘有急性绒毛膜羊膜炎和脐带炎表现,其病理改变均为多形核白细胞浸润。肝、脾标本可培养出支原体。其发生率及对胎儿的危害随破膜时间延长、产程延长和阴道检查次数多而增加。

7.胎儿感染与出生低体重儿　宫内感染是围生期解脲支原体感染的主要传播途径。从流产儿肺组织、胎膜未破的剖宫产儿、胎盘组织或羊水中均可分离到解脲支原体,新生儿脐血或生后取血作解脲支原体培养阳性,测特异性抗体 IgM 升高,说明解脲支原体可引起宫内感染。其感染途径①上行感染:解脲支原体从宫颈或阴道上行感染羊膜、羊水及胎儿。②血行感染:解脲支原体经母体血液由胎盘传播给胎儿。人们可以从胎盘中分离出解脲支原体,还可以从产妇及新生儿血中同时培养到解脲支原体,证实了存在血行感染途径。胎儿感染解脲支原体可导致许多不良妊娠结局如呼吸系统疾患。

8.新生儿感染　人型支原体和解脲支原体均可引起新生儿感染。其感染途径可以是产时感染,即新生儿经阴道分娩时,便有机会感染,但宫内感染与产时感染较难区分,可以水平或医源性传播。新生儿感染可引起呼吸道疾病,多发生于低出生体重儿,可为急性、迁延性或慢性经过,临床表现多数为亚临床型或轻型。也可侵入脑脊液,导致中枢神经系统感染,多见于生后最初几天的早产儿。临床表现轻重不一,轻者可无症状或有发热、吃奶差、精神欠佳和易激惹等。脑脊液中细胞数以及蛋白、糖等生化指标多正常或轻度异常,但解脲支原体、人型支原体培养阳性,少数重症者可有惊厥或严重抑制,可并发脑室出血、脑室扩大或脑积水,严重者可导致死亡或偏瘫等后遗症。所以目前主张,凡遇见新生儿脑膜炎、脑脓肿、皮下脓肿时应常规送支原体培养。新生儿支原体感染可引起败血症,临床表现不典型,新生儿仅有拒奶、精神反应差等非特异性症状,不易发现,确诊需依靠血培养。另外,支原体还可引起胎儿水肿,持续肺动脉高压,皮肤感染,泌尿道感染或心包炎等,但均少见。

9.产后发热　产后发热或流产后发热的妇女中,5%～10%可从血中分离到人型支原体,也可分离出解脲支原体。可能是支原体引起子宫内膜炎而发热,患者病情一般不重,易于痊愈。

(四)诊断

由于支原体感染的临床表现无特异性,故诊断主要依靠实验室检查。

1.培养法　在无菌条件下采集标本如各种分泌物、羊水、血、脑脊液等直接接种于培养基中,如果取材是分泌物,以藻酸钙拭子较好,棉拭子因可能含抑制支原体生长的酸性物质而多不采用。培养基中加入青霉素或醋酸铊来抑制杂菌生长,但可能也抑制某些解脲支原体株,国外已有商品化培养基供应。

支原体的初步鉴定包括特征性的"煎蛋样"菌落及 Dienes 染色观察。生化试验主要有精氨酸水解试验和糖发酵试验。特异的鉴定方法是血清学试验,如琼脂生长抑制试验,代谢抑制试验或补体依赖的杀支原体试验。近来也有用表面免疫荧光或免疫酶法直接对菌落进行鉴定,这样即使是菌落中混有多种血清型的支原体也能识别出来。

2.血清学诊断试验　较早应用的血清学方法有补体结合试验及间接血凝试验等,存在不够敏感和特异的缺点。酶免疫吸附试验(ELISA)敏感性高,可检测类似特异性抗体。大多数非淋菌性尿道炎患者可测得解脲支原体抗体,急性期和恢复期血清效价有差别。微量免疫荧光法具有快速、重复性好、较少有交叉反应性的特点。间接微量免疫荧光法(MIF)玻片试验已用来测定生殖支原体抗体及男性非淋菌性尿道炎和输卵管炎患者的血清抗体反应。

3.分子生物学方法　①聚合酶链反应(PCR):具有快速、灵敏、阳性率较高的特点,有助于早期诊断。②DNA探针技术:敏感而特异,但操作复杂,未能推广。

临床上,诊断生殖道衣原体与支原体时,要特别与淋病进行鉴别,其要点见表7-2。

表 7-2　淋病与生殖道衣原体和支原体的鉴别要点

	淋病	衣原体与支原体感染
潜伏期	3～7d	1～3周或更长
排尿困难	多见	轻或无
全身症状	偶见	无
尿道分泌物	量多,脓性	少或无,稀落黏液状
白细胞内 G^- 双球菌	(+)	(-)
细菌培养	淋球菌	CT,UU,或其他病原微生物

（五）治疗

因为生殖道支原体主要通过性传播，在治疗时应对夫妇双方或性伴侣同时进行，治愈率可达90%。

由于支原体缺乏细胞壁，故对影响细胞壁合成的药无效，如青霉素类、头孢霉素类等。而对抑制蛋白合成的抗生素，如四环素、克林霉素、红霉素、多西环素等敏感。对喹诺酮类、氨基糖苷类也较敏感，可以选用。

具体用药方法有：四环素0.5g，每日4次，连续7d，共14～21d，这种方法失败率仅2%～5%，但孕妇禁用；红霉素0.5g，每日4次，共7d，常用于孕妇及儿童。但在儿童中的用量是30～50mg/(kg·d)，每日4次，共14d；多西环素100mg，每日2次，共7～14d，也禁止用于孕妇和儿童；氯霉素：主要对中枢神经系统感染者使用，静脉用药，疗程至少10～14d；新一代大环内酯类药，如罗红霉素、阿奇霉素，不良反应小而疗效更好。

在对上述药物产生耐药性时，可选用新型喹诺酮类药物，疗效也很好，但对18岁以下患者及新生儿禁用，仅用于成年人。环丙沙星500mg，每日2次，共7d。氧氟沙星200～300mg，每日2次，共7d；诺氟沙星400mg，每日2次，共10d。

以上方案任选一种，但鉴于支原体耐药株产生逐渐增多。有报道支原体阳性者94.8%发生耐药，可对一种或多种药物耐受。所以我们建议支原体培养同时应作药敏，以便指导临床治疗，提高疗效。

与其他性传播疾病一样，生殖道衣原体与支原体感染的预防，至今还没有找到一条很好的途径。不正当性行为是传播的主要途径，应该大力宣传，提倡人们洁身自好。另外，在医疗活动中，要严格无菌操作规程，严防医源性传播，尤其要防止新生儿交叉感染。在妊娠期发现了感染后，更应积极治疗。一旦发现有衣原体与支原体感染者，应该在治疗患者的同时，对其配偶或性伴侣积极检查，如果阳性，应同时治疗，并暂停性生活，用品应严格消毒，防止新的传染或再感染。

（闫　猛）

第八章　生殖器肿瘤

第一节　外阴肿瘤

一、外阴良性肿瘤

外阴良性肿瘤有囊性及实性肿瘤。囊性肿瘤中有前庭大腺囊肿、尿道旁腺囊肿、表皮样囊肿、皮脂腺囊肿、中肾管囊肿、腹股沟管囊肿，临床均较少见，体积小，除伴发感染外，临床常无症状。实性肿瘤种类甚多，可来源于皮肤附件、结缔组织、平滑肌、血管等不同组织。

（一）乳头状瘤

乳头状瘤发生于外阴皮肤或黏膜，多由慢性刺激或病毒感染导致上皮增生、表面覆以鳞状上皮，间质为纤维结缔组织。生长缓慢，恶变率为 2%～3%。

【诊断标准】

1.临床表现

（1）症状：可见于任何年龄，但多见于老年，常与萎缩性病变并存。多无症状或伴瘙痒。

（2）体征：外阴或肛周可见单发或多发小而多的乳头状突起，呈菜花状或疣状，质略硬。

2.辅助检查

局部活检可明确诊断。

【治疗原则】

以手术切除为主，术中可做冷冻切片检查，如为恶性，则按外阴恶性肿瘤处理。

（二）色素痣

色素痣是皮肤色素细胞生长过度所致。其组织来源有表皮、间胚叶及神经组织。色素痣按生长的部位分为交界痣、内皮痣和复合痣。

【诊断标准】

1.色素痣多无症状，如因受长期刺激或摩擦，局部可出现瘙痒、疼痛或伴炎症、出血等，或位于外阴，常为交界痣或混合痣。

2.隆起或带毛的色素痣很少恶变，平坦周边活跃的痣恶变机会较大。

【治疗原则】

深部切除,其切除范围应超过痣边缘1cm。切线要垂直,具有一定的深度,达皮下筋膜上,不可切向痣中心,防止扩散,应避免切除不全、创伤性刺激、药物腐蚀。

(三)汗腺瘤

汗腺瘤多起于外阴大汗腺,因汗腺管畸形,外阴汗腺阻塞扩大所致。

【诊断标准】

1.一般无症状,或伴瘙痒,多发于40岁以上妇女,发于大小阴唇,多为单发,如皮下隆起结节,大小约为1cm左右,个别可达4~5cm,色灰红,质硬。

2.活体组织检查确诊。

3.当肿物表皮出现下凹或破溃时,临床易于腺癌相混淆,应注意鉴别。

【治疗原则】

汗腺瘤一般为良性,可做局部切除,标本送病理检查。

(四)纤维瘤

纤维瘤是纤维结缔组织及少量肌纤维增生所致。多为良性,恶性变者罕见。

【诊断标准】

1.症状

多见于生育年龄妇女,一般无症状,偶因摩擦表面破溃。肿瘤过大可影响行动及性生活。

2.体征

外阴可见单发,绿豆至樱桃大小,个别可如儿头大赘生物,质硬,有蒂,色泽近于皮肤,浅黄或深黄色,表皮有沟纹,粗糙多皱。肿瘤过大,发生水肿,黏液囊性变。

【治疗原则】

局部手术切除,标本送病理检查。

(五)脂肪瘤

它是脂肪细胞增生所致,脂肪细胞分化成熟,间质内有纤维组织及血管。良性,发生率低。

【诊断标准】

1.一般无症状,大阴唇或阴阜皮下基底较宽,呈半球形,肿物质地松软,偶见分叶。

2.必要时活体组织检查确诊。

【治疗原则】

小者无症状不需治疗,大者可手术切除。

(六)平滑肌瘤

它是肌细胞增生所致,生长缓慢,多为良性。

【诊断标准】

1.可见于成年妇女,无症状,瘤体大时可有外阴下坠感,影响活动及性生活。

2.体征肿瘤多位于阴唇及阴唇系带的皮内或皮下。无蒂,甚广,呈孤立状,分叶或哑铃状,质韧,大小不一。

3.外阴平滑肌瘤很少>5cm,若直径>5cm,有肉瘤变可能。

4.活体组织检查可确诊。

【治疗原则】

1.带蒂肌瘤或浅表肌瘤,局部切除即可。

2.较深的肌瘤,应切开包膜,切除肌瘤。

3.直径＞5cm 者,术中应行冷冻切片检查。

（七）血管瘤

血管瘤属先天性,由无数毛细血管或海绵状血管构成。起源于中胚叶,可分为毛细血管瘤、海绵状瘤、老年性瘤及血管角质瘤四型。

【诊断标准】

1.多见于新生儿,一般无症状,瘤体大伴外阴部肿胀感。

2.体征:生长在大阴唇、阴阜,呈小红血管痣或点、红海绵状肿物,柔软,大小不一,直径数毫米至数厘米。压迫肿物,红色可退去,放松又可恢复原状。亦有在成年后血管瘤可停止生长或渐缩小。

3.辅助检查:阴道镜下可见增生、扩张的血管。

【治疗原则】

1.较小者可以冷冻、电灼、激光治疗。

2.较大需行手术切除病灶,必要时可行植皮。因外阴血运丰富,术时出血多,术前充分准备,术中加强止血。

3.预后:由于外阴血运丰富,常在手术后复发。

（八）淋巴管瘤

淋巴管瘤由先天遗留的胚胎组织发展形成。分表浅局限性淋巴管瘤及深部性淋巴管瘤2种。

【诊断标准】

1.一般无症状,于外阴皮下形成多发或成群的大小不等的小泡或疣状物。压之破裂淋巴液溢出。深部性淋巴管瘤的局部皮肤呈弥漫性肥厚突起。

2.病理活检确诊。应注意与非霍奇金瘤或淋巴瘤鉴别。

【治疗原则】

小者激光、电灼、放射性核素等治疗;较大者手术切除,必要时植皮。

二、外阴上皮肉瘤变

外阴上皮内瘤变(VIN)是外阴鳞状上皮癌的癌前病变,包括外阴上皮不典型增生及原位癌。非上皮内瘤变包括佩吉特病和非浸润性黑色素瘤。流行病学调查发现,部分 VIN 发生与 HPV 感染有关。外阴上皮内瘤变分为三级:VIN-Ⅰ级为轻度外阴上皮不典型增生(异型上皮占外阴上皮的下 1/3);VIN-Ⅱ级为中度外阴上皮不典型增生(异型上皮占外阴上皮的下 2/3);VIN-Ⅲ级为重度外阴上皮不典型增生(异型上皮占外阴上皮的下 2/3 以上,但未达全层)。VIN 不易发展为浸润癌。

【诊断标准】

1.临床表现

(1)曾有外阴瘙痒、皮肤破损、溃疡等反复发作的病史。

(2)外阴瘙痒、皮肤破损、溃疡形成等。

(3)妇科检查:①外阴上皮不典型增生常见灰白色丘疹、斑点,单个或多个,分散或融合。有时见苔藓样或角化不全的斑块。黏膜病灶常为粉红色或红色斑点,有时见深棕色或赤褐色略高出表面的色素沉着。②外阴原位癌常为单一病灶,呈暗红色、斑片状,边界清晰但不规则,有时见斑块中间结痂,其下面有颗粒状渗血面,向周围缓慢扩散。中间不愈合。

2.辅助检查

(1)甲苯胺蓝局部染色法:外阴表面涂以 1‰甲苯胺蓝液,3 分钟后用 1‰醋酸洗去外阴上被染的蓝色,若在外阴表面无溃疡部位仍保持蓝色,可能为角化不全或不典型增生,称为甲苯胺蓝染色阳性。

(2)外阴活组织检查:在外阴有可疑的部位做多点活组织检查,送病理检查即可确诊,在甲苯胺蓝染色阳性部位取材可以提高阳性率。

【治疗原则】

1.药物治疗

对年轻、VIN-Ⅰ级、病灶较为局限、症状较轻者,可局部应用 1‰丙酸睾酮鱼肝油软膏、肤氢松软膏、2‰苯海拉明软膏,伴有局部炎症者可加用抗生素软膏。上述治疗疗效不佳者可用 5‰氟尿嘧啶软膏。

2.物理治疗

电灼、激光、冷冻治疗均可选用。效果肯定,但是治疗后局部皮肤的坏死溃疡,愈合较慢。

3.手术治疗

(1)手术的原则是既要尽量切除病灶,但又要尽量少毁损外阴,以免影响性功能。

(2)手术切除病灶:对 VIN-Ⅱ级和 VIN-Ⅲ级患者多采用外阴表浅上皮局部切除术,切缘超过病灶外 0.5～1cm 即可,注意保存外阴基本的解剖构型。

(3)阴蒂病灶的处理:年轻患者应尽量保留阴蒂。如病变累及小阴唇或阴蒂,则更多采用激光汽化或部分切除。如病变较广泛或为多灶性,可考虑行外阴皮肤切除术。这种方法切除了病变处的表皮层及真皮层,保留了皮下组织,尽量保留阴蒂,从而保留了外阴的外观和功能。应同时行游离皮瓣移植,皮瓣多取自大腿或臀部。

(4)外阴切除术:老年患者行外阴切除术。

三、外阴恶性肿瘤

(一)外阴鳞状细胞癌

外阴鳞状细胞癌简称外阴鳞癌或外阴癌,占外阴恶性肿瘤的 85%～95%。常见于绝经后妇女,近年来发病有年轻化趋势,小于 40 岁的患者占 40%。

【诊断标准】

1.病史

有外阴瘙痒、外阴白色病变、性病、外阴溃疡经久不愈等病史。

2.临床表现

(1)外阴瘙痒、灼热感。

(2)初起时感外阴局部小结节、溃疡形成、排液增多,呈血性、脓性排液。

(3)病灶进一步发展则呈菜花样或较明显的溃疡、基底部坚硬,并有疼痛或压痛。

(4)妇科检查

①外阴任何部位如大、小阴唇,阴蒂、会阴体等处见乳头状赘生物,或为溃疡型、浸润型病灶。

②若伴继发感染,局部可有味臭、血脓样分泌物。

③晚期患者有腹股沟淋巴结肿大,单侧或双侧,单个或多个,固定或活动,有时有破溃等。

④癌灶也可波及肛门、直肠、尿道、膀胱等。

3.辅助检查

(1)细胞学防癌涂片检查:在癌灶处刮取材料做涂片,巴氏染色后检查找到癌细胞。

(2)阴道镜检查:观察外阴皮肤及病灶处有助于做定位活检。了解宫颈和阴道是否同时也有病变,如宫颈上皮内瘤变(CIN)或外阴上皮内瘤变(VIN)。

(3)氮激光固有荧光:诊断仪检查用其检查外阴局部,病灶呈紫红色。有助于作定位活检。

(4)影像学检查:做 B 超或 CT 或 MRI 等检查以了解盆、腹腔腹膜后淋巴结、病灶与周围器官、组织的关系等,以便为制订治疗方案提供依据。

(5)外阴病灶做多点活检、活组织送病理检查,即可明确诊断。活检组织应包括病灶、病灶周围的皮肤和部分皮下组织,如果病灶直径达 2cm 并且切取活检发现间质浸润深度达 1mm 时,则必须完整切除病灶(局部广泛切除),做连续切片以正确评估浸润深度。

(6)对晚期患者,可通过膀胱镜、直肠镜了解膀胱黏膜或直肠黏膜是否受累。

(7)对临床可疑转移淋巴结或其他可疑转移病灶必要时可行细针穿刺活检。

(8)肿瘤常规行宫颈及外阴病灶高 HPV-DNA 检测及梅毒抗体检测。

4.临床分期

外阴癌的临床分期见表 8-1。

表 8-1 外阴癌分期(FIGO,2009 年)

分期	临床特征
Ⅰ期	肿瘤局限于外阴,淋巴结未转移
ⅠA 期	肿瘤局限于外阴或会阴,最大直径≤2cm,间质浸润≤1.0mm
ⅠB 期	肿瘤最大径线>2cm 或局限于外阴或会阴,间质浸润>1.0mm
Ⅱ期	肿瘤侵犯下列任何部位:下 1/3 尿道、下 1/3 阴道、肛门,淋巴结无转移
Ⅲ期	肿瘤有或(无)侵犯下列任何部位:下 1/3 尿道、下 1/3 阴道、肛门,有腹股沟-股淋巴结转移
ⅢA 期	①1 个淋巴结转移(≥5mm),或②1~2 个淋巴结转移(<5mm)

分　期	临床特征
ⅢB期	①≥2个淋巴结转移(≥5mm),或②≥3个淋巴结转移(<5mm)
ⅢC期	阳性淋巴结伴囊外扩散
Ⅳ期	肿瘤侵犯其他区域(上2/3尿道、上2/3阴道)或远处转移
ⅣA期	①肿瘤侵犯以下任何部位:上尿道和(或)阴道黏膜、膀胱黏膜、直肠黏膜或固定在骨盆壁,或②腹股沟-股淋巴结出现固定或溃疡形成
ⅣB期	任何部位(包括盆腔淋巴结)的远处转移

注:浸润深度指肿瘤从接近最表层乳头上皮-间质连接处至最深浸润点的距离。

【治疗原则】

外阴癌以手术治疗为主,辅以放射治疗及化学药物治疗。

1.手术治疗

(1)Ⅰ期:ⅠA期行外阴局部广泛切除术,手术切缘距离肿瘤边缘1cm,深度至少1cm,需达皮下组织。如果局部切除标本显示有神经或血管侵犯,应该考虑更广泛的切除。通常不需要切除腹股沟淋巴结。ⅠB期病灶位于一侧,行外阴广泛局部切除术及病灶同侧腹股沟淋巴结切除术;病灶位于中线则行广泛局部切除术及双侧腹股沟淋巴结切除术。

(2)Ⅱ期:手术范围同ⅠB期,若有腹股沟淋巴结转移,术后应放疗(腹股沟与盆腔淋巴结区域),也可加用化疗。

(3)Ⅲ期:同Ⅱ期,伴尿道前部切除与肛门皮肤切除。

(4)Ⅳ期:外阴广泛切除、直肠下端和肛管切除、人工肛门形成术及双侧腹股沟、盆腔淋巴结切除术。病灶浸润尿道上端与膀胱黏膜,则行相应切除术。

2.放射治疗

晚期病例无法手术或年老体弱或合并严重内科疾病不能耐受手术者可行放射治疗。一般不作为外阴癌的首选治疗,因为外阴组织对放射线耐受性差。但外阴巨大肿瘤或侵及尿道、肛门者,术前放化疗可以减小肿瘤体积、降低肿瘤细胞活性、增加手术切除率及保留尿道和肛门括约肌功能。少数由于心、肝、肾功能不全而不宜接受手术治疗的患者,或因肿瘤情况无法手术治疗的患者,可选择全量放疗。

3.化学药物治疗

晚期或复发病例根据病情可加用或单用化学药物治疗。化疗在外阴癌治疗中的地位尚存在一定争议,其应用主要有以下几个方面:①作为手术前的新辅助治疗,缩小肿瘤以利于后续的治疗;②与放疗联合应用治疗无法手术的患者;③作为术后的补充治疗,可单独使用或与放疗联用;④用于复发患者的治疗。由于外阴癌发病率低,病例数少,化疗对外阴癌的作用尚缺乏高级别循证医学的证据。

(1)动脉化疗常见方案:①PAB方案顺铂、阿霉素、平阳霉素。②MF方案氮芥、氟尿嘧啶。

(2)静脉化疗:PAC方案:由顺铂、阿霉素、环磷酰胺组成。

4.随访

(1)定期随访。建议随访间隔如下:第1年,每1~3个月1次;第2、3年,每3~6个月1

次;3 年后,每年 1 次。

(2)普及防癌知识,定期防癌普查。

(3)外阴慢性疾病如外阴白色病变、外阴炎等应及时彻底治疗,定期随访。可疑恶变者,及时取活体组织行病理学检查。

(二)前庭大腺癌

发生在前庭大腺的恶性肿瘤可以是移行细胞癌或鳞状细胞癌,也可以是发生于导管或腺体本身的腺癌,囊腺癌、腺鳞癌亦有报道。

【诊断标准】

1.临床表现

(1)早期无症状。通常在已经有较长病史的前庭大腺囊肿切除后才作出诊断。

(2)局部肿块呈暗红色,质硬,表面光整。

(3)肿瘤发展时,可延伸到大阴唇和阴道下部,固定,表面破溃。

(4)妇科检查在小阴唇内侧深部扪及硬结,肿物长大时可延伸到大阴唇和阴道下部,可推动或固定,表面溃烂,有脓血性分泌物。有时块物可侵犯会阴与肛提肌。

2.辅助检查

(1)阴道分泌物细胞涂片,巴氏染色,癌细胞阳性或阴性检查。

(2)肿物取材做活组织检查显微镜下多见分化好的黏液腺癌,在癌肿周围组织中见前庭大腺组织。

【治疗原则】

1.根治性外阴切除术和双侧腹股沟淋巴切除术是前庭大腺癌的标准治疗方法。早期病灶可采用一侧外阴的根治性切除术和同侧腹股沟淋巴切除。

2.晚期病例可行放射治疗。对于瘤体较大者,术后放疗可以减少局部复发。如果同侧腹股沟淋巴结阳性,双侧腹股沟和盆腔淋巴结区的放疗可以减少区域复发。

3.复发及转移病例可行化学药物治疗。

(三)外阴湿疹样癌

外阴湿疹样癌又称佩吉特病,绝大多数是上皮内病变,属 VIN-Ⅲ,偶尔会表现为浸润性腺癌。该病主要发生于围绝经或绝经后妇女。上皮内癌含典型的、有空泡形成的 Paget 细胞。

【诊断标准】

1.临床表现

(1)外阴瘙痒、烧灼感、慢性溃疡或外阴部肿块。

(2)病程长、发展慢,如合并腺癌,病情较重,易发生淋巴结及远处转移。

(3)妇科检查:病灶表面充血,结节状隆起,皮肤增厚或局部硬结,中心形成溃疡,底部发红,边界清晰,边缘卷曲呈侵蚀样。有时表面有脱屑,皮肤色素减退;一般病灶浸润比较表浅。病灶最多见于大阴唇,也见于小阴唇和阴蒂。

2.辅助诊断

(1)局部活组织病理检查活检时取材应有足够的深度和宽度,如果组织取得太少,易造成漏诊和误诊。

（2）病理检查其特征是在上皮内有 Paget 细胞浸润。为大圆细胞,脑浆黑灰色,透亮或颗粒状,细胞核呈囊泡状,分裂相少。细胞内含黏多糖,用 PAS、黏蛋白卡红、品红醛等染色均为阳性,可与外阴上皮内癌的大细胞相鉴别。

【治疗原则】

1.手术治疗

手术应根据病灶范围以及是否合并腺癌而决定其范围。

（1）上皮内 Paget 病需要进行表浅局部切除术,术后再出现症状或病灶明显时可再行手术切除。真性上皮内癌不伴腺癌者应做较广的局部切除,切除标本的边缘应冷冻切片,以明确手术范围是否足够。

（2）局部复发者病灶较局限者可再做局部切除。

（3）如果是潜在腺癌,对浸润部分必须行根治性局部切除术,切缘至少离开病灶边缘 1cm。如淋巴结阴性,预后较好。

2.化学药物治疗

1％氟尿嘧啶溶液或霜剂局部涂敷。

3.物理治疗

CO_2 激光治疗局灶型病例有效。肿瘤侵犯或扩散到尿道或肛门,处理非常困难,可能需要激光治疗。

（四）外阴黑色素瘤

外阴黑色素瘤发病居外阴恶性肿瘤的第 2 位,约占外阴恶性肿瘤的 2％～3％,多数由色素痣恶变所致,是一种恶性度极高,转移倾向较早而广泛的肿瘤。其转移途径除直接蔓延或淋巴系统转移外,也可血行扩散送至身各部,发展迅速,预后不佳。

【诊断标准】

1.临床表现

发病年龄多在 50 岁以上,多有色素痣史。好发于阴唇尤以小阴唇及阴蒂。病灶常有色素沉着、稍隆起、结节或表面有溃疡,外阴瘙痒、出血、色素部位增大。

2.辅助诊断

病理检查可确诊。采取较大范围的局部切除。

【治疗原则】

1.外阴广泛切除及腹股沟淋巴结切除术

与其他外阴恶性肿瘤相同,手术倾向更为保守。与根治性局部切除手术比较,根治性外阴切除对改善外阴黑色素瘤的预后似乎作用不大。手术切缘应离开病变至少 1cm。淋巴结切除术的意义还有争议,有研究表明选择性淋巴结切除对生存有益。

2.免疫治疗

根治性手术后的辅助治疗应首选免疫治疗。可选用 α-干扰素(术后每天用 2000 万 U/ml,静脉注射;4 周后改为每天 1000 万 U/ml,皮下注射,3 次/周,共 48 周)等。

3.放射治疗、化疗做姑息治疗

黑色素瘤对化疗不敏感,化疗一般用于晚期患者的姑息治疗。常用药物为达卡巴嗪,也可选用替莫唑胺、沙利度胺等。

（刘　玲）

第二节　宫颈癌

一、概述

（一）组织解剖学

宫颈为子宫的下 1/3，大致呈圆柱形，突向阴道上端前壁，通过宫颈外口与阴道相通。宫颈暴露于阴道的部分称为外宫颈或宫颈阴道部，表层黏膜为复层鳞状上皮；宫颈管长 2～3cm，被覆黏膜为可分泌黏液的柱状上皮。两种上皮交界处常随体内激素变化影响而发生位置转移，称为转化带，是最易发生鳞状上皮癌的部位。在学龄前期、妊娠或口服避孕药时，柱状上皮可从宫颈管内延伸至外宫颈，称为外翻。绝经后，转化带通常完全退至宫颈管内。

1.原发部位　宫颈癌可起源于宫颈阴道部表面，也可来自宫颈管内。宫颈癌早期在局部生长，可向宫旁组织和盆腔脏器扩展、蔓延，经淋巴管到区域淋巴结，晚期可出现远处脏器的转移。鳞状细胞癌和腺癌是最常见的组织类型。

2.淋巴引流　外阴和阴道下端引流至腹股沟浅、深淋巴结，有时直接引流至髂淋巴结（沿阴蒂背侧静脉）和对侧。宫颈和阴道上段向外侧引流至宫旁、闭孔和髂外淋巴结，向后沿宫骶韧带引流至骶淋巴结。这些初级淋巴结群和来自卵巢、输卵管的淋巴一样，沿骨盆漏斗韧带引流至主动脉旁淋巴结。宫体下段的引流方式与宫颈相似，在极少数情况下，淋巴液沿圆韧带引流至腹股沟淋巴结。

盆腔淋巴结一般沿着盆腔大血管的走行成群或成串分布，并根据所伴行的血管而命名。位于脏器附近的小淋巴结通常以器官命名。盆腔淋巴结的数量及确切位置变异较大，但有些淋巴结位置相对恒定。

(1)闭孔淋巴结位于闭孔内，靠近闭孔血管和神经。

(2)髂内和髂外静脉交汇处的淋巴结。

(3)阔韧带内的输尿管淋巴结靠近宫颈，子宫动脉在此处越过输尿管。

(4)Cloquet 或 Rosenmuller 淋巴结是腹股沟深淋巴结中最高的一组，位于股管的开口处。

宫旁、髂内、闭孔、髂外、骶前及髂总淋巴结为宫颈癌的第一站淋巴结组。腹主动脉旁淋巴结为第二站淋巴结组，若受累则认为是转移。由于盆腔淋巴管和淋巴结之间存在广泛的相互交通，使得淋巴引流途径通常不止一条，淋巴液可引流向对侧或交叉引流，有时甚至可以越过整群淋巴结而引流至更近端的淋巴管。区域淋巴结有无转移是制定宫颈癌后续治疗方案和判断预后的重要因素之一，盆腔淋巴清扫则是宫颈癌手术治疗的重要组成部分。

3.转移部位　最常见的远处扩散部位包括腹主动脉旁淋巴结和纵隔淋巴结、肺及骨骼等组织器官。

（二）病因学

近年来研究发现，宫颈癌的发生发展与人乳头瘤病毒（HPV）感染密切相关。Munoz 综合世界卫生组织(WHO)和国际癌症研究中心(IARC)的最新研究结果显示,HPV 的检出率与子宫颈癌发病率相一致,99.7%的宫颈癌中都可以检测到 HPVDNA,其中约 80% 为 HPV16、18,而且各国间无显著差异。这是迄今所报道人类肿瘤致病因素中的最高检出百分数,同时表明 HPV 感染与宫颈癌的相关性具有普遍意义,提示 HPV 可能是子宫颈癌发生的必需病因。WHO 和 IARC 已将 HPV 确定为是宫颈癌的主要病因。2001 年 9 月,欧洲妇产科传染病协会将 HPV 的检测作为宫颈涂片的替代项目进行宫颈癌普查;并用于对宫颈涂片细胞学检查结果为轻度异常的患者的随诊及宫颈癌前病变治疗后的随访检查。

　　HPV 基因组是双链环状 DNA,以共价闭合的超螺旋结构、开放的环状结构、线性分子 3 种形式存在。基因组的一个共同特点为所有的开放读码框架(ORF)均位于同一条 DNA 链上,即只有 1 条 DNA 链可作为模板。HPV 基因组编码为 9 个开放读码框架,分为 3 个功能区即早期蛋白编码区(ER)、晚期蛋白编码区(LR)和长控制区(LCR)或上游调控区(URR)。早期转录区又称为 E 区,由 4500 个碱基对组成,分别编码为 E1、E2、E3、E4、E5、E6、E7、E8 等 8 个早期蛋白,具有参与病毒 DNA 的复制、转录、翻译调控和诱导宿主细胞发生转化等功能。E1 涉及病毒 DNA 复制,主要存在于非感染期或病毒诱导的转化细胞中,在病毒开始复制中起关键作用。E2 是一种特异性的 DNA 束缚蛋白,可以调节病毒 mRNA 的转录和 DNA 的复制,并有减量调节 E6、E7 表达的作用,还可以通过结合病毒启动子附近的基因序列而抑制转录起始。是一种反式激活蛋白,涉及病毒 DNA 转录的反式激活。E3 功能不清。E4 与病毒成熟胞质蛋白有关,仅在病毒感染期表达,而且在病毒的复制和突变中起重要作用。E5 蛋白是一种最小的转化蛋白,与细胞转化有关;也是一种细胞膜或内膜整合蛋白,由 2 个功能域组成:一个是氨基端疏水域,与 E5 蛋白在转化细胞膜或内膜上的插入位置有关;另一个是羧基端的亲水域,若将羧基端部分注射休止细胞中,能够诱导细胞 DNA 合成;此外,E5 蛋白可能是对人细胞永生化和转化的潜在介质,但其本身不能使人细胞永生化。E5 蛋白还能诱导多种癌基因的表达。E6 和 E7 主要与病毒细胞转化功能及致癌性有关。E6 蛋白是一种多功能蛋白,在 HPV 感染的细胞中,E6 蛋白定位于核基质及非核膜片段上;体外表达的 E6 蛋白,含有 151 个氨基酸;E6 蛋白的主要结构特征是 2 个锌指结构,每个锌指结构的基础是两个 cys-x-x-cys,这种结构是所有 HPVE6 所共有,其结构根据功能不同可分为 5 个区,分别是:①C 端,1～29 个氨基酸;②锌指 1 区,30～66 个氨基酸;③中央区(连接区),67～102 个氨基酸;④锌指 2 区,103～139 个氨基酸;⑤C 端,140～151 个氨基酸。E7 蛋白是 HPV 的主要转化蛋白质,是一种仅有 98 个氨基酸小的酸性蛋白,定位于核内或附着于核基质上。E7 蛋白分为:1 区,1～15 个氨基酸;2 区,16～37 个氨基酸;3 区,38～98 个氨基酸;锌指及 C 端区。E6 和 E7 蛋白可影响细胞周期的调控等,被认为在细胞转化及在肿瘤形成中起着关键作用。E6 还能激活端粒酶,使细胞不能正常凋亡。E6 和 E7 蛋白不仅具有转化和致癌作用,而且还具有对病毒基因和细胞基因转录的反式激活活性。晚期转录区又称为 L 区,由 2500 个碱基对组成,编码 2 个衣壳蛋白即主要衣壳蛋白 L1 和次要衣壳蛋白 L2,组成病毒的衣壳,存在于病毒复制引起后即增殖性感染的细胞中,其主要功能组装和稳定病毒颗粒,且与病毒的增殖有关。非转录区又称为上游调节区、非编码区或长调控区,由 1000 个碱基对组成,位于 E8 和 L1 之间,为最不稳定区,与病毒基因起始表达和复制有关,也与潜伏感染有关。该区含有 HPV 基因组 DNA 的复制起点和 HPV 基因表达所必需的调控元件,以调控病毒的转录与复制。

HPV 阳性妇女能否进展到宫颈上皮内高度病变和癌症,与 HPV 的型别有很大联系,已鉴定 80 种以上的 HPV 型别,大约 35 种型别可感染妇女生殖道,仅约 13 种亚型与肿瘤相关,称高危型(hrHPV)。Munoz 总结了 IARC 病例对照研究的结果。不同亚型 HPV 的 OR 分别为 150(16),182(18),60(31),78(33),35(35),151(45),43(51),146(52),79(58),347(59)。除 16 和 18 外,HPV31、33、35、45、51、52、58 和 59 也是新近被认为主要高危亚型。

虽然 hrHPV 是子宫颈癌发生的主要因子,但多数 hrHPV 感染是一过性的,80% 的初次感染者可通过机体自身免疫力清除病毒,只有持续感染才会造成宫颈病变。年轻妇女中 HPV 阳性平均持续时间为 8 个月,1 年后 30%、2 年后 9% 持续感染,仅约 3% 感染 HPV 的妇女在她们的一生中会发展为宫颈癌,平均潜伏期为 20~50 年。此外,近年的病因学研究表明 HPV DNA 整合到宿主基因组中也是致癌的一个主要步骤。因此,若仅仅因为 hrHPV 检测阳性即给予干预,易造成过度治疗。

子宫颈 HPV 急性感染后可有 3 种临床过程。①隐匿感染:病毒基因组呈稳定状态,不整合人上皮但仍寄宿于宿主细胞,子宫颈鳞状上皮无临床和形态学可见的改变。无临床和形态学的感染证据,但 DNA 技术显示有 HPV 的感染。②活性感染:表现为 HPV 的持续复制使鳞状上皮增生成为良性肿瘤。③致癌基因病毒 HPV:HPV 基因整合入宿主基因组,干扰控制增生的癌基因和抑癌基因的表达,临床上表现为高分级病变,即 CIN-Ⅱ 以上病变。

已有的研究显示,hrHPV 通过与宿主染色体的整合不仅可以使致癌基因得以长期存在,而且病毒编码蛋白还可与宿主蛋白的相互作用引发细胞转化。从 HPV16 阳性的人肿瘤细胞分离出来的 DNA 片段,含有 HPV16 E6 启动子、E6、E7、E1 基因以及部分宿主细胞 DNA 序列,该序列可以完全转化 NIH3T3 细胞,而且在转化细胞内检测到大量 E6、E7 转录产物。但是从人肿瘤细胞基因组中分离出来的 HPVE6、E7 只有当连接到宿主细胞 DNA 序列中才具有转化细胞的潜力。来源于整合型病毒癌基因转录产物的编码 E6、E7 蛋白的 cDNA 可以表达比来源于游离型者更强的转化原始细胞的能力,其原因可能是整合型 HPV DNA 转录产物 3′端序列融合导致转录产物半衰期延长。

HPV DNA 整合到宿主基因组中是致癌的一个主要步骤。研究发现 HPV DNA 这种整合是随机克隆性整合,常常以单拷贝、多拷贝形式被整合到宿主的染色体脆弱区中,并且这种整合具有相同的位点,也相当固定。HPV 的 DNA 链通常在 E1 或 E2 的开放读码框内断裂,造成 E1 和(或)E2 基因删除或断裂。E2 基因产物在正常转录中起抑制 E6/E7 表达的作用,E2 的正常调控作用缺损,导致 E6 和 E7 过度表达。高危型 HPV E6/E7 已被证实为转化基因,其编码的 E6、E7 蛋白与细胞转化和病毒复制的调控有关,在宫颈癌细胞系和组织内持续表达,在维持转化组织恶性表型的过程中起至关重要的作用。E6 蛋白能与细胞内 E6 相关蛋白(E6-AP)形成复合物,特异性地结合抑癌基因 p53 的产物,使 p53 降解失活,野生型 p53 是一种核蛋白,负向调节细胞的生长和分化,p53 的降解失活阻碍细胞对 DNA 损伤的反应,由此导致遗传性状改变的累积,进而产生恶变的基因型,导致细胞周期失控;作为一种多功能蛋白,它还可通过激活端粒酶使正常细胞永生化;新近研究发现 E6 的功能与其他蛋白(如靶蛋白 1、干扰素调控因子 3、p21 等)的相互作用和凋亡有关。E7 蛋白是 HPV 的主要转化蛋白,与肿瘤抑制蛋白视网膜母细胞瘤蛋白(Rb1)亲和力极高,Rb 是重要的抑癌基因,直接参与细胞周期的调控。高危型 HPV(如 HPV16)的 E7 蛋白与 pRB 结合后导致 Rb 蛋白功能失活降解,改变了细胞生长周期的调控机制,使细胞周期失控而发生永生化对恶性变的防御进一步受到影响。E6 和 E7 还具有促进和维持整合状态的功能。因此,E6、E7 基因片段的表达活性与肿瘤细胞的恶性增殖能力密切相关,将 E6/E7 蛋白视作肿瘤特异性标志物,是目前研究开发高特异性新筛查方法的热点之一。

多项研究显示,感染 HPV 高病毒载量(VL)的病人患宫颈癌的风险增加。有观点认为位于一个细胞内或一个解剖学位置的致癌 HPV 类型的拷贝数与 HPV 相关的疾病形成之间可能有直接的关系,不过对于病毒载量的研究目前尚缺乏临床研究验证。对 hrHPV 感染状态、病毒载量和基因整合状态进行连续的综合检测,有望揭示 hrHPV 对宫颈上皮细胞恶性转化的进程,寻找高特异性的筛查指标,预测向高度病变或宫颈癌的转变趋势,提高可发展为癌的高危人群的检出率。HPV 的检测不仅有利于指导细胞学检查的进一步处理,还可能对宫颈癌的预后有预测作用。有研究指出 HPVDNA 检测阴性的宫颈癌,其累计无瘤生存率为 100%;HPVDNA 阳性者仅 56%。HPV 是否阳性及其 HPV 类型还与宫颈癌盆腔淋巴结转移相关,HPV 阳性及 HPV18 型者更多见盆腔淋巴结转移。

(三)流行病学

世界范围内,宫颈癌是仅次于乳腺癌导致女性发病和死亡最常见的恶性肿瘤。超过 80% 新诊断病例发生在经济情况比较差的妇女。宫颈癌的平均发病年龄是 47 岁,病例呈双峰分布,分别在 35～39 岁和 60～64 岁两个年龄段。

宫颈癌的发生有很多危险因素,包括初次性交年龄小(<16 岁)、多个性伴侣、吸烟、种族、多产以及社会经济条件低下等。有学者认为使用口服避孕药有可能会增加宫颈腺癌发生的风险,但是该假说还没有得到公认。上述危险因素中,大多数都和性行为以及性传播疾病的暴露相关联。曾经认为疱疹病毒感染是导致宫颈癌发病的初始事件,但现在普遍认为人乳头瘤病毒(HPV)感染才是宫颈癌发病的致病原,疱疹病毒和沙眼衣原体很可能起协同作用。目前认为人类免疫缺陷病毒(HIV)在宫颈癌发病过程中通过免疫抑制起作用。美国疾病预防和控制中心把宫颈癌定义为一种获得性免疫缺陷综合征(AIDS),后者是 HIV 感染患者所发生的疾病。

(四)宫颈癌筛查

20 世纪 40 年代 George Papanicolau 首先提出子宫颈和阴道细胞学检查,多年实践证明,宫颈癌普查是降低发病率及死亡率的有效方法,具有明显的社会效应和经济效应。但传统的巴氏涂片筛检的敏感性为 58%,特异性为 69%,假阴性率为 20%,其中 62% 是由于标本原因,这在发展中国家尤为明显。近年已有一些进展以改善单独巴氏涂片的临床价值,如新的子宫颈涂片报告系统——Bethesda 系统的应用、子宫颈拍摄、计算机辅助的阴道镜检和自动细胞学检查系统等。尚存在的问题是宫颈细胞学检查(Pap-smear)常常得出以下的诊断结果:未明确诊断意义的非典型鳞状细胞(ASCUS)或非典型腺细胞(AGUS)、低度鳞状上皮内病变(LSIL)和高度鳞状上皮内病变(HSIL),但是 ASCUS 或 LSIL 患者中仅 5%～20% 经活检证实为 CIN,且 CIN Ⅰ～Ⅱ 可以自然转归为正常上皮。临床上遇到上述诊断时应当如何处理,常常困惑着医生和患者。因此,尚待进一步研究开发出更为特异、直接、易操作的新筛查手段。

由于仅在高危型 HPV 持续感染,且 HPVDNA 整合到宿主基因组内的人群才发展为子宫颈癌,目前对高危型 HPV 感染和基因整合状态的综合检测已成为最受瞩目的研究热点。HPV 的分型检测有利于指导细胞学检查的进一步处理,可以利用 HPV 检测筛查 ASCUS 或 CIN I 的妇女中的高危患者,如果 HPV 检测为高危型,则应进行进一步的检查治疗,如阴道镜检查和活检,必要时行阴道镜下电环切等。

HPV 迄今尚不能在组织细胞中培养,不能通过分离病毒来确定 HPV 的型别,目前 HPV 分型主要是依靠克隆基因的 DNA 杂交试验即核酸杂交及酶谱分析等方法来确定。原位杂交(ISH)、多链酶聚反应(PCR)和杂交捕获系统(HCS)是 3 种目前临床和基础研究中最常使用的核酸水平的 HPV 及其亚型的检测方法。但这些方法分别存在着特异性低(入选范围过大须进一步筛选)、工作强度大、成本高、操作复杂不易大规模推广应用等问题。

现代分子生物学技术的进步为建立特异性高、经济、简便、易操作的宫颈癌高危人群的新筛查方法提供了可能。高危型 HPVE6/E7 已被证实为转化基因,其编码的 E6、E7 蛋白与细胞转化和病毒复制的调控有关,在宫颈癌细胞系和组织内持续表达,在维持转化组织恶性表型的过程中起至关重要的作用。因此,将 E6、E7 蛋白视作肿瘤特异性标志物是研究开发高特异性新筛查方法的新方向。

1.筛查注意事项

(1)筛查原则

①宫颈细胞学筛查计划的目的是降低宫颈癌的发病率和病死率。

②宫颈癌筛查应该覆盖大部分的人群(目的是至少覆盖 80% 以上的人群)。

③宫颈涂片细胞学检查是最常用的筛查手段。

(2)筛查起止年龄及间隔:根据宫颈癌病因学及宫颈癌发病规律,一般建议年轻女性开始性生活后 3 年开始筛查,1~2 年筛查 1 次,70 岁后可以终止筛查。美国 2 个学术团体推荐的宫颈癌筛查指南如下(表 8-2)。

表 8-2　美国宫颈癌筛查指南

	美国癌症协会	美国妇产科学院
筛查开始时间	21 岁或开始阴道性交 3 年	21 岁或开始阴道性交 3 年
筛查间隔	传统巴氏涂片每年查 液基涂片每 2 年查 30 岁以上 3 次结果正常可每 2~3 年查	无论液基还是传统涂片均每年查 30 岁以上 3 次结果正常可每 2~3 年查
停止年龄	70 岁,10 年内 3 次结果正常	没有年龄上限

(3)掌握筛查流程:宫颈癌筛查涉及众多诊断方法,包括细胞学涂片检查、HPV 测定、阴道镜检查、宫颈活检甚至宫颈锥切等,应科学地分级实施,原则上由无创到有创,由简单到复杂。一般不应互相替代及越级检查。

2.细胞病理学分类系统比较

半个多世纪以来,传统的巴氏涂片和分级系统对宫颈癌的筛查、早期诊断及治疗后随访作出了重要贡献。为进一步提高细胞病理学筛查的敏感性和特异性,近年来细胞病理学家不断改进宫颈细胞学涂片技术及宫颈细胞病理学分级诊断系统。目前,液基涂片逐步替代传统的巴氏涂片,巴氏分级法已由 Bethesda 系统取代。

3.Bethesda 系统

1988 年美国国立癌症研究所(NCI)在 Bethesda 制定了全新的阴道细胞学描述性诊断系统,称为 Bethesda 系统或 TBS。

以后经过多次修订完善,并由世界卫生组织推荐在世界范围内广泛应用,取代了古老的巴氏分级诊断法。

4.宫颈细胞学涂片检查后处理方案

细胞学涂片检查正常的人群,按常规时间进行下次筛查。涂片细胞不够者,3 个月后复查涂片。轻度核异常或交界性核改变,6 个月后复查涂片或 HPV 检查。3 次涂片轻度核异常或交界性核改变,推荐阴道镜检查。中度或重度的核异常,或怀疑浸润性病变或怀疑腺癌者,直接阴道镜检查。

二、宫颈上皮内瘤变

宫颈浸润癌前期疾病的概念最早于 1947 年提出。1968 年 Richard 提出了宫颈上皮内瘤变(CIN)的概念,指出所有异型性增生都有进展的潜能。上皮内瘤变常发生于宫颈、阴道和外阴,也可以在这些部位同时存在。这 3 种病变的病因和流行病学基本相同,典型的治疗是物理治疗和非手术治疗。早期诊断和处理 CIN,对于防止病变进展为浸润癌十分重要。

CIN 按病变程度分为Ⅰ、Ⅱ、Ⅲ级,分别相当于轻、中、重度非典型增生和原位癌(CIS)。最严重的 CINⅢ是原位癌,其定义是"所有或绝大部分上皮显示癌细胞的特征"。CIN 或非典型增生,意味着异常的成熟度,所以,无有丝分裂活性的鳞状上皮增生性化生不属于 CIN,也不会进展为浸润癌。

CIN 源于发展期鳞柱交界转化带内的化生区域。化生由原始鳞柱交界内侧开始,向宫颈外口方向进行,覆盖柱状绒毛,这个过程形成了称为转化带的区域。转化带从原始鳞柱交界向生理性活动的鳞柱交界扩展。现认为在多数病例中,CIN 由发展期鳞柱交界转化带中的单一病灶发生而来。宫颈前唇患 CIN 的概率是后唇的 2 倍,CIN 极少源于侧角。CIN 一旦发生,可以沿水平方向累及整个转化带,但通常不会替代原始鳞状上皮。这种进展通常有清晰的CIN 外边界。宫颈腺体受累的程度有重要的治疗意义,因为必须破坏整个腺体以确保 CIN 的根除。一旦化生上皮成熟,合成糖原,则称为愈合的转化带,对致癌因素的刺激有相对的抵抗力。但是,有早期化生细胞的整个鳞柱交界对致癌因素敏感,致癌因素可以促进这些细胞转化为 CIN。因此,CIN 最易发生于月经初潮或妊娠后,这时化生最活跃。相反,绝经后女性很少发生化生,CIN 的风险处于低水平。

性交引入了多种致癌因素。尽管人们已经研究了许多因素,包括精子、精液组蛋白、滴虫、衣原体以及单纯疱疹病毒,目前还是认为 HPV 在 CIN 发展中有着至关重要的作用。约 90%的上皮内瘤样变归因于人乳头瘤病毒(HPV)的感染,但只有高危亚型 HPV 引起高度上皮内病变（CINⅡ,CINⅢ）和宫颈浸润癌。这些亚型包括 HPV 16、18、31、33、35、39、45、51、52、56和 58 等。其中 16 型是浸润癌、CINⅡ和 CINⅢ中最常见的亚型。

细胞学检查中,潜在癌前鳞状上皮病变分为 3 种类型:非典型鳞状上皮（ASC）、低度鳞状上皮内病变（LSIL）以及高度鳞状上皮内病变（HSIL）。ASC 分为 2 个亚型:不明确意义的ASC（ASC-US）以及必须除外高度病变的 ASC（ASC-H）。LSIL 包括 CINⅠ（轻度非典型增生）和 HPV 细胞学改变,即非典型挖空细胞。HSIL 包括 CINⅡ和 CINⅢ（中度非典型增生、重度非典型增生和原位癌）。

有前瞻性研究中证实,CINⅠ自然消退率为 60%～85%,这种自然消退多发生在细胞学和阴道镜随访的 2 年内。持续 2 年以上的 LSIL 治疗方法可以选择:期待疗法、物理治疗（包括冷冻治疗、激光消融治疗等）。尽管高级别 CIN（CINⅡ和 CINⅢ）可以有多种治疗方法选择,但宫颈锥切术或环形电切术（LEEP）是目前的治疗首选。

三、临床分期和病理学分类

（一）肿瘤分期系统

对恶性肿瘤的患者,临床医师的主要任务就是确定最有效的治疗方法并估计预后。为达到最佳治疗效果,至少应该了解病变的范围和生物学特点,这就要求对肿瘤进行临床分期和病理分型。病变的范围通常以肿瘤分期来表达。对肿瘤分期是癌症病人现代治疗的关键。Ⅰ期通常被认为是疾病的早期,即损害局限于原发器官。Ⅱ期一般提示附近器官和组织扩散。Ⅲ期则表示扩散范围更广。Ⅳ期多指已有明确的远处转移。各分期还可再细分亚期,亚期通常与特殊的预后因素有关。尽管被人为地分期,但癌症本身是一个连续、动态的发展过程,临床上各期紧密相连,经常存在交界状态。

肿瘤分类可以根据很多系统,如解剖部位、临床和病理范围。同样地,肿瘤的组织学类型和级别以及患者的年龄、症状和体征的持续时间等,均可影响疾病的结果,也被应用于不同的分期系统。1954 年 FIGO 开始承担对妇科恶性肿瘤治疗年度报告的资助,而妇科癌症分期正是年度报告数据和信息系统的重点。此后,FIGO 肿瘤委员会对妇科肿瘤的各种分期系统做了数次修改,尤其是宫颈癌和子宫内膜癌的分期。1954 年 UICC 建立了临床分期委员会,提供统计数字,其目的是利用 TNM 系统将疾病的范围扩展到所有的解剖部位来拓展分期技术。

FIGO 分期系统最初是根据临床检查,尤其是疾病的解剖范围,近年来,已逐步转向手术病理学分期。目前,宫颈癌是唯一仍沿用临床分期的妇科恶性肿瘤（表 8-3）。TNM 系统通过估计 3 项指标来描述疾病的解剖范围。T 指原发肿瘤的范围,N 指有或无区域淋巴结转移,M指有或无远处转移。TNM 系统又进一步分为两组:cTNM 系统基本主要依靠治疗前从临床检查、影像、活组织检查、内镜,手术探查和其他相关检查所获取的资料来进行分期。pTNM系统基于外科手术后的组织病理学分期。该系统应用了治疗前获得的资料,并用手术和病理检查所得到的资料来补充和修改。在用 TNM 和（或）pT、pN、pM 分类后,这些项目将被纳入分期中。分期、分类一旦建立,医学记录应保持不变。临床分期对选择和评估治疗方法至关重要,病理学分期提供最精确的资料来估计预后和推测最终结果。FIGO 和 TNM 分期实际上是等同的。TNM 预后因素规划委员会同意按照 FIGO 妇科肿瘤委员会关于妇科肿瘤分期的所有建议。

表 8-3 宫颈癌两种分期系统比较

FIGO 分期		TNM 分类
	原发肿瘤无法评估	TX
	没有原发肿瘤的证据	TO
0 期	原位癌(浸润前癌)	Tis
Ⅰ 期	宫颈癌局限在子宫(扩展至宫体将被忽略)	T_1
Ⅰ A	镜下浸润癌。所有肉眼可见的病灶,包括表浅浸润,均为 Ⅰ B	T_1a
Ⅰ A_1	间质浸润深度＜3mm,水平扩散 7mm	T_1a_1
Ⅰ A_2	*间质浸润深度 3～5mm,水平扩散 7mm	T_1a_2
Ⅰ B	肉眼可见癌灶局限于宫颈,或者镜下病灶＞Ⅰ A_2	T_1b
Ⅰ B_1	肉眼可见癌灶最大径线≤4cm	T_1b_1
Ⅰ B_2	肉眼可见癌灶最大径线＞4cm	T_1b_2
Ⅱ 期	肿瘤超越子宫,但未达骨盆壁或未达阴道下 1/3	T_2
Ⅱ A	无宫旁浸润	T_2a
Ⅱ B	有宫旁浸润	T_2b
Ⅲ 期	肿瘤扩展到骨盆壁和(或)累及阴道下 1/3 和(或)引起肾盂积水或肾无功能	T_3
Ⅲ A	肿瘤累及阴道下 1/3,没有扩展到骨盆壁	T_3a
Ⅲ B	♯肿瘤扩展到骨盆壁和(或)引起肾盂积水或肾无功能	T_3b
Ⅳ A	肿瘤侵犯膀胱黏膜或直肠黏膜和(或)超出真骨盆	T_4
Ⅳ B	远处转移	M_1

注 *:无论从腺上皮或者表面上皮起源的病变,从上皮的基底膜量起浸润深度不超过 5mm。肿瘤浸润深度的测量要从上皮-间质联接处最表层的乳突量起到浸润的最深处来确定。无论是静脉或淋巴等脉管区域的浸润,均不影响分期

♯:泡状水肿不能分为 T_4 期

(1)FIGO 分期是建立在临床数据上的(临床检查和阴道镜),X 线胸片、ⅣP、活检和诊刮

(2)膀胱镜和结肠镜可以应用于临床分期[膀胱和(或)直肠黏膜活检]

(3)淋巴造影、CT、MRI、剖腹探查术、腹腔镜不能应用于临床分期

(4)病理性 IVP 可以定义癌症为Ⅲ B 期

(5)宫颈旁、宫旁、胃下、闭孔、髂内、髂外、髂总、骶前和骶骨淋巴结是区域淋巴结

(二)宫颈癌分期原则

1.临床诊断分期

宫颈癌分期主要根据临床检查判断,因此必须对所有病人进行仔细的临床检查,最好由有经验的医师在麻醉下进行。临床分期一定不能因为后来的发现而改变。如果对一个宫颈癌患

者的分期存在疑问时,必须归于较早的分期。可以进行以下检查:触诊、视诊、阴道镜、宫颈内膜诊刮、子宫镜、膀胱镜、直肠镜、静脉尿路造影以及肺和骨骼的 X 线检查。可疑的膀胱或直肠受累应该通过活检和组织病理学证据证实。宫颈锥切也被认为是一项临床检查,经此确定的浸润癌也包括在报告中。可选择的其他检查有:淋巴造影、动脉造影、静脉造影、腹腔镜、超声、CT 扫描以及 MRI 等。这些检查结果对于确定治疗方案是有价值的,但不能作为改变临床分期的基础。在 CT 扫描引导下对可疑淋巴结进行细针穿刺抽吸(FNA)也有助于确定治疗计划。

2.术后病理分期

经过手术治疗的病例,病理专家可以根据切除组织中的病理改变更精确地描述疾病范围。但这些结果不能改变临床分期,应该以描述疾病的病理分期方式记录下来。TNM 的分类法正适合此目的。在极少数情况下,术前没有诊断为浸润较深的宫颈癌而仅做了子宫切除术。这些病例不能进行临床分期,也不能包含在治疗统计中,但可分开报告。如同所有其他妇科肿瘤一样,在首次诊断时就应该确定分期并且不能再更改,既使复发也不例外。只有严格按照临床分期的原则进行分期,才有可能比较临床资料和不同治疗方法的效果。

(三)宫颈癌分期说明

1.FIGO 分期　0 期指非典型增生细胞累及上皮全层但无间质浸润。ⅠA$_1$ 和 ⅠA$_2$ 期的诊断基于取出组织的显微镜检查,最好是宫颈锥切病检,切除的组织必须包含全部病变。无论原发病灶是表面上皮还是腺上皮,浸润的深度都不能超过上皮基底膜下 5mm,水平扩散不超过 7mm。静脉和淋巴管等脉管区域受累不能改变分期,但必须特别注明,因为会影响治疗决策。临床上常常无法估计宫颈癌是否扩展到子宫体,因此,子宫体的扩散会被忽略。骶主韧带短而硬、但非结节的宫旁组织向盆壁发展固定的病变分为ⅡB。因临床检查难以确定平滑、质硬的宫旁组织是癌浸润或者是炎症,因此,只有当宫旁组织为结节性固定于盆壁或肿物已达盆壁才分为Ⅲ期。按照其他检查分为Ⅰ期或Ⅱ期的病例,若由于癌的浸润导致输尿管狭窄而出现肾盂积水或肾无功能,均应分为Ⅲ期。诊断ⅣA 期需结合膀胱镜和直肠镜检查。

2.TNM 分期

(1)区域淋巴结(N)

N$_x$:区域淋巴结无法评估。

N$_0$:无区域淋巴结转移。

N$_1$:区域淋巴结转移。

(2)远处转移(M)

M$_x$:远处转移无法评估。

M$_0$:无远处转移。

M$_1$:远处转移。

(四)组织病理学分类

原发生长在宫颈者为宫颈癌,包括所有的组织学类型。可以用多种方法进行病理分级,但都不能作为修改期别的根据。如上所述,初次治疗采用手术者,允许利用组织学的结果对该病例进行病理分期。在这种情况下,可用 TNM 分类法。所有肿瘤都应经显微镜下证实。

1.组织病理学类型

宫颈上皮内瘤样病变,Ⅲ级

原位鳞状细胞癌

鳞状细胞癌

角化

非角化

疣状

原位腺癌

原位腺癌,宫颈内膜型

子宫内膜样腺癌

透明细胞腺癌

腺鳞癌

腺囊癌

小细胞癌

未分化癌

2.组织病理学分级(G)

Gx:分级无法评估。

G_1:高分化。

G_2:中分化。

G_3:低分化或未分化。

四、治疗

(一)微小浸润癌

只有在宫颈锥切活检边缘阴性,或子宫颈切除或全宫切除后才能作出宫颈癌ⅠA$_1$或Ⅰ A$_2$期的诊断。如果CIN Ⅲ或浸润癌的宫颈锥切边缘阳性,需要再做一次锥切活检或者按Ⅰ B$_1$下期处理。在确定治疗前应该做阴道镜检查排除相关的阴道上皮内瘤样病变(VAIN)。

【不同分期术式选择】

1.ⅠA$_1$期　推荐进行经腹或经阴道全子宫切除术。如果同时存在阴道上皮内瘤样病变(VAIN),应该切除相应的阴道段。如果病人有生育要求,可行宫颈锥切,术后4个月、10个月随访追踪宫颈细胞学涂片。如果2次宫颈细胞学涂片均阴性,以后每年进行1次宫颈涂片检查。

2.ⅠA$_2$期　ⅠA$_2$期宫颈癌有潜在的淋巴结转移概率,治疗方案应该包括盆腔淋巴结清扫术。推荐的治疗是改良根治性子宫切除术(Ⅱ型子宫切除术)加盆腔淋巴结清扫术。如果没有淋巴血管区域浸润,可以考虑行筋膜外子宫切除术和盆腔淋巴结清扫术。

宫颈癌发病年龄有年轻化趋势,未生育的年轻患者日渐增多,如何保留年轻宫颈癌患者的生育功能是一个重要的课题。目前要求保留生育功能者,较常采用的治疗方案如下。

(1)大范围的宫颈锥切活检,加腹膜外或腹腔镜下淋巴结清扫术。

(2)根治性宫颈切除术,加腹膜外或腹腔镜下淋巴结清扫术。

【根治性子宫颈切除术】

根治性子宫颈切除术,也称广泛性子宫颈切除术,辅以盆腔淋巴清扫术,是一种新的保留生育功能的手术方法,适用于有选择的早期宫颈癌患者。此手术的优点是保留了子宫体,也即保留了患者的生育希望。分为开腹和经阴道两种术式,通常包括盆腔淋巴结切除术和宫颈环扎术。经阴道途径创伤小,不进入腹腔,对生育影响较小,但手术难度大,需要极熟练的阴道手术及腔镜手术技巧。1994 年 Dargent 首先报道了经阴广泛性子宫颈切除术。目前该手术已用于临床 15 年,文献报道,治疗后的宫颈癌患者的妊娠次数达 150 多次,而出生的健康婴儿近100 人。大部分患者分娩时均采用剖宫产,足月产的比例约 2/3。主要的产科风险是流产和早产。肿瘤随访的结果令人满意,复发率＜5％。

适应证:目前尚没有统一标准,1998 年 Roy 和 Plante 提出的适应证是较常采用的方案。

希望保留生育能力,且无生育能力受损的临床证据。

(1)病变＜2.0～2.5cm。

(2)FIGO 分期 IA_1～IB_1。

(3)鳞状细胞癌或腺癌。

(4)阴道镜和(或)磁共振(MRI)检查宫颈管上段未受累。

(5)无淋巴转移。

【随访】

主要应用细胞学涂片检查随访,术后 4 个月、10 个月 2 次涂片均正常后,每年 1 次涂片检查。

(二)浸润癌

肉眼可见的病灶应该活检确诊。初始评估包括临床检查(必要时在麻醉下进行),阴道镜检查排除阴道上皮内瘤样病变。了解相关的临床症状。出现与膀胱和直肠有关的症状,可行膀胱镜或结肠镜评估膀胱或直肠情况。X 线胸片检查和肾脏评估(包括肾 B 超、IVP、CT 或MRI)是必须的。CT 和(或)MRI 检查可以了解淋巴结的状态。

1.前哨淋巴结及淋巴定位

淋巴系统定位和前哨淋巴结识别是现代实体肿瘤外科治疗的新进展之一。将淋巴检查、分期、处理综合起来,可以更好地提供疾病特征以便减少放疗的干预和减少潜在的毒性,大大提高了肿瘤治疗的准确性。目前已在恶性黑色素瘤和乳腺癌等肿瘤中取得显著成就,从根本上改变了经典的外科治疗,但对于妇科恶性肿瘤还是一个新的领域。

尽管目前对肿瘤转移途径有较清楚的认识,但早期研究对区域淋巴系统的作用及其与主要解剖结构之间的联系不很清楚。淋巴定位就是记录相关器官的区域淋巴引流情况,目的是为了识别靶器官的主要引流淋巴或淋巴结组。从理论上讲,这些淋巴结最有希望判断疾病的预后,因为淋巴结转移的第一站也是肿瘤转移的必经之路。早在 20 世纪初,法国的 Levenf和 Godard 就通过给妊娠宫颈注射 Gerotti 染料研究宫颈的淋巴结解剖情况,并命名了闭孔和髂血管淋巴结。1960 年 Emest Gould 提出了前哨淋巴结的概念,认为若前哨淋巴结为阴性

（不含肿瘤细胞），那么其他区域淋巴将不太可能有转移，也就不需要做更大范围的淋巴清扫。Ramon Cabanas 进一步将区域淋巴引流和选择性识别区域淋巴结的概念结合起来并应用于现代淋巴定位技术，通过淋巴造影发现阴茎癌的前哨淋巴结位于腹股沟浅淋巴结中，他建议只有前哨淋巴结阳性的患者才有必要行淋巴清扫。该发现已在黑色素瘤、乳腺癌等实体瘤中得到证实。

宫颈癌是研究淋巴定位的理想对象。首先，绝大多数手术治疗的患者没有发生转移；其次，宫颈是一个中位器官，具有许多潜在的淋巴引流区，常见的引流部位是闭孔和髂外区；第三，宫颈易于暴露，可在术前和术中行宫颈注射。最后，随着要求保留生育功能的年轻患者日渐增多，亟需发展一种高效微创的识别方法来筛选出低风险患者。

淋巴结被染色，且至少发现 1 条染色的淋巴管进入该淋巴结是判断 1 个淋巴结是否为前哨淋巴结的金标准。淋巴闪烁造影术可增加淋巴定位的准确性，特别适用于术野外或染色浅的淋巴结。腹腔镜手术为早期宫颈癌患者的前哨淋巴结定位提供了一个极为有利的方法。术中应用 γ 探头的报道有限，但已有的研究支持其可行性及对前哨淋巴结定位的重要性。

淋巴定位技术的外科合理性需要在很多方面进行前瞻性的研究，如多样性的对比研究、多中心研究和评估淋巴结的特异性分子病理技术。另外，尚需要前瞻性随机研究以评估前哨淋巴结识别作为治疗选择依据的可行性。就此而言，适用于腹腔镜手术的患者似乎是这项技术的理想候选人，因为它可以提供局部切除和潜在的保留生育功能手术（如根治性宫颈切除术）。另外，保留识别抗原的淋巴群细胞对疫苗治疗的成功有关键性作用。HPV-L1 病毒样颗粒疫苗治疗现已处于 I 期临床试验。2002 年，Koutsky 等已针对 HPV 疫苗预防病毒感染的重要性，开展了对健康人的多中心随机双盲对照研究。随访中位时间为 17.9 个月，对照组 HPV 持续感染率为 3.9/100 人年，而试验组为 0/100 人年（P<0.001）。总的来说，还需要更多的关于原发肿瘤及其淋巴引流相互关系的信息，以获得对肿瘤生物学和临床表现的深入了解。

2. I B$_1$、II A<4cm 期宫颈癌的治疗

早期宫颈癌（I B$_1$，II A<4cm）的初始治疗可以选择手术或根治性放疗。治疗方案的选择应综合病人的年龄及身体状况、医疗资源情况（包括手术熟练程度）。应该向病人解释所有的治疗选择，包括近期及远期并发症和预期结果。

【手术治疗】

I B$_1$/II A（直径<4cm）宫颈癌的标准手术治疗方案是改良根治性全宫切除术或根治性全宫切除术（Piver Rutledge 分类 II 型或 III 型全子宫切除术）和腹膜后淋巴清扫术。年轻患者可以保留卵巢，如果术后有需要放疗的可能，卵巢应悬吊于盆腔之外。部分病例可以行经阴道根治性全子宫切除术和腹腔镜下淋巴清扫术。

1. 经阴道根治性全子宫切除术　　经阴道根治性全子宫切除术与经腹根治性全子宫切除术同样始于 19 世纪末的欧洲中部，代表人物是 Schauta，后因不能同时行经阴道盆腔淋巴切除术以及放疗的崛起而逐渐被人遗忘。1959 年印度的 Suboth Mitra 提出了一种新的联合术式，即先经腹行双侧腹膜外系统盆腔淋巴结切除术，再行经阴道根治性子宫切除术。尽管是两个独立的手术，但手术风险仍小于经腹根治性子宫切除术。因为不需要大的手术切口和长时间显露手术野，术后并发症较 Meigs 术式少了 3 倍，也因此被应用于高风险的患者。1987 年

Dargent 提出用腹腔镜代替腹部切口行盆腔淋巴结切除术,由此产生了 Celio-Schauta 术式,也称腹腔镜辅助阴式根治性子宫切除术(LAVRH)。LAVRH 术式中,腹腔镜可以仅用于探查评估盆腹腔情况和腹膜后的淋巴结清扫术,根治性子宫切除术经阴道完成。经阴道根治性子宫切除术采用 Celio-Schauta 术式,后经过德国改良(程度相当于 2 类 Piver 经腹根治性子宫切除术,用于直径<2cm 的宫颈癌)或经过奥地利改良(程度相当于 3 类 Piver 经腹根治性子宫切除术,用于直径≥2cm 的宫颈癌)。LAVRH 术式中,除盆腔淋巴结切除外,更多的操作也可以在腹腔镜下完成,如分离子宫韧带和动脉等。

这类手术总的特点是借助腹腔镜对手术广泛性的追求。实际上,阴式手术的一个技术难点是钳夹靠近盆侧壁的宫旁组织,因为相对于阴道常规操作的平面来说,钳夹宫旁组织斜角刚好是相反的。而用腹腔镜在同侧髂部放入器械可以平行到达盆侧壁,而且一个人就可分离侧面的宫旁组织(不管使用内镜、双极导管、氩射线还是其他装置)。

需要强调的是,输尿管、子宫动脉与主韧之间的位置关系与腹式手术存在较大差异。在阴式手术中,下拉子宫至阴道,膀胱则向上回缩,使子宫血管向下、向内移行,输尿管受到牵拉也向下走行,然后转向上方进入膀胱。由此形成了一个输尿管环,转弯处被称为输尿管"膝"。

经阴道手术时应仔细触摸辨认避免损伤。然而,在行腹腔镜下淋巴结清扫术时,若将子宫动脉从其髂内动脉前支起始部离断时,则输尿管上所受的拉力明显减少,而输尿管"膝"的形成就不像在子宫动脉完整存在时那么明显。

2.腹腔镜下盆腔淋巴结清扫术　经腹腔镜行盆腔淋巴结和腹主动脉旁淋巴结清扫始于 20 世纪 80 年代末 90 年代初。与传统的开腹淋巴结切除术相比,具有手术野被放大、并发症少、血管和淋巴结的解剖更清楚等优点。由有经验的腹腔镜操作者进行手术与开腹手术达到的效果一样,甚至更好。已有大量的病例证明这项技术的可行性和安全性。

【放射治疗】

ⅠB₁/ⅡA(直径<4cm)宫颈癌的标准放射治疗方案是盆腔外照射加腔内近距离放疗,推荐剂量(包括盆腔外照射和低剂量比率腔内近距离放疗)为:A 点 80～85Gy,B 点 50～55Gy。盆腔外照射总量应该是 45～55Gy,每次 180～200Gy。应用高剂量比率(HDR)的腔内近距离放疗,剂量应该按照相等的生物学剂量设置。

【手术后辅助治疗】

根治术后有以下情况者复发的危险性增加:淋巴结阳性,宫旁阳性,手术切缘阳性。这些病人术后采用同期放化疗(5-FU+顺铂或单用顺铂)比单用放疗者,可以提高生存率。复发的危险性增加也见于那些没有淋巴结受累,但肿瘤为巨块型、有毛细血管样区域(CLS)受累和扩展到宫颈间质外 1/3。术后辅助性全盆腔外照射比单用手术治疗者可减少局部复发率并改善无瘤生存率。

有两个研究组报道应用小范围的盆腔放疗可以达到相似的肿瘤控制并且减少并发症;他们设计的放疗范围可以覆盖阴道穹隆和宫旁组织,上界位于 S₁～S₂,而不是 L₅～S₁。

3.ⅠB₂、ⅡA(>4cm)期宫颈癌的治疗

初始治疗措施包括:①放、化疗。②根治性全子宫切除术和双侧盆腔淋巴结清扫术,术后通常需要加辅助放疗。③新辅助化疗 1～3 个疗程(以铂类为基础),随后进行根治性全子宫切

除术和盆腔淋巴结清扫术,术后可以辅助放疗或放化疗。

(1)同期放化疗:最常用的治疗是盆腔外照射加腔内近距离放疗,并每周用铂类化疗 1 次。放疗的推荐剂量是 A 点 85～90Gy,B 点 55～60Gy。在盆腔外照射期间每周应用顺铂 40mg/m² 化疗。髂总或主动脉旁淋巴结阳性者,应该考虑扩大放疗范围。目前还缺少同时化疗和扩大范围放疗的相关研究资料。

(2)手术加辅助放疗:初始治疗选择根治性手术的好处是可以得到正确的手术分期,同时可以切除原发肿瘤,避免腔内近距离放疗。手术也可以切除不容易通过放疗杀灭的肿大的淋巴结。因为这些肿瘤是巨大的,一般需要辅助放疗。广泛的毛细血管样区域(CLS)受累和癌症浸润至宫颈间质外 1/3 是局部复发的高危因素。淋巴结阴性的高危患者可以采用全盆腔放疗或小范围盆腔放疗。髂总、主动脉旁淋巴结阳性的患者可以扩大放疗范围。

(3)新辅助化疗后根治性全子宫切除术加盆腔淋巴结清扫术:随机试验数据提示在手术前采用以铂类为基础的化疗比采用放疗效果好。目前没有比较手术前同期放化疗与新辅助化疗后疗效差别的数据。

Buenos Aires 的研究采用如下化疗方案:

顺铂:50mg/m²,静脉推注(15min),第 1 天;

长春新碱:1mg/m²,静脉推注,第 1 天;

博来霉素:25mg/m²,静脉滴注(>6h),第 1～3d;

间隔 10d,3 个疗程。

4.进展期宫颈癌

(1)初始治疗:标准的初始治疗是放疗,包括盆腔外照射和腔内近距离放疗联合同期化疗。ⅣA 期病人,癌症没有浸润到盆壁,特别是合并有膀胱阴道瘘或直肠阴道瘘者,初始治疗可选盆腔脏器清除术。

(2)放疗剂量和技术:放疗应该通过一个合适的能量从而在初始和第二照射区域形成独特的剂量聚集。如果可能,照射区域应该由临床检查和 CT 扫描的结果决定。范围应该至少包括 4 个区域。腔内近距离放疗可以给予高或低剂量比率。标准的治疗方案是盆腔外照射加腔内近距离照射,同时应用以铂类为基础的化疗。在盆腔外照射期间同时加用顺铂,40mg/m²,每周 1 次。照射的推荐剂量为 A 点 85～90Gy,B 点 55～60Gy。髂总或主动脉旁淋巴结阳性者,扩大放疗范围。

同期化疗:顺铂 40mg/m²,盆腔外照射期间每周 1 次;或 5-氟尿嘧啶(5-FU)+DDP 每 3～4 周 1 次。

三维立体适形强调照射:目前多用于术后辅助放疗、复发攻击癌孤立病灶或盆腔、主动脉旁淋巴结转移灶的照射。

(3)强度可调的放射治疗(IMRT):是一种相对新颖的外照射治疗方法,也是近年来放射治疗学的一个显著进步。该技术能够通过计算机运算公式,精确地区分需要照射的靶器官和正常组织,再调整放射束的强度,使到达特异性器官的剂量充分,并减少对邻近正常组织的照射,从而更加精确地照射肿瘤,减少毒性反应。

5.ⅣB 期或复发疾病

复发可能在盆腔、远处或两者均有。随着巨块型原发肿瘤的病例增加,单独盆腔复发或盆腔病灶持续存在患者的比例比远处转移患者有所增加。复发大多数发生在诊断后 2 年内,预后差,中位存活期仅 7 个月。宫颈癌复发或转移的症状包括疼痛、下肢水肿、胃纳下降、阴道出血、恶病质以及心理问题等。治疗应由多学科专家组共同努力,包括妇科肿瘤学家、放疗和化疗专家、中医专家、姑息治疗医生、特殊护理人员、心理学家等。减轻疼痛及其他症状,为患者及家人提供全面的支持非常重要。

初次治疗后复发治疗措施的选择应该依病人的一般状态、复发或转移部位、转移的范围以及初始治疗措施而决定。

根治性手术后局部复发的宫颈癌患者是放疗的指征。有研究资料显示放疗同时加用 5-FU 和(或)顺铂化疗,可以改善部分患者的预后。部分患者如肿瘤没有浸润到盆壁、特别是有瘘管存在的情况下,盆腔脏器清除术可以代替根治性放疗及同期化疗。

(1)盆腔脏器廓清术:盆腔脏器廓清术包括 3 种类型。

前盆腔廓清术:切除膀胱、阴道、宫颈和子宫。适用于病变局限于宫颈和阴道上段前壁者,若病变侵犯直肠上方的阴道后壁黏膜,则需要切除直肠。

后盆腔廓清术:切除直肠、阴道、宫颈和子宫。适用于孤立的阴道后壁复发性病灶,手术不需要通过主韧带分离输尿管,但需要解决结肠造口等问题。

全盆腔廓清术:切除膀胱、直肠、阴道、宫颈和子宫。病变局限于阴道上段和宫颈时,可以在肛提肌以上部位进行切除,能够保留直肠残端和乙状结肠进行吻合,避免永久性结肠造口。若病变侵及阴道下段,则须切除全部直肠及大片会阴组织,并行永久性结肠造口。

在进行廓清术前应积极寻找转移病灶,有转移性病灶者应作为盆腔廓清术的禁忌证。由于阴道下段的淋巴引流至腹股沟区域,术前还需仔细评价这些区域的淋巴结。肿瘤扩散到盆侧壁虽是盆腔廓清术的禁忌证,但是由于放疗后的纤维化改变,即使是很有经验的检查者也难以作出准确判断。即使无法治愈的可能性增加,仍然应该考虑剖腹探查,从而对宫旁组织进行活检。当临床出现单侧下肢水肿、坐骨神经痛和输尿管梗阻三联征时,通常提示肿瘤浸润盆壁,无法彻底切除。

随着可控性尿路改道技术的进展,手术后患者的身心状况得到很大改善。同时行直肠吻合术和可控性尿路改道,患者就无需终身使用外置性装置,可以避免很多相关的心理问题。应该尽一切努力在盆腔廓清术的同时进行阴道再造,该治疗也有助于切除盆腔脏器后盆底组织的重建。无论是否进行阴道再造,都应该游离胃网膜左动脉的一块大网膜重建新的盆底结构。

近年来,盆腔廓清术的手术死亡率持续下降,目前已降至 10% 左右。术后死亡的主要原因是败血症、肺栓塞及大出血。胃肠道和泌尿生殖道瘘仍是最常见的严重并发症,发生率高达 30%～40%。有学者报道,使用未经放射治疗的肠道进行泌尿道重建可使瘘的发生风险下降,尚需进一步临床实践证实。前盆腔廓清术后的 5 年存活率为 33%～60%,全盆腔廓清术后的 5 年存活率为 20%～46%。

(2)侧面扩大的内盆腔切除术(LEER):放疗区域出现局部复发的宫颈癌患者预后很差。传统的盆腔廓清术仅限于经过严格选择的中央型复发患者,LEER 为复发病灶侵及盆腔侧壁的患者提供了一种新的手术治疗方式,它扩大切除了传统盆腔廓清术的侧切除平面——包括切除髂内血管、闭孔内肌、尾骨肌、髂尾肌和耻尾肌。扩大手术侧切平面的目的在于保证切除侧方肿瘤,使切缘阴性。目前有关该手术的经验还非常有限。

初始手术后局部复发的治疗选择:初始手术后盆腔局部复发的患者可以选择根治性放疗或盆腔脏器清除术。根治性放疗(+/-同期化疗)可以治愈一部分初始手术后盆腔孤立复发病灶的患者。放疗剂量和区域应该按照不同疾病范围而制定。微小病变应该给予 50Gy,按180cGy 分次给予。大块肿瘤应用区域缩减量 64～66Gy。在初始治疗失败,盆腔转移或复发并且不能够治愈的情况下,可选择姑息性化疗。顺铂仍是宫颈癌化疗的首选单药。这部分患者的预期中位时间存活是 3～7 个月。

根治性放疗后局部复发:初始放疗后复发的患者,盆腔脏器清除术是唯一有治愈可能的措施。有丰富经验的专家可以选择有适应证的患者进行盆腔脏器清除术。

盆腔脏器清除术的适应证包括:估计可以切除的浸润到膀胱或直肠的中央型复发病灶;没有盆腔外扩散;在盆壁与肿瘤间有可以切割的空间。单侧下肢水肿、坐骨神经痛和输尿管阻塞三联征提示存在不能切除的盆壁浸润,应该给予姑息治疗。

预后良好的因素包括:无瘤间隔(DFI)超过 6 个月,复发病灶直径≤3cm,没有盆壁固定。选择施行盆腔脏器清除术的患者 5 年存活率为 30%～60%,手术致死率<10%。在谨慎选择病例的前提下,可以施行根治性全子宫切除术,适用于中央型复发而且肿瘤直径不超过 2cm 的患者。

ⅣB 期或复发转移宫颈癌系统性化疗:顺铂是最有活性的治疗宫颈癌单药,剂量 100mg/m² 时反应率为 31%,50mg/m² 反应率为 21%。回顾性随访研究显示,患者一般情况较好而且复发部位位于盆腔外的患者对化疗的反应率高于复发位于原来放疗部位者。

6.远处转移

局部放疗适用于缓解全身转移局部病灶引起的相关症状,包括骨骼转移所造成的疼痛,增大的主动脉旁淋巴结或锁骨上淋巴结以及脑转移相关症状。姑息性放疗应该采取大节段短疗程方法,面不按平常的根治治疗疗程方法。

(三)宫颈癌的随访

1.随访时间

第 1 年:放射治疗,每个月 1 次;手术治疗,每 3 个月 1 次。

第 2 年:放射治疗,每 3 个月 1 次;手术治疗,每 4 个月 1 次。

第 3 年:及以后放射治疗和手术治疗,每 6 个月 1 次。

2.随访检查项目

(1)盆腔检查、三合诊检查。

(2)阴道细胞学和 HPV 检测。

(3)B 超、X 线、肿瘤标志物 SCC 检查。

(4)MRI、泌尿系统、消化道检查。

(5)怀疑早期复发时可做 PET 检查。

五、疫苗

2006 年 8 月,人类历史上第一支癌症疫苗宫颈癌疫苗在澳大利亚成功接种至人体,标志着人类对癌症的防治研究进入一个新阶段。目前研究确认,宫颈癌是人类所有癌症中病因最为明确的一种,几乎所有的宫颈癌都是由人乳头瘤病毒(HPV)引起,妇女从宫颈感染 HPV 到发展为宫颈癌前病变乃至宫颈癌大约需要 10 多年的时间,这为研究宫颈癌疫苗创造了条件。宫颈癌疫苗也可以称为 HPV 疫苗,它通过预防妇女感染高危 HPV 进而预防宫颈癌发生。HPV 疫苗是一种具有 HPV 蛋白外壳的抗原性而不含病毒 DNA 复制性和致癌性的病毒样颗粒,接种人体后能激发机体免疫系统产生相应的抗体,阻止 HPV 感染,进而预防宫颈癌发生。由于在世界范围内约 70% 的宫颈癌与 HPV16/18 型感染相关,所以,目前多数宫颈癌疫苗研究是针对这两种病毒亚型的。

近年来开展了多个独立研究来检测多种 HPV 疫苗的效力。每项研究均显示所使用的疫苗可以有效地预防持续性的 HPV 感染。在一项试验性 HPV 16 VLP 疫苗的随机研究中,1533 名妇女被随机分入了疫苗组和安慰剂组。每名妇女均无细胞学检查异常史,男性性伴侣不超过 5 个。在第 0、2、6 个月给予疫苗,中位随诊时间为 17.4 个月。持续 HPV 16 感染为该研究主要终止点,对疫苗的耐受性为次要终止点。研究发现,疫苗组与安慰剂组相比,HPV 16 持续性和一过性感染均降低,CIN 发生也相应减少。另一项评价双价 LlVLP 疫苗预防 HPV 16 和 18 型的研究,采用了相同的研究方案。研究主要目标是评价疫苗对预防 HPV 16 和 18 感染的有效性,次要目标是评价其预防细胞学和组织学异常的有效性。1113 名参加者随访了 27 个月。研究结果发现疫苗对于预防持续感染的有效性达 85%,而对预防细胞学异常的有效性达 93%。在另一项有关 HPV 疫苗的 2 期临床研究中,疫苗总的有效率达 89%。该研究认为疫苗能非常有效地减少持续 HPV 感染的发生率,同时还发现疫苗是高度免疫原性的,能对每一种 HPV 诱导出高效价抗体。但是,该研究未能充分评估对于疾病预后或者每种 HPV 亚型单独的有效性。

总之,目前报道的多项临床试验显示,宫颈癌疫苗可以在几年内高效的预防相应的高危 HPV 亚型感染。由于目前临床观察时间尚短,疫苗的长期效果仍有待研究。另外,不同地区、不同人群感染的高危 HPV 亚型也不完全相同,这也限制了特定疫苗对宫颈癌的预防效果。

由于疫苗的原理是通过预防 HPV 感染来预防宫颈癌,对已感染者作用不大,且以性行为为主的皮肤黏膜接触是 HPV 传播的主要途径,所以尚未开始性生活的年轻女性最适宜接种疫苗。当然对于那些已经有了性生活甚至是某亚型病毒携带者,疫苗也可以预防其他亚型HPV 感染。

(吴亚玲)

第三节　子宫肌瘤

子宫肌瘤由平滑肌和结缔组织组成，又称子宫平滑肌瘤。是女性生殖系统最常见的肿瘤。多见于 30～50 岁妇女。

（一）病因

根据肌瘤好发于生育年龄妇女，绝经后肌瘤停止生长、逐渐萎缩甚至消失的特征，推测子宫肌瘤的发生发展可能与女性激素有关。虽然大多数子宫肌瘤患者血中的雌、孕激素水平并没有升高，但肌瘤组织中雌、孕激素受体的水平比子宫肌层高，这提示肌瘤组织局部对雌、孕激素的高敏感性可能在肌瘤的发生发展中起重要的作用。近年来的研究还发现许多肽类生长因子及其受体是子宫肌瘤的生长调节因子，因此，子宫肌瘤的发生发展可能是雌、孕激素和局部生长因子间复杂相互作用的结果。

（二）病理

1.**大体**　为球形或不规则形实性结节，可单个或多个生长于子宫任何部位。一般为白色、质硬，切面为旋涡状结构。肌瘤本身无包膜，但肌瘤组织可压迫周围的子宫肌壁纤维而形成假包膜，使肌瘤与子宫肌层分界清楚，容易剥出。血管从外穿入假包膜内供给肌瘤营养。

2.**镜下**　主要由梭形平滑肌细胞和不等量纤维结缔组织所构成。细胞大小均匀、呈栅栏状或旋涡状排列。因切面的不同，细胞核可呈圆形或杆状，染色较深。

3.**变性**　肌瘤局部血供不足可引起各种退行性变。

（1）玻璃样变：又称透明变性，最常见。肌瘤组织水肿变软，剖面旋涡状结构消失，溶成玻璃样透明体。

（2）囊性变：玻璃样变继续发展，肌细胞坏死液化，形成大小不等的囊腔，内含胶胨样液体。

（3）红色变：多见于妊娠期和产褥期，可能是肌瘤血管破裂或退行性变引起溶血，血红蛋白渗入肌瘤内。切面暗红色，如半熟牛肉状，质软、腥臭，旋涡状结构消失。

（4）恶性变：主要为肉瘤变，发生率为 0.4%～1.25%。多发生于年龄较大的妇女。肌瘤在短期内迅速增大，或伴有阴道不规则流血。组织变软、质脆，切面灰黄色，似生鱼肉状。

此外，肌瘤还可发生脂肪变性、钙化等，均较少见。

（三）分类

按肌瘤所在部位的不同可分宫体和宫颈肌瘤。肌瘤最初均起源于子宫肌层，向不同方向生长而形成下列 3 种类型。各种类型可单独存在，也可同时并存。

1.**肌壁间肌瘤**　最常见。位于子宫肌层内，周围被正常肌层包绕。

2.**浆膜下肌瘤**　突起在子宫表面，肌瘤表面仅覆盖少许肌层或浆膜层。可仅有一蒂与子宫相连。若蒂断裂肌瘤脱落在盆、腹腔内继续生长，称寄生性肌瘤或游走性肌瘤。肌瘤向阔韧带内生长，称阔韧带内肌瘤。

3.**黏膜下肌瘤**　向宫腔内生长，肌瘤表面覆盖子宫内膜。黏膜下肌瘤易形成蒂，肌瘤突出于宫腔内,甚至延伸至阴道内或阴道外。

(四)临床表现

1.症状 有些患者可无症状,终身未被发现。症状的轻重主要取决于肌瘤的生长部位、大小、有无变性和并发症。

(1)阴道出血:是最常见的症状。肌壁间肌瘤主要表现为经量增多、经期延长,但出血有周期性。也可出现周期缩短。黏膜下肌瘤主要表现为经量增多、经期延长、周期紊乱、不规则出血或经后淋漓不尽。浆膜下肌瘤则很少引起子宫出血。

(2)腹部肿块:当肌瘤较大时,患者自觉下腹部实性肿块,活动度差。

(3)阴道排液:肌瘤可引起白带增多。若肿瘤发生坏死合并感染,则有持续性或不规则阴道出血和恶臭脓血样液排出。

(4)压迫症状:前壁肌瘤压迫膀胱可引起尿频、排尿困难、尿潴留等。后壁肌瘤压迫直肠可致里急后重、便秘、大便不畅等。阔韧带肌瘤压迫输尿管可引起输尿管扩张、肾盂积水等。

(5)疼痛:肌瘤可引起下腹坠胀、腰背酸痛等。肌瘤合并感染、红色变性或浆膜下肌瘤蒂扭转时可出现剧痛并伴有发热。

(6)不孕和流产:肌瘤向宫腔内生长或引起宫腔变形可妨碍精子通过、孕卵着床和胚胎发育,因而引起少数患者不孕或流产。

(7)贫血:长期月经过多或不规则阴道出血可导致失血性贫血。

2.体征 若肌瘤较大可在下腹部扪及质硬、圆形或不规则形实性结节状肿物。妇科检查时可发现子宫增大、表面有单个或多个不规则结节突起或有蒂与子宫相连的实性活动肿物。带蒂的黏膜下肌瘤突出于阴道内,用阴道窥器即可在阴道内见到表面光滑的红色结节。当组织坏死或合并感染时,肌瘤表面有渗出物覆盖并有恶臭味。

(五)诊断及鉴别诊断

根据病史、症状和体征,诊断多无困难。借助 B 型超声、探测宫腔方向和深度、子宫输卵管碘油造影、子宫镜、腹腔镜、CT、MRI 等方法可明确诊断并与其他疾病相鉴别。子宫肌瘤需与下列疾病鉴别:妊娠子宫、卵巢肿瘤、子宫内膜异位症、盆腔炎性肿块、畸形子宫、子宫内膜癌、子宫颈癌等。根据停经史、HCG 和 B 型超声检查可与妊娠子宫鉴别;根据症状、体征、影像学检查和腹腔镜可与卵巢肿瘤、子宫内膜异位症、盆腔炎性肿块、畸形子宫鉴别;借助子宫镜和活体组织检查可鉴别子宫黏膜下肌瘤与子宫内膜癌;宫颈组织学检查和活体组织检查有助于带蒂的黏膜下肌瘤与宫颈癌的鉴别。

(六)治疗

1.随访观察 适用于子宫小于妊娠 10 周子宫大小,无症状者。每 3~6 个月随访 1 次。

2.药物治疗 适用于子宫小于妊娠 10 周子宫大小,症状较轻或虽子宫大于妊娠 10 周子宫大小,但接近绝经年龄或全身情况不能耐受手术者。

(1)他莫昔芬(三苯氧胺,tamoxifen):雌激素受体拮抗药。10mg 每日 2 次,连用 3~6个月。

(2)米非司酮(RU486):孕激素受体拮抗药。每日 10~25mg,连用 3~6 个月。可引起闭经并使子宫肌瘤缩小。

（3）黄体生成激素释放激素激动药：又称促性腺激素释放激素激动药，通过抑制雌二醇至绝经水平，造成假绝经状态，抑制肌瘤生长并使其缩小。适用于①术前用药 3～6 个月使肌瘤缩小，可减少手术中出血、减轻手术难度。也可使原来因肌瘤较大、需经腹切除子宫者可改为经阴道切除子宫或在腹腔镜下切除子宫。②子宫肌瘤合并不孕患者，用药后肌瘤缩小改善了受孕条件。③近绝经期者用药后提前过渡到自然绝经。④有合并症暂不能手术者。该类药物品种繁多，用法各异，药价昂贵，长期应用可引起骨质疏松，目前尚难以推广应用。

（4）雄激素：对抗雌激素，减少盆腔充血，促进近绝经期的患者提早绝经。常用甲睾酮，每日 10mg，舌下含服。或用丙酸睾酮 25mg，每 3～5 日肌注 1 次。雄激素每个月用量均不能超过 300mg，以免引起男性化。

3.手术治疗　适应证：①子宫大于妊娠 10 周子宫大小；②子宫虽小于妊娠 10 周子宫大小，但症状明显，经药物治疗无效；③子宫小于妊娠 10 周子宫大小，症状也较轻，但因肌瘤引起不孕或经常流产者。

手术方式有：

（1）子宫肌瘤切除术：适用于希望保留生育功能或 40 岁以下不愿切除子宫者。肌壁间肌瘤和浆膜下肌瘤可经腹或经腹腔镜下切除肌瘤；突出于阴道内的带蒂黏膜下肌瘤可经阴道摘除肌瘤；宫腔内的黏膜下肌瘤可经子宫镜切除肌瘤。

（2）子宫切除术：适应证①年龄＞40 岁，无生育要求；②肌瘤生长较快疑有恶变可能；③肌瘤切除后再复发者。根据肌瘤大小、子宫活动度、技术、设备条件等选择手术途径，可以经腹、经阴道或经腹腔镜下切除子宫。常规采用全子宫切除术，宫颈无病变的年轻患者可采用次全子宫切除术。50 岁以下、卵巢正常者均应保留。

4.子宫肌瘤介入栓塞治疗术　通过子宫动脉栓塞术堵塞供应肌瘤的血管，使肌瘤缺血、变性、坏死。一般 3 个月后肌瘤会停止生长，逐步变小，月经量也减少并缓解压迫症状。介入栓塞治疗的优点是微创、可重复、并发症少和康复快。适用于年轻、希望保留生育功能及因身体条件不能耐受手术或不愿接受手术治疗的病例。

（七）子宫肌瘤合并妊娠

子宫肌瘤合并妊娠并不常见，占肌瘤患者的 0.5％～1％，妊娠的 0.3％～0.5％。

1.妊娠对子宫肌瘤的影响　妊娠由于性激素的变化和盆腔血液供应丰富，可促使肌瘤快速生长和变性，常为红色变性。临床表现为肌瘤迅速增大，剧烈腹痛、发热、血白细胞升高等。

2.肌瘤对妊娠和分娩的影响　黏膜下肌瘤可妨碍受精卵着床而引起早期流产。大的肌壁间肌瘤可引起子宫腔变形和压迫，也可导致流产或胎位异常。若肌瘤位置较低，可妨碍胎儿先露部进入骨盆造成难产。产后则肌瘤可妨碍子宫收缩而导致产后大出血。

3.处理　发生红色变性时应保守治疗，使用止痛、抗感染、安胎药物。肌瘤造成产道梗阻者应做剖宫产。除非带蒂的浆膜下肌瘤，一般不主张在剖宫产的同时做子宫肌瘤切除术，以免引起难以控制的出血。

（张晶晶）

第四节　子宫内膜癌

子宫内膜癌是指原发于子宫内膜上皮的一组上皮性恶性肿瘤，多数为起源于内膜腺体的腺癌，称子宫内膜腺癌或子宫内膜样腺癌。又称子宫体癌。子宫内膜癌发病年龄与绝经有密切关系，63%的患者发病于 50～70 岁，只有 25%的患者在绝经前发病，＜40 岁发病者仅占 5%。

一、高危因素及基础研究

（一）高危因素

子宫内膜癌的病因尚未完全阐明，根据病人及流行病学资料，仍可分析出一些潜在影响子宫内膜癌发生的危险因素。由于子宫内膜癌患者常伴有不孕、肥胖、糖尿病、高血压、月经异常、绝经期后延、多囊卵巢综合征等，故有人认为它们是内膜癌的危险因素，称之为"体癌综合征"。

绝经后的肥胖女性，子宫内膜癌的危险性明显增加，与高血压、糖尿病构成子宫内膜癌的三联征。绝经后卵巢功能衰退，肾上腺分泌的雄烯二酮可在脂肪组织内经芳香化酶作用转化为雌酮，使血浆雌酮水平升高。雌酮是绝经后妇女身体中主要的雌激素，而子宫内膜是雌激素的靶器官，子宫内膜长期受到无孕激素拮抗的雌酮的刺激，可导致子宫内膜异常增生甚至癌变。体重超过正常的 15%，其危险性增加 3 倍。

Twonbly 通过将雌激素投予内膜癌患者后发现，合并肥胖的患者尿中雌激素排泄速度较不肥胖者延缓，从而说明肥胖妇女体内的雌激素往往维持在较高的水平，在其持续的刺激下使子宫内膜发生囊性增生、腺瘤样增生以及非典型增生，进而发展成为内膜癌。Steine 等研究发现，合并糖尿病的子宫内膜癌患者，肿瘤的肌层浸润深度及淋巴结转移情况都较未合并糖尿病的患者严重。Sharma 等提出，有合并症的患者其预后情况相对较差。

（二）基础研究

关于子宫内膜癌的发生机制尽管很多学者提出了各种学说，但仍没有明确的机制。

1.芳香化酶与子宫内膜癌

细胞色素 P450 芳香化酶是细胞色素 P450 的一种，是细胞色素 P450 产物中唯一有单基因编码的酶，是雌激素合成过程中的最后一步限速酶，主要作用是将雄烯二酮和睾酮转化为雌酮和雌二醇。芳香化酶属于细胞色素 P450 超家族，由 CYP19 基因编码，分子质量为 55ku。CYP19 基因位于人染色体 15q21.1 区，由 10 个外显子和 9 个内含子组成，组织特异性表达是 CYP19 基因表达的最大特点。正常子宫内膜存在抑制转录因子，连接到细胞色素芳香化酶 P450 的启动基因，使正常内膜无该酶的表达。肿瘤上皮细胞可通过自分泌芳香化酶合成雌激素，其周围的间质细胞通过增加合成或释放生长因子（如巨噬细胞所释放的激酶、IL-21，IL-26 等）以旁分泌方式产生雌激素，雌激素通过与特异的雌激素受体（ER）蛋白结合，激活细胞核内调节基因表达,产生有生理效应的蛋白,或启动对靶组织的细胞外信号,影响对细胞周围组织的控制,并可诱发细胞异常分裂、增生以至癌变。

子宫内膜癌大多数为雌激素依赖型,病变内膜中雌激素是正常内膜的 2～3 倍,芳香化酶主要定位于内膜及间质细胞中。Berstein 等研究发现,雌激素反应元件(ERE)和非稳定性绿色荧光蛋白(GFP)基因可以作为检测子宫内膜癌间质细胞生长的指标,且在 15 例子宫内膜癌标本中检测后发现,芳香化酶抑制剂能抑制 ERE 活性和 GFP 基因表达的水平。Watanab 等研究后发现,正常子宫内膜和增生内膜包括非典型性增生内膜,芳香化酶表达较弱或无表达,但内膜癌基质细胞(66.7%)中有芳香化酶及其 mRNA 转录水平的过度表达,且芳香化酶染色阳性率在低、中、高分化癌中分别为 80%、65% 和 53%。分化差的肿瘤芳香化酶活性相对高,在明显癌浸润部位的基质细胞中芳香化酶免疫活性显著增高。

Paynter 等进行的研究提示,由 CYP19 基因编码的芳香化酶底物与产物、雄烯二酮和雌酮、睾酮和雌二醇与子宫内膜癌间具有明显的相关性。雄激素是通过芳香化作用转化为雌酮和雌二醇,从而促进子宫内膜癌的生长。实验表明子宫内膜癌细胞 HEC259 中具有芳香化酶活性,雌二醇明显促进细胞 HEC259 中 DNA 合成,睾酮对 DNA 合成也有促进作用,且其促进作用不能被雄激素拮抗药抑制,但可被三苯氧胺抑制,表明在癌细胞中芳香化酶将雄激素底物转变为雌激素,促进细胞的增殖。学者研究发现在体外培养人子宫内膜癌细胞株的培养液中加入第 3 代芳香化酶抑制药来曲唑和丙酸睾酮,对癌细胞生长有明显抑制作用,提示雄激素对细胞生长的促进作用可能是通过芳香化酶将其转化为雌激素来实现的。同时也提示了芳香化酶 P450 在子宫内膜癌变过程中的作用。以上研究结果为子宫内膜癌的治疗提供了新的途径。

目前,在内膜癌的内分泌治疗中,芳香化酶抑制药也已被研究者们所关注并应用于临床中。

2.PTEN 与子宫内膜癌

PTEN 基因第 10 染色体同源丢失性磷酸酶张力蛋白基因(PTEN)是 1997 年发现的抑癌基因,定位于染色体 10q23.3,有 9 个外显子和 8 个内含子,是迄今发现的第一个具有双重特异性磷酸酶活性的抑癌基因,可以通过脂质磷酸酶活性和蛋白磷酸酶活性两条途径发挥对细胞周期的调控作用。

当 PTEN 基因丢失或突变时,失去诱导细胞凋亡、调节细胞周期等功能,细胞可出现无限制地生长,迁移能力加强,细胞间黏附力减弱,导致肿瘤发生,且易发生浸润和转移,影响预后。PTEN 基因突变和蛋白表达异常与子宫内膜癌的关系是目前研究的热点。PTEN 基因在子宫内膜癌中突变率最高,而且是目前发现的子宫内膜癌中突变率最高的基因,突变率达 25%～80%,PTEN 基因突变几乎都发生于 I 型子宫内膜癌中。PTEN 基因突变可能是通过非激素途径介导子宫内膜的致癌机制,子宫内膜样腺癌和非子宫内膜样腺癌中肿瘤发生分子机制不同,在 I 型肿瘤中分子发生机制为微卫星不稳定性调节点的复制错误引起随后的癌基因和抑癌基因的突变和积累,PTEN 等基因改变了几个不同的信号传导途径后形成了子宫内膜样腺癌,而 p53 和某些染色体的杂合子缺失促进新生物转化成为非子宫内膜样腺癌。

Mutter 等运用 RT-PCR 法检测子宫内膜增生各阶段及子宫内膜癌中 PTEN 蛋白的表达

率,其表达缺失率呈逐渐递增趋势,表明 PTEN 基因的突变在子宫内膜增生各阶段及内膜癌中均存在,PTEN 蛋白表达的改变在子宫内膜恶性转化和癌变过程中发挥重要作用,可以认为是Ⅰ型子宫内膜癌发生的早期事件。研究发现子宫内膜癌中 PTEN 基因突变在高分化组子宫内膜癌组中突变率显著高于低分化组($P < 0.05$);浅肌层浸润组中突变率显著高于深肌层浸润组($P < 0.05$)。Kanamori 等报道子宫内膜癌中 PTEN 蛋白表达缺失率为 65.3%,PTEN 蛋白阳性表达者的生存率(62.4%)高于阴性表达者(11.8%),认为 PTEN 蛋白阳性表达是晚期子宫内膜癌预后良好的标志。由此可见 PTEN 基因突变主要发生在分化程度好、肌层浸润浅、子宫内膜样腺癌等生物学行为较好的子宫内膜癌中,这说明,对于 PTEN 基因突变的研究有利于推测子宫内膜样腺癌的病理分型分化程度及肌层浸润深度。

文献报导,PTEN 表达区为 PTEN 基因野生型,在 84% PTEN 不表达区腺体发生突变和杂合子缺失,专家对 PTFN 基因失活的子宫内膜癌细胞和表达野生型 PTEN 蛋白的子宫内膜癌细胞分别进行腺病毒的介导的 PTEN 基因转染,在 PTEN 失活的子宫内膜癌细胞系中肿瘤细胞生长受到抑制,而对表达 PTEN 的细胞系中无影响,上述研究表明,PTEN 基因在基因治疗方面有良好的应用前景,但其确切的机制有待进一步的深入研究。

3.p27 与子宫内膜癌

p27 基因属抑癌基因,定位于染色体 12p13 上,很少发生突变,对肿瘤的抑制功能是通过其蛋白表达水平改变实现的。p27 蛋白最早由 Polyak 等在研究转化生长因子 β(TGF-β)和接触性抑制诱导的细胞周期停滞时发现,是一种分子质量为 27ku 的热稳定蛋白。其氨基端有一个广谱的 cyclin-CDK 复合物结合位点,羧基端有一个双向核定位信号,且含有 CDK2 磷酸化位点。p27 蛋白既可以抑制 CDK 的活化,又可以抑制 cyclin-CDK 复合物的激酶活性,从而使细胞周期停滞在 G_1 期,这可能与其抑制 Thr-160 的磷酸化有关。p27 蛋白可以作用于整个细胞周期,但对 G_1 期 CDK 的抑制作用最明显,主要是 cyclinE-CDK2。

p27 蛋白是正常子宫内膜生长调节和子宫内膜癌发病机制的中心靶点。国外学者发现,在正常子宫内膜上皮细胞中 TGF-β 诱导 p27 蛋白的积累,在子宫内膜癌中 TGF-β 信号失调,增强 p27 的蛋白酶体降解,子宫内膜癌组织溶解产物表现高比例的泛素介导的 p27 降解。且雌激素处理过的子宫内膜上皮细胞导致 p27 蛋白降解,而孕酮在正常和癌性子宫内膜中都诱导 p27 蛋白显著增加。已有大量研究发现,子宫内膜癌中普遍存在 p27 蛋白表达减少。文献报道用免疫组化法分析正常子宫内膜、异常增生病变和子宫内膜癌中 p27 蛋白的表达,结果发现正常的增生期和分泌期子宫内膜都有 p27 蛋白表达,但分泌期的表达更强。在无非典型的单纯增生病变中,其表达模式与增生期子宫内膜相同;在伴非典型的复杂增生病变中,p27 蛋白表达较单纯增生病变显著增加。38 例子宫内膜癌样本中,73.7% 表现为 p27 蛋白染色减少或缺失,提示 p27 蛋白表达缺失与子宫内膜癌的发病机制有关。虽然 77.8% 的Ⅰ级肿瘤表现无或低 p27 蛋白表达,Ⅱ级为 71.4%,Ⅲ级为 66.7%,有逐渐降低趋势,但无或低 p27 蛋白表达与肌层浸润深度、淋巴结累及、阳性腹膜冲洗液、高分期和缺乏异常增生之间无相关性($P > 0.05$)。研究报道正常、增生性和癌性子宫内膜中 p27 蛋白表达时发现,增生性和癌性子宫内膜中 pp27 蛋白表达较增生期子宫内膜显著减少,差异有统计学意义($P < 0.05$),与分级、肌层浸润无关,提示 p27 蛋白表达与肿瘤进展分期无关。p27 蛋白在正常增生过程中的重要性和在

子宫内膜癌中表达减少使其成为新的治疗靶点。孕激素通过结合其受体抑制正常子宫内膜腺体和内膜癌细胞的生长。临床医师用孕酮和甲羟孕酮处理正常内膜腺细胞和孕激素受体阳性的子宫内膜癌细胞(Ishikawa 细胞),结果发现两种细胞的生长都被抑制,且伴随着 p27 蛋白表达升高。免疫沉淀显示,孕激素加速了 p27 与 CDK2 复合物的形成,但 p27mRNA 的表达无任何变化。另一方面,p27 蛋白降解实验提示,孕酮和甲羟孕酮处理延长了两种细胞的降解时间,并且 p27 表达质粒可降低正常内膜腺细胞的生长活性。这些发现提示,p27 蛋白参与孕激素介导的生长抑制,且孕激素介导的 p27 蛋白上调可能发生在翻译后水平。Kawaguchi 等用免疫印迹法检测甲羟孕酮处理后 Ishikawa 细胞中 p27 蛋白的表达,结果发现给药后第 6 天甲羟孕酮抑制 34% 细胞的生长,给药 48～96h 后出现 p27 的积聚,提示子宫内膜癌中 p27 蛋白可能与孕酮诱导的生长抑制有关。研究报道用免疫组化法比较甲羟孕酮治疗前后子宫内膜癌患者 p27 蛋白水平,发现治疗 1～6 周后 p27 强阳性标记指数明显高于治疗前,7～12 周又降到治疗前水平,13～18 周则更低,表明 p27 蛋白表达可预测甲羟孕酮 4 个月疗法早期阶段对治疗子宫内膜癌的有效性。

二、子宫内膜癌内分泌治疗

子宫内膜癌的治疗首选手术治疗。Ⅰ期标准术式为经腹筋膜外子宫全切及双侧附件切除术;盆腔腹腹后淋巴清扫及腹主动脉旁淋巴清扫术。腹主动脉旁淋巴结切除/取样指征:①影像学检查可疑腹主动脉淋巴结受累;②髂总淋巴结长大或有转移;③附件转移包块;④G_3 有深肌层或全肌层受累;⑤高度恶性特殊类型癌瘤如 UPSC、CCC 等。Ⅱ期:指有子宫颈管受累者:①应行广泛性子宫切除,双附件切除术,盆腔淋巴结及腹主动脉旁淋巴结清扫或取样术;②放疗后子宫及双附件切除选择性取样;③其他。Ⅲ期:有盆腔转移(双附件及子宫外病灶),可先做缩瘤术后再配合放射和化疗等综合治疗,以争取治疗或延长患者存活时间。手术方式:①开腹手术;②腹腔镜下子宫内膜癌根治术;③腹腔镜辅助阴式手术,可根据具体情况,如患者的情况、手术医师的专业技术、手术器械的配备等,选择不同的手术入路。此外,子宫内膜癌的治疗方法有放化疗、内分泌治疗,其中,争议较大的为子宫内膜癌的内分泌治疗。

子宫内膜癌分为Ⅰ型和Ⅱ型,Ⅰ型子宫内膜癌为雌激素依赖性肿瘤,其发生多与高雌激素水平有关,多发生在子宫内膜增生基础上,特别是非典型增生,与长期无拮抗的雌激素刺激有关。病理类型主要为子宫内膜样腺癌,恶性度低,期别早,预后较好,年轻患者多为这一类型,约占子宫内膜癌的 65%,雌激素受体和孕激素受体多为阳性。Ⅱ型为非雌激素依赖性肿瘤,Ⅱ型子宫内膜癌与雌激素及内膜增生无关,由萎缩子宫内膜发展而来,有关发病机制至今用经典的激素-受体学说也难以解释。发病率虽低,但其恶性级别高,病理类型以非子宫内膜样腺癌(浆液性乳头状腺癌、透明细胞癌等)为主,恶性度高,预后差,容易有深肌层浸润,有快速进展的生物学行为,多见于年龄较大的绝经后妇女,约占子宫内膜癌的 35%。故雌激素受体和孕激素受体在Ⅰ型中表达高,在Ⅱ型中表达低,大量研究显示,雌激素受体和孕激素受体表达水平愈低,肿瘤分化程度愈低,恶性程度愈高,易发生肌层浸润及淋巴结转移,且雌激素受体和孕激素受体水平的高低与临床选择内分泌治疗有关。雌、孕激素作用失衡是导致子宫内膜异常增殖和癌变的根本原因,雌激素受体存在说明肿瘤细胞的激素调节功能尚未完全丧失,对激素刺激会有一定反应,这就为子宫内膜癌的激素治疗特别是孕激素治疗提供了理论基础。

1988年国际妇声科联盟手术病理分期标准的应用,使子宫内膜癌的治疗形成了以手术为主,放疗、化疗和激素治疗为辅的治疗模式。激素治疗用于①晚期/复发子宫内膜癌患者;②因严重合并症等不适宜接受手术等系统治疗的患者;③早期子宫内膜癌患者保留生育功能;④手术治疗后子宫内膜癌的辅助内分泌治疗。药物主要包括孕激素、选择性雌激素受体调节药、促性腺激素释放激素激动药、达那唑。

(一)激素治疗的药物选择

1.孕激素

目前,孕激素是子宫内膜样腺癌内分泌治疗的主要药物。Kinster最早将孕激素用于治疗子宫内膜增生及癌前病变,此后,孕激素在子宫内膜癌的治疗中得到广泛应用,形成了子宫内膜癌的内分泌治疗。1999年Thigpen JT等提出内分泌治疗用于晚期、复发子宫内膜癌患者,有较高的反应率,能明显延长患者生存时间。GOG曾进行大大规模多中心随机对照Ⅲ期临床研究,299例可测量病灶的晚期或复发子宫内膜癌患者随机接受醋酸甲羟孕酮(MPA)200mg/d(低剂量)或1000mg/d(大剂量)口服。在接受低剂量的145例患者中,总有效率为15%(病情完全缓解14例,部分缓解10例),应用低剂量和大剂量患者肿瘤无进展生存时间中位数分别为3.2个月和2.5个月,生存时间中位数为11.1个月和7.0个月。同时发现PR阳性的有效率为37%,明显高于PR阴性($P<0.001$),ER阳性的有效率为26%,也高于ER阴性($P=0.005$)。

孕激素治疗子宫内膜癌的作用机制,有学者认为按"二步机制",即孕激素分子先进入胞质,与受体结合形成复合物再进入胞核。激素受体进入胞核内是激素作用的关键一步,激素受体复合物影响着癌细胞内DNA的转录反应,可能延缓了DNA及RNA的复制,从而抑制肿瘤细胞的生长。可见孕激素与受体的作用是在基因水平上调节细胞的生物活性。孕激素治疗后的组织中腺体与间质发生逆转改变,使癌细胞分化趋于成熟。有研究发现,孕激素可下调甚至耗竭雌激素受体(ER);激活雌二醇β脱氢酶,促进雌二醇向雌酮的转化;增加细胞内芳香基转磺酶和17β羟基甾类脱氢酶的合成及活性,加速雌激素的代谢。近年又发现孕激素可通过增加孕激素受体(PR)A和B的合成;诱导部分细胞周期蛋白依赖性激酶抑制物如p21、Waf1等的产生,抑制孕激素受体阳性的子宫内膜癌细胞的DNA和mRNA的合成,抑制子宫内膜癌细胞的增殖;诱导细胞凋亡相关蛋白如Fas及Fas-L的产生,促进子宫内膜癌细胞的凋亡。Fas抗原(又称CD95或Apo21)及其天然配体Fas-L是介导细胞凋亡的细胞膜分子。Wang等对增生的内膜孕激素治疗前后Fas/Fas-L的表达进行测定,结果显示孕激素对增生内膜治疗的部分分子机制是通过调节Fas/Fas-L的表达完成,并认为增生内膜的Fas/Fas-L表达的难控性也许是孕激素治疗无效的原因之一。

实验显示,孕激素还可直接作用于内膜样腺癌细胞的血管内皮生长因子(VEGF)的基因转录,从而抑制内膜癌细胞的血管生成;还可减少子宫内膜癌细胞表面的硫酸酯,从而减少细胞与层黏连蛋白结合,降低肿瘤的侵犯和转移能力。文献报道认为孕激素降低雌激素导致内膜癌危险性的机制可能与其上调子宫内膜上皮细胞中的Wnt27有关。学者对子宫内膜癌患者手术前给予大剂量的孕激素,术后取样进行组织学及形态学评估,结果发现无论肿瘤分级如何,所有患者的肿瘤细胞都有所减少,淋巴细胞和巨噬细胞数都有所增加,且成纤维细胞及纤维细胞增加,以 G_1 及 G_2 期的患者最明显,故认为大剂量孕激素可减少肿瘤细胞及激活单核巨噬细胞系统。子宫内膜癌基质金属蛋白酶(MMPs)与肿瘤侵入机制有关,实验表明安宫黄体酮可明显抑制 MMPs 的表达。孕酮可诱导周期依赖酶抑制剂 p21 和 p27 的产生,从而减少内膜增殖细胞的数量,通过孕酮 β 受体下调细胞粘连分子以抑制人体内膜癌细胞的生长。Eline 等(2003 年)研究显示,孕激素对子宫内膜癌浸润转移有抑制作用。孕激素的作用机制一般认为有两方面.①可直接作用于子宫内膜,使之转化为蜕膜,而后萎缩;②可直接作用于垂体部位,影响卵泡刺激素(FSH)分泌及 FSH 与黄体生成激素(LH)的比例。

孕激素治疗常用药物:①醋酸甲羟孕酮,简称甲孕酮(MPA),商品名安宫黄体酮。使用剂量为 500～1000mg/d,口服。②醋酸甲地孕酮,160mg/d,口服。③己酸孕酮(17α-hydroxyprogesteronecaproate),250～500mg/d,肌内注射。通常使用时间至少 2 个月以上才能产生疗效。

孕激素的其他治疗作用:长效孕激素对癌症后期病人的恶病质及疼痛均有疗效,对骨髓也有保护作用。应用长效孕激素后约 80% 以上的患者可有食欲改善,体重增加,恶病质情况明显改善。这种体重增加并不合并体内的水钠潴留。大剂量孕激素的使用还可以减轻晚期患者的疼痛。化疗合用孕激素可使白细胞下降或减少,对骨髓有一定的保护作用。Huber 等(1984年)的体外实验显示孕激素可提高子宫内膜癌对放疗的敏感性,向体外培养的子宫内膜癌细胞中加入安宫黄体酮可提高其对射线的敏感性,这可能与安宫黄体酮使停留在 G_2 晚期细胞增加,该期细胞对放疗敏感有关。

2.选择性雌激素受体调节药

他莫昔芬(TAM)属于第 1 代选择性雌激素受体调节药(SERMs),具有雌激素激动和拮抗雌激素的双重作用,这种作用取决于不同的种系、组织和基因表达类型,在不同的靶器官或靶细胞有不同的作用。而在子宫和骨组织则产生雌激素激动作用。

他莫昔芬已经应用多年,主要激活 ERβ,抑制雌二醇产生及其可能的促进子宫内膜癌发生发展作用。体外实验还发现,他莫昔芬可激活转化生长因子 3(TGFβ3)基因转录,增加 TGFβ3 的合成,下调胰岛素样生长因子 1(IGF1)生成量,抑制子宫内膜癌细胞增殖,促进子宫内膜癌细胞凋亡。在体和离体的研究也发现,他莫昔芬可促进 PR 的生成,提高孕激素治疗子宫内膜癌的临床效果,长期应用孕激素可能导致 PR 合成量的下降,受体敏感性下调,同时或交替应用孕激素与他莫昔芬可稳定 PR 的合成量,增加 PR 的敏感性,维持孕激素的治疗效果。妇科肿瘤组织(GOG)的♯153 和♯119 试验,意在利用 TAM 改善调解 PR 的表达,从而提高外源性孕激素的治疗作用。该组织报道了 MPA 加用 TAM 治疗晚期子宫内膜癌Ⅱ期研究(PhaseⅡ),结果显示,58 例符合要求接受治疗的患者治疗的反应率为 33%(其中 6 例是完全反应,13例为部分反应),无进展生存期(PFS)为 3 个月,总生存期(OS)为 13 个月。大量的流行病学研究及临床试验已证实,乳腺癌患者在长时间服用 TAM 后,发生子宫内膜癌危险性增加。英国大规模随机研究结果表明,服用 TAM 者子宫内膜癌的发生风险增加 2.53 倍,且这种风险随服用 TAM 时间的延长而增加。Wilder 等研究认为,乳腺癌 TAM 治疗患者的子宫内膜癌恶性度高于非 TAM 治疗患者,并且存活率明显低于后者。

(1)他莫昔芬(TAM)与子宫内膜:TAM 通过和雌激素竞争靶细胞胞质中的雌激素受体(ER),形成复合物,进入胞核,使胞质内能与雌激素结合的 ER 减少,此复合物在胞核潴留的时间较长,胞质 ER 无从补充,导致胞质受体减少、耗竭,最终表现为持久的雌激素拮抗作用。TAM 对子宫内膜作用机制尚无定论,国内外学者大多也以假定或实验结果推测其作用机制。TAM 可在多方面引起子宫内膜变化,存在多重促增殖和致癌效应机制。

(2)TAM 对子宫内膜作用的受体机制:Klinge 等发现 TAM 在培养的人子宫内膜癌细胞中的雌激素样作用被雌激素拮抗药 ICI164、384 所阻滞,这表明 TAM 的雌激素样作用是通过 ER 介导的。ER 介导的转录至少需要受体上的两个区域:位于氨基端的激活功能 1(activating function-1,AF-1),和包含于羧基末端配体结合域(LBD)的激活功能 2(AF-2)。AF-2 是 TAM 发挥 ER 拮抗药作用时必需的;而 TAM 发挥部分激动药的作用通过激活 AF-1。有研究显示,ER 和 TAM 作用时,ER 识别的雌激素反应单元(ERE)与 ER 和雌二醇(E_2)作用时的相似,并且 TAM 和 E_2 诱导相似的原癌基因。另外,除了经典的 ER/ERE 介导的信号传导途径,ER 可能还和复合物 AP-1(Fos-Jun)相互作用来调节转录;并且这种替代途径只存在于人的子宫内膜细胞株而不存在于乳腺癌细胞株,具有细胞特异性。还有一些报道认为 TAM 通过激活 cyclinE/CDK2 促进子宫内膜细胞增殖。在最近的研究中,Vivacqua 等提出 G-蛋白联接受体 GPR30 调节由 17β-E_2 和 4-羟基 TAM(4-hydroxytamoxifen,OHT),即 TAM 的活性代谢产物,引起的子宫内膜癌细胞的增殖效应。

(3)TAM 的遗传毒性和细胞毒性机制:Liu 等研究发现,TAM 的代谢产物苯醌可以和脱氧核糖核苷形成加合物,其他代谢产物还可以引起大量细胞单链 DAN 的断裂。Kim 等指出在服用 TAM 患者的子宫内膜中已检测到 TAM-DNA 加合物,这种加合物可以促进哺乳动物细胞 G→T 的颠换,这种突变已在服用 TAM 患者的子宫内膜 K-ras 基因的 12 号密码子中多次被检测到。Hachisuga 等发现,与 TAM 有关的子宫内膜息肉中 K-ras 基因的 12 号密码子点突变的发生率达 64%。如果这种突变未被及时修复,TAM-DNA 加合物可能会充当启动因子导致子宫内膜癌的发生。Petinari 等研究了不同剂量的 TAM 对正常和肿瘤细胞系的细胞毒性作用,发现中国仓鼠肺成纤维细胞(V79)是最敏感的谱系,显微镜分析显示,在 V79 细胞中 TAM 引起的细胞转化和在 7,12-二甲苯蒽作用 V79 细胞时的结果相似,从而表明 TAM 具有致癌性。

(4)TAM 与子宫内膜癌的细胞支架重建和迁移:Acconcia 等从崭新的角度阐述了 TAM 诱导子宫内膜癌细胞迁移的问题,应用 Hec1A 和 Hec1B 子宫内膜癌细胞系,研究 E_2 和 TAM 对子宫内膜的"非基因组"信号途径、细胞支架的重建和细胞运动性的影响,结果显示 E_2 和 TAM 都能触发 ERK1/2,c-Src 和成簇黏附激酶信号途径的快速激活,以及丝状肌动蛋白细胞支架的改变,这些发现揭示了 TAM 可以通过"非基因组"信号途径调节子宫内膜癌细胞支架的重建和细胞迁移过程。

此外,TAM 还可以通过改变其他的分子生物学机制及信号传导机制,使子宫内膜发生一系列的变化,促进内膜癌的发生。如非受体酪氨酸激酶 Src 的激活可促进 TAM 的雌激素样作用,通过丝氨酸 167 依赖的雌激素受体-启动子之间相互作用的稳定性以及 Src-1 活性的提高,Src 促进了 TAM 对子宫内膜癌细胞的雌激素样作用。

新的文献报道,他莫昔芬主要对一些罕见的恶性程度高的肿瘤如腺肉瘤、癌肉瘤、内膜间质肉瘤的内膜促进其增殖,从而促进其病情恶化,对子宫内膜样癌并没有促进恶化的作用。因此,他莫昔芬在子宫内膜中微弱的雌激素作用,是否会促进子宫内膜癌恶化令人质疑。

3.促性腺激素释放激素激动药(GnRH-a)

GnRH-a通过雌激素受体和孕激素受体非依赖途径治疗子宫内膜癌,是一种安全、易控制、毒性低的药物。GnRH-a治疗子宫内膜癌的主要机制是抑制肿瘤细胞的增殖,通过抑制性腺轴、抑制雌激素的输出以及其作用,大多认为雌激素可以促进肿瘤细胞的有丝分裂。但对晚期和复发性患者有效率较低,可能是促性腺激素释放激素激动药的治疗需要较长时间才能出现效果。

有报道用GnRH-a抑制药抑那通治疗复发性子宫内膜癌患者,28%～35%的患者缓解,此后有很多关于用GnRH-a成功治疗复发或进展期内膜癌的报道。目前国内药品市场上可购买到的药物还有诺雷德(戈合瑞林长效制剂),每月腹部皮下注射3.6mg;达必佳或达菲林(均为曲普瑞林长效制剂),每月肌内注射3.75mg。至少连续应用2个月。

4.达那唑

达那唑是一种甾体衍化物,可影响下丘脑垂体轴,抑制卵巢分泌甾体类激素,与雄激素受体和孕激素受体结合抑制细胞增生而治疗子宫内膜癌,但治疗效果尚不理想,有待进一步的观察及研究。Barker LC等对因不同意手术治疗而选择芳香化酶抑制药——阿那曲唑进行治疗的16例绝经后出现子宫内膜增生症和子宫内膜癌的患者进行研究,治疗期间,通过阴道超声检测其内膜厚度的变化,治疗36个月后,16例患者中8例子宫内膜增生症内膜由治疗前的14.7mm降至2.2mm,4例局限性子宫内膜癌患者内膜由17mm降至5.6mm,4例浸润癌患者未观察到变化。结果表明,阿那曲唑可以减少子宫内膜增生症及局限性子宫内膜癌患者的内膜。

(二)疗效评价

1.早期年轻有生育要求患者的非手术治疗

子宫内膜癌高发年龄为58～61岁。全球范围内其发病率呈逐年上升趋势并出现年轻化倾向。据资料统计,<40岁的内膜癌患者逐年增加:1989～1999年<40岁的子宫内膜癌患者占内膜癌患者总数的2.99%,2000～2003年<40岁的子宫内膜癌患者占内膜癌总数的9.21%。随着内膜癌发病率的逐渐增高及发病人群的年轻化,对于年轻有生育要求的子宫内膜癌患者是否可以保留卵巢,术后给予内分泌辅助治疗,在不影响生存率的前提下提高患者的生活质量,成为很多学者思考、研究的问题。

据文献报道,40岁以下年轻子宫内膜癌发病率占总数的5%～10%。40岁以下年轻女性子宫内膜癌发病多为雌激素依赖型,临床上常见于卵巢功能障碍,无排卵性功血,多囊卵巢综合征的妇女,多合并肥胖,有不孕史。发生机制可能是在无孕激素拮抗长期雌激素作用下,子宫内膜缺少周期性变化,长期处于增生状态,发生子宫内膜增生症,甚至癌变。在年轻子宫内膜癌患者中有相当高的比例不孕。

Ramirez等总结27篇文献的81例单纯内分泌治疗后的高分化内膜癌患者,发现完全缓解率76%,中位3个月缓解(1～15个月),复发率为24%,出现复发时间的中位数为19个月(6

～44个月），20例足月分娩，分化差的患者复发时间可能更早些。Boing等对162例年轻早期内膜癌患者进行分析，79％患者对孕激素治疗有反应，其中79例非手术治疗成功后，受孕并成功分娩，非手术治疗成功的患者有36％～40％出现复发，约9％合并原发性卵巢癌。但无1例患者死亡。Gotlieb等报道的13例经孕激素治疗的患者，平均3.5个月子宫内膜病理恢复正常，中位随访82个月，没有疾病进展，6例复发，其中4例再次孕激素治疗病理得到完全缓解，9人足月分娩（其中2例采用辅助生育技术）。2001年ImaiM等提出有生育要求的早期内膜癌患者，应用内分泌治疗，并结合辅助生殖技术，以免除手术，保留生育能力。他们曾于2000年报道，对2例早期高分化子宫内膜癌患者，给予醋酸甲羟孕酮600mg/d，分别于22周、29周获完全缓解后，行促排卵治疗。1例双胎妊娠，1例足月顺产，产后各随访60周、31周，未出现复发。

同时，也有研究发现病变持续存在或复发的很多，甚至疾病进展。Mitsushita等报道1例28岁Ⅰ期内膜癌患者，孕激素治疗后完全缓解，之后足月分娩，半年后病变持续存在，切除子宫，手术分期为IA-G_1。Ota等报道12例<40岁的Ⅰ期内膜癌患者给予孕激素治疗，全部临床完全缓解，但8例复发，其中1例盆腔转移。

对于要求保留生育能力的年轻患者，如临床分期为Ⅰ期，特别为Ⅰa期、高分化、孕激素受体阳性，一般认为非手术治疗有效，可以试行激素治疗，但必须承担一定的风险。一般认为，保留生育功能的子宫内膜癌患者应符合以下条件：①年龄≤40岁，未产或有强烈的生育愿望；②组织学类型为子宫内膜样腺癌；③期别早（ⅠA期），磁共振成像（MRI）检查无肌层浸润或宫颈受累的证据，无子宫外病灶；④高分化；⑤孕激素受体阳性；⑥血清CA125正常（<35μg/L）；⑦肝肾功能正常，无药物治疗禁忌证；⑧有条件密切随访，依从性好。

非手术治疗的目标是既能成功受孕又不会产生癌症所引起的不良结局。经诊断性刮宫证实完全缓解后，如果患者没有不孕史，可以尝试自然受孕。3个月未孕者，进行不孕检查，或根据对夫妻双方生育能力的评价进行辅助生育。对于不孕和无排卵的患者，一旦证实完全缓解，应该开始诱导排卵，还没证据表明诱导排卵的药物如克罗米芬可以增加子宫内膜癌的危险。

行剖宫产分娩者，术中应进行腹腔脏器的评价，包括仔细探查卵巢、留取腹腔冲洗液、盆腔和主动脉旁淋巴结取样以及任何可疑病灶的活检。经阴道分娩者，应在产后6周进行诊刮以评价子宫内膜的状态，最好在宫腔镜直视下进行。产后是否进行子宫切除，是否同时切除卵巢，取决于患者的年龄、患肿瘤的风险以及对激素治疗利弊的权衡。由于保留生育功能治疗后，患者体内的一些使雌激素长期维持高水平的因素未能纠正或存在促使细胞癌变的细胞因子，有复发及卵巢转移的可能，因此有学者主张产后进行子宫双附件切除术。对于治疗后复发的病例，多数主张采用手术治疗，但亦有再次孕激素治疗获得缓解并成功妊娠与分娩的报道。临床处理应强调个体化原则。

2.早期内膜癌术后辅助治疗

早期内膜癌初始治疗后，辅以内分泌治疗能否降低复发、转移机会，提高存活率尚存在争议。Lewis等选取手术治疗后肿瘤局限于宫体的内膜癌患者，分别给予MPA或安慰剂口服14周，两组患者4年存活率相似，孕激素治疗并没有改善患者的存活率。近年来也有研究发现，Ⅰ期患者中，应用内分泌治疗≥12个月的患者复发/转移及因癌死亡情况与应用内分泌治疗<12个月的对照组比较差异显著,应用辅助内分泌治疗1年以上可以减少复发、转移,改善患者的存活率。

3.晚期或复发肿瘤的综合治疗

晚期或复发性的患者平均生存时间少于1年,对这类患者通常只能给予对症治疗。目前,使用孕激素的激素疗法已被广泛应用,文献报道孕激素治疗有效率为10%～20%,平均生存时间为10个月,对高分化腺癌和无瘤生存间歇期长的患者疗效好,对早期内膜癌行辅助孕激素治疗无效。1961年Kelley和Baker应用150～1000mg/周己酸孕酮治疗转移性或复发子宫内膜癌,取得29%的缓解率。1984年Kauppila回顾分析了17份文献报道,1068例应用孕激素治疗晚期或复发子宫内膜癌的效果,平均缓解率为34%,缓解持续时间为16～28个月,平均存活18～33个月。

1998年COSA-NZ-UK内膜癌研究组报道了1012例高危(3级、子宫内膜样癌、腺鳞癌、透明细胞或者浆液乳头样癌、肿瘤侵犯肌层超过1/3以上病变累及宫颈或者附件)的试验结果,醋酸甲地孕酮口服400mg/d持续服用3年以上没有提高生存率,但部分阻止了肿瘤复发,醋酸甲地孕酮组的无瘤生存期明显增长。Vishnersky等对540例子宫内膜癌患者进行了一项前瞻性随机对照临床试验,患者手术治疗后辅以己酸孕酮治疗,并有部分患者联合应用TAM,接受孕激素辅助治疗的患者用药6～36个月,与对照组比较,5年存活率明显提高。Urbanski等将205例患者随机分为辅助孕激素治疗组及对照组,随访5年发现,孕激素治疗的患者生存时间明显长于对照组($P<0.01$)。GOG研究证明,在孕激素受体(PR)和雌激素受体(ER)阳性的肿瘤患者中孕激素治疗的有效率为40%,而在ER阴性的患者中有效率仅为12%,因此,激素受体表达的状况直接影响孕激素的疗效,且发现随肿瘤分化的降低,雌孕激素受体表达降低,Dai等通过腺病毒重建低分化内膜癌细胞中$PR\alpha$或$PR\beta$的表达,提高孕激素治疗的疗效。

近几年大量的研究基本证实激素尤其孕激素治疗晚期、复发的子宫内膜癌是有效的。Eline等在孕激素对子宫内膜癌的浸润和转移方面进行了基础研究,研究显示,孕激素对子宫内膜癌浸润转移有抑制作用。曹泽毅在妇科肿瘤学中将激素治疗的适应证列为晚期患者,特别是经过手术治疗、放疗后有盆腔以外转移或复发者。同时提出采用激素尤其孕激素治疗应有一定的选择,即在治疗前应了解患者的病理分级及激素受体情况。分化级别高、ER、PR阳性者孕激素治疗效果好。

此后的许多临床试验均观察到单用孕激素可延长晚期或复发子宫内膜癌患者的生存期限。但患者对孕激素治疗的反应率与一定范围内的药物剂量、癌组织细胞孕激素受体是否阳性、转移部位和癌组织分化程度有一定相关性。如醋酸甲地孕酮的每日用量为40mg的反应率是14%,每日用量为80mg的反应率是43%,每日用量为160mg的反应率是48%。PR阳性的反应率可达80%左右,而PR阴性的反应率不到10%。腹腔外转移病灶的反应率高于腹腔内转移病灶,分化好的癌组织的反应率高于分化差的癌组织。体外试验发现,多柔比星联合孕激素治疗,可提高子宫内膜癌患者的反应率。他莫昔芬可纠正长期单用孕激素导致PR生成量下降的现象,但单独应用治疗晚期或复发子宫内膜癌的效果较差。1991年Moore等综述分析8项应用他莫昔芬共治疗257例晚期或复发子宫内膜癌患者,反应率仅22%。许多研究证实,他莫昔芬与孕激素联合应用可提高治疗反应率。2004 年,GOG 先后报道了应用醋酸甲孕酮加他莫昔芬及醋酸甲地孕酮加他莫昔芬治疗晚期子宫内膜癌的 II 期临床试验结果。每日应用醋酸甲孕酮 200mg 加 40mg 他莫昔芬的 58 例晚期子宫内膜癌患者,有 6 例完全缓解,13 例部分缓解,反应率为 33%。每次 80mg,每日 2 次应用醋酸甲地孕酮,3 周后改为每次应用他莫昔芬 20mg,每日 2 次,连续应用 3 周,56 例子宫内膜癌患者中 12 例完全缓解,3 例部分缓解,总反应率为 27%。GnRH-a 治疗晚期或复发子宫内膜癌目前尚未观察到肯定的一致效果。曾经有作者报告每月肌内注射曲普瑞林 3.75mg 或皮下注射戈合瑞林 3.6mg,注射 2 次后,可见 28% 的晚期或复发子宫内膜癌患者的盆腔及远处转移病灶缩小 50% 以上。Govens 等每月应用亮丙瑞林 3.75mg 肌内注射治疗 25 例晚期或复发子宫内膜癌患者,8 例患者病情得到控制。美国 GOG 近期的一项临床试验显示,对曾接受放疗或孕激素治疗显效后复发的 40 例子宫内膜癌患者,每月皮下注射戈合瑞林 3.6mg 治疗后,11% 的患者收到治疗反应,2 例完全缓解,3 例部分缓解。

因此,对于晚期/复发的子宫内膜癌患者,在失去手术机会的同时,可以给予内分泌治疗,以延长患者的生存期并改善其生活质量。

三、宫腔镜在子宫内膜癌中的应用

(一)诊断价值

诊断性刮宫是子宫内膜癌的传统诊断方法,但因为是盲视手术,完全靠术者的感觉和经验进行,随机取样,提供的信息有限,特别是对于绝经后患者,部分内膜菲薄,病灶局限,有部分患者甚至很难刮出内膜,诊刮常不能明确诊断。研究发现 60% 的诊刮刮取的部位不到宫腔的 1/2,对子宫内膜癌的漏诊率达 35%。尤其容易遗漏的病灶是位于子宫角深部或黏膜下肌瘤后方的小癌,有 10%～35% 的子宫内膜区域刮不到。Spiewankiewicz 等对 202 例经诊断性刮宫未发现病变的异常子宫出血患者,实施宫腔镜检查并定位活检,发现诊断性刮宫遗漏了 12.9% (26/202)的内膜病变,包括子宫内膜过度增生 9.4%(19/202)和子宫内膜癌 3.5%(7/202)。造成诊断性刮宫遗漏的原因有 70% 以上的患者是因为其内膜病变为局灶性改变,大部分病变位于子宫底和子宫角部。宫腔镜的直观和放大效应对子宫内膜局灶病变和早期内膜癌诊断的准确性是诊断性刮宫无法相比的。现代宫腔镜技术可使医生在直视下进行子宫内膜定位活检,减少了子宫内膜癌的漏诊率。因此,早期子宫内膜癌宫腔镜检查是必要的。

宫腔镜学起源于 20 世纪 70 年代末,我国发展于 20 世纪 90 年代初。1980～1990 年是宫腔镜诊断走向成熟的年代,1991～2000 年是宫腔镜电切术逐渐成熟的年代,而 21 世纪则是宫腔镜在妇科应用的微创治疗时代。宫腔镜治疗的应用已经扩展到切除黏膜下肌瘤、子宫内膜息肉、分离严重和广泛的宫腔粘连,治疗有症状的子宫中隔,去除子宫内膜,疏通输卵管和输卵管绝育等。

随着技术的发展以及内膜癌发病率的增高,宫腔镜应用于子宫内膜癌的诊断价值已被国内外众多的临床研究证实,尤其对于早期子宫内膜癌结合直视下的定位活检,能够克服影像学检查和盲目刮宫对子宫内膜病变诊断的局限性。宫腔镜可全面检视宫腔内的生理和病理改变,可将图像放大10倍以上,宫腔镜下钳取宫内可疑组织送验,不仅早期局限型微小病变不会遗漏,并可选择性多点取材,避免了传统诊断性刮宫为获得足量宫内组织而盲目过度搔刮宫腔造成的疼痛、出血、子宫穿孔等,大大提高了临床取材的安全性和病理检查的可靠性。

国内临床专家研究资料表明,186例宫腔镜受检人员中,宫腔镜高度疑诊子宫内膜癌19例,宫腔镜下定位活检组织病理确诊18例,癌灶检出率100%,与病理诊断吻合率94.74%,用传统诊断性刮宫方法经病理学确诊子宫内膜癌9例,检出率50%,漏诊率50%。充分暴露了传统诊断性刮宫的不足。文献报道通过研究805例宫腔镜下内膜病理活检确诊子宫内膜癌23例,其中7例为弥漫型,16例局灶型,因早期子宫内膜癌病灶局限,是造成传统诊断性刮宫漏诊率高的原因。另有报道指出使用宫腔镜检查,可确切了解宫腔或颈管是否存在肿瘤及肿瘤部位,并可在直视下取活体,从而能达到明确诊断及确切分期的目的,其结果显示宫腔镜下分段诊刮诊断宫颈受累的准确率为97.4%,明显高于单纯分段诊刮组(76.2%),而假阳性率则低于后者。宫腔镜检查对子宫内膜癌宫颈受累的诊断准确率达96.9%。因此,对可疑宫内病变者行宫腔镜检查,能更好地明确诊断及确切分期。目前牛津妇产科手册已将宫腔镜可视性检查指导下的活检作为子宫内膜癌诊断的金标准。有文献报道其适应证为:①异常子宫出血;②异常声像图所见;③不孕症与计划生育问题;④激素替代或应用他莫昔芬所致子宫内膜的生理或特殊改变。禁忌证:无绝对禁忌证,相对禁忌证为:①盆腔感染;②多量子宫出血;③想继续妊娠者;④近期子宫穿孔;⑤宫腔过度狭小或宫颈过硬,难以扩张者;⑥患有严重内科疾病,难以耐受膨宫操作者;⑦生殖道结核,未经抗结核治疗者;⑧血液病无后续治疗措施者;⑨浸润性宫颈癌。注意事项:对已明确诊断的子宫内膜癌不应再做宫腔镜检查,对高度可疑者,检查时可用黏度大的中分子右旋糖酐液作为膨宫介质,并控制膨宫压力,缩短检查时间,以减少癌细胞随膨宫介质扩散的可能性。

行宫腔镜检查时,需要辨别正常子宫内膜、各种良性内膜增生性病变在宫腔镜下的表现,检查时密切注意与周围正常内膜颜色、起伏和坚韧程度不同的内膜组织,有异形血管处高度怀疑新生物。子宫内膜癌的宫腔镜所见非常明显,极少与其他病变混淆。在内膜腺癌的初期,呈现开始发育的图像,内膜不规则,呈多叶状,突出部分易碎,常为坏死组织,容易出血。新生血管不规则,螺旋状。有些病例新生物和正常内膜间的界限清楚可见。有时可见局灶性病灶,经常位于子宫角,盲视取材常被遗漏。子宫内膜癌依病变形态和范围可分为局限型及弥漫型。从发育的方向可分内向型和外向型,外向型的病变向宫腔内发展,发生率较高,常有特殊的外形,多可在宫腔镜下作出诊断,但是内生型的诊断就比较困难。基本的宫腔镜下所见有乳头状隆起、结节状隆起及息肉状隆起,3种病变可单独出现,也可以混合形态出现。

一般情况下,有以下所见时需提高警惕,内膜癌的可能性大,一定要做活检送病理组织学检查。①具有中心血管的半透明绒毛状突起群,很可能为高分化内膜腺癌。②有异形血管,特别是形状不整的扩张血管。③结节状隆起或息肉隆起,质地脆弱。④有白点状或斑状的坏死组织。

Marchetti等回顾分析181例子宫内膜癌患者,宫腔镜诊断的敏感性为93.10%,特异性99.90%,阳性预测值99.96%,阴性预测值98.18%。宫腔镜检查结合子宫内膜定位活检,其敏感度和特异性可提高到96.55%和100%。认为宫腔镜发现早期子宫内膜癌方面有着非常重要的作用,尤其是在癌仅限于黏膜表面时。但宫腔镜诊断严重的子宫内膜病变始终有争议。Clark 等研究 AUB 宫腔镜诊断子宫内癌和子宫内膜增生的准确性,分析 65 篇文献,26346 例,3.9%宫腔镜怀疑癌,其中 71.8%病理结果为癌;而未怀疑癌者,有 0.6%病理结果是癌。认为宫腔镜诊断子宫内膜癌准确率高,但仅限于子宫内膜病变。总之,宫腔镜是安全、容易和有效地评价宫腔内病变的方法,宫腔镜的准确诊断有赖于对怀疑子宫内膜增生者的定位活检,以凭借病理确定或除外严重的宫腔内病变。

宫腔镜对于早期子宫内膜癌诊断的优势不仅体现在对局灶病变的定位以及直视下活检,同时能对宫腔内病变的范围、形态及宫颈管受侵进行全面的观察与了解,包括对波及宫颈的病变进行深部活检。因此为手术患者的术前分期、手术方式及预后评估提供重要的参考依据。

有研究发现对内膜癌患者通过评估宫颈内膜受侵与否并与切除的子宫标本进行对比,宫腔镜对子宫内膜癌患者宫颈受侵诊断的准确性达 92.5%、敏感性达 68.3%、特异性达 98.7%,阳性预测值和阴性预测值分别为 93.3%和 92.4%,认为宫腔镜对内膜癌患者宫颈受累的评估能达到与病理检查相同的准确性。肌层侵犯往往关系到淋巴结转移和复发。Iha 等对临床诊断的 IA 期子宫内膜腺癌通过宫腔镜观察病变形态并与组织学检查对比,分析癌灶形态与肌层侵犯的关系。在宫腔镜下内膜癌灶呈无蒂型改变者,肌层侵犯的发生率明显高于带蒂型(P<0.0001);表面有溃疡的癌灶肌层侵犯率高于非溃疡癌灶(P<0.0001)。宫腔镜下表面无溃疡的带蒂型病灶对预测肌层侵犯与否的敏感性达 92%,阳性预测值 72%。Raspagliesi 等用直径小的宫腔镜首先定位子宫内膜癌的病灶,然后在病灶周围注入[99]Tcm 和蓝色显示剂的追踪剂以探查 SLN,结果显示 17 例患者中共探查到 45 个 SLN,无严重并发症发生。Gien 等研究 16 例子宫内膜癌,用宫腔镜注射异舒泛蓝探查 SLN,结果显示,13 例(81%)患者的淋巴系统吸收了异舒泛蓝,总 SLN 识别率为 44%,阴性预测值为 86%。Fersis 等分析 10 例子宫内膜癌,术前经宫腔镜将[99]Tcm 注入癌灶周围,6h 后行淋巴闪烁造影术探测 SLN,术中首先用手提式扫描器探测 SLN 并切除,8/10 患者的 SLN 可用闪烁法探测到,7/8 患者的 SLN 可在术中探测到,因此得出结论,子宫内膜癌患者探测 SLN 是可行并安全的方法。这种利用宫腔镜注射追踪剂的新技术为子宫内膜癌的治疗提供了新手段。

(二)治疗应用

近年来子宫内膜切除术(TCRE)与子宫内膜去除术(EA)已涉足子宫内膜癌前病变和早期子宫内膜癌的治疗。认为对于有高危子宫切除因素或生育要求的子宫恶性肿瘤患者,TCRE 可以作为诊断和姑息治疗的方法。有研究报道,宫腔镜子宫内膜切除术辅以高剂量放疗用于治疗有手术禁忌证的子宫内膜癌患者,并认为此法对不能手术的子宫内膜癌患者可行。

日本 Kagoshima 大学医院报道 1 例 37 岁子宫内膜癌 IA 期患者,于 2001 年来院治疗子宫肌瘤,子宫内膜病理提示子宫内膜腺癌 $G_1 \sim G_2$,因欲生育,服用 MPA 600mg/d,7 个月。2002 年 12 月子宫内膜腺癌依然存在,乃入院行子宫切除术,宫腔镜检查除围绕输卵管开口处有少许异常外,未见其他明显异常。因患者坚决拒绝切除子宫,遂行非手术治疗,宫腔镜电切除(TCR)局灶病变。术后子宫内膜内癌灶减少,但子宫内膜增生持续存在,因而在内膜电切除术后使用 GnRH-a 6 个月。2003 年 9 月子宫内膜正常,2004 年 10 月妊娠,子宫内膜增生和腺癌未复发。Sparac 等对 1 例 30 岁有急切生育要求伴有林奇综合征的 I 期子宫内膜癌患者,行宫腔镜切除病灶辅以大剂量孕酮治疗后,患者成功妊娠。

　　加拿大 Laframboise 等 1999 年报道宫腔镜子宫内膜切除术辅以高剂量放疗治疗有手术禁忌证的子宫内膜癌。患者 49 岁,有严重内科疾病,完全子宫内膜切除后,宫腔置入放射源缝合宫颈管,以许可每周高剂量宫内放疗,不用麻醉和扩宫,认为此法对不能手术的子宫内膜癌患者可行。

(三)宫腔镜检查对子宫内膜癌细胞扩散的影响

　　1989 年国际妇产科联盟把腹腔冲洗液肿瘤细胞阳性划入子宫内膜癌的分期后,腹腔冲洗液阳性意味着子宫内膜癌ⅢA期,即腹水细胞学阳性提高术后分级,对患者的后续治疗、预后的评估均将造成影响。因此,尽管国内外大量的临床研究已充分肯定宫腔镜在子宫内膜病变,尤其是诊断早期内膜癌的价值,但由于宫腔镜检查时需适当的灌流介质(液体、气体)和膨宫压力扩张宫腔,灌流介质在膨胀宫腔、冲洗内膜碎片和血块排除,提供清晰观察视野的同时,也将使部分内膜碎片及其他宫腔内容物经开放的输卵管冲进腹膜腔。究竟宫腔镜检查是否会引起癌细胞播散,是否会增加子宫内膜癌的临床分期,是否会影响子宫内膜癌的治疗及预后,是学者们最为关心和有争议的问题。虽然目前尚无循证医学的资料证实膨宫介质及膨宫压会造成内膜癌的扩散,但如在宫腔镜检查高度怀疑子宫内膜癌时,应尽可能地降低膨宫压力,缩短操作时间。近年来,有关宫腔镜与子宫内膜癌播散问题的总体趋势是,宫腔镜可能造成子宫内膜/内膜癌细胞腹腔播散,但是,播散的内膜癌细胞并不影响患者的生存预后。Baker 的研究表明当宫腔压力大于 13.3kPa 时确有染料自宫腔经输卵管进入腹腔,而当宫腔内压力小于 9.33kPa 时则不会发生宫腔内容物溢入到腹腔内的情况。Egarter 等对Ⅰ期子宫内膜癌患者分别在宫腔镜检查前后收集腹腔冲洗液进行检查,结果发现在宫腔镜检查前腹腔冲洗液中无癌细胞,而宫腔镜检查后的腹腔冲洗液中发现了内膜癌细胞。

　　研究发现有宫腔镜检查史的患者腹腔液癌细胞阳性率高于无宫腔镜检查史者。Arikan 等对腹腔冲洗液细胞学阴性的 24 例子宫内膜癌患者进行宫腔镜检查,采用生理盐水进行膨宫,最大压力 100mmHg(1mmHg=0.133kPa),整个操作过程在 3min 以内,收集由输卵管流入腹腔的液体进行瘤细胞培养,结果 20 例(83%)患者液体经输卵管流至腹腔,17 份(71%)送检标本中查到肿瘤细胞,其中 10 份(42%)标本中的肿瘤细胞具有活性,因而认为,宫腔镜检查可增加癌细胞经输卵管播散至腹腔的机会。Bradley 等研究经宫腔镜检查和经分段诊刮确诊为子宫内膜癌的 256 例患者的腹腔冲洗液检查结果,腹腔冲洗液阳性者,在宫腔镜检查组 204 例中有 14 例(6.9%),分段诊刮组 52 例中有 7 例(13.5%)。宫腔镜检查后细胞学阳性的优势比为 3.88,认为宫腔镜检查可以引起肿瘤细胞腹腔内扩散导致肿瘤分期的改变。

　　也有文献报道,做过宫腔镜检查的患者其腹腔细胞阳性率与未做过宫腔镜的相似。Biewenga 等回顾性分析了经宫腔镜检查和组织取样确诊的内膜癌患者 50 例,结果 43 例 FIGO Ⅰ期,无冲洗液阳性;宫腔镜检查和手术间隔平均 33.5d,5 年存活率 91.8%,5 年无复发存活率 85.4%。提示,诊断性宫腔镜对Ⅰ期子宫内膜癌患者腹腔冲洗液的阳性率和预后无影响。Sainz 等将 62 例子内膜癌患者术前按 3:2 随机分为宫腔镜活检组和未宫腔镜活检组。所有患者在手术中先收集腹腔冲洗液,结果显示,宫腔镜组 10% 和对照组 5% 的盆腔冲洗液阳性,但无统计学差异,术后平均随诊 34 个月,两组间预后无差异。认为宫腔镜检查对腹腔冲洗液及预后无不良影响。Selvaggi 等回顾性分析了内膜癌患者接受宫腔镜检查与癌细胞子宫腔外微小转移的风险。将 147 例内膜癌患者分为 3 组:诊刮组 52 例,诊刮加宫腔镜 5 例,宫腔镜检查组 39 例,证实为子宫内膜癌的 3 组患者,其腹腔液细胞阳性率分别为 4%、7% 和 7%,无显著差异。因此认为,宫腔镜检查对腹腔癌细胞阳性率无影响,宫腔镜检查并不比其他传统诊断方法更易造成恶性肿瘤细胞播散。Yazbeck 等分析 756 例子宫内膜癌患者,腹腔液中癌细胞阳性者共 79 例,其中诊断性宫腔镜检查组 38 例,对照组 41 例,认为诊断性宫腔镜检查不引起癌细胞的腹腔播散。

Zerbe 等分析研究组(术前有宫腔镜操作史的内膜癌患者)和对照组(术前无宫腔镜检查史)的腹水细胞学资料,两组癌细胞的阳性率分别为 17.2%(11/64)和 6.3%(10/158),差异有显著性。Arikan 等特别设计的离体试验研究中,对 24 例行全子宫双附件切除的子宫内膜癌标本(入选标准:癌灶侵犯内膜范围>1cm/腹腔冲洗液细胞学阴性、无子宫浆膜层或子宫外转移证据),模拟宫腔镜检查时设置的膨宫与灌流条件(膨宫压力 100mmHg,检查时间 3min)实施离体宫腔镜检查,收集双侧输卵管流出的灌流液,离心过滤后收集的细胞进行体外培养。其中,83%(20/24)可见灌流液自输卵管溢出,71%(17/24)发现癌细胞,42%(10/24)的癌细胞能够在体外生长并传代,因此推断宫腔镜可造成癌细胞的腹腔播散,同时播散入腹腔的癌细胞具有生存活力。高敏等也指出单纯因腹腔冲洗液阳性导致的ⅢA 期患者预后好于同期别的其他患者。李末娟等回顾性分析 36 例经宫腔镜检查或分段诊断性刮宫(诊刮)后手术证实为子宫内膜癌的腹腔冲洗液检查结果。17 例行分段诊断性刮宫,19 例行宫腔镜检查并定位活检,其病理诊断符合率分别为 52.9%(9/17)及 89.5%(17/19),差异有统计学意义(P=0.025);在Ⅰ期子宫内膜癌中,宫腔镜组诊断符合率高于诊刮组[85.7%(12/14)vs42.9%(6/14),P=0.040]。两组腹水细胞学阳性率分别为 5.9%(1/17)及 10.5%(2/19),差异无统计学意义(P=1.000)。36 例术后随访 2 个月至 4.5 年,其中 28 例>1 年,1 例腹水细胞学阴性的ⅢC 期术后 2 年肿瘤复发死亡,其余患者均无瘤存活。提示诊断性宫腔镜相对于分段诊断性刮宫而言未造成子宫内膜癌患者术中腹水细胞学阳性率提高,且其诊断准确性更高。

Revel 回顾分析了 1980~2001 年 Medline 上有关宫腔镜检查内膜细胞播散的文章,得出的结论是尚不能认为腹膜上的内膜细胞是宫腔镜灌流冲洗逆流至盆腔的机制,也没有前瞻性、随机研究证实宫腔镜检查或手术造成肿瘤播散。绝大多数研究未发现宫腔镜检查引起细胞学阳性影响患者的预后。Tebeu 和 Kasamatsu 对较大样本(分别是 278 例和 280 例)的病例报道均显示在早期或病变局限在子宫的内膜癌细胞学阳性不影响预后,术后辅助治疗不改善预后。Sainzdela Cuesta 对Ⅰ期、Ⅱ期及ⅢA 期子宫内膜样癌进行随机对照研究,显示液体膨宫宫腔镜指导下活检有小的提高分期的风险,但似乎不影响预后。

宫腔镜检查可提高早期子宫内膜癌的诊断率,但同时也有促使癌细胞腹膜腔内扩散的危险。因此,行宫腔镜检查时须有经验丰富的医师完成,同时必须轻柔,注意压力和检查时间,尽量不扩张宫颈管,在不影响观察视野的情况下,选用最低的膨宫压力和液体流量,以"低压开放式"为宜。同时,可在行宫腔镜检查前,现行诊刮,如可刮出大量糟脆的烂肉样组织时,禁止进一步的宫腔镜检查;如盲刮未刮出组织,可进一步行宫腔镜检查。对于已经明确诊断为子宫恶性肿瘤者,应禁止行宫腔镜检查。

目前腹腔肿瘤细胞阳性是否为影响子宫内膜癌预后的独立因素尚不清楚。扩散的癌细胞是否能存活及其种植转移的能力仍待考证,肿瘤细胞的转移种植涉及复杂的细胞分子学机制,播散至腹腔的恶性肿瘤细胞在腹腔黏附、吸取营养,种植生长之前,将被腹腔正常的免疫吞噬系统清除且不会复发,更不会影响患者预后。早期内膜癌的肿瘤细胞黏附很牢,宫腔镜检查时较低的膨宫压力不足以使癌组织破碎播散,但在期别晚的子宫内膜癌中肿瘤细胞结构排列紊乱,癌组织脆,容易破碎脱落,随膨宫介质经输卵管播散到腹腔。因此,对晚期子宫内膜癌患者不建议行宫腔镜检查。

（张晶晶）

第五节　子宫肉瘤

一、概述

子宫肉瘤是一组来源于子宫间质、结缔组织或平滑肌的恶性肿瘤,临床少见,约占女性生殖系统恶性肿瘤的 0.83%,占子宫恶性肿瘤的 2%～6%,好发于绝经前后,多在 40～60 岁发病。子宫肉瘤缺乏特异性症状和体征,术前诊断较为困难,常需术中冷冻切片甚至术后常规病理检查才能明确诊断,因此子宫肉瘤早期难发现,且恶性度高,易远处转移,术后复发率高,对放疗和化疗均不敏感,预后较差,5 年存活率仅为 30%左右。

二、病理组织学分类及特点

1988 年 WHO 曾将子宫肉瘤分为 4 类:子宫平滑肌肉瘤（LMS）、子宫内膜间质肉瘤（ESS）、子宫恶性中胚叶混合瘤也称恶性苗勒管混合瘤（MMMT）或癌肉瘤、其他类（横纹肌肉瘤、血管肉瘤、淋巴瘤、纤维肉瘤、未分类内瘤）。至 2003 年 WHO 将其分为 3 类:子宫平滑肌肉瘤（LMS）、子宫内膜间质肉瘤（ESS,包括子宫内膜间质结节、低度恶性子宫内膜间质肉瘤）、未分化子宫内膜间质肉瘤（HGUD,高度恶性子宫内膜间质肉瘤）。2010 年 NCCN 指南中将子宫肉瘤也分为 3 类:低度恶性子宫内膜间质肉瘤（low-gradeESS）、高度恶性子宫内膜间质肉瘤（HGUD）、子宫平滑肌肉瘤（LMS）。

1.子宫平滑肌肉瘤　是最常见的子宫肉瘤,约占子宫肉瘤的 45%,来源于子宫肌层或子宫血管的平滑肌细胞,可单独存在或与平滑肌瘤并存,多为单个,体积较大,肌壁间多见,与子宫肌层界限不清,切面质软,呈鱼肉样,典型的肌瘤螺旋结构消失,可伴有灶性出血及坏死。显微镜下可见瘤细胞中、重度核异性,核分裂象＞10/10HPFs,坏死明显,当组织学特点不足以将其划分入良性或恶性时,可诊断为恶性潜能不明确的平滑肌肿瘤,也可理解为交界性肿瘤。血行播散是平滑肌肉瘤的主要转移途径。

2.子宫内膜间质肉瘤　占子宫肉瘤的 10%～15%,是由子宫内膜间质细胞发展成的恶性肿瘤,分为非侵袭性(子宫内膜间质结节)及侵袭性(低度恶性子宫内膜间质肉瘤),多呈息肉状或结节状自子宫内膜突向宫腔,蒂较宽,质软脆,表面光滑或破溃而继发感染,肌层内肿瘤呈结节状,切面鱼肉样,黄色或棕褐色,可有出血及囊性变,坏死少见,子宫肌层和子宫周围血管内可见到有蚯蚓样瘤栓。低度恶性子宫内膜间质肉瘤显微镜下可见瘤细胞象增殖期子宫内膜间质细胞,核分裂象≤3～5/10HPFs,肿瘤内血管较多,肿瘤沿扩张的血管、淋巴管生长,呈舌状浸润周围平滑肌组织,部分肿瘤含子宫内膜样腺体,雌激素受体(ER)及孕激素受体(PR)可阳性。DNA倍体多为二倍体,子宫旁及肺转移多见,也可见局部浸润和淋巴转移。

3.高度恶性(未分化)子宫内膜间质肉瘤　占子宫肉瘤的5%～10%,肿瘤起源及大体形态与低度恶性子宫内膜间质肉瘤相似,但肿瘤体积更大,出血坏死更明显,有的病灶类似子宫内膜癌和子宫中胚叶混合瘤,肉眼可见肌层浸润。显微镜下可见瘤细胞异形性明显,核分裂象≥10/10HPFs,缺少平滑肌或子宫内膜间质分化,瘤细胞可排列成上皮样细胞巢,沿扩张的血管、淋巴管生长,并可侵入肌层,局部侵袭性强,常有肌层浸润及破坏性生长,坏死明显,较易发生淋巴结转移。

4.子宫恶性中胚叶混合瘤　占子宫肉瘤的10%～40%,但已被重新分类至特殊类型子宫体癌范畴,因为病理学家认为它是由间叶梭形细胞化生而来的癌,作为子宫内膜癌的去分化或化生形式其与癌更相似,故现已不归类于子宫肉瘤。子宫恶性中胚叶混合瘤来源于苗勒管衍生物中分化最差的子宫内膜间质组织,同时含有恶性的上皮成分和恶性的间质成分,即癌和肉瘤成分,故又称癌肉瘤。巨检见肿瘤从子宫内膜长出,向宫腔突出呈息肉状或多发性分叶状,底部较宽或形成蒂状,肿瘤质软,表面光滑或有糜烂和溃疡,切面见充满液体的小囊腔,内充满黏液,呈灰白或灰黄色,常伴有灰黄色的坏死灶和暗红色的出血区域,如有异源成分,可有沙砾感或骨样坚硬区。镜下见癌和肉瘤两种成分,并可见过渡形态,癌的成分主要有腺癌和鳞癌,而绝大多数是腺癌(95%),可以是子宫内膜腺癌、透明细胞癌、浆液性腺癌、黏液性腺癌,极少数为鳞癌(5%);肉瘤成分分为同源性和异源性,同源性肉瘤主要为是梭形细胞形成的平滑肌肉瘤,异源性肉瘤除梭形细胞肉瘤外,还含有横纹肌肉瘤(横纹肌母细胞)、成骨肉瘤(瘤性骨)、软骨肉瘤(瘤性软骨)或脂肪肉瘤,也可有神经胶质成分,上述各种成分可混合存在。子宫恶性中胚叶混合瘤可发生沿盆腹腔脏器转移,常侵犯大网膜、腹膜、肠管表面、直肠和膀胱,类似于子宫内膜浆液性乳头状腺癌,晚期浸润周围组织,易发生淋巴结转移,初次手术时盆腔淋巴结转移率达1/3,腹主动脉旁淋巴结转移率达1/6。对化疗药物如紫杉醇、铂类等敏感,此点也更接近癌,而不像肉瘤。

三、病因及发病相关因素

子宫肉瘤的病因迄今不明。文献报道的发病危险因素中与盆腔放疗史、种族和生育史有关,组织发生学上认为可能与胚胎细胞残留和间质细胞化生有关,2004年Leath等发现子宫肉瘤中均有c-kit基因表达,但是因是果仍不清楚。许多作者发现低度恶性的子宫内膜间质肉瘤常常表达ER及PR,故推测其发病可能与性激素有关。

四、子宫肉瘤分期

按国际抗癌协会(UICC-AJCCS)分期标准子宫肉瘤的临床分期如表 8-4。

表 8-4　按国际抗癌协会分期标准子宫肉瘤的临床分期

Ⅰ期:癌肿局限于宫体
Ⅱ期:癌肿已累及宫颈
Ⅲ期:癌肿已超出子宫,侵犯盆腔其他脏器及组织,但仍限于盆腔
Ⅳ期:癌肿超出盆腔范围,侵犯上腹腔或已有远处转移

近年来子宫肉瘤的分期多参照 1988 年 FIGO(国际妇产科联盟 International Federation of Gynecology and Obstetrics)子宫内膜癌的手术病理分期标准进行分期。

FIGO 1988 年修改的子宫内膜癌手术及病理学分期如表 8-5。

表 8-5　FIGO 1988 年修改的子宫内膜癌手术及病理分期

0 期	原位癌(浸润前癌)
Ⅰ期	肿瘤局限于子宫体
Ⅰ A	局限于子宫内膜
Ⅰ B	浸润深度≤/2 肌层
Ⅰ C	浸润深度＞/2 肌层
Ⅱ期	肿瘤侵犯宫颈,无宫体外蔓延
Ⅱ A	宫颈内膜腺体受累
Ⅱ B	宫颈间质浸润
Ⅲ期	肿瘤局部和(或)区域的扩散
Ⅲ A	侵犯浆膜层和(或)附件,和(或)腹水或腹腔洗液(＋)
Ⅲ B	阴道浸润(直接蔓延或转移)
Ⅲ C	盆腔和(或)腹主动脉旁淋巴结转移
Ⅳ期	肿瘤侵及膀胱和(或)直肠黏膜,和(或)远处转移
Ⅳ A	肿瘤侵犯膀胱和(或)直肠黏膜
Ⅳ B	远处转移,包括腹膜内转移和(或)腹股沟淋巴结转移

FIGO 手术病理分期强调分期手术中全面的盆腔和腹主动脉旁淋巴结切除的重要性,有肌层外 1/3 浸润时,出现淋巴结侵犯的概率明显增加,分期也可能上升至Ⅲ。

五、临床表现

1.症状　早期子宫肉瘤一般无特殊症状,可表现为类似子宫肌瘤或子宫内膜息肉的症状。最常见阴道不规则出血(67％);其次为腹部包块(32.1％),多见于子宫肌瘤肉瘤变者,包块可迅速增大,若肉瘤向阴道内生长、常感阴道内有块物突出;下腹疼痛、下坠(28.3%)等不适亦较常见,由于肌瘤迅速生长令患者腹部胀痛或隐痛;阴道分泌物可增多(27.4%),为浆液性、血性,合并有感染时可为脓性伴有恶臭;肿物较大时还可压迫膀胱或直肠(25.5%),出现尿急、尿频、尿潴留、便秘等,有时压迫盆壁静脉影响下肢静脉和淋巴回流,导致下肢水肿。晚期病人还可出现消瘦、全身乏力、贫血、低热、全身衰竭等症状。

2.体征　不同组织学类型的子宫肉瘤其体征不同:子宫平滑肌肉瘤可位于子宫黏膜下和肌层,子宫常增大,外形不规则,质地偏软,可与子宫肌瘤同时存在;子宫内膜间质肉瘤可表现为宫颈口或阴道内出现的软脆、易出血的息肉样肿物,如肿物破溃并发感染,可有极臭的阴道分泌物。晚期者盆腔包块浸润盆壁时肿瘤固定不能活动。

六、诊断

子宫肉瘤无特异的症状和体征,临床表现与其他生殖道肿瘤有许多类似之处,且发病率低,易被忽视,欲提高术前诊断率,必须予以重视,出现以下情况者要引起注意:①绝经期前后不规则阴道出血伴子宫增大者;②以往子宫肌瘤迅速增大,尤其是绝经后子宫肌瘤患者;③既往曾接受过放射治疗、子宫突然增大伴异常阴道出血的患者;④宫颈赘生物、诊刮,或子宫切除标本经病理证实者(但诊刮阴性者不能排除)。

辅助检查包括①阴道彩色多普勒超声检查:可见非均质中、低回声包块,回声混乱,边界不清,周边血流多于中心,低阻血流信号等,对初步鉴别诊断子宫肉瘤和子宫肌瘤有一定价值;②细针穿刺活检:在超声引导下经宫颈行细针穿刺吸取活组织病理检查,其诊断的敏感度100%,特意度98.6%,阳性预测值58%,阴性预测值100%;③诊断性刮宫:是早期诊断子宫肉瘤的方法之一,刮宫对子宫内膜间质肉瘤及恶性苗勒管混合瘤有较大诊断价值,对子宫平滑肌肉瘤的诊断价值有限;④已知或怀疑子宫外病变时,可行 MRI 或 CT 检查;⑤术中剖视标本:子宫平滑肌肉瘤术前诊刮确诊较少,应在子宫切除后立即切开标本检查,若发现肌瘤与肌层界限不清,旋涡状结构消失,切面呈鱼肉状,质地不均匀一致,组织糟脆,有出血、坏死、无包膜,则应送快速病理切片检查。但最后诊断仍依靠术后石蜡病理确诊。

七、治疗

子宫肉瘤的治疗主要包括手术治疗、放射治疗、化学治疗、内分泌治疗及生物治疗,子宫肉瘤的病理类型不同,其生物学行为及转移方式也不同,对治疗的反应也不同。原则上子宫肉瘤以手术治疗为主,手术后根据个体情况辅以放疗或化疗等综合治疗。对于子宫肉瘤而言快速冷冻切片有时难以确诊,需靠慢速石蜡切片才能明确诊断,故手术医生的临床经验、术中判断也很重要。对于已不能手术者可给予病人全盆腔放疗＋腔内后装放疗,同时辅以化疗及激素治疗。

1.手术治疗　手术是子宫肉瘤的主要治疗方法,有助于了解肿瘤侵犯范围、临床分期、病理类型、分化程度等,以决定下一步治疗方案。以往手术方式倾向于全子宫、双附件切除,现主张根据不同组织类型而决定手术范围。对于低度恶性子宫肉瘤(如核分裂少的 LMS 及 ESS),因有可能仅通过手术而达到治愈效果,故有学者建议应尽量行广泛性子宫切除＋双侧附件切除术、甚至可行淋巴结清扫以求达到此目的,这样做对减少局部复发、减少后续不确定性的放、化疗可能也有益,某些情况下为求达到最大的手术效果,也可考虑行部分或全盆腔脏器切除术,如转移至膀胱或直肠者可行膀胱或直肠切除术。对高度恶性的子宫肉瘤(如核分裂多的 LMS 及 HGUD 和所有 MMMT),由于其具有早期局部浸润、淋巴以及血行转移之特点,广泛性手术已很难切净,故可仅行全子宫＋双侧附件切除术,除 LMS 外可在术前或术后附加放射治疗。经过详细的有关检查,明确为仅有一侧肺孤立转移瘤者仍可行手术切除,术后仍可有约25％的 5 年生存率。

对于盆腔淋巴结是否切除仍存在争议,一部分人认为子宫肉瘤早期即可有淋巴结转移,资料表明淋巴结转移率在 LMS:26.3％,ESS:30.0％,MMMT:34.8％,故主张手术同时应行腹膜后盆腔及主动脉旁淋巴结切除,同时可以准确分期,但另一部分人认为淋巴结切除无助于改善预后,对生存影响不大,故认为可以不切除,尤其在低度恶性肉瘤其淋巴结转移较为少见,故仅建议在术中发现有增大之淋巴结或疑有淋巴结转移时进行摘除,但如为宫颈肉瘤或 Ⅱ 期肉瘤,则应行广泛性子宫切除术及双侧盆腔淋巴结清扫术和腹主动脉旁淋巴结切除术。

对 LMS 而言,多数专家赞成行全子宫＋双附件切除术,但也有人认为在早期、无浸润、肿瘤局部恶变的年轻患者可以保留卵巢,其预后与切除者无明显区别,但因子宫肌瘤也可受雌激素影响,故保留时应慎重,术后无论期别如何,均应给予化疗及放疗。

对于 ESS 而言,手术主张以全子宫＋双附件切除术为宜,因为 ESS 易出现宫旁直接蔓延及血管内瘤栓并且肿瘤易受雌激素刺激而导致复发,故不宜保留卵巢,有报道保留卵巢的患者100％复发,即便发生广泛转移也应努力切净病灶,甚至行患侧肺叶切除术,术后仅为低度恶性 Ess Ⅰ～Ⅱ期者可仅行观察,Ⅲ～Ⅳ期补充激素治疗＋全盆外照,出现远处转移者可行姑息性外照＋激素治疗,酌情增加化疗;对于高度恶性 ESS 者,无论期别如何,均应给予化疗及放疗。

对 MMMT 而言,手术应按卵巢上皮性癌方式进行,早期行分期手术,晚期则行肿瘤细胞减灭术＋大网膜切除术＋盆腹腔淋巴结切除术,术中应留取腹腔液送细胞学检查,探查盆腹腔脏器及淋巴结情况,术后均建议补充化疗,有报道术后补充盆腔放疗较单独手术而言,可明显减少局部复发率,故也有人建议在病灶相对局限者术后补充放疗。

2.放疗 总的来说,子宫肉瘤对放射线敏感性较低,文献报道单独应用放疗很少有 5 年生存者。目前一致认为在子宫肉瘤中 ESS 对放疗相对最敏感,其次为 MMMT,而 LMS 对放疗欠敏感。放疗分为术前放疗、术后放疗,术前放疗可以减小肿瘤体积及瘤细胞活性,为彻底手术治疗创造条件,同时可减少术中肿瘤种植转移,术后辅助放疗可降低盆腔复发率。放疗方案包括盆腔外照射及阴道后装照射,照射剂量一般为 50～60Gy。Gilbert 认为,子宫内膜间质肉瘤术前、后均应辅以放疗。不少专家认为术后辅以放疗比单行手术好,有助于预防盆腔复发。Badib 报道各种临床 Ⅰ 期子宫肉瘤病人进行手术合并放疗与单行手术治疗比较,5 年存活率由57％提高为 74％,对于复发或转移的晚期患者,可行姑息性放疗。对于手术中无肉眼癌灶残留者术后放疗是否有作用意见不一致,多数人认为放疗可降低局部复发率、延长无瘤生存期,但对长期生存意义不大。对 LMS 是否附加放疗,因其不仅不能改善患者的生存率,反而使组织纤维化影响以后的化疗,故多不推荐。

3.化疗　以往认为子宫肉瘤对化疗欠敏感,但现在认为化疗对子宫肉瘤的作用不可低估,尤其对晚期平滑肌肉瘤、高度恶性子宫内膜间质肉瘤、子宫恶性中胚叶混合瘤以及肉瘤复发患者。手术及放疗均为局部治疗,只有化疗是全身性治疗,而子宫肉瘤恰恰具有容易血行转移的特点,文献报道临床Ⅰ及Ⅱ期的 LMS 术后 3 年内肺转移率高达 40.7%,因此,术前、术后辅以化疗已成为治疗子宫肉瘤必不可少的手段,另外,对于所有完成手术或手术加放疗后的患者也建议进行补充化疗。

化疗单药中以多柔比星类的疗效最佳,文献报道单药有效率为 25.0%,其次为异环磷酰胺、顺铂、氮烯咪胺及依托泊苷等,常用化疗药物有:多柔比星(ADM)、吉西他滨(Gem)、多西他赛、紫杉醇、异环磷酰胺(IFO)、顺铂(DDP)、氮烯咪胺(DTIC)、放线菌素 D(KSM)、长春新碱(VCR)、环磷酰胺(CTX)、羟基脲(HU)、依托泊苷(VP16)等。ADM 是治疗子宫肉瘤的首选药物之一,对 LMS 及 ESS 的疗效较好;IFO 及 DDP 则对 MMMT 的疗效较其他药物为好;托泊替康、紫杉类对 LMS 有效率低,紫杉类对子宫 MMMT 有一定疗效;吉西他滨治疗子宫肉瘤也见报道,但病例数少,有效性还需大样本支持。目前尚缺乏理想的化疗方案,下列方案可供选择:APD(ADM,DDP,DTIC)、API(ADM,DDP,IFO)、VAC(VCR,KSM,CTX)、HDE(HU,DTIC,VP16)等。

LMS 对化疗的敏感性不高,但仍好于 ESS,MMMT,多柔比星类被认为是对 LMS 最有效的单药制剂,氮烯咪胺及多西他赛、脂质体多柔比星、吉西他滨、异环磷酰胺、紫杉醇也常用于晚期及转移患者,吉西他滨+多西他赛联合方案也被用于 LMS,尤在出现肺转移的患者,可作为综合治疗的措施之一,其他方案还有:HED;AD(ADM,DDP);VAC;VAD(VCR,ADM,DTIC),有报道应用 VAD 组 1~2 个疗程与≥3 个疗程的 5 年生存率分别为 31.9% 和 76.0%,因此,建议 VAD 方案至少应给与 3 个疗程以上。术前明确诊断者也可性子宫动脉选择性化疗,术后发现有盆、腹腔种植转移者也可行腹腔化疗。

低度恶性 ESS 术后或复发后化疗效果较好,而高度恶性 ESS(HGUD)的化疗效果较差,常用方案有:PAC(DDP,ADM,CTX);PAI(DDP,ADM,IFO)。

MMMT 对化疗有一定敏感性,2007 年 Homesley 等的研究显示,IFO 是最有效的单药化疗药,以往认为 PI(DDP,IFO)方案是最好的组合方案,但 Homesley 等的研究显示 IFO+紫杉醇对于晚期 MMMT 比 PI(DDP,IFO)方案有效率更高且毒性更低。对于有腹水及盆、腹腔转移病灶者可行静脉联合腹腔化疗,化疗方案以能照顾到癌及肉瘤两方面为佳,具体可用:IFO+紫杉醇;PI(DDP,IFO);PEI(DDP,VP16,IFO);PD(DDP,DTIC)等方案。

4.激素治疗　包括醋酸甲地孕酮、醋酸甲羟孕酮、芳香酶抑制药、GnRH 拮抗药、他莫昔芬等。

激素治疗的疗效与激素受体状态明确相关,相应受体表达明确则可能相应激素治疗的反应就好。孕激素类药对低度恶性 ESS 及部分孕激素受体阳性的高度恶性 ESS(HGUD)有较好的反应,故主张孕激素治疗作为 ESS 的常规术后辅助治疗,但用量较大,一般主张剂量不小于醋酸甲羟孕酮 200mg/d,持续不短于 1 年;对于孕激素受体阴性者也可先用他莫昔芬诱导孕激素受体增加然后再用孕激素,以增加肿瘤对孕激素治疗的敏感性,具体用法如下:他莫昔芬

10mg,3/d 口服 1 周后换为醋酸甲羟孕酮 200mg/d 连用 3 周,交替使用至 1 年。用药时要特别注意①有血液高凝状态者慎用;②肝功能异常者慎用,并要监测肝功能,以防药物性肝损。

5.复发子宫肉瘤的治疗　子宫肉瘤患者经治疗后复发率仍很高,Ⅰ期复发率为 50%～67%,Ⅱ～Ⅲ期复发率可高达 90.0%,故复发病人的治疗任务艰巨。复发后的治疗目的主要为缓解症状、延长生存期,强调多手段的综合治疗。

(1)手术为主的综合治疗:子宫肉瘤如果复发在盆腔,且为中央型复发,主张尽可能再次手术切除复发病灶,术后辅以放疗、化疗等。手术、放疗及激素联合治疗,对一些幼女生殖道胚胎性横纹肌肉瘤病例有较好效果,低度恶性子宫肉瘤的盆腔复发灶只要可能,往往能反复手术切除而提高患者的存活率。

(2)化疗为主的综合治疗:无论何种组织类型、早期或晚期远处转移复发比盆腔内更多见,因此应用全身性化疗对控制远处转移可能有利,许多细胞毒性抗癌药对子宫肉瘤的转移与复发有一定疗效,可探索使用。

(3)放疗:子宫肉瘤的复发部位以盆腔复发者最多。如果手术无法切除复发病灶,可选择放射治疗。复发肉瘤的放疗需根据复发的部位和以前辅助治疗的情况来制定放疗计划。以往无放疗史,可直接给予病灶放疗;若有放疗史,可行手术探查同时尽可能切除病灶并行术中瘤床照射。

(4)激素治疗:有些复发性肉瘤对孕酮治疗有效,可以应用,如低度恶性 ESS 复发时仍可应用孕激素治疗。

八、预后因素

影响预后的因素主要有:临床分期、病理类型和分化程度、年龄及绝经状态、淋巴结转移、血管和淋巴管受累、子宫肌层受侵程度、雌孕激素受体表达状况及治疗方法是否妥当。

1.临床分期　Husseing 等在 2002 年报道子宫肉瘤的 5 年生存率为Ⅰ期 52%,Ⅱ期 66%,Ⅲ期 37%,Ⅳ期 0;Piura 等在 1997 年报道子宫肉瘤的 5 年生存率为Ⅰ期 41%,Ⅲ～Ⅳ期 19%,分期越晚预后越差。

2.病理类型　子宫肉瘤总的 5 年生存率为 20%～38%,其中 LMS 为 16%,低度恶性 ESS 为 100%,高度恶性 ESS 为 25%,MMMT 为 14%,说明 LMS,MMMT 及 HGUD 预后较差,原发性 LMS 较继发(子宫肌瘤肉瘤变者)者预后更差。

3.年龄及绝经状态　绝经后发病者较差,反之较好,5 年存活率绝经前者为 66.7%,绝经后为 17.6%,其原因为绝经后患者常以 MMMT 及 HGUD 的发病率为高所致。

4.细胞核异形性　在 LMS 中核分裂象<10/10HP 的患者几乎无复发,核分裂象在 10/10HP 至 20/HP 的患者中 3 年复发率为 61.0%,核分裂象>20/10HP 的患者中 3 年复发率为 79.0%,说明核分裂象越少患者生存概率越大。

5.血管和淋巴管受累　早期子宫肉瘤患者 5 年生存率为 40%～50%,但有宫旁血管和淋巴管受累时其 5 年生存率仅为 25%～30%。

6.子宫肌层受侵程度　Ⅰ期 MMMT 浅肌层浸润者 5 年存活率为 58%,而深肌层浸润者

5 年存活率为 29％。

7.雌孕激素受体表达状况　有雌、孕激素受体表达者对激素治疗反应较好,预后也较好,反之则差,低度恶性 ESS 雌、孕激素受体多为阳性,可用激素治疗,预后也较好。

（吴亚玲）

第六节　卵巢肿瘤

一、概述

上皮性卵巢癌来源于卵巢表面上皮的恶变,与腹膜、输卵管共同来源于中胚层。卵巢癌在女性恶性肿瘤中的发病率居第 6 位,在女性生殖道肿瘤的发病率中居第 3 位,仅次于宫颈癌和子宫内膜癌。但卵巢癌是所有女性恶性肿瘤中病死率最高的一种。大约 70％的卵巢癌在诊断时已属晚期,目前治疗手段下预后较差。随着化疗药物进展以及遗传危险因素和分子发病机制研究的不断深入,为治疗卵巢癌提供了一种可能。

（一）流行病学

欧美及以色列等国家和地区卵巢癌的发病率较高,在日本和发展中国家发病率低。卵巢癌平均发病年龄为 60 岁,女性罹患卵巢癌的终身风险度为 1.5％。卵巢上皮癌中最常见的是浆液性癌,占到所有卵巢恶性肿瘤的 79％左右。其次为黏液性癌和子宫内膜样癌。卵巢癌的危险因素包括个体因素、家族因素、环境因素、生育因素。

个体因素包括年龄＞40 岁、未产、未育、子宫内膜癌或乳腺癌病史以及家族是否有卵巢癌病史。卵巢癌的发生可能与反复排卵造成卵巢表面上皮修复过程中发生恶性变有关。而实践中规律排卵时间较长的人群如未产、初潮早、绝经晚等罹患卵巢癌的风险增加,这也支持了上述假设。而多产、口服避孕药、输卵管结扎会降低卵巢癌的危险性。通过外阴、阴道以及子宫输卵管进入盆腔的化学物质刺激也可能诱发卵巢癌。石棉、滑石粉是比较公认的与卵巢癌有关的化学品。自 1985 年以来,发达国家中的卵巢癌发病率呈下降趋势,晚期卵巢癌的中位生存期也得以提高。生育和卵巢癌的发生呈负相关,口服避孕药可以降低上皮性卵巢癌的发生,使用 5 年以上的口服避孕药可以降低相对危险度 0.5。有研究者认为,由于腹膜和卵巢表面上皮同源,预防性切除卵巢并不降低卵巢癌的危险性,切除卵巢后还可能发生腹膜癌。也有研究发现,预防性卵巢切除后发生的腹膜癌约为 1.8％,因此,对于家族性卵巢癌病史的女性应该进行卵巢预防切除,由于高危人群卵巢癌发病年龄较低,建议在 35 岁前进行预防性切除,可以考虑腹腔镜下切除,以减少创伤,缩短平均住院日。但预防性卵巢切除对年轻女性心理上影响较大,还要面对雌激素缺乏引起的生理改变,因此,手术医生不仅要考虑到预防性切除卵巢的利弊,还要考虑切除后患者的心理和生理变化以及患者对手术、术后的顺应性。

有明确家族史的卵巢癌妇女罹患卵巢癌的风险高于普通人群。大多数卵巢为散发病例,具有遗传特征的占 5％～10％。BRCA1/BRCA2 突变被证实与卵巢发病有关,尽管卵巢病例中 BRCA1/BRCA2 发生突变者占 10%～15%，但 BRCA1 突变者患卵巢癌的危险为 39%～46%，BRCA2 突变者危险度为 12%～20%。另外，Lynch Ⅱ综合征患者有较高卵巢癌和内膜癌的危险性，称为遗传性非息肉性结肠癌综合征，其特点为除了频繁发生的乳腺癌、卵巢癌、子宫内膜癌等原发腺癌外，还出现邻近器官如肠的原发癌。

石棉、滑石粉、子宫内膜异位症、盆腔炎、腮腺炎病毒等炎性刺激因素在卵巢排卵后上皮修复过程中发生作用，在 BRCA1/BRCA2 功能受损时，基因修复功能减低，增加了患病风险。这些炎性因素通过环氧化酶 2(Cox2)起作用，Cox2 抑制物具有化学防癌的潜能。生育因素也与卵巢癌发生相关。多产妇发生卵巢上皮癌的风险降低，而未产妇增加了卵巢癌的风险。循证医学证实，连续应用 10 年以上口服避孕药可以降低卵巢癌的风险。同样，母乳喂养也能降低卵巢癌发生的风险。

(二)病理及分期

卵巢肿瘤一般拥有共同的组织学起源，来源于单一细胞类型，即卵巢表面上皮，大多数肿瘤为卵巢上皮/间质肿瘤，是苗勒管的胚胎发生及来源。

卵巢肿瘤最终确诊需要切除组织的病理学检查。有资料显示，50%组织学检查为恶性的囊肿在囊肿抽出物的检查中不能检出恶性细胞，因此，不推荐超声引导下囊肿穿刺抽液作为卵巢囊肿的诊断和治疗手段。卵巢癌 FIGO 分期是手术病理分期(表 8-6)，包括组织学分型和分级以及腹水细胞学检查(或腹腔冲洗液细胞学检查)。卵巢癌的组织分级分为 3 级，组织病理学类型中最常见的是浆液性肿瘤，占到 70%以上，其次为黏液性肿瘤(10%)和子宫内膜样肿瘤(10%)，透明细胞癌、纤维瘤和未分化肿瘤较少，各占不到 1%。每种组织病理学类型再现了下生殖道某节段的特征，如浆液性乳头状囊腺癌和输卵管腺上皮有相似特征，黏液性肿瘤和宫颈内口腺体类似，子宫内膜样肿瘤和子宫内膜相似。

表 8-6　原发性卵巢癌的手术-病理分期(FIGO,2000 年)

Ⅰ期	肿瘤局限于卵巢
ⅠA	肿瘤局限于一侧卵巢，表面无肿瘤，包膜完整，腹水或腹腔冲洗液中未见恶性细胞
ⅠB	肿瘤局限于双侧卵巢，表面无肿瘤，包膜完整，腹水或腹腔冲洗液中未见恶性细胞
ⅠC	肿瘤局限于一侧或双侧卵巢，伴有以下任何一项者：包膜破裂、卵巢表面有肿瘤、腹水或冲洗液中含有恶性细胞
Ⅱ期	肿瘤累及一侧或双侧卵巢，伴盆腔内扩散
ⅡA	肿瘤蔓延和(或)转移至子宫和(或)输卵管，腹水或腹腔冲洗液中未见恶性细胞
ⅡB	肿瘤扩展至其他盆腔组织，腹水或腹腔冲洗液中未见恶性细胞
ⅡC	ⅡA 或ⅡB 期病变，腹水或腹腔冲洗液中找到恶性细胞
Ⅲ期	肿瘤累及一侧或双侧卵巢，伴盆腔以外种植或腹膜后淋巴或腹股沟淋巴结转移，肝浅表转移属于Ⅲ期
ⅢA	淋巴结阴性，组织学证实盆腔外腹膜表面有镜下转移

ⅢB	淋巴结阴性,腹腔转移灶直径＜2cm
ⅢC	腹腔转移灶直径＞2cm 和(或)伴有腹膜后淋巴结转移
Ⅳ期	远处转移(胸腔积液细胞学检查阳性,肝实质转移)

注:ⅠC及ⅡC细胞学阳性,应注明是腹水或腹腔冲洗液;如包膜破裂,应注明是自然破裂或手术操作时破裂

二、早期诊断

卵巢是以排卵和产生女性激素为主要功能的器官。常见的卵巢恶性肿瘤有上皮性肿瘤、生殖细胞肿瘤和性索间质肿瘤。其中最常见的是卵巢上皮性肿瘤,占原发卵巢肿瘤的 70% 左右。由于卵巢表面上皮与腹腔间皮均来自与原始体腔上皮,因此具有向各种苗勒管上皮分化的潜能,导致了卵巢上皮性肿瘤的的多样性。卵巢癌以早期无症状、确诊时多属晚期、生存率低为特点。根据美国 NCI 报告,卵巢癌的发病率为 40/100000 左右,但在女性人群中因肿瘤导致死亡的疾病中位于第 4 位。也是妇科恶性肿瘤中病死率最高的一种。

据美国癌症协会的报告,美国每年新发的卵巢癌约 2 万例左右,死于卵巢癌的患者约 1.5 万例。不考虑分期因素,卵巢癌的总体 5 年生存率约为 45%,而 Ⅰ 期卵巢癌的 5 年生存率可以达到 90%,但在所有诊断的卵巢癌病例中,仅有 19% 在早期确诊。近几十年来,尽管在卵巢癌早期诊断研究方面投入巨大的精力,但仍然没有找到有效地诊断手段。而治疗水平的进步也没能改善晚期卵巢癌的生存率。

卵巢位于盆腔深处,肿瘤侵犯周围组织或者发生转移之前,很少出现症状。到晚期出现症状时,也多以腹胀、纳差等非特异性症状为主。因此,早期诊断困难是卵巢癌预后不良的主要因素。卵巢癌的危险因素包括种族、年龄增长、家族史、不孕、使用生物药物以及个人肿瘤史。而口服避孕药、产次、母乳喂养等因素可能与降低卵巢癌发生率有关,其机制可能与这些措施减少了排卵,降低了细胞基因突变的概率有关。和其他恶性肿瘤一样,在没有有效的预防手段和治疗措施的情况下,早期诊断卵巢癌是改善卵巢癌总体生存率的重要手段。

卵巢癌的筛查已经有数十年的历史,20 世纪 80 年代,开始使用超声检查筛查卵巢癌,卵巢异常病例组中,有 3% 经病理诊断确诊为卵巢癌。之后,卵巢癌的筛查一直很受重视,但即使使用了血清肿瘤标记物和更先进的超声影像学检查,其对改善总体生存的意义仍很有限,为了改善卵巢癌总体生存率,早期诊断尤为重要。自 20 世纪 90 年代起,血清 CA125 联合超声检查成为筛查卵巢癌的主要手段。1987~1991 年,Van Nagell 的研究小组对 1300 例绝经后无症状女性进行经阴道超声检查,最终 2.5% 的病例发现卵巢异常,对阳性病例进行探查手术,仅有 2 例为 Ⅰ 期卵巢癌。由于没有发现比 CA125 更好的血清标记物,之后进行的更多的关于卵巢癌筛查的随机对照研究都是以血清 CA125 检测和经阴道超声为主要手段。但结果发现,筛查的敏感性、特异性均达不到理想的水平,而联合检查 CA15-3、CA72-4、CA19-9 几种标记物,可以提高筛查手段的敏感性和特异性。一项对前列腺癌、肺癌、直肠癌和卵巢癌进行的早期诊断队列研究(PLCO)初步结果显示,血清 CA125 检测和经阴道超声检查的筛查手段对卵

巢癌病死率的影响还需要长期随访,而经筛查手段明确诊断的早期肿瘤和晚期肿瘤的阳性预测值均较低。Stirling 的研究小组得出的结论更令人悲观,入组病例 1110 例的一个队列研究,自 1991～2004 年每年进行定期筛查,结果发现对卵巢癌的早期诊断率和预后没有明显改善,阳性预测值 17%,敏感性不足 50%,达不到 WHO 关于筛查的要求,该手段还有较高的假阳性率,从而导致了不必要的手术干预。

标记物的敏感性和特异性影响了卵巢癌的筛查效果,发现敏感性和特异性均高的肿瘤标记物或者肿瘤标记物组合,是提高肿瘤早期诊断率,改善生存的重要手段。

(一)肿瘤标记物简介

肿瘤标记物是一类在正常生物状态、病理过程中、药理反应中可以计量的有显著差异的物质,并能够将健康人群和疾病人群正确区分。肿瘤标记物的研究和发展过程包括体外组织内发现、动物模型体内实验、临床试验几个阶段。从明确诊断的卵巢癌样本中已经获得了许多有潜在价值的标记物,可以用于卵巢癌的诊断、分期、预后判断以及治疗效果监测。但几乎还没有标记物可以用于普查和临床前诊断。

WHO 对有效地筛查试验进行了明确的限定。一个好的筛查实验必须满足以下条件:①目标疾病的死亡率和普通人群死亡率有显著差异;②疾病进展有明显特征;③疾病早期给予治疗可以大大改善预后;④筛查试验可以被公众接受;⑤对晚期病例存在有效地治疗手段;⑥有适当的诊断措施和诊断设备;⑦保险策略从属于治疗;⑧筛查的费效比合适;⑨有高的阳性预测值、阴性预测值、敏感性和特异性。

美国国家癌症研究所的早期检测研究网络对发现和验证生物标记物路径的 5 个关键阶段进行了详细的描述。①在临床前研究阶段识别出可能的生物标记物;②对最有希望的生物标记物进行临床检测和验证,以评估其区分癌与非癌的能力;③回顾性分析阶段:通过回顾性分析,确定筛查试验判断临床前疾病的能力,列出阳性筛选试验的参数;④前瞻性研究阶段:确定生物标记物鉴定疾病的阈值和特征,如假阳性率;⑤对照研究阶段:获取筛查试验对减轻社会疾病负担的实际效果。

卵巢癌的生物学特征和流行病学特征,符合 WHO 关于进行筛查疾病的要求。因此,越来越多的研究致力于发现新的卵巢癌标记物,已达到普查卵巢癌,提高卵巢癌早期诊断率从而改善预后的目的。

(二)卵巢癌常用标记物

20 世纪 70 年代,Mueller 及其研究小组研究了卵巢癌患者血清触珠蛋白,Gehrke 等利用液相色谱法定量分析了卵巢癌患者血清糖蛋白中的糖含量,自此开始了研究卵巢癌肿瘤标记物的热潮。卵巢癌生物标记物的研究主要集中在 3 个方面,即蛋白类标记物、基因类标记物、代谢产物类标记物。其中研究最多的是蛋白类标记物,其次是基因类标记物。

1.代谢类标记物

代谢组学是以物理学基本原理为基础的分析化学、以数学计算与建模为基础的化学计量学和以生物化学为基础的生命科学等学科交叉的学科。在过去 7 年多的时间里,这门新兴的学科得到了迅速的发展,并已广泛地应用到了分子病理学、毒理学、功能基因组学、临床医学和环境科学等领域,是系统生物学的一个重要组成部分。这门新兴的学科,凭借其"整体论"优势在最近几年得到了迅速的发展。以研究体内代谢过程和特殊代谢产物为主要内容的代谢组学研究有望成为早期诊断卵巢癌的新手段。研究已经发现可能可以用于卵巢恶性肿瘤早期诊断的代谢产物包括溶血磷脂酸(LPA)、脂相关唾液酸(LSA/LASA)、2 型 11β 羟基固醇脱氢酶、全代谢组等。其中最常见的代谢组学标记物是 LPA 和 LSA/LASA。

LPA 是一种被称作卵巢癌活化因子的生物活性磷脂,可以刺激肿瘤细胞增殖,促使细胞内钙离子释放,络氨酸磷酸化。LPA 是血清中的正常成分,但在全血和血浆中检测不到。1998 年,Xu 等检测了 10 例Ⅰ期卵巢癌和 24 例Ⅱ~Ⅳ期卵巢癌,以 1.3μmol/L 为截断值,发现 90%的Ⅰ期卵巢癌和全部Ⅱ~Ⅳ期卵巢癌 LPA 升高,敏感性 95%,特异性 89%。2004 年,Sutphen 等以光离子质谱技术(ESI-MS)为基础,检测 LPA 水平可以将 17 例卵巢癌和 27 例健康对照中的 93.1%正确识别出来,敏感性 91.1%,特异性 96.3%。但 LPA 的诊断价值也有不同的发现,Baker 2002 年的研究报告指出,利用 LC-MS 技术检测 LPA 不能将肿瘤患者正确的识别出来。

LSA/LASA 也是一个很有价值的卵巢癌生物标记物。血清中的唾液酸绝大部分与血清糖蛋白结合,占到 98%~99.5%,仅有少连唾液酸与脂类结合,且主要以神经节苷脂的形式结合。一项针对 262 例妇科恶性肿瘤患者(包括卵巢癌)进行的研究发现,单独应用 LSA 诊断妇科恶性肿瘤敏感性 71%,特异性 91%,联合 CA125 检测,可以提高敏感性和特异性。一项联合 CA125,CA15-3,CA19-9,CA54-61,CA72-4,CEA,HMFG2,IL-6,11-10,LSA,M-CSF,NB70K,OVX1,PLAP,TAG72,TNF,TPA,以及 UGTF 分别单独检测和联合应用可以提高敏感性和特异性。但 LSA 的敏感性和特异性在不同的研究中差别很大,Stratton 的结果显示 LSA 诊断卵巢癌的敏感性仅有 32%,而 Vardi 的试验发现 LSA 对诊断晚期卵巢癌的敏感性达到 100%。同样的问题也出现在其他标记物的研究中。由于试验方法不同,得出的结论也很不相同,因此,在肿瘤标记物发掘和验证过程中,应使试验方法的标准化,获得稳定可靠的数据资料。

Temkin 等认为 2 型 11βHSD 也是一种卵巢癌生物标记物。2 型 11βHSD 是将皮质醇转化为肾上腺皮质激素的单一氧化酶。在对 7 例健康对照和 6 例卵巢癌病例进行的研究中发现,卵巢癌组织中 2 型 11βHSD 表达活性增强。还发现在肿瘤组织中脂质过氧化作用和 DNA 破坏增加,抗氧化酶活性降低;超氧化物歧化酶(SOD)、过氧化氢酶活性降低,谷胱甘肽过氧化物酶、丙二醛、8-oxo-dG 活性增加。

Odunsi 对全代谢组学在卵巢癌诊断方面进行了深入研究,利用磁共振技术对 38 例卵巢患者、21 例卵巢良性肿瘤患者和 53 例健康对照的整体生物系统的代谢状态进行分析,所获得的数据进行 PCA,得到疾病代谢的特异性指纹图谱,用于诊断卵巢癌,敏感性和特异性均达到 97%以上。

2.基因类标记物

遗传因素与卵巢癌形成有关,以 DNA 为基础的生物标记物在卵巢癌早期诊断中有重要意义。理解人类基因组中 10 万个不同的基因功能,监测某些组织、细胞不同分化阶段的差异基因表达(DGE)十分重要。对差异表达的研究,可以推断基因与基因的相互关系,细胞分化中基因"开启"或"关闭"的机制;揭示基因与疾病的发生、发展、转归的内在联系。目前 DGE 研

究方法主要有表达序列标签(ESTs)测序、差减克隆、

差异显示、基因表达系列分析(SAGE)。而 cDNA 微阵列杂交技术可监测大量 mRNA 的转录，直接快速地检测出极其微量的 mRNA，且易于同时监测成千上万的基因，是研究基因功能的重要手段之一。基因芯片技术发现疾病易感基因以及在人卵巢癌动物模型中进行研究。BRCA1 and BRCA2 是研究最多的卵巢癌相关基因，其他如人组织激肽释放酶类、黏蛋白类也是研究的热点。单个基因也可以作为卵巢癌的候选标记物，但更多的研究发现多个标记物组合可以提高诊断的敏感性和特异性。2000 年的一项研究对卵巢癌和对照组健康卵巢上皮进行了全基因表达分析，首次将 ApoJ、claudin-3 and claudin-4 与卵巢癌的形成、发展相联系，并指出，其可能对判断卵巢癌预后有价值。

BRCA1 和 BRCA2 的突变可以增加患卵巢癌和乳腺癌的风险，因此被称为癌易感基因，尤其与女性家族性肿瘤有关。BRCA1 突变的人群到 70 岁时患卵巢癌的累积危险度 39%，BRCA2 突变的人群到 70 岁时患卵巢癌的累积危险度 11%。可以看出，BRCA1 较 BRCA2 更适合作为基因标记物。但 BRCA1 作为标记物适合对高危人群进行筛查而不适合在普通人群中筛查。

BRCA1/2 的突变率在不同种族相似，几项研究均认为，对乳腺癌和卵巢癌的高危人群应检测 BRCA1 和 BRCA2 突变，以便对高危人群个体进行风险评估和临床处置。van der Velde 等对 BRCA1/2 突变的 241 例女性进行了 11 年的追踪随访，随访内容包括每年进行一次盆腔检查、阴道超声检查、血清 CA125 检测，结果共发现了 3 例卵巢癌，均为 FIGO ⅢC 期，认为 3 种方法进行卵巢癌高危人群进行筛查没有改善预后，对 BRCA1/2 突变的高危人群进行筛查来提高早期诊断率的价值有限。

激肽释放酶基因能在类固醇激素产生组织和类固醇激素依赖组织中表达一组丝氨酸蛋白水解酶，如前列腺、乳腺、卵巢、睾丸等组织中。KLK 家族中的 KLK1-KLK15 基因编码了 hK1-hK15 肌肽释放酶，多种与卵巢癌相关，是很好的候选标记物。KLK 6、7、8、10 被认为与卵巢癌关系最密切。HE4 是编码人附睾蛋白(HE4)的基因。在卵巢癌细胞系中进行 RT-PCR 检测，发现 HE4 基因过表达，对细胞培养液中的 HE4 检验证实 HE4 是一种分泌性的糖蛋白。联合检测 HE4 和血清 CA125 可以将卵巢子宫内膜异位囊肿和卵巢癌区别开来，提高了诊断试验的准确率。而一项针对健康女性和绝经后卵巢癌高危女性的研究显示，CA125、mesothelin 和 HE4 3 项标记物与卵巢癌风险关系不大，联合检查这几项用于卵巢癌风险预测并无必要。

p53 基因是另一个与肿瘤相关的基因。在卵巢癌患者腹水中和外周血中均可以发现游离肿瘤特异性 p53 基因突变，而且，3 例Ⅰ期卵巢癌中，外周血中均可检到 p53 基因突变，仅有 1 例细胞学阳性，可以认为 p53 基因突变是卵巢癌诊断的候选标记物。

表观遗传是指不改变 DNA 序列，而是通过对核苷酸或染色体的可逆性修饰调节基因的表达，这种修饰又是可遗传的。DNA 甲基化是目前已知的哺乳动物 DNA 唯一的自然化学修饰方式，是表观遗传的主要方式之一，是指在 DNA 甲基转移酶(DNMT)的作用下，以 S-腺苷-L-甲硫氨酸(SAM)为甲基供体，将甲基转移到胞嘧啶的 5 位碳原子上，生成 5-甲基胞嘧啶(5-methylcytosine,5 mC)。DNA 甲基化通常发生在 CpG 位点的 C 上。健康人的 GCP 基因区

域被甲基化保护,肿瘤生成过程中,发生超甲基化,可以用于肿瘤诊断和分期。2006 年,Wei 等鉴定了 220 个基因座的异常甲基化用于卵巢癌肿瘤标记物。但这些标记物在临床的应用还有待进一步的研究。

3.蛋白标记物

蛋白质组学研究的目的是对机体中的蛋白质进行鉴定、定量分析,了解其结构、生化及细胞功能,以及这些特征在不同时间、空间以及生理状态下的改变。目前,关于卵巢癌肿瘤标记物的研究大部分集中在蛋白质领域。这很大原因在于蛋白质是基因的最终产物,也是基因功能的最终执行者。蛋白质活性改变与生物功能关系最密切,基因的改变还要通过 mRNA 起作用。常用的蛋白质研究技术包括以质谱技术为基础的蛋白质谱技术(如 MALDI 技术、SELDI技术)、蛋白质芯片技术、凝胶电泳技术(GE)、差异凝胶电泳技术(DIGE)、Westernblots 技术等。

质谱技术被认为是蛋白质组研究的有效技术手段,可以用于未知蛋白鉴定、蛋白质差异表达分析、蛋白质翻译后修饰分析、受体配体结合、蛋白质折叠等研究。但由于技术本身的限制,目前该技术应用于卵巢癌肿瘤标记物研究还存在一定的限制。样本中的高丰度蛋白往往掩盖低峰度蛋白的信号,而样本中的三十几种高峰度蛋白占到样本中蛋白总数的 98% 以上,去除高峰度蛋白的影响,可以大大提高从成千上万种低峰度蛋白中发现肿瘤标记物的效率。多重反应监测(MRM)可以显著降低蛋白质分析的复杂程度。目前已经发现了数种蛋白标记物用于卵巢癌诊断。

CA125、CA19-9、CA72-4 均为糖类抗原标志物。CA125 主要应用于临床病情的监测和辅助诊断。CA125 水平和疾病活动相关,因此可以把 CA125 水平的变化作为判断疗效、监测肿瘤复发的重要指标。一般要求治疗后每 3 个月复查 CA125 水平,持续 2 年,在监测期内,CA125 水平的异常升高往往预示着肿瘤复发。

Jacobs 等的研究提示基于 CA125 对早期肿瘤的低敏感性和卵巢癌的低发病率,影响了其在早期筛查中的应用。1994 年,国立卫生研究院的总结性报告中推荐 CA125 结合阴道超声检查盆腔用于遗传性卵巢癌综合征的监测。绝经前女性有很多因素可以引起 CA125 升高,而绝经后女性 CA125 升高伴有盆腔包块对卵巢癌的阳性预测值可以高达 98%。瑞典的 Sjovall 在一项前瞻性研究中,以 CA125(≥30U/ml)为界值对>50 岁的 4290 名志愿者妇女进行了筛查,特异性达到 97%,阳性预测值 4.7%。出现卵巢癌假阳性的原因主要为罹患其他系统肿瘤如胰腺癌等,以及部分良性病变造成的 CA125 升高。但 CA125 用于卵巢癌早期诊断敏感性低,日本进行的一项多中心卵巢癌筛查的随机对照研究结果提示盆腔超声联合 CA125 检查在大规模人群筛查中早期卵巢癌的诊断率筛查组高于对照组,但没有统计学差异。

Moore 等利用多种肿瘤标记物联合检测用于盆腔包块患者的诊断,发现 HE4(人附睾蛋白 4,human epididymis protein 4)单项用于卵巢癌早期诊断亦能取得较高的敏感性,但联合 CA125 检测对盆腔恶性肿瘤诊断敏感性更高。与浆液性卵巢上皮癌不同,其他类型的卵巢癌中 CA125 可能升高不明显甚至没有变化。卵巢癌相关标记物的研究也取得了一定的进展。CA72-4 也称作肿瘤相关糖蛋白 724,是位于结肠、胃、卵巢肿瘤的表面抗原,多在黏液性肿瘤中高表达。资料显示,CA72-4 联合 CA125 检测可以提高诊断的敏感性和特异性,优于 CA125

单项检测。CA19-9 是一种细胞内黏附分子,最早在胰腺癌和胆管癌中发现,但在其他恶性肿瘤有也有表达,如结肠癌、食管癌、肝癌等。在卵巢黏液性肿瘤也有表达,已有的研究显示,CA19-9 更多应该应用于卵巢黏液性癌和交界性肿瘤诊断。AFP 是胎儿血清中的重要蛋白,在出生后降低到极低水平。部分生殖细胞肿瘤中 AFP 升高。血清巨噬细胞集落刺激因子(M-CSF)是由正常卵巢和卵巢肿瘤产生的细胞因子,在 68% 的卵巢癌中升高,联合 CA125 检测可以提高敏感性。OVX1 单克隆抗体可以识别存在于卵巢癌和乳腺癌细胞上的抗原决定簇。激肽释放酶蛋白是由激肽释放酶基因编码的一组蛋白质,在卵巢癌病例中可以发现激肽释放酶蛋白增高。

2002 年,Petricoin 等在 Lancet 发表报告,利用 SELDI-TOF-MS 技术发现卵巢癌血清蛋白 5 个特异变化的蛋白峰,以此作为血清蛋白肿瘤生物标记物,对标本进行独立双盲检测,成功的从 116 例标本中鉴别出 50 例卵巢癌患者。获得了 100% 的灵敏度,95% 特异性以及高达 94% 的阳性预测值。Rai 等鉴定出的 3 个结合珠蛋白片断(分子量 9.2ku)、免疫球蛋白的重链(54ku)、转铁蛋白(79ku),但其单独应用不及 CA125,而 4 种联合能明显提高其检测率。2003 年,Ye 等应用 SELDI 技术在卵巢癌患者血清中发现结合珠蛋白的 α 链(Hp-α)。Hp-α 诊断卵巢癌的敏感性为 64%,特异性 90%,联合 CA125 后分别提高到为 91% 和 95%。

2004 年,Zhang 等进行了 5 中心的病例对照研究中,分析了 153 例卵巢上皮浸润癌、42 例其他卵巢癌、166 例盆腔良性肿瘤、142 例健康女性血清蛋白质组的表达。独立分析两个中心的早期卵巢癌和健康女性的病例资料,并交叉验证以发现潜在的肿瘤标记物。并将发现的肿瘤标记物用另外两个中心的样本来验证和进行蛋白鉴定。蛋白鉴定后,用免疫检测有效的生物标记物去检测第五中心提供的样本,包括 41 例卵巢癌患者,41 例健康女性,20 例其他肿瘤如结肠、前列腺及乳腺癌等。发现了 3 种生物标记物。载脂蛋白 A1(apolipoprotein A1,肿瘤中下调)、缩短的甲状腺素结合蛋白(肿瘤中下调);胰蛋白酶抑制药重链 H4(肿瘤中上调)的氨基酸片段。独立鉴定卵巢早期浸润癌的多因素模型中,3 个肿瘤标记物联合 CA125 的敏感性远高于 CA125 单项检测(74% vs 65%),特异性为 97%。当敏感性为 83%,其特异性远高于 CA125 单项(94% vs 52%)。Bengtsson 等对 64 例标本进行了大规模蛋白质组分析,对 64 例来自不同期别的卵巢肿瘤组织标本以及正常组织进行分析,发现了有意义的蛋白点 217 个,最终利用免疫组织化学的方法验证了其中 5 个特异蛋白并制成抗体作为检测标记物使用。

利用质谱分析发现血清生物标记物需要两个部分:质谱装置完成质谱检测以及对质谱中提出的信息进行分析的工具。以质谱为基础的血清蛋白质组分析已经应用于包括卵巢癌在内的多种恶性肿瘤研究。已经进行的研究对肿瘤早期诊断可取得理想的效果,Conrads 等利用 ABI qStar quadrapole(QqTOF)MS 技术分析了更多的血清标本。采用遗传算法以及其他生物信息学手段产生了 4 种不同的模型。所有的模型达到了 100% 的敏感性和特异性。

实验研究发现的可以用于卵巢癌诊断的肿瘤标记物还有很多种,Mesothelin、骨桥蛋白、HE4 以其高敏感性和特异性倍受重视,但对于卵巢癌肿瘤标记物的发掘已经不局限于基因、代谢产物、蛋白质了,糖蛋白谱和聚糖谱也可以用于区分健康人和卵巢癌。

(三)结语

早期诊断多通过普查发现卵巢癌高危人群及早进行干预。目前临床应用的普查手段以肿瘤标记物联合盆腔超声检查为主,但经过前瞻性观察,尚未有证据证实可以改善卵巢癌总体生存率。因此,上述肿瘤标记物的研究成果为早期诊断卵巢癌,改变卵巢癌疾病谱带来了希望。目前已知的卵巢癌标记物除了 CA125 已经在临床广泛应用,其他各种代谢标记物、基因组标记物、蛋白质组标记物均处于基础研究和应用研究阶段,而且还没有临床证据证明新标记物在卵巢癌早期诊断、判断预后及病情监测方面优于 CA125,但已有证据证实这些标记物联合CA125 可以提高敏感性和特异性。因此,一方面把现有成果和 CA125 结合起来,以提高诊断的敏感性和特异性;一方面应该继续发掘可以用于卵巢癌早期诊断的全能标记物,这就需要将基因组、代谢组学、蛋白质组学、糖蛋白组学以及影像学相结合,同时应用生物信息学技术,以达到早期诊断卵巢癌的目的。

三、手术治疗

卵巢肿瘤的手术治疗源于 18 世纪,但是直到 1809 年,才正式报道了 1 例卵巢癌卵巢切除术。现代卵巢癌手术治疗始于 20 世纪,Meig's 1934 年成功实施了第 1 例卵巢癌细胞减灭术。1940 年 Pemberton 证实了大网膜是卵巢癌的重要转移部位。1968 年,Munnell 发现,尽可能多的切除肿瘤病灶较部分切除病灶和活检可以获得更好的预后;1975 年 Griffiths 一个重要发现证实残余肿瘤的直径与患者的预后呈负相关。过去的 40 年里,卵巢癌的治疗取得了重要进步,但手术治疗仍然是所有治疗方法的基础。

上皮性卵巢癌的手术原则如下:①对估计为Ⅰ～Ⅱ期的卵巢癌进行手术分期;②对Ⅲ～Ⅳ期的原发性晚期卵巢癌施行肿瘤细胞减灭术;③新辅助化疗后进行中间细胞减灭术;④复发或者进展快的卵巢癌进行第 2 次肿瘤细胞减灭术;⑤对于晚期卵巢癌引发肠梗阻者进行姑息性手术。

(一)卵巢癌细胞减灭术

1.理论基础

(1)有利于卵巢癌化疗:化疗药物治疗癌症的目的是阻止癌细胞的增殖、浸润、转移及杀灭癌细胞。根据肿瘤细胞动力学原理,化疗药物杀灭肿瘤细胞遵循对数理论,即每次化疗杀灭一定比例的肿瘤细胞,而不是绝对数。但这只是一种假设,在临床应用中达不到这种效果。首先,肿瘤中不同细胞周期的细胞对化疗药物的敏感程度不同;由于血供和肿瘤周围组织的影响,药物进入不同细胞的程度不同;化学治疗过程中肿瘤细胞会产生耐药性。

基于上述理论,肿瘤负荷较小时,通过较少疗程的化疗能几乎全部杀死肿瘤细胞;肿瘤负荷越大,达到相同效果的化疗周期越长,而此过程中,可能使肿瘤细胞发生获得性耐药突变。由于肿瘤细胞遗传不稳定性,发生耐药突变的细胞随着肿瘤细胞绝对数的增加而增加。因此,细胞减灭术彻底性越高,残余肿瘤细胞越少,发生耐药突变的细胞越少,治疗效果越理想。

施行手术后,大量肿瘤细胞被切除,使得残余肿瘤的血供改善,化疗药物更容易灌注到肿瘤组织中;同时唤醒 G_0 期细胞进入细胞周期,提高肿瘤细胞对化疗药物的敏感性。

(2)增强患者免疫机制:体积较大的肿瘤会抑制宿主对肿瘤的免疫防御功能。肿瘤生长过程中会分泌免疫抑制因子并降低淋巴细胞活性。肿瘤细胞减灭术减轻肿瘤负荷,减少免疫抑制因子的分泌,增强机体免疫能力。

2.残余病灶的影响

(1)肿瘤达到 1kg 可能导致宿主死亡。从原始肿瘤细胞增长 1kg 需要大约 40 个倍增周期。满意的细胞减灭术(残余肿瘤直径<1cm)可以将肿瘤数量减少 3 个指数级,残余病灶生长至肿瘤原来大小需要 10 个倍增周期;未施行满意细胞减灭术者,肿瘤数量仅减少 1 个指数级,1 个倍增周期后肿瘤即可恢复至原来大小。满意细胞减灭术后,行 6 个疗程辅助化疗可以将肿瘤数量减至 101～104,已经有研究证明,可以延长生存期。

(2)原始肿瘤大小、首次手术后残余肿瘤大小、肿瘤切除术后残余肿瘤的直径三个因素与肿瘤患者生存相关;其中,残余肿瘤的数量与肿瘤密切相关,肿瘤负荷减至"满意状态"可以使患者获得更多的生存益处。

卵巢癌细胞减灭术的定义有一个演进的过程,目前公认的满意细胞减灭术为肿瘤直径<1cm,而对残余病灶的数量至今仍无定论。Griffiths 和 Fuller 认为将肿瘤体积缩小至直径 1.5cm 以下可以获得较满意的生存期,中位生存期达到 27 个月,残留肿瘤体积>1.5cm 的患者中位生存期为 11 个月。Van Lindert 等研究证实残余病灶直径<5mm,中位生存期达到 40 个月,而残余病灶直径在 5～15mm 的患者,中位生存期为 18 个月。GOG 的资料证实,手术彻底切除肿瘤仅残留镜下病灶,其中位生存期更长。肿瘤细胞减灭术中还面临一个问题,就是如何处理腹膜表面广泛种植的病灶。应用 CUSA、氩气刀等能量器械可以比较彻底的清除这些病灶,从而改善生存。基于上述资料,我们认为最理想的卵巢癌细胞减灭术应该是切除所有肉眼可见病灶,但在临床实践中,能够做到残余病灶到直径<1cm 之间也应该是较满意的。

3.卵巢癌细胞减灭术

卵巢癌细胞减灭术麻醉一般采用全身麻醉,体位采用仰卧位。对于盆腔转移病灶多累及直肠、乙状结肠,可能术中进行肠切除、肠吻合的患者,可采用膀胱截石位,利于术中操作。术前考虑到盆腔较深可能影响操作的病例也可采用膀胱截石位。选择腹正中切口,便于延伸切口至所需位置。

卵巢癌细胞减灭术的主要目的是切除所有的肉眼可见肿瘤。其手术范围包括全子宫、双附件切除、阑尾切除、大网膜切除、盆腔淋巴结清扫术、腹主动脉旁淋巴结清扫术以及盆腔、腹腔转移瘤切除。回盲部、大网膜、直肠乙状结肠、盆腔反折腹膜等部位是最常见的肿瘤累及部位,由于大部分卵巢癌患者都有腹水,结肠肝曲、脾曲等部位也是肿瘤常累及的部位。肠系膜及肠管浆膜面大量的肿瘤结节还可能导致肠梗阻。

首次行卵巢癌细胞减灭术者,进入腹腔后需留取腹水或者腹腔冲洗液送细胞学检查,术前已有明确病理诊断的病例不需进行此步骤。仔细探查盆腔、腹腔以及腹膜表面,了解肿瘤的转移部位、最大转移病灶的直径,以利于对肿瘤细胞减灭术的彻底性进行评估,也可对预后判断提供资料。常见的肿瘤种植转移部位有子宫直肠陷凹、子宫膀胱反折腹膜、大网膜、结肠肝曲、结肠脾曲、膈下、肠系膜以及肠管浆膜表面。同时,还需了解腹主动脉旁淋巴结有无肿大、转移等。能否将转移瘤彻底切除取决于转移肿瘤的部位,肾上极淋巴结转移、肝实质转移、肝门部转移、髂血管旁转移、小肠系膜根部转移都可能影响细胞减灭术的彻底性。为了达到满意细胞减灭术,必要时可以切除膀胱、输尿管、脾、膈肌甚至肝实质。可以切除部分小肠以避免肠梗阻。术中估计达到满意细胞减灭术困难时,也要尽可能切除大网膜饼和全子宫双附件,最大限度降低肿瘤负荷,为进一步的化疗、免疫治疗等综合治疗手段提供便利条件。

晚期卵巢癌术中常发现大网膜增厚形成"网膜饼",常与腹壁、肝、脾、腹壁、盆腔肿瘤粘连。大网膜往往是卵巢肿瘤转移的第一站,根据腹腔液体的循环途径,容易在结肠肝曲、结肠脾曲以及胃结肠韧带出种植转移。能否彻底切除大网膜饼与是否达到彻底细胞减灭术密切相关。切除大网膜的过程中,由于在肝曲、脾曲的致密粘连,周围多有种植转移灶,腹部切口要足够大,充分分离大网膜与腹壁的粘连,拉直网膜,显露结肠下网膜与横结肠连接处。沿横结肠系膜锐性分离网膜,钳夹、切断、结扎网膜血管。沿胃网膜左右血管结扎血管,在胃大弯处分离大网膜。

肿瘤常沿胃肠韧带向左延伸至脾门和结肠脾曲,向右延伸至肝包膜和结肠肝曲,通常不会侵犯肝实质和脾实质。切除过程中,要特别注意脾门位置,避免损伤脾血管。有时为了彻底切除脾曲肿瘤,需要将脾切除。

切除盆腔原发肿瘤以及子宫。如果卵巢肿瘤仅累及一侧,或者肿瘤累及两侧但是没有与周围脏器致密粘连,可以按照普通的全子宫双附件术式切除子宫及双侧附件。

晚期卵巢癌,由于癌肿种植转移,肿瘤往往累及直肠、乙状结肠、回盲部、膀胱、盆腔腹膜,子宫直肠陷凹很容易受累,轻者子宫直肠陷凹腹膜增厚,结节样改变,重者甚至封闭。此种情况下,盆腔的解剖位置发生改变,按照全子宫双附件切除术的术式进行容易发生肠管、输尿管损伤。为了防止损伤盆腔血管、输尿管损伤,发生严重并发症,可经腹膜后分离法完成子宫及卵巢肿瘤的切除,即为"卷地毯"式手术。沿腰大肌下端到髂外动脉的远端,上端到回盲部和乙状结肠,切开侧腹膜。通过广泛显露分离,确定髂血管和输尿管在肿瘤下附着的位置,确认并高位分离、断扎双侧卵巢血管,这样不会损伤输尿管。断扎圆韧带,沿侧盆壁后腹膜向内侧分离,即可切除腹膜上的肿瘤。当子宫、卵巢和直肠、腹膜粘连致密分离困难时,在腹膜后分离宫旁组织,断扎子宫动脉和骶主韧带,沿髂内动脉内侧分离直肠无血管区域,分离膀胱宫颈间隙,下推膀胱,切断阴道壁,沿直肠前壁将离断的子宫分离下来,注意分离过程中尽量避免损伤直肠浆膜层。

与宫颈癌广泛子宫切除手术不同,晚期卵巢癌细胞减灭术手术是一种非规范手术,卵巢癌种植转移可能累及直肠、乙状结肠、横结肠、小肠、膀胱、输尿管等盆腹腔脏器,为了彻底切除肿瘤,需要切除肠管、膀胱等部分组织,并进行结构重建,如部分肠管切除、肠吻合术,部分膀胱切除、膀胱修补术,输尿管切除、输尿管膀胱移植术等,甚至需要结肠腹壁造口。阑尾也是卵巢癌细胞减灭术中必须要切除的。

手术中尽可能切除腹膜表面的转移肿瘤。有些情况下,横膈、肝表面、肠系膜间的病灶或者肠管表面浆膜层广泛受累,常规手术方法难以切除。随着手术设备的进步,妇科肿瘤医生可以更容易的完成减灭术,超声吸取器(CUSA)、氩气刀、超声刀、CO_2激光等应用于卵巢癌细胞减灭术可以更方便的清除腹膜表面、肠表面的肿瘤而减少附损伤。CUSA可以破坏、吸收组织,在较低的强度下,振动棒能有选择性的破坏含水量高的组织,而不损伤富含胶质和弹力蛋白的组织如血管、肠管等,用于肝转移、沿盆腔髂血管、腹主动脉固定的肿大淋巴结。氩气刀通过将射频能量聚焦成直接非接触室温下的氩气束而产生电凝作用,电外科手术时,电流从喷气机头沿着氩气束到达组织。

从手术病理分期的角度来看，卵巢癌细胞减灭术应该包括清扫盆腔淋巴结和腹主动脉旁淋巴结。在晚期肿瘤中，不管是否能够达到满意的细胞减灭术，能够触及的肿大淋巴结均应切除。在已经切除盆腹腔、腹膜原发肿瘤和转移病灶的患者系统清扫盆腔和腹主动脉旁淋巴结。但切除盆腔和腹主动脉旁腹膜后淋巴结是否可以改善患者预后仍存在争议。有学者认为，60%～75%的晚期卵巢癌存在腹膜后淋巴结转移，而化疗药物很难到达腹膜后淋巴结，切除腹膜后淋巴结有助于减轻肿瘤负荷、降低耐药。改善预后。也有研究者认为腹膜后淋巴结清扫并不能改善治疗效果，反而增加手术中创伤。一项随机对照研究结果初步发现，可以施行满意细胞减灭术的患者中，进行腹膜后淋巴结切除可以改善2年生存率。

完成手术后，使用大量蒸馏水冲洗腹腔，继而用生理盐水冲洗并清理腹腔。施行卵巢癌细胞减灭术的患者多处于肿瘤晚期，身体一般状况较差，切口巨大，容易发生切口裂开。切口关闭的所有要素中，缝合技术尤为关键。关闭切口可以将腹膜、筋膜、皮下组织及皮肤分层缝合，也可以将腹膜和筋膜层-层缝合。内减张缝合，即 Smead-Johns 缝合法是最牢靠的方法，其正中直切口裂开率低于0.2%。具体方法是：进针遵循"远-远，近-近"的规律，第一针贯穿腹膜、腹直肌及其前后鞘，第二针仅穿过前鞘，针距不超过1cm。外减张缝合可以防止发生腹部切口疝和内脏膨出，主要针对肥胖、严重伤口感染、既往有内脏膨出病史的患者。缝合方法与内减张类似，遵循"远-远，近-近"的规律，远者贯穿皮肤从而将线结打在体表。减张锋线间距3cm，中间间断缝合筋膜。该缝合方法最好使用尼龙缝线，缝线体表部分穿过橡皮管，以免损伤皮肤。

缝合材料的选择要根据具体情况而定，如有明显的感染证据如脓肿形成或伴有肠管损伤，应选择不吸收单纤维缝线，如尼龙聚丙烯纤维线。可吸收、耐久的合成缝线具有强度高、持久、方便使用的优点，适合应用于直切口缝合。

手术中要根据患者的具体情况和术者的能力对手术实施个体化方案，但手术记录要详细记录手术中探查的所有阳性发现，术前考虑的分期；尤其对术中进行的一些特殊操作和特殊处理要详细记录。

4.手术并发症

卵巢癌手术并发症的发生不仅与肿瘤本身的转移和发展有关，也与患者的内科情况息息相关，还与术者的经验、手术技巧、术后护理、麻醉等情况有关。术前与家属和患者本人谈话时，并发症发生的可能性以及是否能彻底切除肿瘤达到满意细胞减灭术这两个问题往往是家属关注的重点。

卵巢癌手术患者大部分已是晚期，身体状况一般较差，细胞减灭术巨大的腹壁切口和腹腔内广泛创面可以改变患者的免疫、应激等功能，容易发生各种手术并发症。术中应严密止血，避免损伤肠管、膀胱、尿管、血管等，术后要严密观察患者体温、白细胞计数、电解质、肝肾功能以及引流液的颜色、性质、量等，及时纠正低蛋白、贫血等状况。尽可能降低卵巢癌术后并发症的发生率（应该控制在10%～15%），不因为手术并发症影响化疗。资料表明，32%～67%的病例中至少发生一种手术并发症，但并发症的发生率与是否达到满意细胞减灭术无相关性。术后发热是最常见的手术并发症，发生率可以达到9%～53%，泌尿系感染发生率3%～23%，肠梗阻的发生率为 4％～21％,失血也是常见的手术并发症,失血 1000ml 的占 20％以上。小肠切除、腹膜后淋巴结清扫不增加并发症的发生率。

与宫颈癌、子宫内膜癌手术相比,卵巢癌细胞减灭术较容易发生手术并发症。手术彻底性越高,发生并发症的机会越多。癌肿侵犯肠管时可能需要切除部分肠管,行肠管吻合、修补术,增加了肠管损伤的机会。

(二)中间细胞减灭术

在短期化疗后进行卵巢癌细胞减灭术称之为"中间细胞减灭术",常在两种临床情况下发生,第一、卵巢肿瘤患者在进行开腹探查手术时发现无法实施满意细胞减灭术,术后进行化疗几个周期后再次进行的细胞减灭术;第二,由于体力状况、内科并发症等情况确定不适合进行初次细胞减灭术,获得病理证据后进行 2～3 个疗程的化疗后进行卵巢细胞减灭术。第一种情况的优势在于给患者剖腹探查完成首次满意细胞减灭术的机会,第二种即为新辅助化疗。

1.首次满意细胞减灭术后的中间手术

首次细胞减灭术加辅助化疗仍然是卵巢癌治疗的基石。但并不是每位患者均可进行首次满意细胞减灭术,而次满意细胞减灭术与预后不良有关。2003 年,FIGO 统计的ⅢC 期卵巢癌术中残余病灶＞2cm 者,5 年生存率仅为 21％,为了改善这些患者的生存率,次满意细胞减灭术后给予 2～3 个周期的化疗再进行细胞减灭术可望降低肿瘤负荷,提高对后续化疗的敏感性,提高 5 年生存率。

中间细胞减灭术的指征主要参考对化疗是否敏感,如果在化疗期间肿瘤进展,再进行二次手术对改善预后并无意义。同样,一些研究结果还显示,如果中间细胞减灭术时残留肿瘤直径＞1cm,也不能延长 5 年生存率。如果中间手术可以籽肿瘤直径控制在 1cm 以下,则中间手术可以改善 5 年生存率。

2.新辅助化疗加卵巢癌肿瘤细胞减灭术

GOG97 和 GOG52 的研究资料表明,肿瘤细胞减灭术将肿瘤细胞缩减至直径 2cm 以下可以改善总体预后,手术中有大块组织(直径＞2cm)不能成功切除者,手术并不能改善生存。即首次细胞减灭术不能实施满意细胞减灭术,则实施手术对患者来讲意义不大。以此为理论基础,提出了卵巢癌新辅助化疗加手术治疗的方法。对于术前评估不能实施满意细胞减灭术患者在获得病理诊断后,首先进行化疗缩小肿瘤体积,减轻肿瘤负荷,从而提高满意细胞减灭术的比例,改善总体预后。

(1)新辅助化疗病例的选择:尽管理论上新辅助化疗有改善卵巢癌预后的可能,但如何确定进行新辅助化疗的标准是妇科肿瘤医生面临的重要问题。对于可疑卵巢癌病例是否能够实施首次细胞减灭术需要在术前进行详细评估。肺实质转移、肝实质转移、肾上腺转移等实质脏器转移显然不能首次完成满意的细胞减灭术,但这些情况较为罕见,大部分晚期卵巢癌肿瘤局限于盆腹腔,术前判断能否彻底切除肿瘤较为困难。Heintz 等认为腹腔转移瘤直径＞5cm,腹水量超过 1000ml 可能影响细胞减灭术的满意率,但更大的转移瘤、更严重的腹水仍有 50％的患者实施满意细胞减灭术。很多研究将术前血清 CA125 水平作为手术困难的判断指标,但更多的研究证实其敏感性和特异性均较低,不足以作为判断手术效果的指标。

影响学检查是进行评估的很好指标,CT 检查预测不满意的细胞减灭术的敏感性和特异性分别达到 71％和 86％。Nelson 制定的方法预测不满意细胞减灭术达到了 79％的准确率，具体如下，侵犯了大网膜脾曲、肠系膜、肝、横膈、胸膜肝门部，肿瘤直径＞2cm，腹膜后淋巴结转移。还有学者认为腹膜厚度是影响细胞减灭术效果的独立因素。术前进行包括 CT、MRI在内的影像学检查可以较好的预测手术效果。当然，手术的彻底性和满意度还与术者、手术室设备等因素有关。

临床研究多证实新辅助化疗可以提高手术的彻底性，减少手术创伤。但到目前为止，还没有有力地证据证明新辅助化疗可以改善生存。因此，是否选择新辅助化疗后再进行细胞减灭术要结合患者、术者、医疗机构等多种条件。

内科情况很差的患者适合选择新辅助化疗，通过 2～3 个周期的新辅助化疗可以减轻胸腹水，缩小肿瘤体积，从而改善患者一般情况，获得手术机会。有专家建议对年龄＞75 岁，大量腹水，严重营养不良（血清白蛋白＜28g/L，体重减轻＞10％、伴有慢性阻塞性肺病、冠心病等内科疾病时，应进行新辅助化疗。

（2）新辅助化疗的先决条件：在进行新辅助化疗前首先要获得卵巢癌的组织病理学诊断，这点非常重要。可以通过超声引导下细针穿刺活检、CT 引导下活检、腹腔镜下活检等方式进行。在经过病史、查体辅助检查排除消化道、呼吸道、乳腺肿瘤后，以及临床证据支持卵巢癌诊断时，腹水、胸腔积液细胞学阳性发现也可以作为新辅助化疗的依据。

（3）新辅助化疗的临床效果：新辅助化疗后应该进行满意细胞减灭术，包括全面的分期，使残余病灶直径在 2cm 以下。由于进行新辅助化疗研究其入选标准不同，且多为回顾性分析，难以对新辅助化疗的疗效进行准确评估。但现有证据证实新辅助化疗后进行手术不增加手术并发症，而术中出血、住院时间等大大减少。因此，我们认为，对年龄＞65 岁，大量胸腔积液、腹水，盆腔影像学检查提示转移肿瘤较大时，以及有内科合并症的晚期卵巢癌患者，可以选择新辅助化疗后手术治疗方法。

新辅助化疗的化疗方案与卵巢癌紫杉醇＋卡铂的一线方案相同，若患者病情重，可以选择卡铂单药化疗。

（三）腹腔镜在卵巢癌分期手术及细胞减灭术中的应用价值

腹腔镜用于妇科手术已有数十年的历史，近年来最重要的突破是将腹腔镜技术用于妇科恶性肿瘤的治疗。传统的恶性肿瘤手术原则为原发肿瘤外切除肿瘤以及切除可能的播散途径。近几十年来的发展证实，以往认为需要扩大范围的手术现在可以较小范围切除而达到同样的治疗效果。这种手术理念的转变为腹腔镜应用于恶性肿瘤提供了理论依据。腹腔镜手术有很大的微创优势，可以降低平均住院日，无瘢痕，恢复快，术后痛苦小。虽然腹腔镜手术中没有触觉，影响了其应用，但其在包括卵巢癌在内的妇科恶性肿瘤治疗中的作用越来越重要。

经阴道超声和血清 CA125 检测已经广泛应用于盆腔肿块的检查，但对于卵巢癌的敏感性和特异性仍较差。手术是明确诊断的主要手段。手术的方式可以选择经腹腔镜或者开腹手术，腹腔镜技术以微创、恢复快、住院时间短为特点，附件区肿块应首选腹腔镜作为探查手段。但决定进行腹腔镜检查的同时应在术前做好充分准备，即术中证实为恶性肿瘤的处理方案。穿刺成功进入腹腔后，首先留取腹水或者腹腔冲洗液送细胞学检查。术中证实为卵巢癌者，要对盆、腹腔进行全面检查，包括子宫直肠陷凹、膈肌表面、结肠旁沟、大网膜、肠管表面。对可疑肿块尽量不进行穿刺活检或者部分切除,更不应粉碎后取出。术中怀疑卵巢占位为恶性时,应将其置入取物袋中进行穿刺、活检,并将组织送快速冷冻病理检查。

目前,还没有腹腔镜和开腹处理盆腔占位的随机对照研究,现有的资料均为回顾性分析。有研究回顾性分析了 757 例腹腔镜手术者,术前 6％可疑卵巢癌,术后证实其中的 41％为卵巢癌或者卵巢交界性肿瘤,没有漏诊一例恶性肿瘤,但 7 例恶性肿瘤术中发生破裂。15 例卵巢癌中的 12 例行开腹卵巢癌分期手术,3 例因快速病理检查未能明确诊断待石蜡证实后再次手术。

腹腔镜检查是盆腔包块明确诊断的首选手段,但术前应充分评估和分析临床恶性的证据以指导手术。术中要全面检查盆腹腔,并对任何可疑病灶进行快速冷冻病理检查,以降低假阴性。但腹腔镜手术也会有严重并发症,文献报道的腹腔镜手术并发症包括腹主动脉、下腔静脉损伤,乙状结肠损伤、小肠损伤、膀胱损伤。因此如何确定最终的手术方式却是一个复杂的决策过程。影响因素包括肿块的大小、性质;患者的年龄,体重;手术医生的经验、技术等。

腹腔镜手术过程无法感知器械力的反馈,很容易在操作过程中造成囊肿破裂和肿瘤细胞种植。目前,肿瘤破裂对卵巢癌预后的影响还没有确切的证据,但理论上腹腔镜手术中腹腔内压力较高,肿瘤破裂随气腹流动增加了穿刺孔和远处转移的机会。部分案例报告了 I 期卵巢癌腹腔镜手术后短期发生盆腔复发。因此,一般建议,在怀疑肿瘤为恶性时,腹腔镜手术指征为:肿瘤直径<10cm,肿瘤与周围组织无粘连,患者没有保留卵巢的意愿。所有腹腔镜卵巢肿瘤手术中均应使用镜下取物袋将肿物取出,避免盆腹腔内种植转移。如果囊肿巨大,难以取出,可将穿刺针穿刺囊肿后接吸引器吸净液体后取出。

一旦腔镜术中诊断为卵巢恶性肿瘤,需要手术医生及时作出治疗方案选择,如腔镜下分期手术、开腹手术、停止手术进行化疗后再次择期手术等几种方案。一般来讲,应在首次完成分期手术或细胞减灭术。如果选择终止手术择期再进行分期手术,就需要在腹腔镜术后进行辅助化疗。而在术中发现为早期卵巢癌者,经全面的盆腹腔检查,能够镜下完成的手术,则在腹腔镜下进行卵巢癌的分期手术,不能在镜下完成的手术,则开腹行分期手术或者行细胞减灭术。

Reich 于 1990 年首次报告了腹腔镜下卵巢癌分期手术,但未能进行腹主动脉旁淋巴结清扫;1993 年,Querleu 完成了真正意义上的腹腔镜下卵巢癌分期手术。此后,腹腔镜下卵巢癌分期手术逐渐开展起来。现有的研究发现,腹腔镜下的卵巢癌手术和开腹手术相比,手术并发症、手术效果等没有显著差异。腹腔镜还可以应用于卵巢癌的再分期手术,如开腹手术后偶然发现的卵巢恶性肿瘤,再次开腹手术存在恢复慢、延误辅助治疗、增加住院时间等问题,此时选择腹腔镜入路可避免这些问题。

腹腔镜分期手术术前进行常规准备,包括清洁肠道、应用肠道抗生素、手术前应用静脉抗生素预防感染。一般取膀胱截石位,双臂固定于身体两侧。术中采取头低臀高位;选择 4 个穿刺孔进行操作。10mm 穿刺器在腹中线脐上 3cm 位置,便于充分显露腹主动脉旁淋巴结;助手在右侧麦克伯尼点位置放置 5mm 穿刺器,术者位于患者左侧,于麦克伯尼点左侧对称位置放置 5mm 穿刺器,左侧脐平腋前线位置穿刺 12mm 穿刺器。

进入腹腔后首先留取腹腔冲洗液或者腹水送细胞学检查,然后切除患侧附件或者患侧卵巢送快速冷冻病理检查,若证实为卵巢癌,则清扫腹主动脉旁淋巴结、盆腔淋巴结;切除子宫及双附件,切除大网膜、阑尾,将切除的组织置于取物袋中,经阴道取出。

腹腔镜手术作为微创手术的代表在妇科恶性肿瘤中的应用越来越广,但应该认识到,腹腔镜手术的应用应该严格适应证。应用过程中也要时刻注意避免并发症的发生。腹腔镜手术虽然是微创手术,但可以发生致命的并发症。文献报道的最严重并发症为穿刺器造成的腹主动脉、髂血管损伤,其他副损伤包括肠管、输尿管、膀胱、神经等。由于腔镜下手术多为能量器械,在恶性肿瘤手术中尤其如此,而腔镜的视野有限,操作中器械有时在视野外,可能在不知情的情况下发生副损伤,如肠管、输尿管电灼伤,如果术中及时发现,并进行修补,不致造成严重后果,但这种损伤术中往往难以发现,术后电灼部位发生坏死时可出现输尿管瘘、肠瘘等严重并发症。

穿刺部位转移也应该引起足够重视,1978 年首次报道卵巢癌患者腹腔镜检查术后 2 周,出现穿刺部位转移。任何恶性肿瘤手术进行腹腔镜手术都有可能发生穿刺部位转移,最常见的是卵巢癌腹腔镜术后穿刺部位转移。这种转移发生率很低,仅有个案报道,但仍然提示在手术中应尽可能避免发生。

(四)晚期复发性肿瘤手术的意义及价值探讨

卵巢癌患者经过肿瘤细胞减灭术和术后化疗后肿瘤未控或停药一段时间后肿瘤复发或转移称之为复发性卵巢癌。根据临床停药的间隔时间,将复发性的卵巢癌分为:铂敏感型(停药6 个月或 12 个月后复发),进一步将停药 6～12 个月复发称为一般敏感型,停药 12 个月后复发为极敏感型;停药 6 个月内复发为铂耐药型,并将其分为难治性(停药 3 个月内复发或治疗时进展)及持续性(停药 3～6 个月复发)。

晚期卵巢癌在经过初次手术治疗和辅助化疗后,绝大部分病例会复发,而在复发后进行二次细胞减灭术的价值仍没有确切结论。理论上讲,再次进行细胞减灭术也可以缩小瘤体,减少耐药、增加肿瘤对化疗药的敏感性以达到化疗药物对肿瘤的最大细胞毒性。对初次手术后化疗敏感的病例来讲,这样的推理成立,对数杀伤理论指出,化疗药的作用与药物的剂量和肿瘤细胞的数量均有关,每一个周期的化疗肿瘤细胞个数呈对数下降。而经过满意的细胞减灭术,虽然不能全部切除肿瘤组织,但也大大减轻了肿瘤负荷,并使得肿瘤细胞进入分裂期,增加化疗敏感性。但在临床实践中,复发性卵巢癌手术、化疗效果往往难以达到理想效果,因此,在对复发性卵巢癌手术治疗进行临床决策之前,要慎重考虑如下问题:①成功实施二次细胞减灭术对患者生存的益处是什么? 改善生存质量还是延长生存期? ②成功实施手术的可行性;③手术并发症发生的概率和致死概率? ④对能否进行手术是否有明确的标准。

关于复发性卵巢癌的手术治疗,要明确几个概念:①疾病进展:即经过一线方案化疗后,有疾病进展的临床证据;②中间细胞减灭术:初次手术未能切净肿瘤,经过短期化疗后再进行细胞减灭术;③二次探查手术:经过初次手术和辅助化疗后,没有肿瘤复发的临床和影像学证据,而在二次探查手术中发现镜下病灶;④肿瘤复发:肿瘤治疗后无瘤生存期在 6～12 个月或以上,肿瘤复发。

(五)卵巢癌复发的监测

卵巢癌复发的监测手段包括体格检查、血清标记物及超声、磁共振、CT、PET、PET/CT 等手段的影像学检查均可应用于复发性卵巢癌的评估。体格检查是简便、经济有效的临床基本检查方法,但其敏感性、特异性与医生的经验有关;结合血清肿瘤标记物和影像学检查可以提高发现肿瘤复发的敏感度。

1.血清标记物　血清 CA125 是最常应用于卵巢癌复发监测的血清标记物。血清 CA125 用于卵巢癌早期诊断存在敏感性和特异性均较差的问题,但用于卵巢癌手术疗效判定、复发监测有较高的敏感性和特异性。血清 CA125 升高用于判断肿瘤复发的灵敏度和特异度分别为 77％和 94％。血清 CA125 升高伴有影像学或其他证据,可以直接诊断卵巢癌复发。但临床上经常遇到的情况是单纯血清 CA125 升高而没有其他任何肿瘤复发的证据。

2.影像学检查　CT 检查对复发性卵巢癌诊断敏感性为 59％～83％,特异性 83％～88％,CT 检查的局限性在于不能检测到腹膜和盆腔小的转移灶。MRI 可以弥补 CT 检查的不足,MRI 阳性及阴性预测值分别为 96％及 72％,优于 CT。正电子发射断层扫描(PET)以代谢显像和定量分析为基础,其成像结果反映了某种生理物质在体内的动态变化或代谢过程,是一种代谢功能显像,对肿瘤的复发转移及诊断尤为有利,对复发卵巢癌的诊断,敏感性、特异性、阳性预测值、阴性预测值及准确率分别为 94％、98％、100％、42％及 86％,比 CT、MRI 或血清 CA125 水平测定更准确。目前临床上正在应用的 PET/CT 两图像结合能弥补空间分辨率不高等缺点,能探测到直径 0.15cm 的最小病变。二次探查术是目前评估盆腹腔内有无复发癌灶的最准确的方法。但是二次探查术创伤性较大,临床上已被无创伤的血清 CA125 监测联合影像学的检查所替代。

(六)复发性肿瘤再次细胞减灭术

复发性卵巢癌再次肿瘤细胞减灭术的标准:①无瘤间期＞6 个月;②对一线治疗有效;③术前估计肿瘤能切净;④身体状况好;⑤年轻患者愿意接受化疗或放疗。理想减瘤术从定义上存在分歧,有学者认为,完全切除肉眼所见病灶,使残存肿瘤为零,还有一些学者将残存肿瘤定为 0.5～2.0cm。

1.几个临床概念

(1)疾病进展:接受一线化疗的病人有进展的临床证据。

(2)中间细胞减灭术:首次手术中未能切净肿瘤,经过几个周期的化疗后再次进行细胞减灭术。

(3)二次探查手术:手术和系统一线化疗后无疾病复发的临床证据和影像学证据,行探查手术探查是否有镜下转移或复发病灶。

(4)肿瘤复发:首次治疗后有至少 6～12 个月的无瘤生存期后肿瘤复发。

(5)铂类敏感:使用以铂类制剂为主的化疗药物进行化疗后无瘤间期＞6 个月,认为疾病对铂类药物敏感。

(6)铂类耐药:使用铂类制剂为主的化疗药物进行化疗后 6 个月内复发,认为该病例对铂类耐药。

2.复发性卵巢癌二次细胞减灭术的手术指征

(1)首次彻底手术加系统一线化疗后,临床指标、影像学检查、血清学指标均提示无瘤间期＞6 个月。

（2）影像学检查或者血清 CA125 升高或者临床检查提供肿瘤复发的证据。

（3）无腹腔外或者肝实质转移的证据。

（4）无内科手术禁忌证。

（5）患者本人有继续接受治疗的主观愿望。

3.二次肿瘤细胞减灭术的可行性与并发症

关于手术彻底性，不同的研究者定义不同，有的研究者认为无肉眼可见的复发病灶才是彻底的二次细胞减灭术，有的学者认为残余病灶直径＜2cm 即可认为达到满意减灭。能否成功实施二次细胞减灭术与很多因素，如患者肿瘤复发情况，术中有无影响手术进行的并发症，手术医生的主观愿望以及客观能力等多种因素有关。以残余肿瘤直径＜2cm 为标准，统计了多篇文献中 899 例手术，其中 577 例（64.9%）达到了满意细胞减灭的的程度。因此，对拟行二次细胞减灭术的复发卵巢癌患者，手术前要进行详尽的评估，以指导术前决策和手术方案的制定。

与初次细胞减灭术相比，二次细胞减灭术的并发症显著增高，最常见的并发症是肠梗阻，这也是晚期卵巢癌常见的并发症。其他常见的并发症如感染（切口蜂窝织炎、泌尿系感染、肺部感染）等。其他较严重并发症发生率较低，如肠切除、肠吻合术后或肠修补术后的肠瘘、输尿管瘘、膀胱瘘等。并发症的发生尽管不可避免，但在复发性卵巢癌的手术中，由于复发的肿瘤常常累及肠系膜、肠管表面，严重者甚至造成不全肠梗阻，术中往往需要进行肠管的修补、切除、吻合等操作，必要时要请外科医生帮助实施手术，尽可能减少肠道并发症发生的可能。以免因并发症的发生影响进一步的治疗。二次细胞减灭术手术引起的死亡率很低，文献报道在 0～3.3%。

4.影响二次细胞减灭术预后的主要因素　　临床实践中，残余病灶的体积是影响是否进行二次减灭术决策的重要因素，可以在一定程度上判断二次探查和细胞减灭术是否能给患者带来生存益处，在残余肿瘤体积超过一定界限时，施行二次细胞减灭术可能并不能延长复发肿瘤患者的生存期。首次综合治疗后的无瘤间期是影响手术决策的另一个重要因素，无瘤间期与复发后生存期相关。

除了二次细胞减灭术残余病灶大小之外，有利于延长生存的预后因素有：患者年龄＜55岁；首次治疗后无瘤间期越长，预后越好，＞36 个月明显优于＞12 个月者，而＞12 个月者生存状况优于＜12 个月者；首次施行满意细胞减灭术（＜2cm），最大肿瘤直径＜10cm；手术后 6 个疗程以上的挽救性化疗；二次细胞减灭术前施行挽救性化疗。复发后的治疗结果是影响潜在的影响预后的重要因素。有研究认为，复发后行二次细胞减灭术后再进行挽救性化疗其中位生存期优于化疗后再手术的病例。

具备下列条件的复发癌病例施行二次细胞减灭术有望改善预后：①首次满意细胞减灭术、对铂制剂完全敏感、较长的无瘤生存期（＞12 个月）；②复发病灶＜3 个；③身体状况好，可以耐受手术和术后的综合治疗；④挽救性化疗前实施二次细胞减灭术。但复发性卵巢癌的手术治疗价值尚无定论。复发性卵巢癌治疗的另一个目的在于缓解症状，改善生活质量。在一些情况下，改善生活质量是复发性晚期卵巢癌治疗的核心目的。即使不能满足上述条件，在发生肠梗阻等外科合并症时，也应实施手术达到改善生存质量的目的。

5.二次肿瘤细胞减灭术的临床应用　经过首次手术和化疗后,二次手术时往往遇到盆腹腔的广泛粘连,盆腔、腹腔首次手术的断端、分离表面往往被纤维粘连带封闭。复发肿瘤的常见部位是结肠肝曲、脾曲、胃结肠韧带、肠系膜以及盆底。

手术开始进入腹腔后,要对盆腔腹腔进行全面探查,包括盆腔、腹腔、腹膜后淋巴结、小肠表面及小肠系膜、结肠及结肠系膜、肝、脾等。

由于首次手术时已经切除了子宫和双附件,直肠和膀胱以及周围肠管容易发生粘连。盆腔常见复发位置是子宫直肠陷凹,二次手术进行切除时,要分离膀胱、直肠以及周围组织的粘连,虽然手术难度大,容易发生肠管和膀胱损伤,但一般来讲应该能够彻底切除复发病灶。因为解剖位置,结肠肝曲、脾曲的大网膜在首次手术时容易残留小部分组织,而大网膜是肿瘤细胞生长的良好基地,肿瘤复发的位置常在结肠肝曲、脾曲,二次手术时应小心处理此部位,肿瘤累及脾和肝实质时,还需要切除脾和肝叶或肝段。

6.二次细胞减灭术中的肠道问题　复发肿瘤手术中常常遇到肠道问题,最常见的肠粘连分解,肠管损伤修补术肠吻合术以及肠造口术。

肠管损伤在肿瘤手术中比较常见,其常见因素包括肠管广泛粘连、肿瘤腹腔种植、化疗、腹部手术史,二次细胞减灭术的患者几乎具备了所有这些危险因素。因此,妇科肿瘤医生在实施二次细胞减灭术时应仔细检查,发现任何可能存在的浆膜损伤或肠管破损。

发生肠管浆膜面损伤时,应沿肠管长轴方向缝合,尽量避免肠管狭窄;缝线一般选择 1 号丝线,沿破损处针距 3～4mm;较大的破损应肠壁全层缝合,可以分两层缝合,第一层全层缝合,第二层缝合浆肌层包埋。

肿瘤侵犯小肠系膜呈"鸡冠样"时,需要切除受侵的肠系膜和部分肠管,以免发生严重的肠梗阻。乙状结肠、直肠也是常累及的部位,受累时也可能需要切除。目前肠切除、肠吻合多应用胃肠吻合器械操作。其优点是操作便捷省时,不增加手术并发症,某种程度上来说可能更安全。常用的器械包括胸腔闭合器、直线切割缝合器、端端吻合器。吻合器尤其适用于直肠低位手术,由于在盆腔深处操作,手工缝合吻合口操作困难,使用吻合器可以较方便的完成。妇科恶性肿瘤常用的吻合手术包括小肠端-端吻合、结肠端-侧吻合、低位直肠端-端吻合、低位直肠端-侧吻合等。

其他常用的胃肠道手术还包括胃造口术、结肠造口术。胃造口术适用于远端梗阻无法彻底切除需要长期胃肠道插管病人的姑息治疗。而在需要彻底切除肿瘤,达到满意肿瘤细胞减灭术时,可以行结肠造口,结肠造口可以是永久性造口,也可以因手术需要临时结肠造口,在经过术后化疗等综合治疗后再行肠吻合术。

临时性结肠造口常选用横结肠或乙状结肠,原则是越远端越好,以最大程度保证大便成形。通常采用襻式造口。也可以横断结肠,将结肠末端提出体外做造口。

（张晶晶）

第七节　输卵管肿瘤

一、输卵管良性肿瘤

输卵管良性肿瘤较恶性肿瘤更少见。输卵管原发性良性肿瘤来源于副中肾管或中肾管。输卵管良性肿瘤的组织类型繁多，其中以输卵管腺瘤样瘤常见，其他如乳头状瘤、血管瘤、平滑肌瘤、畸胎瘤等均罕见，由于肿瘤体积小，通常无症状，术前难以诊断，预后良好。

【诊断标准】

1. 临床表现

(1) 不育为常见症状，在生育年龄伴有不生育者。输卵管腺样瘤多见于生育年龄妇女，80%以上同时患有子宫肌瘤。

(2) 阴道排液增多，浆液性，无臭。

(3) 急腹痛及腹膜刺激症状：当肿瘤较大时如发生输卵管扭转，或肿瘤破裂，或输卵管梗阻，多量液体通过时可引起腹绞痛。

(4) 妇科检查：肿瘤较小者检查不一定扪及，稍大时可触及附件区肿块。

2. 辅助检查

(1) B 超显像检查：不同的肿瘤表现出不同的图像。

(2) 腹腔镜检查：直视下见到输卵管肿瘤即可诊断。

(3) 病理检查：手术切除标本送病理，即可明确诊断。

【治疗原则】

手术治疗：输卵管切除术或者肿瘤剥除术。

二、输卵管恶性肿瘤

输卵管癌是发生于输卵管上皮的恶性肿瘤，较少见。分为输卵管原发肿瘤和输卵管继发肿瘤，本节只对输卵管原发肿瘤讲解，输卵管原发恶性肿瘤多发生于绝经后期，包括原发性输卵管腺癌（简称卵管癌），其他诸如鳞癌、肉瘤、恶性中胚叶混合瘤及癌肉瘤相对罕见。发病的平均年龄为 52 岁，5 年生存率约为 5%～40%。

【诊断标准】

1. 临床表现

(1) 早期无症状。70%有慢性输卵管炎史，50%有不孕史。

(2) 阴道排液或阴道流血：这是输卵管癌最常见的症状，排液呈浆液性黄水，一般无臭味，有时呈血性，量可多可少，常呈间歇性排液。

(3)下腹疼痛:多发生在患侧,为钝痛,以后渐加剧或呈痉挛性绞痛。大量阴道排液流出后,疼痛可缓解,肿块也有缩小,称外溢性输卵管积液。

(4)腹块:患者扪及腹部有块物。

(5)妇科检查:①子宫一般为正常大小,在其一侧或双侧可扪及肿块,大小不一,实性或者囊实性,表面光滑或者结节状。②腹水症腹部膨隆有波动感,转移性浊音阳性。

2.辅助检查

(1)诊断性刮宫:旨在除外宫颈管及宫腔病变。

(2)腹腔镜检查:可见到增粗的输卵管,外观如输卵管积水,呈茄子状形态,有时可见到赘生物,伞端封闭或者部分封闭。

(3)B超检查:在子宫一侧可见茄子形或腊肠形肿块,边缘规则或者不规则,中间可见实性暗区,晚期时可见腹水。

(4)CT检查:观察盆腔肿物,以确定肿块性质、部位、大小、形状,一般 1cm 大小肿瘤即可测出。

【治疗原则】

输卵管癌的转移途径与卵巢癌基本相同,故输卵管癌应按卵巢癌的治疗方法。其治疗原则是以手术为主的综合治疗。

1.手术治疗

强调首次手术应尽量彻底。Ⅰ期可行全子宫及双附件切除术及大网膜切除术。Ⅱ期及其以上者应行肿瘤细胞减灭术,包括全子宫及双附件切除、大网膜切除、阑尾切除及盆腔和腹主动脉旁淋巴结清扫术。

2.放射治疗

对于存在孤立病灶的输卵管癌,可考虑盆腔局部放射线照射。

3.激素治疗

输卵管与子宫均起源于中肾旁管(苗勒管),对卵巢激素有周期性反应,所以肿瘤细胞ER、PR 阳性,可应用抗雌激素药物及长效孕激素治疗。

（张晶晶）

第九章　妊娠滋养细胞疾病

第一节　葡萄胎

　　葡萄胎又称水泡状胎块,是最常见的妊娠滋养细胞疾病,我国的发病率约 1/1200 次妊娠。葡萄胎包括完全性葡萄胎和部分性葡萄胎两类,完全性葡萄胎中妊娠产物完全被状如葡萄、弥漫增生水肿的绒毛组织取代,没有胎儿及其附属组织;部分性葡萄胎有可辨认的胚胎结构,仅部分绒毛水肿和滋养细胞增生。

一、病理分类和遗传分类

　　传统病理学根据葡萄胎的大体形态及组织学特征,将其分为完全性葡萄胎(CHM)和部分性葡萄胎(PHM)。两者在临床表现、细胞核型、组织学表现及生物学行为及预后等方面有很大差异,根据世界卫生组织 2003 年的最新分类,已将其归为不同的两种疾病(表 9-2)。

　　随着遗传学技术的发展和运用,人们对葡萄胎有了进一步的认识,发现了其遗传物质有单纯来自父方和来自父母双方的情况,从而将葡萄胎在遗传学上分为两种不同的类型。

表 9-1　完全性葡萄胎和部分性葡萄胎特征比较

特征	完全性葡萄胎	部分性葡萄胎
胎儿组织	无	可见
HCG	常>50000U/L	<50000U/L
子宫大于孕周	约 1/3	10％
子宫小于孕周	约 1/3	65％
绒毛水肿	弥漫	局限
滋养细胞增生	弥漫	局限
滋养细胞异型性	轻-重度	轻度
黄素化囊肿	常见	不常见
恶变率	18％～25％	2％～4％

特征	完全性葡萄胎	部分性葡萄胎
核型及遗传物质来源	二倍体,孤雄来源	三倍体,雌雄来源
转移灶	<5%	<1%

1.单纯父源型葡萄胎(AnCHM)　从胚胎起源上,完全性葡萄胎来自空卵受精,表现为双倍体的孤雄或双雄起源,其遗传物质完全来自父方,缺少母亲来源的遗传信息,因此大多数完全性葡萄胎在遗传学上为单纯父源型。

2.双亲来源型葡萄胎(BiCHM)　约10%完全性葡萄胎遗传学检测为来自父母双方型,其组织学特征与AnCHM完全相似,但常表现为家族性或重复性葡萄胎,且发展为持续性滋养细胞疾病的概率高于AnCHM。BiCHM发生分子机制的研究是近年GTD研究的热点之一,目前认为该类葡萄胎的发生于母系印迹基因的破坏有关。

部分性葡萄胎的染色体核型为三倍体,为单倍体卵子双精子受精后起源,遗传物质来自父母双方。但国内外学者曾报道,常规病理诊断为部分性葡萄胎的病例中有20%～40%为雄性起源,缺少母体遗传物质。

区分完全性或部分性葡萄胎的意义在于两者临床恶变率有明显差异。完全性葡萄胎的恶变率接近20%,而部分性葡萄胎的恶变率仅2%左右。同样,不同的遗传学类型,恶变概率不同,研究结果显示,恶变病例的遗传学分类大多为完全父方来源。

二、临床症状及体征

葡萄胎患者可以表现为闭经、阴道出血、腹痛、子宫增大超过实际孕周、妊娠中毒症状,包括严重妊娠呕吐、妊娠高血压疾病甚至子痫,感染、贫血、甲状腺功能亢进、黄素囊肿等。

近几年来,随着对葡萄胎疾病的认识和诊断技术的提高,尤其是血HCG测定及盆腔超声的广泛应用,对葡萄胎的诊断时间大为提前。协和医院报道,20世纪80年代前葡萄胎的平均诊断孕周为17～24周,而20世纪90年代后,诊断葡萄胎时的平均孕周为13周,有时葡萄胎甚至可在6～8周得以诊断。葡萄胎早期诊断,及时清除,使症状减轻,严重并发症明显减少。

阴道出血仍然是最常见的症状和就诊原因,但所占比例已由95%左右降至80%,且长期、大量出血或合并贫血的患者已相当少见。美国新英格兰滋养细胞疾病中心数据显示,贫血发生率不到5%,妊娠剧吐、妊娠高血压综合征虽仍时有发生,但已由原来的26%降至8%,而甲状腺功能亢进、呼吸窘迫等在近年患者中已没有发生。有部分患者甚至没有任何症状,而是在人工终止妊娠或常规超声检查时发现。我国协和医院近15年113例患者的资料为:阴道出血(83.2%)、子宫异常增大(46.6%)、黄素囊肿(16.8%)、妊娠剧吐(10.6%)、妊娠高血压综合征(3.5%)、咯血(3.5%)。

三、诊断

凡停经后有不规则阴道出血、腹痛、妊娠呕吐严重且出现时间较早,体格检查示子宫大于停经月份、变软,子宫孕5个月大时尚不能触及胎体、不能听到胎心、无胎动,应怀疑葡萄胎可能。较早出现子痫前期、子痫征象,尤其在孕 28 周前出现子痫前期、双侧卵巢囊肿及甲状腺功能亢进征象,均支持葡萄胎的诊断。如在阴道排出物中见到葡萄样水泡组织,诊断基本成立。确诊仍需靠病理组织学,而超声和 HCG 水平测定已成为早期诊断葡萄胎的主要手段。

(一)超声诊断

超声检查是诊断葡萄胎的重要方法,典型葡萄胎有其独特的声像,表现为子宫增大,宫腔内充满低到中等强度、大小不等的点状回声、团状回声,呈落雪状或蜂窝状改变,其间夹杂多个大小不一散在的类圆形无回声区,采用局部放大技术观察,可见宫腔内蜂窝状无回声区充满了彩色血流信号。部分性葡萄胎宫腔内可见由水泡状胎块引起的超声图像改变及胎儿或羊膜腔,胎儿常合并畸形。

超声对完全性葡萄胎的诊断率可达 90% 以上,对部分性葡萄胎的诊断符合率接近 80%,还可以发现正常宫内孕与葡萄胎共存的情况。超声在葡萄胎清宫后确诊有无残留、结合彩色多普勒血流显像对葡萄胎恶变进行早期预测和诊断,对病变致子宫穿孔、病变侵及血管等情况及时提示方面也有重要作用。

采用经阴道探头的彩色多普勒超声检查,结合 HCG 测定,在孕 8 周即可作出葡萄胎诊断;但一般情况下,在孕 9 周前仅依据超声作出葡萄胎的诊断并不容易,尤其是鉴别部分性葡萄胎与胚胎停育、稽留流产、不全流产等。Fine 等提出与诊断部分性葡萄胎明显相关的两种影像结果:不规则囊状改变或蜕膜、胎盘及肌层的回声增加,孕囊横径与前后径之比>1.5。当两种指标同时存在,葡萄胎阳性预测值为 87%,当两种指标均不存在时,稽留流产的阳性预测值为 90%。也有人认为 B 超上出现宫腔内增厚的强回声,可能是早期不正常滋养细胞组织,只是在这么早的时期还没有发展成为可探及的水泡样变,应注意追踪,及时发现形态上的改变。彩色多普勒检测子宫肌壁的血流、子宫动脉阻力等,有助于对病情的判断。

近年来,三维超声逐渐开始在临床应用,与传统的二维超声相比,三维超声成像使葡萄胎的表面结构与内部结构得以立体显示,可提供二维超声图像不能提供的病灶立体形态信息,丰富了诊断信息,使检查医师更易判断。特别是比二维超声可更清晰地显示病灶区与正常子宫肌层组织的分界,有助于更精确判断病灶是否有侵蚀或侵蚀范围。

(二)绒毛膜促性腺激素(HCG)测定

葡萄胎时滋养细胞高度增生,产生大量 HCG,血清中 HCG 滴度通常高于相应孕周的正常妊娠值,而且在停经 8～10 周或以后,随着子宫增大仍继续上升,利用这种差别可作为辅助诊断。葡萄胎时血 HCG 多在 20×10^4 U/L 以上,最高可达 24×10^5 U/L,且持续不降。但在正常妊娠血 HCG 处于峰值时,与葡萄胎有较大范围的交叉,较难鉴别,可根据动态变化或结合超声检查作出诊断。也有少数葡萄胎,尤其是部分性葡萄胎,因绒毛退行性变,HCG 升高不明显。

(三)组织学诊断

组织学诊断是葡萄胎最重要和最终的诊断方法,葡萄胎每次刮宫的刮出物必须送组织学检查,取材时应选择近宫壁近种植部位无坏死的组织送检。

1.完全性葡萄胎组织学特征　巨检示绒毛膜绒毛弥漫性水肿,形成大小不等的簇状圆形水泡,其间由纤细的索带相连成串,形如葡萄,看不到胎儿结构。对于直径在 2mm 以下、肉眼不易发现的水泡状胎块,称为"镜下葡萄胎",此时诊断应慎重,需与流产变性相鉴别。其镜下基本病理改变是绒毛间质水肿,中心液化池形成,血管消失或极稀少,滋养细胞呈不同程度的增生。滋养细胞增生是诊断的必要依据,突出表现为滋养细胞增生的活跃性、弥漫性、失去极向、异型性和双细胞混杂性。WHO 科学小组曾建议,如无明显的滋养细胞增生,应称为"水泡状退行性变",不应划入葡萄胎的范围。

2.部分性葡萄胎组织学特征　通常仅部分绒毛呈水泡状,散布于肉眼大致正常的胎盘组织中,有时需仔细检查方能发现。绒毛和水泡可以不同的比例混杂,且常可伴胚胎或胎儿(12%～59%)。镜检示绒毛水肿与正常大小的绒毛混合存在。前者水肿过程缓慢形成,导致绒毛外形极不规则,伴有中央池形成,但量不多。滋养细胞增生程度不如完全性葡萄胎明显,多以合体滋养细胞增生为主。在水肿间质可见血管及红细胞,这是胎儿存在的重要证据。

由于 PHM 临床表现不特异,故其诊断主要依靠病理诊断。值得注意的是,在术前诊断为不全流产、过期流产等病例中,2.3% 的标本术后病理提示为部分性葡萄胎,而术后诊断为完全性葡萄胎的仅占 0.43%。对于诊断不明或困难的标本可以酌情做细胞核型分析。

3.早期葡萄胎的病理诊断　孕周超过 12 周的完全性葡萄胎,因其绒毛水肿明显,伴滋养细胞增生和细胞异型性,且没有胚胎或胎儿组织,因此和部分性葡萄胎的鉴别相对容易。由于葡萄胎的早期诊断与治疗,病理学检查也出现了相应变化。有研究表明,在 20 世纪 80 年代之前,80% 的葡萄胎病理表现为绒毛明显水肿、中心池形成和滋养细胞片状增生。而近 10 年来,出现该典型组织学改变者不到 40%。很多葡萄胎患者在孕 12 周前就可得到初步诊断,甚至有人提出了非常早期葡萄胎的概念(6～11 周)。由于组织学特点还未发展到典型的阶段,绒毛水肿,滋养细胞增生和异型性等都不明显,且临床表现也不特异,病理上与 PHM 较难鉴别。同时有文献报道,某些葡萄胎尽管可以早期诊断和处理,其恶变率并未较晚发现者降低,因此这种早期葡萄胎的恶变与病变的生物学行为有关,而与孕周无关,及早发现这种病变的组织学类型非常重要。细胞核型分析在鉴别诊断上有一定帮助,但由于 CHM 和 PHM 的细胞核型多样并且存在交叉(CHM 也有三倍体,PHM 也可能有二倍体),其多样性并未被完全认识,故其意义待肯定。

4.流式细胞 DNA 测定及 DNA 指纹技术　由于葡萄胎诊断不断提前,出现典型病理变化者尚不足 40%,大多数葡萄胎可表现为不典型的临床和形态学改变,因此容易将其误诊为部分性葡萄胎和流产。在这种情况下染色体核型的检查有助于鉴别诊断。完全性葡萄胎的染色体核型为二倍体,部分性葡萄胎为三倍体。利用 DNA 指纹技术对葡萄胎的遗传物质亲体来源进行鉴别,区别出双亲来源和单纯父亲来源,有助于鉴别完全性葡萄胎、部分性葡萄胎、流产等。但目前在临床上尚不能广泛开展。

5.葡萄胎的鉴别诊断　超声技术及 HCG 定量测量的普及使葡萄胎的诊断水平得以提高,但临床上对某些病例的诊断仍有一些困难。完全性葡萄胎的诊断相对容易,而部分性葡萄胎经常误诊或漏诊。浙江大学妇产医院报道 45 例葡萄胎误诊病例,其中部分性葡萄胎 40 例,完全性葡萄胎仅 5 例。常见的误诊原因如下。

(1)葡萄胎尤其是部分性葡萄胎和流产的鉴别:在浙江大学报道的 45 例误诊病例中,误诊为各种流产者有 43 例,包括难免流产、不全流产、过期流产及药流不全等情况,可见葡萄胎与流产的鉴别相当令人困扰。由于葡萄胎具有潜在恶变性,两者的处理尤其是随访及预后截然不同,故的鉴别诊断十分重要。葡萄胎与流产均可表现为停经、阴道出血,当葡萄胎患者子宫增大不明显、没有明显的黄素化囊肿、妊娠剧吐及妊高征等临床表现时,临床及超声诊断均有一定困难。对暂不能确诊的患者应进行血 HCG 的动态分析。理论上讲,HCG 值高于正常妊娠水平应首先考虑是葡萄胎,低于正常则考虑是流产。但实际工作中两者 HCG 水平交叉的情况并不少见,部分性葡萄胎血 HCG 可能并不十分高,而自然流产时间较短的患者其血 HCG 也还未降至正常,对于这两者之间血 HCG 值上是否具有明显的差异,目前国内无相关报道。因而,应当强调对所有自然流产或过期流产的标本应进行仔细检查及病理学分析。有时过期流产标本合并胎盘水肿、变性,令病理医生也难以判断,可借助流式细胞学、染色体核型等手段加以鉴别。

(2)葡萄胎与妊娠合并子宫肌瘤变性鉴别:子宫肌瘤为雌激素依赖性肿瘤,孕期生长迅速,因肌瘤体积增加常引起瘤内供血不足,造成间质液化,形成大小不等的囊腔。超声下可见变性的肌瘤壁包膜回声部分欠规则,其内可见多个不规则液区,极似葡萄胎。如肌瘤体积较大,同时可表现出子宫增大明显大于孕周,血 HCG 升高等,与葡萄胎容易混淆,尤其是伴胚胎发育不良、超声未能探及胎心时更不易鉴别。

彩色多普勒血流、HCG 水平对两者的鉴别有一定帮助。

文献中还有一些少见的误诊病例。如表现为绝经后出血的葡萄胎误诊为子宫内膜癌、葡萄胎误诊为异位妊娠等。相对于这些疾病来说,葡萄胎的发病率相对较低,典型症状减少,因此提高临床医生及相关辅诊医生尤其是超声检查者对这一疾病的认识、加强识别能力,是及时发现葡萄胎、及时治疗的关键之一。

四、治疗

(一)清宫

葡萄胎诊断一旦成立,应及时处理进行清宫。清宫前应首先对患者一般状况和疾病进展作出评估,做好输液、输血准备,由有经验的医生操作。一般选用吸刮术,充分扩张宫颈管,选用大号吸管,待葡萄胎组织大部分吸出、子宫明显缩小后,改用刮匙轻柔刮宫。即使子宫增大至妊娠 6 个月大,仍可选用吸刮术。由于葡萄胎子宫大且软,清宫出血较多,也易穿孔,为减少出血和预防子宫穿孔,可在术中静脉滴注缩宫素,因缩宫素可能把滋养细胞压人子宫壁血窦,导致肺栓塞和转移,所以缩宫素一般在充分扩张宫颈管和开始吸宫后使用。

国内以往多主张清宫 2 次,过多的吸刮,不但损伤大、出血多、易发生感染,而且对以后的妊娠不利。且多次清宫可能使子宫内膜的血管内皮和基底膜损伤,致使葡萄胎组织易于穿越屏障侵及子宫肌层及血管,促使侵蚀性葡萄胎的发生。协和医院报道,113 例葡萄胎中有 40 例进行了二次清宫,其中仅 5 例发现葡萄胎残留。因此目前一般不主张常规二次刮宫,子宫小于妊娠 12 周者可一次刮净,子宫大于妊娠 12 周或术中感到一次刮净有困难时,于 1 周后行第二次刮宫。葡萄胎每次刮宫的刮出物,必须送组织学病理检查。

清宫过程中最常见的并发症是阴道大量出血，因此葡萄胎清宫前应充分备血。如能迅速清除病变组织，子宫收缩后一般出血会明显减少。有时出血难以控制，可以选择子宫动脉栓塞止血，从而保留生育能力；必要时须切除子宫。

在清宫过程中，有极少数患者因子宫过度增大、缩宫素使用不当等，致大量滋养细胞进入子宫血窦，并随血流进入肺动脉，发生肺栓塞。轻者出现胸闷、憋气、呼吸困难、一过性晕厥，重者可出现急性呼吸窘迫、右心衰竭甚至猝死。因此，对子宫异常增大、尤其是超过妊娠16周的患者，应在有抢救设施及心肺复苏条件下进行清宫，清宫中如出现可疑症状，应警惕肺栓塞，及时给予对症治疗。

（二）并发症处理

目前葡萄胎诊断较早，处理及时，有严重并发症的情况逐渐少见。卵巢黄素化囊肿在葡萄胎排出后，大多自然消退，无需特殊处理。如囊肿较大、持续不消失或影响HCG下降，可考虑超声引导下经后穹隆或腹壁穿刺。葡萄胎清宫后黄素囊肿扭转的报道已屡见不鲜，如腹痛短时间内不能缓解，应积极手术探查，避免卵巢缺血坏死。随着腔镜技术的普及，腹腔镜下囊液抽吸、复位，已成为重要的手段。

良性葡萄胎患者发生自发性子宫破裂的很少见，清宫术中因子宫大、宫颈口一般较松弛，因手术导致穿孔者也并不多。但对葡萄胎患者出现内出血症状、体征时，仍应考虑到子宫穿孔的可能。大多可通过剖腹探查或腹腔镜进行修补，如无生育要求，可行子宫切除。对这类患者应警惕滋养细胞肿瘤的可能。

（三）术后随诊

葡萄胎排出后有恶变的可能，因此随诊在葡萄胎术后的监测中非常重要。随诊时应积极改善一般状况、及时治疗贫血和感染等，了解月经是否规则，有无异常阴道出血，有无咳嗽、咯血及其他转移症状，并定期做妇科检查、超声、X线胸片或CT检查。HCG是葡萄胎术后监测中最重要的内容。一般要求术后每周测定HCG 1次，连续正常2周后继续每月监测，持续6个月；然后2个月复查1次，持续6个月。随访时HCG的敏感度应≤2U/L，且需同时检测HCG分子的不同亚单位。HCG是滋养细胞敏感而特异的标记物，可及时发现葡萄胎残留或恶变；但如前所述，少数病例有假阳性或假阴性可能，对随诊过程中HCG测量值与临床表现或其他检查结果不相符时，应积极寻找原因。

许多患者因距医院远或费用等原因未能完成随访，有些患者特别是35岁以上者往往急于偿试再次妊娠，因此过长时间的随访依从性不高。目前对术后随访时间的要求有逐渐缩短的趋势，研究表明缩短HCG随访时间是合理而安全的，如果HCG自发降至5U/L以下，不会发生持续性滋养细胞疾病。英国一项对6701例葡萄胎患者随诊2年的回顾分析显示，在422例进展为持续性滋养细胞疾病的患者中，98%（412例）都是在清宫后6个月内进展为持续性病变。因此，无论是CHM还是PHM进行短期随访是很有必要的，但是理论上97%患者HCG的随访时间可以缩短。若在完成随访前发生妊娠，通常结局良好。

葡萄胎术后应采取有效的避孕措施，目前认为阴茎套、口服避孕药、宫内节育器均是安全的，不会引起恶变或子宫穿孔。HCG下降速度及曲线对随诊及等待妊娠时间有一定指导意义。若HCG呈对数性下降，则随访6个月后即可妊娠；若葡萄胎清宫后HCG呈缓慢下降，则需等待更长的时间才可妊娠。且下次妊娠时应早期做超声检查,检测 HCG 以确保其在正常范围内,妊娠结束后亦应随访 HCG 至正常水平。同时应注意,即使有了一次正常妊娠分娩,仍不能排除葡萄胎发生恶变的可能。

葡萄胎清宫后的随诊过程中,如 HCG 下降不满意,应注意是否有葡萄胎残留。因葡萄胎排出不净,可使子宫持续出血,血或尿内 HCG 持续阳性。超声对此应有较好的提示,应再次刮宫,HCG 可迅速降至正常,一般无严重后果。

持续性葡萄胎:目前没有明确的定义,一般指葡萄胎清宫后 3 个月 HCG 仍阳性,除外葡萄胎残留,称持续性葡萄胎。部分持续性葡萄胎经过一定时间后可自行转为正常,但多数在不久后即出现 HCG 上升,子宫、肺或阴道等部位出现可测量病灶,即可确定已经发生恶变。

(四)恶变

葡萄胎为良性疾病,清宫后大多预后良好,经随诊达到临床治愈,但有部分患者将进展为恶性滋养细胞肿瘤。美国完全性葡萄胎恶变率一般在 20% 左右,部分性葡萄胎恶变率在 5% 左右。在恶变的患者中,70%～90% 为侵蚀性葡萄胎,10%～30% 为绒癌,我国的数据与此相似。

不同地区恶变率有所差异,可能与各地诊断标准不同有关。我国目前主要参照协和医院的标准,葡萄胎组织清除干净后 HCG 持续 8～10 周仍为阳性、下降缓慢出现平台或上升,排除残留后即可考虑恶变。美国的标准也较为宽松,葡萄胎清宫后 HCG 出现平台持续 3 周,升高持续 2 周即可以给予化疗;而英国对葡萄胎清宫后有密切的随访制度,在诊断恶变时指征相对严格。葡萄胎后滋养细胞肿瘤的诊断,血清 HCG 水平是主要的诊断依据,影像学证据不是必须。

英国 Sheffield 滋养细胞中心总结了 10 年中仅根据 HCG 水平变化诊断为持续性滋养细胞疾病患者的资料,其中有 282 例接受了二次刮宫术。再次清宫使 60% 的患者免于化疗,仍需化疗的患者 HCG 水平大多在二次刮宫时＞1500U/L 或有其他病理改变。

虽然葡萄胎的诊断及处理时间不断提前,但数据显示葡萄胎的恶变率并没有下降。美国新英格兰滋养细胞疾病中心在 20 世纪 70 年代,完全性葡萄胎的恶变率为 18.6%,到 20 世纪 90 年代总的恶变率为 25%。我国协和医院对比 20 世纪 70 年代和近 15 年的资料,结果与此相似。因此,有可能是葡萄胎的生物学行为决定了其是否恶变,与诊断及治疗是否及时无关。此外也可能与诊断技术的进步有关,既往葡萄胎的随诊采取尿 HCG 半定量测定,现已改成血清 HCG 的定量测定,敏感性大大提高,既往尿 HCG 测不到时,现在血清 HCG 已是阳性,而诊断标准并没有大的变化,即 8～10 周 HCG 未降至正常即诊断恶变,故恶变率会有所升高。以前普遍采用 X 线胸片评价肺转移,有一些恶变患者可能因此而漏诊,而现在多采用肺 CT 评价有无肺转移,肺部小的转移病灶都可以及时发现,可能也是恶变率上升的原因之一。

五、葡萄胎恶变高危患者的识别及处理

20% 左右的葡萄胎将进展为滋养细胞肿瘤。虽然恶性滋养细胞肿瘤的治疗已有成熟有效的方案,预后也大为改善,但恶变患者仍将面临肿瘤无法治愈、复发,引起致命出血、化疗毒性反应等威胁甚至死亡,同时使患者承受巨大的心理及经济负担。因此,预防葡萄胎恶变对改善

葡萄胎整体预后、减少恶性滋养细胞肿瘤的发生具有重要意义。

1.预防性化疗的利弊　化疗是预防葡萄胎恶变的有效方法,预防性化疗能减少高危型葡萄胎恶变的概率。文献报道,有高危因素的患者采用预防性化疗后,恶变率从47%降至14%,高危型患者中50%～70%或以上的恶变可以经预防性化疗预防,但不能减少低危患者的恶变。预防性化疗不仅降低恶变率,而且恶变的患者以低危滋养细胞肿瘤为主。巴西滋养细胞疾病中心的最近一份资料显示,在对265例高危葡萄胎患者的随访中发现,清宫前接受预防性化疗者中,18.4%进展为滋养细胞肿瘤,未接受预防性化疗者为34.3%,相对危险度为0.54。化疗对进展为滋养细胞肿瘤患者的预后没有影响,但可减少恶变后治疗的费用。

化疗具有风险,葡萄胎恶变率为5%～20%,不应为防止约20%的患者恶变,而使80%无恶变患者也承受化疗的痛苦和危险。同时预防性化疗并不能彻底预防恶变,而会造成一种安全的假相,从而使随访不够充分。也有研究认为化疗有一些不可避免的副作用,经预防性化疗的患者恶变后可能需要更多疗程的化疗,且预防性化疗后仍需要随访。同时预防性化疗并不能改善低危患者的预后。因此,目前在许多医疗机构并不常规采用预防性化疗,仅适用于具有高危因素及没有随诊条件者。部分性葡萄胎恶变概率仅为4%,一般不发生转移,因此一般不做预防性化疗。

2.高危患者识别　葡萄胎的恶变机制不清,目前预测葡萄胎恶变的因素都是对大量临床或实验室资料分析的基础上总结而来。目前较明确的高危因素如下。

(1)年龄>40岁。

(2)子宫明显大于妊娠月份4周以上。

(3)重复性葡萄胎。

(4)术前HCG值异常增高(>1×10^5 U/L)。

(5)小水泡(直径<2mm)为主的葡萄胎。

(6)二次刮宫后滋养细胞仍高度增生。

(7)卵巢黄素化囊肿直径>6cm。

3.预防性化疗方法　实施预防性化疗时机一般在葡萄胎清宫前2～3d或清宫时,最迟在刮宫次日。曾有报道,经预防性化疗后再发生持续性葡萄胎的患者其后续治疗需要更多疗程,预防性化疗组为2.5 ± 0.5个疗程,而对照组为1.4 ± 0.5个疗程,且有统计学差异。提示预防性化疗有增加肿瘤对化疗药物耐药性的可能。因此,为尽量减少药物毒性反应和耐药,一般采用单一药物方案,用量与治疗剂量一样。

国内常选择氟尿嘧啶(5-FU)或更生霉素(KSM),而国外常用甲氨蝶呤/四氢叶酸(MTX)或放线菌素D(ACTD)。疗程数尚不确定,多数建议化疗直至HCG转阴,无需巩固治疗;但也有报道仅行单疗程化疗依然有效。

六、几种特殊类型的葡萄胎

(一)家族性复发性葡萄胎

大多数葡萄胎是散发的,但也有家族性复发性葡萄胎(FRM)。FRM是指一个家族中有2个或2个以上成员反复发生2次或2次以上葡萄胎。FRM的发生十分罕见,很难估计其确切的发生率。从遗传学发生上,几乎所有的 FRM 均为 BiCHM,即双亲来源完全性葡萄胎。

【临床特点】

一般的非家族性葡萄胎患者复发率约 1.8%,98% 的患者在一次葡萄胎后可以有正常妊娠,产科结局没有明显差异。而 FRM 患者再次发生葡萄胎的概率比一般葡萄胎患者高得多,常发生 3 次以上甚至多达 9 次的葡萄胎,并发生多次自然流产,这些流产因没有行病理诊断尚难排除葡萄胎的可能。家族中受影响的妇女往往很少甚至没有正常的妊娠,很难获取正常活胎。

FRM 患者的恶变率也高于没有家族史的葡萄胎患者。国内向阳等报道 2 个家族性复发性葡萄胎病例,其中 1 例孕 12 产 0,自然流产 7 次,5 次葡萄胎,2 次葡萄胎清宫后继发侵蚀性葡萄胎并肺转移;其姐姐孕 4 产 0,患葡萄胎 4 次,并于末次葡萄胎后发展为绒毛膜癌,于 32 岁因该病自杀。另 1 例孕 5 产 0,自然流产 2 次,宫外孕 1 次,葡萄胎 2 次;首次葡萄胎后 2 年诊为绒癌;其妹妹孕 4 产 1,曾顺产一女婴,3d 时死亡,原因不详;葡萄胎 3 次,末次葡萄胎后发展为绒癌并肺转移。

【发病机制】

几项关于 FRM 的研究表明,所有的葡萄胎组织均为 BiCHM,即遗传物质为双亲来源。BiCHM 的确切发病机制尚不清,目前的观点推测与基因印迹有关,是由于某个等位基因的双重表达即印迹紊乱所致。有些女性患者与两个不同的性伴均发生 BiCHM,故考虑 BiCHM 的根本性发病原因可能并不是葡萄胎组织中的基因缺陷,而是孕妇体内的某些基因缺陷,导致卵子中的母系基因印迹无法建立和维持。目前研究证实,FRM 为常染色体隐性遗传病,缺陷基因定位在 19q13.3～13.4 染色体。

【预防】

既往有人希望通过胞质内精子注射的方法来预防 FRM 的发生,其机制如下:先采用单精子注射,从技术上排除了双精子受精,能预防双雄三体的 PHM 和双精子受精导致的 AnCHM,再在植入前进行基因诊断,选择男性胚胎,能预防单精子受精后自身复制导致的 AnCHM。Fisher 等报道一妇女发生 3 次 BiCHM,其中 2 次葡萄胎为女性基因型,一次葡萄胎为男性基因型。说明当 CHM 为双亲来源时,BiCHM 的基因在行体外受精前就已决定。因此,目前预防重复性葡萄胎的方法仅适用于复发性 PHM 及 AnCHM 者,而对复发性 BiCHM 者并不可行。预防复发性 BiCHM 可接受赠卵和基因治疗,前者牵涉到法律和社会伦理问题,后者现还处于试验阶段,疗效不很肯定。

(二)葡萄胎与正常妊娠共存

葡萄胎与正常妊娠并存是一种罕见的病例,发生率为 1/2 万～1/10 万,近几年国内外报道已 200 余例。葡萄胎同时伴活胎妊娠有 3 种可能双胎妊娠,一胎 CHM 伴另一胎正常活胎;单胎妊娠,部分性葡萄胎伴活胎;双胎妊娠,一胎 PHM 伴活胎、另一胎正常妊娠。其中以双胎之一为完全性葡萄胎、另一胎正常最为常见。自然妊娠和辅助生育技术均有发生葡萄胎与胎儿共存的情况,20 世纪 90 年代后助孕技术后发生的病例逐渐增多。葡萄胎与正常妊娠共存,增加了诊断和处理的难度。在早孕期结合血 HCG 明显升高、超声影像检查,多能作出葡萄胎的诊断,但有时难以区分是部分性葡萄胎还是双胎之一为完全性葡萄胎。70% 的病例经超声检查可诊断,遗传学诊断如染色体分析、DNA 倍体分析、DNA 指纹等技术可鉴别葡萄胎和胎儿的染色体核型、遗传物质来源(单纯父源性或父母双方来源),有助于诊断 PHM 和二倍体胎儿共存的情况。

葡萄胎与正常妊娠共存时,因葡萄胎引起的内分泌紊乱及子宫明显增大等原因,使母体并发症增加,如阴道出血、严重的子痫前期、甲状腺功能亢进、前置胎盘、自然流产或早产等。20%可获取活胎,但能够到足月妊娠的很少,结束妊娠的原因包括妊娠并发症、突然发生的胎死宫内、羊水过少、进展为妊娠滋养细胞肿瘤、发生他处转移等。存活的胎儿尚未有出生缺陷的报道,但国外学者对妊娠至 27 周、30 周、35 周的 3 例患者的正常胎儿胎盘进行病理检查发现,3 个胎盘均有绒毛膜板血管栓塞、钙化、无血管等现象。

双胎妊娠合并葡萄胎的恶变率明显增加,文献报道均在 50%以上,而单纯性葡萄胎的恶变率在 20%以下。但对治疗反应与普通葡萄胎恶变相似,均能达到治愈或完全缓解,目前报道中尚未见死亡病例。

目前的资料显示,是否发生恶变与孕妇的年龄、孕产次、葡萄胎清除时的孕周等没有明确相关;恶变患者发生严重子痫前期等妊娠并发症的比例较大,可能对预后是一个提示。另一个系列报道分析了未获取活胎组和获取活胎组发生恶性滋养细胞疾病的情况,两组孕周分别持续到 18.6 周和 33.0 周,未获取活胎组基础 HCG 水平更高、子宫大小与孕周的差异更大,结果未获取活胎组恶变率更高,为 68.4%,而获取活胎组恶变率为 28.6%。其原因可能是葡萄胎增长缓慢时才能保证胎儿的发育生长。

由于例数极少,对这种情况如何进行产前处理的资料有限。孕早期发现的病例,可直接行清宫术;孕中晚期的患者,需在胎儿排出后行清宫。实际上,很大一部分葡萄胎可以和一个正常的健康胎儿并存,并且可以获得良好的妊娠结局。如果胎儿核型与发育正常,妊娠过程中监测葡萄胎的体积变化不大,血清 β-HCG 水平无上升趋势,产科合并症控制满意的情况下,多可获得较好的妊娠结局。因此对有强烈生育要求的患者,应行羊水穿刺或绒毛活检等产前诊断,明确是否有染色体异常,超声检查胎儿有无异常,在严密监护下继续妊娠。但必须向孕妇强调可能发生阴道出血、早产、子痫前期、甲状腺功能亢进、肺水肿、葡萄胎恶变等风险。

葡萄胎清除后应密切随诊,出现 HCG 下降缓慢或反升时,应及时化疗。化疗方案与通常情况下的葡萄胎类似。文献报道大多为单药方案。

(三)异位葡萄胎

顾名思义,异位葡萄胎指葡萄胎着床在子宫腔以外的部位,符合葡萄胎的病理及遗传学改变,是良性病变,但由于异位的部位与子宫之间存在解剖学上的差异,使其临床表现和病理特征与普通的葡萄胎或异位妊娠不同。由于病例罕见、确诊困难,大多为个案报道,很难统计确切的发病率。完全性葡萄胎、部分性葡萄胎均有报道,但很多病例已无法进行分类。

【临床特点及表现】

异位葡萄胎患者可伴有异位妊娠常见的高危因素,葡萄胎发生的部位与异位妊娠常见的部位相似,可发生在输卵管、子宫角、卵巢、残角子宫、宫颈、阔韧带等部位。我国台湾最近报道了一例剖宫产切口葡萄胎种植的病例,英国报道了一例子宫肌壁间葡萄胎的病例,均很罕见。根据异位葡萄胎部位的不同,临床表现有所差异。异位在输卵管、卵巢者可表现为停经、腹痛及不规则阴道出血,部分患者可以有明显的早孕反应,较早发生破裂,常招致严重的内出血。在盆、腹腔及阔韧带等少见部位的异位葡萄胎可以在较为宽阔的盆、腹腔表面着床、发育,症状隐蔽,不易被较早诊断,对患者的危害可能更大。异位葡萄胎因种植部位薄弱,发生肌层、浆膜层甚至远处浸润转移更早。协和医院曾报道 3 例异位葡萄胎病例,2 例进展为恶性滋养细胞肿瘤(分别为绒癌Ⅳ期脑转移和侵蚀性葡萄胎ⅢA 期)。总恶变率还不明确。

【诊断】

文献报道,子宫肌壁间、宫颈、剖宫产切口处的葡萄胎术前经超声、彩色多普勒血流、磁共振等辅助检查,是可以在手术前及时发现的。而输卵管、腹腔内葡萄胎,常误诊为其他疾病,大多在手术后确诊。一般异位妊娠患者血 β-HCG 水平多在 10000U/L 以下,异位葡萄胎患者血 β-HCG 水平较一般异位妊娠明显升高。诊断性刮宫、腹腔镜检查及子宫碘油造影对于异位葡萄胎的诊断也具有一定意义。数字减影血管造影术对盆腹腔深部、不易被超声或腹腔镜等发现的病变,在定位诊断上具有独特的作用。术后组织病理诊断是很多异位葡萄胎得以确诊的手段。值得注意的是,虽然文献报道的异位葡萄胎已很少,但英国病理学家 Burton JL 仍指出有过度诊断的问题。他们对 20 例怀疑异位葡萄胎的患者的病理切片进行回顾并行 DNA 倍体分析,发现仅 3 例可确诊为早期完全性葡萄胎。其他病例则是胎盘形成早期或水泡样流产的病理改变。这种情况类似部分性葡萄胎与过期流产、水泡样流产容易混淆的状况。因此,在临床工作中,对疑似病例既要警惕异位葡萄胎的可能,又不能轻易下诊断,应结合病理、血 HCG,必要时结合遗传学手段来进行分辨。

【治疗及预后】

可以根据葡萄胎的种植部位决定手术方式。对宫颈、子宫角、子宫肌壁间的葡萄胎,可在超声或腹腔镜监视下行葡萄胎清除术,已有成功的报道。输卵管等部位的葡萄胎常在确诊前破裂、出血,患者多行急诊手术,如术中大体标本见水泡样组织,可行输卵管切除术。其他部位的行病灶切除。对难以手术的病例,可静脉给药正规足量的化疗,待滋养细胞受到抑制、病灶局限后再行手术。值得注意的是随着微创手术观念的普及,保守性手术不断增加,对异位葡萄胎的诊断和治疗结局有何影响还不得而知。

(四)转移性葡萄胎

WHO 新的分类体系中,已将转移性葡萄胎单独列出,是指子宫内的葡萄胎病变清除后,HCG 水平不变或升高,或发现子宫外的水泡状胎块的转移证据。因为侵蚀性葡萄胎也可出现远处转移,两者的界定有所交叉。所不同的是,侵蚀性葡萄胎应有子宫肌壁浸润的证据,而转移性葡萄胎没有。

对葡萄胎伴有阴道或外阴转移的定性,即是否仍为良性病变,一直有所争议。一种观念认为,病灶局限在宫腔内的良性葡萄胎,也可转移到肺或阴道,这种转移灶的转归,与病灶已侵入子宫肌层或穿入邻近组织的侵蚀性葡萄胎不同。一般转移灶小而少,血或尿的 HCG 滴度较低,清除葡萄胎后均能自然消退。其原理在于,阴道或外阴到子宫的静脉没有瓣膜,子宫的静脉血容易向阴道或外阴部倒流,在这些地方形成出血性结节。这种结节切开后中央为含绒毛的血块,很少有活跃的滋养细胞,这种区域性转移又称为绒毛"放逐",绝大多数是良性的。国外总结了 100 多例妊娠妇女尸检的结果,接近 50% 可找到滋养细胞栓塞,最早在妊娠 3 个月时就有绒毛"放逐"。因此,不能根据肺内有滋养细胞栓子,而诊断为恶性滋养细胞疾病。

但也有观点认为,血行转移不一定发生在局部浸润以后,不少恶性葡萄胎或绒癌患者,子宫没有原发灶,照样可以发生全身广泛转移。因此,发现阴道或肺部转移就应按恶性葡萄胎处理,不应观察期待,贻误患者的诊断和治疗。

(李素玲)

第二节　侵蚀性葡萄胎和绒毛膜癌

一、侵蚀性葡萄胎

侵蚀性葡萄胎是指葡萄胎组织侵入子宫肌层或转移至子宫以外,因具恶性肿瘤行为而得名。

【病因】

侵蚀性葡萄胎来自良性葡萄胎,多数在葡萄胎清除后 6 个月内发生。

【病理】

大体可见水疱状物或血块,镜检时有绒毛结构,滋养细胞过度增生或不典型增生。

【检查与诊断】

1.病史及临床表现　①阴道出血,葡萄胎清宫后半年内出现不规则阴道出血或月经恢复正常数月后又不规则出血。②咯血,葡萄胎后出现痰中带血丝,应高度疑为肺转移。③腹痛及腹腔内出血。④宫旁肿块。

2.HCG 连续测定　葡萄胎清宫后 12 周以上 HCG 仍持续高于正常,或 HCG 降至正常水平后又上升。

3.B 超检查　子宫肌层有蜂窝样组织侵入。

4.X 线检查　若有肺部转移,胸片中于肺野外带常有浅淡半透明的小圆形结节,有助于诊断。

5.组织学诊断　侵入子宫肌层或于宫外转移灶的组织切片中见到绒毛结构或绒毛退变痕迹,可确诊。

【鉴别诊断】

1.异位妊娠。

2.绒毛膜癌。

3.残余葡萄胎。

4.黄素囊肿。

5.再次妊娠。

【治疗】

化疗同绒毛膜癌。

【疗效标准与预后】

临床症状及转移灶消失,HCG 测定持续正常称为临床痊愈。临床痊愈后尚需巩固 1～2个疗程。一般均能治愈,个别病例可死于脑转移。

【随访】

痊愈后第 1 年每月随访 1 次,1 年后每 3 个月随访 1 次,持续至第 3 年,以后每年随访 1 次至第 5 年,此后每 2 年随访 1 次。

二、绒毛膜癌

绒毛膜癌简称绒癌,是一种高度恶性的肿瘤,其特点是滋养细胞失去了原来绒毛结构而散在地侵入子宫肌层或通过血道转移至其他部位。

【病因】

绒癌继发于葡萄胎、流产或足月分娩后,其发生比率约为 2:1:1,少数可发生于异位妊娠后,但其真正发生原因尚不清楚,免疫异常可能与本病密切相关。

【病理】

肉眼观:子宫不规则增大,柔软,表面可见紫蓝色结节,剖视可见瘤体呈暗红色,常伴有出血、坏死及感染。质脆而软。镜下见增生的滋养细胞大片侵入子宫肌层及血管,排列紊乱,伴有大量出血坏死,没有一般癌肿所固有的结缔组织性间质细胞,也没有固定的血管,无正常绒毛结构。

【检查与诊断】

1.临床特点　流产、足月产后、异位妊娠以后出现不规则阴道出血等症状或转移灶,并有HCG 升高,可诊断为绒癌;葡萄胎清宫后 1 年以上发病者,临床可诊断为绒癌,半年至 1 年内发病则有侵蚀性葡萄胎和绒癌的可能,需经组织学检查鉴别。

2.HCG 测定　一般葡萄胎清除后 84～100 天 β-HCG 可降至正常,人工流产和自然流产后分别约需 21 天和 9 天,个别可达 3 周。足月分娩后 12 天,异位妊娠后为 8～9 天个别可长达 5 周。若超过上述时间,HCG 仍持续在高值并有上升,结合临床表现可诊断为绒癌。

3.声像学检查　B 超及彩超可辅助诊断绒癌。

4.X 线检查　肺转移患者胸片可见球样阴影,分布于两侧肺野,多在肺下叶,有时仅为单个转移病灶。

5.组织学诊断　手术标本或转移灶标本中若仅见大量滋养细胞及出血坏死,则可诊断为绒癌;若见到绒毛结构,可排除绒癌的诊断。

【治疗】

治疗原则:以化疗为主,手术为辅。即使晚期广泛转移者仍可能获得痊愈。若已耐药,必要时辅以手术切除病灶,应尽量保留年轻患者的生育功能。

1.化疗　常用的化疗方案

(1)低危组通常用单药治疗:5-FU、KSM、MTX。5-FU 28～30mg/(kg·d),连用 10 天,

静脉滴注,间隔 2 周。KSM 8～10μg/(kg·d),连用 10 天,静脉滴注,间隔 2 周。MTX 10mg/kg,肌内注射,隔天 1 次,共 4 次,CF(亚叶酸钙)0.1～0.15mg/kg,肌内注射,隔天 1 次,共 4 次,CF 肌内注射,开始于 MTX 肌内注射后 24 小时,疗程间隔 2 周。

(2)中度危险宜用联合化疗:最常用的化疗方案为 5-FU＋KSM 或 ACM 方案(ActD、CTX、MTX)。

1)5-FU＋KSM:5-FU 26mg/(kg·d),KSM 6μg/(kg·d),静脉滴注,共 8 天,间隔 3 周。

2)ACM 三联序贯:第 1、4、7、10、13 天,ActD 400μg,静脉滴注。第 2、5、8、11、14 天,CTX 400mg,静脉注射。第 3、6、9、12、15 天,MTX 20mg,静脉注射。疗程间隔 2 周。

3)MEC 方案:若缺乏 KSM,可使用此方案。第 1、3、5、7 天,MTX 10mg/kg,静脉滴注。第 2、4、6、8 天,CF 0.1mg/kg,肌内注射。第 1～5 天,VP16 100mg/(m²·d),静脉滴注。第 1～5 天,CTX 200mg/(m²·d),静脉滴注。

(3)高度危险或耐药病例用 EMA-Co 方案:第 1 天 VP16 100mg/m²＋生理盐水 200ml 静脉滴注 1 小时;KSM 0.5mg,静脉注射;MTX 100mg/m²,静脉注射;MTX 200mg/m²,静脉滴注 12 小时。第 2 天 VP16 100mg/m²＋生理盐水 200ml,静脉滴注 1 小时;KSM 0.5mg,静脉注射;CF15mg 在 MTX 后 24 小时开始,肌内注射或静脉滴注,每 12 小时 1 次,共 4 次。第 8 天 VCR 1mg/m²,静脉注射;CTX 600mg/m²＋生理盐水 200ml,静脉滴注 1 小时。用药期间要碱化尿液,肾功能必须正常。若 Co 耐药,第 8 天可用 EP 代替,VP16 150mg/m²,DDP 75mg/m²(需水化)。

2.手术　　主要作为辅助治疗,对控制大出血等各种并发症、消除耐药病灶、减少肿瘤负荷和缩短化疗疗程等方面有一定作用,在一些特定情况下应用。

(1)对于大病灶、耐药病灶或病灶穿孔出血者,应在化疗的基础上给予手术。手术范围为全子宫切除术,生育年龄妇女应保留卵巢。对于有生育要求的年轻妇女,若血 HCG 水平不高、耐药病灶为单个及子宫外转移已控制,可考虑做病灶剜除术。

(2)肺叶切除术:对于多次化疗未能吸收的孤立的耐药病灶,可考虑做肺叶切除。其指征为:①全身情况良好;②子宫原发病灶已控制;③无其他转移灶;④肺部转移灶孤立;⑤HCG 呈低水平,尽可能接近正常。另外,当 HCG 阴性而肺部阴影持续存在时应注意排除纤维化结节。

3.放疗　　主要用于肝、脑转移和肺部耐药病灶的治疗,根据不同转移部位选择剂量。

【疗效标准与预后】

疗效标准同侵蚀性葡萄胎,其预后与多种因素有关,其中伴有脑转移者死亡率极高。

【随诊】

同侵蚀性葡萄胎。

(于少伟)

第三节　胎盘部位滋养细胞肿瘤

　　胎盘部位滋养细胞肿瘤（PSTT）是一种罕见的来源于绒毛外种植部位中间型滋养细胞的肿瘤，与葡萄胎、侵蚀性葡萄胎和绒毛膜癌一并列为滋养细胞疾病，其发生率约为 1/10 万次妊娠，占所有滋养细胞肿瘤的 1%～2%。PSTT 大多数为良性病变，以往称为"合体细胞性子宫内膜炎"、"滋养细胞假瘤"、"绒毛膜上皮病"、"不典型绒毛膜上皮瘤"等，10%～15% 由于出现转移性病变而被称为恶性 PSTT，病死率为 20%。鉴于其存在转移等恶性生物学行为，1981年 Scully 首先采用 PSTT 来命名这一疾病，后被世界卫生组织采纳一直沿用至今。近年来，随着临床医师和病理医师对 PSTT 的警惕与诊断的重视，以及辅助检查手段的应用，确诊率有所增加。

【发病机制】

　　采用聚合酶链反应对 PSTT 遗传起源的研究发现，89% 的 PSTT 由 XX 基因组成，表明 PSTT 的形成需要有父源性 X 染色体的存在，其可能来源于双源基因产物的正常妊娠或完全性父源性葡萄胎。在对父源性 X 染色体雄激素受体位点甲基化状态的研究发现，有活性的父源性 X 染色体雄激素受体位点表现为低甲基化，而相应的母源性位点则表现为高甲基化。推测父源性 X 染色体在 PSTT 发生中可能通过以下途径而发病：①XP 锚定于癌基因，如 Exsl、Pem、MYCL2 和 IAP 等；②父源性 X 染色体上存在有显性致癌基因；③功能性 X 染色体含量异常；④肿瘤基因发生了病理性扩增。

【临床特征】

　　本病主要见于育龄妇女，30～40 岁最为常见，平均年龄 32 岁，绝经后妇女极为少见。可于前次妊娠后数周至数年发病，其临床表现各异，病程无法预知，可以表现为良性行为，也可以表现为致命的侵袭性疾病。

　　最常见的临床表现为停经和不规则阴道流血，常常是停经一段时间后出现阴道出血。停经原因可能是肿瘤分泌胎盘泌乳素（HPL），导致高泌乳素血症所致。

　　有的病例可表现为子宫增大，肿瘤弥漫浸润于肌壁者子宫常均匀增大，局限性肿块者可致子宫不规则增大。

　　23% 的患者血清 HCG 水平正常，46% 轻度升高，31% 中度升高，但很少能达到绒癌患者的水平。

　　PSTT 还可合并肾病综合征，临床表现为蛋白尿、低蛋白血症、高血脂症和水肿等，其发生机制尚不清楚，可能与肿瘤产生的某些因子致慢性血管内凝血，导致肾小球内纤维蛋白原沉积有关。其症状可随子宫切除而自然消退。

　　大多数 PSTT 无转移，并且预后良好，但仍有 15%～30% 的病例发生转移，一旦发生则常常广泛播散，预后不良，如果治疗不当，死亡率可以高达 10%～20%。PSTT 最常见的转移部位为肺、肝脏和阴道，但是其他部位的转移（如头皮、脑、脾、肠、胰腺、肾脏、盆腔邻近脏器、淋巴结和胃等）也都有报道，其转移途径与其他类型滋养细胞肿瘤一样，均为血行转移。

PSTT 常以妇产科症状就诊,首次就诊时很少有其他科症状与体征,肿瘤一般限于子宫体,也可累及宫颈、阔韧带、输卵管和卵巢,甚至子宫全层可被肿瘤侵蚀穿破。当发生肿瘤穿透子宫浆膜层时可致自发性穿孔,诊刮可导致继发性穿孔,引起内出血,需急诊手术。

通过病例分析发现,PSTT 既可以发生于葡萄胎也可起源于正常妊娠之后,前次足月妊娠大多数为女性胎儿。据文献报道,在所有 PSTT 中,前次妊娠分别为正常足月妊娠(占 61%)、葡萄胎(占 12%),自然流产(占 9%),治疗性流产(占 8%),异位妊娠、死产或早产(共占 3%),还有 7% 前次妊娠性质不明。

【病理特点】

PSTT 大体病理病灶大小不一,形态多变,肿瘤可呈息肉状、结节状或弥漫浸润子宫壁,肉眼无明确结节或清晰界限,少数病例可见出血坏死。镜下瘤细胞形态相对一致,较细胞滋养细胞为大,圆形、卵圆形或多角形,少数可为梭形,胞质丰富,淡染,嗜双色性,有时可见胞质透明的细胞。瘤细胞以单核细胞为主,双核及多核细胞少见,合体细胞样细胞罕见,核染色质较深,可有异型性,核仁不明显。核分裂一般小于 2/10HP。瘤细胞常呈片状或条索样排列,也可单个散在浸润于肌壁间,将平滑肌纤维冲断,但平滑肌无坏死性改变,瘤细胞亲血管性明显,常浸润血管壁,甚至取代血管壁,但血管仍保持完整轮廓。在瘤组织中可有纤维素样物质沉积。若瘤细胞丰富、胞质透明、核分裂象>5/10HP,且肿瘤内有大片出血坏死,常提示高危。因细胞分泌低水平的 HCG 和 HPL,故免疫组化证实瘤细胞内含有 HPL、HCG,少数阴性,典型病例 HPL 阳性更明显,提示 HPL 是胎盘部位滋养细胞肿瘤更敏感的肿瘤标志,对诊断及鉴别均有意义。

【PSTT 的诊断和鉴别诊断】

由于 PSTT 的临床表现各异,并且缺乏特异性,因此,该病的诊断通常较为困难,其诊断需要结合血清学、病理学、免疫组化染色及影像学检查等综合判断。一般根据病理学检查确诊,由于刮宫标本取材表浅,诊断的准确率较低。在宫腔镜下进行活检,取包括子宫肌层的组织,可提高诊断准确率,但确诊主要是通过子宫切除标本。

PSTT 与其他类型滋养细胞肿瘤有几点不同:①为单一类型中间型滋养细胞,无绒毛,缺乏典型的细胞滋养细胞和合体滋养细胞;②PSTT 病灶以坏死性病变为主,而其他类型则以出血性病变为主,这可能与 PSTT 的血管受累程度不如其他类型明显有关;③PSTT 是由中间型滋养细胞组成,仅能分泌少量的 HCG,因而其血清 HCG 水平通常也较低。PSTT 患者的血清 HPL 的水平一般不高,因此,HPL 并非其理想的血清肿瘤标志物,但 HPL 免疫组化染色是 PSTT 较好的鉴别诊断方法,并且有助于确定其预后。北京协和医院的资料显示,所有接受手术治疗的 PSTT 患者的病理切片行 HPL 免疫组化染色,结果均为阳性或强阳性。可见,组织病理学检查配合适当的免疫组化染色是有效的确诊手段。

除了血清学指标和病理学检查,影像学检查在 PSTT 的诊断中也有一定的价值。虽然超声检查常常会将子宫的病灶误诊为其他疾病,如子宫黏膜下肌瘤、不全流产等,但是,超声诊断仍然是最常见的初步诊断 PSTT 的影像学方法,同时也能在一定程度上预测疾病的侵袭和复发。血管造影术无法区分 PSTT 和其他类型的滋养细胞肿瘤,但在疾病及其并发症的处理上有一定意义。MRI 在评估子宫外肿瘤的播散、肿瘤的血供以及分期上具有举足轻重的作用。

在 MRI 的 T1 加权像上,PSTT 病灶表现为和健康子宫肌层等强度的团块,在 T2 加权像上则表现为轻微的高强度信号,没有相关的囊性区域或明显的血管。尽管 MRI 所见缺乏特异性,但病变在核磁图像上的精确定位使得子宫病灶剔除术成为可能,患者可以免受子宫切除术而保留生育功能。可见,MRI 在 PSTT 患者中应用的意义不是确定诊断,而在于为保守治疗提供依据。PET 和 CT 在复发和转移性 PSTT 中也有一定的作用,并且 PET 还有助于 PSTT 胸部转移病灶和肺结核病灶的鉴别。

PSTT 需要与绒癌、胎盘部位过度反应(EPS)、上皮样滋养细胞肿瘤(ETT)和胎盘部位结节或斑块(PSN)等疾病进行鉴别。

【临床分期】

采用 FIGO 分期中的解剖学分期。

Ⅰ期:病变局限于子宫。

Ⅱ期:病变扩散,仍局限于生殖器官(附件、阴道、阔韧带)。

Ⅲ期:病变转移至肺,有/无生殖系统病变。

Ⅳ期:所有其他转移。

【治疗】

由于对化疗不甚敏感,因此,长期以来手术一直是治疗的主要手段,甚至有患者仅接受手术治疗就能达到完全缓解。对于不适合手术治疗的患者,化疗也有一定作用。对这种罕见疾病,应强调综合治疗的价值。对有生育要求且无不良预后指标者,可行多次刮宫治疗,清除全部病灶后,给予化疗。

1.手术

(1)保留生育功能的手术:若患者有生育要求,病变局限在子宫,尤其是突向宫腔的息肉型,如无高危因素,经反复刮宫血 HCG 可降到正常范围以下,且患者能密切随访,可行刮宫保留子宫。如血 HCG 不能迅速下降,则切除子宫。因各项预后指标的意义并非十分肯定,且 PSTT 的细胞分化行为难以预测,故应慎重选择。还可采用在影像学辅助下了解肿瘤大小、部位、浸润程度,进行定位对局部病灶进行剔除术,保留生育功能。

(2)肿瘤细胞减灭术:原则切除所有病灶,因病变多局限在子宫,大部分行经腹的全子宫切除术和(或)单侧的输卵管卵巢切除,术中肉眼观察若卵巢正常可保留。尽管有淋巴结受累和跳跃转移灶的报道,是否需要切除盆腔和腹主动脉淋巴结,目前尚有争议。如有手术可能,盆外病灶应予切除。

2.化疗 与其他滋养细胞肿瘤相比,PSTT 对化疗相对不敏感,对低危患者行化疗无显著意义,复发和转移者化疗效果也较差。PSTT 一旦发生转移,会对化疗不敏感而预后不佳。实践证明单药化疗或适于低、中危滋养细胞疾病的联合化疗方案对 PSTT 难以奏效。目前不仅对有原发远隔病灶、残余病灶或疾病进展以及有复发危险因素的患者需进行积极联合化疗,对病变局限在子宫、有生育要求的保守治疗及子宫切除后的化疗有了高层次的重新认识。

EMA/CO(足叶乙苷,甲氨蝶呤,放线菌素 D/环磷酰胺,长春新碱)化疗方案作为高危妊娠滋养细胞肿瘤的一线化疗方案,用于转移性 PSTT 的总反应率为 71%～75%,完全缓解率为 28%～38%。

EMA/EP(足叶乙甙,顺铂/足叶乙甙,氨甲蝶呤,放线菌素 D)方案治疗转移性 PSTT 的结果表明,其疗效比应用 EMA/CO 方案有明显改善,但存在中毒反应,血液系统毒性可达 3～4 级;68％的病例出现白细胞下降,40％的病例血小板减少,21％的病例血红蛋白下降。一家国际 GTD 治疗中心推荐将 EMA/EP 作为一线化疗方案用于治疗有远处病灶的 PSTT。也有对 FIGO Ⅰ 期患者、潜伏期大于 2 年、瘤细胞呈高有丝分裂相的患者直接用 EMA/EP 方案疗效较好的报道。

其他二线方案还有 BEP、VIP。

另有报道对 PSTT 采用大剂量化疗(卡铂、足叶乙甙)辅以自体外周造血干细胞移植(PBSCT),但只显示短暂的反应。并可使用生长因子,如 G-CSF(粒细胞集落刺激因子)。也有学者提出,对有肺转移或其他高危因素的病例,应进行预防性鞘内注射,防止发生中枢神经系统转移,其意义尚无定论。在化疗期间经阴道彩色多普勒超声检查可监视患者状况,检查残留癌灶,并有利于增加 PSTT 诊断的可靠性。

3.放射治疗   一般认为 PSTT 对放疗不敏感,但有病例报道曾用于膀胱和腹主动脉旁淋巴结转移的治疗,脑转移虽为预后差的征象,但仍可考虑行鞘内注射和射线等方法。放疗可对局部复发病灶及耐药残余病灶症状有一定控制作用。

【预后】

预后与分期有关。FIGO 分期 Ⅰ～Ⅱ 期,子宫切除术后预后很好,Ⅲ～Ⅳ 期只有 30％的生存率。

有研究提示,患者年龄大于 35 岁、末次妊娠到诊断本病的时间大于 2 年、血 HCG 数值大于 1000IU/ml、肌层浸润深度大于 1/3、广泛的凝固性坏死、镜下见胞质透明的瘤细胞、核分裂大于 6 个/10HP 及较高肿瘤级别、肿瘤分期可能是评价预后的指标。

【随访】

治疗后应随访。随访内容与妊娠滋养细胞肿瘤相似,但由于缺乏敏感的肿瘤标志物,临床表现和影像学检查更有参考价值。

(齐英芳)

第十章　月经失调

第一节　功能失调性子宫出血

凡月经不正常,内、外生殖器无明显器质性病变或全身出血性疾病,而由神经内分泌调节紊乱引起的异常子宫出血,称为功能失调性子宫出血,简称功血,为妇科常见病。功血可发生于月经初潮至绝经间的任何年龄,50%的患者发生于绝经前期,育龄期占30%,青春期占20%。功血可分为排卵性和无排卵性两类,80%~90%的病例属无排卵性功血。

一、无排卵性功能失调性子宫出血

【病因】

机体内部和外界许多因素(如神经精神因素、环境因素以及全身性疾病)均可通过大脑皮质和中枢神经系统影响下丘脑-垂体-卵巢轴功能。此外,营养不良、贫血及代谢紊乱也可影响激素的合成,而导致月经失调。

【病理生理】

无排卵性功血主要发生于青春期和围绝经期妇女,但两者的发病机制不完全相同。在青春期以中枢成熟障碍为主,下丘脑和垂体的调节功能尚未成熟,此时期垂体分泌FSH呈持续低水平,LH无高峰形成,故虽有卵泡发育,但无排卵,到达一定程度即发生卵泡退化、闭锁。而围绝经期妇女则是由于卵巢功能衰竭,卵巢卵泡对垂体促性腺激素的敏感性低下所致。

【诊断】

(一)临床表现

1.详细询问病史　应注意患者年龄、胎次、产次、历次分娩经过、月经史;一般健康情况,有无慢性疾病,如肝病、高血压、各种血液病;其他内分泌疾病,如甲状腺及肾上腺功能失调或肿瘤;精神因素,有无精神紧张、恐惧忧伤、精神冲动等;用口服或肌内注射避孕药者,尤其应问清服药史与出血的关系,注意使用内分泌药物的详细经过及治疗效果;有无生殖系统器质性病变,如与妊娠有关的各种子宫出血、炎症、良性及恶性肿瘤等。对出血情况需详细询问发病时间、流血量、持续时间、出血性质、出血前有无停经或反复出血等病史。

2.临床症状　无排卵型功血即子宫内膜增殖症最多见,约占90%,主要发生于青春期和围绝经期,其特点是月经周期紊乱,经期长短不一,血量时多时少,甚至大量出血,反复发作。出血多者可致贫血。

3.妇科检查　功血患者生殖器无明显病变,有时仅子宫略有增大,也有时可伴有一侧或双侧卵巢囊性增大。

（二）辅助检查

1.诊断性刮宫　诊断性刮宫将刮出物送病理检查既有诊断意义,也兼有治疗目的。刮宫时间的选择:如了解是否有排卵或黄体功能是否健全,则在经前期或月经来潮6小时内刮取内膜;如疑为内膜不规则剥脱,则在行经第5天刮取内膜;不规则出血需排除癌变者,则任何时间均可刮取内膜。

2.宫腔镜或子宫输卵管造影　了解宫腔情况,宫腔镜下可见子宫内膜增厚,但也可不增厚,在宫腔镜直视下可对病变部位进行活检。尤其可提高早期宫腔病变（如子宫内膜息肉、子宫黏膜下肌瘤、子宫内膜癌）的诊断率。

3.内分泌检查　根据情况进行阴道细胞学、宫颈黏液、基础体温测定,有条件可测定垂体促性腺激素（LH和FSH）及卵巢性激素（雌激素和孕二醇）或HCG等水平。

（三）鉴别诊断

需与以下疾病相鉴别:①全身性疾病,如血液病、高血压、肝脏疾病及甲状腺疾病等。②妊娠有关疾病,如异位妊娠、滋养细胞疾病、子宫复旧不良、胎盘息肉。③生殖器炎症与肿瘤,如子宫内膜炎、子宫内膜息肉、黏膜下子宫肌瘤、子宫内膜癌、卵巢颗粒细胞瘤及卵泡膜细胞瘤。④性激素类药物使用不当。

【治疗】

青春期应以止血和调整周期为主,促使卵巢功能恢复排卵;围绝经期以止血和减少经量为原则。

（一）一般治疗

加强营养,纠正贫血,保证充分休息和睡眠,预防感染,适当应用凝血药物。

（二）性激素治疗

1.止血

(1)雌激素:适用于无排卵型青春期功血。妊马雌酮1.25~2.5mg,每6小时1次或17β-雌二醇2~4mg,每6~8小时1次。有效者于2~3天内止血,血止或明显减少后逐渐减量,每3天减量1次,每次减药量不超过原用量的1/3,直至维持量,妊马雌酮0.625~1.25mg或17β-雌二醇1~2mg,维持至血止15~20天。停雌激素前10天加用孕激素（如甲羟孕酮10mg/d,口服）。

胃肠道反应严重时,可改用针剂,如苯甲酸雌二醇1~3mg,肌内注射,每天2~3次,以后逐渐减量或改服妊马雌酮0.625~1.25mg或17β-雌二醇1~2mg,维持至血止后15~20天。

(2)孕激素:甲地孕酮（妇宁片）6~8mg或甲羟孕酮6~8mg,每4~6小时服1次,用药3~4次后出血量明显减少或停止,则改为8小时1次,再逐渐减量,每3天减量1次,每次减量不超过原用量的1/3,直至维持量,即甲地孕酮4mg或甲羟孕酮4~6mg,维持到血止后15~

20 天,适用于患者体内有一定雌激素水平、血量多者。

(3)丙酸睾酮:25～50mg,肌内注射,每天 1 次,连用 3～5 天,血止后减量为 25mg,每 3 天 1 次,维持 15～20 天,每月总量不超过 300mg,以免引起男性化。多用于围绝经期妇女。

2.调整周期

(1)雌激素、孕激素序贯法:即人工周期。妊马雌酮 0.625mg 或 17β-雌二醇 1mg 或已烯雌酚 1mg,每晚 1 次,于月经第 5 天起连服 20 天,于服药第 11 天,每天加用黄体酮 10mg 或甲羟孕酮 6～8mg,两药同时用完。常用于青春期功能性子宫出血患者。使用 2～3 个周期后,患者即能自发排卵。

(2)雌激素、孕激素合并应用:妊马雌酮 0.625mg 或 17β-雌二醇 1mg,每晚服 1 次,甲羟孕酮 4mg,每晚 1 次,也可用复方炔诺酮片(口服避孕药 1 号),于流血第 5 天起两药并用,连服 20 天,适用于各种不同年龄的功能性子宫出血。

(3)肌内注射黄体酮 10mg 或甲羟孕酮 4～6mg,每天 1 次。共 10 次,于月经后半期应用,适用于子宫内膜分泌不足患者。

3.促排卵

(1)氯米芬(克罗米酚):自月经第 5 天起,每天口服 50～100mg,共 5 天,以 3 个周期为一疗程,不宜长期应用,以免引起卵巢过度刺激征。

(2)人绒毛膜促性腺激素(绒促性素,HCG):当卵泡发育到近成熟时,可大剂量肌内注射绒促性素 5000～10000U,可望引起排卵。

(3)人绝经期促性腺激素(尿促性素,HMG):相当于月经第 3～6 天起用尿促性素 1 支,肌内注射,1～2 次/天,每天观察宫颈黏液、B 超监测卵泡或测定血雌二醇水平,了解卵泡成熟程度,根据卵泡生长情况可适当增加尿促性素用量,连续用 7～10 天,如卵泡成熟(卵泡直径≥18mm),即停用尿促性素,改用绒促性素 5000～10000U,一次肌内注射,一般停药后 36 小时排卵。用药时应注意:剂量不宜过大,用药期间应严密观察卵泡生长情况及或尿雌二醇浓度,有过度刺激倾向时(如恶心、呕吐、卵巢增大≥5cm 或血雌二醇>200µg 时),不应注射绒促性素,以免发生过度刺激。

(三)手术治疗

1.刮宫刮宫对围绝经期功血患者,不但可协助诊断,而且能使出血减少或停止。刮宫时需彻底刮净,才能止血。一般未婚者不用刮宫止血。

2.子宫内膜切除术对药物治疗无效的功血,子宫腔深度<10cm,而又不愿切除子宫者,可采用激光或电切子宫内膜,以达到减少月经量或闭经。

3.切除子宫用于年龄较大、伴有严重贫血、药物治疗无效或经病理检查证实为子宫内膜腺瘤型增生过者。

(四)中药治疗

根据辨证施治,以补肾为主,佐以健脾养血药物。

(五)放射治疗

不能承担手术的更年期功血患者,可用深度 X 线或镭疗行人工绝经。

二、排卵性月经失调

（一）黄体功能不全

黄体功能不全（LPD）是指月经周期中有卵泡发育和排卵，但黄体期孕激素分泌不足或黄体过早衰退，导致子宫内膜分泌反应不良。

【病因与发病机制】

黄体功能不全是因多种因素所致：神经内分泌调节功能紊乱，可导致卵泡早期 FSH 分泌不足，使卵泡发育缓慢，雌激素分泌减少；LH 脉冲频率虽增加，但峰值不高，LH 不足使排卵后黄体发育不全，孕激素分泌减少；LH/FSH 比率也可造成性腺轴功能紊乱，使卵泡发育不良，排卵后黄体发育不全，以致子宫内膜反应不足。部分患者在黄体功能不全的同时，表现为血催乳素水平增高。

【病理】

子宫内膜的形态多表现为腺体分泌不足，间质水肿不明显，亦可见腺体与间质不同步现象，或在内膜各部位显示分泌反应不均匀。

【诊断】

1.临床表现　一般表现为月经周期缩短，月经频发。有时月经周期虽正常，但是卵泡期延长，黄体期缩短，发生在生育年龄妇女可影响生育，若妊娠亦易发生早期流产或习惯性流产。

2.辅助检查

（1）基础体温：表现为基础体温双相，但排卵后体温上升缓慢，上升幅度偏低（＜0.5℃），或黄体期体温上、下波动较大，升高时间仅维持 9～11 天即下降。

（2）诊断性刮宫及病理组织学检查：经前期或月经来潮 6 小时内诊刮，子宫内膜显示分泌反应不良。

（3）血清孕酮的测定：黄体期孕酮的测定是诊断黄体功能不全的常用参数。黄体功能不全时孕酮的分泌量减少，其诊断标准因各实验室的条件而异。

【治疗】

1.促进卵泡的发育　月经周期的开始阶段应用抗雌激素，可阻断内源性雌激素与 FSH 之间的反馈，通过这种治疗使 FSH 和 LH 增加；调整性腺轴功能，促使卵泡发育和排卵，以利于正常黄体的形成。首选药物是氯米芬 50～100mg/d，于月经第 5～9 天口服（连用 5 天），黄体功能改善率达 60%。氯米芬疗效不佳者可用尿促性素、绒促性素治疗（治疗方法同无排卵性功血）。

2.黄体功能刺激疗法　通常应用绒促性素以促进及支持黄体功能。于基础体温上升后开始，隔天肌内注射绒促性素 2000～3000U，共 5 次，可明显提高血浆孕酮水平，随之正常月经周期恢复。然而，多数黄体功能不全者，单纯黄体期绒促性素治疗可能不够，与促进卵泡发育的药物联合应用治疗效果更好。

3.黄体功能替代治疗　一般选用天然黄体酮制剂，因合成孕激素多数有溶解黄体作用，妊娠期服用还可能使女胎男性化。黄体酮 10～20mg，肌内注射，从体温上升第 3 天起至月经来潮或至妊娠为止,用以补充黄体分泌孕酮不足。若已妊娠,最好用药至妊娠 3 个月末。

(二)子宫内膜不规则脱落

此类黄体功能异常在月经周期中有排卵,黄体发育良好,但萎缩过程延长,导致子宫内膜不规则脱落。

【病因】

由于下丘脑-垂体-卵巢轴调节功能紊乱引起黄体功能萎缩不全,内膜持续受孕激素影响,以致子宫内膜不规则脱落。

【病理】

正常月经周期第 3～4 天时,分泌性子宫内膜已全部脱落,代之为再生的增生性内膜。但在子宫内膜不规则脱落时,于月经周期第 5～6 天仍能见到呈分泌反应的子宫内膜。子宫内膜表现为残留的分泌期内膜与出血坏死组织及新增生的内膜混杂存在的混合型。

【诊断】

1.临床表现　月经周期正常,但经期延长,长达 9～10 天,且出血量多。

2.辅助检查

(1)基础体温:基础体温呈双相,但下降缓慢。

(2)诊断性刮宫及病理组织学检查:诊断性刮宫在月经期第 5～6 天进行,仍能见到呈分泌反应的子宫内膜。

【治疗】

1.孕激素　下次月经前 8～10 天开始,每天肌内注射黄体酮 20mg 或甲羟孕酮 10～12mg,共 5 天,其作用是使内膜及时而较完整脱落。

2.绒促性素　有促进黄体功能的作用,其用法同黄体功能不全。

(许素娥)

第二节　闭经

闭经并不是一种疾病,而是妇科疾病中一个最常见的症状,它的病因涉及多系统多学科。通常将闭经分为原发性闭经和继发性闭经。原发性闭经是指年龄超过 16 岁,第二性征已发育,无月经来潮,或年龄超过 14 岁,第二性征尚未发育,且无月经来潮者;继发性闭经则指以往曾建立正常月经,但此后因某种病理性原因而月经停止 6 个月,或按自身原来月经周期计算停经 3 个周期以上者。前者约占 5%,后者约占 95%。由于月经初潮的年龄受遗传、营养、气温等条件的影响,上述定义不是绝对的。

(一)病因及分类

根据其发生的原因将闭经分为生理性闭经及病理性闭经两大类,本节重点讨论病理性闭经。

1.生理性闭经　青春期前、妊娠期、哺乳期、绝经期后月经不来潮均属生理性闭经。月经初朝常发生在 11～14 岁。在初朝前卵巢的雌激素活动已经开始,但这时雌激素的水平通常不足以适应子宫内膜的发育,当雌激素撤退时,不足以引起撤退性出血。受孕以后,由绒毛细胞分泌的 HCG 将卵巢黄体转变为妊娠黄体,足够的 HCG 可使妊娠黄体不退化,以后随着胎盘的发育,胎盘自身可分泌大量的类固醇激素使整个妊娠期无阴道出血。哺乳期,腺垂体分泌大量的泌乳素,泌乳素压抑部分 LH 的分泌,所以哺乳期有卵泡发育但不排卵。不哺乳的患者通常在停止哺乳后 10~12 周恢复月经来潮。绝经后,垂体分泌大量的促性腺激素,卵巢分泌雌激素停止,子宫内膜无周期性变化,形成闭经。

2. 病理性闭经 正常月经的建立和维持有赖于下丘脑-垂体-卵巢轴的神经内分泌调节、靶器官子宫内膜对性激素的周期性反应以及子宫-下生殖道经血引流通畅,其中任何一个环节发生障碍就会呈现月经失调、闭经。病理性闭经按月经生理控制程序分为四大区域。

一区:下生殖道和子宫病变所引起的闭经;

二区:卵巢病变所引起的闭经;

三区:腺垂体病变所引起的闭经;

四区:中枢神经系统(包括下丘脑)病变所引起的闭经,不包括甲状腺及肾上腺病变导致生殖功能失调而引起的闭经。

(1)下生殖道和子宫性闭经

①处女膜、阴道闭锁:米勒管发育往往正常,是由于泌尿生殖窦发育障碍所致。在幼年期可无症状。青春期后因经血不能外流,而逐渐形成阴道、宫腔和输卵管积血,甚至盆腔积血。患者可感周期性下腹胀痛。检查发现处女膜膨出,无开口。肛诊可触及阴道血肿,子宫增大、触痛,宫旁触及腊肠样包块。阴道闭锁多发生在阴道下段,症状与处女膜闭锁相似,检查时处女膜完整无孔,无向外膨出征。B 超有助于鉴别诊断。

②阴道横膈:多位于阴道上段,有类似处女膜闭锁的临床表现。但有正常的处女膜和阴道下段。

③米勒管发育不全综合征:由于米勒管发育停滞于不同的时期或发育不同步所致。可表现为先天性无子宫、无阴道、始基子宫及各种类型的子宫畸形,常伴泌尿系统发育异常、骨骼畸形等。患者卵巢多发育正常。

④雄激素不敏感综合征:为 X-连锁隐性遗传病,又称为睾丸女性化综合征。是由于患者体内缺乏 5α-还原酶,不能使睾酮转化为二氢睾酮,或因缺乏二氢睾酮受体,不能表达雄激素的作用所致。患者常因原发性闭经就诊,由于体内的睾酮能通过芳香化酶转化为雌激素,青春期乳房发育丰满,但乳晕苍白,乳头小,阴毛、腋毛缺乏,外生殖器正常。染色体核型为 46,XY,分为完全性和不完全性。完全性者外阴女性,阴毛少,阴道为盲端,较短浅,子宫缺如。不完全性者外阴多表现为两性畸形,可有阴蒂肥大或短小阴茎,阴道极短。青春期在乳房发育的同时,有阴毛、腋毛增多,阴蒂继续增大。

⑤子宫内膜损伤性病变:常见的是宫颈宫腔粘连综合征,是因人工流产或自然流产刮宫过度,损伤了子宫内膜基底层,或术后感染造成宫腔内瘢痕粘连或闭锁而闭经,称为子宫腔粘连综合征。

⑥子宫内膜炎:子宫内膜结核引起内膜瘢痕,或其他感染所致子宫内膜炎也可造成闭经。

⑦子宫切除后或子宫腔内放射治疗后:因生殖道疾病而切除子宫或因子宫恶性肿瘤行腔

内放疗破坏了子宫内膜而闭经。

（2）卵巢性闭经：由于卵巢的病变，卵巢激素水平低落，子宫内膜不能发生周期性变化而致闭经。

①先天性卵巢发育不全：常见的为特纳综合征。主要病变是卵巢不发育，由此引起原发性闭经、第二性征不发育、子宫发育不良。典型的体征是身材矮小、智力低下、蹼状颈、肘外翻、桶状胸等先天性畸形。染色体核型为 45，XO，也有呈 45，XO 嵌合体者，如 45，XO/46，XX，45，XO/47，XXX 等。另外，亦有单纯性性腺发育不全，表现为原发性闭经、第二性征发育不良、内外生殖器有一定程度的发育不良，但无特纳综合征的特殊体态。患者染色体为正常女性或男性型。血 FSH 和 LH 升高，而 E_2 极低。腹腔镜检查仅见条索状性腺，活检一般无生殖细胞。

②卵巢抵抗综合征：又称卵巢不敏感综合征，可能是因卵巢缺乏促性腺激素受体或促性腺激素受体变异，卵巢中多数始基卵泡及初级卵泡对促性腺激素不敏感，卵泡不分泌雌二醇。表现为原发性闭经、第二性征及生殖器发育不良。染色体核型为 46，XX，卵巢较正常小，活检见卵巢中存在众多始基卵泡，但少有窦状卵泡存在。

③卵巢功能早衰：患者＜40 岁绝经。继发性闭经伴有典型的更年期症状。雌激素水平低下而促性腺激素水平升高。卵巢内无卵母细胞或虽有原始卵泡，但对促性腺激素无反应，本病病因复杂，可能与遗传因素、自身免疫、酶的缺乏有关。近年来尤其重视关于自身免疫的研究，认为自身免疫反应对卵巢的 FSH 与 LH 受体产生抗体，使卵母细胞死亡、卵泡消耗。

④卵巢酶缺乏：在卵巢激素合成过程中，17α 羟化酶，17、20 碳链裂解酶均发挥关键的作用，其先天性缺乏，卵巢雌、雄激素合成受阻，卵泡发育障碍，表现为原发性闭经、第二性征不发育、疲乏、肌肉显著无力、肢体麻木、刺痛、部分脱发、严重的高血压等一系列内分泌代谢异常。染色体核型可为 46，XX 或 46，XY，如核型为后者，由于雄激素合成受阻，患者为女性表现型。

⑤卵巢男性化肿瘤：卵巢功能性肿瘤中产生雄激素的睾丸母细胞瘤、卵巢门细胞瘤等。

⑥卵巢切除或组织被破坏：手术切除双侧卵巢或卵巢经过放射治疗，严重感染破坏了卵巢组织，使其丧失功能而闭经。

（3）垂体性闭经：由于垂体病变所致闭经。腺垂体病变影响促性腺激素的分泌，从而影响卵巢功能，进而闭经。

①腺垂体功能减退：由于产后大出血和休克，造成腺垂体缺血坏死、功能减退，促性腺激素、促甲状腺激素、促肾上腺激素分泌均减少。临床症状与垂体坏死程度及代偿能力有关。表现为产后无乳汁分泌、闭经、第二性征减退、性欲减退、生殖器萎缩，并且有低血压、低血糖、畏寒、嗜睡、黏液水肿等症状称之为希恩综合征。

②原发于垂体单一促性腺激素缺乏症：垂体其他功能均正常，仅促性腺激素分泌功能低下，可能是促性腺激素亚单位或受体异常所致。主要症状为原发性闭经、性腺、性器官和性征不发育。血 FSH、LH 和 E_2 均低下。身长正常或高于正常，指距大于身高。性染色体正常。

③垂体肿瘤：泌乳素瘤最常见，其次为促甲状腺激素瘤、生长激素瘤等，不同性质的肿瘤表现不同的症状，但因为肿瘤压迫分泌促性腺激素的细胞，使促性腺激素减少，故均表现为闭经。泌乳素瘤分泌过多泌乳素造成高泌乳素血症，可引起闭经泌乳综合征。

④垂体破坏：手术或放疗可造成不可逆性垂体破坏，导致系统性垂体功能低下。

⑤空蝶鞍综合征:主要是由于先天性蝶鞍横膈缺损,垂体窝空虚,脑脊液流入鞍内,腺垂体被压扁,鞍底组织被破坏而导致蝶鞍增大,偶见于妊娠期垂体先增大而产后又缩小、留下空隙以及鞍内肿瘤破裂或垂体手术或放射治疗后垂体萎缩,使脑脊液流入垂体窝。多见于中年肥胖女性,常以头痛为主要临床表现,可有视力障碍但无视野缺损。一般无内分泌功能异常,当血泌乳素水平升高时,影响卵巢功能,可有闭经、泌乳。

(4)下丘脑性闭经:下丘脑及中枢神经系统所致的闭经最为常见,种类最多。中枢神经系统-下丘脑功能失调可影响垂体,继之影响卵巢而引起闭经。

①丘脑功能尚未成熟:部分20岁以下女性,由于丘脑发育尚未成熟,促性腺激素释放激素水平低,或无脉冲式释放,使FSH与LH比例失调或无LH高峰而无排卵致闭经。

②精神应激性:环境改变、过度紧张或精神打击等应激引起的应激反应,可扰乱中枢神经与下丘脑之间的联系,从而影响下丘脑-垂体-卵巢轴而闭经。多见于年轻未婚妇女,从事紧张脑力劳动者。发病机制可能由于应激状态时,下丘脑分泌的促肾上腺皮质激素释放因子(CRF)长期上升,而CRF浓度上升抑制了GnRH的脉冲释放。另外,下丘脑分泌的内啡肽还可能介导CRF减少GnRH脉冲频率而闭经。

③体重下降、神经性厌食:中枢神经对体重急剧下降极为敏感,而体重又与月经联系紧密,不论单纯性体重下降或真正的神经性厌食均可诱发闭经。神经性厌食起病于强烈惧怕肥胖而有意节制饮食,当体重降至正常体重的15%以上时,即出现闭经,继而出现进食障碍和进行性消瘦及多种激素改变。促性腺激素释放激素降至青春期前水平,以致促性腺激素和雌激素水平低下而发生闭经。

④运动性闭经:竞争性体育运动以及强运动可引起闭经,称运动性闭经。系因体内脂肪减少及应激本身引起下丘脑GnRH分泌受抑制。

⑤Kallman综合征:系单一性促性腺激素释放激素(GnRH)缺乏而继发的性腺发育及功能减退,同时伴有嗅觉丧失或减退的一种疾病。遗传特性不明。表现为原发性闭经,内外生殖器均为幼稚型,低Gn,E_2水平明显降低或测不到,染色体正常,自幼丧失嗅觉或嗅觉减退。

⑥多囊卵巢综合征(PCOS):患者有闭经、肥胖、多毛、不孕、无排卵及卵巢增大,卵巢被膜厚,有多个囊泡。由于下丘脑-垂体-卵巢轴功能失调,LH/FSH>3,雄激素产生过多,而雌激素减少。

⑦闭经溢乳综合征:主要是由于垂体泌乳素瘤引起,其次长期服用利舍平、氯丙嗪、奋乃近以及甾体类避孕药等也可引起此症状。患者表现为闭经和持续溢乳,继之出现生殖器萎缩。这是由于通过下丘脑抑制了泌乳素抑制激素或多巴胺的释放,使PRL升高引起溢乳,间接通过抑制促性腺激素释放激素分泌而引起闭经。

⑧颅咽管瘤:为一先天性生长缓慢、多为囊性的肿瘤。最常见的部位是蝶鞍上的垂体柄漏斗部前方,由于肿瘤压迫垂体柄,阻碍下丘脑GnRH和多巴胺向垂体转运,从而使促性腺激素下降、泌乳素升高,导致闭经、泌乳,还可有颅内高压、视力障碍等表现。

⑨肥胖生殖无能综合征:属下丘脑性幼稚肥胖症,可见于下丘脑肿瘤、颅底损伤或脑炎、脑膜炎、结核菌感染后,主要由于下丘脑组织的病变,侵犯了释放促性腺激素释放激素的神经核群,也常累及下丘脑中与摄食有关的核群,故常伴有肥胖。表现为多食、肥胖,脂肪沉积于大

腿、臀部、下腹部、前胸、面部,第二性征发育差,内外生殖器发育不良,无阴毛、腋毛,也无月经。

(5)其他内分泌腺疾病:甲状腺功能低下或亢进、肾上腺皮质增生或肿瘤以及糖尿病等均可通过下丘脑影响垂体功能而造成闭经。先天性肾上腺皮质增生症是由于一种或多种激素合成酶缺乏引起,这些酶缺乏常同时影响肾上腺皮质和卵巢激素的合成。最常见的为21羟化酶缺乏,临床表现为多毛、肥胖、性发育异常和原发性闭经。实验室检查 E_2、皮质激素降低,FSH、LH、T、P、ACTH 增高。

(二)诊断

1.询问病史　闭经发生的期限及伴发症状(如溢乳、肥胖、多毛等),发病前有无精神因素、环境改变、各种疾病和用药情况等诱因。详细了解月经史、婚育史(孕产次、人工流产情况、分娩及哺乳情况)、避孕方法,以及既往史、个人史有无先天性缺陷,自幼生长发育过程和双亲婚育史及家族史,以及院外治疗用药情况。

2.体格检查　注意患者精神状态、营养、全身发育及智力状况、身高及体重,有无侏儒、颈蹼、黏液水肿、肢端肥大、有无多毛,并挤双乳观察有无乳汁分泌。注意女性第二性征的发育情况,如音调、乳房发育、阴毛及腋毛情况、是否呈女性特有的体态,如骨盆横径较大、胸部及肩部皮下脂肪较多。妇科检查注意内外生殖器发育,有无先天性畸形和肿瘤。

3.辅助检查方法

(1)子宫功能检查

①诊断性刮宫:已婚妇女应行此项检查,了解子宫腔的大小,有无宫颈管及宫腔粘连,刮取子宫内膜做病理检查,了解子宫内膜对卵巢激素能否有正常反应,并排除子宫内膜结核。

②宫腔镜检查:直视下观察子宫腔及内膜情况,并取内膜送病理学检查。

③药物撤退试验:首先进行孕激素试验给予黄体酮每日1次20mg肌注,共用5d;或甲羟孕酮每日1次10~20mg口服,共5d。停药3~7d发生撤药性出血,说明子宫内膜已受一定雌激素影响,给予外源性孕激素后发生分泌期变化,有撤药出血为阳性反应,称为Ⅰ度闭经。如无撤药出血为阴性反应,阴性反应者需再做雌激素试验。

雌激素试验,患者口服己烯雌酚每日1mg,连续20d,或用苯甲酸雌二醇肌注2mg,隔日1次,共10次,最后5d加用甲羟孕酮口服每日10mg,停药3~7d发生撤药性出血,说明子宫内膜功能正常,对甾体激素有反应,闭经是由于患者体内雌激素水平低落所致,为阳性反应,称为Ⅱ度闭经。如无撤药性出血为阴性,再重复一次雌激素试验,若仍无撤药性出血,提示子宫内膜有缺陷或被破坏,可确诊为子宫性闭经。

(2)卵巢功能检查

①基础体温测定:双相基础体温代表体内有孕酮作用,提示卵巢功能正常,有排卵和黄体形成。

②血清激素浓度测定:用放射免疫法测定血中雌二醇、孕酮及睾酮水平,直接测定血中 E_2 浓度结合B超检查,能更精确地提示卵巢内卵泡发育的程度。孕酮水平反映卵巢排卵及黄体功能。雌、孕激素浓度低提示卵巢功能不正常或衰竭,睾酮值高应怀疑多囊卵巢综合征或卵巢男性化肿瘤等。

③阴道脱落细胞检查:涂片见有正常周期性变化,提示闭经的原因在子宫。涂片见中层及

底层细胞,表层细胞极少或无,无周期性变化,若 FSH 升高,提示病变在卵巢,如卵巢早衰。涂片表现不同程度雌激素低落,或持续轻度影响,若 FSH、LH 均低,提示垂体或以上中枢功能低下引起闭经。

④宫颈黏液结晶检查:雌激素作用显著时出现典型的羊齿状结晶,受孕激素作用后涂片上见椭圆体。

(3)垂体功能检查

①放免法测定血 FSH、LH:鉴别卵巢性闭经与下丘脑垂体性闭经的主要方法是测定促性腺激素,当 E_2 水平低而促性腺激素增高时提示原发病变部位为卵巢,反之若 FSH、LH 低下则原发病变部位在下丘脑或垂体。

②垂体兴奋试验:用促性腺激素释放激素做垂体兴奋试验,主要测试垂体对 GnRH 刺激起反应的敏感性及储备。将 LHRH $100\mu g$ 溶在 5ml 生理盐水中,在 30s 内行静脉注射。注射前及注射后 15、30、60、120min 分别采取 2ml 静脉血,测其 LH 含量,如注射后 15~60min 较注射前升高 2~4 倍以上,说明垂体功能正常,对 LHRH 有良好反应,病变在下丘脑,若经重复试验,LH 值仍无升高或增高不明显,提示引起闭经的病变在垂体。

③克罗米酚试验:目的在于检验下丘脑-垂体-卵巢轴正负反馈的完整性,当用药后 LH 及 E_2 至少增高 2 倍,示为阳性,表明下丘脑-垂体-卵巢轴功能完整,若无 LH 增高,则提示下丘脑或垂体功能障碍。若仅有 LH 增高而无 E2 水平升高,则提示卵巢无反应,表明卵巢有病变。

④垂体泌乳素(PRL)测定:PRL$>25\mu g/L$,可示为高泌乳素血症,10%~40%继发性闭经患者可有高泌乳素血症,当 PRL$>200\mu g/L$ 则垂体瘤的可能性很大,应进一步行蝶鞍检查。当血中促甲状腺激素释放激素(TRH)可出现高泌乳素血症,因其能刺激 PRL 分泌。

⑤蝶鞍检查:为除外垂体肿瘤应做蝶鞍 X 线片或 CT 扫描或磁共振检查,肿瘤直径$<1cm$称垂体微腺瘤。

⑥血生长激素(GH)及功能试验:若闭经者身材矮小,或疑肢端肥大症、垂体无功能瘤时须测定血 GH 浓度。诊断 GH 分泌不足时除测血 GH 浓度外,还需做两种 GH 刺激试验,如运动试验、左旋多巴试验,GH 值升高应$<7ng/ml$。诊断 GH 分泌亢进,须行 GH 抑制试验,如葡萄糖抑制试验,血 GH 水平不能抑制到 $2ng/ml$ 以下。

(4)其他检查:染色体检查必要时进行家谱分析。为了解甲状腺功能可测定 T_3、T_4、TSH;了解肾上腺功能应做血、尿皮质醇测定。

4.闭经的诊断步骤　排除器质性病变和排除早孕后,做孕激素试验,如无撤药性出血则行雌激素试验,仍无出血则表示为子宫性闭经。孕激素试验如有出血或雌激素试验有出血应进一步查血 FSH、LH 水平,如增高可确定为卵巢性闭经。如降低则行垂体兴奋试验,兴奋试验无反应者为垂体性闭经,兴奋试验有反应者为下丘脑性闭经。

(三)治疗

1.下生殖道及子宫性闭经　下生殖道阻塞性闭经应在青春期前及早手术治疗,以防经血倒流。米勒管发育不全者,外阴、阴道畸形婚前予以手术治疗;子宫发育不良者尽早给予适量雌激素促进子宫生长发育,常用己烯雌酚加甲羟孕酮序贯用药。子宫内膜粘连可通过扩宫或刮宫或宫腔镜直视下行宫腔分离。分离术后立即给高剂量雌激素 2 个月(结合雌激素 2.5mg,

每日 1 次,共 3 周,后 1 周加甲羟孕酮每日 10mg)。术后亦可放置宫内节育器,或用小号 Foley 尿管,气囊内注射 3ml 的液体,7d 后取出,术后应用广谱抗生素 10d。无效者可重复治疗。结核或其他感染引起者应同时抗结核、抗感染治疗。雄激素不敏感综合征:完全性和不完全性者其社会性别均以女性为宜,阴道短防碍性生活者可在婚前行阴道成型术。完全性者青春期后应切除双侧睾丸以防恶变,术后应长期应用雌激素维持女性第二性征。有外生殖器畸形的不完全性患者可在切除睾丸的同时做外阴整形术。

2.卵巢性闭经

(1)先天性卵巢发育不全:①Turner综合征给予促生长治疗,应用生长激素促生长的疗效已被肯定,应用时间可早至 5～6 岁,但价格昂贵,剂量是每周 0.5～1U/kg。有报道治疗第 1～2 年生长速度增快显著,第 3 年效果即不显著。小剂量雌激素,如炔雌醇每日 25～100ng/kg,也有短期增快生长速度的作用,但同时加速骨龄成熟,现一般主张骨龄 13 岁以后再用。②应用人工周期维持第二性征的发育,诱导人工月经。

(2)卵巢男性化肿瘤一旦确诊,应及早手术治疗。

(3)卵巢早衰及卵巢不敏感综合征:①无生育要求者行雌孕激素替代治疗,应尽早给予雌激素消除更年期症状,预防骨质疏松及心脑血管疾患。越早应用激素替代治疗,卵巢功能恢复的可能性越大。②促排卵治疗:大量应用雌激素可以通过负反馈减少 FSH 的分泌,降低高促性腺激素对卵巢受体的降调节作用,减少卵巢抗原的合成;外源性雌激素协同体内的 FSH 诱导卵巢颗粒细胞自身促性腺激素受体生成,从而使卵巢恢复对促性腺激素的敏感性。应用雌孕激素替代治疗后,部分患者可恢复自然排卵,尽管排卵率很低,但同时为其他的治疗方法奠定了基础。大剂量的促性腺激素对卵巢早衰和卵巢不敏感综合征的疗效均不肯定,但雌激素治疗后,二者均有一定的成功率。方法是每天应用 HMG 2～4 支(每支含 LH、FSH 各 75U),超声监测至卵泡成熟,再注射 HCG 10000～15000U 诱发排卵。③免疫抑制药:由于卵巢早衰及卵巢不敏感综合征均存在免疫因素,对血清自身免疫抗体阳性者,可应用肾上腺皮质激素治疗。如泼尼松 10～30mg/d、地塞米松等。部分患者在治疗期间或治疗后血 FSH 下降、E_2 升高,卵泡发育,甚至获得成功妊娠。

(4)17α 羟化酶缺乏症患者如染色体为 46,XY,应手术切除双侧性腺,以防恶变。46,XX 者不必手术。补充皮质醇制剂以抑制 ACTH 分泌过量。可应用激素替代治疗促进第二性征发育及诱导月经来潮。

(5)卵巢切除或组织破坏者如无禁忌应用激素替代治疗。

3.垂体、下丘脑性闭经

(1)病因治疗:如为下丘脑垂体肿瘤应酌情行手术治疗。精神因素、过度运动、神经性厌食症等病因者应针对具体情况进行心理治疗,耐心开导安慰,补充营养、维生素及钙质,减少运动量,增加体重,严重者甚至采用肠道外高营养。

(2)内分泌治疗

1)靶腺激素替代治疗:有垂体功能低下者应采用靶腺激素替代治疗,并应定期检查靶腺激素浓度,指导调整剂量。

①雌、孕激素替代治疗:模仿自然月经周期序贯用药,选用炔雌醇 25～50μg 或倍美力

0.625～1.25mg，每晚1次，连服25d，于服药第14～16天，每天加用甲羟孕酮8～10mg，连服10～12d，停药后出血，并于出血第5天开始重复。有些闭经时间较长的患者，子宫内膜萎缩，停药后可能无撤药性出血，可适当增加雌激素剂量或在停药后第15天继续服用直至出现撤药性出血。对严重的患者，需终身替代。有些患者停药后可能出现卵巢功能的恢复。

②糖皮质激素：泼尼松5～10mg/d或醋酸可的松25mg/d，清晨服2/3，下午服1/3，以符合肾上腺皮质激素分泌的昼夜规律。

③甲状腺素：甲状腺片剂量从15～30mg/d开始，逐渐增至60～120mg/d，一般应在服泼尼松1～2周后再服甲状腺片，或同时服用。

2)促排卵治疗：对有生育要求者，在全身情况改善后，可予以促排卵治疗。促排卵前，行人工周期替代治疗3个周期以上，以提高卵巢的敏感性及增加雌激素受体，使子宫内膜得到充分发育，有利于卵泡的发育及孕卵着床。排卵后酌情使用HCG或孕酮维持黄体功能，已妊娠者，孕酮应维持至孕3个月时以防止流产。具体方法有：

①氯米芬：仅对轻型下丘脑性闭经及垂体性闭经有效。于出血第5日起，每晚服50mg，连续5d。若不能诱发排卵可增加剂量至每日100mg。服用过程中应行基础体温测定，以了解有无排卵。

②人绝经期促性腺激素(HMG)：低促性腺激素低雌激素的闭经患者，在雌、孕激素撤药性出血后，从出血的第3～5天开始肌注150U/d，若雌激素水平不十分低，可从75U/d开始，用药期间须通过超声检查及血E_2测定，观察卵巢中卵泡的发育情况，随时调整剂量。当卵泡达到成熟时，应用HCG 5000u促使排卵，令其自然受孕。如有过多卵泡发育，卵巢体积也增加，直径达4cm以上，未见有优势卵泡则应停用HMG，以避免卵巢过度刺激综合征的发生，待下次月经后再调整剂量。

③纯促卵泡成熟激素(FSH)：替代垂体的FSH不足，达到促使卵泡发育的目的，适用于内源性LH不低的闭经患者。

④促性腺激素释放激素(GnRH)：适用于下丘脑功能不足、垂体功能正常的闭经患者。应模拟生理的GnRH脉冲频率给药，可使垂体正常分泌促性腺激素，一般在撤退性出血后1～3d，每日静脉或皮下给予人工合成的促性腺激素释放激素(如戈那瑞林每次5～20μg，每隔90～120分钟1次)。注意观察注射部位有无感染栓塞形成。同时行宫颈黏液检查、血E2测定、B超监测卵泡大小，随时调整用药剂量。GnRH脉冲给药可诱发卵泡破裂及排卵，也能维持黄体功能。但因脉冲用药需携带注射泵及针头，患者应用不便，故在B超显示排卵2d后停用GnRH脉冲给药，改用HCG每次1000U，每周2次，共3～4次维持黄体功能。GnRH脉冲治疗时不易发生卵巢过度刺激综合征，也不常出现多个卵泡同时成熟及多胎妊娠。但因其疗程长及用药的诸多不便，故下丘脑性闭经者也可选用HMG或FSH治疗。GnRH脉冲治疗前最好行GnRH兴奋试验，以估计患者的治疗反应。

4.高泌乳素血症性闭经

(1)药物治疗

①溴隐亭：是目前应用最普遍的药物，是一种半合成麦角碱的衍生物，多巴胺能增效剂，其药理作用为直接作用于垂体，抑制泌乳素细胞的增殖、PRL的合成与分泌，使泌乳素瘤减小；

激动中枢神经系统的多巴胺受体,降低多巴胺在体内的转化;促进 PRL 的代谢。初服量为 1.25mg,每日 1~2 次,与食物同时服下,如连服 3d 无不适,可逐渐加量,常用剂量为 5~7.5mg/d。也可阴道用药 2.5mg 或 5mg,放入阴道深处,每日 1 次,吸收效果好,99％进入全身血液循环,避免通过肝脏代谢,能更好地发挥药物作用,亦能减轻胃肠道反应。阴道内用小剂量溴隐亭(2.5~7.5mg/d)对精子功能无明显干扰作用。

②长效溴隐亭针:每 28 天肌注一次,每次 50~100mg,最大剂量 200mg,效果好而不良反应小,可有效抑制 PRL 水平及减小肿瘤体积。用于对溴隐亭耐药或不能耐受的泌乳素瘤患者,它能降低大腺瘤的泌乳素水平,恢复正常垂体功能。

③诺果宁:是一种非麦角碱类多巴胺 D_2 受体激动药,为新一代特异、高效抗 PRL 药物。用法为治疗最初的剂量为 $25\mu g/d$,第 2 天、第 3 天为 $50\mu g/d$,从第 7 天开始 $75\mu g/d$,维持量一般为 $75~150\mu g/d$,于晚餐时服或睡前与一些食物同服。该药使用安全,副反应轻。大剂量时可出现头痛、头晕、恶心、呕吐等。

(2)手术治疗:溴隐亭问世前,手术为传统疗法,但手术不易切净瘤体,且复发率可高达 50％,故目前手术仅用于伴有明显神经症状和对多巴胺激动药耐药或不能耐受的患者。

(3)放射治疗:过去放疗用于手术不易切除或肿瘤已扩散到蝶鞍以外,不可能全部摘除、术后有持续高泌乳素血症或有手术禁忌的患者,现已很少应用。

(4)综合治疗:对有明显神经系统症状的泌乳素大腺瘤,特别是明显向鞍上、鞍旁扩展和蝶窦受侵者,应选择综合治疗。方法有先用溴隐亭治疗,使肿瘤缩小后手术,或术后加溴隐亭治疗,也可用手术加放射治疗,联合治疗能有效地减少垂体瘤的复发机会。高泌乳素血症由于甲状腺功能低下者,应补充甲状腺素,达到抑制 TRH、TSH 而降低 PRL 的作用。

多囊卵巢综合征的治疗详见六、多囊卵巢综合征。

其他内分泌腺功能异常造成的闭经治疗原发病。

(钟喜杰)

第三节　痛经

痛经是指在月经前、后月经期出现下腹疼痛、坠胀,伴腰酸或其他不适,影响正常生活。痛经常发生在年轻女性,其疼痛常为痉挛性。痛经分为原发性和继发性两种,原发性痛经是指痛经不伴有明显的盆腔疾患,又称为功能性痛经;继发性痛经是由于盆腔疾病导致的痛经,又称为器质性痛经,常见于子宫内膜异位症、子宫腺肌病、生殖道畸形、慢性盆腔炎、宫腔粘连及子宫肌瘤等疾病。

由于每个人的疼痛阈值不同,临床上又缺乏客观的测量疼痛程度的方法,故有关痛经的发病率文献报道差别较大。我国 1980 年全国女性月经生理常数协作组的全国抽样调查结果显示,痛经的发生率为 33.19％,其中原发性痛经为 36.06％,而轻度痛经占 45.73％,中度占 38.81％,重度占 13.55％。

痛经的发生与年龄、是否分娩有关。月经来潮的最初几个月很少发生痛经。16~18 岁时发病率最高,可达82%,以后逐渐下降,50岁时维持在20%,性生活的开始可以降低痛经的发生率。有过足月分娩史的女性其痛经的发生率及严重程度明显低于无妊娠史或虽有妊娠但自然流产或人工流产者。初潮早、月经期长、经量多的女性痛经严重,而口服避孕药者痛经的发生率明显降低。痛经还有一定的家族性,痛经者的母亲及妹妹也常有痛经的发生。文化水平和体力活动与痛经无关,寒冷的工作环境与痛经的发生有关。还有研究表明痛经的发生可能与长期接触汞、苯类混合物有关。

(一)原发性痛经

1.病因及发病机制

(1)子宫收缩异常:正常月经周期,子宫的基础张力<1.3kPa(10mmHg),活动时压力不超过16kPa(120mmHg),收缩协调,频率为每10分钟3～4次;痛经时,子宫基础张力升高,活动时压力超过16～20kPa(120～150mmHg),收缩频率增加并变为不协调或无节律的收缩。子宫异常活动的增强使子宫血流减少,造成子宫缺血,导致痛经发生。研究表明,有些异常的子宫收缩与患者主观感觉的下腹绞痛在时间上是吻合的。引起子宫过度收缩的因素有前列腺素、血管加压素、缩宫素等。

(2)前列腺素的合成与释放异常:许多研究表明,子宫合成和释放前列腺素(PG)增加是原发性痛经的重要原因。$PGF_{2\alpha}$使子宫肌层及小血管收缩,与痛经发生关系最密切。在正常子宫内膜,月经前期合成$PGF_{2\alpha}$的能力增强,痛经患者增强更为明显;分泌期子宫内膜PG含量多于增殖期子宫内膜,痛经患者经期内膜、经血内及腹腔冲洗液中PG浓度明显高于正常妇女;月经期PG释放主要在经期第48小时以内,痛经症状则以此段时间最为明显。静脉输入$PGF_{2\alpha}$可以模拟原发性痛经的主要症状如下腹痉挛性疼痛、恶心、腹泻及头痛等。$PGF_{2\alpha}$行中期引产时引起的症状与原发性痛经的临床表现十分相似而证实了这一点。PGE_2和前列环素PGI_2可以使子宫松弛,二者浓度的减低可能与痛经有关。最有利的证据是PG合成酶抑制药(PGSI)如非甾体类抗炎药可使本病患者疼痛缓解。

(3)血管加压素及缩宫素的作用:血管加压素是引起子宫收缩加强、子宫血流减少的另一种激素。女性体内血管加压素的水平,与雌孕激素水平有一定的关系。因为神经垂体受雌激素刺激可释放血管加压素,这种作用可以被孕激素抵消。在正常情况下,排卵期血管加压素水平最高,黄体期下降,直至月经期。原发性痛经女性晚黄体期雌激素水平异常升高,所以在月经期血管加压素水平高于正常人2～5倍,造成子宫过度收缩及缺血。

以往认为缩宫素与痛经关系不大,但近来研究证实,非孕子宫也存在缩宫素受体。给痛经女性输入高张盐水后,血中缩宫素水平也升高。血管紧张素胺和缩宫素都是增加子宫活动导致痛经的重要因素。它们作用的相对重要性,取决于子宫的激素状态,血管紧张素胺也可能影响非孕子宫的缩宫素受体。用缩宫素拮抗药竞争性抑制缩宫素和血管紧张素胺受体,可以有效缓解痛经。

(4)神经与神经递质:分娩后痛经症状会减轻或消失这一现象,过去一直认为是子宫颈管狭窄这一因素在分娩得到解除所致,可是即使是剖宫产后,痛经也能好转。这一事实引起研究神经的学者们的关注,实验证明,荷兰猪子宫上的神经在妊娠后会退化;人类妊娠期子宫去甲肾上腺素水平也低下,即使分娩后子宫的交感神经介质再生,其去甲肾上腺素浓度也不能达到妊娠前水平,所以痛经的症状减轻或消失。Chen 等报道通过腹腔镜行骶前交感神经切除术治疗原发性痛经,效果良好,其原理是切断了来自宫颈、子宫及输卵管近端向脊柱的神经传导,此研究也进一步证实神经与神经传递在原发性痛经中的作用。

(5)其他因素

①精神因素:有关精神因素与痛经的关系,争论较大。有人认为,痛经妇女精神因素也很重要。痛经女性常表现为自我调节不良、抑郁、焦虑和内向,很多研究表明,抑郁和焦虑等情绪因素影响痛经,但情绪因素如何参与痛经的发生,机制尚不明确;也有人认为精神因素只是影响了对疼痛的反应而非致病因素。

②宫颈狭窄:子宫颈管狭窄或子宫极度前屈或后屈,导致经血流出受阻,造成痛经。用 CO_2 通气法进行研究,结果显示痛经患者子宫峡部的张力高于正常妇女。

③免疫因素:近来有研究发现,痛经患者的免疫细胞和免疫反应发生改变,淋巴细胞增殖反应下降,血中单核细胞 β-内啡肽水平升高。认为痛经是一种反复发作性疾病,形成了一种身体和心理的压力,从而导致免疫反应的改变。关于痛经与免疫之间的关系还有待于进一步的研究。

2.临床表现 原发性痛经的临床特点是:①青春期常见,多在初潮后 6～12 个月发病,这时排卵周期多已建立,在孕激素作用下,分泌型子宫内膜剥脱时经血的 PG 含量显著高于增殖型内膜经血中浓度。无排卵月经一般不发生痛经。②痛经多自月经来潮后开始,最早出现在经前 12h;行经第 1 日疼痛最剧,持续 2～3d 缓解;疼痛程度不一,重者呈痉挛性;部位在耻骨上,可放射至腰骶部和大腿内侧。③有时痛经伴有恶心、呕吐、腹泻、头晕、乏力等症状,严重时面色发白、出冷汗,与临床应用 PG 时引起胃肠道和心血管系统平滑肌过强收缩的副反应相似。④妇科检查无异常发现。

3.诊断及鉴别诊断诊断 原发性痛经,主要是排除盆腔器质性病变的存在。完整的采取病史,做详细的体格检查,尤其是妇科检查,必要时结合辅助检查,如 B 超、腹腔镜、宫腔镜、子宫输卵管碘油造影等,排除子宫内膜异位症、子宫腺肌症、盆腔炎症等,以区别于继发性痛经。另外,还要与慢性盆腔痛区别,后者的疼痛与月经无关。

关于疼痛程度的判定,一般根据疼痛程度对日常生活的影响、全身症状、止痛药应用情况而综合判定。轻度:有疼痛,但不影响日常生活,工作很少受影响,无全身症状,很少用止痛药;中度:疼痛使日常生活受影响,工作能力亦受到一定影响,很少有全身症状,需用止痛药且有效;重度:疼痛使日常生活及工作明显受影响,全身症状明显,止痛药效果不好。

4.治疗及预防 原发性痛经的预防在于注意锻炼身体,增强体质,保持乐观态度,树立健康的人生观。治疗以对症治疗为主,药物治疗无效者,亦可采取手术治疗,中医中药也常能显效。

(1)一般治疗:对原发性痛经患者进行必要的解释工作十分重要,尤其是对青春期少女。讲解有关的基础生理知识,阐明"月经"是正常的生理现象,帮助患者打消顾虑,有助于减轻患者的焦虑、抑郁及痛经的程度。痛经重时可以卧床休息,或热敷下腹部,注意经期卫生。可以应用一般非特异止痛药,如水杨酸盐类,有解热镇痛的作用。

(2)口服避孕药:有避孕要求者,可采用短效口服避孕药抑制排卵达到止痛的效果。口服避孕药可有效治疗原发性痛经,使 50％的患者痛经完全缓解,40％明显减轻。口服避孕药可抑制内膜生长,降低血中前列腺素、血管紧张素胺及缩宫素水平,抑制子宫活动。原发性痛经妇女,子宫活动增强部分是由于卵巢激素失衡,可能是黄体期或月经前期雌激素水平升高所致,雌激素可以刺激 $PGF_{2\alpha}$ 和血管紧张素胺的合成、释放。口服避孕药可能通过改变卵巢激素的失衡状态,抑制子宫活动。

(3)前列腺素合成酶抑制药:对于不需避孕或口服避孕药效果不好者,可以用非甾体抗炎药(NSAID),它是前列腺素合成酶抑制药,通过阻断环氧化酶通路,抑制 PG 合成,使子宫张力和收缩性下降,达到治疗痛经的效果。由于效果好(有效率 60％～90％),服用简单(经期用药2～3d),副作用少,自 20 世纪 70 年代以来已广泛用于治疗原发性痛经。NSAID 不仅可以减轻疼痛,还可以减轻相关的症状,如恶心、呕吐、头痛、腹泻等。

一般于月经来潮、疼痛出现后开始服药,连服 2～3d,因为前列腺素在经期的初 48h 释放最多,连续服药的目的是为了纠正月经血中 PG 过度合成和释放的生化失调。如果不是在前48h 连续给药,而是疼痛时临时间断给药,难以控制疼痛。经前预防用药与经后开始用药,效果相似。如果开始服药后最初几小时仍有一定程度的疼痛,下一个周期的首剂量需加倍,但维持量不变。

NSAID 常用药物及用法:吲哚美辛 25mg,每日 3 次;氟芬那酸 100～200mg,每日 3 次;甲芬那酸 250～500mg,每日 4 次;单氯甲灭酸 133mg,每日 3 次;布洛芬 400mg,每日 3 次;萘普生 200mg,每日 2 次;酮洛芬 50mg,每日 3 次;吡罗昔康 20mg,每日 1 次;双氯芬酸 25mg,每日3 次。禁忌:胃肠道溃疡,对阿司匹林或相似药物过敏者。

(4)钙离子通道阻滞药:硝苯地平可以明显抑制缩宫素引起的子宫收缩,经前预服 10mg,每日 3 次,连服 3～7d 或痛经时舌下含服 10～20mg,均可取得较好效果,该药毒性小,副作用少,安全有效,服药后偶有头痛。

(5)β肾上腺素受体激动药:特布他林(间羟舒喘宁,terbutaline)治疗原发性痛经,有一定疗效,但副作用较 NSAID 为多。

(6)中药:中医认为不通则痛,痛经是由于气血运行不畅,治疗原则以通调气血为主。应用当归、芍药、川芎、茯苓、白术、泽泻组成的当归芍药散治疗原发性痛经,效果明显,并且可以使血中的 $PGF_{2\alpha}$ 水平降低。

(7)经皮电神经刺激:经皮电神经刺激(TENS),可用于药物治疗无效,或有副作用,或不愿接受药物治疗的患者。将刺激探头置于耻骨联合上、两侧髂窝或骶髂区域的皮肤上,刺激强度逐渐增加达 40～50mA,同时记录宫腔内压力。结果表明,这一方法可迅速缓解疼痛,机制可能是减少子宫缺血或子宫活动及阻断中枢神经的痛觉传导系统。

(8)腹腔镜下骶前神经切除术:对上述方法治疗无效的顽固痛经的患者,可考虑使用此方法。Chen 等报道,对原发性痛经患者,疼痛缓解率可达 77％(64/83),其机制是阻断来自宫颈、宫体和输卵管近端的感觉通路。

(9)运动:有资料表明,体育锻炼对原发性痛经患者是有益的,通过体育锻炼,可减少原发性痛经的发生率及减轻痛经的程度。Lzzo 等通过对 764 例青春期少女痛经的研究,得出结论,任何形式的运动均可减少痛经的发生,可能与运动改善子宫的供血和血流速度有关。

（二）继发性痛经

继发性痛经常与盆腔器质性疾病有关，如子宫内膜异位症、子宫腺肌症、盆腔感染、子宫内膜息肉、子宫黏膜下肌瘤、宫腔粘连、宫颈狭窄、子宫畸形、盆腔充血综合征、宫内节育器等。首次常发生在初潮后数年，生育年龄阶段多见。常有不同的症状，伴腹胀、下腹坠，牵引痛常较明显。疼痛常在月经来潮前发生，月经前半期达高峰，以后减轻，直至结束。但子宫内膜异位症的痛经也有可能发生在初潮后不久。盆腔检查及其他辅助检查常有异常发现，可以找出继发痛经的原因。

（李素玲）

第四节　经前期综合征

经前期综合征（PMS）是指反复于月经前期（黄体期）周期性出现的躯体、精神及行为方面改变的症候群，影响日常生活和工作。临床特点为周期性发作，与月经密切相关但症状轻重不等，多少不一，在不同的人、不同的周期之间出现的症状也不相同。

PMS 最多见于 30～40 岁的育龄妇女，发生率因采用不同的诊断标准而异，因此较难得到确切的发生率。估计 3%～10% 的妇女完全没有经前期症状；30%～90% 的妇女经前期有轻度的症状，通常不认为是 PMS。20%～30% 的妇女经前期有干扰日常生活的中至重度症状；其中 2%～10% 的症状严重，影响日常生活。

（一）病因

过去认为经前期综合征是由于水钠潴留造成的，因为一些 PMS 患者，在近经期体重明显增加 1～5kg，并有不同程度的水肿，但有些女性经前体重增加更多，却不出现经前期证候。对经前期水肿的女性限制盐分摄入，使用利尿药，能使水肿消退，但症状的消除与体重下降不成比例。研究证明，整个月经周期中钠离子平衡并无周期性变化，且 PMS 女性体内总体液并无增加，而是细胞内体液向细胞外流出增加，故目前认为水钠潴留不是造成经前期综合征的病因。到目前为止的研究尚无法阐明确切的发病原因，但推测经前期综合征的发生与环境压力、个人精神心理特征、中枢神经递质与卵巢类固醇激素的相互作用以及前列腺素水平的变化有关。

1.精神社会因素　不少学者提出精神社会因素引起身心功能障碍的病因学说。Keye 研究了 PMS 患者的医学和心理资料，发现 PMS 患者在臆想、抑郁、转换性癔症、神经衰弱及社会精神内向方面的评分均高于无 PMS 的对照组。临床上 PMS 对安慰剂的治愈反应高达 30%～50%，有的治愈反应高达 80%，这种现象很大程度地反映了应激反应性和心理两方面的调节在 PMS 中的作用，也反应了患者的精神心理与社会环境因素之间的相互作用参与了 PMS 的发病。并为 PMS 的心理学和安慰剂治疗的需要和合理性提供了理论依据。

2.卵巢类固醇激素及其代谢　卵巢类固醇激素水平异常也是该病发病的一个因素。有研究报告，PMS 患者的黄体期孕酮水平下降，雌激素或雌/孕激素比值升高，考虑孕激素撤退可能是病因之一，但以后更多研究显示，PMS 患者血中 FSH、LH、PRL、雄激素及雌孕激素水平与正常女性无明显差别,下丘脑-垂体-卵巢轴的功能检查也无异常,因此临床上不能把雌孕激素测定作为诊断方法。最近的研究发现,尿中孕酮的代谢产物孕烷二醇葡萄糖醛酸与经前期身体及精神的症状有关,提示孕激素的代谢异常可能是 PMS 的病因之一,应用孕激素拮抗药米非司酮(RU486)可导致经前期综合征的出现也证明这一点。

3.神经递质学说

(1)阿片肽:雌孕激素均有促进内源性阿片肽的作用,在动物实验和人类的研究中发现在高雌激素的增殖晚期和高雌孕激素的黄体中早期,内源性阿片肽的活性增加,黄体晚期内源性阿片肽的水平急剧下降,形成一个快速撤退反应,可引起疲劳、紧张、忧虑及攻击行为等。PMS 女性外周血 β-内啡肽水平也有下降,但其意义还不清楚。

(2)γ-氨基丁酸(GABA):孕激素及其代谢产物能与 GABA 受体结合,减少了 GABA 受体数目,影响 GABA 的作用,从而在 PMS 的发病中起到一定作用。

(3)5-羟色胺:5-羟色胺是一种重要的神经递质,当中枢神经系统 5-羟色胺水平下降时,机体对外界刺激的敏感性增加,易激惹。给大鼠注射孕酮后,脑内 5-羟色胺吸收和转化增加;在人类,正常女性 5-羟色胺水平在月经周期的各个时期均增加,而 PMS 患者黄体期及月经前 5-羟色胺水平明显下降。

4.前列腺素作用　1984 年 Jakubowicz 测定 19 例 PMS 患者的 22 个周期的前列腺素水平,发现血 PGE_2 与 $PGF_{2\alpha}$ 在卵泡期及黄体期均下降,主要是因为 PMS 患者的合成前列腺素的前身物明显下降,所以使各种前列腺素均降低,这可能是诱导本病发生的一个因素。

5.甲状腺功能　甲状腺功能异常者常表现精神抑郁,同时有 PMS。PMS 患者中多数人出现甲状腺刺激试验反应异常。但是,目前还没有证据说明甲状腺功能异常是导致 PMS 的原因。

6.饮食与营养因素　维生素 B_6 是合成多巴胺和 5-羟色胺的辅酶,在维生素 B_6 缺乏的女性部分表现为抑郁症者应用维生素 B_6 治疗可缓解,因此推测 PMS 患者可能也存在维生素 B_6 缺乏,但应用维生素 B_6 治疗该病无效的结果否定了这种可能。大量的研究还表明 PMS 患者体内镁、锌、铁、维生素 A 及维生素 E 均在正常范围。

总之,目前尚无确定的单一病因可以解释全部临床表现,多因素造成经前期综合征发生的可能性大。

(二)临床表现

典型的 PMS 症状常在经前一周开始,逐渐加重,至月经前最后 2～3d 最为严重,月经来潮后消失;有些患者症状持续时间长,一直延续至月经开始后的 3～4d 才完全消失。另有一种不常见的情况,即月经周期中存在两个不相连接的严重症状期,一是在排卵前后,然后经历一段无症状期,于月经前一周再出现症状,为 PMS 的特殊类型。

1.精神症状

(1)焦虑:为精神紧张,情绪波动,急躁失去耐心,易怒,细微琐事就可引起感情冲动乃至争吵、哭闹,不能自制。

(2)抑郁:无精打采,抑郁不乐,情绪淡漠,不愿与人交往和参加社会活动,爱独居独处,失眠,注意力不集中,健忘,判断力减弱,害怕失控,有时精神错乱、偏执妄想,产生自杀念头。

2.身体症状　包括水钠潴留、疼痛和低血糖症状。

(1)水钠潴留:常见症状是手足及眼睑水肿,有的感乳房胀痛及腹部胀满,少数患者有体重增加。

(2)疼痛:可有头痛、乳房胀痛、盆腔痛及肠痉挛等全身各处疼痛症状。

①经前头痛:为较常见的主诉,多为双侧性,但亦可单侧头痛;疼痛部位不固定,一般位于颞部或枕部。头痛症状于经前数天即出现,伴有恶心甚至呕吐,呈持续性或时发时愈,可能与间歇性颅内水肿有关。

②乳房胀痛:经前感乳房饱满、胀痛及疼痛。以乳房外侧边缘及乳头部位为重;严重者疼痛可放射至腋窝及肩部,可影响睡眠。扪诊时乳头敏感、触痛,有弥漫的坚实增厚感,但无局限性肿块感觉,经后症状完全消失。

③盆腔痛:经前发生盆腔坠胀和腰骶部疼痛,持续至月经来潮后缓解,与前列腺素作用及盆腔组织充血水肿有关。但应与盆腔子宫内膜异位症等器质性病变引起的痛经鉴别。

④肠痉挛痛:偶有肠痉挛性疼痛,可有恶心呕吐,临近经期可出现腹泻。

(3)低血糖症状:疲乏,食欲增加,喜甜食。头痛也可能与低血糖有关。

大多数妇女 PMS 有多种症状。严重的 PMS 均有精神症状,其中焦虑症状居多,占 70%~100%。60% 的 PMS 患者有乳房胀痛及体重增加的主诉;45%~50% 的患者有低血糖症状;约 35% 患者有抑郁症状,该组患者因有自杀意识,故对生命有潜在威胁。

(三)诊断和鉴别诊断

PMS 既没有能供诊断的特定症状,也没有特殊的实验室诊断标准。诊断的基本要素是确定经前症状的严重性以及月经来潮后缓解情况,不在经前发生的症状不属于 PMS。严重 PMS 的识别是根据对患者工作、社交及日常活动等方面能力受损的程度。目前推荐采用美国精神病协会(APA)和美国国家精神健康协会(NIMH)的诊断标准。

APA 的诊断标准为:

(1)暂时性的与月经周期有关的症状,开始于月经周期的最后 1 周,月经来潮后消失。

(2)确诊至少需要以下症状中的 5 个及前 4 个症状中的一个:①情感失常,如突然暴发的悲伤、哭泣、愤怒等;②持续的、显著的愤怒易激惹;③显著的焦虑或紧张;④显著的抑郁,对生活失去信心;⑤对日常活动没有兴趣;⑥易疲劳或明显的体力不足;⑦主观感觉精力难以集中;⑧明显的食欲改变,过食或食欲极强;⑨嗜睡或失眠;⑩身体不适如乳房触痛、头痛、水肿、关节肌肉痛、体重增加。

(3)症状干扰了正常的工作,日常活动或人际关系。

(4)所出现症状不是其他精神错乱疾病的加重。

NIMH 的诊断标准则强调月经前 5d 的严重症状较月经来潮后 5d 至少加重 30%。

应用 NIMH 和 APA 的诊断标准,约有 5% 的育龄期女性可以诊断为 PMS。PMS 主要与容易在经前加重的疾病鉴别,如偏头痛、围绝经期综合征、子宫内膜异位症等。有精神病病史者应先到精神病科就诊。

(四)治疗

由于 PMS 的临床表现多样化,严重性不一,因此不可能用一种治疗方法解决所有的症状,临床医师必须根据该症的病理生理和精神社会学特点,设计个体化治疗方案以达到最好疗效。

1.心理疗法及饮食调整　PMS 的处理首先是情感支持,帮助患者调整心理状态,认识疾病和建立勇气及信心,这种精神安慰治疗对相当一部分患者有效。另外,让患者的家庭成员了解该疾病周期性发作的规律和预期发病时间,理解和宽容患者经前期的行为过失,并协助调整经前期的家庭活动,减少环境刺激,使患者的失控过失减少到最小程度。

合理的饮食结构对缓解症状有帮助。目前认为 PMS 的低血糖样症状与雌、孕激素的周期性变化对糖代谢的影响有关,高糖类和低蛋白饮食可以改善 PMS 的精神症状,包括抑郁、紧张、易怒、疲劳等;咖啡因与 PMS 症状的严重性有关,PMS 患者应避免或减少咖啡因的摄入;限制盐的摄入以减轻水钠潴留。

补充维生素和微量元素可改善或减轻症状。高剂量维生素 E(每日 400mg)可减轻 PMS 的精神症状,低剂量(150～300mg)无效。维生素 B_6 是合成多巴胺和 5-羟色胺的辅酶,后两者已证明是影响精神和行为的神经递质。饮食中每天添加 50mg 的维生素 B_6 可以减轻 PMS 经前抑郁及疲劳等症状,但要注意长期或大剂量服用维生素 B_6 对感觉神经有毒性作用。镁缺陷可通过各种途径激活经前症状,近年有报道口服镁能有效减轻经前精神症状,但机制不明。适当的体育运动有助于放松神经,对改善 PMS 症状有一定疗效。

2.药物治疗　对于一般治疗无效的患者,分析引起症状的病理生理,选择合适的药物。

(1)孕激素:较早的研究认为 PMS 是由于孕激素缺乏而引起的,故常用孕激素阴道栓剂(或肛门栓),内含孕酮 200mg,黄体期每日给药,其疗效并未确认,孕酮的应用近年趋向放弃。含有性激素的口服避孕药研究证实该药不但不能改善 PMS 症状,还可能加重症状,亦不再主张应用。

(2)达那唑:为合成的 17α-炔孕酮衍生物,能阻断下丘脑促性腺激素释放激素和垂体促性腺激素的合成和释放,直接抑制卵巢甾体激素的释放。100～400mg/d(平均 200mg/d),可使 PMS 的多种症状好转,特别是对消极情绪、嗜睡、易怒及焦虑症状和乳房痛有良好的改善。此药有轻度的雄激素作用并在肝脏代谢,可造成肝损害,治疗时应密切观察。

(3)促性腺激素释放激素增效药:促性腺激素释放激素增效药(GnRH-a)在垂体水平通过降调节,抑制垂体促性腺激素分泌,造成低促性腺激素低雌激素状态,可达到药物切除卵巢的效果。近年大多数临床对照研究证实各种类型的 GnRH-a 治疗 PMS 有效。但 GnRH-a 对那些同时存在的重型抑郁型精神障碍无效。长期应用 GnRH-a 有低雌激素状态引起的副作用,包括阵发潮热、阴道干燥、骨质疏松等,建议单独应用 Gn-RH-a 不应超过 6 个月。性激素反添加疗法可以减轻 GnRH-a 低雌素的副作用。GnRH-a 的常用药及用法:组氨瑞林 100μg/(kg·d);亮丙瑞林缓释液 3.75mg/m。

(4)抗抑郁药:氟西汀是 5-羟色胺受体的抑制药,约 70% 的 PMS 能得到精神症状的缓解,可作为一线药物应用。20mg/d,全月经周期服用,约 15% 的患者因不良反应不能耐受,如头晕、恶心等。帕罗西汀是选择性 5-羟色胺再摄取抑制药,对抑郁焦虑和一般症状都有效,20mg/d。氯米帕明是 5-羟色胺和去甲肾上腺素重复摄入抑制药,25～75mg/d,与其他抗抑郁药合用存在相互作用,应单独使用。

(5)抗焦虑药:阿普唑仑为苯二氮䓬类药物,可作用于 GABA 受体,为一种抗焦虑和抗惊厥药,也有一些抗抑郁特性。可于月经前开始用药,起始剂量为 0.25mg,每日 4 次。

(6)前列腺素抑制药:如甲芬那酸用于黄体期,能减轻 PMS 有关的许多身体症状。应用于有明显经前和经期疼痛不适者,于经前 12d 用药,250mg,每日 3 次,餐中服用。

(7)溴隐亭:黄体期口服 1.25～2.5mg,每日 2 次,可以改善水肿、乳房胀痛,情绪也有好转。

(8)利尿药:螺内酯,也称安体舒通,除有利尿作用外,还对血管紧张素有直接抑制作用,并可改善精神症状。用药剂量为 25mg,每日 2～3 次,黄体期给药。

3.手术治疗　严重的 PMS 可采用手术切除卵巢或放射性破坏卵巢功能治疗。由于手术或放射性治疗永久性破坏了性腺功能,不适于对青中年女性采用。

(李素玲)

第五节　围绝经期综合征

围绝经期综合征过去称更年期综合征,1994 年世界卫生组织人类生殖特别规划委员会决定废弃"更年期"一词,推荐使用"围绝经期",并对一些术语做了阐述。围绝经期是指从接近绝经,出现与绝经有关的内分泌、生物学和临床特征(卵巢功能衰退的征象)起至绝经 1 年内的时期。绝经是指女性月经最后停止。可分为自然绝经和人工绝经。自然绝经是由于卵巢卵泡活动的丧失引起月经永久停止,无明显病理或其他生理原因。临床上,连续 12 个月无月经后才认为是绝经。人工绝经是指手术切除双卵巢或医疗性终止双卵巢功能,如化疗或放疗。绝经过渡期指从出现卵巢功能开始衰退的征象至绝经的一段时间,通常在 40 岁后开始,经历 2～8 年,平均约 4 年。绝经年龄受遗传、营养、体重、居住地区的海拔高度、嗜烟等多种因素的影响。我国城市妇女的平均绝经年龄为 49.5 岁,农村妇女为 47.S 岁。围绝经期妇女约 1/3 能通过神经内分泌的自我讽节达到新的平衡而无自觉症状,2/3 妇女则可出现一系列性激素减少所致的躯体和精神心理症状,称为围绝经期综合征。

(一)围绝经期的内分泌变化

围绝经期的内分泌变化首先表现为卵巢功能衰退。由于卵巢功能下降,全身许多系统与器官的组织结构也受到影响,因而或早或晚地出现一系列衰退症状。卵巢功能衰退表现为卵泡发育较差,内分泌功能不足,卵泡对促性腺激素作用的反应较差。颗粒细胞所分泌的雌激素量低,甚至不能排卵。因此,垂体分泌较多的促性腺激素以达到排卵的需要。故在绝经前 10 年,虽尚有正常的有排卵的月经周期,但血中促卵泡素水平已开始升高,以促使卵泡可以达到成熟与排卵的状况,此时的黄体生成素尚保持原有的正常水平。随着卵巢组织的逐渐衰退,卵巢中卵泡群明显减少,雌激素水平明显降低,虽 FSH 及 LH 均升高,也不能使卵泡继续生长。

1.卵巢的变化　卵巢体积缩小,其重量仅为性成熟期妇女卵巢的 1/2 至 1/3。卵巢门血管硬化,动脉分支减少。卵巢皮质变薄,原始卵泡几已耗尽,遗留的少数卵泡对促性腺激素又不敏感,以致卵泡成熟发生障碍,不再排卵。

2.性激素

(1)雌激素:正常月经妇女体内雌激素主要是 17β 雌二醇(E_2)。血 E_2 90%来自卵巢的优势卵泡和黄体,平均产生率为 $60\sim600\mu g/24h$。血浓度呈周期性变化。在绝经过渡期,与卵泡的不规则发育相应,E_2 水平变化大。绝经后 E_2 平均产生率为 $12\mu g/24h$,主要来自周围组织雌酮的转化和睾酮的芳香化,无周期性改变,并明显低于正常月经周期任何时相的水平。正常月经妇女另一主要雌激素是雌酮(E_1)。血中 E_1 少量直接来自卵巢和肾上腺,主要为 E_2 的可逆性代谢产物;雄烯二酮的芳香化是 E_1 的另一主要来源;E_1 还部分来自硫酸雌酮的转化。绝经后 E_1 成为体内的主要雌激素,主要来自雄烯二酮的转化,转化率约为青年妇女的 2 倍,与体重呈正相关,肥胖者转化率高。绝经后硫酸雌酮仍是 E_1 的另一来源。血 E_1 的下降程度较 E_2 轻,仍保持昼夜节律。

(2)孕激素:孕酮在生育期主要由排卵后的黄体所产生。黄体期孕酮水平反映黄体分泌活性。卵泡期孕酮水平很低。绝经过渡期早期卵巢尚有排卵,但黄体功能不健全,黄体分泌孕酮减少。绝经后血孕酮水平进一步降低,约为青年妇女卵泡期的 1/3,可能来自肾上腺。

(3)雄激素:①雄烯二酮,雄烯二酮为正常月经妇女体内主要雄激素之一,主要来源于卵巢发育中的卵泡及肾上腺,两者各占 50%。绝经后卵巢产生雄烯二酮的能力明显下降,血中浓度约为青年妇女的 50%,以肾上腺来源为主,卵巢来源仅占 20%。②睾酮,睾酮是妇女体内活性最高的雄激素,其活性比雄烯二酮高 $5\sim10$ 倍。卵巢与肾上腺来源各约占 25%,其余 50%来自周围组织中雄烯二酮的转化。绝经后卵巢卵泡来源睾酮减少,但在增高的 LH 作用下,间质分泌睾酮增多,因此卵巢来源睾酮与绝经前大致相同。总产生率比青年妇女低 1/3。

3.抑制素　最近研究指出抑制素与卵巢功能开始衰退有密切关系。抑制素抑制 FSH 分泌,与 FSH 构成一个关系密切的反馈回路,当卵巢开始老化时,血 E_2 尚未降低,而抑制素已降低,使 FSH 升高。绝经后,抑制素很低,难以测出。

4.促性腺激素　接近绝经时血中 FSH 及 LH 均逐渐升高,绝经 $2\sim3$ 年时其水平可达到最高水平,此时 FSH 水平为正常早期卵泡期的 $13\sim14$ 倍,LH 的水平约为 3 倍,持续这种水平达 $5\sim10$ 年之久,然后开始逐渐下降,但 $20\sim30$ 年后仍高于生育年龄时的水平。

5.促性腺激素释放激素　促性腺激素释放激素的活动情况可以通过猴实验结果来推测。GnRH 水平在绝经后与 LH 水平一样是升高的,并且也有周期性释放。此时 LH 水平虽已较高,但若再给予静脉注射 GnRH,血中的 FSH 及 LH 水平仍可升高,这种现象说明了绝经后下丘脑与垂体之间仍保持一定的功能。

6.泌乳素　由于雌激素具有肾上腺能耗竭剂的功能,可抑制下丘脑分泌泌乳素抑制因子(PIF),从而使泌乳素浓度升高,绝经后雌激素水平下降,下丘脑分泌 PIF 增加,致使泌乳素浓度降低。

7.其他内分泌系统

(1)肾上腺:肾上腺雄激素脱氢表雄酮(DHEA)和硫酸脱氢表雄酮(DHEAS)均为妇女体内的主要雄激素前身物。从 30 岁以后随年龄增长,血浓度逐渐下降,到 50 岁左右,分别下降 50%和 25%,这种下降与绝经无关。肾上腺糖皮质激素与盐皮质激素也不受绝经的影响。

(2)甲状腺:绝经后血总 T_4 与游离 T_4 水平无改变,T_3 随年龄增加下降 25%～40%,但不存在甲低。

(3)胰岛β细胞:绝经前后10年左右,女性糖尿病发生率高于男性,说明绝经影响胰岛β细胞功能,有学者观察到绝经后妇女空腹和各时相的胰岛素、C肽水平均明显高于青年女性,表明绝经后妇女存在高胰岛素血症,胰岛素抵抗。

(二)临床表现

围绝经期综合征的持续时间长短不一,一般2～5年,严重者可达10余年。

1.月经改变

(1)月经频发:月经周期短于21d,常伴有经前点滴出血致出血时间延长。其发生原因多为黄体功能不足,此时的黄体期由正常的14d左右缩短为9d以内。

(2)月经稀发:月经周期超过40d,因排卵稀少引起,常伴有经血量减少。

(3)不规则子宫出血:因停止排卵而发生的无排卵性功能失调性子宫出血。

(4)闭经:卵巢合成性激素大幅度减少后,子宫内膜失去雌激素及孕激素的影响而处于静止状态,因而不再增殖及脱落,此时发生闭经。

多数妇女经历不同类型和时期的月经改变后,逐渐进入闭经,而少数妇女可能突然闭经,取决于卵巢的功能变化。

2.血管舒缩功能不稳定症状 表现为潮热及出汗,有时伴头痛。典型的表现是突然上半身发热,由胸部冲向头部,或伴头胀、眩晕或无力,持续数秒至30min不等,症状消失前常大量出汗或畏寒,轻者数日发作一次,重者日夜发作几十次。潮热发作的体征是面、颈及胸部潮红,上肢温度升高,躯体温度正常或稍降低,血压不变,手指血流量增加。潮热是围绝经期及绝经后妇女特征性的症状,只有少数妇女(15%～25%)不发生,症状严重者占10%～20%。

血管舒缩不稳定的机制尚未阐明,雌激素降低是重要原因。雌激素降低时,下丘脑β-内啡肽释放减少,降低了内源性鸦片肽对脑干去甲肾上腺素能神经元的抑制能力,使后者的冲动增加,刺激正中隆起近处的体温调节中枢及GnRH中枢,引起外周血管扩张和GnRH释放脉冲增多,出现潮红及血LH升高。绝经后妇女血中5-羟色胺水平升高,已证实它有升高体温的作用,并能兴奋交感神经节前纤维,由颈部交感神经纤维传出冲动,产生上半身及头、颈部皮肤发红。

3.自主神经系统功能不稳定症状 如心悸、眩晕、失眠、皮肤感觉异常等。常伴随潮热症状,少数妇女无潮热发作,只表现此类症状的一种或数种。

4.精神、心理症状 如抑郁、焦虑、多疑、自信心降低、注意力不集中、易激动、恐怖感,甚至癔症发作样症状。

5.泌尿、生殖道症状

(1)外阴及阴道萎缩,阴毛渐少:阴道壁的上皮细胞随着雌激素的降低而渐萎缩,绝经数年后,则可发生老年性阴道炎。阴道弹性减低,缩短,皱褶消失,阴道分泌物减少,呈碱性,有利于细菌生长,并且易受损伤。可发生一系列症状,如外阴瘙痒,性交疼痛,阴道出现血性分泌物,易遭受真菌、滴虫或细菌的侵犯而发生继发感染。

(2)膀胱及尿道症状:尿道缩短,黏膜变薄,括约肌松弛,常有尿失禁;膀胱因黏膜变薄,易反复发作膀胱炎。

6.心血管系统疾病　绝经后妇女易发生动脉粥样硬化、心肌缺血、心肌梗死、高血压和脑卒中。

雌激素通过影响循环脂类的代谢或直接作用于心血管系统起到保护心血管的作用。①雌激素影响肝脏脂类代谢,使高密度脂蛋白和三酰甘油升高,低密度脂蛋白降低。②心肌血管和主动脉均存在雌激素受体,雌激素直接作用于心血管,抑制动脉粥样硬化斑块的形成,减少粥样硬化斑块的体积。③雌激素能通过调节血管内皮细胞分泌合成血管活性物质改善心脏供血,雌激素能使动脉内皮产生一氧化氮增加,一氧化氮可以增加动脉平滑肌细胞内一磷酸鸟苷的浓度,从而引起血管扩张,它也可以抑制血小板和巨噬细胞对动脉内皮的黏附作用;乙酰胆碱能刺激人类和猴类的冠状动脉扩张,雌激素可能增加内皮细胞上蕈毒碱受体量,引发乙酰胆碱诱导的内皮依赖性血管扩张。④雌激素能通过调节动脉壁突触前连接处肾上腺素、去甲肾上腺素释放及摄取起到保持动脉张力、稳定血流的作用。⑤雌激素使纤溶酶原活性及浓度增加,纤维蛋白原浓度降低,从而促进纤溶系统功能,保护心血管系统。

绝经后雌激素水平低下,使血胆固醇水平升高,各种脂蛋白增加,而高密度脂蛋白/低密度脂蛋白比值降低,失去了对心血管系统的保护作用。

7.骨质疏松　绝经后妇女骨质吸收速度快于骨质生成,促使骨质丢失变为疏松,围绝经期过程中约有25%妇女患有骨质疏松症,其发生与雌激素下降有关。雌激素可通过多种途径影响骨代谢:①甲状旁腺激素(PTH)是刺激骨质吸收的主要激素,血中PTH没有改变时,雌激素降低骨对PTH的敏感性,绝经后由于甲状旁腺功能亢进,或由于雌激素不足使骨骼对PTH的敏感性增强,导致骨质吸收增加。②雌激素可促进甲状腺分泌降钙素,降钙素是一强有力的骨质吸收抑制物,对骨骼有保护作用,绝经后降低,应用雌激素后合成增加。③雌激素使肠吸收钙增加,降低肾排泄钙量。④骨组织上有雌激素受体,雌激素可直接作用于骨骼。⑤雌激素使转移生长因子-β(TGF-β)及胰岛素样生长因子-Ⅰ(IGF-Ⅰ)增多,它们促进骨形成。⑥雌激素抑制促骨吸收的细胞因子,如白细胞介素-1及白细胞介素-6。⑦雌激素也可抑制PGE_2的合成,其促进骨形成,也抑制骨吸收。因此,雌激素不足使骨质吸收增加。骨质疏松主要是指骨小梁减少,最后可能引起骨骼压缩使体积变小,严重者导致骨折,桡骨远端、股骨颈、椎体等部位易发生。

8.皮肤和毛发的变化　雌激素不足使皮肤胶原纤维丧失,皮肤皱纹增多加深;皮肤变薄、干燥甚至皲裂;皮肤色素沉着,出现斑点;皮肤营养障碍易发生围绝经期皮炎、瘙痒、多汗、水肿;暴露区皮肤经常受日光刺激易致皮肤癌。绝经后大多数妇女出现毛发分布改变,通常是口唇上方毫毛消失,代之以恒久毛,形成轻度胡须,阴毛、腋毛有不同程度的丧失;躯体和四肢毛发增多或减少,偶有轻度脱发。

(三)诊断和鉴别诊断

1.诊断　根据年龄、月经改变及自觉症状如阵发性潮热、躁汗等可诊断,测定血中激素水平,显示雌激素水平下降、促性腺激素水平升高,对诊断更有意义。

2.鉴别诊断　其他多种疾病均可引起与围绝经期相似的症状和体征,综合分析,进行鉴别。

(1)闭经:绝经的主要症状是闭经,但引起闭经的原因很多,应根据年龄、症状及其他检查相鉴别。

(2)血管运动性潮热:有数种疾病会产生与潮热相混淆的潮红感症状,如甲亢、嗜铬细胞瘤、类癌综合征、糖尿病、结核及其他慢性感染等,应注意鉴别。

(3)异常阴道出血:月经紊乱是围绝经期的一个主要表现,应与子宫内膜癌、子宫内膜息肉等鉴别,必要时行诊刮或宫腔镜检查。

(4)外阴阴道炎:许多特殊的外阴阴道炎症表现与雌激素缺乏引起的外阴阴道炎相似,应通过检查、化验相鉴别。外阴有白化、增厚、皲裂,须行活检除外外阴癌。

(四)治疗

1.一般治疗　使患者了解围绝经期是正常生理过程及在这个过程中身体可能发生的变化,消除其对围绝经期变化的恐惧心理,对将会发生的变化做好思想准备。了解绝经前后减轻症状的方法,以及预防绝经后疾病的措施。加强锻炼,保持积极乐观的精神状态,可减轻患者的心理负担,在此基础上加用药物治疗。

2.药物治疗

(1)非激素类药物

1)镇静药:失眠较重的患者,可于睡前服用镇静药。常用药物有:利眠宁 10~20mg,地西泮 2.5~10mg,艾司唑仑(舒乐安定)1~2mg,苯巴比妥(鲁米那)30~60mg。可以选用上述药物一种或交替服用。日间烦躁不安、体力不支又不能安静休息者,可日间分次服药。

2)可乐定:为 α-肾上腺素受体激动药,可稳定下丘脑调温中枢,使潮热降低 30%~40%。初始剂量为 0.05mg,每日 2 次,逐渐增加至 0.1~0.2mg,每日 2 次,副作用为头晕及口干。

3)甲基多巴:作用机制与可乐定相同,250mg,每日 2 次,可使潮热降低 20%,有恶心、呕吐等消化道副反应。

4)佳蓉片:为纯中药制剂,具有改善神经-内分泌功能,增强机体抵抗力及抗衰老的作用。主要成分为肉苁蓉、倒卵叶五加、肉桂、熟地黄等。其不影响出血而只控制症状,特别适用于尚未绝经或伴有月经紊乱者。用法为开始时每次 4~5 片,每日 3 次,当症状减轻后,可逐渐减量至每次 1 片,每日 3 次,无明显副作用。

(2)激素替代治疗(HRT):性激素治疗中以补充雌激素最为关键。雌激素受体分布于全身各重要器官,合理应用雌激素可有效控制围绝经期症状及疾病。

1)适应证:雌激素缺乏所致的潮红、潮热及精神症状,老年性阴道炎、泌尿道感染,预防心血管疾病、骨质疏松等。

2)禁忌证:妊娠、严重肝病、胆汁淤积性疾病、血栓栓塞性疾病、原因不明的子宫出血及雌激素依赖性肿瘤患者、血卟啉病、红斑狼疮、镰形红细胞贫血等。

3)用药原则:HRT 的原则是以小剂量进行生理性补充,维持围绝经期妇女健康的生理状况。

在绝经过渡期,根据卵巢功能及雌、孕激素缺乏的程度、临床调整月经的需要、患者的症状进行补充治疗,基本上是以孕激素为主的个体化治疗,必要时可应用人工周期样的激素替代治疗。

在绝经后,HRT 是以补充雌激素为主。预防绝经后退化性疾病需要长期补充,为缓解围绝经期症状可短期使用。因雌激素能刺激子宫内膜异常增生及诱导某些妇女乳腺细胞的异常增生及癌的发生,故原则上有子宫的妇女在使用雌激素时要加用孕激素。孕激素在子宫内膜能增加 17β 雌二醇脱氢酶的活性,促进雌二醇的代谢,降调细胞核雌激素受体浓度,抑制 DNA 合成,周期性地加用孕激素可使受雌激素作用后呈增殖状态的子宫内膜分化,或与雌激素同时用,对抗雌激素对子宫内膜的促增殖作用。

用药剂量应为最小有效量,并对患者采取个体化原则,对不同年龄、不同症状、不同需要的患者采取不同的方案,在使用过程中根据疗效和副作用及时进行调整。

4)用药方案

①单用雌激素:适用于子宫已切除,不需保护子宫内膜的妇女,但应检测乳房的变化。

②单用孕激素:分周期性使用及连续性使用两种,前者适用于绝经过渡期,体内有一定雌激素水平者;后者可短期用于症状重,需激素替代治疗又存在雌激素使用禁忌证者。

③合用雌、孕激素:适用于有完整子宫的妇女。分为序贯合用和同时连续联合使用两种方法。前者模拟生理性月经周期,在使用雌激素的基础上,每月序贯地加用孕激素 $10\sim14d$;后者为每日同时使用雌孕激素。上述两种方法又有周期性使用和连续性使用两种方案,周期性即每个月停用 $4\sim6d$,连续性即每日使用不停顿。周期性方案常有周期性出血,连续性方案避免了周期性出血,但用药早期可有非计划性出血。

5)用药途径

①口服:其疗效肯定,口服途径是绝大多数 HRT 妇女的用药方法,除非患有肝病或血栓栓塞性疾病。因雌激素摄入后除首过肝脏时 30% 剂量与葡萄糖醛酸结合,经尿及胆汁排泄外,还通过肝肠循环,80% 再吸收返回肝脏,导致门脉中雌激素浓度比全身循环中浓度高 $4\sim5$ 倍。因此,口服给药对肝脏有一定损害,还可刺激产生肾素底物及凝血因子。口服给药的有利方面是通过肝效应可以改善血脂及糖耐量。

②胃肠道外途径:包括阴道、皮肤及皮下给药。无论哪种途径,均能解除潮热症状,预防骨质疏松,但尚未证明能降低心血管疾病的发病率。阴道给药:当萎缩性泌尿生殖道症状为主时适合阴道局部用药,阴道用药不但有强烈的局部作用,且易被黏膜吸收进入全身血循环。皮肤贴片:可提供恒定的雌激素水平,方法简便。皮下埋藏:作用维持 $3\sim6$ 个月,缺点是需要停药时难以去除。

6)用药时间

①短期用药:用药的目的是为了解除围绝经期症状,待症状消失后即可停药。

②长期用药:用于防治骨质疏松,HRT 至少持续 $5\sim10$ 年以上,有人主张绝经后终身用药。

7)常用制剂

①雌激素制剂

尼尔雌醇:为长效雌三醇衍生物。每半个月服 $1\sim2mg$,或每个月服 $2\sim5mg$,可有效控制潮热、多汗、阴道干燥和尿路感染。亦可阴道用药。

孕马雌酮:通常称结合型雌激素,商品名倍美力。是从孕马尿中提取的水溶性天然结合型雌激素,每日或隔日口服 $0.625mg$。阴道用药有倍美力软膏。

微粒化 17-β 雌二醇:商品名为诺坤复,是天然雌激素,每日或隔日口服 1mg。

戊酸雌二醇(E₂V):商品名为补佳乐,是雌二醇的戊酸酯,属天然雌激素,口服后在消化道迅速水解为雌二醇,其药效及药代动力学与雌二醇相同,片剂为 1mg/片,每日服用 1～2mg,每服用 21d 须停药 1 周。

炔雌醇(乙炔雌二醇):为合成的雌激素,每日口服 5～10mg;美雌醇(炔雌醇甲醚):为炔雌醇的衍生物,效价为炔雌醇的 1/2。口服合成雌激素刺激肝脏产生蛋白的作用要比天然雌激素强 100 倍,故不推荐用作 HRT。

②孕激素制剂最常用的是甲羟孕酮,可根据各种方案选用不同剂量。

③雌孕激素复方制剂

倍美盈:每盒包装 28 片,其中前 14 片每片只含结合雌激素 0.625mg,后 14 片每片含结合雌激素 0.625mg 及甲羟孕酮 5mg,适用于周期性序贯激素替代治疗。

倍美安:每盒包装 28 片,每片含结合雌激素 0.625mg 及甲羟孕酮 2.5mg,适用于连续联合激素替代治疗。

诺康律:是一种天然人体雌激素及孕激素的复方制剂,三相片模拟妇女自然的月经周期,适用于周期性序贯疗法。日历盘包装,每盘含 28 片,于月经第 5 天开始服用,每日 1 片。

诺更宁:是一种含有适当比例的人体天然雌激素及孕激素的复方制剂,适用于连续联合疗法,日历盘包装,每盘含 28 片,每片含微粉化雌二醇 2mg 及醋炔诺酮 1mg,每日 1 片。

克龄蒙:日历式包装,每板含有 11 片戊酸雌二醇,每片含戊酸雌二醇 2mg 及 10 片戊酸雌二醇与醋酸环丙孕酮复方片剂,每片含戊酸雌二醇 2mg,醋酸环丙孕酮 1mg。适用于周期性序贯疗法,按顺序服用,停药 7d 后再开始下一个周期。克龄蒙中含有孕激素醋酸环丙孕酮,有抗雄激素作用,并可维持血清中脂蛋白的水平稳定。因此,雌二醇在脂肪代谢中的积极作用被充分利用,有助于预防心血管系统动脉硬化的发生。

7-甲异炔诺酮:商品名为利维爱,是一种仿性腺甾体激素,在体内代谢后可与雌、孕及雄激素受体结合,兼有这三种激素弱的活性。每片 2.5mg,适用于绝经后妇女使用,有症状时每日 1 片,症状缓解后维持量为每 2 日 1 片或每 3 日 1 片。

利维爱在内膜处的代谢物为△4 异构体,有孕激素活性。同时利维爱的代谢产物强烈抑制雌酮向雌二醇转化,故不刺激绝经后妇女的内膜,仅有极少数患者出现轻度增殖,其增殖的程度并不随着用药时间的延长而增加,无乳腺癌及子宫内膜癌发生的危险。同时也观察到利维爱对阴道黏膜的刺激作用。每日 2.5mg 利维爱具有抑制绝经后妇女骨丢失的作用。绝经期症状特别是血管舒缩症状如潮热、多汗等均受到抑制,对性欲和情绪也都有良好的作用。利维爱对血脂的影响,以降低三酰甘油最为明显,用药早期可降低高密度脂蛋白,长期使用(1 年以上)可降低低密度脂蛋白。

④皮贴制剂有伊尔(EASE)贴片(国产):每片含雌二醇 2.5mg,每周使用 1 片,连用 3 周需停用 1 周,且用药第 3 周需加用孕激素。皮埋片内为结晶型雌二醇,每片内含有雌二醇 25、50、100mg,可稳定释放雌二醇 6 个月。

8)副作用及危险性

①子宫出血:单独应用雌激素及连续联合应用雌、孕激素时都有可能发生非计划性出血,

尤其是在用药早期,需根据出血情况及内膜厚度处理,必要时需行诊断性刮宫排除子宫内膜病变。

②雌激素的副作用:剂量过大时可引起乳房胀、白带多、头痛、水肿、色素沉着等,应酌情减量或使用雌三醇。

③孕激素的副作用:子宫出血:周期性加用孕激素停药后可有月经样出血,连续联合使用者有不规则出血,但很少发生;可能影响雌激素对心血管的保护作用,如降低高密度脂蛋白、促血管收缩、增加胰岛素抵抗等;可引起乳房胀、恶心、腹胀、口干、阴道干、情绪压抑、烦躁等症状。

④子宫内膜增生及肿瘤:雌激素促进内膜细胞分裂增殖,如长期应用雌激素未予孕激素拮抗,则内膜将从单纯增生、复杂增生、不典型增生发展到早期癌,无拮抗的单用雌激素治疗,内膜癌的危险可增加 2～10 倍。用结合雌激素 0.625mg/d,应用 5 年以上,发生子宫内膜癌的相对危险性为 4.8,用药 8 年以上相对危险性上升至 8.22,其对策是每日加用孕激素(甲羟孕酮 2.5mg)或每月加用孕激素至少 10d(最好 12～14d),剂量为甲羟孕酮 10mg/d,可以完全阻止单纯型和复杂型子宫内膜增生,内膜癌的相对危险性降至 0.2～0.4。

⑤乳腺癌:根据流行病学调查研究,激素替代治疗短于 5 年者,并不增加乳腺癌的危险性;长期用药 10～15 年以上,是否增加乳腺癌的危险性尚无定论。

9)用药过程中的检测:实施 HRT 前要了解患者的一般情况,主要症状、绝经时间,行妇科检查除外生殖器病变,了解子宫内膜及乳腺的基础情况及体内激素水平,酌情检查骨密度、血糖、血脂、肝肾功能、凝血因子等,一般在初剂后 4～8 周随访,如无异常可半年至 1 年随访 1 次。HRT 应用过程中要检测疗效及安全性。疗效主要包括症状、血雌二醇水平、血脂变化及骨密度。安全性主要包括血压、体重、乳房、子宫内膜厚度、阴道出血情况及有无新发疾病。乳房的检测方法有自检、超声检查、乳腺 X 线检查等。子宫内膜的检测方法有吸取宫内膜组织行细胞病理学检查,阴道超声检查测量内膜厚度,如厚度＞5mm,可行内膜活检。

(五)骨质疏松症的预防和治疗

绝经后雌激素水平降低是骨质疏松的主要原因,骨质疏松以预防为主,因骨质一旦丢失,很难恢复到原有水平。激素替代治疗是预防骨质疏松的有效方法。维持骨质的雌激素水平为 150～180pmol/L(40～50pg/ml),结合雌激素 0.625mg/d、微粒化 17p 雌二醇 Img/d、炔雌醇 15～25μg/d,能有效地防止骨质丢失。孕激素有拮抗雌激素的作用,但对减少骨质的重吸收与雌激素起着协同作用。这些预防性作用应尽可能在绝经初期开始。

预防和治疗骨质疏松需补充钙及维生素 D,绝经后妇女钙需要量为 1500mg/d,补充雌激素者为每日 1000mg,除食用含钙丰富的食物外,还应根据需要服用补钙制剂。户外活动少的妇女补钙同时应每日服用维生素 D 400～500U,与钙剂合用有利于钙的吸收。

降钙素可抑制破骨细胞的活性,有效地抑制骨吸收,降低血钙。还作用于肾脏的近端小管,加强 1α-羟化酶的活性,使 25-OH-D_3 产生 1,25-(OH)_2D_3。可缓解骨痛,稳定或增加骨量。有效制剂为鲑降钙素(salmon calcitonin,商品名 Miacalcic,密钙息)。用法:100U 肌内或皮下注射,每日或隔日 1 次,2 周后改为 50U,每周 2～3 次。副反应轻,10％～20％的患者出现恶心和潮热。

氟化物中的氟离子对骨有特殊的亲和力,聚集在身体发生钙化的部位,对维持骨和牙齿的生长代谢非常重要。绝经后妇女适量补充氟化物能预防和治疗骨质疏松。

运动对预防骨质疏松有益,适量运动可减少骨量丢失,因此老年人每天应坚持适当锻炼。

(李素玲)

第六节 多囊卵巢综合征

多囊卵巢综合征(PCOS)是指妇女月经调节机制失调,以长期无排卵及高雄激素血症为特征的内分泌综合征,表现为月经稀少、闭经或不孕,伴有肥胖、多毛和卵巢多囊增大等。PCOS 为年轻妇女月经紊乱最常见的原因,占无排卵性不孕症的 $50\%\sim70\%$。1935 年 Stein 和 Leventhal 两人描述以上现象,故过去也称 Stein-Leventhal 综合征。随着内分泌学的深入研究,多数学者认为该病是下丘脑-垂体-卵巢内分泌轴功能紊乱,终致卵巢发生病理改变。由于神经内分泌的变化,GnRH-GnH 释放频率和脉冲振幅增加,LH/FSH 比值增高,其与胰岛素抵抗和高胰岛素血症所诱发的高雄激素血症,共同构成该病的临床病理生理学基础。

(一)多囊卵巢综合征的病理生理改变

1.高雄激素血症 多囊卵巢综合征一个主要病理生理变化就是体内雄激素增多。女性体内的雄激素主要有雄烯二酮(A)、睾酮(T)、脱氢表雄酮(DHEA)、硫酸脱氢表雄酮(DHEA-S)以及双氢睾酮(DHT)。A 和 T 绝大部分来自卵巢和肾上腺,两者各占一半;DHEA 和 DHEA-S 几乎都来源于肾上腺;DHT 是 T 经局部皮肤中的 5α-还原酶作用转化而来。

增多的雄激素来源较复杂,卵巢来源及肾上腺来源的雄激素均增多。卵巢静脉插管研究发现卵巢静脉血中睾酮、雄烯二酮、脱氢表雄酮均较外周血明显升高,提示主要为卵巢源性雄激素过多。多囊卵巢综合征者卵泡内膜细胞体外培养显示用 HCG 或 LH 刺激后睾酮、雄烯二酮生成量高于正常,用 GnRHa 刺激和降调节后血清雄激素水平相应地升高和下降,支持体内过多的雄激素来自卵巢。卵巢的形态学改变亦支持过多的雄激素来自卵巢,卵泡内合成雌激素的颗粒细胞层次减少,而合成雄激素的卵泡内膜细胞明显增生,卵巢间质细胞也增生。

卵巢雄激素分泌过多的机制包括①LH 过度分泌:LH 水平升高刺激卵巢的卵泡内膜细胞及间质细胞合成大量睾酮和雄烯二酮,这在无肥胖的多囊卵巢综合征患者中更为主要。②细胞色素 $P_{450C}17\alpha$ 酶功能亢进:细胞色素 $P_{450C}17\alpha$ 酶是卵巢和肾上腺合成雄激素的关键酶,能催化孕酮和孕烯醇酮分别转变为 17α 羟孕酮、雄烯二酮和 17α 羟孕烯醇酮、脱氢表雄酮。通过 GnRHa 刺激后检测 17α 羟孕酮、雄烯二酮反应程度提示多囊卵巢综合征患者卵巢雄激素合成酶 $P_{450C}17\alpha$ 酶功能亢进。③高胰岛素血症:动物实验及体外试验均发现胰岛素参与卵巢类固醇激素合成的调控,在人卵泡膜细胞培养体系中加入胰岛素可刺激雄激素的合成,体外试验也证实高胰岛素能升高血雄激素水平。药物试验提示体内胰岛素能增加卵巢雄激素的合成。正常妇女胰岛素水平的升高并不引起雄激素水平的升高,这可能是因为正常妇女卵巢类固醇激素合成不如多囊卵巢综合征者对胰岛素敏感或正常妇女缺乏多囊卵巢综合征者所具有的雄激素过多合成的危险因素。胰岛素刺激卵巢雄激素的合成可能与细胞色素 $P_{450C}17\alpha$ 酶有关,有研究表明 PCOS 者卵巢中细胞色素 $P_{450C}17\alpha$ 酶活性增高是高胰岛素直接刺激的结果。胰岛素还可能协同 LH 作用或促进 LH 分泌从而使卵巢合成雄激素增加。高胰岛素能抑制肝细胞性激素结合球蛋白(SHBG)的合成,后者降低能使游离睾酮浓度增加,从而诱发高雄激素血症。胰岛素样生长因子-Ⅰ(IGF-Ⅰ)能直接刺激卵泡膜细胞合成雄激素,也能协同 LH 促雄激素合成作用,胰岛素能通过 IGF-Ⅰ 受体促进卵巢雄激素的合成;高胰岛素还能抑制肝脏胰岛素样生长因子结合蛋白-Ⅰ的合成,提高卵巢组织 IGF-Ⅰ 的生物活性,促进雄激素的活性。

约有 50% 的 PCOS 者肾上腺源雄激素也分泌过多,而且整个肾上腺的反应性增强。这可能是由于肾上腺细胞色素 $P_{450C}17\alpha$ 酶功能亢进,尤其是 17,20 碳链裂解酶功能亢进,表现为 PCOS 患者应用药理量 ACTH 刺激后,血 17α 羟孕酮和雄烯二酮反应亢进,即使在使用 GnRHa 抑制后,上述反应仍亢进。另外,肾上腺源性雄激素分泌过多可能是由于肾上腺雄激素对 ACTH 过度敏感,当肾上腺皮质激素释放激素刺激内源性生理量 ACTH 分泌后,血脱氢表雄酮、11β 雄烯二酮、雄烯二酮、17 羟孕酮反应亢进。

高雄激素血症者 SHBG 下降,游离睾酮及游离雌二醇水平上升,在皮肤毛囊及皮脂腺处经 5α 还原酶作用转化为活性最强双氢睾酮,使体毛增多、皮脂腺分泌活跃并出现痤疮。高浓度的雄激素还抑制 FSH 诱导的芳香化酶活性及颗粒细胞 LH 受体生成,抑制优势卵泡的发育,促进卵泡的闭锁,形成多囊卵巢。闭锁卵泡周围卵泡内膜细胞转变为次级间质细胞使间质区不断增大,分泌更多的雄激素,形成恶性循环。大量的雄烯二酮在外周及脂肪中转化为雌酮,形成一个无周期变化的雌激素环境,而使反馈失调,引起无排卵。

2.雌酮过多　卵巢产生的雌激素主要是雌二醇(E_2),PCOS 的雌二醇来源于多个不同成熟期的卵泡,一般维持在早~中卵泡期的水平,而雌酮(E_1)则明显增多,形成 E_2/E_1 比率增高,雌酮的来源除了与雌二醇的互相转化外,大部分来自雄烯二酮在外周组织中经局部芳香化酶的作用转化而成,特别是肥胖者,雌酮水平更高,而且来源于外周组织的雌酮不受垂体促性腺激素的调节,无周期性变化,而处于持续性高水平。

高水平的雌激素使垂体对下丘脑 GnRH 的敏感性增加,LH 水平上升;雌激素和多个不同生长阶段的卵泡所产生的抑制素对垂体 FSH 有选择性的抑制作用,使 FSH 水平较低,从而使 LH＞FSH。

3.促性腺激素分泌异常　PCOS 患者体内 LH 相对升高,FSH 相对稍降低或正常,导致 LH/FSH 比值升高。具体表现为 PCOS 患者血清 LH 较恒定地维持在女性月经周期的中卵泡期水平上下,FSH 相当于早卵泡期水平,LH/FSH 的比值常＞2。这可能是下丘脑促性腺激素释放激素(GnRH)脉冲发放频率增高的结果。较高频率的 GnRH 促进 LH 分泌。PCOS 患者 GnRH 分泌频率增高可能是 GnRH 脉冲发生器对雌二醇和孕酮的负反馈抑制敏感性下降的结果,这种敏感性改变的机制尚不清楚。在下丘脑中多巴胺能和阿片类能对 GnRH 神经元抑制作用的失控,被认为可导致 LH 分泌的增加,但更多认为下丘脑的异常是继发于雌激素的异常反馈,特别是在缺乏孕酮的情况下,因孕酮可通过促进阿片类能的活动而抑制 GnRH-LH 的分泌。

高 LH 促使卵巢卵泡内膜细胞及间质细胞合成过多雄激素,并抑制肝脏性激素结合球蛋白的合成,使游离的雄激素增多。过多的雄激素转化为雌激素,使循环雌激素水平升高又刺激垂体 LH 对 GnRH 的敏感性增高,使 LH 分泌更加增多,形成恶性循环。如果有卵泡周期性发育,但卵泡期过高的 LH 诱导卵母细胞过早成熟,排卵时已是"老龄卵",受精能力低下或受精后着床困难。高水平的 LH 可诱导未成熟卵过早黄素化,或不足以诱导排卵而出现黄素化未破裂卵泡综合征。FSH 相对不足的后果也引起卵泡发育终止。

4.胰岛素抵抗和高胰岛素血症　　胰岛素抵抗表现为机体组织对胰岛素敏感性下降。胰岛素抵抗和高胰岛素血症是许多肥胖和菲肥胖 PCOS 女性的一个显著特征。研究表明:胰岛素抵抗不是高雄激素作用的结果,用长效 GnRHa 抑制 PCOS 患者卵巢雄激素产生或切除双卵巢不会改变其胰岛素抵抗状态。

目前研究表明:胰岛素抵抗可能在 PCOS 的发病中起着早期和中心的作用,胰岛素抵抗是青春期患雄激素增多症女孩的突出表现;胰岛素通过自身受体增强卵巢和肾上腺的甾体激素的合成,同时也可增强垂体 LH 的释放;增高的胰岛素抑制肝脏合成性激素结合球蛋白,使其循环浓度下降,游离睾酮浓度升高,放大高雄激素血症的作用,血清性激素结合球蛋白下降是各种原因引起的胰岛素抵抗的一个标志。

PCOS 患者体内胰岛素抵抗产生的机制还不很清楚,可能与其受体缺陷有关。胰岛素受体与一般的受体不同,它是一个酪氨酸激酶受体,只有一个跨膜 α-螺旋,当位于膜外侧的较长肽链部分与胰岛素结合后,可直接引起肽链膜内段激活,使之具有磷酸激酶活性,通过自身肽链和膜内蛋白质底物中的酪氨酸残基发生磷酸化而产生细胞内效应。研究发现,PCOS 患者外周组织中胰岛素受体后的磷酸化异常,使胰岛素信号传递途径缺陷,即胰岛素信号传导基本组分胰岛素受体的酪氨酸残基自我磷酸化被丝氨酸/苏氨酸磷酸化所取代,因而胰岛素信号传导受损,形成胰岛素抵抗。此外,还发现胰岛素抵抗的 PCOS 患者体内存在胰岛素依赖性葡萄糖转运蛋白低表达,胰岛素介导的葡萄糖转运能力下降。PCOS 患者的胰岛素抵抗还可能与胰岛 B 细胞功能失调及肝脏胰岛素抵抗有关。是否与遗传因素有关目前还不明确。

5.卵巢胰岛素样生长因子/胰岛素样生长因子结合蛋白异常　　胰岛素样生长因子(IGFs)对促性腺激素引起的卵泡生成和类固醇合成起着重要的调节作用。IGFs 分为 IGF-Ⅰ 和 IGF-Ⅱ,IGFs 的主要来源是肝脏,卵巢中存在胰岛素和 IGFs 受体,IGF-Ⅰ 能与 IGFs 及胰岛素受体结合发挥作用。IGF-Ⅱ 能与 IGFs 受体结合,但不能与胰岛素受体结合。血液和组织中的 IGFs 能与 IGFs 结合蛋白(IGFBPs)相结合,起着调节 IGFs 活性的作用。在卵巢内,IGF-Ⅰ 能增加 FSH 诱导的芳香化活性及雌二醇生成,卵泡液中 IGF-Ⅰ 水平与卵泡的体积呈正相关。IGF-Ⅰ 也能促进 LH 刺激卵巢雄激素合成。在 PCOS 患者的卵泡中 IGFBP-1 水平低,游离 IGF-Ⅰ 升高,IGF-Ⅰ 能增加卵巢间质细胞 LH 受体,增加 LH 诱导的雄激素生成;另外还发现 PCOS 患者的卵泡和闭锁的卵泡一样含有较多的 IGFBP-2,可能 IGFBP-2 参与了 PCOS 卵泡发育的终止。

6.高泌乳素血症　　泌乳素由垂体泌乳素细胞分泌,接受下丘脑的泌乳素释放因子和泌乳素抑制因子的双重调节。过量的 PRL 可损害卵泡期促性腺激素的脉冲释放及排卵期雌二醇诱发 LH 峰的形成,使卵泡不能成熟及排卵。PCOS 患者血 PRL 水平均值明显高于正常人,约有 1/3 患者达到高泌乳素血症的水平,这与 PCOS 患者中枢多巴胺活性不足有关。多巴胺是泌乳素抑制因子,其活性不足时,不能有效抑制 PRL 过多释放。外周雌激素水平对中枢的多巴胺活性亦有一定的调节作用,PCOS 患者雌二醇水平不足,多巴胺活性偏低,也可能是 PRL 高分泌的原因。

7.其他

(1)生长激素(GH)水平低:GH 对卵巢有放大促性腺激素的作用,人卵巢有 GH 受体, GH 对 LH 诱导卵泡内膜雄激素合成及 FSH 诱导颗粒细胞芳香化酶合成均有促进作用。 PCOS 患者(尤其是肥胖者)不仅基础 GH 水平偏低,经左旋多巴兴奋后,GH 上升幅度亦较 低,表明 PCOS 患者垂体 GH 储备功能不足,并提示 PCOS 患者下丘脑中多巴胺活性不足,垂 体对 GHRH 的刺激反应性亦较低。

(2)某些神经肽水平改变:研究发现 PCOS 患者的生长抑素水平低于对照组,生长抑素通 过降低腺垂体对 GnRH 的敏感性而降低 LH 分泌的振幅。生长抑素对胰岛素分泌也有抑制 作用。生长抑素下降还可使 IGFs 水平升高。PCOS 患者中枢性阿片肽活性下降,由于阿片肽 对下丘脑 GnRH 分泌有抑制作用,阿片肽活性不足可使患者的 GnRH 的脉冲频率增高。

(二)病因和发病机制

PCOS 的病因及发病机制至今尚未阐明,被认为是多病因所致。

1.下丘脑神经内分泌功能异常　PCOS 患者 GnRH-LH 脉冲分泌频率增高,但其是否为 PCOS 的发病原因,是下丘脑的内在异常,还是性激素改变反馈其增高,目前还不清楚。但 GnRH-LH 分泌亢进是 PCOS 的关键特点,如无 GnRH-LH 脉冲分泌,PCOS 不会发生和 维持。

2.肾上腺功能异常　约有一半的 PCOS 患者有硫酸脱氢表雄酮的升高,表明肾上腺皮质 功能紊乱与 PCOS 的发生有关。肾上腺皮质细胞色素 $P_{450C}17\alpha$ 酶活性升高和(或)3β 羟甾脱 氢酶活性降低可使硫酸脱氢表雄酮和 11β 雄烯二酮合成增加,另外,肾上腺皮质对 ACTH 敏 感度增加也可使硫酸脱氢表雄酮合成增加。

3.高胰岛素血症和胰岛素抵抗　PCOS 患者常有高胰岛素血症和胰岛素抵抗,近年来的 研究表明高胰岛素在 PCOS 的发病中起着重要作用。胰岛素通过直接作用于卵巢、抑制肝脏 性激素结合球蛋白、促进细胞色素 $P_{450C}17\alpha$ 酶活性、抑制肝脏 IGFBP 的合成使 IGF 水平升高 等使雄激素水平升高,使卵泡发育受到抑制。胰岛素还能增加 GnRH 刺激 LH 分泌,高胰岛 素可促进垂体脉冲分泌幅度增大。胰岛素通过与 LH 协同作用,引起卵巢泡膜细胞与间质细 胞增生及轻度高雄激素血症,并使卵泡闭锁,颗粒细胞及雌二醇减少;而泡膜细胞与间质细胞 却继续在胰岛素及 LH 刺激下生成更多的雄激素,加重高雄激素血症。导致多囊卵巢的改变。

4.遗传因素　许多研究发现 PCOS 的发病有家族性,患者家属发生 PCOS 的风险高于正 常人群。目前认为 PCOS 是寡基因常染色体显性遗传性疾病,受累基因有 CYP17、CYP11a 及 与胰岛素有关的一些基因。CYP17 是编码细胞色素 $P_{450C}17\alpha$ 的基因,当 CYP17 发生突变使 细胞色素 $P_{450C}17\alpha$ 的活性增强或对胰岛素和 LH 的敏感性增加时,卵巢合成的雄激素增加,会 出现 PCOS。有研究表明 PCOS 的发生与 CPY17 基因突变有关。CYP11a 是编码胆固醇裂解 酶的基因,有学者发现一些 PCOS 患者中存在 CYP11a 的异常。胰岛素在 PCOS 的发病中起 重要作用,不少研究发现与胰岛素有关的基因异常存在于 PCOS 患者中。

5.生长因子　一些生长因子参与 PCOS 发病,除 IGF-Ⅰ外,瘦素、肿瘤坏死因子、表皮生长因子等可能与 PCOS 的发生有关。

（三）临床表现

1.症状和体征

（1）月经失调、不孕：是本病的主要症状，多为先出现月经稀发或月经过少，随后出现继发性闭经，偶见原发性闭经及规则的无排卵月经，也有个别表现为月经过多、月经不规则。PCOS 绝大多数无排卵，少数可为稀发排卵或黄体功能不足，常引起不孕，即使妊娠也易于流产。

（2）高雄激素症状

①多毛：多毛是指面部或躯体表面毛多。PCOS 患者中发生率约 70％，多分布于唇上、下颌、乳晕周围、脐下正中线、耻骨上、大腿根部等处，体毛粗硬而长，着色深。这是 PCOS 患者体内过多的雄激素，在毛囊局部转变而成的双氢睾酮也过多，刺激了体毛的加速生长所致。

②痤疮：痤疮是一种慢性毛囊皮脂腺炎症，它的发生与双氢睾酮刺激皮脂腺分泌过盛有关。痤疮多见于面部，如前额、双颊等，胸背、肩部也可出现。最初表现为粉刺，以后可演变为丘疹、脓疱、结节囊肿、瘢痕等。

③其他男性化体征：可有肌肉发达、乳房萎缩、声调低沉、出现喉结、阴蒂增大、秃顶等。一般很少出现。

（3）肥胖：半数患者有某种程度的肥胖，往往从青春期开始脂肪堆积。脂肪细胞是雌激素的靶器官，雌激素是脂肪细胞复制分化的营养剂。PCOS 患者脂肪增多可能与持续增高和无对抗的腺外雌激素产生有关。另外脂肪组织亦是腺外性激素转化为雌激素的重要部位。

（4）卵巢多囊改变：约有半数以上患者卵巢增大，典型的改变为双侧卵巢增大，可比正常卵巢大 2～4 倍，表面光滑呈灰白色，富有血管。约有 1/3 患者卵巢不大。卵巢病理发现，包膜增厚，比正常厚 1.5～5 倍，厚薄不均，有胶原纤维变性，皮质下可见不同发育阶段的囊性卵泡和闭锁的卵泡，2～6mm 大小。有的卵泡可达 1.5cm，囊壁薄，仅有几层颗粒细胞，最明显的是囊泡周围的卵泡内膜细胞增生及黄素化，缺乏或偶见黄体和白体。

（5）黑棘皮症：指颈后、腋下、外阴、腹股沟等处皮肤皱褶处呈灰棕色、天鹅绒样、片状、角化过度的病变，有时呈疣状，皮肤色素加深。组织切片可见表皮增厚，有时呈疣状或乳突状。黑棘皮症是严重胰岛素抵抗、严重高胰岛素血症的一种皮肤变化，常因胰岛素受体缺陷或胰岛素受体抗体所引起。

2.内分泌特征

（1）雄激素过多：主要为来自卵巢的雄烯二酮和睾酮，部分为来自肾上腺的脱氢表雄酮和硫酸脱氢表雄酮。性激素结合球蛋白减少，致使未结合的游离雄激素增多，从而导致其活性增强。

（2）雌酮过多：PCOS 时雌二醇维持相当于早、中卵泡期水平，而雌酮明显增高。雌酮来源除与雌二醇正常互相转化外，大部分由雄烯二酮在外周组织经局部芳香化酶作用转化而来。

（3）促性腺激素比率失常：LH 升高，常达卵泡中期水平，可能由于卵巢和肾上腺反馈异常，使下丘脑-垂体轴的脉冲式释放增加所致。FSH 低，维持在卵泡早期水平，是由于无对抗性雌激素和卵泡液中抑制素协同作用的结果。LH 升高、FSH 降低使 LH/FSH＞2～3，但由于这两种激素分泌皆呈脉冲式,而 LH 的半衰期短,故所测 LH/FSH 常低于此值。

(4)胰岛素过多:胰岛素高于生理水平,主要是由于机体存在胰岛素抵抗所致。高胰岛素血症常与高雄激素血症并存,是因胰岛素及胰岛素样生长因子-Ⅰ共同作用于卵泡膜细胞,促使其合成雄烯二酮和睾酮增加所致。

(5)泌乳素升高:有 10%~30% 的 PCOS 患者有轻度高泌乳素血症。

3.远期并发症

(1)子宫内膜癌:在雌激素长期刺激下,子宫内膜可发生增殖改变,根据增生程度不同可为子宫内膜单纯增生,复杂增生、不典型增生,甚至子宫内膜癌。PCOS 患者腺外产生的雌激素主要为雌酮,雌酮对子宫内膜的刺激和内膜癌的发生关系密切,因此患者有潜在发生子宫内膜癌的危险。

(2)糖尿病:PCOS 患者高胰岛素血症、胰岛素抵抗和肥胖易于发展为隐性糖尿病,遗传和环境等其他因素也有一定影响。根据世界卫生组织诊断标准,肥胖 PCOS 患者中,葡萄糖耐量减低达 40%,20~44 岁的 PCOS 患者糖耐量减低或非胰岛素依赖型糖尿病患病率达 20%~40%,远高于正常妇女的患病率。

(3)心血管疾病:因 PCOS 患者多有高胰岛素血症,而高胰岛素又是冠心病的高危因素,它可造成血清脂蛋白浓度异常,三酰甘油、总胆固醇、低密度脂蛋白升高,高密度脂蛋白降低,高胰岛素还可直接作用于动脉,刺激对动脉硬化斑块形成有重要作用的生长因子,促进动脉硬化斑块的形成,它还使血管周围平滑肌细胞增生,加强胆固醇的合成和低密度脂蛋白受体的活性,可能使冠心病的发病率增加。但一项调查显示,PCOS 患者糖尿病病死率较多,但并无心血管病病死率的增高,这可能与 PCOS 患者不缺乏雌激素,因此而得到保护有关。

(四)诊断和鉴别诊断

1.诊断 多囊卵巢综合征目前尚无统一的诊断标准,一般根据病史及临床表现,结合实验室检查和(或)B 超检查来诊断。

(1)临床表现:月经不规则,闭经,无排卵,可有多毛、肥胖、痤疮、不孕等。

(2)辅助检查

①基础体温测定:基础体温为单相,月经后半期体温无升高。

②B 超检查:B 超可检测卵巢的形态,多囊卵巢时有以下特征:双卵巢对称性增大,包膜回声增强,轮廓较光滑;卵巢内可见 8~10 个以上直径 2~8mm 的小卵泡,排列在卵巢间质的周围,间质部的回声增强。

③诊断性刮宫:于月经前数日或月经来潮 6h 内行诊断性刮宫,子宫内膜呈增殖期改变或增生过长,无分泌期变化。

④腹腔镜检查:通过腹腔镜直接窥视,可见卵巢增大,包膜增厚,表面光滑,呈灰白色,有新生血管。包膜下显露多个卵泡,但无排卵征象(排卵孔、血体或黄体)。腹腔镜下取卵巢组织行病理检查,可明确诊断。

(3)实验室检查

①LH、FSH 测定:LH 升高,FSH 偏低,LH/FSH≥2.5~3,LH>10U/L,LH 和 FSH 测定应在卵泡期取样。

②雄激素：PCOS 患者多有睾酮升高，总睾酮＞3.5nmol/L(80ng/ml)；雄烯二酮升高者约占 60%，其正常范围为＜230ng/dl(8.5mmol/L)；硫酸脱氢表雄酮正常值为＜8.1μmol/L(300μg/dl)，在 PCOS 患者中有 40%～50%者升高。

③雌激素：雌激素水平较恒定，无正常的月经周期性变化，维持在早卵泡期水平，雌酮高于雌二醇。

④尿 17 酮、17 羟：17 酮正常时提示雄激素来源于卵巢，升高提示肾上腺功能亢进，17 羟反映皮质醇水平。

⑤胰岛素：高胰岛素血症在超重和雄激素升高的患者中较多见，当患者有肥胖、黑棘皮症时，测定空腹胰岛素及胰岛素释放实验有助于诊断。

2.鉴别诊断　多囊卵巢综合征应与其他原因引起的持续无排卵、高雄激素血症及胰岛素抵抗疾病相鉴别，主要与以下疾病鉴别。

(1)间质卵泡膜增生症：本症是指镜下卵巢间质中出现黄素化卵泡膜细胞增生，与邻近卵泡无关。其临床及内分泌特征与 PCOS 相仿但更严重。鉴别根据本症增多的雄激素主要来源于卵巢，包括睾酮、雄烯二酮、双氢睾酮，雄激素水平高于 PCOS 患者，临床症状更明显，但DHEAS 正常；雌酮水平升高，主要由高雄激素转化而来；LH 和 FSH 水平正常或低于正常妇女；一般的抗激素治疗，如氯米芬（克罗米芬）促排卵治疗及卵巢楔形切除治疗常无效；胰岛素抵抗和高胰岛素血症较严重；卵巢间质中见黄素化泡膜样细胞群；本症发病年龄偏大，可在 40岁以后。

(2)皮质醇增多症：当血清 DHEA-S＞18.2μmol/L 时，应与肾上腺皮质增生鉴别。由于各种原因造成肾上腺皮质增生，分泌大量的皮质醇和雄激素，表现为月经失调、满月脸、向心性肥胖、紫纹、多毛等典型临床症候群。实验室测定 LH 在正常范围、皮质醇水平高、无昼夜波动、小剂量地塞米松无抑制作用，常伴有不同程度的雄激素增多。

(3)先天性肾上腺皮质增生：先天性肾上腺皮质增生是一种常染色体隐性遗传病。皮质醇合成过程中，任何一种所需酶系的完全或不完全缺乏，都引起皮质醇合成不足。低皮质醇血症引起继发垂体 ACTH 代偿性分泌增多，促使肾上腺皮质增生，致使肾上腺皮质合成雄激素和（或）盐皮质激素过多或不足。临床上以 21 羟化酶缺乏最常见，它可引起女性外阴畸形，出生时即可发现，青春期以后发病者，易与多囊卵巢综合征混淆。

①迟发型 21 羟化酶缺乏症：由 21 羟化酶轻度缺乏引起，症状多发生于青春期或以后。临床表现有月经失调、多毛，一般无男性化症状，与特发性多毛症及多囊卵巢综合征极相似。诊断依据为血 17α-羟孕酮水平明显增高，或 ACTH 试验 17α-羟孕酮反应明显增高。

②11-β 羟化酶缺乏症轻型：11-β 羟化酶缺乏引起皮质醇和醛固酮合成障碍，ACTH 过度分泌，11-去氧皮质醇、11-去氧皮质酮及肾上腺雄激素升高。成年后发病表现月经失调、多毛、痤疮及不同程度的外生殖器异常，有些患者有高血压。血雄激素，尤其是雄烯二酮升高。用ACTH 试验后，血浆 11-去氧皮质酮和或 11-去氧皮质醇升高可以诊断。

(4)卵巢分泌雄激素的肿瘤：有些卵巢肿瘤如门细胞瘤、支持—闾质细胞瘤等可引起男性化表现和无排卵，与多囊卵巢综合征有相似之处，但肿瘤多为单侧，男性化表现较重，血雄激素水平接近男性，应用 B 超、CT 或核磁发现盆腔实质性或囊性占位病变。肿瘤患者应用

GnRHa 抑制试验一般不被抑制。

(5)高泌乳素血症:高泌乳素血症常伴有高雄激素,以脱氢表雄酮和硫酸脱氢表雄酮为主。PRL 可直接作用于肾上腺皮质,使类固醇合成趋向于 △5 途径,临床出现类 PCOS 征象。高泌乳素血症除较高水平的 PRL 外,脱氢表雄酮水平高,促性腺激素正常或偏低,雌激素水平也偏低。虽有雄激素升高但很少出现多毛和痤疮。少数患者伴有垂体瘤。用溴隐亭治疗可使脱氢表雄酮水平下降,单用外源性促性腺激素治疗一般无效。

(6)甲状腺功能亢进或低落:甲状腺素的过多或减少能引起性激素结合球蛋白和性类固醇代谢和分泌明显异常,对有些患者可导致无排卵,形成类似 PCOS 的征象。甲亢使性激素结合球蛋白水平上升,雄激素和雌激素的清除率降低,血雄激素和雌激素水平上升,使外周转化率上升,导致雌酮水平增高。甲状腺功能低下使性激素结合球蛋白水平下降,睾酮的清除率增高而雄烯二酮正常,导致向睾酮转化,使雌三醇水平增高,雌酮和雌三醇的功效都比雌二醇差,造成对促性腺激素的反馈作用异常,引起类似 PCOS 的恶性循环。

(五)治疗

PCOS 的病因复杂,尚未搞清,因此尚无根治的方法,治疗原则为促进排卵、恢复月经和生育能力、降低胰岛素水平,遏制高雄激素血症和男性化表现,监测子宫内膜病理变化,预防子宫内膜癌、糖尿病、心血管疾病的发生。

1.一般治疗　多囊卵巢综合征患者多有肥胖和胰岛素抵抗,饮食控制、减低体重是有效的治疗方法,尤其适用于未婚女性。减低体重可改善胰岛素抵抗,恢复自发排卵,从而缓解或控制多囊卵巢综合征。

2.药物治疗

(1)诱发排卵

①氯米芬:又称克罗米酚(CC),是一种非类固醇药物,具有弱雌激素及抗雌激素的双重作用,它能与内源性强雌激素——雌二醇竞争结合靶器官雌激素核受体,解除内源性强雌激素对下丘脑垂体的负反馈抑制,促使下丘脑 GnRH 及垂体 LH、FSH 的分泌,进而刺激卵泡发育,停药后如果卵巢轴功能正常,则可继续分泌 GnRH、LH、FSH,使卵泡继续发育达成熟阶段,并诱导 LH/FSH 峰而导致排卵。因此,在一个高雌激素环境中氯米芬有抗雌激素作用,相反,在低雌激素环境中氯米芬却有雌激素样作用。用法:于月经周期第 5 天起每日口服 50mg,连服 5d,若无排卵可增量至 100～200mg,每日 1 次,共 5d,同时测量基础体温、血孕酮水平,了解有无排卵和黄体功能,一般用药后 5～19d 排卵。氯米芬诱发排卵率高,但妊娠率较低,可能与其抑制宫颈雌激素受体引起宫颈黏液变稠、有碍精子通过有关。可于用药第 2 天同时口服炔雌醇每日 0.05mg,连服 7d,改善宫颈黏液黏稠度,排卵后肌内注射 HCG 5000u,5d 后重复 1 次,改善黄体功能,增加受孕率,减少或避免流产。硫酸脱氢表雄酮水平较高,单用氯米芬不能排卵者,可加服地塞米松 0.25mg,每周 3 次。以上治疗可连用 3～6 个周期。

②促性腺激素:包括 HMG 和纯化的尿 FSH 制剂。一般每支 HMG 含尿 LH 及 FSH 各75U,纯化的 FSH 每支含 75U 的 FSH 和 <11U 的 LH。FSH、LH 直接作用于卵巢,刺激卵泡的发育和雌二醇的合成,肌注后 8～12h 血清雌二醇达高峰,B 超下可见卵泡逐渐长大,自然LH 峰很罕见,故需加用 HCG 促发排卵和黄素化,用药时卵巢性激素对下丘脑垂体的自然负

反馈调节已不起作用,必须根据临床监测结果人为地调整用量,避免发生卵巢过度刺激综合征。用法:于月经周期第 5 天或第 6 天用 HMG 或纯化的 FSH 1～2 支,每日肌注 1 次,1 周后血雌激素值不增加,颈管黏液评分和 B 超检查卵巢中卵泡不增大,则应适当增量至血雌二醇值达 600～800pg/ml 或宫颈黏液评分≥8 分和 B 超卵泡直径≥18mm 时,改用 HCG 500～1000u 每日肌注 1 次,连续 2～3d。

上述为常规方案,为避免 PCOS 患者出现过多卵泡的发育,可使用小剂量缓增方案。自月经周期第 3 天开始,初剂量为 HMG 或纯 FSH 每日 1 支,若卵巢无反应,每隔 7～14d 增加半支,直到 B 超下见到优势卵泡或加至 225U/d 为止。若卵泡直径逐渐增大,则不必加量。注射 HCG 时机与常规方案相同。小剂量缓增方案的目的是摸索一个最接近 FSH 阈值的剂量,以尽量求得单个优势卵泡的发育,避免卵巢过度刺激综合征。

根据正常早卵泡期血 FSH 水平高于中晚卵泡期,又设计了减量方案,于月经第 3 天时先给较大剂量 FSH,然后适当减量至 FSH 阈值以下以求维持一个优势卵泡。减量方案模拟了生理变化,早卵泡期 FSH 高水平可加速卵泡生长,以后剂量减低,成熟卵泡数不再增多。初剂量为每日 3 支,持续 2d 后改为每日 1～2 支,与常规方案比较,<18mm 卵泡数、卵巢过度刺激综合征的发生率及 FSH 总用量减少,疗程也缩短。

在促性腺激素治疗过程中,可每晚口服地塞米松 0.5mg,加用地塞米松后 HMG 所需总量约为未加地塞米松者的 2/3,可能地塞米松使雄激素被抑制,协助了促排卵。

③促性腺激素释放激素类似物(GnRHa)与 FSH 共同促排卵:PCOS 患者有高 LH 血症,高 LH 常与促排卵效果不佳有关。应用 GnRHa 抑制促性腺激素分泌后,再用 HMG 可有效促进排卵。常用药物有:GnRHa 缓释剂戈舍瑞林(Goserelin)(诺雷德,zoladex,3.6mg),达必佳(3.75mg),曲普瑞林(达菲林,diphereline,3.75mg),于月经第 2 日皮下注射,每月 1 次,最多可用 3 个周期,常用于要求生育而 LH 水平高难以控制的 PCOS 患者。

④脉冲式促性腺激素释放激素促排卵:用脉冲法注射生理剂量的 GnRH 可调节下丘脑垂体轴,诱发腺垂体分泌 FSH 和 LH,从而促使卵巢的卵泡发育。用脉冲微泵模拟生理释放模式,按频率每 60～90～120min 注入 1 次,每次 5～20μg,静脉或皮下注射均可。现多主张用 GnRH 作预治疗,约需 8 周时间达到垂体去敏感状态,导致促性腺激素呈低水平,此时再给予 GnRH 脉冲治疗,效果较好。

⑤他莫昔芬:他莫昔芬是三苯基乙烯衍生物的反式异构体,又称三苯氧胺,结构上及药理上与氯米芬相似,排卵与妊娠率相似。应用方法为月经周期第 5～9 天服用 10mg/d,若无排卵,可加至 20mg/d,共 5d,并与基础体温观察监测排卵。一般在氯米芬失败时,可与氯米芬交替使用,可使排卵率提高。

⑥绒毛膜促性腺激素(HCG):该药为 LH 制剂,适用于一些卵泡发育良好但不能自发排卵的患者。HCG 1000～5000u 可诱发排卵和维持黄体功能。

必须注意药物促排卵治疗 PCOS 时可并发卵巢过度刺激综合征和多胎妊娠,尤其是在应用促性腺激素促排卵时,因 PCOS 患者对促性腺激素较敏感,应正确选择促排卵药物,并加强监测,预防并发症。对促排卵无效而又希望生育的患者,辅助生育技术可提高妊娠率。

(2)抗雄激素治疗:用药前先除外肾上腺病变。常用药物有:

①复方口服避孕药:内含孕酮类和雌激素制剂,可抑制 LH 和卵巢雄激素的产生,同时也可能是通过减少孕烯醇酮的形成或直接影响 ACTH 的释放,抑制肾上腺合成雄激素,其中雌激素成分引起与剂量相关的血性激素结合球蛋白的上升,从而减少游离睾酮,同时也抑制睾酮转化为双氢睾酮。这种雌、孕激素合并疗法能使无排卵型的子宫内膜规律性地脱落,一般在6～12个月内,可抑制毛发生长。现主张低剂量雌激素的避孕药,如炔雌醇 $20\sim30\mu g$ 加醋酸炔诺酮 1.5mg。

②醋酸环丙孕酮(CPA):为合成 17-羟孕酮衍生物,具有较强的抗雄激素作用,与睾酮和双氢睾酮竞争受体,抑制 5a 还原酶,并诱导肝酶加速血浆雄激素的代谢廓清,从而降低雄激素的生物效应。常以 CPA 2mg 和炔雌醇 $35\mu g$ 联合应用(商品名为达因-35,为一种口服避孕药),于出血第 5 天开始服用,21d 为 1 个周期,停药 7d 后重复用药,共 3～6 个月。

③螺内酯(安体舒通):螺内酯通过抑制 5α 还原酶活性,与双氢睾酮竞争结合雄激素受体,阻止睾酮与毛囊相结合而起作用,也可通过抑制 17α 羟化酶,从而干扰卵巢雄激素的合成而起作用。一般日服 50～200mg,安全有效。

④肾上腺皮质类固醇激素:主要作用是抑制肾上腺来源的雄激素,也能降低其他来源的血睾酮,大剂量亦能抑制 GnRH 的反应。对治疗同时有肾上腺及卵巢来源的雄激素过多者效果明显,与氯米酚合用可提高排卵率及受孕率。多用地塞米松每晚 0.25～0.5mg,或泼尼松 5～7.5mg/d。

⑤GnRHa:通过抑制促性腺激素分泌达到抑制卵巢来源的雄激素。皮下注射或喷鼻,每日 1 次,$500\sim1000\mu g$,持续 6 个月,或长效制剂如亮丙瑞林(抑那通)3.75mg,每 4 周 1 次。为避免低雌素的副作用,可加用雌孕激素。

(3)高胰岛素血症的治疗:近年研究发现胰岛素拮抗和高胰岛素血症在 PCOS 的发病中起着重要作用,改善胰岛素拮抗,降低血胰岛素水平可起到治疗多囊卵巢综合征的作用。除一般治疗饮食控制、减轻体重外,可用药物治疗。

①二甲双胍:为一种双缩胍类药物,可以改善分子水平胰岛素的作用,而不影响胰岛素的分泌,用于治疗胰岛素拮抗和高血压,改善高胰岛素血症和高血压、血脂异常。服用方法500mg,每日 3 次,连续服用 8 周以上。

②奥曲肽:是近年人工合成的生长抑素类似物,对人体多种内分泌腺体有抑制作用,可抑制生长激素释放和调节胰岛素、胰高血糖素和胃泌素的分泌。因胰岛素样生长因子Ⅰ依赖生长激素,故该药能降低胰岛素样生长因子Ⅰ。对 PCOS 有一定的疗效。但长期应用可能使糖耐量恶化,该药刚刚开始应用,经验较少。

3.手术治疗

(1)卵巢楔形切除术:1902～1935 年,Stein 和 Leventhal 对一组继发性闭经患者开腹探查,发现双侧多囊卵巢,行双侧卵巢楔形切除术,发现术后患者月经变规律,不孕者有怀孕。此后开始采用手术方法治疗多囊卵巢综合征。其机制可能为减低了卵巢内的张力,把增厚的包膜机械性地切开引起排卵;缩小卵巢体积,减低对垂体促性腺激素的过度敏感;手术切除了任何产生雄激素或抑制促性腺激素的物质;Novak"卵泡保持定律":假定垂体促性腺激素的产生量为恒定的,当垂体产生的促性腺激素集中在较少的卵泡上更为有效的排卵;手术使卵巢生成的雄激素突然减少,抑制素也减少,垂体促性腺激素分泌增加,从而引起排卵。由于手术有一定的并发症,随着促排卵药物的进展,手术楔形切除治疗逐渐减少。

（2）腹腔镜下手术:近年来开展腹腔镜下手术治疗,创伤小,术后粘连相对少,可达到与楔形切除相同的效果。可行卵泡电灼术,于每侧卵巢表面作 4～10 个电烙点,或行卵巢楔形切除术。术后同样可使雄激素水平下降,FSH 水平上升,能够排卵。

总之,多囊卵巢综合征为多种病因致病,发病机制复杂,临床表现多样,对每个患者要根据其具体情况,采取不同的治疗措施,即个体化治疗方案,达到最好的治疗效果。

当具有生长能力的子宫内膜组织出现在子宫腔以外的组织时称子宫内膜异位症。异位的子宫内膜大多数在盆腔内子宫邻近器官的腹膜面。当子宫内膜出现在子宫肌层时称子宫腺肌症。

（赵永强）

第十一章 子宫内膜异位症及子宫腺肌症

第一节 子宫内膜异位症

子宫内膜异位症是妇科常见疾病之一。异位的子宫内膜可出现在身体的不同部位,但大多数位于卵巢、宫骶韧带及直肠子宫陷凹的腹膜面等,其中以侵犯卵巢最常见。此外,身体的很多部位如输尿管、腹壁组织、膀胱等也可波及。

【病因】

子宫内膜异位症是良性病变,但具有类似恶性肿瘤的种植生长能力。目前发病机制不完全了解,主要有子宫内膜种植学说、淋巴及静脉播散学说、胚胎细胞化生学说及免疫学说。但无一种学说可以完全解释子宫内膜异位症的发生。

【病理】

子宫内膜异位症的主要病理变化为异位的内膜随卵巢激素的变化发生周期性出血,伴有纤维组织的增生和粘连的形成,故在病变区出现紫蓝色斑点及结节。在镜下见到内膜间质细胞即可诊断本病。

【临床表现】

1.症状

(1)继发性痛经是子宫内膜异位症的典型症状,呈进行性加重。疼痛的程度与病灶大小不一定成正比。严重者长期下腹痛,至经期或经后加剧。

(2)月经失调有一部分患者月经量增多、经期延长等。

(3)不孕由于子宫内膜异位症患者盆腔粘连,输卵管蠕动减弱以及免疫功能改变等而导致不孕。内膜异位症患者不孕率高达40%左右。

(4)性交痛一般表现为深部性交痛。以月经来潮前更明显。

(5)身体其他部位有子宫内膜异位时,均在病变部位有周期性疼痛、出血或肿物增大。肠道子宫内膜异位可出现腹痛、腹泻或便秘。异位于输尿管或膀胱时,可在经期出现尿频、尿痛,甚至引起输尿管狭窄,导致肾积水,肾功能受损。腹壁手术瘢痕可在经期时出现疼痛及包块,伴包块逐渐增大。

2.体征 妇科检查时在子宫后壁下段可扪及触痛结节。附件区可扪及囊性包块。阴道后穹隆或阴道后壁可见紫蓝色结节或触痛结节。

【诊断】

育龄妇女继发性痛经,呈进行性加重,盆腔检查扪及触痛性结节或盆腔有囊性包块,可初步诊断子宫内膜异位症。临床上可借助以下辅助检查以确诊。

1.超声检查。

2.CA125 值测定一般为轻度升高,多低于 100IU/ml。

3.腹腔镜检查是盆腔内膜异位症诊断的"金标准"。但在诊断深部浸润型子宫内膜异位症上有一定的局限性。

4.MRI 检查:诊断准确性高,是诊断侵及肠道子宫内膜异位症的首选检查方法。

【鉴别诊断】

本病应与卵巢恶性肿瘤、盆腔炎性包块等相鉴别。

【治疗】

1.期待疗法　适用于病变及症状轻微患者。一般每数月随访 1 次。

2.药物治疗　目的是通过抑制卵巢功能、抑制内膜增生达到闭经状态,导致异位内膜萎缩、退化、坏死,以达到缓解症状的目的。

(1)非甾体类抗炎药:腹痛时口服,可减轻疼痛。

(2)复方口服避孕药:通常选用复方短效口服避孕药,特点是方便、疗效肯定、不良反应轻微、无使用期限限制,是 16 岁前子宫内膜异位症患者药物治疗的首选药物,是子宫内膜异位症的一线治疗药,如妈富隆、达因-35 等连续或周期性应用 3～6 个月。

(3)孕激素:能有效缓解症状。常用药物有:醋酸甲羟孕酮 20～30mg/d,分 2～3 次口服;地屈孕酮 20～30mg/d,分 2～3 次口服,连用 6 个月。

(4)促性腺激素释放激素激动剂:GnRH-a 有很好的控制症状及缩小病灶的作用。其主要不良反应是引起一系列的低雌激素症状和骨密度的丢失。一般适用于 16 岁以上患者。通常连续使用 4～6 个月。在其治疗过程中及时合并小剂量雌激素或雌激素联合孕激素的反添加治疗能减轻 GnRH-a 的不良反应。

(5)孕三烯酮:每次 2.5mg,每周 2 次,于月经第 1 天开始服用,连续用药 6 个月。

(6)丹那唑:200mg,2～3/d,从月经第 1 天开始服用,持续 6～9 个月服用。若痛经不缓解或不闭经,可加大剂量至 200mg,4/d。丹那唑大部分在肝脏代谢,肝功能异常患者不宜服用。用药期间转氨酶显著升高者应停药,一般停药后迅速恢复正常。

3.手术治疗　腹腔镜手术治疗是最常用的内膜异位症治疗方法。腹腔镜下还可对可疑病变进行活检,帮助确诊和正确分期。适用于药物治疗后症状不缓解,或生育功能未恢复;卵巢内膜异位囊肿直径＞5～6cm;手术分为保留生育功能、保留卵巢功能和根治性手术。

(1)保留生育功能手术:适用于年轻有生育要求的患者。手术范围为尽量清除内膜异位病灶,保留子宫和双侧、一侧或部分卵巢。

(2)保留卵巢功能手术:将盆腔内病灶及子宫切除,但至少保留一侧或部分卵巢,以维持卵巢功能。少数患者在术后仍有复发。

(3)根治性手术:即将子宫、双附件及盆腔内可见内膜异位病灶切除。

4.药物与手术联合治疗　术前使用药物治疗 2～3 个月使内膜异位病灶缩小,从而有利于手术操作。术后也可使用药物治疗 3～4 个月使残留的内膜异位病灶萎缩退化,从而降低复发率。

中医辨证施治

【概述】

中医对于子宫内膜异位症的认识是近十几年来发展起来的,古代医籍并无记载。但是,子宫内膜异位症的发生,据其临床表现可归属于"痛经""月经失调""不孕"和"癥瘕"等范畴。

【病因病机】

中医学对内膜异位症的病机研究认为,随经血流溢及种植入盆腔或盆腔以外的子宫内膜可认为是"离经之血",离经之血即是瘀血,瘀血留滞少腹,蓄之坚牢,当瘀血阻凝冲任气血运行,则出现《医林改错》所描述的病证"少腹积块疼痛,有积块不疼痛,或疼痛而无积块,或少腹满痛"。因此,离经之血所形成的瘀血被认为是内膜异位症的重要发病机制。

【中医治疗】

1.治疗原则　内膜异位症以瘀为主要的病因,治疗应遵照"必伏其所主而先其所因"的原则,在活血化瘀的基础上兼理气、凉血、化痰除湿、温阳、补气或补肾之法。由于瘀血致病变化多端,瘀血壅阻经脉可令脉道不畅通,也可致血无法循经而妄行,发生内膜异位症诸多证候。因此选药组方时注意以下原则:活血化瘀不动血,散结消癥不破血,调经止血不敛涩,通调经脉以助孕,补血惧用益精药,益气少用壅补药,务使祛邪不伤正,扶正不留瘀。

2.分型论治

(1)气滞血瘀

[证候]　腹部结块,婚久不孕,经前经期少腹疼痛剧烈,胀痛,拒按,月经量少,经行不畅或经期延长,色紫黯,有血块,块下痛减。平时性情抑郁或心烦易怒,经前乳房胀痛,舌质紫黯,或舌边尖有瘀斑瘀点,脉弦或弦涩。

[治法]　理气活血,祛瘀消癥。

[方药]　逐瘀消癥汤加减。柴胡 10g,枳壳 12g,制香附 10g,川牛膝 12g,桃仁 10g,川芎 10g,三棱 10g,赤芍 15g,莪术 10g,水蛭 10g,苏木 10g,蜈蚣 2 条。

[加减]　经前 3～7d 及经期腹痛者,加玄胡粉、血竭粉;经前乳房胀痛明显或有结块者,加橘叶、橘核、荔枝核、夏枯草。

(2)寒凝血瘀

[证候]　下腹结块,婚久不孕,经前经期小腹疼痛或绞痛,疼痛难忍,拒按,得热稍缓。月经量少或经行不畅或经期延长,色紫黯,有血块,伴四肢厥冷,面色青白,舌紫黯,或舌边尖有瘀斑瘀点,脉沉或沉紧。

[治法]　温经散寒,祛瘀消癥。

〔方药〕　少腹逐瘀汤加减。炒小茴香 10g,干姜 10g,肉桂 6g,当归 10g,川芎 10g,赤芍 15g,制没药 10g,生蒲黄 10g(包),五灵脂 10g,三棱 10g,莪术 10g,水蛭 10g。

〔加减〕　经前 3～7d 或经期腹痛者,加乌药、血竭粉。

(3)热郁瘀阻

〔证候〕　下腹结块,婚久不孕,经前经期小腹灼痛难忍,拒按,得热痛剧。月经量多,色红或深红,有血块,口干口渴,喜冷饮,小便短黄,大便干结。舌紫黯或舌边尖有瘀斑、瘀点,苔黄,脉数。

〔治法〕　清热凉血,化瘀消癥。

〔方药〕　清热调经汤加减。牡丹皮 10g,黄连 10g,生地黄 15g,赤芍 15g,川芎 10g,红花 10g,桃仁 10g,三棱 10g,莪术 10g,制香附 10g,玄胡 10g,水蛭 10g。

〔加减〕　经期腹痛明显或经前 3～7d 腹痛欲作,加川楝子、制乳没。经期月经量多者,去三棱、莪术、水蛭,加茜草炭、生地榆。

(4)湿热瘀结

〔证候〕　下腹结块,或婚久不孕。平时小腹隐痛,经前经期加重,灼痛难忍,拒按,得热痛剧。月经量多,色红或深红,质黏。平时带下量多,色黄质稠,味秽,或伴平时低热缠绵,舌质紫黯,舌边尖有瘀斑、瘀点,苔黄腻,脉数。

〔治法〕　清热利湿,祛瘀消癥。

〔方药〕　化瘀利湿汤加减。连翘 15g,红藤 15g,败酱草 15g,生薏苡仁 30g,车前草 15g,赤芍 15g,牡丹皮 10g,三棱 10g,莪术 10g,水蛭 10g,荔枝核 15g,川楝子 10g。

〔加减〕　经期或经前 3～7d 腹痛者,加玄胡粉、血竭粉;月经量多者,减水蛭、三棱、莪术,加贯众炭、茜草炭。

(5)痰瘀互结

〔证候〕　下腹结块,婚久不孕,经前经期小腹掣痛,疼痛剧烈,拒按。平时形体肥胖,头晕沉重,胸闷纳呆,呕恶痰多,带下量多,色白质黏,无味。舌黯,或舌边尖有瘀斑、瘀点,苔白滑或白腻,脉细。

〔治法〕　化痰散结,逐瘀消癥。

〔方药〕　化痰逐瘀汤加减。浙贝母 6g,昆布 10g,海藻 15g,皂角刺 10g,苍术 15g,白术 15g,茯苓 15g,夏枯草 15g,三棱 15g,莪术 10g,荔枝核 15g,水蛭 10g。

〔加减〕　婚久不孕、输卵管不通者,加路路通、穿山甲。

(6)气虚血瘀

〔证候〕　下腹结块,或婚久不孕,经期经后小腹肛门坠痛,拒按,排便不畅,疼痛加重。月经量多或少,色淡质稀,平时倦怠乏力,气短懒言,纳呆,舌黯淡,或舌边尖有瘀斑、瘀点,苔薄白,脉细弱。

〔治法〕　益气升阳,化瘀消癥。

〔方药〕　益气消癥汤加减。党参 15g,炙黄芪 15g,炙升麻 6g,当归 10g,赤芍 15g,丹参 15g,三棱 10g,莪术 10g,水蛭 10g,制香附 10g。

〔加减〕　月经量多,经期便溏者,去三棱、莪术、水蛭,加焦白术,艾叶炭。排便不畅者,加肉苁蓉。

(7)阳虚血瘀

[证候] 下腹结块,婚久不孕,经期经后小腹、腰骶冷痛,拒按,喜温。月经量少,色黯淡,质稀,平时畏寒肢冷,腰膝酸软,小便清长,夜尿频多,带下量多,质稀清冷。舌淡黯,或舌有瘀斑、瘀点,苔白,脉沉迟无力。

[治法] 温阳活血,祛瘀消癥。

[方药] 温阳化瘀汤加减。仙茅 15g,淫羊藿 15g,山药 15g,熟地黄 15g,肉桂 6g,丹参 15g,制香附 10g,莪术 10g,水蛭 10g。

[加减] 经期腹痛甚或经前 3~7d 腹痛者,加玄胡、艾叶、血竭粉;婚久不孕者,加菟丝子、巴戟天。

(8)肾虚血瘀

[证候] 下腹结块,婚久不孕,经期经后小腹、腰骶或少腹胀坠作痛,拒按。月经量少,色紫黯,有血块。平时头晕耳鸣,腰膝酸软,心烦易怒,乳房作胀。舌紫黯,或舌边尖有瘀斑、瘀点,脉细弦。

[治法] 补肾调肝,祛瘀消癥。

[方药] 补肾祛瘀汤加减。枸杞子 15g,熟地黄 15g,赤芍、白芍各 15g,菟丝子 15g,女贞子 15g,柴胡 10g,川牛膝 12g,三棱 10g,莪术 10g,当归 10g,水蛭 10g,苏木 10g。

[加减] 经前或经期腹痛者,加玄胡粉、血竭粉。腰骶痛甚者,加桑寄生、川续断、狗脊。

【其他治疗】

1.中成药

(1)桂枝茯苓胶囊,每次 3 粒,3/d,开水送服,3 个月为 1 个疗程,经期停服。用于各种证型的内膜异位症。

(2)血府逐瘀口服液,每次 1 瓶,2~3/d,开水送服,3 个月为 1 个疗程,经期停服。用于瘀热互结的内膜异位症。

(3)散结镇痛胶囊,每次 3 粒,3/d,开水送服,3 个月为 1 个疗程,经期停服。用于各种证型的内膜异位症。

2.外治 三棱 15g,莪术 10g,蒲黄 15g,五灵脂 10g,延胡索 15g,血竭 10g,赤芍 15g,加水 1000ml 浓煎成 100ml,保留灌肠,1/d,3 个月为 1 个疗程。经期暂停。用于各种证型的内膜异位症。

(齐英芳)

第二节　子宫腺肌症

　　子宫腺肌症是指子宫肌层子宫内膜腺体及间质,在卵巢激素的影响下发生出血、肌纤维结缔组织增生,形成弥漫性病变和(或)局限性病变。

【病因】

病因不十分清楚,可能与高雌激素刺激有关。

【临床表现及诊断】

主要表现为进行性加重的痛经、月经过多、子宫不规则出血、慢性腹痛、生育力下降等。妇科检查时子宫呈均匀性增大或有局部性结节隆起,质硬,经期压痛明显。B超检查子宫肌层可见不规则强回声。

【治疗】

1.药物治疗　同本章第一节子宫内膜异位症的药物治疗。

2.手术治疗

(1)保守性手术:以保留生育功能、保留子宫为目的,主要为局部病灶切除术。但切除不彻底,术后需配合药物治疗。

(2)根治性手术:切除子宫。

中医辨证施治

【概述】

中医学没有子宫腺肌病的相应病名,依据其临床表现,可属于痛经、月经过多、经期延长和癥瘕、不孕等范畴。

【病因病机】

中医学认为,侵入子宫肌层的子宫内膜,在子宫外肌壁间所发生的出血,属"离经之血",亦即瘀血,瘀蓄子宫,气血运行失调则产生痛经、经血妄行诸证,癥瘕、不孕也由此而生。

【中医治疗】

治疗原则子宫腺肌病以瘀为主要病机,其证候以血瘀证为基础,结合患者的体质、感受病邪的不同而有气滞血瘀、寒凝血瘀、瘀热互结、气虚血瘀或肾虚血瘀等证候,治疗以活血化瘀为基本原则,再佐以理气、温阳、清热、益气和补肾等。具体用药可参考盆腔子宫内膜异位症。

（齐英芳）

第十二章　女性生殖器官发育异常

第一节　处女膜闭锁

【病因】

处女膜是阴道腔与尿生殖窦之间的环状薄膜,由阴道上皮、泌尿生殖窦上皮及间质组织构成。若泌尿生殖窦上皮未能贯穿前庭部,则导致处女膜闭锁,又称无孔处女膜。在生殖道发育异常中比较常见。

【病理】

青春期初潮后由于处女膜无孔,经血最初积在阴道内,逐渐致子宫腔积血、输卵管积血,甚至经血倒流进入腹腔,可引发子宫内膜异位症,亦可引发盆腔炎性改变。

【诊断】

1.症状　女婴出生时若见其外阴洁净,无分泌物,分开其阴唇未见阴道口时,多能发现,但常被忽视而漏诊。绝大多数患者典型的症状是青春期后出现进行性加剧的周期性下腹痛及阴部坠痛,但无月经初潮,且第二性征基本发育良好。

2.体征　妇科检查时在阴道口处可见一个膨出的紫蓝色触痛明显的球形包块。肛腹诊在盆腔正中可扪及一个囊状包块,子宫在其上方,按压子宫时,可见处女膜向外突出更明显。根据症状和肛腹诊多能确诊。

3.盆腔超声检查　子宫及阴道内有积液。

【治疗】

确诊后均应手术治疗。若在出生后已发现,在初潮前切开为好。

1.手术切除　若已出现阴道积血,应及时在局部麻醉、骶麻或静脉麻醉下行处女膜切开手术。即用粗针穿刺处女膜中央,抽见积血证实诊断后,由穿刺点行"×"形切开并修整。排出积血后,切除多余的处女膜瓣使切口呈圆形,再用 3-0 可吸收线缝合切口边缘黏膜止血,以保持引流通畅和防止创缘粘连。

2.CO_2 激光处女膜切开术　在局部麻醉下,用 CO_2 激光行处女膜切开,该手术方便迅速,出血少。

术后应常规用小号窥阴器检查子宫颈情况。手术多在门诊施行,术后注意保持阴部卫生,术后应用广谱抗生素和硝唑类预防感染至积血引流干净为止。术中注意防止意外伤及尿道和直肠。

【疗效标准及预后】

经血排流通畅为治愈标准。若未并发子宫内膜异位症或盆腔炎,术后患者可无任何临床症状。

（张　芹）

第二节　阴道发育异常

【病因】

在胚胎时期,副中肾管最尾端与泌尿生殖窦相连,并同时分裂增殖,形成一实质性圆柱状体称为阴道板,随后其由下向上腔化穿通,形成阴道。若在演化的过程中,受到目前尚未明了的内在或外界因素的干扰,或由于基因突变,均可导致各种类型的阴道发育异常。

一、先天性无阴道

【病理】

先天性无阴道为双侧副中肾管发育不全所致,故绝大多数患者合并先天性无子宫或痕迹子宫,但卵巢发育及功能正常,第二性征发育正常。极少数患者可有发育正常的子宫,具有功能性子宫内膜,青春期由于子宫积血、输卵管积血、甚至经血倒流进入腹腔,可引发子宫内膜异位症或盆腔炎,表现为周期性腹痛。

【诊断】

1.临床表现

(1)症状:患者青春期后无月经来潮,少数患者因有子宫积血出现周期性下腹痛并进行性加重。若已婚者,可出现性交困难。

(2)体征:检查可见外阴和第二性征发育正常,但无阴道口或仅在阴道外口处见一浅凹陷,个别可见由泌尿生殖窦内陷所形成的短于3cm的盲端阴道。个别已婚者,可见尿道口扩张或肛门松弛。肛腹诊绝大多数仅在盆腔中央相当于子宫位置扪及轻度增厚的条索状组织;有周期性下腹痛者,可扪及增大而有压痛的子宫。

2.实验室检查　染色体核型检查为46,XX。

根据上述病史、临床表现和实验室检查多可确诊。同时应注意有无合并泌尿系统畸形。

【鉴别诊断】

本病主要与完全型雄激素不敏感综合征相鉴别,后者其阴毛、腋毛稀少,腹股沟管或腹腔内有睾丸,染色体核型为46,XY。

【治疗】

1.机械扩张法 适用于先天性无阴道、无子宫且有泌尿生殖窦内陷成凹者,在此陷凹内用一阴道模具向盆腔方向施加机械性压力,每日扩张,使凹陷加深,以解决性生活困难。

2.阴道成形术 主要是在尿道膀胱与直肠之间分离,造成一人工腔道,再应用不同的腔穴覆盖物封闭创面,重建阴道。覆盖物主要有中厚游离皮片、下推的腹膜、乙状结肠段、羊膜、胎儿皮肤、带血管蒂的肌皮瓣等,但各有利弊,可根据患者条件和医师的技术能力酌情选用最合适的方法。目前多选用乙状结肠段代阴道成形术,其次选择腹腔镜辅助下盆底腹膜代阴道成形术。手术时机:无子宫者,应在婚前半年左右施行;有子宫者,应在青春期施行,以引流子宫腔积血,保存子宫的生育能力。无法保留子宫者,应予切除子宫。

【疗效标准及预后】

术后能完成性交过程为治愈标准。乙状结肠代阴道成形术或盆底腹膜代阴道成形术者,佩戴阴道模具3个月,其他方法的人工阴道成形者,要定时配带阴道模具一段时间(3～6个月),以防人工阴道或阴道口处挛缩。有子宫者受孕后,需行剖宫产术结束分娩。

二、阴道闭锁

【病理】

阴道闭锁为泌尿生殖窦未参与形成阴道下段所致。闭锁位于阴道下段。长2～3cm,其上为正常阴道。青春期后出现阴道中上段积血、子宫腔积血和输卵管积血等病变。

【诊断与鉴别诊断】

1.症状 绝大多数患者在青春期出现周期性下腹痛并进行性加重,而无月经初潮。

2.体征 检查阴道前庭无处女膜结构,表面色泽正常,亦无向外突起。肛腹诊在肛管上方可扪及向直肠突出的阴道积血所形成的球状物,位置较处女膜闭锁者高,按压其上方的子宫,处女膜处不向外膨出。

据以上临床表现可作出诊断。

需与处女膜闭锁相鉴别。

【治疗】

确诊后及时手术。术时在阴道前庭相当于处女膜位置,先行浅层"×"状切开,向周围游离形成黏膜片后,再切开积血包块,排净积血后,利用闭锁上段的阴道黏膜和预先分离的黏膜片覆盖创面。要求新形成的阴道口,能容2指松。术后定期扩张阴道,以防瘢痕挛缩。

【疗效标准与预后】

以经血排流通畅和能进行性生活为治愈标准。

由于患者手术在青春期施行,距结婚尚有10年左右的时间,若不定期扩张阴道,原闭锁段可因瘢痕而挛缩,导致婚后性生活困难,甚至经血排流不畅,需再次手术。由于患者手术时均未成年,自控能力差,这一注意事项一定要向其母亲或监护人交代清楚,以便督促。

三、阴道横隔

【病理】

阴道横隔为阴道板自下而上腔化时受阻,未贯通或未完全腔化,即两侧副中肾管会合后的尾端与泌尿生殖窦相接处未贯通或部分贯通所致。阴道横隔可位于阴道内任何部位,最常见位于阴道中上 1/3 的交界处。厚的为 1～1.5cm,薄的如纸。部分阴道横隔较为多见,无孔者少见。

【诊断】

1.临床表现

(1)症状:无孔者可出现周期性下腹痛而无月经初潮;孔小者可出现经血排流不畅的症状;阴道横隔位于阴道中下段者可致性生活不满意。部分患者可无临床症状。

(2)体征:检查时首先注意阴道横隔所在部位,位置低者少见,其次注意阴道横隔上(常在中央部位)有无小孔,有孔者可用宫腔探针插入孔内,探查小孔上方的阴道腔的宽度及深度。无孔者可用粗针穿刺,注意穿入多深即可抽出积血,以估计隔膜厚度,再用外科探针由穿刺孔插入了解阴道隔膜上方阴道腔的宽度及深度,以明确诊断。

2.特殊检查　对于阴道横隔位于阴道顶端,接近阴道宫颈,不易与宫颈发育异常相鉴别时,B超检查(尤其是应用阴道探头)往往可提供明确的影像学资料,以明确诊断。

【治疗】

1.无症状者或隔膜较薄者可暂不行手术治疗。

2.位置低、性生活不满意或不孕者,以小孔为据点,向四周做"×"形切开并分离黏膜片,切开后修整创面,利用分离的黏膜片,犬齿交错覆盖创面,间断缝合,以防术后出现环状狭窄。

3.无孔者明确诊断后及时手术,以穿刺针为中心,做"×"形切开并修整,注意事项同上。

4.若系分娩时发现阴道横隔阻碍胎先露下降,阴道横隔薄者,当先露部将隔膜鼓起撑得极薄时,放射状切开后,胎儿即能经阴道娩出;阴道横隔厚者应及时剖宫产和做相应处理,以防产露引流不畅。

【疗效标准与预后】

以经血排流通畅和性生活满意为治愈标准。

隔膜厚者术后受孕分娩时,应注意原阴道横隔部位能否顺利扩张。若估计扩张困难者,应行剖宫产术结束分娩。

四、阴道纵隔

【病理】

阴道纵隔为双侧副中肾管融合后,其中隔未消失或未完全消失所致。阴道纵隔一般附着在阴道前壁、后壁的正中线上,纵向行走,可分为不完全纵隔和完全纵隔两种,后者形成双阴道,常合并双宫颈、双子宫。

【诊断】

1.症状 绝大多数阴道纵隔无症状,部分患者因婚后性交困难或因其他妇科疾病行妇科检查时发现,另一些迟至分娩时,胎先露下降受阻或产程进展缓慢方才发现。

2.体征 体检时注意阴道纵隔是完全性的还是不完全性的,后者注意其长度。还应注意是否合并子宫颈、子宫畸形。根据检查不难诊断。

【治疗】

1.无症状者可暂不手术治疗。

2.手术治疗

(1)有症状者行阴道纵隔切除,术时注意避免损伤尿道和直肠,创缘用 3-0 可吸收线缝合止血即可。

(2)若已临产阻碍胎先露下降者,可沿阴道纵隔的中线切断,分娩后稍加修整,缝合创缘止血。

(3)对于不孕症患者,切除阴道纵隔可提高受孕机会。

【疗效标准与预后】

以消除症状为治愈标准。合并子宫颈及子宫畸形者,可能为不孕因素,单一阴道纵隔切除难以消除不孕因素,还需子宫纵隔切除或子宫畸形矫正术。

五、阴道斜隔

【病理】

为双侧副中肾管融合后,其中隔未消失所致,发病机制同阴道纵隔。多伴有双宫颈,双子宫畸形。隔膜起于两个宫颈之间,向尾侧端偏离中线斜行,与阴道外侧壁融合,形成一侧阴道腔盲端。多在隔的尾侧端有一小孔。

阴道斜隔有三种类型。

一型:无孔斜隔,隔后阴道腔及同侧子宫颈、子宫体与对侧完全无通道。

二型:有孔斜隔,一般在隔的远侧端有一个直径数毫米的小孔,两侧阴道腔由此相通,这一类型相对多见。

三型:无孔斜隔合并宫颈管瘘,隔膜无孔,但盲端侧宫颈管与对侧宫颈管或阴道间有瘘管存在,以此相通。

【诊断】

(一)临床表现

1.症状 阴道内时常有陈旧性血液排出,淋漓不净。合并感染后有脓血液排出。无孔者因斜隔内积血导致痛经及性生活困难。

2.体征 多伴有双宫颈、双子宫畸形,阴道上段变窄,一侧增厚隆起。检查时该侧有小孔溢出黑色血液或脓血。无孔者可在阴道一侧扪及一囊性包块,上界达阴道穹隆以上,穿刺可抽出陈旧性血液。

（二）鉴别诊断

应与阴道壁囊肿相鉴别。后者囊肿一般为 2～3cm 直径，壁薄，多数位于阴道上段的前侧壁，内含澄清或浅褐色液体，多不伴有子宫畸形。

【治疗】

手术治疗。有小孔者用探针插入小孔，顺探针纵形切除斜隔；无孔者先用注射器针在"囊肿"最突出处穿刺，抽吸出陈旧性积血后，再顺针头纵行切除斜隔，充分显露宫颈，创缘用 3-0 可吸收线缝合止血。若用激光手术，创缘可不缝合。无孔斜隔合并宫颈管瘘者的手术较复杂，除了切除阴道斜隔外，还要根据宫颈瘘管的位置高低，经腹或经阴道修补宫颈管瘘孔，必要时还需子宫纵隔切除或子宫畸形矫正术。

【疗效标准与预后】

经血排流通畅为治愈标准。患侧子宫常发育不良，若受孕足月分娩以剖宫产结束分娩为宜。

（张　芹）

第三节　子宫发育异常

【病因】

两侧副中肾管的中段、尾段在发育、融合演化形成子宫的过程中，若受到现仍未明了的某种或多种因素的干扰，便可在此过程中的不同阶段停止发育，从而形成了各种各样的子宫发育异常。

一、先天性无子宫和始基子宫

【病理】

先天性无子宫系两侧副中肾管中段及尾段未发育和融合所致，卵巢发育正常，第二性征不受影响，盆腔仅见输卵管和卵巢；始基子宫又称痕迹子宫，是两侧副中肾管融合后不久便停止发育所致，子宫极小，盆腔中央相当于子宫位置仅一索状结缔组织，无宫腔，但双侧输卵管、卵巢正常。

【诊断】

（一）临床表现

1.症状　青春期后无月经初潮，也不伴有周期性下腹痛。

2.体征　第二性征发育正常。肛腹诊，前者在盆腔中央相当于子宫的部位扪不到子宫；后者可扪及直径 1～3cm 圆索状体，内无宫腔。两者几乎均合并先天性无阴道。

（二）特殊检查

B超检查盆腔见卵巢回声而未探及子宫回声影像,有利于明确诊断。

【治疗】

无特殊治疗方法。若合并先天性无阴道者准备结婚或婚后,可行人工阴道成形术,解决性生活问题。

【疗效标准与预后】

婚后无生育。

二、子宫发育不良/幼稚子宫

【病理】

子宫发育不良/幼稚子宫为两侧副中肾管融合后,在短期内即停止发育所致。子宫呈幼女期模样。

【诊断】

（一）临床表现

1.症状　患者青春期或成年后多因月经量极少而就诊。

2.体征　第二性征发育正常。肛腹诊可扪及小而活动的子宫,子宫颈呈圆锥形,子宫体与子宫颈之比为1:1或2:3,常呈极度前屈或后屈。

（二）特殊检查

B超检查可探及发育不良的子宫,前屈者子宫内膜线回声往往偏向于前壁,后屈者则往往偏向于后壁。

【治疗】

明确诊断后,可用雌激素、孕激素周期序贯疗法治疗。如在月经第5天开始口服倍美力0.625mg或戊酸雌二醇片(补佳乐)1mg,每天1次,连服20天,月经第16天始加服甲羟孕酮片8mg,每天1次,连服5天,共服4～6个周期。

【疗效标准及预后】

疗效不确切。婚后无生育者占多。

三、双子宫

【病理】

双子宫是指两侧副中肾管发育后完全未融合,各自发育形成两个子宫和两个子宫颈,阴道也完全分开。左、右两侧子宫的角部各有单一的输卵管和卵巢。常合并双阴道。临床上可分为双子宫双阴道和双子宫单阴道两种。

【诊断】

（一）临床表现

1.症状　多无任何自觉症状,多因人工流产、产前检查或分娩时而发现,部分患者可有经量增多及经期延长等症状。妊娠后易出现流产等症状。部分患者因阴道纵隔出现性交困难或性交痛。

2.体征　第二性征发育正常,妇科检查可扪及双宫体,可窥见双阴道、双宫颈。

（二）特殊检查

B超检查可见双子宫回声图像,有利于明确诊断。

【治疗】

无症状者可不必手术。反复流产者可行子宫整形术。

【疗效标准与预后】

早期人工流产易发生漏吸,妊娠者在妊娠晚期胎位异常率增加,剖宫产率随之增加。

四、双角子宫

【病理】

双角子宫是指两侧副中肾管尾端已大部分融合,末端中隔可吸收或未吸收,因相当于子宫底部融合不全而呈双角,两角各有单一的输卵管和卵巢。轻度者仅子宫底部稍下陷呈鞍状,称为鞍形子宫。

【诊断】

（一）临床表现

1.症状　一般无症状,妊娠后常伴流产及早产等症状。

2.体征　第二性征发育正常,妇科检查可扪及子宫底凹陷呈双角,程度不一。子宫颈和阴道可有纵隔。

（二）特殊检查

B超检查、子宫输卵管碘油造影检查、宫腔镜和腹腔镜联合检查,有利于明确诊断。

（三）鉴别诊断

双角明显分开、子宫体部融合较少的双角子宫有时与双子宫难以鉴别,上述特殊检查方法有利于鉴别诊断。

【治疗】

无症状者可不必处理。反复流产者可行子宫整形术。

【疗效标准与预后】

对称型双角子宫整形疗效较好。手术后妊娠者应严密监护,以防子宫自发性破裂,必要时以剖宫产终止妊娠为宜。

五、纵隔子宫

【病理】

两侧副中肾管融合不全,在子宫腔内形成纵隔。子宫外形正常,但从子宫底至子宫颈内口或外口有纵隔。根据分隔子宫腔的程度可分为不全性及完全性纵隔子宫,后者常合并阴道纵隔。

【诊断】

(一)临床表现

1.症状　非妊娠期多无症状。妊娠后好发流产、早产、胎位异常及胎盘滞留等,部分患者易发生不孕症。

2.体征　子宫外形正常,部分伴有子宫纵隔。宫腔探针检查可探知子宫纵隔的存在,但长度及厚度难以确定。

(二)特殊检查

1.三维超声影像检查(尤其是应用阴道探头)　可见子宫外形正常,子宫腔内有子宫纵隔而诊断,但宫腔内对比度不足时,确定子宫纵隔的形状、长短及厚度有困难。

2.子宫腔镜检查　可明确子宫纵隔形状等情况,但有子宫穿孔的危险性。

3.宫腔镜与B超检查联合应用　可明显提高诊断的准确性和检查的安全性。

4.子宫输卵管碘油造影　可提供明确的影像学资料,但阴道纵隔达宫颈外口者,造影有一定的困难。

【治疗】

无症状者可不必处理。对有不孕和反复流产者,可行B超监视下宫腔镜手术或宫腔镜和腹腔镜联合手术切除子宫腔纵隔。无条件者,可经腹手术。术后行雌激素、孕激素周期序贯疗法治疗3个周期,以利子宫内膜的修复。

【疗效标准与预后】

内镜手术疗效较好,因子宫肌层损伤小,并发症少。纵隔厚、子宫较小者,宜经腹手术,术后妊娠应严密监护,以防子宫自发性破裂,适时以剖宫产中止妊娠。内镜术后妊娠经阴道分娩者,应警惕胎盘滞留。未手术者人工流产时注意防止漏吸。

六、单角子宫

【病理】

仅一侧副中肾管发育,形成该侧的单角子宫,具有同侧发育良好的输卵管和卵巢,而另侧副中肾管未发育或未形成管道,致对侧子宫完全未发育,伴对侧输卵管、卵巢、肾脏往往同时缺如,阴道可正常。

【诊断】

(一)临床表现

1.症状　未妊娠时可无症状,妊娠后反复流产、早产等较多见。

2.体征　妇科检查子宫形态失常,子宫底呈偏向一侧的圆弧形,对侧盆腔空虚。

(二)特殊检查

1.B超检查可辅助诊断,彩色超声尤其三维彩超诊断准确率更高。

2.子宫输卵管碘油造影可提供有价值的诊断依据。

3.宫腔镜和腹腔镜联合检查可确诊。

4.必要时可行分泌性肾输尿管造影了解泌尿系统有无畸形。

【治疗】

无特殊治疗。因妊娠反复流产、早产较多,应予以对症治疗。

【疗效标准与预后】

部分患者经对症治疗后,可至足月妊娠。分娩时手术产的可能性较大。

七、残角子宫

【病理】

一侧副中肾管发育正常,而对侧副中肾管发育不全,就形成了不同程度的残角子宫,可伴有同侧泌尿道发育畸形。多数残角子宫与对侧正常子宫腔不相通,仅有纤维带相连。残角子宫可有或无子宫内膜。有内膜且与对侧宫腔相通者有可能出现残角子宫妊娠。

【诊断】

(一)临床表现

1.症状　若残角子宫无功能性子宫内膜者,一般无症状。若子宫内膜有功能,且与对侧子宫腔不相通者,可出现痛经及子宫腔积血,可并发子宫内膜异位症;若有内膜且与对侧子宫腔相通者,可出现残角子宫妊娠破裂或人工流产无法刮出胚胎组织。

2.体征　妇科检查子宫形态失常,在偏向一侧发育较好的单角子宫对侧,可扪及一大小不等,质地同子宫的结节,两者间往往可有界限。

(二)特殊检查

1.子宫输卵管碘油造影　可明确残角子宫是否与对侧子宫腔相通。

2.B超检查　可辅助诊断,检查时向子宫腔推注1%过氧化氢溶液对诊断有帮助。

3.宫腔镜与腹腔镜联合检查　可确诊不同程度的残角子宫,有利于确定治疗方案。

(三)鉴别诊断

需与卵巢肿瘤、卵巢子宫内膜囊肿及浆膜下子宫肌瘤相鉴别。

【治疗】

1.无子宫内膜的残角子宫可不处理。

2.残角子宫腔积血者行残角子宫切除。

3.与对侧子宫相通的残角子宫,因有残角子宫妊娠的可能,倾向于残角子宫切除。

4.若残角子宫妊娠,一经确诊立即行残角子宫切除。

【疗效标准与预后】

残角子宫妊娠16~20周时往往发生破裂,形同典型的输卵管间质部妊娠破裂,出现致命性的内出血,若发现或治疗不及时,死亡率高。残角子宫手术切除后与单角子宫的预后类似。

(张　芹)

第四节　输卵管发育异常

【病理】

输卵管发育异常有以下四种类型。

1.单侧输卵管缺如　系因该侧副中肾管未发育,常合并同侧子宫缺如。

2.双侧输卵管缺如　常见于先天性无子宫或始基子宫患者,常合并先天性无阴道。

3.副输卵管　单侧或双侧,为输卵管分支,在正常输卵管上有一条较小的输卵管,具有伞端,近侧端管腔与主输卵管腔相通或不相通,可导致副输卵管妊娠。

4.输卵管发育不全、闭塞或中段缺失　类似结扎术后的输卵管。输卵管憩室,多见于输卵管壶腹部,成因尚不清楚。

【诊断】

临床罕见,几乎均为手术时偶然所见而诊断。输卵管发育异常可能是不孕的原因,也可能导致输卵管妊娠,可出现输卵管妊娠的典型临床表现。

【治疗】

1.副输卵管应予以切除。

2.输卵管中段缺失,如两端组织正常且相加长度大于 6cm,可切除缺失的中段,行显微吻合术复通。伞端缺失可行造口术。

3.输卵管憩室,由于孕卵容易在此种植,易发生输卵管壶腹部妊娠流产或破裂,可根据患者有无生育要求,行输卵管整形术或输卵管切除术。

4.其他类型则无法治疗。

【疗效标准与预后】

输卵管复通后可受自然受孕,但易发生输卵管妊娠。

(张　芹)

第五节　卵巢发育异常

【病理】

卵巢发育异常以下五种临床病理类型:

1.单侧卵巢缺如:见于单角子宫。

2.双侧卵巢缺如:极少,一般为卵巢发育不全,卵巢外观细长而薄,色白质硬,见于 45,X 特纳综合征患者。

3.多余卵巢:即除双侧卵巢外,发生第三个卵巢,极为罕见,一般在远离卵巢的部位。在正常卵巢附近者称副卵巢。

4.卵巢异位:可在肾下极附近,或位于腹膜后,或下降过度合并腹股沟疝,位于疝囊内。

5.卵巢分裂成几个部分,如花瓣状。

【诊断】

临床罕见,除单或双侧卵巢缺如、因单角子宫或特纳综合征检查时发现外,几乎均在手术时偶然发现而诊断。

【治疗】

异位卵巢和多余卵巢,一经发现应予切除。双侧卵巢缺如,可行性激素替代疗法。

【疗效标准与预后】

异位卵巢和多余卵巢有发生肿瘤的倾向。双侧卵巢缺如施行性激素替代疗法,有助于内外生殖器及第二性征发育,对精神有安慰作用,但对性腺发育无作用,不可能恢复生育功能。

(张　芹)

第六节　两性畸形

男女性别可根据性染色体、性腺结构、内外生殖器形态和第二性征加以区别。若生殖器官,尤其是外生殖器同时具备某些男女两性特征,称为两性畸形。两性畸形为先天性生殖器官发育畸形的一种特殊类型,可影响患儿的心理、生活、工作和婚姻,必须及早诊治。

【病因】

多数为染色体基因突变,少数为母亲在妊娠早期服用具有雄激素作用的药物,而导致胚胎期性别分化异常。外生殖器出现两性畸形,均是胚胎或胎儿在子宫腔内接受异常雄激素刺激所致。

【病理】

据其发病原因可将两性畸形分为女性假两性畸形、男性假两性畸形和生殖腺发育异常三类,其中生殖腺发育异常包括真两性畸形、混合型生殖腺发育不全和单纯性生殖腺发育不全三类。

1.真两性畸形　患者体内同时存在睾丸和卵巢两种性腺,是两性畸形最罕见的一种,但发育不全。以每侧性腺内同时含有卵巢及睾丸组织的卵睾为多;或一侧为卵巢,另一侧为睾丸;或一侧为卵睾,另一侧为卵巢或睾丸。染色体核型多为 46,XX,其次为 46,XX/46,XY 嵌合型。外生殖器多为混合型,往往具有能勃起的阴茎,乳房几乎均为女性型。

2.女性假两性畸形　性腺为卵巢,染色体核型均为 46,XX,内生殖器包括子宫、卵巢和阴道均存在,但外生殖器部分男性化。以先天性肾上腺皮质增生症(CAH,又称肾上腺生殖综合征)最为常见,系常染色体基因突变所致的隐性遗传性疾病。

3.男性假两性畸形　染色体核型为 46,XY,性腺为睾丸,无子宫,阴茎极小,生精功能异常,无生育能力。多为外周组织雄激素受体缺乏,临床上将此病称为雄激素不敏感综合征,系 X 连锁隐性遗传性疾病,常在同一家族中发生,可分为完全型和不完全型两种。完全型其外表及外生殖器、部分或全部呈女性型。

【诊断】

（一）病史

应首先询问何时发现生殖器发育异常、异常的程度有无变化和躯体发育情况。还应详细询问患者母亲在妊娠早期有无服用过什么药物，如人工合成的孕激素、甲睾酮（甲基睾丸酮）和达那唑类等，家族中有无类似畸形史。

（二）临床表现

两性畸形除外生殖器同时具有某些男女两性特征外，青春期后第二性征可更趋向男性或女性，可有或无月经来潮。体检时应注意体格发育、体毛分布、乳房发育情况、腹股沟部和大阴唇内有无结节状物、阴蒂（茎）大小、尿道口的位置、有无阴道和子宫及其形态、大小，盆腔有无肿块。

（三）实验室检查

1.染色体核型为 46，XX，血雌激素呈低值，血雄激素呈高值，尿 17 羟及 17α-羟孕酮均呈高值者，为先天性肾上腺皮质增生所致的女性假两性畸形。血雄激素和尿 17α-羟孕酮值均在正常范围，可能为胚胎期医源性所致的女性假两性畸形。

2.染色体核型为 46，XY，且 FSH 值正常，LH 值升高，血睾酮在正常男性范围，而血雌激素高于正常男性但低于正常女性值者，为雄激素不敏感综合征。

3.真两性畸形实验检查难以诊断。

（四）特殊检查

体检和实验室检查难以诊断者可通过剖腹探查或腹腔镜行性腺活检加以明确。B 型超声检查肾上腺是否有肿瘤。

【治疗】

应根据患者原社会性别、本人愿望及畸形程度予以矫治。原则上除阴茎发育良好，且同时具有能推纳入阴囊内的睾丸者外，均宜向女性矫治，按女性养育为宜，其次针对不同类型，给予相应的激素治疗。

1.先天性肾上腺皮质增生症：一经确诊，应即开始并终身服用可的松类药物，常用泼尼松，10～30mg/d，以后根据尿 17α-羟孕酮的复查值调整剂量至尿 17α-羟孕酮值正常的最小维持量。这样既可防止肾上腺皮质功能衰竭而死亡，又可促进女性生殖器官发育和月经来潮。生殖器整形术，可待青春期后或婚前施行，切除过大的阴蒂、矫治外阴部融合畸形及其阴道成形。

2.性激素引起的女性男性化的程度多不严重，且部分患儿生后增大的阴蒂可以逐渐缩小，必要时切除部分阴蒂或切开唇囊合闭的部分，显露尿道口及阴道，稍加整形即可。

3.雄激素不敏感综合征：均按女性抚养为宜。完全性者待青春期发育成熟后切除双侧睾丸以防恶变，术后长期应用雌激素，如倍美力 0.625mg/d 或戊酸雌二醇片 0.5～1mg/d，婚前酌情行外阴整形术和阴道成形术。不完全性患者有外生殖器男性化畸形，应提前整形术并切除双侧睾丸。阴道过短影响性生活者应行阴道成形术。

4.真两性畸形：性别的确定主要取决于外生殖器功能状态，应将不需要的生殖腺切除，保留与其性别相适应的生殖腺。按女性养育者，在青春期前切除睾丸或卵睾，以防青春期男性化及睾丸组织恶变。个别有子宫者,可能有生育能力。外阴、阴道畸形者,婚前行外阴整形术或阴道成形术。

【疗效标准与预后】

疗效取决于能否早期诊断和治疗,性别最好能在 2～3 岁前确定,以免影响患者的心身健康。男性假两性畸形者无生育可能。

(张　芹)

第十三章　女性生殖器官损伤性疾病

第一节　阴道脱垂

（一）阴道前壁脱垂

阴道前壁脱垂常伴有膀胱膨出和尿道膨出，以膀胱膨出居多。阴道前壁脱垂可以单独存在，也常与阴道后壁脱垂并存。

1.病因及病理　膀胱底部和尿道紧贴阴道前壁。阴道前壁主要由耻骨膀胱宫颈筋膜及泌尿生殖隔的深筋膜支持，前者起自耻骨联合后方及耻骨弓，沿膀胱底部向前外方伸展，附着于宫颈前方。阴道周围的筋膜向上与围绕宫颈的筋膜连接且与主韧带相会合。宫颈两侧的膀胱宫颈韧带对维持膀胱的正常位置也起重要作用。若分娩时上述筋膜、韧带过度伸展或撕裂，产褥期又过早参加体力劳动，致使阴道支持组织不能恢复正常，膀胱又与其紧邻的阴道前壁上2/3段即可向下膨出，形成膀胱膨出。若支持尿道的耻骨膀胱宫颈筋膜前段受损，尿道及与其紧邻的阴道前壁下1/3段则以尿道外口为固定点，向后旋转和下降，形成尿道膨出。

根据膨出和脱垂的程度，临床上将阴道前壁脱垂分3度。

Ⅰ度：膨出的膀胱随同阴道前壁向下突出，但仍位于阴道内；

Ⅱ度：部分阴道前壁脱出至阴道口外；

Ⅲ度：阴道前壁全部脱出至阴道口外。

2.临床表现　轻者无明显症状，重者自觉下坠、腰酸，并有块状物自阴道脱出。长久站立、激烈活动后或腹压增加时块状物增大，下坠感更明显。若仅有阴道前壁合并膀胱膨出，尿道膀胱后角变锐，常导致排尿困难而有尿潴留，甚至继发尿路感染。若膀胱膨出合并尿道膨出、阴道前壁完全膨出，尿道膀胱后角消失，当咳嗽、用力屏气等腹压增加时有尿液溢出，称张力性尿失禁。

3.诊断　根据病史和临床表现不难诊断。检查时常发现阴道口松弛伴有陈旧性会阴裂伤。阴道前壁呈半球形隆起，触之柔软，该处黏膜变薄透亮，皱襞消失。当患者用力屏气时，可明显见到膨出的阴道前壁，若同时见尿液溢出，表明合并膀胱膨出及尿道膨出。导尿可扪及金属导尿管位于膨出的块状物内。

4.处理　无症状的轻度患者不需治疗。有症状但有其他慢性疾病不宜手术者，可置子宫托缓解症状，症状明显的重度患者应行阴道前壁修补术。

5.预防　正确处理产程。凡头盆不称者应及早行剖宫产术;宫口未开全时产妇不得用力向下屏气;及时行会阴后一侧切开,必要时手术助产避免第二产程延长;发生会阴撕裂应立即缝合;产后避免过早参加重体力劳动;产后保健操有助于骨盆底肌肉及筋膜张力的恢复。

(二)阴道后壁脱垂

阴道后壁脱垂常伴有直肠膨出。阴道后壁脱垂可以单独存在,也常合并阴道前壁脱垂。

1.病因及病理　阴道分娩的产妇,当第二产程延长时,直肠阴道间筋膜以及耻骨尾骨肌纤维长时间受压而过度伸展或撕裂,导致直肠前壁似盲袋凸向阴道后壁,成为伴直肠膨出的阴道后壁脱垂。阴道后壁脱垂较阴道前壁脱垂少见。长期便秘、排便时用力向下屏气以及年迈体弱可加剧其膨出程度。若损伤发生在较高处的耻骨尾骨肌纤维,可引起直肠子宫凹疝,疝囊内往往有肠管,故又名肠膨出。

2.临床表现　轻者多无不适,重者自觉下坠、腰痛及排便困难,有时需用手指推压膨出的阴道后壁方能排出粪便。

3.诊断　检查时见阴道后壁呈半球状块状物膨出,肛诊时指端向前可进入凸向阴道的盲袋内。患者多伴有陈旧性会阴裂伤,其临床分度与阴道前壁脱垂相似。

4.治疗　轻者不需治疗,因重者多伴有阴道前壁脱垂,故应行阴道前后壁修补术及会阴修补术。

5.预防　同阴道前壁脱垂。

(刘　玲)

第二节　子宫脱垂

子宫从正常位置沿阴道下降,宫颈外口达坐骨棘水平以上,甚至子宫全部脱出于阴道口以外,称子宫脱垂,子宫脱垂常伴有阴道前壁和后壁脱垂。

(一)病因

1.分娩损伤　为子宫脱垂最主要的病因。在分娩过程中,特别是经阴道手术助产或第二产程延长者,盆底肌、筋膜以及子宫韧带均过度伸展,张力降低,甚至出现撕裂。若产妇过早参加体力劳动,特别是重体力劳动,此时损伤的组织尚未修复,过高的腹压可将子宫轴与阴道轴仍相一致的未复旧后倾子宫推向阴道以致发生脱垂。多次分娩增加盆底组织损伤的机会。

2.长期腹压增加　长期慢性咳嗽、排便困难、经常超重负荷(肩挑、举重、蹲位、长期站立)、盆腔内巨大肿瘤或大量腹水等,均可使腹内压力增加,迫使子宫向下移位。

3.盆底组织发育不良或退行性变　子宫脱垂偶见于未产妇,甚至处女。主要为先天性盆底组织发育不良所致,常合并有其他脏器,如胃下垂等。绝经后妇女因雌激素水平下降,盆底组织萎缩退化,也可发生子宫脱垂或使脱垂程度加重。

(二)临床分度

我国常采用 1981 年全国部分省、市、自治区"两病"科研协作组的分度,以患者平卧用力向下屏气时子宫下降的最低点为分度标准。将子宫脱垂分为3度。

Ⅰ度：轻型，宫颈外口距处女膜缘<4cm，未在处女膜缘；重型，宫颈外口已达处女膜缘，在阴道口可见到宫颈。

Ⅱ度：轻型，宫颈已脱出阴道口外，宫体仍在阴道内；重型：宫颈及部分宫体已脱出于阴道口外。

Ⅲ度：宫颈及宫体全部脱出至阴道口外。

国际上多采用国际节制协会1996年公布的POP-Q分类法。该分类法采用阴道上6个指示点（阴道前壁Aa、Ba；后壁、Bp；中间C、D点）与处女膜之间的距离来描述器官脱垂的程度。指示点位于阴道内，用负数记录，位于处女膜外，用正数记录，处女膜部位为0。另外还有3个衡量指标①生殖道裂隙：尿道外口中点至阴唇后联合之间的距离；②会阴体：阴唇后联合到肛门中点的距离；③阴道总长度（TVL）：将阴道顶端复位后阴道深度。除了TVL外，其他指标以用力屏气时为标准。9个测量值可以接用一行数字表示，例如-3,-3,-8,-10,-3,-3,11,4,3表示Aa，Ba，C，D，Ap，Bp，TVL，gh，pb。

（三）临床表现

1.症状　Ⅰ度患者多无自觉症状。Ⅱ、Ⅲ度患者常有程度不等的腰骶部疼痛或下坠感。Ⅱ度患者在行走、劳动、下蹲或排便等腹压增加活动时，有块状物自阴道口脱出，开始时块状物在平卧休息时可变小或消失。严重者休息后块状物也不能自行回缩，通常需用手推送才能将其还纳至阴道内。若脱出的子宫及阴道黏膜高度水肿，即使用手协助也难以回纳，长时期脱出在外，患者行动极不方便，长期摩擦可导致宫颈溃疡，甚至出血。溃疡继发感染时，有脓血分泌物渗出。Ⅲ度子宫脱垂患者多伴有重度阴道前壁脱垂，容易出现尿潴留，还可发生张力性尿失禁。

子宫脱垂很少引起月经失调。子宫若能还纳通常不影响受孕，受孕后随妊娠发展，子宫可逐渐上升至腹腔不再脱垂，多数能经阴道分娩。

2.体征　Ⅱ、Ⅲ度子宫脱垂患者的宫颈及阴道黏膜多明显增厚，宫颈肥大，不少患者宫颈显著延长。

（四）诊断与鉴别诊断

根据病史和检查诊断不难。除诊断子宫脱垂外，还须分度，同时了解有无合并阴道前、后壁脱垂及会阴陈旧性裂伤程度。还应判断患者有无张力性尿失禁，子宫脱垂应与下列疾病相鉴别。

1.阴道壁囊肿　壁薄、囊性、界限清楚，位置固定不变，不能移动。

2.子宫黏膜下肌瘤或宫颈肌瘤　为鲜红色球状块物，质硬，表面找不到宫颈口，但在其周围或一侧可扪及被扩张变薄的宫颈边缘。

3.宫颈延长　单纯宫颈延长者宫体位置多无明显下移。用子宫探针探测宫颈外口至宫颈内口的距离，即可确诊。

（五）治疗

除非合并有张力性尿失禁者须矫治，否则无症状的子宫脱垂患者不须治疗。有症状者可采用保守治疗或手术治疗,治疗方案应个体化。因子宫脱垂多为老年患者,治疗以安全、简单和有效为原则。

1.支持疗法　加强营养,适当安排休息和工作,避免重体力劳动,保持大便通畅,积极治疗慢性咳嗽。加强盆底肌肉锻炼可以改善张力性尿失禁的症状,但对重度脱垂无效。

2.子宫托　子宫托是一种支持子宫和阴道壁使其维持在阴道内不脱出的工具。常用的有喇叭形、环形和球形3种,适用于各度子宫脱垂和阴道前后壁脱垂者,但重度子宫脱垂伴盆底肌明显萎缩以及宫颈或阴道壁有炎症和溃疡者均不宜使用,经期和妊娠期停用。应教会患者自己能够熟练使用子宫托。现介绍喇叭形子宫托的使用方法。

(1)放托:洗手,蹲下并两腿分开,一手握托柄,使托盘呈倾斜位进入阴道口内,然后将托柄边向内推、边向前旋转,直至托盘达宫颈。放妥后,托柄弯度朝前,对正耻骨弓后面。

(2)取托:以手指捏住托柄,上、下、左、右轻轻摇动,待负压消除后,向后外方向牵拉,即可自阴道内滑出。

(3)注意事项:①在放置子宫托之前阴道应有一定水平的雌激素作用。绝经后妇女可选用性激素补充疗法或规则应用阴道雌激素霜剂,以后者较好。一般在应用子宫托前4~6周开始应用阴道雌激素霜剂,并最好在放托的过程中长期使用。②子宫托的大小应因人而异,以放置后不脱出又无不适感为宜。③子宫托应在每天清晨起床后放入,每晚睡前取出,并洗净放置于清洁杯内备用。久置不取可发生子宫托嵌顿,甚至引起压迫坏死性尿瘘和粪瘘。④放托后应每3~6个月复查1次。

3.手术治疗　治疗目的是消除症状,修复缺陷的盆底支持组织。应根据患者年龄、生育要求及全身健康情况加以选择。

(1)阴道前后壁修补术:适用于Ⅰ、Ⅱ度阴道前、后壁脱垂患者。

(2)阴道前后壁修补、主韧带缩短及宫颈部分切除术:又称 Manchester 手术,适用于年龄较轻、宫颈延长、希望保留子宫的Ⅱ、Ⅲ度子宫脱垂伴阴道前、后壁脱垂患者。

(3)经阴道子宫全切除及阴道前后壁修补术:适用于Ⅱ、Ⅲ度子宫脱垂伴阴道前、后壁脱垂、年龄较大、不需保留子宫的患者。

(4)阴道纵隔形成术:又称 Le Fort 手术。适用于年老体弱不能耐受较大手术、不需保留性交功能者。该手术将阴道前后壁切除相等大小的黏膜瓣,然后将阴道前后壁剥离创面相对缝合以封闭大部分阴道,术后失去性交功能。

(5)子宫悬吊术:可采用缩短圆韧带,或利用一些生物材料制成各种吊带,通过腹腔镜把吊带一端缝于子宫,另一端固定于骶前组织,达到悬吊子宫和阴道的目的。

(六)预防

提倡晚婚晚育,防止生育过多、过密;正确处理产程,避免产程延长;提高助产技术,保护好会阴,必要时行会阴后-侧切开术;有指征者应及时行剖宫产终止妊娠;避免产后过早参加重体力劳动;积极治疗慢性咳嗽、习惯性便秘;提倡做产后保健操。

(刘　玲)

第三节　压力性尿失禁

尿失禁是妇女特别是年长妇女的一个常见症状。尿失禁有多种类型,如真性尿失禁,溢出性尿失禁,功能性尿失禁,压力性尿失禁,紧迫性尿失禁,逼尿肌、括约肌不协调性尿失禁和混合性尿失禁等。以压力性尿失禁最常见,占 50%～70%。

压力性尿失禁是指在增加腹压甚至休息时,膀胱颈和尿道不能维持一定的压力而有尿液溢出。

(一)病因和病理

压力性尿失禁常见于膀胱膨出合并尿道膨出和阴道前壁脱垂的患者,故病因相同。患者附着、支持膀胱颈和尿道的肌肉、筋膜完整性受到破坏,当腹压增加时,尿道膀胱后角消失。部分患者内括约肌功能丧失,部分患者尿道功能不协调而引起尿失禁。

(二)临床表现

起病初期患者平时活动时无尿液溢出,仅在增加腹压,如咳嗽、打喷嚏、大笑、提重物、跑步等活动时有尿液溢出,严重者在休息时也有尿液溢出。检查时嘱患者不解小便,取仰卧截石位,观察咳嗽时有无尿液自尿道口溢出,若有尿液溢出,检查者用示、中两指伸入阴道内,分别轻压阴道前壁尿道两侧,再嘱患者咳嗽,若尿液不再溢出,提示患者有压力性尿失禁。

(三)诊断

根据病史、症状和检查可做出初步诊断。但不能仅凭临床表现确诊真性压力性尿失禁,必须结合尿道动力学检查才能确诊。尿道动力学检查可以发展,由于尿道括约肌不能收缩,当腹压增加超过尿道最大关闭压力时,发生溢尿。

(四)治疗

1.非手术治疗

(1)盆底肌锻炼:指导患者坚持正确、规则的锻炼。较简单方法是缩肛运动,每收缩 5s 后放松,反复进行 15min,每日 3 次。也有用大小相同但重量不同(20～100g)圆锥物,先把最轻的圆锥物插入阴道,锻炼至能夹住该圆锥物 15min 后换更重的圆锥物,直到能夹住 100g 圆锥物为止。经过 3 个月以上的锻炼,30%～70%的患者能改善症状。

(2)药物治疗:多选用肾上腺素 α 受体药物,该类药物的不良反应是增高血压。故对老年患者特别是高血压患者应注意。常用药物有丙米嗪、麻黄碱等。绝经后伴尿道萎缩患者,如无使用性激素的禁忌证,性激素补充治疗可提高肾上腺素 a 受体药物的治疗效果。

(3)电刺激疗法:用于中、重度盆底肌损伤并进行盆底肌锻炼有困难的患者。通过特制治疗仪,用电流刺激盆底肌肉使其收缩并反向抑制排尿肌活性。也可用于训练患者进行盆底肌锻炼。电刺激可通过阴道或直肠以连续或间断刺激的形式进行。电刺激疗法效果好于单独进行盆底肌锻炼,但患者较难接受这一疗法。

(4)尿道周围注射药物:在尿道、膀胱颈周围注射硬化剂加强尿道周围组织张力的方法,以往由于并发尿瘘而基本停用,随着化学材料(如聚四氟乙烯胶等)的发展,使这种方法又重新得以应用。但远期效果仍未肯定。

2.手术治疗　手术类型较多,较常用的有:

(1)阴道前壁修补术。从 1914 年至 20 世纪中,该手术是压力性尿失禁首选,标准手术治疗方法,目前仍被广泛应用于临床。因压力性尿失禁常合并阴道脱垂和子宫脱垂,该手术常与经阴道子宫切除、阴道后壁修补术同时进行,该手术长期有效率只有 35%～65%,故目前认为该手术适用于需同时进行膀胱膨出修补的轻度张力性尿失禁患者。

(2)尿道、膀胱颈悬吊术。①耻骨后尿道固定术。通过下腹开放切口或腹腔镜将尿道或膀胱颈周围筋膜固定于骨盆前壁的其他支持组织。远期有效率达 70%～90%。②经阴道针悬吊尿道固定术。利用特制长针引导缝线,通过阴道和下腹壁将尿道和膀胱颈悬吊,手术并发症较多,近期有效率 70%～90%,5 年有效率仅 50% 或更低。③尿道中段悬吊术。用PROLENE 聚丙烯网带作为支撑物,在下腹部两侧各做 1cm 及在阴道前壁做 1.5cm 长切口,利用穿刺针通过耻骨后方将网带放置于尿道中段下方,网带不须任何固定。通过调节网带松紧度避免术后发生尿潴留。放置网带后,当腹压增加时,该网带会提供尿道所需的支撑力,避免发生尿失禁。该手术简单,可在 30min 内完成,创伤小。近期有效率达 93%,远期疗效有待观察。④其他悬吊术。可以取患者自身组织如阔筋膜、腹直肌筋膜、跟腱、圆韧带等或使用人工合成材料,绕过膀胱颈和尿道固定于腹直肌筋膜或其他支持组织,将尿道悬吊。

3.手术失败的处理　初次手术是否恰当和成功是治疗压力性尿失禁的关键。补救手术成功率低,手术次数越多,治疗效果越差。有些患者采用尿道周围注射术或悬吊术可能有一定效果。有些患者可能需长期留置导尿管或植入尿道括约肌人工合成材料或机械辅助装置。

(刘　玲)

第四节　生殖道瘘

生殖道瘘是指生殖道与其邻近器官间有异常通道。临床上以尿瘘最多见,其次为粪瘘,此外尚有子宫腹壁瘘。

(一)尿瘘

尿瘘是指生殖道与泌尿道之间形成的异常通道。根据泌尿生殖瘘的发生部位,可分为膀胱阴道瘘、膀胱宫颈瘘、尿道阴道瘘、膀胱尿道阴道瘘、膀胱宫颈阴道瘘及输尿管阴道瘘等。临床以上膀胱阴道瘘最多见,有时可同时并存两种或多种类型的尿瘘。

1.病因

(1)产伤:产伤引起尿瘘以往在我国农村常见。1981 年国内资料显示,产伤引起的尿瘘占90%以上。产伤所致的尿瘘多因难产处理不当所引起,有坏死型和创伤型两类。坏死型尿瘘是由于骨盆狭窄或头盆不称,产程过长,阴道前壁、膀胱和尿道长时间被胎先露部压迫,以致局部缺血、坏死脱落而形成尿瘘;创伤型尿瘘是产科助产手术或剖宫产手术时操作不当直接损伤所致。

（2）妇科手术损伤：目前，妇科手术所致尿瘘的发生率有上升趋势。通常是由于手术时组织粘连误伤输尿管或因输尿管末端游离过度导致的输尿管阴道瘘，也可误伤膀胱造成膀胱阴道瘘。经阴道手术时可误伤膀胱、尿道而形成膀胱阴道瘘和尿道阴道瘘。

（3）其他：膀胱结核、生殖器放射治疗后、晚期生殖道或膀胱癌肿、宫旁或尿道旁注射硬化剂、长期放置子宫托、膀胱结石以及先天性输尿管口异位畸形等，均能导致尿瘘，但并不多见。

2.临床表现

（1）漏尿：病因不同出现漏尿的时间也不同。分娩时压迫及手术时组织剥离过度所致的坏死型尿瘘，多在产后及手术后3～7d开始尿瘘。手术直接损伤者术后立即开始漏尿。漏尿的表现形式因瘘孔部位不同而不同，如膀胱阴道瘘通常不能控制排尿，尿液均由阴道流出；尿道阴道瘘仅在膀胱充盈时才漏尿；一侧性输尿管阴道瘘健侧尿液仍可进入膀胱，在漏尿同时仍有自主排尿；膀胱内瘘孔极小或瘘道曲折迂回者在某种体位可能不漏尿，变更体位后出现漏尿。

（2）外阴皮炎：由于尿液长期浸渍刺激，外阴部甚至臀部及大腿侧常出现皮炎，范围较大。继发感染后，患者感外阴灼痛，行动不便。

（3）尿路感染：伴有膀胱结石者多有尿路感染，出现尿频、尿痛、尿急症状。

（4）闭经：不少患者长期闭经或月经稀少，其原因尚不清楚，可能与精神创伤有关。

3.诊断　通过询问病史，不难找出尿瘘发生的原因，需仔细进行妇科检查以明确瘘孔的部位、大小以及周围瘢痕情况，还应了解阴道有无狭窄，尿道是否通畅以及膀胱的容积、大小等，制定合理的治疗方案。对特殊病例需进行下列辅助检查。

（1）亚甲蓝实验：目的在于鉴别膀胱阴道瘘、膀胱宫颈瘘或输尿管阴道瘘，并可协助辨认位置不明的极小瘘孔。将200ml稀释亚甲蓝溶液经尿道注入膀胱宫颈瘘；若见到有蓝色液体经阴道壁小孔溢出者为膀胱阴道瘘；蓝色液体向宫颈外口流出者为膀胱宫颈瘘；阴道内流出清亮尿液，说明流出的尿液来自肾脏，则属输尿管阴道瘘。

（2）靛胭脂实验：亚甲蓝实验瘘孔流出清亮液的患者，静脉推注靛胭脂5ml，10min内尖刀瘘孔流出蓝色尿液，为输尿管阴道瘘。

（3）膀胱、输尿管镜检查：膀胱镜能了解膀胱内有无炎症、结石、憩室，瘘孔位置和数目等。必要时进行双侧输尿管逆行插管及输尿管镜检查，确定输尿管瘘的位置。

（4）排泄性尿路造影：在限制饮水12h及充分的肠道准备下，静脉注射76%泛影葡胺20ml后，分别于注射后5、15、30、45min摄片，以了解双侧肾功能及输尿管有无异常，用于诊断输尿管阴道瘘、结核性尿瘘和先天性输尿管异位。

（5）肾显像：能了解双侧肾功能和上尿路畅通情况。若初步诊断为输尿管阴道瘘，肾显像显示一侧肾功能减退和上尿路排泄迟缓，即表明输尿管瘘位于该侧。

4.治疗　均需手术治疗。结核、癌肿所致尿瘘者，应先针对病因进行治疗。产后和妇科手术后7d内发生的尿瘘，经放置导尿管和输尿管导管后，偶有自行愈合的可能。年老体弱不能耐受手术者，考虑采用尿收集器保守治疗。

（1）手术时间的选择：器械损伤所致新鲜清洁瘘孔一经发现立即手术修补。坏死型尿瘘或瘘孔伴感染者应等待3～6个月，待炎症消除、瘢痕软化、局部血供恢复正常后再进行手术。瘘管修补失败后至少应等待3个月后进行手术。膀胱内有结石伴炎症者，应在控制炎症后行取结石和修补术。对月经定期来潮者,应在月经干净后 3～7d 内手术。

（2）手术途径的选择:手术途径有经阴道、经腹和经阴道腹部联合等。原则应根据瘘孔类型和部位选择不同途径。绝大多数膀胱阴道瘘和尿道阴道瘘可经阴道手术,输尿管阴道瘘多需经腹手术。

（3）术前准备:目的是为手术创造有利条件,促进伤口愈合。方法有①术前 3～5d 用 1：5000 高锰酸钾液坐浴。有外阴湿疹者在坐浴后局部涂擦氧化锌油膏,待痊愈后再行手术。②老年妇女或闭经患者,术前口服雌激素制剂半个月,促进阴道上皮增生,利于伤口愈合。③常规进行尿液检查,有尿路感染者应先控制感染,再行手术。④术前数小时开始应用抗生素预防感染。⑤必要时术前给予地塞米松,促使瘢痕软化。

（4）手术注意事项:手术必须选择适当体位,暴露满意,耐心细致,游离清楚充分,分层缝合,缝合时无张力。必要时用周围组织物填塞加固缝合。

（5）术后护理:是手术能否成功的重要环节。术后必须留置导尿管或耻骨上膀胱造瘘 7～14d,保证膀胱引流通畅,发现阻塞及时处理。术后每日补液量不应少于 3000ml,目的是增加尿量起到冲洗膀胱的作用,防止发生尿路感染。外阴部应每日擦洗干净。术后给予广谱抗生素预防感染。已服用雌激素制剂者,术后继续服用 1 个月。

5.预防　绝大多数尿瘘可以预防,预防产伤所致的尿瘘更重要。认真进行产前检查,细致观察产程,正确处理异常分娩,防止第二产程延长和滞产。经阴道手术助产时,术前必先导尿,小心使用手术器械,术后常规检查生殖泌尿道有无损伤。对产程长、膀胱及阴道受压过久、疑有损伤可能者,产后应留置导尿管持续开放 10～14d,保持膀胱空虚,有利于改善局部血运和防止尿瘘形成。妇科手术损伤所致的尿瘘多系子宫全切除术时损伤输尿管,应对盆腔内器官有广泛粘连者先充分暴露输尿管,明确解剖关系后再行子宫切除术;若术时发现有输尿管或膀胱损伤,应即时修补。

（二）粪瘘

粪瘘是指肠道与生殖道之间有异常通道,致使粪便由阴道排出,以直肠阴道瘘居多。

1.病因　分娩时胎头长时间停滞在阴道内,阴道后壁及直肠受压,造成缺血、坏死是形成粪瘘的主要原因;Ⅲ度会阴撕裂,修补后直肠未愈合,或会阴切开缝合时,缝线穿透直肠黏膜未被发现,可导致直肠阴道瘘。长期放置子宫托不取出、生殖道癌肿晚期破溃或放疗不当等也可引起粪瘘。此外,新生儿先天性直肠阴道瘘常合并肛门闭锁。

2.临床表现　直肠阴道瘘瘘孔较大者,多量粪便经阴道排出,稀便时更是持续外流,无法控制。若瘘孔小且粪便成形时,阴道内可无粪便污染,但出现阴道内阵发性排气现象,若为稀粪则粪便可由阴道流出。

3.诊断　除先天性粪瘘外,一般均有明确病因。大的直肠阴道瘘在阴道窥器暴露下能直接窥见瘘孔。瘘孔小者往往在阴道后壁只见到一颜色鲜红的小肉芽样组织,若用探针从此处探测,同时用另一手示指放入直肠内能直接接触到探针即可确诊。小肠或结肠阴道瘘需经钡剂灌肠方能确诊。

4.治疗　均需手术治疗。手术或产伤引起的粪瘘应即时修补。先天性直肠阴道瘘无合并肛门闭锁者在 15 岁左右月经来潮后进行修补,过早手术可引起阴道狭窄。压迫坏死造成的粪瘘,应等待 3～6 个月,炎症完全消退后再行手术。术前 3d 进少渣饮食,每日用 1：5000 高锰酸钾液坐浴 1～2 次。口服肠道抗生素、甲硝唑等抑制肠道细菌,手术前晚及手术当日晨行清洁灌肠。术后应保持局部清洁,每日擦洗会阴 2 次;进少渣饮食 4d,口服阿片全碱 10mg,每日 3～4 次,连用 3～4d 控制 4～5d 不排便,术后第 5 日口服缓泻药。

　　5.预防　产时处理时避免第二产程延长;注意保护会阴,避免会阴Ⅲ度撕裂;会阴裂伤缝合后应常规肛查,发现有缝线穿透直肠黏膜时,应立即拆除重缝;避免长期放置子宫托不取出;生殖道癌肿放射治疗时,应掌握放射剂量和操作技术。

(刘　玲)

第十四章 不孕症

希望妊娠、未避孕、有正常性生活1年而未能受孕者,称为不孕症。根据女性妊娠史可以将不孕症分为原发性不孕症和继发性不孕症。原发性不孕症是指既往无妊娠史,继发性不孕症是指有妊娠史,包括自然流产和异位妊娠史后1年未孕。在不孕症夫妇中,女方因素约占40%～55%,男方因素约占25%～40%,男女双方共同因素约占20%～30%,不明原因性不孕约占10%。

【诊断标准】

1.病史

(1)同居时间、性生活状况、避孕情况,既往诊疗经过。

(2)既往病史:有无急慢性盆腔炎、阑尾炎、结核病、子宫内膜异位症、盆腔手术史等病史。

(3)月经史:初潮年龄、性征发育情况、月经周期、经期、经量、痛经情况。

(4)婚育史:婚姻状况、配偶生育情况、妊娠次数,流产或刮宫的次数以及术后恢复的情况,有无异位妊娠史。

2.体格检查

身高、体重、生长发育状况,有无多毛、溢乳等。生殖器以及第二性征的检查。必要时行胸片排除肺结核,MRI检查排除垂体病变。

3.辅助检查

(1)配偶应行精液常规检查。

(2)女方应做以下检查:

①超声影像学检查:检查子宫、卵巢有无器质性病变。超声检查子宫大小、形态、内膜情况、双侧卵巢大小、卵泡数目,判断卵巢储备功能。连续B超监测卵泡发育,判断有无排卵。

②内分泌功能测定及排卵监测:激素检测包括FSH、LH、E_2、PRL、T、P。基础内分泌水平检测是在月经第2～4天检测,能反映卵巢的储备功能或某些异常状态。排卵检测有基础体温测定、宫颈黏液评分、B超监测卵泡发育、排卵的情况以及孕酮水平测定等。必要时行甲状腺及肾上腺功能的检查。

③输卵管通畅试验:包括输卵管通液术、子宫输卵管造影、宫腔镜下输卵管插管通液术、宫腔镜直视下输卵管通液术。

④宫颈与子宫因素检查:除了常规的妇科检查外,可行阴道、宫颈分泌物细胞学、细菌学、病原学检查、宫颈黏液评分以及性交后试验。

⑤生殖免疫学检查:必要时进行生殖免疫学检查,包括抗精子抗体、抗子宫内膜抗体、抗透

明带抗体、抗卵巢抗体等检查。

【治疗原则】

1.精神治疗:心理治疗,普及受孕知识和排卵期监测。

2.针对不同病因,采用不同治疗。

3.辅助生殖技术。

一、排卵障碍

排卵障碍引起的不孕约占 25%～35%。导致排卵障碍的原因:下丘脑-垂体-卵巢轴病变或功能紊乱以及全身因素。根据促性腺激素和雌激素水平,将排卵障碍分为三型:①Ⅰ型:低促性腺激素性无排卵,FSH 和 LH 均小于 5U/L,雌激素为卵泡期低限,提示病变在下丘脑、垂体。②Ⅱ型:正常促性腺激素性无排卵,FSH 和 LH 多在 5～10U/L 之间,雌激素为卵泡期水平,提示下丘脑-垂体-卵巢轴失调。大多数月经失调均属于该类型。③Ⅲ型:高促性腺激素性无排卵,FSH 超过 30U/L,为卵巢功能衰竭或卵巢不敏感综合征。

【诊断标准】

1.病史

生育年龄的女性出现月经失调,表现为月经稀发、闭经,月经过多,功能失调性子宫出血等。不孕、溢乳、多毛、痤疮等。少数患者表现为月经周期正常。

2.体格检查

身高、体重、生长发育状况,有无多毛、溢乳等。生殖器以及第二性征的检查。

3.辅助检查

(1)基础体温测定(BBT):正常月经周期中,由于排卵后孕酮的作用,体温较排卵前升高 0.3～0.5℃并持续约 14 天,称为双相型基础体温,提示可能排卵。若 BBT 为单相型,提示无排卵。

(2)子宫内膜病理学检查:在月经来潮前 3 天内或来潮 12 小时内,进行子宫内膜活检,若子宫内膜呈分泌期改变提示有排卵可能,若呈增生期改变提示无排卵。非月经期内膜活检应除外妊娠的可能。

(3)血清性激素的测定:在月经周期第 2～4 天取静脉血查 FSH、LH、E_2、T,协助判断卵巢储备功能;月经前 3～10 天查血孕酮(P)水平,若高于正常值,提示有排卵可能。

(4)B超监测卵泡发育:B超动态监测卵泡的发育和排卵情况,能明确卵泡发育、排卵是否正常,并除外未破裂卵泡黄素化综合征(LUFS)。还可以观察子宫内膜情况。

(5)尿 LH 峰的测定:尿 LH 峰多在下午出现,尿 LH 出现微弱阳性后,每隔 6～8 小时检测 1 次,若测到强阳性,预示 24～48 小时内排卵。

(6)影像学检查:当催乳素水平高于 $100\mu g/ml$,应行 CT 或 MRI 检查明确是否存在垂体腺瘤。

【治疗原则】

针对不同的病因，采用不同的处理措施。对于内分泌异常引起的排卵障碍，建议先纠正内分泌异常，再给予诱导排卵治疗。选择诱导排卵药物的原则：Ⅰ型无排卵者，长期的低雌激素闭经者，子宫小，内膜薄，应先用人工周期，促进子宫发育至接近正常，再诱导排卵。由于同时缺乏 FSH 和 LH，建议使用人绝经期促性腺激素（HMG），或者同时使用 FSH 和 LH 制剂。Ⅱ型无排卵者，以多囊卵巢综合征多见。治疗见相关章节。Ⅲ型无排卵者，如果是卵巢功能衰竭，不建议使用诱导排卵药物。如果是卵巢不敏感或卵巢储备功能下降，需要使用较大剂量的促排卵药物。常用诱导排卵药物：

1.氯米芬（CC）　能够与下丘脑的雌激素受体结合，阻断雌激素对下丘脑的负反馈性作用，使促性腺激素释放激素（GnRH）分泌，促进垂体分泌 FSH 和 LH，刺激卵泡发育。适用于体内有一定雌激素水平的患者。从月经来潮的第 5 天开始用药，每天 50mg，共 5 天，B 超监测卵泡发育。若无排卵，下一周期可增加剂量，最大剂量为 150mg/d，可连续应用 6 个周期。

2.促性腺激素　HMG 和促卵泡生长激素（FSH）。方案有递增、递减以及递增-递减联合方案。常用的为小剂量递增方案：自月经来潮的第 3～5 天起，每天 37.5～75IU，B 超监测卵泡发育，连续用药 1 周。如果卵泡无生长，逐步增加药物剂量，直至卵泡发育。根据卵泡发育的情况调整 HMG 或 FSH 用量，达到诱导单卵泡发育或少量卵泡发育的目的。

3.人绒毛膜促性腺激素（HCG）　有类似黄体生成素（LH）的作用，可使成熟卵泡排卵。当优势卵泡达到 1.8cm 时，肌内注射 HCG 5000～10000IU，一般在注射后 36～48 小时排卵。对于上述诱导排卵周期或自然周期监测发现 LUFS 患者，可应用 HCG 诱发排卵。

二、输卵管性不孕症

输卵管具有运送精子、摄取卵子及把受精卵运送到子宫腔的作用，如果输卵管功能障碍或管腔不通，会导致不孕，称为输卵管性不孕症。输卵管性不孕约占女性不孕症的 20%～30%。

【诊断标准】

1.病史

间断发作的慢性下腹隐痛、坠痛或腰骶部疼痛，白带增多，常于月经期、性交后或劳累后加重。急性发作时，出现下腹剧痛，伴发热、白细胞计数升高等急性感染症状。有时也会出现月经失调。

2.既往史

急性、慢性盆腔炎，阑尾炎病史，子宫内膜异位症，性传播疾病如淋球菌、沙眼衣原体、支原体等感染，结核病史以及流产史、宫外孕史、盆腔外科手术史。

3.体格检查

腹部检查有无揉面感，有无包块。妇科检查：尿道口及其旁腺处是否有脓液流出，如果有流出液，应做革兰染色检查及细菌培养。阴道分泌物的性质、宫颈举痛，子宫位置、活动度，宫体及附件区压痛，附件区包块等。

4.辅助检查

(1)输卵管通畅试验：

1)输卵管通畅度检查指征：①未避孕未孕 1 年以上者；②既往有盆腔炎治疗史；③各种输卵管手术后评价。

2)评价输卵管通畅度方法：主要有子宫输卵管通液术、子宫输卵管造影术、超声声学造影术、宫腔镜下输卵管插管通液术、腹腔镜下输卵管通液术。最常用的是子宫输卵管造影术。①子宫输卵管造影术：一般在月经干净 3～7 天进行。建议造影时，动态观察造影剂通过输卵管情况；术后 30 分钟，拍弥散片了解盆腔造影剂弥散的情况，了解是否有盆腔粘连。②腹腔镜下输卵管通液术：有检查和治疗的作用。

(2)实验室检查：怀疑特异性感染，如结核，沙眼衣原体、支原体感染，应行病原体培养和血清学诊断。

(3)影像学检查：胸、腹部 X 线片了解有无结核病灶。超声检查明确有无包块并判断其性质。

【治疗原则】

1.保守治疗

对于轻度的慢性输卵管炎，不孕时间短，可以试行保守治疗。包括抗生素治疗、理疗以及中药治疗。使用抗生素时，应采用广谱抗菌药，并且需要与抗厌氧菌药物联合应用，治疗需要注意的是足量、疗程达到 14 天。

2.输卵管性不孕症的手术治疗

(1)适应证：①输卵管性不孕症。②女方年龄在 40 岁以下，卵巢储备功能良好，有规律排卵。③精液分析示正常或接近正常。④IVF 术前。⑤无手术禁忌证者。

(2)输卵管重建手术禁忌证：①生殖道及盆腔急性炎症。②存在不适合手术的全身性疾病。

(3)手术方式：严重输卵管损伤的患者因手术后宫内妊娠率低，宫外孕发生率高，故不勉强行输卵管重建手术，建议其直接行体外受精胚胎移植。而输卵管轻度损伤者，可行腹腔镜下输卵管重建术。

1)输卵管近端病变的处理：①腹腔镜监视下宫腔镜近端输卵管疏通术。②输卵管峡部结节性炎症腹腔镜下输卵管部分切除再吻合。③输卵管近端闭锁性纤维症：结扎或切除患侧输卵管。

2)输卵管中段病变的处理：①绝育后输卵管再通术：行双侧输卵管吻合术。②宫外孕保守治疗或开窗术后中段阻塞。

3)输卵管远端病变的处理：①输卵管远端非闭锁性病变输卵管粘连分解术。②输卵管远端闭锁性病变：输卵管薄壁积水行输卵管远端造口术。输卵管厚壁积水行结扎或切除患侧输卵管。

3.体外受精-胚胎移植术

输卵管性不孕症是体外受精-胚胎移植术(IVF-ET)的指征。输卵管积水者，尤其是 IVF 治疗失败后的患者，建议预防性切除输卵管。

三、子宫内膜异位症相关的不孕症

子宫内膜异位症在不孕症患者中的发病率为 30%～50%。因子宫内膜异位症导致的不孕症,被称为子宫内膜异位症相关的不孕症。

【治疗原则】

应根据患者病变的程度、年龄、卵巢储备功能以及是否合并其他不孕的原因等权衡利弊,采用个体化的方案。年轻的轻度子宫内膜异位症患者,不孕病史较短并且卵巢储备功能良好可期待治疗。手术治疗可以明确诊断、分期,还可以去除可见病灶,纠正盆腔异常解剖关系,改善盆腔环境,能提高各期子宫内膜异位症患者的自然妊娠率。但是手术治疗都可能损伤卵巢,导致卵巢储备功能下降。反复手术会加重对卵巢的损伤。辅助生殖技术已成为治疗子宫内膜异位症相关的不孕症的重要方法。辅助生殖技术包括宫腔内人工授精(IUI)和体外受精-胚胎移植术(IVF-ET)。在 IVF 前采用 GnRHa 治疗,经循证医学证实能提高妊娠率。

四、男性不育症

婚后未避孕、有正常性生活、同居 1 年,由于男性的原因造成女方不孕者,称为男性不育症。临床上把男性不育分为性功能障碍和性功能正常两类,后者依据精液分析结果可分为无精子症、少精子症、弱精子症、畸形精子症和精浆异常等。导致男性不育的主要原因:精液异常,包括无精子症、少精子症、弱精子症、精液不液化或液化不全;生精障碍,包括睾丸本身疾病、染色体异常以及精子发生异常等;精子、卵子结合障碍,包括精道梗阻、逆行射精、外生殖器异常(如先天性阴茎缺如、阴茎过小、男性假两性畸形、尿道上裂或下裂等)、男性性功能障碍(阳痿、早泄、不射精等);以及全身性因素等。

【诊断标准】

1.病史

包括不育的时间、妊娠史、生育史。夫妇双方的就诊治疗经过。主要包括:性行为习惯和性交时间、儿童时期疾病(发热、腮腺炎、外伤)、外源性因素、手术史、性早熟及青春期延迟、性传播疾病史等。

2.体格检查

男性不育症患者的体格检查应该包括全身的体检,重点放在生殖系统上。必要时进行肛门指检。

3.实验室检查

(1)精液常规分析:①精液分析包括精液量、颜色、pH、液化时间、黏稠度、精子活动率、精子前向活动力、精子密度、总精子数、精子形态学分析、非精子细胞成分分析、精浆分析等。精液标本采集时间应为禁欲 2～7 天。需要 2～3 次精液标本检查,才能较准确地判断精液的状况;2 次精液检查间隔时间大于 7 天,小于 21 天。②精液分析和诊断推荐参见第五版或第四版《WHO 人类精液检验与处理实验室手册》。

（2）附属性腺功能的生物化学分析：①前列腺的分泌功能精液中的锌、柠檬酸或酸性磷酸酶的含量是检测前列腺分泌功能的可靠指标。②精囊的分泌功能精液中的果糖可反应精囊的分泌功能。

（3）精子受精能力检测：精子受精能力检测评估的是精子完成受精的能力，包括严格的形态学分析（1986年，Kruger介绍了严格的标准）、计算机辅助精子分析（CA-SA）、低渗膨胀检测（HOST）、精子存活率染色分析、宫颈黏液/精子交互作用分析、精子获能分析、甘露糖-配体受体分析以及顶体反应分析、精子穿透试验、活性氧自由基分析等。

（4）生殖内分泌激素的测定：检测 FSH、LH、催乳素（PRL）、睾酮（T），判断性腺轴的功能状态。结合精液分析和体检，可以提供鉴别不育症的原因。

（5）抗精子抗体检查：免疫不育占男性不育症的 2.7%～4%。

附：第四版 WHO 人类精液及精子宫颈黏液相互作用实验室检验手册精液质量判断标准

精液量：≥2.0ml；

pH：7.2～8.0；

精子密度：≥20×10⁶/ml；

精子总数：≥40×10⁶/每次射精；

精子活动率：前向直线运动精子（a＋b）≥50%；或快速前向直线运动精子（a）≥25%（射精后 1 小时内）；

精子存活率：75% 或以上（活体染色）；

精液外观：均质、灰白色、乳白色、淡黄色；

精液液化时间：在 60 分钟内；

精液黏滞度：拉丝长度不超过 2cm。

【治疗原则】

包括药物治疗、外科手术以及辅助生殖技术。

1.药物治疗

药物治疗针对病因。生殖器官感染引起的不育以抗生素抗炎治疗为主，辅以提高精子活力的药物。无精子症、少精子症及特发性不育，应以性激素类药物进行内分泌治疗为主。精子活力低下者，以提高精子活力的药物治疗为主。中医中药在男性不育的治疗中有一定的效果。

2.手术治疗

生殖道梗阻引起的男性不育采用输精管附睾吻合术、输精管吻合术及射精管口梗阻经尿道电切开术等手术方式。伴有精液常规异常的精索静脉曲张者需行精索静脉高位结扎术，隐睾或睾丸下降不全者可行睾丸下降固定术，以促进睾丸的生精功能。

3.辅助生殖技术

精子获取和优化处理、宫腔内人工授精（IUI）、体外受精-胚胎移植术（IVF-ET）、卵母细胞浆内单精子注射（ICSI）等辅助生殖技术是治疗男性不育的有效手段。

精子获取适于射精功能异常、梗阻性无精子症、输精管再通术失败或者非梗阻性无精子症时，获得尿液、睾丸或者附睾内的精子。这些技术包括尿液碱化与精液洗涤、显微附睾取精子术（MESA）、经皮附睾取精子术（PESA）、睾丸精子提取术（TESE），经这些方法获得的精子可以用于 IVF 或者 ICSI 授精。

（钟喜杰）

妇产科学临床新进展

（下）

钟喜杰等◎编著

吉林科学技术出版社

第三篇　产　科

第十五章　现代产科发展

第一节　普通产科——对于分娩方式的再认识

现代产科技术的发展和广泛应用,挽救了很多妇女和儿童的生命,同时也造成了对技术的过分依赖和滥用。就分娩而言,我们面临着剖宫产率逐年上升而忽略了接生这一产科最原始的形式。任何事物的进步与发展都是一种螺旋式的上升,现代产科开始重新解读传统医学中的分娩观念,使分娩逐步步人科学而自然的轨道。

一、分娩镇痛

作为文明产科的标志,减轻和消除产痛是其重要的内容之一。自 1857 年开展第一例无痛分娩至今,产科及麻醉科医生为了更好地解除分娩中的疼痛进行了不懈的探索,并取得了很大进展。目前,常用的镇痛方法可分为非药物性和药物性分娩镇痛两大类,前者如精神性无痛分娩、家属陪伴、导乐陪伴等。随着对镇痛药物认识的深入,结合计算机技术在输入模式中的应用,药物镇痛不再停留在静脉、吸入等全身用药阶段,开辟了"单纯硬膜外自控镇痛""蛛网膜下腔-硬膜外联合阻滞"等新型模式。分娩镇痛作为产科麻醉的重要组成部分,其内涵正逐渐扩大,良好的分娩镇痛不仅能有效控制分娩疼痛,还应有助于降低母体和围生期婴儿的死亡率和并发症发病率。今后,对于分娩镇痛药物的剂量、给药模式和时机,以及对宫缩、子宫胎盘血流、分娩方式、产后出血及新生儿各方面的影响尚需进一步探究。

二、对剖宫产术的重新评价

随着人类文明的发展演变,分娩观念也随着产科模式的演变而不断变更。由于剖宫产术日趋完善,并成为解决难产的重要手段之一,导致近 30 年来全球的剖宫产率迅速上升。随着对剖宫产认识的理性回归,剖宫产的近远期并发症逐渐被人们关注。其手术并发症如胎儿产伤、新生儿窒息、新生儿湿肺、子宫下段撕裂、产后出血、麻痹性肠梗阻、术后栓塞性疾病、盆腔炎、月经不调、异位妊娠、子宫内膜异位、子宫切口憩室等发生率高,再次妊娠容易发生前置胎盘、特别是凶险性前置胎盘、胎盘植入、子宫切口瘢痕妊娠等。现在一些回顾性大样本资料的分析表明：当剖宫产率上升到一定程度后再盲目提高剖宫产率，不能使孕产妇和围生儿的病死率继续下降，相反一些手术并发症对母婴健康的不良影响将会明显地显现出来，产科子宫切除率也明显增高。没有指征的剖宫产手术中或术后，产妇或新生儿发生并发症的危险是很大的。因此，正确认识剖宫产的利弊，严格掌握剖宫产指征，降低剖宫产率迫在眉睫。

同时对于剖宫产术式也是该清晰认识的时候了，20世纪90年代开始的新式剖宫产，其弊端也显现出来，另外，子宫切口是缝一层还是两层，连续缝合还是间断缝合，更是产科医师所关注的，近期又有相关循证医学证据的问世，这也需要我们不断地关注和工作上的改进。

三、剖宫产术后再次妊娠阴道分娩

随着剖宫产后再次妊娠人数的逐渐增多，"一次剖宫产，次次剖宫产"这一临床格言被打破，剖宫产后再次妊娠的分娩方式问题被重新审视，争论的焦点是瘢痕子宫能否保证阴道分娩的安全性。20世纪80年代，美国国立卫生研究院（NIH）共识发展会议小组委员会质疑常规再次剖宫产分娩的必要性，并说明剖宫产术后再次妊娠阴道分娩的指征后，VBAC在美国获得广泛认可。然而，自1996年以来，可能由于子宫破裂风险、患者偏爱、法医学压力及其他临床和非临床因素，剖宫产分娩率平稳上升，而剖宫产术后阴道分娩（VBAC）率出现大幅度的下降。2010年3月，NIH小组委员会在发布的一则题为"剖宫产术后再次妊娠阴道分娩：新视点"的声明草案中申明，阴道试产是许多有剖宫产史女性的合理选择，并敦促对当前VBAC指南进行重新考虑并开展更多的研究。总体而言，VBAC的安全性，尚需大规模观察性研究证实。在临床实践中，应全面评估VBAC的短期和长期安全性、谨慎选择病例及最合理的产时处置方法。

（钟喜杰）

第二节　母体医学——妊娠合并症及并发症的诊治

一、早产的综合防治

过去40年世界范围内早产率仍逐步提高，助孕技术导致多胎妊娠增加及医学综合发展导致具有病理状况的孕妇增加，其中医疗干预增加是多数研究公认的近年来早产率上升的主要原因。既往对早产的诊治常存在处理过于激进或预防不足的两极化趋势，目前采用阴道B超测量宫颈长度、孕妇血清、宫颈—阴道分泌物成分，如免疫指标（白介素 IL-1、IL-6）、胎儿纤粘连蛋白（FFN）、人绒毛膜促性腺激素（hCG）、胰岛样生长因子结合-1（LGFBP-1）等生化免疫测定，提高了早产预测的准确性。近年来，随着产科对早产预测和处理的进步、临床药理学的发展、宫缩抑制药的研发、宫颈环扎术等临床技术的提高以及新生儿护理技术的改进，早产儿的存活率随着孕龄的增加有了明显改善,当然,糖皮质激素促胎肺成熟的应用规范已得到较大范围的落实,但宫缩抑制药的种类较多,何种情况用何种药物,治疗期多长,其不良反应如何更好避免等还是没有解决。但由于早产儿的发病率和功能障碍发生率高,这一人群近期和远期的医疗花费及其所带来的社会负担已经成为亟待解决的公共卫生问题。

二、妊娠期糖尿病的诊治

随着妊娠期糖尿病筛查的普及,妊娠期糖代谢异常的检出率不断增加,但是长期以来其诊断标准国内外尚不统一,导致诊断的混乱。为解决这一问题,美国国立卫生研究院(NIH)资助进行了高血糖与不良妊娠结局的研究(HAPO)。基于 HAPO 研究结果,经过全球多国妊娠合并糖尿病专家的讨论,2010 年国际妊娠合并糖尿病研究组织(IADPSG)提出了推荐的 GDM 诊断标准及孕前漏诊糖尿病患者妊娠期的诊断标准。随着 IADPSG 建议推出,全球对妊娠期糖尿病筛查和诊断方案会逐渐达成共识,目前国内多家医院也逐步应用该标准,新标准的推出,GDM 人群增多,GDM 与将来 2 型糖尿病的发病有极强的相关性,如何通过饮食、运动等生活方式的适当干预以降低 GDM 远期发展为 2 型糖尿病的风险逐渐成为 GDM 的关注热点之一。对于妊娠期高血糖的控制,既往认为孕期禁用口服降糖药。近年有研究认为,格列苯脲在孕 13 周后应用是安全有效的;二甲双胍在妊娠前和妊娠早期应用不增加胎儿畸形和流产的发生。在妊娠中、晚期应用可以有效控制血糖,但其远期安全目前仍有争议,目前不建议常规妊娠中、晚期应用二甲双胍。

三、多胎妊娠

近年随着诱发排卵药物及辅助生殖技术的广泛应用,多胎妊娠的发生率明显升高。多胎妊娠可引起母儿并发症发生率明显增加,如孕产妇发生妊娠高血压疾病、子痫、妊娠期糖耐量异常、分娩中宫缩乏力、胎盘早剥、手术产及产后出血、羊水栓塞等的危险性增加,胎儿并发症如流产、早产、羊水过多、胎儿宫内发育迟缓、双胎输血综合征、胎死宫内、低体重儿、新生儿窒息等发生率亦显著升高。目前尽管许多国家及医疗机构已经设立有关的法规或指南,并努力通过胚胎减灭术、胚胎植入前诊断等相关技术的发展来对辅助生育技术所带来的这一问题进行弥补,但仍然不能避免多胎妊娠及其相关副效应的发生。鉴于多胎妊娠的流行病学和卫生经济学统计资料甚少,而且对于多胎妊娠相关并发症的诊治也相当不规范,如何制定统的治疗方案,以及多胎妊娠所带来的卫生经济负担、心理负担等社会问题理应受到关注和重视。

(钟喜杰)

第三节　胎儿医学——产前诊断和遗传咨询

20世纪80年代,早孕期绒毛活检和胎儿宫内取血的应用及分子生物学技术的发展,使产前诊断进入新的领域。20世纪90年代随着医学伦理学和医学生物技术的不断完善,胎儿异常的早期诊断和开放式宫内胎儿外科手术也取得了较大发展,并逐渐形成了胎儿医学学科。胎儿医学包括产前诊断,但不仅仅是产前诊断,胎儿医学关注的是所有可能影响胎儿的疾病及对这些疾病的诊断与治疗。

一、血清生化指标的检测

唐氏综合征的产前筛查始于20世纪70年代,目前的主要筛查策略包括中孕联合筛查、早孕联合筛查、整合筛查和序贯筛查。受医疗水平、经济水平等因素的影响,各国家和地区在唐氏综合征产前筛查的普及程度及筛查策略的选择上不尽相同。目前,国际上广泛使用的产前筛查策略还是以中孕联合筛查或早孕联合筛查为主,国内目前主要是中孕双联或三联筛查,但早孕联合筛查将是我国未来产前筛查的趋势。值得注意的是,未来产前筛查的广泛应用还面临很多挑战。首先是筛查策略的选择问题,如何根据本地区的实际情况,将现有的筛查指标相组合,建立最有效、安全的产前筛查策略是目前研究的焦点;其次是对于那些涉及筛查指标较多的筛查策略,其效益-成本比还需大量的临床工作来验证;最后是孕妇的依从性,即孕妇能否坚持完成筛查策略并作出有效的选择。此外,如何对参与筛查的工作人员进行系统的培训,如何为孕妇提供适合的咨询服务等都是亟须解决的问题。

二、胎儿结构异常的超声软指标

常规的产前诊断方法如绒毛活检、羊膜腔穿刺和脐带穿刺术等多在异常的生化筛查后进行,生化筛查能检出50%～70%的唐氏综合征患儿,仍有一部分未被识别。近年来,随着高分辨超声仪的普及和超声工作者经验的增加,胎儿的微小异常——超声软指标的变化及其与染色体异常的关系,越来越引起超声工作者及临床医师的关注。这些软指标包括胎儿颈部皱褶、心室内强回声点、肠管强回声、脉络膜囊肿、脑室扩张、轻度肾盂扩张、长骨短小等。更有学者提出,使用多个超声筛查指标可以提高染色体异常胎儿的检出率,甚至可适当减少有创性产前诊断的比率。显然早中孕期的超声检查成为检出异常染色体胎儿非常有效的互补方法,为高风险的孕妇提供恰当诊断机会,但显然达到这样的要求需要高超的超声医疗水平,且受超声医师主观性影响较多。

三、有创性产前诊断的发展

有创性产前诊断主要包括羊膜腔穿刺,绒毛取样,脐周血取样,胎儿镜等。羊膜腔穿刺经过几十年的不断改进革新,成为当今世界各地最常用且安全可靠的产前诊断方法。通过羊膜腔穿刺及对羊水细胞培养后的核型分析,可以诊断出全部明显的染色体异常,也可以在特殊情况下进行 DNA 突变分析以诊断单基因病。此外,通过羊水液的生化测定(如 AFP 以及 AchE),可以将 99% 以上的开放性神经管缺陷诊断出来。近些年产前诊断发展迅速,已经不仅局限于诊断,研究的重点逐渐向治疗方面转移。胎儿镜作为新兴的产前诊断和治疗方法,不但能对胎儿组织形态畸形进行观察,还可以在必要时从胎儿特定部位取活体组织标本对特殊疾病进行诊断,并应用于某些疾病的宫内手术治疗及试验性宫内基因治疗,双胎输血综合征(TTTS)的胎儿镜下激光治疗就是很好的例子,但仍然达不到理想孕周,因而关于胎儿镜下高选择性 TTTS 吻合血管激光阻断术的改进也是研究方向。

四、快速诊断方法

目前多数产前诊断需做侵入性检查,对孕妇和胎儿有一定的创伤和风险。因此,寻找更加合理的无创取材方式并将分子生物学、分子遗传学等方法与目前产前诊断常用的检测方法有机结合以进一步提高产前诊断的准确率将是今后产前诊断发展的重要方向。国内外学者正尝试一些更快捷、更简便的分子遗传学方法,如荧光原位杂交(FISH)、聚合酶链反应、单链构象多态性分析、限制性片段多态性分析等。此外,孕妇外周血中胎儿游离 DNA 及 RNA 的发现为无创性产前诊断提供了新的方法。通过分离、富集母体内通过胎盘少量进入的胎儿细胞,利用 FISH 方法进行产前诊断。也有采用 PCR 技术对从母体血液里的胎儿细胞中提取出来的 DNA 进行个别单基因疾病产前诊断的报道。近来,胎儿 RNA 也可在母体血浆中被检测到,这些胎儿 RNA 起源于胎盘且非常稳定,RNA 检测技术将成为分子诊断的一个新的发展领域。

五、胎儿宫内治疗

胎儿宫内治疗包括手术治疗和基因治疗,是胎儿医学与产前诊断的一个主要区别。开展最多的胎儿宫内手术是复杂性双胎的治疗,特别是双胎输血综合征的激光治疗。目前通过胎儿外科手术的安全性、有效性和可行性的研究,对于影响胎儿器官发育或威胁生命的解剖结构异常,如双侧性尿路梗阻、肺囊性腺瘤样畸形、膈疝、骶尾部畸胎瘤、胎儿心律失常置起搏器等,已开展了开放式宫内胎儿外科手术。据目前的临床和实验证据提示,胎儿手术是安全的,母体无并发症,对将来生育无影响,但早产仍是胎儿外科面临的一个严重后遗问题,大多数病例需要提早剖宫分娩。随着进一步的经验积累,将有所改善。

(钟喜杰)

第四节　产科领域的挑战——母儿远期疾病的围生期干预

一、孕产妇：盆底功能障碍性疾病

盆底功能障碍(PFD)性疾病是在世界范围内影响各个年龄阶段、各种社会文化背景女性生活质量的一组疾病。围生期是育龄女性生命周期中的一个特殊时期，盆底组织发生了一系列重塑过程，盆底组织重塑贯穿于整个围生期并存在个体差异，以维持盆底结构整体性、功能完善性。大量流行病学调查证据表明，女性PFD与妊娠分娩密切相关，围生期女性盆底功能障碍主要表现为压力性尿失禁、盆底器官脱垂等。由于缺乏大样本、长随访时间的研究，盆底结构功能的改变究竟是继发于妊娠，还是分娩、妊娠，以及分娩对盆底功能的远期影响等尚有待探究。鉴于目前对女性PFD防治的关注点前移至围生期，充分认识围生期盆底组织的重塑过程，寻找更有效、更早期的PFD防治方法，对改善女性生活质量具有深远意义。

二、胎婴儿：成年人疾病胎儿起源

平衡的妊娠期营养是孕妇健康和胎儿正常发育的关键，是避免围生期并发症的重要措施。近年来，大量临床流行病学及动物实验等研究证明，胎儿在宫内发育中受到遗传、宫内环境的影响，如孕妇营养、糖皮质激素暴露等均能影响胎儿发育编程，这不仅会影响胎儿期的生长发育，还可能产生持续的结构功能改变，导致将来一系列成年期疾病的发生。2000年，国际上正式提出健康与疾病的发育起源(DOHD)学说，认为生命早期的营养对一生的健康都会产生影响，此期营养不足或过剩，与成年后的一些疾病，如肥胖、糖尿病、高血压、高血脂、冠心病等的发生密切相关。2006年，联合国营养执行委员会提出，从妊娠到出生后2岁是通过营养干预预防成年慢性病的机遇窗口期。

鉴于对妊娠期营养的全新认识，现代产科提倡妊娠期合理营养，适度体重增长，控制新生儿出生体重。通过开展妊娠期胎儿体重规划教育，科学调整饮食结构，合理摄取营养，适当安排妊娠期活动等医学营养治疗(MNT)，使孕妇体重增加控制在正常范围内，从而降低孕妇因体重增幅不当而引起的一系列分娩前后并发症和新生儿体重过高、过低造成的即时和长期的健康危害，更有研究认为，产后1年内产妇的体重控制与妇女一生的肥胖相关。

(钟喜杰)

第十六章　正常妊娠

第一节　妊娠生理

（一）生殖细胞发生和成熟

1.精子的发生与成熟

（1）精子的来源：睾丸是男性生殖腺，除能分泌雄激素外，还能产生精子。睾丸实质由250个锥体小叶组成，每个小叶内有1～4条弯曲细长的生精小管，其管壁由支持细胞和生精细胞组成。生精细胞包括精原细胞、初级精母细胞、次级精母细胞、精子细胞和精子。

（2）精子发生过程：从精原细胞发育为精子，人类需（64±4.5）d。由精原细胞经过一系列发育阶段发展为精子的过程称为精子发生。这个过程可分为3个阶段：第一阶段，精原细胞经过数次有丝分裂，增殖分化为初级精母细胞。第二阶段，初级精母细胞进行DNA复制，经过两次成熟分裂，经短暂的次级精母细胞阶段，变为精子细胞。在此过程中，染色体数目减少一半，故又称减数分裂。第三阶段，精子细胞不再分裂，由圆形的精子细胞变态发育为蝌蚪状的精子，精子的形成标志着男性生殖细胞的成熟。

2.卵子发生与排卵

（1）卵子发生过程：卵巢是女性生殖腺，它既产生卵细胞，又分泌女性激素。人类的原始生殖细胞在受精后5～6周迁移至生殖嵴。人胚第6周时，生殖嵴内有原始生殖细胞1000～2000个；胚胎第5个月末，卵巢中卵细胞数有600万～700万个，其中约有200万个卵原细胞，500万个初级卵母细胞；至新生儿，两侧卵巢有70万～200万个原始卵泡；7～9岁时约有30万个；青春期约有4万个。在促性腺激素的作用下，每个月有15～20个卵泡生长发育，一般只有一个卵泡发育成熟并排出。女性一生中约排卵400余个，其余卵泡均在不同年龄先后退化为闭锁卵泡。卵泡的发育一般分为原始卵泡、初级卵泡、次级卵泡和成熟卵泡四个阶段。近年研究揭示，原始卵泡发育至成熟卵泡需跨几个周期才能完成。

（2）排卵：成熟卵泡破裂，卵母细胞自卵巢排出的过程称排卵。一般每28～35天排卵一次，两个卵巢轮流排卵，多数人每次排一个卵，偶尔可排两个卵。

（二）受精及受精卵发育、输送与着床

1.受精　已获能的精子和成熟的卵子相结合的过程称受精。受精一般发生在排卵后的12h内，整个受精过程大约需要24h。

（1）精子获能：精子经宫颈管进入宫腔与子宫内膜接触后，子宫内膜白细胞产生的α、β淀粉酶解除精子顶体酶上的"去获能因子"，此时精子具有受精能力，称精子获能。获能的主要部位在子宫和输卵管。

（2）受精过程：获能的精子与卵子在输卵管壶腹部与峡部联接处相遇，在 Ca^{2+} 的作用下，精子顶体前膜破裂释放出顶体酶，溶解卵子外围的放射冠和透明带，称顶体反应。虽有数个精子穿过透明带，但只能有一个精子进入卵细胞。已获能的精子穿过次级卵母细胞透明带为受精的开始，雄原核与雌原核融合为受精的完成。

2.受精卵的输送与发育　输卵管蠕动和纤毛运动可将正在进行有丝分裂的受精卵向子宫腔方向移动，大约受精后 3d 分裂成由 16 个细胞组成的实心细胞团，称桑椹胚。约在受精后第 4 日，桑椹胚进入子宫腔并继续分裂发育为 100 个细胞时，细胞间出现一些小的腔隙，随之融合为一个大腔，腔内充满液体，呈囊泡状，称胚泡。

3.着床　胚泡逐渐侵入子宫内膜的过程称植入，又称着床。着床约于受精后第 5～6 天开始，第 11～12 天完成。

受精卵着床需经过定位，黏着和穿透三个阶段。着床必须具备以下条件：①胚胎必须发育至胚泡期；②透明带消失；③雌激素与孕激素分泌已达一定水平；④子宫内膜已进入分泌期，发生蜕膜反应，能允许胚泡着床。

受精卵着床后，孕酮作用使子宫内膜腺体增大弯曲，腺上皮细胞内及腺腔中含有大量糖原、血管充血、结缔组织细胞肥大，此时子宫内膜称为蜕膜。根据囊胚与蜕膜的位置关系，蜕膜可分为三部分。①包蜕膜：覆盖于囊胚表面；②底蜕膜：位于囊胚植入处，以后发育成胎盘的母体部分；③真蜕膜：底蜕膜及包蜕膜以外的蜕膜部分。

（三）胎儿附属物的形成及其功能

胎儿附属物是指胎儿以外的组织，包括胎盘、胎膜、脐带和羊水。

1.胎盘　胎盘由胎儿与母体组织共同构成，是母体与胎儿之间进行物质交换、营养代谢、分泌激素和阻止外来微生物入侵、保证胎儿正常发育的重要器官。由羊膜、叶状绒毛膜和底蜕膜构成。

（1）胎盘的形成与结构

①羊膜：胎盘最内层，构成胎盘的胎儿部分。是由胚胎羊膜囊壁发育而成。正常羊膜光滑半透明，厚 0.05mm，无血管、神经及淋巴，有一定弹性，有活跃的物质转运功能。

②叶状绒毛膜：构成胎盘的胎儿部分，是胎盘的主要部分。晚期囊胚着床后，滋养层迅速分裂增长，表面呈毛状突起，以后再分支形成绒毛。绒毛表面有两层细胞，内层为细胞滋养细胞，外层为合体滋养细胞，是执行功能的细胞。此时的绒毛为一级绒毛，又称初级绒毛；胚胎发育至第 2 周末或第 3 周初时，胚外中胚层逐渐深入绒毛膜干内，形成间质中心索，称二级绒毛，又称次级绒毛；约在第 3 周末，胚胎血管长入间质中心索，分化出毛细血管，形成三级绒毛，建立起胎儿胎盘循环。与底蜕膜相接触的绒毛营养丰富发育良好，称叶状绒毛膜。从绒毛膜板伸出很多绒毛干，逐渐分支形成初级绒毛干、次级绒毛干和三级绒毛干，每个绒毛干分出许多分支，一部分绒毛末端浮于绒毛间隙中称为游离绒毛，长入底蜕膜中的绒毛称固定绒毛。一个初级绒毛及其分支形成一个胎儿叶，一个次级绒毛及其分支形成一个胎儿小叶，一个胎儿叶包

括几个胎儿小叶。绒毛干之间的间隙称绒毛间隙。在滋养层细胞的侵蚀过程中,子宫螺旋动脉和子宫静脉破裂,直接开口于绒毛间隙,绒毛间隙充满母体的血液,母体血液以每分钟500ml流速进入绒毛间隙,每个绒毛干中均有脐动脉和脐静脉,最终成为毛细血管进入绒毛末端,胎儿血也以每分钟500ml的流速流经胎盘,但胎儿血与母血不直接相通。

③底蜕膜:构成胎盘的母体部分,占妊娠胎盘很小部分。固定绒毛的滋养层细胞与底蜕膜共同形成蜕膜板,相邻绒毛间隙之间残留下的楔形底蜕膜形成胎盘隔,不超过胎盘全层的2/3,相邻绒毛间隙的血液相互沟通。胎盘隔把胎盘的母体面分隔成表面凹凸不平的肉眼可见的暗红色15~20个母体叶,也称胎盘小叶。每个母体叶包含数个胎儿叶,每个母体小叶均有其独自的螺旋动脉供应血液。

在正常情况下,绒毛可侵入到子宫内膜功能层深部。若底蜕膜发育不良时,滋养层细胞可能植入过深甚至进入子宫肌层,造成植入性胎盘。

(2)妊娠足月胎盘的大体结构:足月胎儿的胎盘重约500g,直径15~20cm,中央厚,周边薄,平均2.5cm。胎盘母体面凹凸不平,由不规则的浅沟将其分为15~30个胎盘小叶,胎盘胎儿面覆盖着一层光滑透明的羊膜,近中央处有脐带附着。

(3)胎盘的生理功能:人胎盘生理功能极其复杂,具有物质交换及代谢,分泌激素和屏障功能,对保证胎儿的正常发育至关重要。

1)物质交换:进行物质交换是胎盘的主要功能,胎儿通过胎盘从母血中获得营养和氧气,排出代谢废物和二氧化碳。

①胎盘的物质交换方式:a.简单扩散,指物质通过细胞膜从高浓度区扩散至低浓度区,不消耗细胞能量。脂溶性高,分子量<250,不带电荷物质(如O_2、CO_2、水、钠钾电解质等),容易通过血管合体膜。b.易化扩散,指在载体介导下物质通过细胞膜从高浓度区向低浓度区扩散,不消耗细胞能量,但速度远较简单扩散快得多,具有饱和现象,如葡萄糖等的转运。c.主动转运,指物质通过细胞膜从低浓度区逆方向扩散至高浓度区,在此过程中需要消耗ATP,如氨基酸、水溶性维生素及钙、铁等转运,在胎儿血中浓度均高于母血。d.较大物质可通过血管合体膜裂隙,或通过细胞膜入胞和出胞等方式转运,如大分子蛋白质、免疫球蛋白等。

②气体交换:氧和二氧化碳在胎盘中以简单扩散方式交换。胎儿红细胞中血红蛋白含量高于成人,同时,子宫动脉内氧分压(5.3~6.6kPa)远高于绒毛间隙内氧分压(2~4kPa),使母血中氧能迅速向胎儿方向扩散。此外,由于胎盘屏障对CO_2的扩散度是氧的20倍,故胎儿向母血排出二氧化碳较摄取氧容易得多。二氧化碳进入母血后引起的pH值降低又可增加母血氧的释放。

③水与电解质的交换:水的交换主要通过简单扩散方式进行,孕36周时交换率最高,妊娠末期,每小时约有3.6L水通过胎盘进入胎儿。钾、钠和镁大部分以简单扩散方式通过胎盘屏障,但当母体缺钾时,钾的交换方式则为主动运输,以保证胎儿体内正常钾浓度。钙、磷、碘、铁多以主动运输方式单向从母体向胎儿转运,保证胎儿正常生长发育,铁的主动运输不受母体贫血的影响。

④营养物质的转运和废物排出:葡萄糖是胎儿能量的主要来源,以易化扩散方式通过胎盘;氨基酸多以主动运输方式通过胎盘,蛋白质通过胎盘的入胞和出胞作用从母体转运至胎

儿;脂类必须先在胎盘中分解,进入胎儿体内再重新合成;甾体激素要在酶的作用下,结构发生变化后才能通过胎盘。

脂溶性维生素 A、维生素 D、维生素 E、维生素 K 等主要以简单扩散方式通过胎盘屏障。维生素 A 以胡萝卜素的形式进入胚体,再转化成维生素 A。胎儿血中的水溶性维生素 B 和维生素 C 浓度高于母血,故多以主动运输方式通过胎盘屏障。

胎儿代谢产生的废物如肌酐、尿素等亦经胎盘进入母血后排出。

2)防御功能:由于胎盘的屏障作用,对胎儿具有一定的保护功能,但这种功能并不完善。母血中的免疫抗体 IgG 能通过胎盘,从而使胎儿获得被动免疫力,但 IgG 类抗体如抗 A、抗 B、抗 Rh 血型抗体亦可进入胎儿血中,致使胎儿及薪生儿溶血。各种病毒(如风疹病毒、巨细胞病毒、流感病毒等)可直接通过胎盘进入胎儿体内,引起胎儿畸形、流产及死胎。一般细菌、弓形虫、衣原体、螺旋体等不能通过胎盘屏障,但可在胎盘部位形成病灶,破坏绒毛结构后进入胎儿体内引起感染。

3)内分泌功能:胎盘能合成多种激素、酶及细胞因子,对维持正常妊娠有重要作用。

①人绒毛膜促性腺激素(HCG):一种糖蛋白激素,由 α、β 两个不同亚基组成,α 亚基的结构与垂体分泌的 FSH、LH 和 TSH 等基本相似,故相互间能发生交叉反应,而 β 亚基的结构具有特异性。β-HCG 与 β-LH 结构较近似,但最后 30 个氨基酸各不相同,所以临床应用抗 HCGβ-亚基的来进行 HCG 的检测,以避免 LH 的干扰。HCG 在受精后第 6 日开始分泌,受精后第 19 日就能在孕妇血清和尿中测出,至妊娠 8～10 周血清浓度达高峰,为 50～100kU/L,持 1～2 周后迅速下降,中、晚期妊娠时血浓度仅为高峰时的 10%,持续至分娩,一般于产后 1～2 周消失。

HCG 的功能:HCG 具有 LH 与 FSH 的功能,维持月经黄体的寿命,使月经黄体增大成为妊娠黄体;HCG 能刺激雄激素芳香化转变为雌激素,同时也能刺激孕酮的形成;HCG 能抑制植物凝集素对淋巴细胞的刺激作用,HCG 可吸附于滋养细胞表面,以免胚胎滋养层细胞被母体淋巴细胞攻击;HCG 与尿促性素(HMG)合用能诱发排卵。

②人胎盘生乳素(HPL):由 191 个氨基酸组成,是分子量为 22000 的一种蛋白类激素。妊娠 6 周时可在母血中测出,随妊娠进展,分泌量逐渐增加,至妊娠 34～35 周达高峰,母血值为 5～7mg/L,羊水值为 0.55mg/L,维持至分娩,分娩后 7h 内迅速消失。

HPL 的功能:促进蛋白质合成,形成正氮平衡,促进胎儿生长;促进糖原合成,同时可刺激脂肪分解,使非酯化脂肪酸增加以供母体应用,从而使更多的葡萄糖供应胎儿;促进乳腺腺泡发育,刺激乳腺上皮细胞合成酪蛋白、乳白蛋白与乳珠蛋白,为产后泌乳做好准备;促进黄体形成;抑制母体对胎儿的排斥作用。

③妊娠特异性蛋白:包括妊娠相关血浆蛋白 A(PAPP-A),妊娠相关血浆蛋白 B(PAPP-B)及妊娠相关血浆蛋白 C(PAPP-C),其中较重要的是 PAPP-C,也称 $PS\beta_1 G$,即 SP_1,分子量为 90000,含糖量为 29.3%,半衰期为 30h。受精卵着床后,SP_1 进入母体血循环,其值逐渐上升,妊娠 34～38 周达高峰,至妊娠足月为 200mg/L。正常妊娠母血、羊水、脐血及乳汁亦能测出 SP1,羊水值比母血值低 100 倍,脐血值比母血值低 1000 倍。测定 SP_1 值,可用于预测早孕,并能间接了解胎儿情况。

④雌激素：为甾体类激素，妊娠早期主要由黄体产生，于妊娠 10 周后主要由胎儿-胎盘单位合成。至妊娠末期雌三醇值为非孕妇女的 1000 倍，雌二醇及雌酮值为非孕妇女的 100 倍。

雌激素合成过程：母体内胆固醇在胎盘内转变为孕烯醇酮后，经胎儿肾上腺胎儿带转化为硫酸脱氢表雄酮（DHAS），再经胎儿肝内 16α-羟化酶作用形成 16α-羟基硫酸脱氢表雄酮（16α-OH-DHAS），此种物质在胎盘合体滋养细胞硫酸酯酶作用下，去硫酸根成为 16α-OH-DHA 后，再经胎盘芳香化酶作用成为 16α 羟基雄烯二酮，最后形成游离雌三醇。由于雌三醇由胎儿和胎盘共同作用形成，故测量血雌三醇的值，可反映胎儿胎盘单位的功能。

⑤孕激素：为甾体类激素，妊娠早期由卵巢妊娠黄体产生，自妊娠 8～10 周后胎盘合体滋养细胞是产生孕激素的主要来源。随妊娠进展，母血中孕酮值逐渐增高，至妊娠末期可达 180～300nmol/L，其代谢产物为孕二醇，24h 尿排出值为 35～45mg。

⑥缩宫素酶：由合体滋养细胞产生的一种糖蛋白，分子量约为 30 万，随妊娠进展逐渐增加，主要作用是灭活缩宫素，维持妊娠。胎盘功能不良时，血中缩宫素酶活性降低。

⑦耐热性碱性磷酸酶（HSAP）：由合体滋养细胞分泌。于妊娠 16～20 周母血中可测出此酶。随妊娠进展分泌量增加，分娩后迅速下降，产后 3～6d 消失。多次动态测其数值，可作为胎盘功能检查的一项指标。

⑧细胞因子与生长因子：如表皮生长因子（EGF）、神经生长因子、胰岛素样生长因子（IG-Fs）、转化生长因子-β（TGF-β）、肿瘤坏死因子-α（TNF-α）、粒细胞-巨噬细胞克隆刺激因子（Gm-CSF）、白细胞介素-1、2、6、8 等。这些因子对胚胎营养及免疫保护起一定作用。

2.胎膜　胎膜是由绒毛膜和羊膜组成。胎膜外层为绒毛膜，在发育过程中由于缺乏营养供应而逐渐退化萎缩为平滑绒毛膜，至妊娠晚期与羊膜紧密相贴。胎膜内层为羊膜，羊膜为半透明无血管的薄膜，厚度 0.02～0.05cm，部分覆盖胎盘的胎儿面。随着胎儿生长羊膜腔的扩大，羊膜、平滑绒毛膜和包蜕膜进一步突向宫腔，最后与真蜕膜紧贴，羊膜腔占居整个子宫腔。胎膜含多量花生四烯酸的磷脂，且含有能催化磷脂生成游离花生四烯酸的溶酶体，故胎膜在分娩发动上有一定作用。

3.脐带　脐带是连于胚胎脐部与胎盘间的条索状结构。脐带外被羊膜，内含卵黄囊、尿囊、两条脐动脉和一条脐静脉，中间填充华通胶有保护脐血管作用。妊娠足月胎儿脐带长 30～70cm，平均 50cm，直径 1.0～2.5cm。脐带是胎儿与母体进行物质交换的重要通道。若脐带受压致使血流受阻时，可因缺氧导致胎儿窘迫，甚至胎死宫内。

4.羊水　充满在羊膜腔内的液体称羊水。妊娠不同时期的羊水来源、容量及组成均有明显改变。

(1)羊水的来源：妊娠早期主要为母体血清经胎膜进入羊膜腔的透析液，此时羊水的成分除蛋白质含量及钠浓度偏低外，与母体血清及其他部位组织间液成分极相似。妊娠 11～14 周时，胎儿肾脏已有排泄功能，此时胎儿尿液是羊水的重要来源，使羊水中的渗透压逐渐降低，肌酐、尿素、尿酸值逐渐增高。胎儿通过吞咽羊水使羊水量趋于平衡。

(2)羊水的吸收：羊水吸收的途径有①胎膜吸收约占 50%；②脐带吸收 40～50ml/h；③胎儿皮肤角化前可吸收羊水；④胎儿吞咽羊水，每 24 小时可吞咽羊水 500～700ml。

(3)母体、胎儿、羊水三者间的液体平衡：羊水始终处于动态平衡，不断进行液体交换。母儿间液体交换主要通过胎盘,约 3600ml/h;母体与羊水间交换主要通过胎膜,约 400ml/h;羊水与胎儿的交换,主要通过胎儿消化道、呼吸道、泌尿道以及角化前的皮肤等,交换量较少。

(4)羊水量、性状及成分:①羊水量,妊娠 8 周时 5~10ml,妊娠 10 周时 30ml,妊娠 20 周约 400ml,妊娠 38 周约 1000ml,此后羊水量逐渐减少至足月时约 800ml。过期妊娠羊水量明显减少,可少至 300ml 以下。②羊水性状及成分,妊娠早期羊水为无色澄清液体;妊娠足月羊水略浑浊,不透明,内有脂肪、胎儿脱落上皮细胞、毳毛、毛发等。比重为 1.007~1.025,中性或弱碱性,pH7.20,内含 98%~99% 水分,1%~2% 为无机盐及有机物质。羊水中含大量激素和酶。

(5)羊水的功能:①保护胎儿,使胎儿在羊水中自由运动,防止胎儿自身及胚胎与羊膜粘连而发生畸形;羊水温度适宜,有一定活动空间,防止胎儿受外界机械损伤;临产时,羊水直接受宫缩压力能使压力均匀分布,避免胎儿直接受压致胎儿窘迫。②保护母体,减少妊娠期因胎动所致的不适感;临产后前羊水囊可扩张子宫颈口及明道;破膜后羊水可冲洗阴道,减少感染机会。

(四)胎儿发育及其生理特点

1.不同孕周胎儿发育的特征　描述胎儿发育的特征,以 4 周为一个孕龄单位。在受精后 6 周(即妊娠 8 周)称胚胎,是主要器官结构完成分化时期。从受精后第 7 周(即妊娠 9 周)称胎儿,是各器官进一步发育渐趋成熟时期。

妊娠 4 周末:可辨认胚盘和体蒂。

妊娠 8 周末:胚胎初具人形,可分辨出眼、耳、鼻、口、手指及足趾,心脏已形成,B 型超声可见心脏形成与搏动。

妊娠 12 周末:胎儿身长 9cm,体重约 20g,外生殖器已发生,四肢可活动,肠管有蠕动,指甲形成。

妊娠 16 周末:胎儿身长 16cm,体重 100g,从外生殖器可辨认胎儿性别,头皮长出毛发,开始出现呼吸运动,形成成人血红蛋白,孕妇自觉有胎动。

妊娠 20 周末:胎儿身长 25cm,体重约 300g,全身有毳毛及胎脂,开始有吞咽及排尿功能,腹部听诊可闻及胎心音。

妊娠 24 周末:胎儿身长 30cm,体重 700g,皮下脂肪开始沉积,各脏器均已发育,但尚不完善,出现眉毛和眼毛,此时出生已能呼吸。

妊娠 28 周末:胎儿身长 35cm,体重 1000g,有呼吸及吞咽运动,出生后能啼哭,但易患呼吸窘迫综合征。

妊娠 32 周末:胎儿身长 40cm,体重 1700g,面部毳毛已脱落,存活力尚可,出生后注意护理可以存活。

妊娠 36 周末:胎儿身长 45cm,体重 2500g,出生后能啼哭及吸吮,皮下脂肪沉积较多,生活力良好,出生后基本可以存活。

妊娠 40 周末:胎儿身长 50cm,体重 3000g,已发育成熟,外观体形丰满,足底皮肤有纹理,指(趾)甲超过指(趾)端,男婴睾丸下降,女婴外阴发育良好,出生后哭声响亮。能很好存活。

胎儿身长的增长速度有其规律性,临床上常用新生儿身长作为判断胎儿月份的依据。妊娠前 20 周的胎儿身长(cm)＝妊娠月数的平方。妊娠后 20 周＝妊娠月数×5。

2.胎儿的生理特点

(1)循环系统:①胎儿循环不同于成人,营养供给和代谢产物排出均经过脐血管、胎盘、母体来完成。含氧量较高的血液自胎盘经脐静脉进入胎儿体内,分为三支:一支进入肝脏,一支与门静脉汇合再进入肝脏,这两支的血液经肝静脉进入下腔静脉,另一支经静脉导管直接进入下腔静脉。因此进入右心房的下腔静脉血是混合血,有来自脐静脉含氧量高的血液,也有来自胎儿身体下半部含氧量低的血液。②卵圆孔的开口正对下腔静脉入口,故下腔静脉入右心房的血流大部分经卵圆孔入左心室。③由于肺循环阻力较大,肺动脉血大部分经动脉导管入主动脉,仅有 1/3 血经肺静脉入左心房,汇同卵圆孔进入左心室之血再进入升主动脉,供应心、头部及上肢。左心室小部分血液进入降主动脉,汇同动脉导管进入之血经腹下动脉进入两条脐动脉后再通过胎盘,与母血进行气体交换,因此胎体无纯动脉血,而是动静脉混合血。④新生儿出生后出现自主呼吸,肺循环建立,胎盘循环停止,左心房压力增高,右心房压力降低,从而改变了胎儿右心压力高于左心的特点和血液流向,卵圆孔于生后数分钟开始关闭,多在生后6～8周完全闭锁。新生儿血流分布多集中于躯干及内脏,故肝、脾常可触及,四肢容易发冷出现发绀。

(2)血液系统:①红细胞生成,孕 3 周内胎儿红细胞来自卵黄囊,孕 10 周肝脏是红细胞生成主要器官,以后骨髓、脾渐具造血功能。妊娠 32 周红细胞生成素大量产生,故妊娠 32 周以后早产儿及妊娠足月儿红细胞数均较多,约 $6.0 \times 10^{12}/L$。妊娠足月时骨髓产生 90% 的红细胞。②血红蛋白生成,妊娠前半期,血红蛋白为胎儿型,从妊娠 16 周开始,成人型血红蛋白逐渐形成,至临产时胎儿血红蛋白仅占 25%。③白细胞生成,妊娠 8 周,胎儿血循环出现粒细胞,妊娠 12 周胸腺、脾产生淋巴细胞,成为胎儿体内抗体的主要来源。

(3)呼吸系统:母儿血液在胎盘进行气体交换,胎儿出生前肺泡、肺循环及呼吸肌均已发育,孕 11 周可见胎儿胸壁运动,孕 16 周胎儿呼吸能使羊水进出呼吸道。当胎儿窘迫时,出现大喘息样呼吸运动。

(4)消化系统:孕 12 周有肠管蠕动,孕 16 周时胃肠功能基本建立,胎儿可吞咽羊水,吸收大量水分。胎儿胃肠对脂肪吸收能力差。肝脏内缺乏许多酶,不能结合因红细胞破坏所产生的大量游离胆红素。

(5)泌尿系统:妊娠 11～14 周胎儿肾已有排尿功能,妊娠 14 周胎儿膀胱内有尿液,并通过排尿参与羊水形成与交换。

(6)内分泌系统:妊娠 6 周胎儿甲状腺开始发育;妊娠 12 周可合成甲状腺激素。肾上腺于妊娠 4 周时开始发育,妊娠 7 周时可合成肾上腺素,妊娠 20 周时肾上腺皮质增宽,主要由胎儿带组成,可产生大量甾体激素。

(7)生殖系统:①男性胎儿睾丸于妊娠第 9 周开始分化发育,在妊娠 14～18 周形成。由细精管、激素和酶作用使中肾管发育,副中肾管退化,外生殖器向男性分化发育。男性胎儿睾丸于临产前才降至阴囊内,右侧高于左侧且下降稍迟。②女性胎儿卵巢于妊娠 11～12 周开始分化发育,副中肾管发育形成阴道、子宫、输卵管,外生殖器向女性分化发育。

（五）妊娠期母体变化

在妊娠期，为了适应胎儿生长发育的需要，孕妇受胎儿及胎盘所产生的激素的影响，在解剖、生理以及生化方面发生一系列变化。这些变化于分娩后和或停止哺乳后逐渐恢复。

1.生殖系统的变化

（1）子宫

①重量、容量和形状的改变：非孕期子宫重量约为 50g，足月妊娠时可增至 1000g 左右，约为非孕时重量的 20 倍。非孕时宫腔容量约为 10ml，足月孕时增至 5000ml 左右。随着子宫体积的改变，子宫形状由孕早期的倒梨形变化至孕 12 周时的球形，以及孕晚期的长椭圆形直至足月，孕早期子宫肥大可能与雌、孕激素作用有关，孕 12 周后子宫体增大，则与胎儿及其附属组织的扩展有关。

②子宫位置的改变：妊娠 12 周前子宫位于盆腔内，随着妊娠进展子宫长大，从盆腔上升入腹腔并轻度向右旋转。孕妇仰卧位时，子宫向后倒向脊柱，可压迫下腔静脉及主动脉出现仰卧位低血压综合征一系列表现，如脉快、心慌、血压下降等，改侧卧位后血压迅速恢复。

③子宫收缩：妊娠 12～14 周起，子宫出现无痛性不规则收缩，随着孕周增加，收缩频率及幅度相应增加，其特点为稀发、不对称，收缩时宫腔压力不超过 1.3～2.0kPa（10～15mmHg），持续时间约为 30s，称 BraxtonHicks 收缩。

④子宫胎盘的血流灌注：妊娠期胎盘的灌注主要由子宫动脉及卵巢动脉供应，子宫动脉非孕时屈曲，至妊娠足月渐变直，以适应妊娠期子宫血流量增加的需要。足月时子宫血流量为500～700ml/min，较非孕时增加 4～6 倍，其中 5% 供应肌层，10%～15% 供应子宫蜕膜层，80%～85% 供应胎盘。宫缩时，子宫血流量明显减少。

⑤子宫峡部：系指位于宫颈管内，子宫的解剖内口与组织学内口间的狭窄部位，长 0.8～1cm。妊娠后变软，妊娠 10 周时子宫峡部明显变软，妊娠 12 周以后，子宫峡部逐渐伸展拉长变薄，扩展成为宫腔的一部分，临产后可伸展至 7～10cm，成为产道的一部分，称子宫下段。

⑥宫颈：妊娠时宫颈充血水肿，外观肥大，呈紫蓝色，质软。宫颈管内腺体肥大，黏液增多，形成黏液栓，防止细菌进入宫腔。由于宫颈鳞柱状上皮交界部外移，宫颈表面出现糜烂面，称假性糜烂。

（2）卵巢：妊娠期略增大，停止排卵。一侧卵巢可见妊娠黄体。妊娠 10 周后，胎盘取代妊娠黄体功能，卵巢黄体于妊娠 3～4 个月开始萎缩。

（3）输卵管：妊娠期输卵管伸长，但肌层不增厚，黏膜可呈蜕膜样改变。

（4）阴道：黏膜变软，充血水肿呈紫蓝色。皱襞增多，伸展性增加。阴道脱落细胞增加、分泌物增多呈白色糊状。阴道上皮细胞含糖原增加，乳酸含量增多，使阴道分泌物 pH 值降低，可防止病原体感染。

（5）外阴：妊娠期外阴充血，皮肤增厚，大小阴唇色素沉着，阴唇内血管增加，结缔组织变软，故伸展性增加，有利于分娩。

2.乳房的变化　妊娠期由于受垂体催乳素、胎盘生乳素、雌激素、孕激素、生长激素及胰岛素影响，使乳腺管和腺泡增生，脂肪沉积；乳头增大变黑，易勃起；乳晕变黑，乳晕上的皮脂腺肥大形成散在结节状小隆起，称蒙氏结节。妊娠 32 周后挤压乳晕，可有数滴稀薄黄色乳汁溢出称初乳。

3.循环系统的变化

(1)心脏:妊娠后期因增大的子宫将横膈上推,使心脏向左、向上、向前移位,更贴近胸壁,心音界稍扩大。心脏移位使大血管轻度扭曲,加之血流量增加及血流速度加快,心尖区可闻及Ⅰ~Ⅱ级柔和吹风样收缩期杂音。妊娠晚期心脏容量增加10%,心率增加10~15次/分,心电图出现轴左偏,多有第一心音分裂或第三心音。

(2)心排血量:心排血量的增加为孕期循环系统最重要的改变,对维持胎儿生长发育极其重要。自妊娠10周开始增加,至妊娠32周达高峰,左侧卧位测心排血量较非孕时增加30%,平均每次心排血量可达80ml,维持至足月。临产后,尤其第二产程时排血量显著增加。

(3)血压:孕期由于胎盘形成动静脉短路、血液稀释、血管扩张等因素致孕早期及中期血压偏低,孕晚期血压轻度升高,脉压稍增大,孕妇体位影响血压,仰卧位时腹主动脉及下腔静脉受压,使回心血量减少,心排血量减少,迷走神经兴奋,血压下降,形成妊娠仰卧低血压综合征。

4.血液系统改变

(1)血容量:自孕6~8周开始增加,孕24~32周达高峰,增加30%~45%,平均增加约1500ml,其中血浆约增加1000ml,红细胞约增加500ml,血液相对稀释。

(2)血液成分:①红细胞,由于血液稀释,红细胞计数约为3.6×10^{12}/L,血红蛋白值为110g/L,血细胞比容为31%~34%。②白细胞,自妊娠7~8周开始增加,至妊娠30周达高峰,为$(10 \sim 12) \times 10^9$/L,有时可达15×10^9/L,以中性粒细胞为主,淋巴细胞增加不多。③凝血因子,处于高凝状态。凝血因子Ⅱ、Ⅴ、Ⅷ、Ⅸ、Ⅹ增加,仅凝血因子Ⅺ、Ⅻ降低。血小板无明显改变,血浆纤维蛋白原含量增加40%~50%,达4~5g/L。血沉加快,可达100mm/h。妊娠晚期凝血酶原时间及部分孕妇凝血活酶时间轻度缩短,凝血时间无明显改变。纤维蛋白溶酶原显著增加,优球蛋白溶解时间延长,致纤溶活性降低。④血浆蛋白,由于血液稀释,血浆蛋白,尤其是白蛋白减少,约为35g/L,加之孕期对铁的需要量增多,孕妇易发生缺铁性贫血。可给硫酸亚铁、维生素C、乳酸钙口服纠正贫血。

5.呼吸系统改变 孕妇胸廓周径加大,妊娠中期有过度通气现象,妊娠晚期以胸式呼吸为主,呼吸较深。肺活量无明显改变,肺泡换气量和通气量增加,但呼吸道抵抗力降低容易感染。

6.泌尿系统变化

(1)肾脏:妊娠期由于代谢产物增多,肾脏负担过重,肾血浆流量较非孕时增加35%,肾小球滤过率增加50%,且两者均受体位影响,孕妇仰卧位尿量增加,故夜尿量多于日尿量。代谢产物尿素、尿酸、肌酸、肌酐等排泄增多。当肾小球滤过超过肾小管吸收能力时,可有少量糖排出,称为妊娠生理性糖尿。

(2)输尿管:妊娠期在孕激素作用下,输尿管增粗且蠕动减弱,尿流缓慢,右侧输尿管受右旋妊娠子宫压迫,加之输尿管有尿液逆流现象,孕妇易患急性肾盂肾炎,以右侧多见。

7.消化系统改变 妊娠期胃肠平滑肌张力降低,贲门括约肌松弛,胃内酸性内容物可产生反流,胃排空时间延长,易出现上腹饱满感。肠蠕动减弱,易出现便秘或痔疮。肝脏胆囊排空时间延长,胆道平滑肌松弛,胆汁黏稠使胆汁淤积,易诱发胆石病。故孕妇应养成定时排便的习惯,多食新鲜蔬菜和水果,少吃辛辣食物,纠正便秘。

8.皮肤的变化　妊娠期垂体分泌促黑素细胞激素增加,导致孕妇乳头、乳晕、腹白线、外阴、腋窝等处出现色素沉着。面颊部呈蝶状褐色斑,称妊娠斑。随着妊娠子宫增大及肾上腺皮质激素分泌增多,孕妇腹部、大腿、臀部及乳房皮肤的皮内组织改变,皮肤过度扩张,使皮肤弹力纤维断裂,形成紫色或淡红色不规则平行裂纹,称妊娠纹。

9.内分泌系统的改变

(1)垂体:妊娠期腺垂体增生肥大,嗜酸细胞肥大增生形成妊娠细胞。此细胞可分泌催乳激素(PRL)。PRL 从孕 7 周开始增多,至妊娠足月分娩前达高峰约 200μg/L。PRL 有促进乳腺发育作用,为泌乳作准备。产后未哺乳者于产后 3 周内降至非孕水平,哺乳者产后 80～100d 降至非孕水平。

(2)肾上腺皮质:妊娠期因雌激素大量增加,使中层束状带分泌的皮质醇增多 3 倍,但其中 90％与蛋白结合,血中游离皮质醇不多,故孕妇无肾上腺皮质功能亢进表现;外层球状带分泌的醛固酮于妊娠期增加 4 倍,但大部分与蛋白结合,不致引起过多的水钠潴留;内层网状带分泌的睾酮稍有增加,表现为孕妇阴毛及腋毛增多增粗。

(3)甲状腺:妊娠期甲状腺呈均匀增大,血清甲状腺素增加,但游离甲状腺素无大幅度增加,孕妇通常无甲状腺功能亢进表现。

10.新陈代谢的变化

(1)基础代谢率(BMR):BMR 于孕早期稍下降,孕中期渐增高,至孕晚期可增高 15％～20％。

(2)体重:妊娠 13 周前无改变,13 周起体重平均每周增加 350g,至妊娠足月时体重平均增加 12.5kg。

(3)糖类:妊娠期胰岛功能旺盛,分泌胰岛素增多,使血循环中的胰岛素增加,故孕妇空腹血糖稍低于非孕妇女。

(4)脂肪代谢:妊娠期吸收脂肪能力增强,母体脂肪堆积增多,由于能量消耗增加,故糖原储备少。若孕期能量消耗过多时,如妊娠剧吐,可出现尿酮阳性。

(5)蛋白质代谢:呈正氮平衡。孕妇体内储备的氮除供给胎儿、母体子宫、乳房发育需要外,尚为分娩期消耗作准备。

(6)矿物质代谢:妊娠期母儿需要大量钙、磷、铁。故应补充大量钙、维生素 D 和铁以满足需要。

11.骨骼、关节及韧带变化　妊娠期子宫圆韧带、主韧带及骨盆漏斗韧带增长,肥大变粗。骶髂关节及耻骨联合松弛,有轻度伸展性,严重时可发生耻骨联合分离。骶尾关节松弛有一定活动性,有利于分娩。

(许素娥)

第二节　妊娠诊断

(一)早期妊娠的诊断

1.病史与症状

(1)停经:已婚生育年龄妇女,平时月经周期规则,一旦月经过期10d或以上,应首先疑为妊娠,若停经已达8周,妊娠的可能性更大。但需与内分泌紊乱、哺乳期、口服避孕药引起的停经相鉴别。

(2)早孕反应:约50%以上妇女于停经6周左右出现畏寒、头晕、乏力、嗜睡、食欲缺乏、偏食或厌油腻、恶心、晨起呕吐等症状,称早孕反应。与体内HCG增多,胃酸分泌减少以及胃排空时间延长可能有关。多于妊娠12周左右自行消失。

(3)尿频:妊娠早期出现,系增大的前倾子宫在盆腔内压迫膀胱所致。一般妊娠12周子宫进入腹腔后,尿频症状消失。

2.检查与体征

(1)生殖器官的变化:妊娠6~8周行阴道检查,可见阴道壁及宫颈充血,呈紫蓝色。双合诊检查发现宫颈变软,子宫峡部极软,感觉宫颈与宫体似不相连,称黑加征。随妊娠进展,子宫增大变软,妊娠8周时宫体大小约为非孕时2倍,妊娠12周约为非孕时3倍。

(2)乳房的变化:早孕时受雌孕激素影响,乳房增大,孕妇自觉乳房轻微胀痛,检查见乳头及其周围皮肤(乳晕)着色加深,乳晕周围出现蒙氏结节。

3.辅助检查

(1)妊娠试验:一般受精后7d即可在血浆中检测到HCG,临床测定尿中HCG常用试纸法,测定血清HCG常用放射免疫法检测HCG-β亚型。

(2)超声检查:①B型超声显像法,是检查早孕快速准确的方法。妊娠5周时在增大子宫内见到圆形光环——妊娠环,环内为液性暗区(羊水)。若在妊娠环内见到有节律的胎心搏动,可确认早孕,活胎。②超声多普勒法,在增大的子宫内听到有节律的单一高调胎心音,最早可在妊娠7周听到。

(3)黄体酮试验:停经妇女每日肌注黄体酮20mg,连续3~5d,停药后2~7d出现阴道出血,可排除妊娠,若停药后7d仍未出现阴道流血,妊娠可能性大。

(4)宫颈黏液检查:宫颈黏液量少质稠,涂片干燥后镜下可见到排列成行的椭圆体,无羊齿植物叶状结晶,则早孕可能性大。

(5)基础体温测定(BBT):如呈双相且持续3周以上不下降,应考虑早孕。

(二)中、晚期妊娠的诊断

妊娠中期以后,子宫明显增大,能扪及胎体,感到胎动,听到胎心音,容易确诊。

1.病史与体征　有早孕经历,渐感腹部增大,自觉胎动。

(1)子宫增大:子宫随妊娠进展逐渐增大,根据手测宫底高度及尺测宫高、腹围,B型超声检查监测胎儿双顶径大小以判断妊娠周数。

(2)胎动:胎儿在子宫内冲击子宫壁的活动称胎动(FM),胎动正常是胎儿情况良好的表现。妊娠 18～20 周开始孕妇自觉胎动,正常胎动每小时 3～5 次。

(3)胎儿心音:妊娠 18～20 周用听诊器经孕妇腹壁可听到胎儿心音。正常胎心率为 120～160 次/分。胎心音应与脐带杂音、子宫杂音、腹主动脉音相鉴别。

(4)胎体:妊娠 20 周以后,经腹壁可触及子宫内的胎体。妊娠 24 周以后,能区别胎头、胎臀及胎儿肢体。

2.辅助检查

(1)超声检查:B 型超声可显示胎儿数目、胎产式、胎先露、胎方位,有无胎心搏动及胎盘位置,且能测量胎头双顶径等多条径线,并可观察有无胎儿体表畸形。超声多普勒可探出胎心音、胎动音、脐带血流音及胎盘血流音。

(2)胎儿心电图:常用间接法测得。妊娠 12 周以后即能显示较规律图形,妊娠 20 周后成功率更高。

(3)X 线诊断:X 线检查主要用于骨盆测量,检查有无多胎、体表畸形和死胎等,由于 X 线对胎儿的潜在性损害,现已被超声检查所取代,极少应用。

(三)胎产式、胎先露、胎方位

胎儿在宫腔内为适应宫体形状所取的姿势称胎势。妊娠 28 周以前,由于羊水多,胎儿小,胎儿位置和姿势容易改变。妊娠 32 周以后,胎儿生长速度较羊水增长速度快,羊水相对减少,胎儿位置和姿势较为恒定。胎儿位置正常与否与能否顺利分娩及母子安全密切相关。

1.胎产式　胎产式是指胎儿纵轴与母体纵轴的关系。二者平行时为纵产式,两者垂直时为横产式。前者占足月妊娠分娩总数的 99.75%;后者仅占 0.25%。两纵轴交叉成锐角时为斜产式。纵产式大多数可从阴道分娩,而横产式则不能,斜产式是暂时的,在分娩过程中多数转为纵产式,偶有转成横产式,造成难产。

2.胎先露　临产时最先进入骨盆入口的胎儿部位称胎先露。纵产式的先露部是头或臀,横产式的先露部为肩。头先露根据胎头俯屈或仰伸的程度分为枕先露、前囟先露、额先露、面先露。臀先露根据下肢的屈伸情况分为完全臀先露、单臀先露、膝先露、足先露。有时头先露或臀先露与胎手或胎足同时入盆,称复合先露。

3.胎方位　胎儿先露部的指示点与母体骨盆的关系称胎方位,简称胎位。枕先露以枕骨、面先露以颏骨、臀先露以骶骨、肩先露以肩胛骨为指示点。每个指示点与母体骨盆入口处的左、右、前、后、横(侧)的关系可有 6 种方位(肩先露除外)。

(许素娥)

第三节　孕期监护

孕期监护的目的是尽早发现高危妊娠,及时治疗妊娠并发症和合并症,保障孕产妇、胎儿及新生儿健康。监护内容包括孕妇定期产前检查、胎儿监护、胎儿成熟度及胎盘功能监测等。

（一）产前检查

1.产前检查的时间 产前检查于确诊早孕时开始。早孕检查一次后，未见异常者应于孕20周起进行产前系列检查，每4周一次，32孕周后改为每2周一次，36孕周后每周检查一次，高危孕妇应酌情增加检查次数。

2.产前检查的内容和方法

（1）病史

①孕妇首次就诊应详细询问年龄、职业、婚龄、孕产次、籍贯、住址等，注意年龄是否过小或超过35岁。

②既往有无肝炎、结核病史，有无心脏病、高血压、血液病、肾炎等疾病史，以及发病时间、治疗转归等。

③家族中有无传染病、高血压、糖尿病、双胎及遗传性疾病史。

④配偶有无遗传性疾病及传染性疾病史。

⑤月经史及既往孕产史：询问初潮年龄、月经周期，经产妇应了解有无难产史、死胎、死产史、分娩方式及产后出血史。

⑥本次妊娠经过：早期有无早孕反应及其开始出现时间；有无病毒感染及用药史；有无毒物及放射线接触史；有无胎动及胎动出现的时间；孕期有无阴道流血、头痛、心悸、气短、下肢水肿等症状。

⑦孕周计算：多依据末次月经起始日计算妊娠周数及预产期。推算预产期，取月份减3或加9，日数加7。若为农历末次月经第一日，应将其换算成公历，再推算预产期。若末次月经不清或哺乳期月经未来潮而受孕者。可根据早孕反应出现时间、胎动开始时间、尺测耻上子宫底高度及B型超声测胎头双顶径等来估计。

（2）全身检查：观察孕妇发育、营养、精神状态、步态及身高。身高小于140cm者常伴有骨盆狭窄；注意心、肝、肺、肾有无病变；脊柱及下肢有无畸形；乳房发育情况，乳头有无凹陷；记录血压及体重，正常孕妇血压不应超过140/90mmHg；或与基础血压相比不超过30/15mmHg；正常单胎孕妇整个孕期体重增加12.5kg较为合适，孕晚期平均每周增加0.5kg，若短时间内体重增加过快多有水肿或隐性水肿。

（3）产科检查

1）早孕期检查：早孕期除做一般体格检查外，必须常规做阴道检查。内容包括确定子宫大小与孕周是否相符；发现有无阴道纵隔或横膈、宫颈赘生物、子宫畸形、卵巢肿瘤等；对于阴道分泌物多者应做白带检查或细菌培养，及早发现滴虫、真菌、淋菌、病毒等的感染。

2）中、晚孕期检查

①宫高、腹围测量目的：在于观察胎儿宫内生长情况，及时发现引起腹围过大、过小，宫底高度大于或小于相应妊娠月份的异常情况，如双胎妊娠、巨大胎儿、羊水过多和胎儿宫内发育迟缓等。测量时孕妇排空膀胱，取仰卧位，用塑料软尺自耻骨联合上缘中点至子宫底测得宫高，软尺经脐绕腹1周测得腹围。后者大约每孕周平均增长0.8cm，16~42孕周平均腹围增加21cm。

②腹部检查

视诊:注意腹形大小、腹壁妊娠纹。腹部过大、宫底高度大于停经月份则有双胎、巨大胎儿、羊水过多可能;相反可能为胎儿宫内发育迟缓(IUGR)或孕周推算错误;腹部宽,宫底位置较低者,多为横位;若有尖腹或悬垂腹,可能伴有骨盆狭窄。

触诊:触诊可明确胎产式、胎方位、估计胎儿大小及头盆关系。一般采用四步触诊法进行检查。

第一步,用双手置于宫底部,估计胎儿大小与妊娠周数是否相符,判断宫底部的胎儿部分,胎头硬而圆且有浮球感,胎臀软而宽且形状略不规则。第二步,双手分别置于腹部左右侧,一手固定另一手轻深按,两手交替进行,以判断胎儿背和肢体的方向,宽平一侧为胎背,另一侧高低不平为肢体,有时还能感到肢体活动。第三步,检查者右手拇指与其余四指分开,于耻骨联合上方握住胎先露部,判定先露是头或臀,左右推动确定是否衔接,若胎先露浮动,表示尚未入盆。若固定则胎先露部已衔接。第四步,检查者面向孕妇足端,两手分别置于胎先露部两侧,沿骨盆入口向下深按,进一步确定胎先露及其入盆程度。

听诊:妊娠18~20周时,在靠近胎背上方的孕妇腹壁上可听到胎心。枕先露时,胎心在脐右(左)下方;臀先露时,胎心在脐(右)左上方;肩先露时,胎心在靠近脐部下方听得最清楚。当确定胎背位置有困难时,可借助胎心及胎先露判定胎位。

3.骨盆测量　骨盆大小及形状是决定胎儿能否经阴道分娩的重要因素之一。故骨盆测量是产前检查必不可少的项目。分骨盆外测量和骨盆内测量。

(1)骨盆外测量

①髂棘间径(IS):测量两髂前上棘外缘的距离,正常值为23~26cm。

②髂嵴间径(IC):测量两髂嵴外缘的距离,正常值为25~28cm。

③骶耻外径(EC):孕妇取左侧卧位,左腿屈曲,右腿伸直,测第五腰椎棘突下至耻骨上缘中点的距离,正常值为18~20cm。此径线可以间接推测骨盆入口前后径。

④坐骨结节间径(出口横径)(TO):孕妇仰卧位、两腿弯曲,双手抱双膝,测量两坐骨结节内侧缘的距离,正常值为8.5~9.5cm。

⑤出口后矢状径:坐骨结节间径<8cm者,应测量出口后矢状径,以出口测量器置于两坐骨结节之间,其测量杆一端位于坐骨节结间径的中点,另一端放在骶骨尖,即可测出出口后矢状径的长度,正常值为8~9cm,出口后矢状径与坐骨结节间径之和>15cm,表示出口无狭窄。

⑥耻骨弓角度:检查者左、右手拇指指尖斜着对拢,放置在耻骨联合下缘,左、右两拇指平放在耻骨降支上面,测量两拇指间角度,为耻骨弓角度,正常值为90°。小于80°为不正常。

(2)骨盆内测量

①对角径:指耻骨联合下缘至骶岬前缘中点的距离。正常值为12.5~13.5cm,此值减去1.5~2.0cm为骨盆入口前后径的长度,又称真结合径。测量方法为在孕24~36周时,检查者将一手的示、中指伸入阴道,用中指尖触到骶岬上缘中点,示指上缘紧贴耻骨联合下缘,另一手示指标记此接触点,抽出阴道内手指,测量中指尖到此接触点距离为对角径。

②坐骨棘间径:测量两坐骨棘间的距离,正常值为10cm。方法为一手示、中指放入阴道内,触及两侧坐骨棘,估计其间的距离。

③坐骨切迹宽度:其宽度为坐骨棘与骶骨下部的距离,即骶棘韧带宽度。将阴道内的示指置于韧带上移动,若能容纳3横指(5.5~6cm)为正常,否则属中骨盆狭窄。

4.绘制妊娠图 将每次检查结果,包括血压、体重、子宫长度、腹围、B型超声测得胎头双顶径值,尿蛋白、尿雌激素/肌酐(E/C)比值、胎位、胎心率、水肿等项,填于妊娠图中,绘制成曲线,观察其动态变化,可以及早发现孕妇和胎儿的异常情况。

5.辅助检查 常规检查血、尿常规,血型、肝功能;如有妊娠合并症者应根据具体情况做特殊相关检查;对胎位不清,胎心音听诊困难者,应行B型超声检查;对有死胎死产史、胎儿畸形史和遗传性疾病史,应进行孕妇血甲胎蛋白、羊水细胞培养行染色体核型分析等检查。

(二)胎儿及其成熟度的监护

1.胎儿宫内安危的监护

(1)胎动计数:可以通过自测或B型超声下监测。若胎动计数≥10次/12小时为正常;<10次/12小时,提示胎儿缺氧。

(2)胎儿心电图及彩色超声多普勒测定脐血的血流速度:可以了解胎儿心脏及血供情况。

(3)羊膜镜检查:正常羊水为淡青色或乳白色,若羊水混有胎粪,呈黄色、黄绿色甚至深绿色,说明胎儿宫内缺氧。

(4)胎儿电子监测:可以观察并记录胎心率(FHR)的动态变化,了解胎动、宫缩时胎心的变化,估计和预测胎儿宫内安危情况。

1)胎心率的监护

①胎心率基线(FHR-baseline):指无胎动及宫缩情况下记录10min的FHR。正常在120~160bpm,FHR>160bpm或<120bpm,为心动过速或心动过缓,FHR变异指FHR有小的周期性波动,即基线摆动,包括胎心率的变异振幅及变异频率,变异振幅为胎心率波动范围,一般10~25bpm;变异频率为1min内胎心率波动的次数,正常≥6次。

⑦一过性胎心率变化:指与子宫收缩有关的FHR变化。加速是指子宫收缩时胎心率基线暂时增加15bpm以上,持续时间>15s,这是胎儿良好的表现,可能与胎儿躯干或脐静脉暂时受压有关。减速是指随宫缩出现的暂短胎心率减慢,分三种。早期减速,FHR减速几乎与宫缩同时开始,FHR最低点在宫缩的高峰,下降幅度<50bpm,持续时间短,恢复快,一般认为与宫缩时胎头受压,脑血流量一时性减少有关。变异减速(VD),FHR变异形态不规则,减速与宫缩无恒定关系,持续时间长短不一,下降幅度>70bpm,恢复迅速。一般认为宫缩时脐带受压所致。晚期减速(LD),FHR减速多在宫缩高峰后开始出现,下降缓慢,幅度<50bpm,持续时间长,恢复亦慢。一般认为是胎盘功能不足,胎儿缺氧的表现。

2)预测胎儿宫内储备能力

①无应激试验(NST):通过观察胎动时胎心率的变化情况了解胎儿的储备能力。用胎儿监护仪描记胎心率变化曲线,至少连续记录20min。若有3次或以上的胎动伴胎心率加速>15bpm,持续>15s为NST有反应型;若胎动时无胎心率加速、加速<15bpm、或持续时间<15s为无反应型,应进一步做缩宫素激惹试验以明确胎儿的安危。

②缩宫素激惹试验(OCT):又称宫缩应激试验(CST),用缩宫素诱导出规律宫缩,并用胎儿监护仪记录宫缩时胎心率的变化。若多次宫缩后连续出现晚期减速,胎心率基线变异减少,

胎动后胎心率无加速为 OCT 阳性,提示胎盘功能减退;若胎心率基线无晚期减速、胎动后有胎心率加速为 OCT 阴性,提示胎盘功能良好。

2.胎儿成熟度的监测

(1)正确计算胎龄,可按末次月经、胎动日期及单次性交日期推算妊娠周数。

(2)测宫高、腹围计算胎儿体重。胎儿体重=子宫高度(cm)×腹围(cm)+200。

(3)B 型超声测胎儿双顶径≥8.5cm,表示胎儿已成熟。

(4)羊水卵磷脂、鞘磷脂比值(L/S)>2,表示胎儿肺成熟;肌酐浓度≥176.8μmol/L (2mg%),表示胎儿肾成熟;胆红素类物质,若用△OD450 测该值<0.02,表示胎儿肝成熟;淀粉酶值,若以碘显色法测该值≥450U/L,表示胎儿涎腺成熟;若羊水中脂肪细胞出现率达 20%,表示胎儿皮肤成熟。

(三)胎盘功能监测

监测胎盘功能的方法除了胎动计数,胎儿电子监护和 B 型超声对胎儿进行生物物理监测等间接方法外,还可通过测定孕妇血、尿中的一些特殊生化指标直接反应胎盘功能。

1.测定孕妇尿中雌三醇值正常值　为 15mg/24h,10~10mg/24h 为警戒值,<10mg/24h 为危险值,亦可用孕妇随意尿测定雌激素/肌酐(E/C)比值,E/C 比值>15 为正常值,10~15 为警戒值,<10 为危险值。

2.测定孕妇血清游离雌三醇值　妊娠足月该值若<40nmol/L,表示胎盘功能低下。

3.测定孕妇血清胎盘生乳素(HPL)值　该值在妊娠足月若<4mg/L 或突然下降 50%,表示胎盘功能低下。

4.测定孕妇血清妊娠特异性 β 糖蛋白(PSβ_1G)　若该值于妊娠足月<170mg/L,提示胎盘功能低下。

(许素娥)

第四节　遗传筛查和产前诊断

(一)遗传筛查

遗传筛查是指检测异常基因或染色体的携带者;检出患遗传性疾病的个体,给予相应治疗;以及检出其子代患遗传性疾病风险增加的个体或夫妇,对他们进行婚姻和生育指导,以减少和预防遗传性疾病的发生。

1.遗传携带者的检出　遗传携带者是指表型正常却带有致病遗传基因的个体,主要为隐性遗传病杂合体和染色体平衡易位者。

(1)隐性遗传病杂合体的检出:人群中隐性遗传病的发病率不高,但杂合体所占比例却相当高。那么对发病率低的遗传性疾病,通常不作杂合体的群体遗传筛查,仅对患者亲属及其对象进行筛查。对于检测出的携带者进行遗传学方面的指导,预防纯合体患儿的出生。

(2)染色体平衡易位者的检出:染色体平衡易位多无遗传物质的丢失,一般不表现疾病。但其后代染色体异常的概率为 50%以上,甚至达 100%,可致生育死亡率高。故染色体平衡易位者检测是遗传筛查的项目之一。

2.遗传筛查的手段

(1)羊膜腔穿刺羊水检查:取羊水细胞培养,行染色体核型分析,一般在孕 16～20 周进行。

(2)绒毛活检:在孕 6～8 周时吸取绒毛,可通过涂片观察,酶活性测定、染色体检查或提取 DNA 后做基因诊断,亦可行绒毛细胞培养,进行染色体核型分析。

(3)羊膜腔胎儿造影:将脂溶性及水溶性造影剂注入羊膜腔内,诊断胎儿体表畸形及消化道畸形。

(4)胎儿镜检查:可在直视下观察胎儿体表和胎盘胎儿面,同时可以采集羊水,抽取胎血和胎儿皮肤活检等。

(5)B 型超声:妊娠 6 周以后,B 型超声能观察到胎儿体表及脏器有无畸形,有无脑积水、无脑儿、大的脊柱裂等。

(6)经皮脐静脉穿刺取胎血检测:在妊娠 18～20 周检查,可确定胎儿血型,并能进行 β-地中海贫血、镰状细胞贫血、血友病等疾病的诊断。

(7)胎儿心动图:妊娠 18～20 周,胎儿心动图能确切显示胎儿心脏结构和功能,可诊断胎儿先天性心脏畸形。

(8)磁共振成像:能从任何方向截面显示胎儿解剖病变。

(二)产前诊断

又称宫内诊断或出生前诊断,是指在胎儿出生前采用影像学、生物学、细胞遗传学及分子生物学等技术,了解胎儿在宫内发育情况,对先天性和遗传性疾病做出诊断。

1.产前诊断的指征

(1)孕妇年龄≥35 岁。

(2)有过染色体异常儿分娩史。

(3)夫妻双方之一有染色体异常,包括染色体平衡易位携带者,染色体结构重组、非整倍体和嵌合体等。

(4)生育过无脑儿、脑积水、脊柱裂、唇裂、腭裂、先天性心脏病患儿者。

(5)性连锁隐性遗传病基因携带者。

(6)夫妇一方有先天性代谢疾病或已生育过病儿的孕妇。

(7)在妊娠早期接受大剂量化学毒剂、辐射和严重病毒感染的孕妇。

(8)有遗传性疾病家族史或有近亲婚配史的孕妇。

(9)原因不明的流产、死产、畸胎和有新生儿死亡史的孕妇。

(10)本次妊娠羊水过多、疑有畸胎的孕妇。

2.产前诊断的疾病种类

(1)染色体病:包括染色体数目异常和结构异常。常染色体数目异常包括有 21-三体综合征、18-三体综合征和 13-三体综合征。性染色体数目异常常见有先天性卵巢发育不全症(45,XO)。常染色体结构异常以缺失、重复、倒位、易位较常见,包括有 Prader-Willi 综合征、Angelman 综合征和 Down 综合征。性染色体结构异常见于 Turner 综合征。

(2)性连锁遗传病:以 X 连锁隐性遗传病居多,如红绿色盲、血友病、无丙种球蛋白血症等。

(3)先天性代谢缺陷病:用羊水细胞可诊断先天性代谢缺陷病已达80余种,国内可诊断黑嚎性白痴病、黏多糖增多症等病。因目前对该类疾病无有效的治疗方法,故产前诊断是非常重要的预防措施。

(4)非染色体性先天畸形:通过孕妇血清及羊水甲胎蛋白检测及B型超声检查,一般可明确诊断。

3.产前诊断的方法

(1)观察胎儿的外形:利用B型超声、X线、胎儿镜、磁共振等观察胎儿有无体表畸形。

(2)分析染色体核型:利用羊水、绒毛细胞或胎儿血细胞做培养,行染色体核型分析检测染色体病。

(3)检测基因:利用DNA分子杂交、限制性内切酶、聚合酶链反应技术检测DNA。

(4)检测基因产物:利用羊水、羊水细胞、绒毛细胞或血液,进行蛋白质、酶和代谢产物检测,诊断胎儿神经管缺陷,先天性代谢疾病等。

(许素娥)

第十七章　正常分娩

第一节　分娩动因

分娩的动因目前尚不清楚,公认是多因素综合作用的结果。近年来,随着妊娠相分娩时子宫活动的机制及其调节的进一步研究,对分娩动因有了较深入的了解。

(一)机械性作用

随妊娠进展,子宫容积和子宫张力、伸展度逐渐增加,至妊娠末期达到高峰。子宫内压增加对子宫下段和宫颈的机械扩张作用通过交感神经传入中枢神经,到达下丘脑,使神经垂体释放缩宫素,促进子宫收缩,引起分娩发动。子宫紧张度的增加还可致钙离子内移,从而引起子宫收缩。羊水过多、双胎等子宫过度膨胀常导致早产支持这一学说。但不能认为机械性作用是分娩发动的始发原因,因为母血中缩宫素是在产程发动之后,随产程的进展逐渐增加的。

(二)内分泌的调节作用

1.**雌激素和孕激素的作用**　妊娠末期,雌激素受体增加,临产时约是非孕时的100倍。雌激素可促进前列腺合成,提高子宫平滑肌对缩宫素的敏感性。孕酮有抑制子宫收缩作用,动物实验发现分娩发动前先有母血中孕酮水平的下降,但在人类分娩的研究中未发现此现象。目前认为孕酮的撤退是通过旁分泌系统在子宫局部起作用。

2.**缩宫素的作用**　缩宫素通过其受体参与分娩的发动。与受体结合后,启动细胞膜上的离子通道,使细胞内游离钙离子增加,诱发子宫收缩。妊娠晚期在雌激素作用下,缩宫素受体形成增加,提供了子宫收缩的物质基础。但缩宫素是在分娩发动后,随产程进展逐渐增加,因此,多数学者认为,缩宫素不是分娩发动的启动因子。

3.**前列腺素的作用**　前列腺素(PGs)对分娩发动起重要作用,不仅能诱导宫缩,还能促进宫颈成熟。妊娠子宫的蜕膜、绒毛膜、羊膜、胎盘及子宫肌层都能合成和释放PGs。因PGs进入血循环中迅即灭活,只能在合成组织中及其附近发挥作用,能够引起子宫收缩的PGs必定产生于子宫本身,可直接作用于子宫平滑肌细胞受体使子宫收缩。PGs和雌激素可以促进肌细胞间隙连接蛋白的合成,使肌细胞紧密接触,肌细胞间兴奋迅速传导,使子宫肌细胞产生统一协调的活动。这种间隙连接在妊娠末期迅速增加,是分娩发动的基础。但研究发现,分娩发动前母血中PGs没有特异性增高,不能认为是分娩的始动原因,而是维持分娩的重要因素。

4.**内皮素的作用**　妊娠晚期羊膜、羊水、胎膜、蜕膜及子宫肌层含有大量的内皮素(ET),

直接在产生的组织局部对子宫平滑肌产生收缩作用,还能促进 PGs 合成,诱发分娩。

5.肾上腺皮质激素的作用 随妊娠进展,胎儿下丘脑-垂体-肾上腺轴逐渐建立,胎儿脑成熟后,ACTH 分泌增加并刺激胎儿肾上腺分泌皮质醇,皮质醇经胎儿胎盘单位合成雌激素,雌激素促进 PGs 的合成及释放,诱发宫缩。

(三)宫颈成熟及子宫下段形成

妊娠后,由于雌激素、孕激素、前列腺素以及胎儿的生长发育及子宫收缩等作用,促进了子宫下段形成及宫颈的成熟。宫颈成熟的程度与临产的时间、产程的长短及分娩能否顺利进行密切相关。因此,宫颈和子宫下段在妊娠和分娩中不是一个被动部分,而宫颈的成熟和子宫下段的形成是分娩发动的必要条件。

(四)神经介质理论

子宫受交感神经和副交感神经支配,交感神经能兴奋子宫肌层的 α-肾上腺能受体,促进子宫收缩。儿茶酚胺兴奋子宫的作用是通过 α-肾上腺能受体实现的。乙酰胆碱通过增加 Na^+ 的通透性而加强子宫收缩。推测分娩的发动可能与神经介质释放有关,但迄今尚无定论。

(五)免疫学说

妊娠期胎儿不受排斥是由于母体存在免疫抑制。随妊娠进展,母体的免疫系统对胎儿的识别能力增强,即会表现出排斥反应,分娩也随之发生。在产程发动前的准备状态,胎盘、胎膜和蜕膜界面的免疫环境变化可能起重要作用。分娩前由于胎儿的成熟蜕膜被激活,含有大量花生四烯酸,合成 PGs 增加,血小板活化因子与细胞因子(IL-1、TNF-α、GM-CSF)都刺激 PGs 的合成与释放,参与分娩的发动。

(刘 玲)

第二节 影响分娩的因素

影响分娩的因素包括产力、产道、胎儿和精神心理因素。若各因素正常并相互适应,胎儿顺利经阴道自然娩出,为正常分娩。

(一)产力

将胎儿及其附属物从子宫内排出的力量称产力。产力包括子宫收缩力(简称宫缩),腹肌及膈肌收缩力和盆底肛提肌收缩力。

1.子宫收缩力 是临产后的主要产力,贯穿于整个分娩过程。临产后的宫缩使宫颈管变短、消失,宫口扩张,胎先露下降,胎儿及附属物娩出。临产后的正常宫缩的特点是节律性、对称性、极性和缩复作用。

(1)节律性:宫缩的节律性是临产的重要标志。正常宫缩是宫体部肌肉不随意的阵发性收缩。每次宫缩都是由弱至强(进行期),维持一段时间(极期),随后由强至弱(退行期),直至消失进入间歇期。宫缩如此反复进行,直至分娩结束。宫缩时,子宫肌壁和胎盘受压,血流量减少。间歇期子宫肌肉松弛,子宫肌壁和胎盘血流增加,恢复至原来水平。临产开始时宫缩持续约 30s,间歇期 5～6min,随着产程的进展,宫缩持续时间逐渐延长,宫内压力逐渐升高,间歇期逐渐缩短。

（2）对称性和极性：正常宫缩起自两侧子宫角,迅速沿子宫底中线扩散,左右对称,再以2cm/s 的速度向子宫下段扩散,此为宫缩的对称性。宫缩的强度由宫底向下逐渐减弱,宫底部肌肉的收缩力最强、最持久,约为子宫下段的 2 倍,此为宫缩的极性。

（3）缩复作用：宫缩时,子宫体部肌纤维缩短变宽,间歇期肌纤维松弛,变长变窄,但不能恢复到原来的长度,反复收缩使肌纤维越来越短,此现象称为缩复作用。缩复使用使宫腔容积逐渐缩小,迫使胎先露下降,宫颈管消失及宫口扩张。

2.腹肌及膈肌收缩力　腹肌及膈肌收缩力（简称腹压）是第二产程时娩出胎儿的辅助力量。当宫口开全,先露下降至盆底时,前羊水囊和先露部压迫直肠,使产妇反射性引起排便动作,产妇屏气并向下用力,腹肌和膈肌收缩,腹腔压力增加,在第二产程末期迫使胎儿娩出,第三产程使胎盘娩出。如腹压运用不当或过早使用腹压,则易造成产妇疲劳和宫颈水肿,使产程延长造成难产。

3.肛提肌收缩力　肛提肌收缩力对胎先露部在盆腔的内旋转起重要作用。当胎头枕部露于耻骨弓下时,肛提肌收缩力能协助胎头仰伸及胎儿娩出。胎儿娩出后,胎盘降至阴道时,肛提肌的收缩有助于胎盘娩出。

（二）产道

产道是胎儿娩出的通道,分骨产道和软产道两部分。

1.骨产道　骨产道指真骨盆,是产道的重要部分,其大小、形状与分娩关系密切。产科学将骨盆腔分为 3 个平面,即通常所称的骨盆平面。

（1）骨盆入口平面：指真假骨盆的交界面,呈横椭圆形。其前方为耻骨联合上缘,两侧为髂耻缘,后方为骶岬前缘,共有 4 条径线。

①入口前后径：也称真结合径,指耻骨联合上缘中点至骶岬前缘正中间的距离,平均值约为 11cm,其长短与分娩关系密切。

②入口横径：指两侧髂耻缘间的最大距离,平均值约为 13cm。

③入口斜径：左右各一。左骶髂关节至右髂耻隆突间的距离为左斜径；右骶髂关节至左髂耻隆突间的距离为右斜径,平均值约为 12.75cm。

（2）中骨盆平面：为骨盆的最窄平面,有重要的产科临床意义。其前方为耻骨联合下缘,两侧为坐骨棘,后方为骶骨下端。此平面特点是前后径长而横径短,呈椭圆形。有两条径线。

①中骨盆前后径：指耻骨联合下缘中点通过两坐骨棘连线中点至骶骨下端间的距离,平均值约为 11.5cm。

②中骨盆横径：也称坐骨棘间径,是指两坐骨棘间的距离,平均值约为 10cm。

（3）骨盆出口平面：骨盆出口平面不是一个真正的平面,而是由两个在不同平面的三角形组成。前三角平面顶端为耻骨联合下缘,两侧为耻骨降支；后三角平面顶端为骶尾关节,两侧为骶结节韧带,坐骨结节间径为两个三角共同的底。出口平面共有 4 条径线。

①出口前后径：耻骨联合下缘至骶尾关节间的距离,平均值约为 11.5cm。

②出口横径：也称坐骨结节间径,指两坐骨结节间的距离,平均值约为 9cm。是胎先露部

通过骨盆出口的径线,此径线与分娩关系密切。

③出口前矢状径:指耻骨联合下缘至坐骨结节间径中点间的距离,平均值约为6cm。

④出口后矢状径:指骶尾关节至坐骨结节间径中点间的距离,平均值约为8.5cm。当出口横径稍短,而出口横径与后矢状径之和>15cm时,一般大小胎儿可通过后三角区经阴道娩出。

(4)骨盆轴与骨盆倾斜度

①骨盆轴:骨盆轴为连接骨盆各假想平面中点的曲线。此轴上段向下向后,中段向下,下段向下向前。分娩时,胎儿沿此轴娩出。

②骨盆倾斜度:指妇女直立时,骨盆入口平面与地平面所成的角度,一般为60°。若倾斜度过大,常影响胎头衔接。

2.软产道　软产道由子宫下段、子宫颈、阴道和骨盆底软组织组成。

(1)子宫下段的形成:子宫下段由子宫峡部形成。非孕时子宫峡部约1cm,妊娠后子宫峡部逐渐伸展,于妊娠12周后逐渐扩张成为宫腔一部分,至妊娠末期形成子宫下段。临产后,子宫体部因缩复作用越来越厚,而子宫下段被牵拉扩张,越来越薄,长达7~10cm。由于子宫上下段的肌壁厚薄不同,在子宫内面两者的交界处形成环状的隆起,称生理性缩复环。

(2)宫颈的变化:宫颈管消失和宫口扩张是临产后宫颈出现的变化。初产妇先有子宫颈管缩短、消失,然后宫口扩张。经产妇多是宫颈管消失与宫口扩张同时进行。在子宫体收缩的牵拉和前羊水囊楔形下压的作用下,子宫颈向上向外扩张,宫颈管逐渐变短直至消失。临产前宫颈管长2~3cm,初产妇宫颈外口仅容一指尖,经产妇可容一指。随产程进展,宫口逐渐开大,宫口开全时直径约10cm。

(3)阴道、骨盆底及会阴变化:前羊水囊及胎先露部将阴道逐渐撑开,破膜后胎先露部直接压迫骨盆底,软产道下段形成一个向前向上弯曲的筒状通道,前壁短而后壁长,阴道黏膜皱襞展开,阴道扩张加宽。肛提肌向下及两侧扩展,肌纤维拉长,使会阴体由5cm变成2~4mm,以利胎儿通过。妊娠期阴道及骨盆底的结缔组织和纤维增生肥大、血管增粗、血运丰富。分娩时会阴体部承受压力大,如果会阴保护不当可造成裂伤。

(三)胎儿

胎儿的大小、胎位和有无畸形是影响分娩的重要因素。胎头是胎儿最大、可塑性最小、最难通过骨盆的部分。当胎头过大致胎头径线增大时,尽管骨盆大小正常,可引起相对性头盆不称而造成难产。

1.胎儿大小

(1)胎头颅骨:由顶骨、额骨、颞骨各两块及枕骨一块构成。颅骨间缝隙称颅缝,两顶骨间为矢状缝,顶骨与额骨间为冠状缝,枕骨与顶骨间为人字缝。矢状缝与冠状缝的交汇处空隙较大,称大囟门(前囟门),呈菱形。矢状缝与人字缝交汇处空隙较小,称小囟门(后囟门),呈三角形。颅缝与囟门之间均有软组织遮盖,使骨板有一定的活动余地,故胎头有一定的可塑性,有和于分娩时胎头的娩出。

(2)胎头径线:①双顶径(BPD),为两侧顶骨隆突间的距离,妊娠足月时平均值约为9.3cm;②枕额径,为鼻根至枕骨隆突间的距离,胎头以此径线衔接,妊娠足月时平均值约为11.3cm;③枕下前囟径,又称小斜径,为前囟中央至枕骨隆突下方的距离,妊娠足月时平均值约为

9.5cm;④枕颏径,又称大斜径,为颏骨下方中央至后囟顶部的距离,妊娠足月时平均值约为13.3cm,是胎头的最大径线。

(3)胎儿体重:胎儿过大不仅因胎头较大易发生头盆不称,而且可由于软组织和皮下脂肪多,致双肩径较大而发生肩难产。有学者建议用头围和腹围的周径与骨盆入口和中骨盆周径的关系来评价胎盆关系。

2.胎位　产道为一弯曲的纵行管道。当胎体的纵轴与骨盆轴一致时,容易通过产道。头先露是胎头先通过产道,较臀先露易娩出。臀先露时臀先娩出,软产道未充分扩张,后出胎头时颅骨变形的机会较少,易出现后出头困难。横产式时,胎体纵轴与骨盆轴垂直,足月活胎不能通过产道,只有转为纵产式方可经阴道娩出。

3.胎儿畸形　胎儿某一部分发育异常,如脑积水、联体胎儿等可以增加胎儿的径线,通过产道困难而致难产。

(四)精神心理因素

分娩虽是生理现象,但对于产妇可产生精神心理上的应激。在分娩过程中,精神心理状态可以明显影响产力,进而影响产程进展。对疼痛的恐惧和分娩时的紧张会使机体产生一系列变化,导致宫缩乏力、宫口扩张缓慢、产程延长、产后大出血等。有研究表明有家人陪伴的产妇其第一、第二产程较没有家人陪伴者短,手术产机会也减少。在分娩过程中,应耐心安慰产妇,尽可能消除其不应有的焦虑和恐惧;使产妇掌握必要的呼吸和躯体放松技术;开展温馨病房和导乐式分娩,使产妇顺利度过分娩期。

(刘　玲)

第三节　枕先露的分娩机制

分娩机制是指在分娩过程中,胎先露部为适应骨盆各平面的不同形态,被动地进行一系列适应性转动,以其最小径线通过产道的全过程。分娩机制是一个连续的过程,每个动作之间并无明显的界限。现以临床最常见的枕左前位为例说明。

1.衔接　头双顶径进入骨盆入口平面,颅骨最低点接近或达到坐骨棘水平,称为衔接。胎头呈半俯屈状态,以枕额径衔接。由于枕额径大于骨盆入口前后径,胎头矢状缝落在骨盆入口的右斜径上,胎头枕骨位于骨盆入口左前方。两侧顶骨同时入盆,称之为均倾式入盆;如一侧顶骨先入盆,另一侧后入,则称之为不均倾式入盆。胎头衔接意味着无头盆不称。初产妇在预产期前1~2周衔接,如临产后仍未衔接,应高度警惕头盆不称。经产妇多在临产后衔接。

2.下降　胎头沿骨盆轴前进称为下降。下降贯穿于整个分娩过程,与其他动作同时进行。宫缩是下降的主要动力,因而胎头下降呈间歇性,宫缩时胎头下降,间歇时胎头稍退缩,这样可减少胎头与骨盆之间的相互挤压,对母婴有利。促使胎头下降的因素有:①宫缩时通过羊水传导,压力经轴传至胎头;②宫缩时宫底直接压迫胎臀;③宫缩时宫腔变长,胎体伸直伸长;④腹肌收缩腹压增加。初产妇因宫口开大较慢和软组织阻力较大,其胎头下降较经产妇慢。胎头下降的程度是判断产程进展的重要标志之一。

3.俯屈　当胎头下降至骨盆底时,遇到肛提肌阻力,处于半俯屈状态的胎头进一步俯屈,使胎头衔接时的枕额径变为最小的枕下前囟径,以适应产道,利于胎头继续下降。

4.内旋转　为适应中骨盆形态,胎头下降到骨盆底遇到阻力时,胎头枕部向右前旋转45°到达耻骨联合后面,使矢状缝与骨盆前后径相一致,称为内旋转。内旋转一般于第一产程末完成,也有在第二产程完成的。

5.仰伸　完成内旋转后,胎头已达阴道外口,宫缩和腹压继续迫使胎头下降,而肛提肌收缩力和盆底阻力又将胎头向前推进,二者的合力迫使胎头向上向前。当枕骨达耻骨联合下缘时,即以耻骨弓为支点,使胎头逐渐仰伸。胎头的顶、额、鼻、口、颏相继娩出。胎头仰伸时,胎儿双肩径沿左斜径进入骨盆入口。

6.复位和外旋转　胎头娩出时,胎儿双肩径沿骨盆入口左斜径下降。胎头娩出后,为使胎头与胎肩恢复正常关系,胎头枕部向左旋转45°,称为复位。胎肩继续下降,前肩向前向中线旋转45°,胎儿双肩径与骨盆出口前后径相一致,为保持胎儿头矢状缝与胎儿双肩径的垂直关系,胎头枕部需在外继续向左旋转45°,称外旋转。

7.胎儿娩出　胎头完成外旋转后,胎儿前(右)肩在耻骨弓下娩出,随即后肩娩出。胎体及胎儿下肢随之顺利娩出。至此,分娩过程全部完成。

(刘　玲)

第四节　分娩的临床经过及处理

(一)先兆临产及临产的诊断

1.先兆临产　分娩前,产妇可能出现一些症状预示不久将临产,称为先兆临产。

(1)胎儿下降感:由于胎儿先露部下降进入骨盆入口以及羊水量减少,造成子宫底下降,对膈肌的压力降低,孕妇自觉上腹部较前舒适,食欲改善,呼吸轻快。因胎头下降压迫膀胱,常有尿频症状。

(2)假临产:又称假阵缩。在整个妊娠过程中,子宫一直有不规律地收缩,随妊娠进展,不规律收缩的频率增加,分娩发动前,子宫肌层敏感性增强,逐渐被产妇感知。其特点是宫缩频率不一致,持续时间短,强度不增加,常在夜间出现而于清晨消失。假阵缩只引起下腹部轻微胀痛,不伴有宫颈管缩短和宫口扩张,可被镇静药缓解。假阵缩有助于宫颈的成熟,但过频干扰产妇的休息。

(3)见红:分娩发动前24～48h,宫颈内口附近的胎膜与子宫壁分离,毛细血管破裂出血,与宫颈管内的黏液相混排出,称见红,是分娩即将开始的可靠征象。若阴道流血量较多,超过平时月经量,应考虑是否有妊娠晚期出血,如前置胎盘、胎盘早剥等。

2.临产的诊断　临产开始的标志是出现规律且逐渐增强的子宫收缩,同时伴有进行性宫颈管消失、宫口扩张和先露下降。规律宫缩一般以每10分钟1～2次,每次持续30s以上为准。

（二）总产程及产程分期

总产程即分娩全过程，指从开始出现规律宫缩至胎儿胎盘娩出。初产妇的总产程不应超过 24h。临床分为三期。

第一产程：又称宫颈扩张期，指从出现规律宫缩至宫口开全。初产妇宫颈较紧，宫口扩张较慢，需 11～12h；经产妇宫颈较松，宫口扩张较快，需 6～8h。

第二产程：又称胎儿娩出期，指从宫口开全至胎儿娩出。初产妇需 1～2h，不应超过 2h；经产妇通常数分钟即可完成，也有长达 th 者。

第三产程：又称胎盘娩出期，指从胎儿娩出至胎盘娩出。一般需 5～15min，不超过 30min。

（三）第一产程的临床经过及处理

1.临床表现

（1）规律宫缩：产程开始时，宫缩持续时间较短（约 30s）且弱，间歇期较长（5～6min）。随产程进展，宫缩持续时间渐长（50～60s）且强度增加，间歇期渐短（2～3min）。宫口近开全时，宫缩可持续达 1min 或以上，间歇时间仅 1～2min。

（2）宫口扩张：随着宫缩逐渐增强，宫颈管逐渐缩短直至消失，宫颈口逐渐扩张。潜伏期宫口开大较慢，进入活跃期则明显加快。宫缩乏力、头盆不称等均可影响宫口扩张。宫口开全后，子宫下段及阴道形成宽阔管道。临床上通过肛查或阴道检查确定宫口扩张程度。

（3）胎头下降：胎头下降的程度以胎头颅骨的最低点与骨盆坐骨棘平面的关系为标志。胎头颅骨最低点达坐骨棘水平以"0"表爪；坐骨棘水平以上以"－"表示；以下以"＋"表示。胎头下降程度可通过肛查或阴道检查判断，是决定能否经阴道分娩的重要观察指标。

（4）胎膜破裂：胎先露部前面的羊水称为前羊水，约 100ml，其形成的囊称为前羊水囊（胎胞）。随产程进展，当囊内压力达到一定程度时，胎膜即可破裂，称为破膜。破膜多发生在宫口近开全或开全时。

2.产程监护及处理 第一产程的主要工作是严密观察产程，发现异常及时处理和做好接生准备。

（1）宫缩的监护：可通过触诊法或胎儿监护仪观察宫缩。触诊法是助产人员一手手掌放于产妇腹壁上，观察并记录宫缩的频率、持续时间和强度。每次至少观察 3～5 次宫缩，每隔 1～2h 观察 1 次。监护仪有内监护和外监护两种，内监护方法复杂，且需宫内操作，有感染可能，临床很少应用，以外监护常用。外监护可直接描记宫缩曲线，观察宫缩持续时间、强度及间歇时间。外监护记录的宫缩强度不完全代表真正的宫内压力。

（2）胎心的监护：临产后特别注意胎心变化，潜伏期每小时检测 1 次，活跃期 15～30min 检测 1 次。可用听诊法或胎心监护仪观察胎心。观察胎心时，应注意胎心的频率、宫缩后胎心频率的变化及恢复的速度等。听诊法听胎心每次至少 1min，胎儿监护仪每次至少记录 20min，正常心率为 120～160 次/分。第一产程后半期，宫缩时胎头受压，致胎儿脑血流量一过性减少，胎儿脑一过性缺氧，可出现胎心率减慢，但不应少于 100 次/分，宫缩后迅即恢复。若宫缩后出现胎心率减慢且不能迅速恢复、胎心率＜120 次/分或＞160 次/分，均提示胎儿缺氧，立即给予左侧卧位，吸氧等处理，并积极寻找原因。

（3）宫口扩张及胎头下降：为了细致观察产程，发现异常能及时处理，临床上多采用产程图观察宫口扩张程度、胎头下降程度、胎心率。

产程图横坐标为临产时间（小时），纵坐标左侧为宫口扩张程度（cm），右侧为先露下降程度（cm），画出宫口扩张曲线和胎头下降曲线，使产程变化一目了然，指导产程处理。

第一产程分为潜伏期和活跃期。潜伏期指从临产开始到宫口开大 3cm，此期宫口扩张速度较慢，约需 8h，最大时限为 16h，超过 16h 为潜伏期延长。活跃期指从宫口开大 3cm 到开全（10cm）。此期间扩张速度明显加快，约需 4h，最大时限为 8h，超过 8h 为活跃期延长。活跃期又分为加速期、最大加速期及减速期。加速期指宫口从 3cm 扩张至 4cm，约需 1.5h；最大加速期指宫口从 4cm 扩张至 9cm，约需 2h；减速期指宫口从 9cm 扩张至 10cm，约需 30min。

宫口扩张程度和胎头下降程度是产程进展的重要标志和指导产程处理的主要依据，可通过肛门检查或阴道检查判断。

①肛门检查：肛查能了解宫颈管消退程度、宫颈软硬度、厚薄、宫口扩张程度、先露高低、是否破膜及骨盆腔大小等。应适时在宫缩时进行，次数不应过多，第一产程初期，每 4 小时查一次，经产妇或宫缩过频者间隔时间应缩短。肛门检查方法：产妇仰卧，两腿屈曲分开。检查者站在产妇右侧，检查前用消毒纸巾遮盖阴道口避免粪便污染阴道。右手戴手套，示指蘸肥皂水轻轻伸入直肠内，拇指伸直，其余各指屈曲以利示指深入。检查者在直肠内的示指向后触及尾骨尖端，了解其活动度。再查两侧坐骨棘是否突出并确定胎头高低，然后用示指掌侧探查子宫颈口，摸清其四周边缘，估计宫口扩张大小。当宫口近开全时，仅能在一侧或两侧摸到一个窄边。当宫口开全时，则摸不到宫口边缘。未破膜者在胎头前方可触到有弹性的胎胞，已破膜者则能直接触到胎头，若无胎头水肿，还能扪清颅缝及囟门的位置，有助于确定胎位。若触及有血管搏动的索状物，应高度警惕脐带先露、脐带脱垂，需及时处理。

②阴道检查：适用于肛查先露部不明、宫口扩张及胎头下降程度不明、疑有脐带脱垂或头盆不称者。应在严格消毒下进行。阴道检查能直接摸清胎头，能确定胎位、宫口扩张程度。

（4）破膜和羊水的观察：破膜时应立即听胎心，观察羊水性状、颜色及流出量，并记录破膜时间。胎头仍浮动未入盆者应卧床防止脐带脱垂。目前羊水粪染与胎儿宫内窘迫的关系还有争论，对羊水粪染者应进行具体分析，综合胎心率、羊水量等因素考虑。对羊水粪污染者既不要过高估计其严重性，亦不能掉以轻心，应加强监护。

（5）一般处理

①精神安慰：产妇的精神心理因素对分娩有重要影响，应尽可能安慰产妇，消除其焦虑和恐惧心理。

②测量血压：因宫缩时血压升高 5～10mmHg，应在间歇期测量。每隔 4～6 小时测量一次，若发现血压升高，应增加测量次数，并给予相应处理。

③饮食：鼓励产妇少量多次进食，吃高热量易消化食物，并摄入足够水分，保证充沛体力。

④活动与休息：若胎膜未破，产妇可适当在室内活动，以加速产程进展。若经产妇宫口开大 4cm 或初产妇宫口近开全时，应左侧卧位。

⑤排尿与排便：鼓励产妇每 2～4 小时排尿 1 次，以免膀胱充盈影响宫缩及胎头下降。初产妇宫口扩张＜4cm，经产妇＜2cm 时可行温肥皂水灌肠，加速产程进展。但胎膜早破、阴道

流血、头盆不称等情况不宜灌肠。

(6)做好接生准备：剃去阴毛后，产妇仰卧在产床上，两腿屈曲分开，在臀下放一便盆。用肥皂水按大阴唇→阴阜→两侧大腿内侧上 1/3→会阴及肛门周围的顺序冲洗，然后用苯扎溴铵(新洁尔灭)再按前述顺序消毒一次。取出便盆。接生人员按无菌操作常规洗手，穿手术衣，戴无菌手套，铺好消毒巾，为接生作准备。

(四)第二产程的临床经过及处理

1.临床表现　宫口开全后，胎膜多已破裂，胎头降至盆底并压迫直肠，产妇有排便感，不由自主向下屏气。会阴膨隆变薄，胎头于宫缩时露出阴道口，间歇时又缩回至阴道内，称为胎头拨露。当胎头双顶径越过骨盆出口，宫缩间歇期胎头也不回缩，称为胎头着冠。随产程进展，胎头娩出，随后胎肩、胎体娩出，后羊水流出。

2.产程观察及处理

(1)密切监测胎心：此期宫缩频而强，需严密观察胎心，每 5~10 分钟听一次胎心。若发现胎心有异常，需立即结束分娩。

(2)指导产妇用力：宫口开全后，指导产妇正确屏气用力，增加腹压加快产程。产妇两脚蹬在产床上，两手握住扶手，宫缩时先深吸气屏住，然后如解大便样向下屏气用力，宫缩间歇时全身放松。重复上述动作，直至胎儿娩出。

(3)接生：接生要领是保护会阴，协助胎头俯屈，使胎头于宫缩间歇期缓慢通过阴道口，胎肩娩出时也要注意保护好会阴。

①保护会阴：接产者站在产妇右侧，胎头拨露致会阴后联合紧张时，应开始保护会阴。右肘支在产床上，右手拇指与其他四指分开，用手掌大鱼际肌顶住会阴部。宫缩时，向上内方托压，同时左手轻轻下压胎头枕部，协助胎头俯屈，宫缩间歇期放松，以免压迫过久引起会阴水肿。胎头着冠后，右手也不能放松。当胎头枕部在耻骨弓下露出时，左手协助胎头仰伸，嘱产妇张口哈气，让产妇在宫缩间歇期向下屏气，使胎头缓慢娩出。胎头娩出，若有脐绕颈但较松时，可将脐带顺胎肩方向或从胎头方向滑下。若绕颈较紧，可先用两把止血钳将脐带夹住，在两钳间剪断脐带。胎头娩出后，左手应自鼻根向下颏挤压，将口鼻内黏液和羊水挤出。此时胎头自然复位，协助胎头外旋转，使胎儿前肩位于耻骨联合下，接产者向下按压胎儿颈部，使前肩自耻骨联合下方娩出，继之再托胎颈向上，使后肩自会阴前缘娩出，至此右手方可离开。最后双手协助胎体及下肢娩出。

②会阴切开：会阴过紧或胎儿过大，估计分娩时不可避免造成会阴撕裂，应行会阴切开术。包括会阴后-斜切开术和会阴正中切开术。会阴后-斜切开术：麻醉生效后，于宫缩时以左手中、示指伸入阴道内，撑起左侧阴道壁，右手用钝头直剪自会阴后联合中线向左侧45°方向切开会阴，一般长度为 4~5cm，会阴高度膨隆时应为 60°~70°。会阴正中切开术：于宫缩时沿会阴后联合中线垂直切开，长约 2cm，切口易自然延长撕裂肛门括约肌。会阴切开的时间、方式和程度应视具体情况而定。

(4)新生儿的处理

①清理呼吸道：胎儿娩出后，及时用吸痰管清除新生儿鼻腔和口腔中残余的羊水和黏液，以免发生吸入性肺炎。呼吸道通畅后新生儿大声啼哭，若呼吸道已清理而新生儿仍无哭声，可

轻拍足底或背部。

②处理脐带:经典的处理方法是,先距脐带根部 0.5cm 处用无菌丝线结扎一次,然后在其外方 1cm 处再结扎一次,最后在第二道结扎线外方约 0.5cm 处用消毒剪刀剪断脐带,断端用碘酒和乙醇消毒,并用无菌纱布包扎。现在多用气门芯代替丝线结扎,断端的处理改用 15%～20%的高锰酸钾溶液,处理后不用包扎,脐带脱落快且感染率低。

③Apgar 评分:根据新生儿的心率、呼吸、肌张力、反射和皮肤颜色进行评分,以判断新生儿有无窒息及窒息的严重程度。每项指标 0～2 分,总分 10 分,4～7 分为轻度窒息,处理不当可转为重度窒息。0～3 分为重度窒息,需紧急抢救,气管插管给氧、用药等。生后 1min 的 Apgar 评分主要反映新生儿的酸碱平衡情况,产后 5"min 的 Apgar 评分与预后关系密切,Apgar 评分越低,其预后越差。Apgar 评分指标中心率和呼吸最重要,临床恶化顺序为皮肤颜色→呼吸→肌张力→反射→心率。

④新生儿的一般处理:新生儿断脐后用氯霉素眼药水滴眼。擦净足底,打新生儿足印和母亲指印于新生儿病历上。系以标明新生儿性别、体重、出生时间、母亲姓名和床号的手腕带。

(五)第三产程的临床经过及处理

1.临床表现　胎儿娩出后,宫底降至脐下 1～2cm。数分钟后宫底上升并可有少量阴道流血,这是由于胎盘与子宫壁发生错位而剥离,剥离后的胎盘降至子宫下段,子宫体被推向上方之故。此时可见到脐带向外延伸,并且用手在耻骨联合上方压子宫时,脐带不再回缩。

胎盘娩出有母面娩出式和子面娩出式两种方式。子面娩出方式又称 Schultz 娩出式。胎盘从中央开始剥离,随后胎盘周边相继剥离,胎盘胎儿面先露出阴道口。其特点是胎盘先剥离,后见少量阴道流血。此种方式多见。母面娩出方式又称 Duncan 娩出式,胎盘从边缘开始剥离,然后波及整个胎盘,胎盘的母体面先露出阴道口,其特点是先有较多阴道流血,胎盘后排出。此种方式少见。

2.处理

(1)协助胎盘娩出:当确认胎盘已完全剥离后,在产妇臀下放一无菌弯盘,以左手握住宫底并按压,右手牵引脐带,当胎盘娩出至阴道口时,接生者双手握住胎盘,顺一个方向旋转并缓慢向外牵拉,协助胎盘胎膜完整娩出。切忌在胎盘尚未完全剥离前,按揉或牵拉脐带,以免引起胎盘部分剥离出血或拉断脐带。胎盘娩出后,按摩子宫减少出血量,同时观察出血量。

如胎盘未完全剥离而阴道出血多,其常见原因为子宫收缩乏力和胎盘粘连。收缩乏力表现为子宫收缩欠佳,子宫软,可按摩子宫或注射缩宫素刺激子宫收缩。若牵引脐带阻力较大时,应警惕胎盘粘连,可徒手剥离胎盘。方法是术者更换手术衣及手套,外阴再次消毒后,将手指并拢呈圆锥状进入宫腔,找到胎盘剥离边缘,掌面朝向胎盘母体面,将胎盘自宫壁逐渐分离,另手在腹壁按宫底。若找不到剥离面不能分离,不可强行剥离,可能是植入性胎盘。

(2)检查胎盘胎膜:胎盘胎膜娩出后,应立即检查胎盘、胎膜是否完整,脐带附着位置,有无副胎盘等。将胎盘铺平,检查胎盘小叶有无缺损,然后将胎盘提起,检查胎膜是否完整,胎盘边缘有无血管断裂等及时发现副胎盘。若有副胎盘、部分胎盘或胎膜残留时,应在无菌条件下伸手入宫腔取出残留组织。

(3)检查软产道:胎盘娩出后应仔细检查宫颈、阴道、外阴有无裂伤。会阴裂伤分为三度:

裂伤部位限于会阴后联合、会阴皮肤和阴道黏膜为Ⅰ度会阴裂伤;除上述裂伤部位外,还有会阴体肌肉的损伤为Ⅱ度会阴裂伤;裂伤部位已达肛门括约肌甚至伤及直肠为Ⅲ度会阴裂伤。发现软产道损伤,应立即缝合,缝合后消毒外阴,并敷以乙醇纱布。

(4)预防产后出血:分娩结束后,正确估计出血量,正常分娩出血量不应超过300ml。有人主张产后常规使用宫缩药,实属不必要,因为大多数产妇分娩后宫缩良好。若过去有产后出血史或易出现宫缩乏力者(如多产、多胎、羊水过多等),可于胎儿前肩娩出时静脉注射10U缩宫素,也可于胎儿娩出后立即经脐静脉快速注入含10U缩宫素的生理盐水20ml,促使胎盘迅速剥离。若胎儿娩出30min后,胎盘仍未排出,出血不多时,静注缩宫素后仍不能使胎盘排出时,再行手取胎盘术。若产后大出血是因胎盘或胎膜残留引起,则应立即行清宫术。麦角类制剂因有抑制泌乳作用,故应慎用。

(刘　玲)

第十八章　正常产褥

从胎盘娩出后至产妇除乳腺外全身各器官恢复或接近正常未孕状态的一段时间,称为产褥期,一般为 6 周。

【临床表现】

1.阴道有恶露排出,产后 3～5 日内为血性,以后呈浆液性,2 周后变为白色恶露。恶露有血腥味、无臭味。

2.产后 1～2 日可有子宫阵发性收缩所致的产后痛,持续 2～3 日自然消失。

3.排汗增多,尤其睡眠和初醒时更明显,称为褥汗。产后 1 周左右自行好转。

4.产后 24 小时内体温可略升高,一般不超过 38℃。脉搏在 1 周内可略缓慢,约 50～60 次/分,呼吸深慢,10～16 次/分。

5.腹部扪及圆而硬的子宫,子宫底从平脐处每日下降 1～2cm,至产后 10 日腹部扪及不到。

【处理原则】

1.下地活动

经阴道自然分娩产妇,应于产后 6～12 小时内起床稍事活动,于产后第 2 日可在室内随意走动和做产后健身操。剖宫产分娩的产妇,可推迟至产后第 2 日下地活动。尽早适当活动及做产后健身操,有助于机体恢复,避免或减少静脉栓塞的发生。

2.饮食

产后建议少食多餐,可进流质或清淡半流质饮食,以后可进普通饮食。食物应富营养,有足够热量和水分。

3.小便与大便

鼓励产妇尽早排尿,自然分娩应在 4 小时内排尿,如有排尿困难可用温开水冲洗外阴或听流水声等诱导排尿。也可采用针刺关元、气海、三阴交及阴陵泉,或肌内注射甲基硫酸新斯的明 1mg 等方法,促进排尿。上述方法无效时留置导尿管 2～3 日,并给与抗生素预防感染。便秘时口服缓泻剂,或开塞露塞肛或肥皂水灌肠。

4.观察子宫复旧及恶露

测宫底高度时应排空膀胱。产后子宫收缩痛严重时可服用止痛药物。子宫复旧不良时给予子宫收缩剂。恶露有臭味者应给予抗生素,口服或肌内注射。

5.会阴处理

保持会阴干燥清洁,会阴部有缝线者每天擦洗消毒 2 次,侧切伤口较深缝线较多者便后擦洗,于产后 3～5 日拆线,伤口如有红肿及时理疗或局部封闭,有感染时可提前拆线或行扩创术。

6.母婴同室及母乳喂养

产后 30 分钟内给新生儿吸吮乳头,指导正确哺乳姿势及按需哺乳。产妇乳量不足时可:①多吃汤汁食物;②针刺外关、合谷穴;③灸膻中、乳根、少泽穴;④中药当归 12g,通草 2g,穿山甲 12g,王不留行 12g,木馒头 6g 煎汤服,每日一剂。产妇胀奶时,他人协助轻轻揉开乳房内硬块,然后用吸奶器或奶泵吸出足够的乳汁,使乳窦变软,进行频繁和有效的喂哺。如有乳头破裂不必停止哺乳但应纠正哺乳姿势,哺乳后挤出少许乳汁涂在乳头和乳晕上,短暂暴露和干燥乳头帮助乳头皮肤愈合。

7.回奶

婴儿患有先天性代谢病(半乳糖血症、苯丙酮尿症、枫乳糖尿症)或产妇患有严重疾病不可母乳喂养时用下列方法回奶:①芒硝 250g 打碎,用纱布包裹后置乳房外敷;②维生素 B_6 200mg,1 日 3 次,口服 5～7 天;③生麦芽每日 60～90g 煎服代茶,连服 3～5 天;④溴隐亭 2.5mg,1～2 次/日,共用 2 周。

8.其他

告知产妇产褥期内禁性交,产后 42 天内可有排卵,哺乳者应以器具避孕为首选。不哺乳者可以选用药物避孕。

产妇应于产后 42 天去分娩医院做健康检查。测血压,必要时检查血、尿常规,了解哺乳情况,并行妇科检查,观察盆腔内生殖器是否恢复正常。婴儿应测身高、体重,全面检查发育及营养情况。

(许素娥)

第十九章　病理妊娠

第一节　流产

妊娠不足 28 周、体重不足 1000g 而终止妊娠者称为流产。妊娠 12 周末前终止者称为早期流产,妊娠 13 周至不足 28 周终止者称为晚期流产。

因自然因素导致的流产称为自然流产。自然流产率占全部妊娠的 10%～15%,其中 80% 以上为早期流产。按流产发展的不同阶段又可分为四种临床类型,分别为先兆流产、难免流产、不全流产和完全流产。此外,尚有 3 种特殊情况包括:稽留流产,即指宫内胚胎或胎儿死亡后未及时排出者;习惯性流产指连续自然流产 3 次或 3 次以上者;以及流产合并感染。

【诊断与鉴别诊断】

(一)临床依据

1.先兆流产　病史停经后阴道少量流血,伴或不伴下腹痛或腰骶部胀痛,体格检查阴道及宫颈口可见少量血液,宫颈口未开,无妊娠物排出,子宫大小与停经时间相符。辅助检查血、尿 hCG 升高,B 超显示宫内见妊娠囊。

2.难免流产　在先兆流产基础上阴道流血增多,腹痛加剧,或阴道流液胎膜破裂。体格检查阴道内多量血液,有时宫颈口已扩张,见部分妊娠物堵塞宫口,子宫大小与停经时间相符或小。辅助检查血 hCG、孕激素不升或降低,B 超显示宫内可见妊娠囊,但无胚胎及心管搏动。

3.不全流产　难免流产发生部分妊娠物排出宫腔或胚胎(胎儿)排出宫腔后嵌顿于宫颈口。影响子宫收缩而大量出血。因此,病史阴道大量流血,伴腹痛,甚至休克。体格检查阴道可见大量血液及宫颈管持续血液流出,宫颈口有妊娠物堵塞,子宫小于停经时间。

4.完全流产　有流产症状,妊娠物已排出。病史阴道流血减少并逐渐停止,体格检查阴道及宫颈口可见少量血液,宫颈口闭合,子宫大小接近正常。辅助检查血、尿 hCG 明显降低,B 超显示宫内无妊娠物。

5.稽留流产　先有早孕症状后减轻,有或无先兆流产的症状。体格检查子宫大小比停经时间小。辅助检查血 hCG、孕激素降低,B 超显示宫内可见妊娠囊,但无胚胎及心管搏动。

6.习惯性流产　指连续自然流产 3 次或 3 次以上者。临床经过同一般流产。

7.流产合并感染　病史常发生于不全流产或不洁流产时,有下腹痛、阴道恶臭分泌物,可有发热。体格检查阴道、宫颈口可有脓性分泌物,宫颈摇摆痛,子宫压痛。严重时引发盆腔腹膜炎、败血症及感染性休克。辅助检查:血常规显示白细胞增高,C 反应蛋白高等感染指标上升。

（二）检查项目及意义

1.B 超:测定妊娠囊的大小、形态、胎心搏动,可辅助诊断流产类型及鉴别诊断。

2.血 hCG 水平:连续测定血 β-hCG 水平的动态变化,有助于妊娠的诊断和预后判断。

3.血常规、血凝等。

4.其他相关性检查

(1)孕激素的连续监测也有助于判断妊娠预后。

(2)针对流产合并感染应行红细胞沉降率、CRP、宫腔分泌物培养等相关检查。

(3)稽留流产患者应行凝血功能检测。

(4)习惯性流产患者应行夫妇双方染色体核型、TORCH、甲状腺功能检测等相关检查。

（三）诊断思路和原则

1.病史　停经史;早孕反应及出现时间;阴道流血量和时间;腹痛部位及性状;有无组织物排出;阴道分泌物有无异味;有无发热、晕厥等表现;既往病史(内分泌疾病史、流产史、生殖器官疾病或手术史)等。

2.体格检查　生命体征;有无贫血和急性感染征象;妇科检查。

3.辅助检查

(1)B 超:测定妊娠囊的大小、形态、胎心搏动,可辅助诊断流产类型及鉴别诊断。

(2)血 hCG 水平:连续测定血 β-hCG 水平的动态变化,有助于妊娠的诊断和预后判断。

(3)血常规、血凝等。

(4)其他相关性检查:①孕激素的连续监测也有助于判断妊娠预后;②针对流产合并感染应行红细胞沉降率、CRP、宫腔分泌物培养等相关检查;③稽留流产患者应行凝血功能检测;④习惯性流产患者应行夫妇双方染色体核型、TORCH、甲状腺功能检测等相关检查。

【治疗方案及选择】

（一）先兆流产

1.一般处理　嘱患者卧床休息、严禁性生活,保持足够的营养供应及情绪稳定,同时予心理治疗。

2.药物治疗

(1)黄体功能不足者可予黄体酮 20～40mg 肌内注射,每日一次。

(2)在 IVF-ET 患者出现早期流产征象时也可同时加用 hCG。

(3)维生素 E 对黄体功能不足也有一定治疗作用。

(4)甲状腺功能低下者可口服小剂量甲状腺素。

（二）难免流产

一旦确诊,应及时行清宫术排出胚胎及胎盘组织,刮出物送病理学检查。

（三）不全流产

在输液、输血同时立即行刮宫术或钳刮术,并给予抗生素预防感染。

（四）完全流产

行 B 超检查,如无感染,可不予特殊处理。

(五)稽留流产

1.行凝血功能检测：如有异常，予纠正后再行清宫术。

2.因稽留流产时胎盘组织常与子宫壁致密粘连，清宫前应予口服倍美力片 0.625mg,每次 5 片,每日 3 次,以期提高子宫肌对缩宫素的敏感性。

3.手术中应行 B 超监测。

4.如粘连致密、手术操作困难,为避免子宫穿孔等并发症,不可强求一次清宫彻底,必要时可 5～7d 行二次清宫术或行宫腔镜下电切割术。

5.中期妊娠稽留流产也可考虑行 B 超引导下利凡诺尔羊膜腔内注射引产,继行清宫术。

6.手术前给予米索可有助于软化宫颈及促进子宫收缩。

7.术后应给予人工周期药物以促进子宫内膜修复。

(六)习惯性流产

1.病因检查 反复自然流产患者妊娠前应做的相关检查。

(1)女性生殖器:应做详细的妇科检查,注意有无子宫内口松弛、陈旧性裂伤、子宫轮廓是否规整、有无子宫发育不良、子宫畸形、子宫肌瘤、附件肿瘤等;疑有宫腔异常者,可行超声、HSG、诊断性刮宫或宫腔镜等相关检查,排除子宫纵隔、宫腔息肉、黏膜下肌瘤、宫腔粘连等,并取子宫内膜组织送病理学检查;宫颈内口功能不全借助于宫颈内口探查术或 HSG 多可明确诊断;疑有子宫畸形不能确定者可行腹腔镜检查。

(2)内分泌功能检测:BBT、激素水平测定、超声监测卵泡发育和排卵的情况、经前子宫内膜组织活检、宫颈黏液检查、阴道脱落细胞学检查等;此外,还应行甲状腺功能的检测,有糖尿病史者尚需行空腹血糖和(或)OGTT。

(3)染色体检查:检测夫妇双方的染色体核型,如有可能,同时行流产清宫刮出物或排出物的染色体核型检测。

(4)免疫学检查:夫妇双方的血型[如女方为 O 型而男方为非 O 型,则需测定抗 A 抗体和(或)抗 B 抗体];检测夫妇血液中抗精子抗体;HLA 位点抗原;混合淋巴细胞试验(MLK)等。

(5)Torch 全套检查:弓形虫、支原体检测;病毒学检测:单纯疱疹病毒Ⅱ(HSV-Ⅱ)、风疹病毒(RUV)、巨细胞病毒(CMV)。

(6)精液检测;排除母体严重营养不良、过度吸烟饮酒等不良嗜好以及不良环境因素如长期接触有毒化学物质或放射线等。

2.治疗

(1)对症处理:①对有宫颈内口松弛者于停经 14～16 周行宫颈内口环扎术;②积极处理子宫纵隔、子宫肌瘤、宫腔息肉、宫腔粘连等相关疾病。

(2)药物治疗:习惯性流产患者确诊妊娠后,可常规注射 hCG 3000～5000U,隔日一次,直至妊娠 8 周后停止。

(3)免疫治疗:①有学者对不明原因的习惯性流产患者行主动免疫治疗;②女方抗精子抗体滴度达 1:32 或更高者,应行避孕套避孕 3～6 个月,以避免抗精子抗体继续产生,如抗体滴度持续不下降,可采用免疫抑制药如小剂量泼尼松片治疗;③男方抗精子抗体滴度达 1:32 或更高者也应采用免疫抑制治疗。

3.流产合并感染

(1)应以迅速控制感染和尽快清除宫腔内感染组织为目的。

(2)宜据病情严重程度及辅助检查选择合适的抗生素,并尽早施行清宫手术,手术前应先给予抗生素并使血中药物浓度达到有效水平。

(3)在以上治疗的同时,积极予以支持治疗以改善患者的一般情况、增强抵抗力和提高患者对手术的耐受能力。

【病情与疗效评价】

1.流产类型不同,临床表现也不同。详细的病史是病情判断的关键。

2.生命体征、阴道流血量,以及妇科检查。

3.动态妊娠试验和B型超声检查。

4.血常规、血凝、CRP、血生化等实验室检查。

先兆流产经治疗后如阴道流血等症状未加重,一般一周一次评价疗效,复查血 hCG 和 B 超。直到症状消失,B 超提示胎儿存活,表示可继续妊娠。如症状加重,B 超提示胚胎发育不良,血 hCG 不升或下降,表明流产不可避免,应及时终止妊娠。

难免流产术后两周内如仍有阴道流血,需行 B 超检查了解有无妊娠物残留。手术后如月经有异常或停经者要告知及时检查。警惕宫腔粘连。

【医疗文件书写要点】

要充分体现病人的知情权。在流产的药物治疗或手术治疗后夫妇需要同等的心理支持。

(刘 玲)

第二节 早产

早产是指从末次月经第一日开始计算,妊娠满 28 周而不足 37 周分娩者。此期间分娩的新生儿为早产儿。早产儿与低出生体重儿不同,早产儿取决于孕龄,低出生体重儿取决于出生时体重。低出生体重儿分为三个等级:低出生体重儿≤2500g;极低体重儿≤1500g;超低体重儿(ELBW)≤1000g,新生儿的孕龄与体重之间的关系十分重要,凡出生时体重低于同龄儿的第百分之十位数(10th%)者称为小于孕龄儿(SGA)。低体重儿、小于孕龄儿与早产有一定关系,临床上应予重视。早产的发生率为 5%～15%,是新生儿死亡的首位原因,比足月儿死亡率高 11～16 倍。

(一)病因

近年来对早产的病因学研究取得了较大的进展,但仍有部分患者发生早产的原因不明确。

1.感染 绒毛膜羊膜感染是早产的重要原因,感染的来源是宫颈及阴道的微生物,部分来自宫内感染。其病原菌包括需氧菌及厌氧菌、沙眼衣原体、支原体等。不少报告认为在需氧菌中 β 链球菌及厌氧菌中的类杆菌是导致感染的常见菌种。支原体中解脲支原体是常见的病原体。近年来关于感染和发生早产之间的机制研究较多,由于对各种细胞活性因子的不断发现,不少学者通过各种白细胞介素(IL)及肿瘤坏死因子(TNF)来研究感染对胎膜、蜕膜的作用。其作用机制为细菌的内毒素在羊水中可以激活各种细胞活性因子的释放,同时促使前列腺素合成的增加,前列腺素增加导致子宫收缩。母亲全身性感染如流行性感冒、风疹、急性尿路感染均可导致早产。

2.胎膜早破　破膜后羊水流出,宫腔内压力降低,诱发宫缩而导致早产。感染是导致胎膜早破的重要因素。宫颈及阴道穹隆部的微生物可以产生蛋白水解酶,水解宫颈口附近胎膜的细胞外物质,使组织张力强度降低,胶原纤维Ⅲ减少,膜的脆性增加。细菌产生的内毒素也有诱导产生前列腺素(PG)的作用,PG 的增加导致子宫收缩,在宫内压力增强、局部张力强度降低及脆性增加的情况下,可以发生胎膜早破。早产常与胎膜早破合并存在,胎膜早破常使早产不可避免。随着破膜时间的增长,原已存在的感染或破膜后的上升性感染可导致绒毛膜羊膜炎,胎儿发生感染的可能也随之增加。

3.子宫颈功能不全　子宫颈功能不全包括:①先天性宫颈平滑肌发育缺陷,纤维组织少,子宫颈丧失其正常的承受能力;②前次分娩宫颈内口损伤,使宫颈的结缔组织的连续性及完整性受到破坏。由于上述原因,在妊娠中期以后,宫颈管逐渐消退,宫口逐渐扩大,羊膜囊逐步向外突出,最终因张力过大而致胎膜早期破裂,终于早产。

4.子宫发育不全　子宫畸形常导致早产,如单角子宫、双子宫、子宫纵隔、马鞍形子宫均可因发育不良而导致晚期流产或早产。

5.子宫过度膨胀　双胎或多胎及羊水过多均可使宫腔内压力升高,以致提早临产而发生早产。

6.妊娠合并症及妊娠并发症　如妊娠高血压综合征、妊娠期肝内胆汁淤积症(ICP)、前置胎盘、胎盘早剥、妊娠期糖尿病、妊娠合并肝炎等,病情严重,危及母亲及胎儿时,必需及早终止妊娠,故亦为早产的原因。

(二)诊断

1.临床症状及体征

(1)先兆早产:出现宫缩,其宫缩间歇时间已在 10min 以内,有逐渐缩短的趋势,收缩时间持续在 20~30s,并有逐渐延长的倾向,为先兆早产,应注意与生理性 Braxton-Hick 宫缩相鉴别。

(2)早产:出现规律宫缩,若阴道有血性分泌物排出,则可确定诊断。子宫颈口进行性扩张至 2cm,早产可以确定。如规则的宫缩不断加强,子宫颈口扩展至 4cm 或胎膜破裂,则早产已不可避免。

2.实验室检查　胎儿纤维结合素(fFN)的测定在早产诊断中有重要作用。当发生宫缩后,为明确是否有先兆早产,可用宫颈或阴道黏液测定 fFN,fFN＞50ng/ml 为阳性。如有宫缩而 fFN 试验为阳性,则 83％发展成早产,阴性者仅 19％发展成早产。

3.宫缩电子监护仪　能够准确描记宫缩情况。

(三)处理

妊娠≤35 周,胎儿存活,无宫内窘迫,无畸形,胎膜未破,孕妇无严重的合并症与并发症,子宫颈口扩张＜4cm 者,应抑制宫缩,积极保胎,尽量延长孕周。

1.卧床休息　卧床休息以减少宫缩。取左侧卧位可增加子宫胎盘血流量,改善胎儿供氧,减少围生儿死亡。

2.避免检查　应避免阴道检查和肛查,减少腹部检查。禁止性生活。

3.应用宫缩抑制药

(1)β肾上腺素能受体兴奋药

①抑制子宫收缩的机制:β肾上腺素能受体分为 β_1、β_2 两型,β_1 型受体的介导可能使心率加快,心脏收缩力增强,促进脂肪分解,而 β_2 型受体则介导子宫、支气管及小动脉的平滑肌松弛。

当β型肾上腺素能受体兴奋药与肌细胞膜外表面的β型肾上腺素能受体相互作用后,激活位于细胞膜内面的腺环化酶,它又激动三磷酸腺苷转变成环腺苷酸(cAMP),cAMP的浓度增加,启动蛋白质磷酸根转移酶的活化,导致特异的膜蛋白的磷酸化作用,该过程通过两个途径使子宫松弛:a.细胞内自由钙离子减少;依赖 cAMP 的蛋白质磷酸根转移酶的激活导致蛋白质的磷酸化,同时启动钠泵,Na^+ 泵出细胞,K^+ 则进入细胞,这也部分地解释了在使用 β_2 型肾上腺素能受体兴奋药后,血钾降低,Na^+ 梯度的增加,加速 Na^+/Ca^{2+} 交换率,导致 Ca^{2+} 从细胞浆外流,以及肌质网内 Ca^{2+} 的增加;b.直接抑制肌球蛋白轻链磷酸根转移酶的活化导致环腺苷酸酶介导的磷酸化。

②常用药物:利托君,150mg 加于 5%葡萄糖液 500ml,稀释为 0.3mg/ml 的溶液行静脉滴注,滴速保持在 0.15～0.35mg/min,待宫缩抑制后至少持续滴注 12h,再改为口服 10mg,每小时 1 次。沙丁胺醇(舒喘灵),通常首次 4.8mg 口服,以后每 8 小时口服 2.4～4.8mg,直至宫缩消除时停药。

③β肾上腺素能受体兴奋药的副作用:此类药物使用时同时兴奋 β_1 受体,部分孕妇出现心率增快,血压下降,血糖升高等不良反应,所以用药期间应监测心率、血压、胎儿心率,适时检测血糖、血电解质情况。停药指征:孕妇心率≥140 次/分,胎心率≥180 次/分,孕妇收缩压降至90mmHg。对妊娠期糖尿病、电解质紊乱及使用排钾利尿药患者应慎用。

(2)硫酸镁:硫酸镁至今仍是广泛应用于抑制子宫收缩的传统药物。镁离子通过抑制神经肌肉接头处乙酰胆碱的释放和直接抑制子宫肌肉收缩起到治疗早产的作用。用法:先以 10%硫酸镁 40ml 加 25%葡萄糖液 10ml 快速静脉滴注,以后用 25%硫酸镁 60ml 加 5%葡萄糖液1000ml 缓慢静脉点滴,速度为 2g/h,以子宫收缩被抑制为宜。用药过程中注意呼吸、尿量、膝腱反射。如呼吸<16 次/分,尿量<25ml/h,膝腱反射消失时应停药。出现镁中毒可静脉缓慢推注 10%葡萄糖酸钙 10ml。

(3)前列腺素合成酶抑制药:通过抑制前列腺素的合成,对抗前列腺素的子宫收缩和宫颈软化作用。常用的有吲哚美辛、阿司匹林、保泰松等。现证明吲哚美辛有使胎儿动脉导管早闭和羊水过少的作用,不应长期应用,尤其孕周较小时。

(4)钙拮抗药:抑制钙进入子宫肌细胞膜,抑制缩宫素及前列腺素的释放,达到治疗早产的效果,常用硝苯地平(心痛定),一般首剂 30mg,90min 后仍有宫缩,再给予 20mg。若子宫收缩被抑制,口服维持量 20mg,每 8 小时 1 次。用药期间注意观察血压及心率等情况。

（四）促进胎儿肺成熟

34 周前的先兆早产或早产,需给孕妇糖皮质激素。一般用地塞米松 10mg,每日 1 次肌注,连用 2～3d;或用倍他米松 12～24mg 肌注,每日 1 次,连用 2d,以促进胎儿肺成熟,预防新生儿呼吸窘迫综合征。

（五）抗生素的应用

在早产发生原因的探讨中可以看到感染问题已经日益受到重视,不少学者已在早产前即给予孕妇以抗生素以期改善产妇及新生儿的预后,可以减少新生儿肺炎、坏死性小肠炎的发病率。因此,可考虑在产前应用抗生素,目前应用较多的是氨苄西林。

（六）产时处理

产时应加强对胎儿的监护,尽量避免胎儿窘迫的发生,分娩时应行会阴侧切预防新生儿颅内出血。如已确诊宫内感染,短期内不能分娩时应使用抗生素并及时剖宫产结束妊娠。对早产儿应加强护理。

（七）预防

1.加强孕期宣传教育　注意卫生,防止感染,孕晚期要减少性生活。

2.早期处理阴道感染　在某些人群中至少 40% 的早产与阴道感染有关,例如滴虫性阴道炎,解脲支原体及各类细菌性阴道炎都有可能启动各类细胞活性因子的产生以致发生早产,因此及早治疗阴道炎症是十分重要的。

3.fFN 测定　fFN 测定的应用已从诊断发展到预测。宫颈黏液 fFN 测定,如>50ng/ml 为阳性。结合观察宫缩如每小时多于 2 次者为阳性,其敏感度、特异性均佳,阴性预测值更高,如两者结合,即 fFN 测定和宫缩监测两者结合,准确度更高。

4.B 超测定宫颈　宫颈成熟是临产的重要条件之一。如宫颈本身发育过短也将导致早产,因此近年来用 B 超对宫颈测量以预测早产可能的研究较多,其方法有经腹部或经阴道两种,最近尚有经会阴预测者,测量内容有宫颈长度、宫颈内口扩张度等。

5.有高危因素者　多胎妊娠、fFN 试验阳性、宫颈长度短者等,妊娠晚期应多卧床休息,取左侧卧位更好,禁止性生活,在自觉有过多宫缩时,立即去医院检查。

6.宫颈关闭不全的处理　宫颈关闭不全者可于孕 14～16 周行手术治疗。

(1)手术指征:有晚期流产、早产史合并宫颈陈旧裂伤达穹隆者;或非孕期宫颈扩张器 7 号进入宫颈内口无阻力者;或宫颈阴道段短于 0.5cm 或缺如者;中期妊娠 B 超发现宫颈内口扩张羊膜囊楔形嵌入宫颈管者及多胎妊娠。

(2)手术方法:①宫颈环扎术,如 Shirodkar 法、McDonald 法及 Cautifaris 法。②宫颈对合缝合法,适用于宫颈短或缺如、裂伤。

（刘丽霞）

第三节　过期妊娠

过期妊娠是指平时月经周期规则,此次妊娠达到或超过 42 周者。过期妊娠的发生率占妊娠总数的 3.5%～17%。过期妊娠中胎盘功能正常者称生理性过期,占过期妊娠的 60%～80%,胎盘功能减退者称病理性过期,占过期妊娠的 20%～40%。过期妊娠围生儿发病率及死亡率明显增高,并随妊娠延长而增加。初产妇过期妊娠胎儿较经产妇胎儿危险性增加。近年来,由于产前及新生儿阶段监测及处理的进步,围生儿死亡率已有明显下降,但在过期妊娠,其剖宫产率、胎儿窘迫率、羊水污染率、产程延长的发生率以及新生儿神经损伤均明显高于正常妊娠期分娩的新生儿和产妇。

(一)病因

分娩的发动机制是一个复杂的问题,目前尚不完全清楚。因此过期妊娠的病因亦不肯定。发动分娩的任何一个环节出现障碍,均可造成过期妊娠。现认为过期妊娠与下列因素有关:

1.雌激素水平低　虽然临产的机制十分复杂,但血中雌激素水平的高低与临产有密切关系,过期妊娠可能与血雌激素水平过低有关。例如①无脑儿:胎儿无下丘脑,使垂体-肾上腺轴发育不良,胎儿肾上腺皮质所产生的雌二醇及雌三醇的前身物质,16α-羟基硫酸去氢表雄酮(16α-OH-DHEAS)减少,因此,血中雌激素水平亦不高,在自然临产组中过期妊娠发生率为 28%。②胎盘硫酸酯酶缺乏:是一种罕见的伴性隐性遗传病,患者虽然胎儿肾上腺产生了足量的 16α-OH-DHEAS,但由于缺乏胎盘硫酸脂酶,无法将这种活性较弱的脱氢表雄酮转变成雌二醇及雌三醇,以致发生过期妊娠。

2.内源性前列腺素和雌二醇分泌不足而致孕酮水平增高　有学者认为过期妊娠系雌孕激素比例失调导致孕激素优势,抑制前列腺素和缩宫素,使子宫不收缩,延迟分娩发动。

3.头盆不称时　由于胎先露部对宫颈内口及子宫下段的刺激不强,容易发生过期妊娠,这是较多见的原因。

4.遗传　有少数妇女的妊娠期较长,多次妊娠均出现过期妊娠,有时尚见于一个家族,说明这种倾向可能与遗传有关。

5.排卵延迟或胚胎种植延迟　可导致过期妊娠。

(二)胎盘及胎儿的病理改变

1.胎盘　过期妊娠的胎盘可分为两种类型,一种是胎盘功能正常,胎盘外观和镜检均与足月妊娠胎盘相似。胎盘重量可略有增加,另一种是胎盘功能减退,胎盘出现退行性变化。胎盘绒毛内毛细血管减少,绒毛间质纤维化,合体滋养细胞结节增多,纤维蛋白坏死绒毛增多,使胎盘血供下降,导致胎儿缺血、缺氧。

2.羊水　过期妊娠时,羊水量明显减少,可减至 300ml 以下;由于胎盘功能低下,胎儿慢性缺氧,使肠蠕动增加,而肛门括约肌松弛,羊水被胎粪污染。

3.胎儿

(1)正常生长:过期妊娠且胎盘功能正常者,胎儿继续生长,体重增加,成为巨大胎儿,颅骨钙化明显,不易变形,难产率增加。

(2)成熟障碍:由于胎盘功能减退,胎盘血流不足以致缺氧及营养供应缺乏,胎儿不易再继续生长发育,出现成熟障碍综合征。成熟障碍综合征可分为 3 期。

第Ⅰ期:由于缺乏皮下脂肪,四肢细长,皮肤干而皱褶,类似羊皮纸,胎脂及胎毛少,指甲少,新生儿表现营养不良,但无胎粪的污染,颅骨硬,但面容反应尚机敏。

第Ⅱ期:新生儿表现为第Ⅰ期,但伴有含胎粪的羊水,胎粪可以沾染皮肤、胎盘、胎膜和脐带的表面,但无黄染的表现。

第Ⅲ期:新生儿表现如第Ⅰ期,除有胎粪沾染外,新生儿指甲、皮肤黄染、胎盘、胎膜及脐带表面均染成黄绿色。

(3)胎儿宫内发育迟缓小样儿可与过期妊娠并存,后者更增加胎儿的危险性。

(4)胎儿宫内吸入胎粪,使新生儿出生时呼吸困难、持续性缺氧、吸入性肺炎、持续缺氧状态,还可发生中枢神经系统的损害。

(5)胎盘功能低下,可致胎儿宫内缺氧,如胎心改变,羊水减少,胎心电子监护正常,胎盘功能生化检测异常,脐动脉血活检测异常等。

(三)诊断

1.核对孕周　月经规律,周期为 28~30d 者,妊娠≥42 周;月经不规律者,以基础体温升高时为受孕日计算孕周,≥40 周;月经不规律,未测基础体温者,根据早孕反应出现的时间、胎动时间及孕早期检查子宫大小或 20 周前 B 超检查的胎儿大小推算预产期,超过预产期 2 周以上者,可诊断为过期妊娠。

2.辅助检查　重点监测胎盘功能及胎儿大小及生长发育情况。

(1)胎动计数:过期妊娠胎动多少是胎儿在宫内状态的重要指标。孕妇每天上午 8:00~9:00,下午 2:00~3:00,晚上 7:00~8:00,静坐计算胎动次数,然后将三段时间胎动次数相乘 4,代表 12h 内胎动次数,如<10 次,提示有可能胎儿宫内缺氧,应即告知医务人员。

(2)尿雌三醇含量和雌三醇/肌酐(E/C)比值测定:每周检测 2~3 次。24h 尿雌三醇<10mg,或 E/C 比值<10,或下降 50% 为胎盘功能低下。

(3)人胎盘泌乳(hPL):正常 hPL 随孕周的增加而增加,36 周达高峰,37 周后逐渐下降。孕末期 hPL<4mg/L 表现胎儿危险。

(4)妊娠特异性 β_1 糖蛋白(SP$_1$):SP$_1$ 于孕 4 周始增加,孕 38 周达高峰,39 周稍下降,维持到分娩。过期妊娠时 SP$_1$ 随孕周的增加而下降,需动态观察。

(5)无应激试验(NST)及宫缩应激试验(CST):每周行 NST 检查 2 次,无反应者行 CST。CST 阳性表明胎儿窘迫。过期妊娠者需每日行 NST 1 次,如有需要,NST 观察时间可延长至 60min。

(6)生物物理评分(BPS):包括 NST、胎儿呼吸运动(FBM)、胎动(FM)、胎儿肌张力(FT)、羊水量(AFV)5 项,每项 2 分。5 项指标中的 4 项(除羊水量)反映胎儿神经系统对各种生物物理活动的调节功能。5 项中羊水量是胎儿缺氧的敏感指标。如 NST 和 AFV 两项正常,不必处理。而 AFV 单项减少时,即使其他指标正常,也应作为终止妊娠的指征。AFV 减少标准是羊水池深度<2.0cm 或羊水指数(4 个羊水池最大径线值相加)≤5cm。

(7)羊膜镜检查:羊水浑浊有胎粪者考虑胎盘功能不良,胎儿宫内窘迫。羊膜镜检只适用于宫颈已开大,胎膜完整者。

(8)胎儿大小及生长情况估计:由于大部分过期妊娠的胎盘功能属正常范围,胎儿仍在生长,胎儿常偏大。用B超测量胎儿各有关径线值以了解胎儿大小情况。如胎儿双顶径、股骨长、小脑横径、胸围、腹围等,现在常采用多个变量的计算方式来更准确地估计胎儿体重。

(四)治疗

过期妊娠影响胎儿安危,应避免过期妊娠的发生。国内学者多主张妊娠达41周应终止妊娠。国外有学者主张定期检测胎盘功能,每日NST监测,每周2次B超检查,若胎儿缺氧,需立即终止妊娠。

1.终止妊娠方法

(1)引产:胎盘功能正常,胎心好,OCT(-),宫颈已成熟,无引产禁忌者,可行人工破膜;如羊水较多且清亮者继之以静点缩宫素引产。宫颈不成熟者,先促宫颈成熟,然后行人工破膜及缩宫素引产。引产过程中需严密观察产程进展,监护胎心率,有条件时应采用胎心监护仪持续监护,因为过期妊娠的胎儿对缺氧的耐受力下降,虽然有些胎儿产前监护正常,但临产后宫缩应激力显著增加,可超过胎儿的储备力,导致胎儿宫内窘迫,甚至死亡。为避免缺氧,产程中应充分给氧。静脉滴注葡萄糖液,以增加胎儿对缺氧的耐受能力。

(2)剖宫产:过期妊娠出现胎盘功能低下、胎儿窘迫、羊水过少、巨大儿、引产失败或人工破膜后发现羊水粪染、产程进展缓慢等,需行剖宫手术。

2.过期产儿的处理 胎儿娩出前做好一切抢救准备。胎头娩出后即应清理其鼻腔及鼻咽部黏液和胎粪,必要时行气管插管新生儿气管内羊水和胎粪。新生儿出生后,如有轻度窒息,可面罩给氧;重复窒息清理呼吸道后行气管插管,人工呼吸,脐静脉推注碳酸氢钠、地塞米松纠正酸中毒。必要时行胸外心脏按压,心内注射肾上腺素。

(刘丽霞)

第四节 异位妊娠

一、输卵管妊娠

输卵管妊娠系指受精卵在输卵管内着床发育,是最常见的异位妊娠,约占异位妊娠的90%～95%。发病部位以壶腹部最多,约占75%～80%;其次为峡部,再次为伞部,间质部最少。

【诊断标准】

1.病史

有盆腔炎、子宫内膜异位症、不孕史或以往有过输卵管妊娠史。

2.临床表现

(1)停经:80%的患者主诉有停经史,除输卵管间质部妊娠停经时间较长外,大都有6～8

周的停经史。有少数患者因有不规则阴道流血,误认为月经来潮而自诉无停经史。

(2)阴道流血:常表现为短暂停经后不规则阴道流血,量少,点滴状,一般不超过月经量,色暗红或深褐色,淋漓不净,并可有宫腔管型组织物排出。只有 5%的患者表现为大量出血。

(3)腹痛:95%以上输卵管妊娠患者以腹痛为主诉就诊。早期时常表现为患侧下腹隐痛或酸胀感,当输卵管妊娠流产或破裂时,患者突感下腹一侧撕裂样疼痛,常伴恶心、呕吐。当血液局限于患部,主要为下腹痛;出血多时可引起全腹疼痛,血液刺激横膈,出现肩胛部放射痛。血液积聚在子宫直肠凹陷处时,出现肛门坠胀感。

(4)晕厥和休克:部分患者由于腹腔内急性出血及剧烈腹痛,入院时即处于休克状态,面色苍白、四肢厥冷、脉搏快而细弱、血压下降。休克程度取决于内出血速度及出血量,与阴道流血量不成比例。间质部妊娠一旦破裂,常因出血量多而发生严重休克。

(5)检查:①妇科检查阴道后穹窿饱满,触痛,宫颈有举痛,子宫体稍大,子宫一侧或后方可触及包块,质如湿面团,边界不清楚,触痛明显。②腹部检查有腹腔内出血时,腹部有明显压痛,反跳痛,患侧为重,可以有轻度肌紧张,出血多时叩诊有移动性浊音。

3.辅助检查

(1)尿妊娠试验:如阳性,可辅助诊断,但阴性不能排除输卵管妊娠。

(2)血 β-HCG 测定:是早期诊断异位妊娠的常用手段,β-HCG 在停经 3～4 周时即可显示阳性。胚胎存活或滋养细胞尚有活力时 β-HCG 呈阳性,但异位妊娠时往往低于正常宫内妊娠。

(3)B 型超声检查:已成为诊断输卵管妊娠的主要方法之一。输卵管妊娠的典型声像图如下:①子宫腔内不见妊娠囊,内膜增厚。②宫旁一侧见边界不清、回声不均的混合性包块,有时宫旁包块内可见妊娠囊、胚芽及原始心管搏动,是输卵管妊娠的直接证据。③直肠子宫陷凹处有积液。

文献报道超声检查输卵管妊娠的准确率为 77%～92%。

(4)后穹窿穿刺或腹腔穿刺:疑有腹腔内出血者,可用 18 号长针自阴道后穹窿刺入子宫直肠陷凹,抽出暗红色不凝血为阳性结果。内出血量多,腹部有移动性浊音时,可做腹腔穿刺。若抽出的血液较红,放置 10 分钟内凝固,表明误入血管。当有血肿形成或粘连时,抽不出血液也不能除外异位妊娠的存在。

(5)腹腔镜检查:腹腔镜有创伤小,可在直视下检查,又可同时手术,术后恢复快的特点。适用于早期病例及诊断不明确的病例。但出血量多或严重休克时不宜做腹腔镜检查。

(6)子宫内膜病理检查:适用于阴道出血较多的患者,目的是排除宫内妊娠,病理切片中仅见蜕膜而无绒毛,或呈 A-S 反应;但如内膜为分泌反应或增生期并不能除外输卵管妊娠。

4.鉴别诊断

应与流产、黄体破裂、急性输卵管炎、卵巢囊肿蒂扭转、卵巢异位囊肿破裂及急性阑尾炎相鉴别。

【治疗原则】

1.手术治疗

(1)输卵管妊娠治疗原则以手术为主,一般确诊后即行手术,可根据患者的情况和医院的条件进行开腹手术或腹腔镜手术。

（2）手术方式一般采用输卵管切除术，适用于出血量多、休克患者。对有生育要求的年轻妇女可行保守性手术，保留输卵管及其功能。术后 3～7 天内应复查血 β-HCG，如血 β-HCG 下降不显著，应考虑加用 MTX 治疗。

（3）术后应在切除的输卵管或血液中查找绒毛，如未见，应于术后测定 β-HCG，可疑持续妊娠时，采用甲氨蝶呤（MTX）药物治疗，用法同保守治疗。

（4）自体输血缺乏血源的情况下可采用自体血回输。

2.药物治疗

一般认为符合下列条件者可采用药物治疗。

（1）盆腔包块最大直径＜3cm。

（2）输卵管妊娠未破裂。

（3）患者一般情况好，无明显内出血。

（4）血 β-HCG＜20001U/L。

（5）B 超检查未见胚胎原始心管搏动。

（6）肝、肾功能及血红细胞、白细胞、血小板计数正常。

（7）无 MTX 禁忌证。

3.用药方法

（1）全身用药：常用甲氨蝶呤。

①单次给药：MTX 剂量为 $50mg/m^2$，肌内注射 1 次，可不加用四氢叶酸，成功率达 87% 以上。

②分次给药：MTX 1mg/kg，肌内注射，每 1、3、5、7 天隔日 1 次。同时用四氢叶酸 0.1mg/kg，每 2、4、6、8 天隔日肌内注射一次。给药期间应测定血 β-HCG 及 B 超检查。

（2）局部用药：在 B 超引导下或经腹腔镜直视下将甲氨蝶呤直接注入孕囊或输卵管内。

4.用药后随访

（1）单次或分次用药后 2 周内，宜每隔 3 日复查血 β-HCG 及 B 型超声检查。

（2）血 β-HCG 呈下降趋势并转阴性，症状缓解或消失，包块缩小为有效。

（3）若用药后第 7 日血 β-HCG 下降＞15%～≤25%、B 型超声检查无变化，可考虑再次用药（方案同前）。此类患者约占 20%。

（4）血 β-HCG 下降＜15%，症状不缓解或反而加重，或有内出血，应考虑手术治疗。

（5）用药后应每周复查血 β-HCG，直至 β-HCG 值达正常范围。

注意：

①手术应保留卵巢，除非卵巢有病变如肿瘤等必须切除者。同时需仔细检查对侧附件。

②治疗期间需密切观察一般情况，定期测体温、血压、脉搏、腹部体征及妇科阳性体征变化，B 超及尿 HCG 转阴状况，如效果不佳，β-HCG 持续上升，急性腹痛、输卵管破裂时，应及早手术。保守治疗 3 个月后可随访输卵管碘油造影，了解患侧输卵管情况。

二、卵巢妊娠

卵巢妊娠指受精卵在卵巢内着床和发育,发病率占异位妊娠的 0.36%～2.74%。卵巢妊娠术前诊断困难,一般在术时才得到明确诊断。

【诊断标准】

1.临床表现

(1)临床表现与输卵管妊娠极相似,常被诊断为输卵管妊娠或卵巢黄体破裂。常有宫内节育器避孕史、停经史或不伴早孕现象。

(2)腹痛常表现为下腹隐痛,破裂时往往有剧烈腹痛。

(3)破裂后若伴大量腹腔出血,可出现休克等征象,与输卵管妊娠破裂相同。

(4)检查:①妇科检查宫体正常或稍大,子宫一侧或后方可触及块物,质囊性偏实,边界不清楚,触痛明显。②腹部检查有腹腔内出血者,腹部有明显压痛,反跳痛,叩诊有移动性浊音。

2.辅助检查

(1)尿妊娠试验阳性,但阴性不能除外妊娠。

(2)血 β-HCG 放射免疫测定灵敏度高,有助于卵巢妊娠早期诊断。

(3)超声诊断见子宫增大,宫腔空虚,宫旁有低回声区,如见妊娠囊位于卵巢更可确诊,如已破裂可见盆腔内有积液。

(4)后穹窿穿刺及腹腔穿刺适用于疑有腹腔内出血者,抽出不凝血为阳性。

(5)腹腔镜检查有助于早期诊断,已有腹腔内出血及休克者一般禁忌做腹腔镜检查。

(6)诊断性刮宫排除宫内妊娠,内膜病理应结合病情作出诊断。

3.诊断

(1)双侧输卵管完整,并与卵巢分开。

(2)囊胚位于卵巢组织内。

(3)卵巢与囊胚必须以卵巢固有韧带与子宫相连。

(4)囊胚壁上有卵巢组织。

【治疗原则】

1.疑卵巢妊娠者应立即收住院,密切观察病情变化。

2.一经诊断就应手术治疗,可根据病灶范围、情况做卵巢楔形切除、卵巢切除或患侧附件切除。可行开腹手术也可行腹腔镜手术。

三、宫颈妊娠

宫颈妊娠系指受精卵在子宫颈管内着床和发育,是一种极为罕见的异位妊娠,多见于经产妇,是严重的病理妊娠情况,不但影响患者的健康,且可危及生命。

【诊断标准】

1.临床表现

（1）停经史伴早孕反应。

（2）持续性阴道流血，量由少到多，也可为间歇性阴道大量出血以致休克。

（3）无急性腹痛。

（4）伴有感染者出现腹痛，体温升高。

（5）妇科检查宫颈变软，呈紫蓝色，不成比例增大，宫颈可大于或等于子宫体的大小，宫颈外口部分扩张，边缘薄，内口紧闭。宫体可增大且硬度可正常。

2.辅助诊断

（1）尿妊娠试验阳性。

（2）B超检查显示子宫增大但宫腔内未见妊娠囊，宫颈管增大，颈管内见妊娠囊。

3.鉴别诊断

易误诊为流产，应注意宫颈特异性改变。

【治疗原则】

1.可疑宫颈妊娠应即入院治疗。

2.无出血时可用保守疗法 MTX 为最常用药物，用法同输卵管妊娠保守治疗。

3.刮宫加宫颈填塞宫颈妊娠出血或药物治疗中出血，应在备血后做刮宫术清除妊娠产物，刮宫后可用纱条填塞宫颈止血。

4.有条件者可选用宫腔镜下吸取胚胎组织，创面以电凝止血；子宫动脉栓塞。

5.在患者出现失血性休克的紧急情况下，也可以切除子宫以挽救患者生命。

四、腹腔妊娠

腹腔妊娠是指妊娠位于输卵管、卵巢及阔韧带以外的腹腔内。分原发性及继发性两种，前者系指孕卵直接种植于腹膜、肠系膜、大网膜等处，极为少见。而后者大部分为输卵管妊娠流产或破裂后胚胎落入腹腔，部分绒毛组织继发植入盆腔腹膜或邻近脏器表面，继续发育。腹腔妊娠由于胎盘附着位置异常，血液供应不足，故胎儿不易存活至足月，围产儿病死率高达 90%。

【诊断标准】

1.病史

大多数患者病史中有输卵管妊娠流产或破裂的症状。即停经、腹痛及阴道流血。以后阴道出血停止，腹部逐渐增大。

2.临床表现

（1）孕妇一般无特殊主诉。随着妊娠月份增多腹部逐渐增大，腹痛也日益加重。

（2）有时可有恶心呕吐、嗳气、便秘、腹痛等症状。

（3）患者自感此次妊娠和以往妊娠不同。自感胎动明显，由于胎动孕妇常感腹部极度不适。

(4)如胎儿死亡,妊娠征象消失,月经恢复来潮,腹部随着死胎缩小而相应缩小。

(5)体检:子宫轮廓不清,胎儿肢体甚易触及,胎位多异常以横位或臀位为多;胎心音异常清晰,胎盘杂音响亮;宫颈位置上移,子宫比妊娠月份小,偏于一侧,胎儿位于另一侧。

3.辅助检查

(1)尿妊娠试验阳性。

(2)B 型超声检查宫腔空虚,其旁有一囊性块物,内有胎儿,

(3)X 线检查正位片显示胎儿位置较高,胎体贴近母体腹壁,肢体伸展,有时可见钙化石胎。侧位片如见胎儿骨骼与母体脊柱重叠,对诊断甚有帮助。

【治疗原则】

1.一旦确诊后应立即手术,术前必须做好输血准备。

2.胎盘剥离有困难时可仅取出胎儿,以肠线在靠近胎盘处结扎脐带,让胎盘留在腹腔内,经过一段时间后,多可逐渐吸收。

3.如胎盘附着在输卵管、阔韧带和子宫、大网膜等处可连同附着脏器一并切除。

4.术后应加用抗生素,控制感染,特别是胎盘未取出者。

五、剖宫产瘢痕部位妊娠

剖宫产瘢痕部位妊娠(CSP)是剖宫产术后的一种并发症。从 20 世纪 50 年代以来,剖宫产术一般均采用子宫下段术式,子宫下段切口瘢痕妊娠的位置相当于子宫峡部并位于子宫腔以外,严格地说是一种特殊部位的异位妊娠。1978 年 Larsen 报道第 1 例剖宫产瘢痕部位妊娠,近年来随着我国剖宫产率的上升,发生率明显上升,目前发生率已达 1/1800~1/2216,已超过宫颈妊娠的发生率。

【诊断标准】

1.病史

有剖宫产史,发生瘢痕部位妊娠的原因虽然尚未完全清楚,但显然与剖宫产切口愈合不良有关。发病相关因素有:多次剖宫产史;瘢痕部位愈合不良。

2.临床表现

(1)有停经史,发病一般在 5~6 孕周。

(2)早期症状不明显,约 1/3 患者可无症状,少数在常规做 B 超检查时发现为 CSP。

(3)阴道流血大部分患者于停经后有少量阴道流血,亦有少数患者一开始即有大量阴道流血,部分阴道少量流血的患者尚伴有轻度至中度的下腹痛。

(4)少数 CSP 患者可能持续到妊娠中期,甚至妊娠晚期,妊娠中期以后的 CSP 可能突发剧烈腹痛及大量出血,预示子宫即将破裂或已经发生了子宫破裂。

3.辅助检查

(1)尿妊娠试验阳性,因为子宫切口瘢痕妊娠血运较差。比宫内妊娠 HCG 量低,CSP 时 HCG 测定量一般在 100~10000U/L 间,这一特征有助于 CSP 的诊断。

（2）超声检查：阴道超声是对可疑病例首选的有效辅助检查方法。CSP的超声诊断标准：宫腔内及宫颈管内未见孕囊，孕囊在子宫峡部前壁，孕囊与膀胱之间缺乏子宫肌层或肌层有缺陷，孕囊与膀胱之间的距离<5mm，最薄者仅1～2mm厚。

（3）磁共振成像（MRI）：MRI具有无损伤、多平面成像，组织分辨率高等优点，能清晰显示孕囊在子宫峡部前壁着床，无完整肌层及内膜覆盖。但一般很少应用，仅仅用于超声检查不能准确诊断时。

（4）内镜诊断：宫腔镜与腹腔镜均可用于诊断，但目前大多数用于治疗，在CSP已确诊或高度怀疑CSP时，可以选择应用宫腔镜或腹腔镜进行诊断与治疗。

【治疗原则】

1.药物治疗

MTX治疗较为有效。MTX治疗可分全身治疗与局部治疗。

（1）全身治疗　MTX单次肌内注射，剂量为50mg/2，若效果不明显，可于1周后再一次给药；MTX与四氢叶酸交替使用，MTX 1mg/kg于1、3、5、7天各肌内注射1次，四氢叶酸0.1mg/kg于2、4、6、8天各肌内注射1次。

（2）局部注射　在B超引导下可以局部孕囊注入MTX 20～50mg/次。

（3）联合方法　全身与局部注射联合应用。治疗时以HCG测定来进行监测。

2.子宫动脉栓塞

子宫动脉栓塞用于CSP发生大出血时，止血效果好。在CSP治疗上目前除用于止血外，对CSP治疗也有很重要的作用。子宫动脉栓塞联合MTX药物治疗是目前认为有效的方法。

3.刮宫术

试图用刮宫术刮除孕囊的方法会导致子宫穿孔及大出血。因此，当确认CSP后切不可盲目行刮宫术。当CSP被误诊为早孕或流产不全进行人工流产或清宫，发生大出血时，应立即终止刮宫，用缩宫药物，仍出血不止可用纱条填塞，同时给予MTX。如有条件可行子宫动脉栓塞，并同时用MTX等处理。

4.宫腔镜下孕囊去除术

适用于孕囊向宫腔方面生长者，宫腔镜下去除孕囊后，可直视下电凝植入部位的出血点，防止去除孕囊后出血。

5.腹腔镜手术

适用于孕囊向膀胱和腹腔方向生长者，腹腔镜下可切开CSP包块，取出孕囊组织，或局部切除，电凝止血并行缝合。

6.经腹行瘢痕部位妊娠物切除或子宫切除术（包括次全切或全切）

中期或晚期CSP破裂，可根据具体情况行瘢痕切除术，或情况紧急时行子宫切除术。

【预后与预防】

1.预后

CSP保守治疗后，尚可再次妊娠。保守治疗后再次妊娠并得活婴者已有报道。值得注意的是，处理上应在妊娠36周左右行选择性剖宫产，以防子宫下段过分伸展而导致子宫破裂，除子宫破裂外，尚应注意的是胎盘粘连与植入。

2.预防

首先要降低剖宫产率及人工流产率,其次是要重视剖宫产手术的技术,特别是切口缝合技术。

(钟喜杰)

第五节　妊娠剧吐

妊娠剧吐是指在妊娠早期出现的,以呕吐为主要症状的症候群。约50%的妊娠妇女有不同程度的择食、食欲缺乏、呕吐等,妊娠4个月左右可自然消失,称之为早孕反应。因为症状多出现于清晨,故又称晨吐。若早孕反应严重,呕吐频繁,不能进食,造成饥饿、脱水、酸中毒,以致代谢紊乱,影响健康,甚至威胁生命,则为妊娠剧吐,其发生率为0.3%~1%。

(一)病因

病因至今尚无确切学说,与如下因素有关,常常并非单一因素。

1.内分泌因素　①早孕期,绒毛膜促性腺激素HCG急剧上升,水平越高,反应越重,如双胎、葡萄胎等,故一般认为妊娠剧吐与HCG水平急剧增高有关,但个体差异大,不一定与HCG成正比;②有人提出妊娠剧吐与血浆雌二醇水平迅速上升有关;③部分患者有原发性或继发性促肾上腺皮质激素或肾上腺皮质激素功能低下,如Addison病,妊娠剧吐多见;④妊娠合并甲状腺功能亢进,妊娠剧吐常见。

2.精神社会因素　精神过度紧张、丘脑下部自主神经功能紊乱;某些对妊娠有顾虑的孕妇,妊娠反应往往加重;生活不安定、社会地位低、经济条件差的孕妇好发妊娠剧吐。

3.来自胃肠道的传入刺激　早孕期胃酸的分泌减少,胃排空时间延长,胃内压力增高,刺激呕吐中枢。

(二)病理生理

病理生理变化主要是继发于脱水及饥饿。

1.频繁呕吐导致脱水、血容量不足、血液浓缩、细胞外液减少,胃液严重丢失,出现低血钾、低血钠、低血氯等电解质紊乱及碱中毒。

2.在饥饿状态下,糖供给不足,肝糖原储备减少,脂肪分解加速。以供给热量,脂肪氧化不全,其中间产物-丙酮、乙酰乙酸及 β-羟丁酸增多,故出现酮血症、酸中毒。

3.由于营养摄入不足,蛋白质分解加速,发生负氮平衡,体重下降,贫血、血浆尿素氮及尿酸升高。

4.由于脱水,血容量减少,血液浓缩,肾小球血流量减少、尿量减少。肾小球通透性增加,导致血浆蛋白漏出,尿中出现蛋白或管型;肾小管可发生退行性变,排泄功能减退,肾功能受损,故尿素氮及血尿酸升高,血钾升高。

5.因脱水、肝糖原减少,肝小叶中心部位发生细胞坏死、出血、脂肪变性,导致肝功能受损,肝功能异常(GPT及碱性磷酸酶升高)、血胆红素升高及出血倾向。

6.多发性神经炎,由于维生素缺乏及酮体的毒性作用,使神经轴突有不同程度变性,髓鞘变性,表现为肢体远端对称性感觉障碍和迟缓性瘫痪。严重者可出现中毒性脑病。

(三)诊断

1.症状　停经 6 周后出现食欲缺乏、恶心、剧烈呕吐,出现疲乏无力、明显消瘦。

2.体征　血压降低,脉搏细微,体温轻度升高,体重减轻,皮肤弹性差,皮肤可见黄疸及出血点,尿量减少,严重者意识模糊,甚至昏睡状态。

3.辅助检查

(1)血液检查:测定血红细胞计数、血红蛋白、血细胞比容、全血及血浆黏度,以了解有无血液浓缩。测定二氧化碳结合力,或作血气分析,以了解血液 pH、碱储备及酸碱平衡情况。测定血钾、钠、氯,以了解有无电解质紊乱。测定血酮体定量检测以了解有无酮血症。测定血胆红素、肝肾功能、尿素氮、血尿酸等,必要时测肾上腺皮质功能及甲状腺功能。

(2)尿液检查:计算每日尿量,测定尿比重、酮体,作尿三胆试验、尿酮体检测。

(3)心电图检查:以及时发现有无低血钾或高血钾影响,并了解心肌情况。

(4)眼底检查:以了解有无视网膜出血。

(四)鉴别诊断

1.行 B 超检查,排除葡萄胎而肯定是宫内妊娠。

2.应与引起呕吐的消化系统疾病相鉴别,如传染性肝炎、胃肠炎、十二指肠溃疡、胰腺炎、胆道疾病、胃癌等。

3.应与引起呕吐的神经系统疾病相鉴别,如脑膜炎、脑瘤等。

4.应与糖尿病酮症酸中毒相鉴别。

5.应与肾盂肾炎、尿毒症等相鉴别。

(五)并发症

1.低钾血症或高钾血症　如未能及时发现和及时治疗,可引起心脏停搏,危及生命。

2.食管黏膜裂伤或出血　严重时甚至可使食管穿孔,表现为胸痛、剧吐、呕血,需急症手术治疗。

3.Wernicke-korsakoff 综合征

(六)治疗

1.轻度妊娠呕吐　可给予精神劝慰、休息,避免辛辣食物,少量多次进食,服用镇静、止吐药物。

2.中、重度妊娠呕吐　需住院治疗。①禁食,先禁食 2～3d,待呕吐停止后,可试进流质饮食,以后逐渐增加进食量,调整静脉输液量。②输液量依脱水程度而定,一般每日需补液 2000～3000ml,使尿量达到每日 1000ml。输液中加入维生素 B_6 及 C,肌内注射维生素 B_1,根据血钾、血钠、血氯及二氧化碳结合力(或血气分析结果)情况,决定补充剂量。营养不良者,可静脉滴注氨基酸,脂肪乳剂等营养液。③糖皮质激素的应用。若治疗数日后,效果不显著,加用肾上腺皮质激素,如氢化可的松 200～300mg 加入 5％葡萄糖液 500ml 内静脉滴注,可能有益。

3.终止妊娠的指征　经上述积极治疗后,若病情不见好转,反而出现下列情况,应从速终止妊娠:①持续黄疸;②持续蛋白尿;③体温升高,持续在 38℃ 以上;④心率超过 120 次/分;

⑤多发性神经炎及神经性体征;⑥并发 Wernicke-Korsakoff 综合征。

(七)Wernicke-korsakoff 综合征

Wernicke 脑病和 Korsakoff 精神病是维生素 B_1(硫胺素)缺乏引起的中枢神经系统疾病,两者的临床表现不同而病理变化却相同,有时可见于同一患者,故称为 Wernicke-Korsakoff 综合征。

1.发病机制　维生素 B_1 属水溶性维生素,是葡萄糖代谢过程中必需的辅酶,也是神经系统细胞膜的成分,维生素 B_1 严重缺乏时可造成有氧代谢障碍和神经细胞变化坏死。

在机体有氧代谢过程中,丙酮酸经丙酮酸脱氢酶系(PDHC)作用生成乙酰辅酶 A 进入三羧酸循环。PDHC 中丙酮酸脱羧酶是需硫胺酶,维生素 B_1 以焦磷酸硫胺素(TPP)的形式参与其辅酶组成。妊娠剧吐造成维生素 B_1 严重缺乏,PDHC 活性下降,丙酮酸不能完全进入三羧酸循环彻底氧化供能,血清丙酮酸水平升高;当 PDHC 活性降到正常活性的 50% 以上时,糖代谢即不能顺利进行,组织供能受影响。脑组织对缺血缺氧敏感,丧失三磷酸腺苷(ATP)及其他高能物质后,则可引起脑组织细胞变性、坏死、组织自溶;同时,乙酰胆碱等神经介质合成障碍,出现神经和精神症状。此外,TPP 也是转酮酶的辅酶成分,转酮酶与脑的葡萄糖代谢有关,参与糖代谢的磷酸戊糖途径,保证细胞内 5-糖磷酸和 6-糖磷酸的转化。但在 Wernicke-Korsakoff 综合征患者中,至今未发现转酮酶内在异常的证据,说明转酮酶活性降低是受维生素 B_1 缺乏的外在影响所致。

妊娠剧吐并发 Wernicke-Korsakoff 引起中央脑桥髓鞘脱失,对其发生机制目前仍有争议,一般认为是低钠血症纠正过快的结果。有研究发现,低磷酸盐血症可引起包括中枢神经系统在内的多器官损害,并可导致类似 Wernicke-Korsakoff 的综合征。也有学者通过研究随时间的延长 MRI 呈现出现的中央脑桥髓鞘脱失病变图像的变化,证明低磷酸盐血症,而非低钠血症,在中央脑桥髓鞘脱失的发病机制中起一定作用。

Wernicke-Korsakoff 综合征的基本病理改变表现为下丘脑、丘脑、乳头体、中脑导水管周围灰质、第三脑室壁、第四脑室底及小脑等部位毛细血管扩张、毛细血管内皮细胞增生及小出血灶,伴有神经细胞、轴索或髓鞘的丧失、多形性小胶质细胞增生和巨噬细胞反应。在 CT 或 MRI 上表现为丘脑及中脑中央部位病变,乳头体萎缩及第三脑室及侧脑室扩张,大脑半球额叶间距增宽。另外,Wernicke-Korsakoff 综合征的一些少见的病理改变视盘肿胀和出血、视盘炎双侧尾状核病变,伴有脑室周围、丘脑和下丘脑及导水管周围灰质的对称性病变。

2.临床表现　①有妊娠剧吐的症状、体征及实验室检查发现;②遗忘、定向力障碍及对遗忘事件虚构,病情严重时由于中脑网状结构受损害而出现意识模糊、谵妄或昏迷;③眼肌麻痹,系由于脑内动眼神经核与滑车神经核受累;④如病变损及红核或其联系的纤维,则可出现震颤、强直及共济失调;⑤可能有维生素 B_1 缺乏引起的其他症状,如多发性神经炎等。

3.处理　Wernicke-Korsakoff 综合征死亡率较高,常死于肺水肿及呼吸肌麻痹。

凡疑似病例,即应终止妊娠并予以大剂量维生素 B1500mg 静脉滴注或肌内注射,以后 50~100mg/d,直至能进足够食物。每日静脉滴注 10% 葡萄糖液及林格液,总量 3000ml/d,有报道用葡醛内酯(肝泰尔)治疗妊娠剧吐可有一定的效果,用法:葡醛内酯 500mg+10% 葡萄糖液 40ml,静脉推注,每日 2 次,7d 为一疗程。为防止致死性并发症,应严格卧床休息。出院后给予足量多种维生素和维生素 B1。

经合理治疗后，眼部体征可痊愈，但共济失调、前庭功能障碍和记忆障碍常不能完全恢复。如不及时治疗，死亡率达 50％，治疗患者的死亡率约 10％。

（许素娥）

第六节　妊娠期高血压疾病

一、病因学研究进展

（一）一元化学说

妊娠期高血压疾病的病因至今没有定论。一直以来认为其病因主要有 4 种学说：子宫胎盘缺血学说、免疫学说、氧化应激学说、遗传学说，各种学说虽有一定的根据，但缺乏足够的证据。近年来妊娠期高血压疾病病因及发病机制的研究倾向于内皮细胞激活和损伤的一元化学说：妊娠期高血压疾病与多基因有关，这种多基因的遗传背景使它的易感性增加，胎母免疫平衡或免疫耐受失调，胎母界面生理性免疫抑制反应减弱，细胞免疫反应增强，滋养细胞受累且浸润能力下降，血管生成障碍（包括血管重铸障碍和胎盘浅着床），造成胎盘缺血缺氧及局部细胞免疫反应增强，胎盘局部出现氧化应激，引起脂质过氧化和绒毛间隙的白细胞活化，细胞凋亡，形成胎盘碎片（微颗粒进入血液循环），引发过度的系统性炎症反应，直接或间接导致血管内皮损伤与激活（如扩张血管物质，抗凝和促凝因子的失衡），最终引发妊娠期高血压疾病的发生。

（二）病因学的研究聚焦

1.与妊娠期高血压疾病相关的易感基因

随着人类基因组计划（HGP）的全部完成，现代医学认为人类疾病的发生、发展直接或间接与基因相关。因此，认为人类的疾病都是基因病。流行病学资料提示，子痫前期及子痫有家族遗传倾向，子痫前期及子痫患者一级亲属的发病率比无家族史的孕妇高 5 倍，二级亲属的发病率仍高出 2 倍，表明孕妇对子痫前期及子痫疾病有遗传易感性，对其遗传规律目前尚有争议，主要包括：常染色体隐性遗传、不完全外显常染色体显性遗传、多基因遗传、致病基因与 X 染色体连锁遗传、胚胎发育中基因突变、线粒体遗传等，目前倾向于多基因遗传。近几年来寻找子痫前期及子痫的易感基因成为病因学研究的又一新的热点，而且已经从传统的遗传模式研究逐渐发展为探索妊娠期高血压疾病患者的易感染色体片段和易感基因。目前研究较多的易感基因有如下几种：①血管舒张因子 NO 及血管收缩因子 ETmRNA；②肾素-血管紧张素-醛固酮系统基因；③Fas/FasL 基因；④血凝遗传易感基因：VLeiden 基因、凝血酶原调节蛋白基因；⑤亚甲基四氢叶酸还原酶基因（MTHFR）；⑥线粒体基因：胎盘 LCHAD 酶缺乏及线粒体 DNA 突变；⑦肿瘤坏死因子（TNF 2α）基因及其启动子；⑧人类白细胞抗原 HLA-G、HLA-DR4 基因；⑨印迹基因。

2.母胎的免疫调节机制

妊娠是一种半同种移植,其成功有赖于母胎间免疫平衡,平衡一旦失调就可能引起免疫排斥反应,导致病理妊娠。目前关于免疫机制研究主要集中在以下几个方面。

(1)HLA-G 基因多态性:HLA-DR4 可能直接作为免疫基因,使孕妇对胎儿组织抗原的呈递及识别功能降低,导致封闭抗体产生不足,与疾病致病基因连锁不平衡,HLA-G 表达缺陷的滋养细胞易受到母体免疫系统的攻击,不能侵入母体螺旋动脉,影响血管重铸,形成胎盘浅着床,使胎盘缺血、缺氧,从而导致妊娠期高血压疾病的发生。

(2)同种异体抗原超负荷:影响子宫胎盘血管着床的发育和重铸过程,滋养细胞表现为成熟障碍,而已知未成熟滋养细胞的抗原性明显强于成熟型。

(3)细胞体液免疫异常:辅助性 T 淋巴细胞 1(TH1)和 TH2 比率失常。研究发现,与正常妊娠孕妇相比,子痫前期患者 CD4/CD8 比率增加以及 TS 细胞数量和功能均下降,正常孕妇辅助性 T 细胞 TH1/TH2 比率倾向于 TH2,而妊娠期高血压疾病患者则倾向于 TH1,TH1 细胞数目的增多,表明子痫前期患者 TH1 介导细胞免疫反应增强,以及与其相关联的滋养细胞免疫损伤加重。

(4)补体活化:妊娠期高血压患者通常补体被激活。被激活的补体进一步激活白细胞,随着血液流动,在微循环中破坏血管内皮,引起血管损伤。

(5)精子抗原的低暴露:精子携带有男方的组织相容性抗原,女方接触其丈夫精子机会越多,就可能对丈夫同种抗原识别和反应增强,也就越容易引发免疫耐受,越不容易发生子痫前期及子痫。所以,过去被认为子痫前期多发于初孕妇。最近,流行病学调查发现,孕妇第 2 次妊娠发生在婚姻状况改变后,则子痫前期及子痫的发病率可如同初孕。人工授精和赠卵均导致子痫前期及子痫的发病率增加这种现象也支持了上述观点。

3.与滋养细胞有关的浸润行为及血管生成相关因子

(1)滋养细胞黏附分子表型改变:整合素 α6 和 β4 与细胞黏附有关。研究表明,子痫前期患者的滋养细胞整合素 α6 和 β4 呈持续高表达,反映其滋养细胞黏附能力增强而浸润能力下降。

(2)血管生成蛋白和抗血管生成蛋白的平衡失调:血管生成蛋白主要有滋养细胞分泌的血管内皮生长因子(VEGF)和胎盘生长因子(PLGF)。这两种蛋白通过受体(Flt2 1)促细胞增殖和血管生成。抗血管生成蛋白目前研究比较多的是 VEGF 的可溶性的裂解物(sFlt2 1),具有很强的抗血管生成作用。sFlt2 1 和 VEGF、PLGF 结合,阻碍它们和受体结合,发挥生物学效应。正常妊娠早期,血管生成蛋白的过量表达导致胎盘血管生成和胎盘组织生长,为胎儿生长发育创造条件。接近妊娠晚期,血管生成蛋白减少和抗血管生成因子表达增加,为分娩做好准备。研究表明,子痫前期患者的 VEGF 和 PLGF 蛋白水平及其 mRNA 的表达均明显下降,外周血中可溶性的受体明显增加,提示子痫前期患者胎盘存在血管生成蛋白和抗血管生成蛋白失衡。

(3)促浸润基因和抑浸润基因平衡失调:滋养细胞浸润能力有时空限制性。妊娠早期,特别是胎盘形成期,浸润能力达高峰,以后逐渐下降,妊娠晚期最低。子痫前期患者表现为基质金属蛋白酶(MMPs)表达水平下降,蛋白酶抑制药(TIMPs)、肿瘤转移抑制基因 KiSS-1 表达水平上升,平衡失调使得滋养细胞侵袭过浅和胎盘形成障碍,最终导致子痫前期发病。

4.缺氧与供氧的关系

(1)胎盘缺氧和供氧平衡失调:正常氧供对于细胞代谢是必需的,不同孕周滋养细胞对氧供的需求有一定差别,过度供氧或者缺氧后再供氧可导致氧化应激。目前研究表明,子痫前期患者胎盘局部存在着氧化酶增加(黄嘌呤氧化酶 anthine oxidase,XO)。对胎盘缺血再灌注研究也见到,胎盘组织黄嘌呤氧化酶(XO)及其前体黄嘌呤脱氢酶(XD)活性均增高。有研究推测在孕7周以前,由于滋养细胞浸润,导致血管栓塞,胚胎暂时性处于低氧或缺氧状态,如果滋养细胞浸润行为受损,导致血管不全性栓塞,使早期胚胎处在高氧状态,从而诱发氧化应激,胚胎受累而流产,或者使子宫螺旋小动脉生理性重铸障碍,导致晚期妊娠高血压疾病的发生。

(2)母体氧化和抗氧化平衡失调:过氧化底物增加是发生氧化应激的重要因素之一。研究发现,子痫前期患者血浆中三酰甘油(TG)和游离脂肪酸水平相当于正常妊娠的2倍,维生素E浓度比正常妊娠降低50%。这些因素提示,部分子痫前期及子痫患者的发病与潜在的氧化应激素质有关。

5.与内皮细胞激活相关的因子

细胞毒性物质和炎性介质如氧自由基、过氧化脂质、白介素-6、极低密度脂蛋白等均可引起血管内皮损伤,从而导致血压升高及其他一系列的生理变化,并且认为这些毒性因子可能来源于胎盘,因此认为胎盘血管损伤可能先于全身其他脏器的损伤。

二、诊断标准及分类

(一)诊断及分类

为了与国际接轨,2002年中华医学会产科学组专家们倡议采用较为统一的现行国际分类标准,即娠期高血压疾病5种分类法,强调是妊娠期所见的一组高血压疾病:包括妊娠期高血压、子痫前期、子痫、慢性高血压合并子痫前期、妊娠合并慢性高血压,此5种分类目前国内基本已经达成共识,其中前三项即为以前的妊娠高血压综合征。

(1)妊娠期高血压:血压≥140/90mmHg(间隔6h,至少测量2次);无蛋白尿;血压于产后12周恢复,产后才能最终诊断;可以伴有上腹不适或血小板减少。

(2)子痫前期:轻度:孕20周后首次出现血压≥140/90mmHg(间隔6h,至少测量2次),蛋白尿定量≥0.3g/24h或者定性间隔4h至少测2次均(+)。重度:达到以下任何一项或者多项者:①孕20周后首次出现血压≥160/110mmHg(间隔6h,至少测量2次);②蛋白尿定量≥2.0g/24h[美国国家高血压教育大纲(NHBPEP)为5.0/24h]或者定性间隔4h至少测2次均(++);③血清肌酐>106.1μmol/L(2mg/dl)(除外妊娠前已经升高);④血小板<100×10^9/L;⑤LDH升高;⑥ALT或AST升高;⑦持续性头痛或其他脑或视觉障碍;⑧持续性上腹部疼痛。

(3)子痫:子痫前期患者发生抽搐无法用其他原因解释。

(4)慢性高血压合并子痫前期:妊娠20周前无蛋白尿的高血压患者,蛋白尿≥0.3g/24h;妊娠20周前有高血压和蛋白尿患者突然蛋白尿加剧或血压升高或血小板<100×10^9/L(尤其

24 周以后)。

（5）妊娠合并慢性高血压：血压≥140/90mmHg，孕前或孕 20 周以前已经诊断为高血压，并持续到产后 12 周以后。

跟国际接轨的诊断标准与我国既往标准有如下 3 点重要的不同之处：①水肿不作为诊断标准，但体重增长过快应高度重视，必要时应收入院观察；②血压＜140/90mmHg，虽然较基础血压升高 15～30mmHg 或者舒张压升高≥15mmHg，不作为诊断标准；③蛋白定量≥0.3g/24h 作为诊断标准之一。此外，值得特别提出的是如果没有蛋白尿，但是高血压合并持续的大脑症状，上腹或右上腹疼痛伴恶心、呕吐，血小板减少，或者肝酶升高，也诊断为重度子痫前期。根据美国妇产科医师协会 2002 年的公告和 2004 年出版的妇产科学指南，高血压合并胎儿生长受限或者羊水过少也可诊断为重度子痫前期。

（二）重视子痫前期非典型症状的识别

子痫前期临床表现复杂，临床上经常因为对子痫前期的诊断及轻重度分类延误，而造成孕产妇和新生儿的不良结局。因此，早期诊断子痫前期、重视并认识子痫前期的首发症状是提高妊娠期高血压疾病孕产妇围生期结局的焦点和重点，因此对以下几种容易被忽视的非典型症状，不管其是否可诊断为子痫前期，均应引起充分重视，需要进行相关鉴别诊断并严密监测，及时诊断和治疗，值得所有产科医生关注及探讨。

1. 少量蛋白尿　先期不伴有血压升高表现，随着蛋白尿增高，血压升高可能表现出来，需与肾脏病史及免疫风湿类疾病鉴别。

2. 水肿及体重增长过快，血压正常，伴和不伴有蛋白尿存在　水肿目前不能作为诊断的指标，但是体重异常增加是许多患者的首发症状，孕妇体重突然增加≥0.9kg/周，或 2.7kg/月是可能是子痫前期的信号。需除外孕妇近期劳累及饮食相关因素引起水肿及体重增长过快。

3. 上腹或右上腹疼痛伴恶心、呕吐，不伴血压升高及蛋白尿　需与胃肠道及肝胆系统疾病相鉴别。

4. 血小板减少，或者肝酶升高　需与血液系统再障、血小板减少性紫癜等相鉴别，高度警惕 HELLP。

（三）关于早发型重度子痫前期的界定及主要特点

重度子痫前期严重威胁母儿健康，对于临近足月的重度子痫前期，由于胎儿已经接近或达到成熟，终止妊娠是最好的处理方法，但是对于距离足月妊娠较远的早发型重度子痫前期，孕妇随时有发生严重并发症的风险，而胎儿因不成熟存活概率小，使得治疗在保守和终止妊娠的取舍中难以权衡利弊，因此对早发型重度子痫前期的界定以及何时终止妊娠是产科的医疗难点。在发达国家及国内的三级医疗保健机构中，由于其新生儿重症监护病房（NICU）的设备及技术先进，目前孕 34 周后发者，母婴预后均较为理想，孕 32 周以后发病者，母婴预后也有了极大改善。因此，有人提出以 32 孕周界定较为合适，更能反映其救治水平。在医疗条件较差的机构中，则以 34 孕周界定较为合适。但目前，大多数报道还是以 34 孕周为界限。发生于孕 20～34 周的先兆子痫，往往病情重，并发症多，其特点如下：①妊娠早中期即发生高血压、蛋白尿、水肿；②随着疾病进展，常表现为严重的高血压（≥160mmHg/110mmHg），且血压增高幅度较大；③蛋白尿出现早，且蛋白排出量较高，24h 尿蛋白≥5g 或尿蛋白（＋＋＋）；④常伴有明显的自觉症状,如头痛、胸闷、眼花、上腹部隐痛、恶心、呕吐;⑤常合并低蛋白血症、血小板减少、肝肾功能异常、胎盘早剥、HELLP综合征、子痫、心力衰竭、肾衰竭、肺水肿、弥散性血管内凝血、胎窘、胎死宫内等,常因孕妇严重并发症而终止妊娠;⑥围生儿预后与医院NICU水平密切相关。

三、治疗

治疗妊娠期高血压疾病的目的是争取母体完全恢复健康,胎儿出生后可存活,以对母体-胎儿影响最小的方式终止妊娠。治疗原则为休息、镇静、解痉、降压、合理扩容和必要时利尿、密切监测母胎状态,适时终止妊娠。

(一)一般治疗及门诊监测

对于妊娠期高血压及轻度子痫前期患者的治疗,主要是休息,减少活动,保证充足的睡眠,取左侧卧位以改善子宫胎盘的血供,休息每天不少于10h。对于精神紧张、焦虑或睡眠欠佳者可给予镇静药。如地西泮2.5~5mg,3/d,或5mg睡前口服。符合以下条件者可在门诊观察:①能够按时门诊随访者;②收缩压≤150mmHg,舒张压≤100mmHg;③24h尿蛋白<0.5g;④血小板计数≥100×10^9/L;⑤无胎儿生长受限;⑥NST反应型;⑦孕妇无自觉症状。

对孕妇监测内容应包括:血压监测和尿蛋白定性;24h尿蛋白定量测定;血常规检查;生物化学检测(包括肝肾功能和LDH在内);凝血功能检测;眼底、心电图、超声心动图,必要时行CTMRI检查。对胎儿的监测内容应包括胎心率和胎动;无负荷试验(NST);超声检查胎儿发育、脐带胎盘血流、胎盘回声大小等情况。特别提出以上各项监测应当依据孕周以及病情变化增减检查频率及次数。

(二)药物治疗

药物以解痉、降压为主,扩容利尿需按病情及化验指标决定是否应用。硫酸镁仍为治疗妊娠高血压综合征解痉的首选药物。降压药物的应用以不影响心排血量、肾血流量与胎盘灌注量,不影响胎儿为原则。对肺水肿、心力衰竭、全身性水肿、血容量过高、重度贫血等患者考虑扩容利尿治疗。

1.硫酸镁的应用　硫酸镁治疗子痫前期主要机制为解除血管痉挛,应用硫酸镁控制子痫抽搐以及子痫复发效果很肯定,Ⅰ类循证医学证据表明,应用硫酸镁以后子痫的复发率明显降低(RR 0.41;95% CI,0.32~0.51),母亲的病死率也明显下降(RR 0.62;95% CI,0.39~0.99)。但应用硫酸镁能否预防子痫的发生尚不肯定,并且对于什么时候开始治疗、治疗的剂量、治疗的途径、持续的时间,均无一致的看法。

(1)哪些患者需用硫酸镁:对于轻度子痫前期患者,有资料显示子痫的发生率为1/200,而且即使是发生子痫,通常是自限性的,结局较好,因此,目前多数学者不主张对轻度子痫前期患者应用硫酸镁,而当出现一些明显的临床表现(包括头痛、视觉障碍、右上腹部疼痛、少尿、肺水肿、肝酶升高、肌酐升高、溶血、血小板减少、胎儿生长受限、羊水过少),即有发展为重度子痫前期倾向时应考虑用硫酸镁治疗。重度子痫前期不用硫酸镁治疗时子痫的发生率为2/100,用硫酸镁治疗时子痫发生率为0.6/100,因此,应用硫酸镁防止重度子痫进展成子痫、控制子痫抽搐及再抽搐、控制重度子痫前期及子痫患者临产及产后抽搐效果肯定。

（2）应用硫酸镁治疗持续的时间：无一致的看法，有人推荐从分娩期开始使用，持续到产后24h；也有人提出对于病情比较轻的患者根本不需用硫酸镁治疗；病情严重者，在治疗24h内一般需要终止妊娠，因此应用最多不超过24h。

（3）如何应用硫酸镁：2001年中华妇产科杂志编委会推荐的硫酸镁解痉方案包括以下4种。

方案Ⅰ：硫酸镁15g溶于1000ml葡萄糖溶液静脉滴注，1.0～2.0g/h（根据体重和用药反应调整用量），停止滴注6h后，肌内注射硫酸镁5g。

方案Ⅱ：硫酸镁5g肌内注射，以后按方案Ⅰ。

方案Ⅲ：首次硫酸镁2.5～5.0g缓慢静脉注射，以后按方案Ⅰ。

方案Ⅳ：首次硫酸镁2.5～5.0g缓慢静脉注射，5g肌内注射，以后按方案Ⅰ。

应用硫酸镁注意事项：24h硫酸镁总量25～30g。用药前及用药过程中监测膝反射、呼吸（≥16/min）、尿量（≥25ml/h），有条件的应监测镁离子浓度。

2.降压药物的应用

（1）选择降压药物的原则：对胎儿无毒性作用，不影响心每搏量、肾血流量及子宫胎盘灌注量，不致血压急剧下降或下降过低。值得强调的是降压药不能防治子痫抽搐，单用降压药而不同时使用硫酸镁治疗重度先兆子痫或子痫不可取。

（2）降压指征：血压≥160/110mmHg，或舒张压≥110mmHg，平均动脉压≥140mmHg原发性高血压，或妊娠前已用降压药，需应用降压药物。孕妇收缩压≥160mmHg或舒张压≥105需要降压治疗，使血压维持在140～150/90～100mmHg。

各降压药物推荐用法：

①拉贝洛尔（柳氨苄心定）。开始剂量100mg，日服2～3次，必要时增加至200mg日服3～4次或100mg加入5％葡萄糖液500ml，中，静脉滴注，20～40滴/min，根据血压调整滴速，血压稳定后可改为口服。

②硝苯地平（心痛定）。10mg，日服3次，不主张舌下含化，24h总量在60mg以内。

③酚妥拉明（立其丁）：50mg，日服4次，逐渐增加剂量达75～100mg，日服4次仍无效，应停用或10～20mg溶于5％葡萄糖液250ml中，静脉滴注，严密监测血压变化，血容量不足时应纠正后使用。

④肼苯哒嗪。5～10mg加入5％葡萄糖液20ml中，缓慢静脉注射，继之以10～20mg加入5％葡萄糖液250ml中静脉滴注，我国目前暂时无此药物。

⑤尼莫地平（尼莫通）。40mg，每日服3次，24h最大用量为240mg。

⑥硝酸甘油：每次0.5mg，舌下含化或20mg溶于5％葡萄糖液100ml静脉滴注，血压降至预期值时调整至10～15滴/min维持，青光眼及颅内压增高者禁用。

⑦硝普钠。50mg加入5％葡萄糖液500ml中。静脉滴注，从6滴/min开始，严密监测血压，每5min增加2滴，至出现效果后维持，24h总量不超过100mg，产前应用不超过24h，注意配制后即刻使用，滴注时要避光。仅适用于快速、短期降压。

3.镇静药物

(1)地西泮(安定):有镇静、松弛肌肉、抗惊厥、催眠作用。口服 2.5～5mg,每日 3 次;肌内注射或者静脉注射 10～20mg。

(2)苯巴比妥(鲁米那)。有镇静、抗惊厥、催眠作用。口服 15～30mg,每日 3 次;肌内注射 100～200mg。

(3)哌替啶(度冷丁)。有镇痛和镇静作用,100mg,肌内注射。

4.适时扩容及利尿　一般不主张常规应用扩容及利尿,扩容仅用于严重的低蛋白血症、贫血,可选用人血白蛋白、血浆、全血等。利尿仅用于全身水肿,急性心力衰竭,肺水肿,血容量过多且潜在肺水肿者,利尿药有呋塞米、甘露醇。

5.终止妊娠　终止妊娠是妊娠期高血压疾病唯一最有效的治疗方法。但终止妊娠的时间根据母胎双方面情况而定,重度先兆子痫围生儿病死率与母亲病情相关,更与孕周相关。以下为重度子痫前期终止妊娠的指征:①重度子痫前期患者积极治疗 24～48h 仍无明显改善者。②重度子痫前期患者已超过 34 周。③重度子痫前期孕龄不足 34 周,胎盘功能减退,胎儿已经成熟。④重度子痫前期孕龄不足 34 周,胎盘功能减退,胎儿未成熟,可用地塞米松促胎儿肺成熟后终止妊娠。⑤子痫控制后 2h 可考虑终止妊娠。对于早发型重度子痫前期何时终止妊娠是处理的重点和难点,有学者建议:孕龄<24 周、重度先兆子痫的孕妇经治疗病情稳定后应积极终止妊娠;孕龄 25～28 周,经保守治疗和 MgSO₄、降压药等积极治疗,产妇病情未见好转者应终止妊娠;孕龄 28～34 周,在严密观察母儿的情况下,如发生下列情况需要终止妊娠:出现不能控制的严重高血压,尤其是舒张期血压持续高于 110mmHg;出现肺水肿;子痫反复发作;HELLP 伴有消化系统症状和右上腹压痛;胎盘早剥;出现持续性头痛和视觉障碍;胎心监护显示反复晚期减速和重度变异减速;B 超评估胎儿体重小于第 5 百分位数或 1～2 周无增长,舒张末期脐带血流反向。

四、预防和预测

(一)预防

鉴于妊娠期高血压疾病严重危害孕产妇及围生儿的健康及生命,做好妊娠期高血压疾病预防工作尤为重要。但是由于该疾病发病机制尚未阐明,故预防较为困难。世界范围内呼吁增强国民经济实力,提高全民族文化水平,健全医疗保障体系是降低妊娠期高血压疾病发生率的根本。提高三级医疗保健质量,对存在高危因素的孕妇定期检查、加强产前保健监测及记录是降低此病发生及改善结局的关键。教育孕妇保持良好的心态、愉悦的心情,适当进行体育锻炼,养成良好的饮食习惯,控制体重,保证足够的休息,劳逸结合,避免高危因素的发生,是预防妊娠期高血压疾病的有效措施。

1.妊娠期高血压高危因素　妊娠期高血压疾病的高危因素流行病学调查发现,初产妇、孕妇年龄<18 岁或>40 岁、多胎妊娠、妊娠期高血压病史及家族史、慢性高血压、慢性肾炎、抗磷脂综合征、糖尿病、营养不良、低社会经济状况均与妊娠期高血压疾病发病风险增加相关。

产次因素:妊娠期高血压疾病好发于初次妊娠。Skjaerven 等根据挪威医学登记资料发现,其先兆子痫发生于第一次妊娠、第二次妊娠及第三次妊娠者各为 3.9％、1.7％、1.8％。由此可见,第一胎先兆子痫发生率高。

年龄因素:Skaznik 等、Demir 等研究表明,年龄≥35 岁及＜19 岁的初孕妇妊娠期高血压疾病的患病风险增高。

妊娠期高血压疾病病史因素:若初次妊娠患妊娠期高血压疾病,则第二次患妊娠期高血压疾病的危险性增加。

孕妇低出生体重因素:Innes 等认为孕妇自身出生体重与妊娠高血压疾病风险呈 U 形相关,即过低与过高出生体重具有极高的风险。

此外,与胰岛素抵抗、糖尿病、肥胖因素、多囊卵巢疾病、吸烟状况、钙摄入不足、慢性高血压病史、妊娠间隔时间、辅助生殖等有关。

2.药物预防　对于用药物是否可预防妊娠期高血压疾病的发生尚未达成共识。目前预防性用药主要集中在钙剂、抗氧化药以及抗凝药物上。

(1)补充钙剂。很多来自不同国家的小样本单中心随机对照双盲试验认为孕妇孕期补充钙可以降低妊娠期高血压疾病的发生率。建议孕妇每日补钙 1～2g 升高血清钙含量,降低细胞内钙离子浓度,进而松弛平滑肌,预防血压升高。但是美国食品及药物管理协会一项大样本研究表明补充钙剂对降低妊娠期高血压疾病发病率作用不肯定。世界卫生组织一项随机研究结果则认为每天补充钙剂 1～1.5g/d 不能预防先兆子痫的发生,但是可能降低先兆子痫患者病情的严重程度,从而降低母儿的病死率,同时认为补钙仅对降低摄钙较低人群发病率有效。

(2)抗氧化剂(维生素 C 及维生素 E 等)。鉴于对氧化应激学说的认识,有学者推测在孕期补充维生素 C 和维生素 E 可能降低妊娠期高血压疾病的发生,并进行相关研究,部分早期文献报道补充维生素 C 和维生素 E 可降低子痫前期的发病率,但是近期研究孕期补充维生素 E 及维生素 C 预防子痫前期的发生作用甚微,Polyzos NP 的一项文献回顾性综述认为补充维生素 E 和维生素 C 预防妊娠期高血压的作用甚小,因此对于抗氧化剂能否预防高血压疾病并不确定,需进一步研究加以证实,但是对于摄入新鲜蔬菜及水果较少的孕妇,补充维生素 C 是积极可行的。

(3)阿司匹林。阿司匹林通过抑制环氧合酶(Cox)阻断花生四烯酸,减少 TXA2 生成而发挥抗血小板聚集作用,同时,有研究证实阿司匹林可以提高血液中 IL-3 含量,有利于胎盘滋养细胞的增生和侵蚀。自 20 世纪 70 年代开始,大量早期的小样本随机安慰剂对照实验表明,小剂量阿司匹林可降低子痫前期的发生率。Askie 等进行的一项 Meta 分析研究有历史风险因素(前次子痫前期、慢性高血压、糖尿病等)的孕妇,使用小计量阿司匹林可显著降低围生儿病死率及子痫前期、自发性早产的发生率,胎儿平均出生体重增加,且不增加胎盘早剥的发生率。但近来大规模的多中心实验并不支持该结论,Lisa 等认为补充阿司匹林不能减少子痫前期的发生,对改善围生儿结局的作用甚微,同时存在孕期及分娩时母胎出血的风险。目前普遍接受的观点是:不支持常规应用阿司匹林预防妊娠期高血压,但是对于已经诊断易栓症的初产妇、有易栓史的准备或者已经再次妊娠的孕妇以及有历史性风险因素的孕妇应该在孕前或早期妊娠即开始使用低剂量阿司匹林。孕期使用阿司匹林的不良反应主要是母胎出血、胎盘早剥和胎儿出生缺陷。目前研究表明:小剂量阿司匹林(60～150mg/d)对母胎都是安全的,但＞

150mg/d 的剂量安全性尚不肯定。

(二)预测

在妊娠期高血压发病之前或者临床早期如能及时采取措施,可能阻止子痫前期的发生或逆转其病理改变,因此,早期预测和诊断显得尤为重要,建立准确并行之有效的子痫前期早期预测指标成为当前妊娠期高血压防治工作中的重点和难点。子痫前期的症状和体征多出现在妊娠中晚期,但是其病理改变却在妊娠 8~18 周就已经发生,这些改变可以在一些生化和生理指标上反映,因此这些生理和生化指标就有可能成为其预测指标。目前临床常用的实验室指标以及近年来研究新进展主要有以下方面。

1.实验室生化指标

(1)血液流变学试验:低容量及血液黏度是发生妊娠期高血压的基础,在孕 24~26 周测量血细胞比容＞0.35;全血黏度＞3.6;血浆黏度＞1.6 提示有疾病前期倾向,另外有研究报道,利用心血管血流参数无损伤检测仪检测发现,在子痫前期血压升高之前平均动脉压(MAP)增加、外周阻力(TPR)增加、血管顺应性(AC)下降、血液黏度增加。

(2)血小板内游离钙离子浓度及尿钙排出量:子痫前期患者存在一种细胞内钙超载的趋势,游离钙升高,血清钙降低。血小板内游离钙离子浓度≥160nmol/L 者,发生妊娠期高血压综合征的风险为 65.8%,血小板内游离钙离子浓度＜160nmol/L 者为 7.2%。以血小板内游离钙离子浓度≥160nmol/L 为预测值,孕 25~30 周时其敏感性为 87.2%,特异性为 89.2%,阳性预测值为 70%,阴性预测值为 89.3%。所以认为妊娠中晚期血小板内游离钙离子浓度是预测妊娠高血压疾病的较可靠指针。妊娠妇女肾小球钙滤过率增加,尿钙排出量增加至孕晚期达高峰,子痫前期患者,肾小球滤过率降低,尿钙排出量显著降低,且发生在子痫前期症状出现之前,因此可作为子痫前期的预测指标。

(3)血 HCG 及甲胎蛋白(AFP):妊娠期高血压患者子宫胎盘血流减少引起绒毛细胞大量增生使血 HCG 水平升高。一项回顾分析认为当血 HCG 二倍于正常孕妇同期 HCG 中位数时,其预测妊娠期高血压的特异性高,因此妊娠中期血 HCG 水平可作为预测妊娠期高血压疾病的指标之一。但有部分学者对此持否定观点。Audibert 等则对 2615 例孕妇在孕中期结合 HCG、AFP 和多谱勒超声进行了子痫前期的预测性研究,表明后期发生子痫前期的孕妇血清 HCG 和 AFP 比正常妊娠的孕妇显著增高,升高的 HCG 和 AFP 分别结合异常的子宫动脉多谱勒超声进行预测,其阳性预测值为 25% 和 21%。因此,在发现母血清 HCG 或 AFP 异常时应及时给予子宫动脉多谱勒超声监测,从而早期预防子痫前期的发生。

(4)血浆标准蛋白 Fn 测定:Fn 是一种高分子糖蛋白,其血浆水平反映血管内皮细胞损伤情况。有研究发现,发生子痫前期的孕妇早在孕 9~12 周 Fn 水平就有显著性升高,敏感度、特异度、阳性预测值、阴性预测值分别为 73%、87%、29% 和 98%。Fn 在子痫前期出现症状前就升高证实了该病由内皮损伤的假设。

(5)胎盘生长因子(PLGF):PLGF 主要由滋养细胞合成;诱导内皮细胞增殖、移行,增强内皮生长因子活性;促进滋养细胞增殖;缺氧下调其表达。子痫前期症状出现前 PLGF 有轻到中度下降。当还无肾小球疾病引起的蛋白尿时,PLGF 很容易通过肾小球滤过到尿。Levine 等研究发现,尿中 PLGF 在发生高血压和蛋白尿前即有减少,正常血压组尿 PLGF 在早中孕时升高,29～32周达高峰,随后下降;病例组发生子痫前期前,在25～28周PLGF即开始明显下降。子痫前期组出现症状后尿PLGF为32ng/L,而相同胎龄对照组为234ng/L。中孕尿PLGF水平降低与继发子痫前期有很大联系,可考虑将其用于预测妊娠期高血压疾病。

2.无创性生物物理预测方法　传统以平均动脉压(MAP)翻身试验(ROT)或体质指数(BWI)等方法预测妊娠期高血压,目前仍有一定的临床意义,但均有其局限性。目前不少学者致力于研究更准确、更先进的预测手段。

(1)妊娠期高血压疾病监测仪:监测仪根据阻力波形变化先于血压变化原理,在症状出现前即检测出孕妇血流和外周血管阻力的改变。对检测到的孕妇桡动脉脉搏波进行分析,能够快速、安全、可靠、无损伤和连续动态地测出有关心功能等一系列参数,从而反映出孕妇左心泵功能及血管状态。用波形系数、外周阻力、心脏指数等参数作为预测指标筛选出高危人群。因其无创伤、简便、孕产妇易接受等优点,现在国内已广泛使用,预测符合率可达55.3%。

(2)子宫动脉血流动力学检测:发生子痫前期时,由于胎盘的病理改变使得子宫动脉血管阻力增加、胎盘的血流灌注减少,从而导致持续的子宫胎盘血流高抵抗。大部分非孕和早孕妇女存在子宫动脉舒张早期切迹波形,但在正常妊娠中期消失。舒张期切迹与动脉壁的顺应性有关,舒张期切迹的出现或持续存在表明动脉壁出现了异常情况。子痫前期孕妇子宫动脉多普勒超声波形可表现为以搏动指数(PI)和阻力指数(RI)形式反映出的高阻抗,一侧或两侧子宫动脉舒张早期切迹。这些病理波形可能在其临床症状出现前就可发现,因此具有一定的预测价值。Axt等对52例高风险孕妇(存在基础高血压、有既往患子痫前期史等)在其孕19～26周时进行了子宫动脉多普勒超声检查。以RI值>0.58和RI值>0.7分别为界值预测该疾病得到的敏感度、特异度、阳性预测值、阴性预测值分别为50%和25%、75%和96%、14%和33%以及95%和94%,以双侧和单侧子宫动脉舒张期切迹为预测指标得到的敏感度、特异度、阳性预测值、阴性预测值分别为25%和75%、71%和49%、7%和11%以及92%和96%。

(3)胎儿血流动力的超声检测:脐动脉SD比值反映胎盘末梢循环阻力及胎盘血流灌注情况,对胎儿宫内情况有预测性。目前国内外均以SD 3.0作为妊娠期高血压疾病的警戒值。此外,胎儿大脑中动脉、肾动脉及腹主动脉血流阻力在妊娠期高血压疾病时均有不同程度的增高。因此,联合监测在预测妊娠期高血压疾病方面有一定价值。

(4)胎儿静脉导管血流动力学:胎儿静脉导管位于胎儿肝内,连接脐静脉和下腔静脉。Yazicioglu等认为存在异常静脉导管多普勒结果的孕妇有更高的可能性发生子痫,联合不同孕期生化指标的异常变化可能对于妊娠期高血压疾病有较好的预测价值。

(于少伟)

第七节　前置胎盘

前置胎盘是妊娠晚期严重威胁母婴安全的并发症之一,也是导致妊娠晚期阴道出血的最常见原因。1683年Portal首次描述了前置胎盘,1709年Schacher通过尸体解剖首次演示了胎盘和子宫准确的关系。其发生率国外资料报道为3%～5%,美国2003年出生统计数据表明前置胎盘的发生率是 1/300；Crane 等 1999 年对 93000 例分娩患者进行统计发现前置胎盘的发生率约为 1/300。美国 Parkland 医院 1998～2006 年分娩量为 280000 例，前置胎盘的发生率约为 1/390。国内资料报道为 0.24％～1.57％，且随着剖宫产率的升高而上升，我院近 5 年的发生率为 3.15％。

【定义和分类】

胎盘的正常附着位置在子宫体的后壁、前壁或侧壁，远离宫颈内口。妊娠 28 周后，胎盘附着于子宫下段，甚至胎盘下缘达到或覆盖宫颈内口，其位置低于胎先露部，称为前置胎盘。根据胎盘下缘与宫颈内口的关系，将前置胎盘分为 4 类：

1.中央性前置胎盘　胎盘组织完全覆盖宫颈内口。

2.部分性前置胎盘　胎盘组织部分覆盖宫颈内口。

3.边缘性前置胎盘　胎盘边缘到达宫颈内口，但未覆盖宫颈内口。

4.低置胎盘　胎盘附着于子宫下段，其边缘非常接近但未达到宫颈内口。

另有学者根据足月分娩前 28 天以内阴道超声测量胎盘边缘距宫颈内口的距离进行分类，从而对于分娩方式给予指导：①距宫颈内口 20mm 以外：该类前置胎盘不一定是剖宫产的指征；②距宫颈内口 11～20mm：发生出血和需要剖宫产的可能性较小；③距宫颈内口 0～10mm：发生出血和需要剖宫产的可能性较大；④完全覆盖子宫内口：需要剖宫产。需要指出的是，胎盘下缘和子宫内口的关系可随着宫口扩张程度的改变而改变，如宫口扩张前的完全性前置胎盘在宫口扩张 4cm 时可能变成部分性前置胎盘，因为宫口扩张超过了胎盘边缘。

【母婴影响】

1.对母亲的影响　前置胎盘是导致产后出血的重要原因之一，由于前置胎盘患者子宫下段缺乏有效收缩，极易发生产后出血并难以控制，同时前置胎盘常合并胎盘植入，并发胎盘植入进一步增加出血的风险和出血量。尽管 20 世纪后半期前置胎盘引起的孕妇死亡率显著降低，但前置胎盘仍是引起孕产妇死亡的重要原因。Oyelese 和 Smulian 报道前置胎盘孕产妇的死亡率为 30/100000。前置胎盘的胎盘剥离面位置低，细菌易经阴道上行侵入，加之多数产妇因失血而导致机体抵抗力下降，易发生产褥感染。

2.对围产儿的影响　早产是前置胎盘引起围产儿死亡的主要原因。美国 1997 年出生和婴儿死亡登记显示，合并前置胎盘新生儿死亡率增加 3 倍，这主要是由于早产率的增加。另一项大规模试验报道即使足月分娩新生儿死亡率仍相对增加，这些风险部分与 FGR 和产前无产检有关。Crane 等发现先天性畸形的增加与前置胎盘有关，通过对孕妇年龄和不明因素控制，他们发现合并前置胎盘时发生胎儿先天性异常的风险增加了 2.5 倍。

【高危因素】

1.既往剖宫产史　剖宫产史是前置胎盘发生的独立风险因子，但具体原因不详。Miller 等对 150000 例分娩病例进行研究发现，有剖宫产史的妇女发生前置胎盘的风险增加了 3 倍，且风险随着产次和剖宫产的次数增加。有学者报道一次剖宫产后的发生率为 2％，2 次剖宫产后的发生率为 4.1％，3 次剖宫产后的发生率则为 22％。同时，瘢痕子宫合并前置胎盘还增加了子宫切除的风险，Frederiksen 等报道多次剖宫产合并前置胎盘的子宫切除率高达 25％，而单次剖宫产史合并前置胎盘的子宫切除率仅为6%。

2.人工流产史　有报道显示人工流产后即妊娠者前置胎盘发生率为4.6%。人工流产、刮匙清宫、吸宫、宫颈扩张均可损伤子宫内膜,引起内膜瘢痕形成,再受孕时蜕膜发育不良,使孕卵种植下移;或因子宫内膜血供不足,为获得更多血供及营养,胎盘面积增大而导致前置胎盘。流产次数愈多,前置胎盘发生率愈高。

3.年龄与孕产次　孕妇年龄与前置胎盘的发生密切相关。小于20岁前置胎盘的发生率是1/1500,年龄超过35岁前置胎盘的发生率是1:100。原因可能与子宫血管系统老化有关。经产妇、多产妇与前置胎盘的发生也有关。Babinszki等发现妊娠次数≥5次者前置胎盘的发生率为2.2%。Ananth(2003)等也报道多胎妊娠前置胎盘的发生率较单胎妊娠高40%。

4.两次妊娠相隔　妊娠的间隔时间也与前置胎盘的发生有关。研究发现分娩间隔超过4年与前置胎盘的发生有关。可能由于年龄的增加引起了子宫瘢痕形成或血管循环较差。

5.不良生育史　有前置胎盘病史的妇女下次妊娠复发的风险增加10倍。这可能与蜕膜血管化缺陷有关。胎盘早剥与前置胎盘也有一定关系,有胎盘早剥病史的妇女发生前置胎盘的风险增加了两倍。

6.胎盘面积过大和胎盘异常　胎盘形态异常是前置胎盘发生的高危因素。在双胎或多胎妊娠时,胎盘面积较单胎大常侵入子宫下段。胎盘形态异常主要指副胎盘、膜状胎盘等,副胎盘的主胎盘虽在宫体部,而副胎盘则可位于子宫下段近宫颈内口处;膜状胎盘大而薄,直径可达30cm,能扩展到子宫下段,其原因与胚囊在子宫内膜种植过深,使包蜕膜绒毛持续存在有关。

7.吸烟　Williams等(1991)发现吸烟女性前置胎盘风险增加了2倍。可能是一氧化碳导致胎盘代偿性肥大,或者蜕膜的血管化作用缺陷导致子宫内膜炎症,或者萎缩性改变参与前置胎盘的形成。

8.辅助生育技术　与自然受孕相比人工助孕前置胎盘发生风险增加6倍,曾自然受孕再次人工辅助生育者,则前置胎盘风险增加3倍。

9.前置胎盘还与男性胎儿有关,前置胎盘在男性胎儿的早产中较多见,原因可能与母体激素或者早熟有关。

【发病机制】

正常情况下孕卵经过定位、黏着和穿透3个阶段后着床于子宫体部及子宫底部,偶有种植于子宫下段;子宫内膜迅速发生蜕膜变,包蜕膜覆盖于囊胚,随囊胚的发育而突向宫腔;妊娠12周左右包蜕膜与真蜕膜相贴而逐渐融合,子宫腔消失,而囊胚发育分化形成的羊膜、叶状绒毛膜和底蜕膜形成胎盘,胎盘定位于子宫底部、前后壁或侧壁上。如在子宫下段发育生长,也可通过移行而避免前置胎盘的发生。但在子宫内膜病变或胎盘过大时,受精卵种植于下段子宫,而胎盘在妊娠过程中的移行又受阻,则可发生前置胎盘。

有关胎盘移行其实是一种误称,因为蜕膜通过绒毛膜绒毛侵入到宫口两边并持续存在,低置胎盘与子宫内口的移动错觉是因为在早期妊娠时无法使用超声对这种三维形态进行精确的定义。

【临床表现】

1.症状　典型表现是妊娠中晚期或临产时发生无诱因、无痛性反复阴道流血,阴道流血多发生于28周以后,也有将近33%的患者直到分娩才出现阴道流血。胎盘覆盖子宫内口,随着子宫下段形成和宫口的扩张不可避免地会发生胎盘附着部分剥离,血窦开放出血。而子宫下段肌纤维收缩力差,不能有效收缩压闭开放的血窦致使阴道流血增多。第一次阴道流血多为少量且通常会自然停止但可能反复发作,有60%的患者可出现再次出血。阴道流血发生时间的早晚、反复发生的次数、出血量的多少与前置胎盘的类型有很大关系。完全性前置胎盘往往出血时间早,在妊娠28周左右,反复出血的次数频繁,量较多,有时一次大量出血即可使患者陷入休克状态;边缘性前置胎盘初次发生较晚,多在妊娠37~40周或临产后,量也较少;部分性前置胎盘初次出血时间和出血量介于上述两者之间。

2.体征　反复多次或者大量阴道流血,胎儿可发生缺氧、窘迫甚至死亡。产妇如大量出血时可有面色苍白,脉搏微弱,血压下降等休克征象。腹部检查:子宫大小与停经周数相符,先露部高浮,约有15%并发胎位异常,以臀位多见,可在耻骨联合上方听到胎盘杂音。

【诊断】

依据患者高危因素和典型临床表现一般可以对前置胎盘及其类型做出初步判断。但是,准确诊断需要依据:

1.超声检查　是目前诊断前置胎盘的主要手段。1966年Gottesfeld等首次通过超声对胎盘位置进行定位。最简单、安全和有效检查胎盘位置的方法是经腹超声,准确率可达98%。运用彩色多普勒超声可预测前置胎盘是否并发胎盘植入,彩超诊断胎盘植入的图像标准主要是胎盘后间隙消失或(和)胎盘实质内有丰富的血流和血窦,甚至胎盘内可以探及动脉血流。1969年Kratochwil首次应用阴道超声进行胎盘定位。经阴道超声可以从本质上改善前置胎盘诊断的准确率。尽管在可疑的病例中将超声探头放入阴道看似很危险,但其实是很安全的。Rani等对经腹超声已经诊断为前置胎盘的75例患者进行会阴超声检测,经分娩验证有前置胎盘的70例患者中发现了69例,阳性预测值为98010,阴性预测值为100%。阴道超声诊断优势包括:门诊患者的风险评估、阴道试产选择和胎盘植入的筛查。另外,与前置胎盘密切相关的前置血管最初定位于子宫下段,通过阴道超声也能排除。使用阴道超声对产前出血进行检测应当成为常规。

2.磁共振成像　很多研究报道使用磁共振可以辅助诊断前置胎盘,尤其在诊断后壁胎盘时较超声更具有意义,因为超声很难清晰显示并评价子宫后壁的情况。由于价格昂贵等原因近期使用MR成像代替超声检查尚不大可能。

3.产后检查胎盘及胎膜　对于产前出血患者,产后应仔细检查娩出的胎盘,以便核实诊断。前置部位的胎盘有紫黑色陈旧血块附着,若胎膜破口距胎盘边缘距离<7cm则为部分性前置胎盘。

【鉴别诊断】

前置胎盘在孕中期主要与前置血管、宫颈疾病引起的出血相鉴别,孕晚期主要与胎盘早剥相鉴别。这些通过病史、临床表现和B超检查一般不难鉴别。

【治疗】

处理原则包括抑制宫缩、止血、纠正贫血和预防感染。具体处理措施应根据阴道出血量、孕周、胎位、胎儿是否存活、是否临产及前置胎盘的类型等综合考虑做出决定。

1.期待疗法　指在保证孕妇安全的前提下积极治疗、尽量延长孕周以提高围生儿存活率。适用于妊娠<34周、胎儿存活、阴道流血量不多、一般情况良好的患者。在某些情况下如有活动性出血,住院观察是理想的方法。然而在大多数情况下,当出血停止、胎儿健康、孕妇可出院观察,门诊监测并定期复查彩超监测胎儿的生长情况。但这些患者和家属必须了解可能出现的并发症并能立即送孕妇到医院。Wing等将在家卧床休息与住院治疗的孕24～36周前置胎盘出血的孕妇比较发现,孕妇和围生期结局相似,但却节省了费用。期待疗法的措施包括以下方面:

(1)一般处理:多左侧卧位休息以改善子宫胎盘血液循环,定时间断吸氧(3次/d,30min/次)以提高胎儿血氧供应,密切观察每日出血量,密切监护胎儿宫内情况。

(2)纠正贫血:给予补血药物如力蜚能口服,当患者血红蛋白<80g/L或血细胞比容<30%,应适当输血以维持正常血容量。

(3)抑制宫缩:在期待过程中应用宫缩抑制剂可赢得时间,为促胎肺成熟创造条件,争取延长妊娠24～72h。可选用的药物包括硫酸镁、利托君等。

(4)促胎肺成熟:若妊娠<34周,可应用糖皮质激素促胎肺成熟。常用地塞米松5～10mg,肌内注射,2次/d,连用2d。紧急情况下,可羊膜腔内注入地塞米松10mg。糖皮质激素最佳作用时间为用药后24小时到1周,即使用药后不足24h分娩,也能一定程度地减少新生儿肺透明膜病、早产儿脑室出血的发生率并降低新生儿死亡率。

2.终止妊娠　保守治疗成功后,应考虑适时终止妊娠。研究表明,与自然临产或大出血时紧急终止妊娠相比,在充分准备下择期终止妊娠的母儿患病率和病死率明显降低。

(1)终止妊娠指征:孕周达36周以上,且各项检查提示胎儿成熟者;孕周未达36周,但出现胎儿窘迫征象者,孕妇反复发生多量出血甚至休克者,无论胎儿是否成熟,为保证母亲安全均应终止妊娠。

(2)剖宫产:所有前置胎盘的孕妇都应该剖宫产终止妊娠,除非边沿性前置胎盘产程进展顺利,胎头下降压迫胎盘没有活动性出血者。如果病情稳定则在孕35～36周羊膜腔穿刺提示胎肺已成熟情况下可行择期剖宫产。

1)术前准备:应做好一切抢救产妇和新生儿的人员和物质准备,向家属交代病情,准备好大量的液体和血液,至少建立2条以上畅通的静脉通道。

2)切口选择:子宫切口的选择应根据胎盘附着部位而定,若胎盘附着于子宫后壁,选子宫下段横切口;附着于侧壁,选偏向对侧的子宫下段横切口;附着于前壁,根据胎盘边缘位置,选择子宫体部或子宫下段纵切口。无论选择哪种切口均应尽量避开胎盘。

3)止血措施:①胎儿娩出后,立即从静脉和子宫肌壁注射缩宫素各10U,高危患者可选用欣母沛250μg肌内注射或子宫肌壁注射。②如果无活动性出血,可等待胎盘自然剥离;如有较多的活动性出血,应迅速徒手剥离胎盘,并按摩子宫促进宫缩,以减少出血量。③胎盘附着部位局限性出血可以加用可吸收缝线局部"8"字缝合,或者用止血纱布压迫;如果仍然出血,子宫收缩乏力,宫腔血窦开放,则需要用热盐水纱布填塞宫腔压迫止血。1989年Druzin报道子宫下段宫腔填塞纱布能够有效止血,纱布在填塞12个小时后自阴道取出。④对少部分浅层植入、创面不能缝扎止血者,应迅速缝合子宫切口以恢复子宫的完整性和正常的解剖位置,促进宫缩。⑤活动性出血严重,采用上述方法均不能止血者,可行子宫动脉或髂内动脉结扎;对肉眼可见的大面积胎盘植入无法剥离者,应该当机立断行子宫切除术。

(3)阴道分娩:边缘性前置胎盘和低置胎盘、枕先露、阴道流血不多、估计在短时间内能结束分娩者,可以试产。可行人工破膜,让胎头下降压迫胎盘前置部分止血,并可促进子宫收缩加快产程。若破膜后胎头下降不理想、产程进展不良或仍然出血者,应立即改行剖宫产。阴道分娩时如果胎盘娩出困难禁止强行剥离。

【胎盘植入和凶险性前置胎盘】

1.胎盘植入　胎盘植入是由于子宫底蜕膜发育不良,胎盘绒毛侵入或穿透子宫肌层所致的一种异常的胎盘种植。按植入程度不同,可分为侵入性胎盘:胎盘绒毛进入蜕膜基底层;植入性胎盘:胎盘绒毛侵入子宫肌层;穿透性胎盘:胎盘组织侵入邻近器官。按胎盘植入面积不同,可分为完全性和部分性植入。文献报道胎盘植入的发生率0.001%～0.9%,发生率的变化取决于胎盘植入的诊断标准(临床或者组织病理学的诊断)和所研究人群。与1950年报道的数据相比,近年来胎盘植入的发生率增加了将近10倍,原因可能由于剖宫产率的增加。

胎盘植入的风险因子包括孕妇年龄≥35岁、子宫瘢痕、黏膜下肌瘤、宫腔粘连综合征、剖宫产再次妊娠间隔时间短和胎儿性别。前置胎盘并发胎盘植入的几率为1.18%～9.3%。胎盘植入的一些风险因子和并发症可能导致两者共存。

由于胎盘植入可发生致命性大出血,危及产妇生命,所以对胎盘植入的关键是控制出血。方法包括子宫切除和保留子宫的保守治疗方法。

2.凶险性前置胎盘　1993年Chattopadhyay首先将前次剖宫产,此次为前置胎盘者定义为凶险型前置胎盘。凶险型前置胎盘可包括以下几种情况:①有剖宫产史的中央性前置胎盘,且胎盘主体在子宫前壁;②年龄>35岁,有多次流产史,彩超高度怀疑胎盘植入者;③超声显示胎盘面积较大,胎盘“端坐”子宫颈口上方,附着于子宫下段前后左右壁,宫颈管消失者;④剖宫产术中见子宫下段饱满,整个子宫下段前壁及两侧壁血管怒张明显者。凶险型前置胎盘产前出血量与普通型前置胎盘无差别,但产后出血量及子宫切除率却大大增加。据报道其剖宫产术中平均出血量高达3000ml以上,甚至可达10000ml以上,子宫切除率也高达50%以上。

凶险型前置胎盘在终止妊娠时要注意:①安排有丰富经验的产科医生上台手术,并有优秀的麻醉医生在场;②要有良好的医疗监护设备,建立两条以上畅通的静脉通道及配备大量的血源(至少3000ml以上);③此类孕妇多数要行子宫切除术,医患双方要有思想准备,术前应向孕妇及家属充分告知风险;④当出现不可控制的大出血时,子宫切除的抉择应当机立断。

(吕艳蕊)

第八节　胎盘早剥

胎盘早剥是指妊娠 20 周后或分娩期,正常位置的胎盘于胎儿娩出前,部分或全部从子宫壁剥离。是妊娠晚期的一种严重并发症,起病急、进展快,若处理不及时可危及母儿生命,围产儿死亡率为 20%～35%,是无胎盘早剥的 15 倍。

【发病率】

胎盘早剥国外发病率为 10%～2%,国内为 0.46%～2.1%。妊娠晚期发生阴道流血者 30%存在着胎盘早剥,胎盘早剥占所有出生的 1%。发生率高低与分娩后是否仔细检查胎盘有关。

【危险因素及发病机制】

胎盘早剥的发病机制尚未完全阐明,其发病可能与以下因素有关。

1.年龄增加和产次　国内外有文献报道,年龄增加及产次增加均可增加胎盘早剥发病的风险,35 岁以上者发生胎盘早剥的风险增加。

2.孕妇血管病变　子痫前期、子痫、慢性高血压合并妊娠等妊娠高血压疾病均可以导致胎盘早剥;妊娠高血压疾病者胎盘微血管发生广泛的痉挛,当底蜕膜螺旋小动脉痉挛或硬化,引起远端毛细血管缺血坏死以致破裂出血,血液流至底蜕膜层形成血肿,导致胎盘自子宫壁剥离。

3.胎膜早破　有资料记载,胎膜早破并发胎盘早剥者占全部胎盘早剥的 28.6%,胎膜早破并发胎盘早剥的发生率为 2.77%,间断腰痛、血性羊水、胎心异常为常见的临床表现。胎膜早破并发胎盘早剥时围产儿的死亡率为 12.5%。

4.吸烟　国外有学者报道,吸烟是胎盘早剥的独立危险因素,妊娠妇女如果戒烟,则可将胎盘早剥的风险降低 7%。

5.孕前低体重　国外文献表明,孕前体重指数(BMI)与胎盘早剥的发生有关,BMI<18.5 的低体重者,妊娠中并发胎盘早剥的风险增加 20%～30%。相反,也有文献报道,孕前肥胖者,只要在妊娠期间体重均匀增加,其发生胎盘早剥的风险却降低。

6.血栓形成倾向　妊娠发生静脉血栓形成的危险度比正常状态高出 2～4 倍,如果妊娠的妇女携带有与易栓症相关的血栓形成因子,发生静脉血栓形成的危险度更会加剧。血栓形成倾向这一高凝状态可能损害胎盘的血液循环,更容易有血栓形成,严重的会有胎盘梗死,从而导致各种病理情况发生:胎盘早剥、流产、先兆子痫与胎儿宫内发育迟缓等。

7.先前妊娠发生的早剥　前次妊娠有发生胎盘早剥病史者,该次妊娠再次发生胎盘早剥的风险增加;但是临床上对于胎盘早剥者再发风险的发生率不清。

8.子宫肌瘤　子宫肌瘤合并妊娠者,在妊娠期间肌瘤可增大,并导致胎盘早剥等不良结局。

9.创伤(如车祸)　外伤后,胎盘局部底蜕膜血管破裂,出血后形成血肿,如果血肿持续扩大,导致胎盘自附着的母体面剥离。

10.男胎儿者发生胎盘早剥的时间较早　芬兰有学者报道,男胎儿者较女胎儿者发生胎盘早剥的时间更早,但是具体机制未明。

11.子宫静脉压突然升高　妊娠晚期或临产后,孕产妇长时间取仰卧位时,可发生仰卧位低血压综合征。此时由于巨大的妊娠子宫压迫下腔静脉,回心血量减少,血压下降,而子宫静脉淤血,静脉压升高,导致蜕膜静脉床淤血或破裂,导致部分或全部胎盘自子宫壁剥离。

12.宫腔内压力骤减　双胎分娩时第一胎儿娩出过速,羊水过多时人工破膜后羊水流出过快,均可使宫腔内压力骤然降低而发生胎盘早剥。

【病理】

胎盘早剥分为显性剥离、隐性剥离及混合性3种类型。胎盘早剥的主要病理变化是底蜕膜出血,形成血肿,使胎盘自附着处剥离。

1.显性剥离　若剥离面小,血液很快凝固,临床多无症状;若剥离面大,继续出血,形成胎盘后血肿,使胎盘的剥离部分不断扩大,出血逐渐增多,当血液冲开胎盘边缘,沿胎膜与子宫壁之间经宫颈管向外流出,即为显性剥离或外出血。

2.隐性剥离　若胎盘边缘仍附着于子宫壁上,或胎膜与子宫壁未分离,或胎头已固定于骨盆入口,均能使胎盘后血液不能外流,而积聚于胎盘与子宫壁之间,即为隐性剥离或内出血。由于血液不能外流,胎盘后积血越积越多,宫底随之升高。

3.混合性出血　当内出血过多时,血液仍可冲开胎盘边缘与胎膜,经宫颈管外流,形成混合性出血。偶有出血穿破羊膜而溢入羊水中,使羊水成为血性羊水。

4.子宫胎盘卒中　胎盘早剥发生内出血时,血液积聚于胎盘与子宫壁之间,由于局部压力逐渐增大,使血液侵入子宫肌层,引起肌纤维分离,甚至断裂、变性。当血液浸及子宫浆膜层时,子宫表面呈蓝紫色瘀斑,尤其在胎盘附着处更明显,称为子宫胎盘卒中。此时,由于肌纤维受血液浸润,收缩力减弱。有时血液渗入阔韧带以及输卵管系膜,甚至可能经输卵管流入腹腔。

【临床表现】

以阴道流血、腹痛或腰痛,胎心音变化,胎位不清,子宫板硬,血性羊水等为主要临床表现。

1.轻型

(1)以外出血为主的症状:胎盘剥离面通常不超过胎盘的1/3,多见于分娩期。主要症状为阴道流血,出血量一般较多,色暗红,可伴有轻度腹痛或腹痛不明显,贫血体征不显著。若发生于分娩期则产程进展较快。

(2)腹部检查:子宫软,宫缩有间歇,子宫大小与妊娠周数相符,胎位清楚,胎心率多正常,若出血量多则胎心率可有改变,压痛不明显或仅有轻度局部(胎盘早剥处)压痛。

(3)产后检查胎盘:可见胎盘母体面上有凝血块及压迹。有时症状与体征均不明显,只在产后检查胎盘时,胎盘母体面有凝血块及压迹,才发现胎盘早剥。

2.重型

(1)以内出血为主要症状:胎盘剥离面超过胎盘的1/3,同时有较大的胎盘后血肿,多见于重度妊高征。主要症状为突然发生的持续性腹痛和(或)腰酸、腰痛,其程度因剥离面大小及胎盘后积血多少而不同,积血越多疼痛越剧烈。严重时可出现恶心、呕吐,甚至面色苍白、出汗、脉弱及血压下降等休克征象。可无阴道流血或仅有少量阴道流血,贫血程度与外出血量不相符。

(2)腹部检查:触诊子宫硬如板状,有压痛,尤以胎盘附着处最明显。若胎盘附着于子宫后壁,则子宫压痛多不明显。子宫比妊娠周数大,且随胎盘后血肿的不断增大,宫底随之升高,压痛也更明显。胎盘后血肿穿破胎膜溢入羊水中成为血性羊水,是胎盘早剥的一个重要体征,因此一旦出现血性羊水应高度怀疑胎盘早剥。偶见宫缩,子宫处于高张状态,间歇期不能很好放松,因此胎位触不清楚。若胎盘剥离面超过胎盘的 1/2 或以上,胎儿多因严重缺氧而死亡,故重型患者的胎心多已消失。

发生子宫胎盘卒中者,多有血管病变或外伤史,且早产、新生儿窒息、产后出血的发生率显著增高,严重威胁母儿生命。

【诊断】

主要根据病史、临床症状及体征。有腹部外伤史、妊娠高血压疾病病史者,出现子宫变硬,无间歇期,典型者呈板状腹,胎心音听不清,胎位扪不清。结合以下的辅助检查,即可以诊断。

辅助检查的方法有:

1.B超检查　B超是诊断胎盘早剥的最敏感的方法。轻型胎盘早剥由于症状与体征不够典型,诊断往往有一定困难,应仔细观察与分析,并借B型超声检查来确定。文献报道B超的诊断符合率为 46.7%～95%,敏感性为 24%,特异性为 96%,阳性预测值为 88%,阴性预测值为 53%。妊娠 20 周左右胎盘厚 2～2.5cm,一般不超过 3cm,晚期妊娠可为 3～4cm,一般不超过 5cm。

对剥离面积小尤其显性剥离或胎盘边缘部分剥离而无腹痛表现、诊断有难度者应采用每隔 20min 超声动态观察,若发现:①胎盘厚度增厚,回声增强不均匀;②胎盘与宫壁之间的低回声或强回声区扩大;③羊水内出现强回声光点或低回声团块;④胎心减慢至 70～100 次/min。若有胎盘后血肿,超声声像图显示胎盘与子宫壁之间出现液性暗区,界限不太清楚。对可疑及轻型有较大帮助。重型患者的B超声像图则更加明显,除胎盘与宫壁间的液性暗区外,还可见到暗区内有时出现光点反射(积血机化)、胎盘绒毛板向羊膜腔凸出以及胎儿的状态(有无胎动及胎心搏动)。

2.胎心监测　胎心监测仪发现胎心率出现基线无变异等缺氧表现,且探及无间歇期的宫缩波,强直收缩等,均提示有胎盘早剥的可能。

3.胎儿脐血流 S/D 值升高　对提示轻型胎盘早剥的存在有较好的敏感性。

4.化验检查　主要了解患者贫血程度及凝血功能。

(1)血尿常规检查:了解患者贫血程度;尿常规了解肾功能情况,必要时尚应作血尿素氮、尿酸及二氧化碳结合力等检查。

(2)血浆清蛋白水平:有报道血浆清蛋白水平降低可导致血管内胶体渗透压降低,血管内液渗出至组织间隙,导致组织水肿,可能诱发胎盘早剥。

(3)DIC 的筛选试验及纤溶确诊试验:严重的胎盘早剥可能发生凝血功能障碍,主要是由于从剥离处的胎盘绒毛和蜕膜中释放大量的组织凝血活酶(Ⅲ因子)进入母体循环内,激活凝血系统,导致弥漫性血管内凝血(DIC)。应进行有关实验室检查,包括 DIC 的筛选试验(如血小板计数、凝血酶原时间、纤维蛋白原测定和 3P 试验）以及纤溶确诊试验（如 Fi 试验即 FDP 免疫试验、凝血酶时间及优球蛋白溶解时间等）。

试管法：取 2～5ml 血液放入小试管内，将试管倾斜，若血液在 6min 内不凝固，或凝固不稳定于 1h 内又溶化，提示血凝异常。若血液在 6min 凝固，其体内的血纤维蛋白原含量通常在 1.5g/L 以上；血液凝固时间超过 6min，且血凝块不稳定，其体内的血纤维蛋白原含量通常在 1～1.5g/L；血液超过 30min 仍不凝，其体内的血纤维蛋白原含量通常少于 1g/L，仅适用于基层医院。

【鉴别诊断】

妊娠晚期出血，除胎盘早剥外，尚有前置胎盘、子宫破裂及宫颈病变出血等，应加以鉴别，尤其应与前置胎盘及子宫破裂进行鉴别。

1.前置胎盘　轻型胎盘早剥，也可为无痛性阴道出血，体征不明显，行 B 型超声检查确定胎盘下缘，即可确诊。子宫后壁的胎盘早剥，腹部体征不明显，不易与前置胎盘区别，B 超检查亦可鉴别。重型胎盘早剥的临床表现极典型，不难与前置胎盘相鉴别。

2.先兆子宫破裂　往往发生在分娩过程中，出现强烈宫缩、下腹疼痛拒按、烦躁不安、少量阴道流血、有胎儿窘迫征象等。以上临床表现与重型胎盘早剥较难区别。但先兆子宫破裂多有头盆不称、分娩梗阻或剖宫产史，检查可发现子宫病理缩复环，导尿有肉眼血尿等，而胎盘早剥常是重度妊高征患者，检查子宫呈板样硬。

【并发症】

1.DIC 与凝血功能障碍　重型胎盘早剥，特别是胎死宫内的患者可能发生 DIC 与凝血功能障碍。临床表现为皮下、黏膜或注射部位出血，子宫出血不凝或仅有较软的凝血块，有时尚可发生尿血、咯血及呕血等现象。对胎盘早剥患者从入院到产后均应密切观察，结合化验结果，注意 DIC 的发生及凝血功能障碍的出现，并给予积极防治。

2.产后出血　胎盘早剥对子宫肌层的影响及发生 DIC 而致的凝血功能障碍，发生产后出血的可能性大且严重。必须提高警惕。

3.急性肾衰竭　重型胎盘早剥大多伴有妊高征，在此基础上加上失血过多、休克时间长及 DIC 等因素，均严重影响肾的血流量，造成双侧肾皮质或肾小管缺血坏死，出现急性肾衰竭。

4.羊水栓塞　胎盘早剥时，羊水可以经过剥离面开放的子宫血管，进入母血循环，羊水中促凝物质和有形成分会造成凝血功能障碍和肺血管栓塞，导致羊水栓塞。

【治疗】

治疗原则：一经诊断，尽快终止妊娠；纠正休克及凝血功能障碍，防止并发症。

1.纠正休克　患者入院时，情况危重、处于休克状态者，应积极补充血容量，纠正休克，尽快改善患者状况。输血必须及时，输浓缩红细胞、血浆、血小板、纤维蛋白原等。当血红蛋白（HB）<7g/L，及血细胞比容（HCT）<25% 时，需要输入浓缩红细胞。

2.及时终止妊娠　胎盘早剥危及母儿的生命安全。母儿的预后与处理是否及时有密切关系。胎儿未娩出前，胎盘可能继续剥离，难以控制出血，持续时间越长，病情越严重，并发凝血功能障碍等并发症的可能性也越大。因此，一旦确诊，必须及时终止妊娠。终止妊娠的方法根据胎次、早剥的严重程度,胎儿宫内状况及宫口开大等情况而定。

3.分娩方式

(1)经阴道分娩:经产妇一般情况较好,出血以显性为主,宫口已开大,估计短时间内能迅速分娩者,可经阴道分娩,先行破膜,使羊水缓慢流出,缩减子宫容积。破膜后用腹带包裹腹部,压迫胎盘使之不再继续剥离,并可促进子宫收缩,必要时配合静脉滴注催产素缩短产程。分娩过程中,密切观察患者的血压、脉搏、宫底高度、宫缩情况及胎心等的变化。有条件者可用胎儿电子监测仪进行监护,更能早期发现宫缩及胎心的异常情况。

(2)剖宫产:重型胎盘早剥,特别是初产妇不能在短时间内结束分娩者;胎盘早剥虽属轻型,但有胎儿窘迫征象,需抢救胎儿者;重型胎盘早剥,胎儿已死,产妇病情恶化,处于危险之中又不能立即分娩者;破膜引产后,产程无进展者,均应及时行剖宫产术避免 DIC 和产后出血的发生。一般认为胎盘剥离的时间超过 6 小时发生 DIC 的机会明显增加。术中取出胎儿、胎盘后,应及时行宫体肌注宫缩剂、按摩子宫,一般均可使子宫收缩良好,控制出血。若发现为子宫胎盘卒中,同样经注射宫缩剂及按摩等积极处理后,宫缩多可好转,出血亦可得到控制。

(3)剖宫产术后全子宫切除术:若子宫仍不收缩,出血多且血液不凝,出血不能控制时,则应在输入新鲜血的同时行子宫切除术。对于胎盘早剥引起的产后大出血、DIC、子宫胎盘卒中是否切除子宫,应持慎重态度,尤其对无存活孩子的年轻妇女。子宫切除术仅适用于经多种措施积极处理后,子宫持续不收缩,出血多且不凝,为预防和治疗 DIC,一般行阴道上子宫切除术,保留双侧附件。

(4)胎盘早剥合并胎死宫内者的分娩方式探讨:有人认为,若胎儿已死宫内,如行剖宫产术对再次妊娠不利,可在宫颈上注射阿托品,徒手进入宫腔取胎盘和胎儿。此法并不比剖宫产引起的出血多,同时可减少宫腔或腹腔感染机会。

4.子宫胎盘卒中的处理

(1)应用缩宫素等收缩子宫类药物,促使子宫收缩。

(2)按摩子宫,直接刺激子宫收缩。

(3)PGF2α 0.5～1.0mg,宫体注射,勿注入血管内,以防止血压急剧升高。

(4)结扎子宫动脉上行支,减少子宫血流,达到减少出血或止血的目的。缝合时注意缝合子宫肌层,一方面可以减少子宫血流,避免损伤结扎的血管,另一方面多缝一些肌层止血效果好。

(5)经过以上处理,子宫仍然不能有效收缩者,并出血不止,则果断切除子宫。

5.防止产后出血　胎盘早剥患者容易发生产后出血,故在分娩后应及时应用子宫收缩剂如催产素、欣母沛等,并按摩子宫。若经各种措施仍不能控制出血,子宫收缩不佳时,须及时作子宫切除术。若大量出血且无凝血块,应考虑为凝血功能障碍,并按凝血功能障碍处理。产后24h 内每 15～30min 严密观察并记录患者意识、皮肤颜色、宫底高度、子宫收缩情况、阴道流血量及有无不凝血,监测并记录血压、脉搏、呼吸、尿量,观察全身贫血状态及体征。

6.凝血功能障碍的处理

(1)输纤维蛋白原:若血纤维蛋白原低,同时伴有活动出血,且血不凝,经输入新鲜血等效果不佳时,可输纤维蛋白原 3g,将纤维蛋白原溶于注射用水 100ml 中静脉滴注。通常给予 3～

6g 纤维蛋白原即可收到较好效果。每 4g 纤维蛋白原可提高血纤维蛋白原 1g/L。

（2）输新鲜血浆：新鲜冰冻血浆疗效仅次于新鲜血，尽管缺少红细胞，但含有凝血因子，一般 1L 新鲜冰冻血浆中含纤维蛋白原 3g，且可将 V、Ⅷ因子提高到最低有效水平。因此，在无法及时得到新鲜血时，可选用新鲜冰冻血浆作应急措施。

（3）肝素：肝素有较强的抗凝作用，适用于 DIC 高凝阶段及不能直接去除病因者。胎盘早剥患者 DIC 的处理主要是终止妊娠以中断凝血活酶继续进入血内。对于处于凝血障碍的活动性出血阶段，应用肝素可加重出血，故一般不主张应用肝素治疗。

（4）抗纤溶剂：6-氨基己酸等能抑制纤溶系统的活动，若仍有进行性血管内凝血时，用此类药物可加重血管内凝血，故不宜使用。目前临床已经较少使用抗纤溶类药物。

7.预防肾衰竭　在处理过程中，应随时注意尿量，若每小时尿量少于 30ml，应及时补充血容量；少于 17ml 或无尿时，应考虑有肾衰竭的可能，可用 20％甘露醇 250ml 快速静脉滴注，或速尿 40mg 静脉推注，必要时可重复使用，一般多能于 1～2d 内恢复。经处理尿量在短期内不见增加，血尿素氮、肌酐、血钾等明显增高，二氧化碳结合力下降，提示肾衰竭情况严重，出现尿毒症，此时应进行透析疗法，以抢救产妇生命。

【预防】

加强产前检查，积极预防与治疗妊高征；对合并高血压病、慢性肾炎等高危妊娠应加强管理；妊娠晚期避免仰卧位及腹部外伤；胎位异常行外倒转术纠正胎位时，操作必须轻柔；处理羊水过多或双胎分娩时，避免宫腔内压骤然降低。要严密观察产程，选择宫缩间歇时人工破膜，缓慢放出羊水，防止宫内压骤降。对有产前出血的患者，在排除见红、前置胎盘等因素外，要高度怀疑胎盘早剥，尽快确诊，及时手术，防止 DIC 发生，确保母儿生命安全。

前置血管

前置血管是一种罕见的产科并发症，是由于没有胎盘组织和华通胶支持的血管穿过胎先露前面的胎膜覆盖于子宫内口。这种疾病最早于 1831 年由 Benckiser 正式报道并命名，至今仍有文献将其称作 Benckiser 出血。前置血管的发生率为 1/5000～1/2000，大多数与帆状胎盘有关（血管穿过胎膜到达胎盘而不是直接进入胎盘）。前置血管主要分为两种类型：1 型是单叶胎盘伴随帆状血管附着；2 型是指血管走行于双叶胎盘或副胎盘之间并跨过宫颈内口。前置血管是胎儿失血性死亡的重要风险，特别当胎膜破裂或者羊膜腔穿刺时前置血管撕裂可发生短时间内胎儿大量失血，分娩前尚未诊断出前置血管的试产过程中，围生儿死亡率高达 75％～100％。即使没有发生血管破裂，血管受压也能使胎儿血液循环发生改变。由于前置血管病情凶险，一旦发生便可引起医疗纠纷，应当引起产科医生高度的重视。

【高危因素】

前置血管的高危因素与胎盘异常密切相关，包括前置胎盘、双叶胎盘、副胎盘、帆状胎盘和多胎妊娠。Naeye 等对 46000 个胎盘进行检查发现 1.7％为双叶胎盘，其中 2/3 有帆状血管附着。而在双胎中脐带帆状附着者约占 10％，易伴发前置血管。IVF 也是前置血管的风险因子之一，Baulies 等发现 IVF 孕妇中前置血管的发生率为 48/10000，而自然受孕孕妇的发病率是

4.4/10000。亦有报道认为前置血管中胎儿畸形增多,例如尿路畸形、脊柱裂、心室间隔缺损和单脐动脉等。

【发病机制】

前置血管的形成原因尚不明确,仍处于假设阶段未经证实。有学者认为早孕时体蒂(脐带的始基)总是以和血供最丰富的蜕膜部位接触的绒毛膜伸向胎儿,随妊娠进展血供丰富区移至底蜕膜,而叶状绒毛为找血供较好的蜕膜部位,以摄取更多的营养单向生长伸展,但脐带附着处的绒毛因营养不良而萎缩,变为平滑绒毛膜,该说法可解释双叶胎盘间的脐带帆状附着,也可解释双胎妊娠时前置血管的形成。

【临床表现】

前置血管通常表现为自发性或者人工胎膜时血管破裂发生的无痛性阴道流血。前置血管破裂也可发生于胎膜破裂前,或者胎膜破裂时并未涉及前置血管,但随着胎膜裂口的增大而使邻近的血管破裂也可发生出血和紧随其后的胎心率改变。由于前置血管破裂时的出血完全是胎儿血,因此少量出血就可能导致胎儿窘迫,胎心率迅速下降,有时可呈正弦波型,如果大量失血可以引起胎儿窒息和失血性休克。足月妊娠时胎儿循环血容量仅约 250ml,当失血超过50ml 时胎儿即可发生失血性休克。前置血管还表现为胎先露压迫帆状血管时表现出的胎儿心动过缓;有时阴道指诊可以触及前置血管,压迫血管能引起胎心减速。前置血管受压导致的围生儿死亡率可高达 50%～60%。Fung 和 Laul 对 1980～1997 年 48 例前置血管的妊娠结局进行分析发现,31 例前置血管是在产时和产后明确诊断的,这些患者有 20 例发生了产时出血,20 例阴道娩出的胎儿有 8 例 5 分钟 Apgar 评分小于 7 分,有 12 例因贫血需要输血,2 例发生死亡。这组研究中胎儿死亡率达 22.5%。

【诊断】

前置血管在产前不易明确诊断。在阴道试产过程中,当胎儿头顶触及可搏动的血管时可诊断前置血管伴随脐带先露;胎膜破裂后,阴道急性流血伴随胎心缓慢或者胎儿死亡也可诊断前置血管。曾有学者报道使用羊膜镜在产前诊断出前置血管。磁共振曾被报道用于检测前置血管但由于费用等原因实际运用可能性较小,在急诊状态下因不能迅速获取信息而应用较少。

目前,对前置血管的诊断以超声为主。当高度怀疑前置血管时可采用彩色超声多普勒、阴道超声进行产前诊断。产前通过超声检查和多普勒图像能够使前置血管的检出率增加。当脐动脉波形和胎儿心率一致即可以明确诊断。Gianopoulos 等于 1987 年首次报道了产前使用超声对前置血管进行诊断,随后的研究提出经阴道超声和彩色多普勒能更好地对前置血管做出诊断。Sepulveda 等对 832 例孕中、晚期的单胎妊娠孕妇使用经腹超声与彩色多普勒超声相结合的方法探查发现,仅有 7 例孕 30 周以上的孕妇未能探查到脐带附着部,其余绝大部分(95%)都能在 1min 之内探查到脐带附着部。8 例疑为前置血管的孕妇有 7 例在产后证实为脐带帆状附着,另一例为球拍状胎盘。由于技术水平的限制,目前超声检查仍仅用于高危人群的诊断而并不适于作为常规筛查手段。

如果需准确判断阴道出血的来源,可以采用以下方法:

1.细胞形态学检查　将阴道流血制成血涂片显微镜下观察红细胞形态。如有较多有核红细胞或幼红细胞并有胎儿血红蛋白存在时胎儿来源的可能性大。

2.蛋白电泳试验　将阴道血经溶血处理后行琼脂糖凝胶电泳。本法需时长,1h 左右,敏感度较高,但须有一定设备。

3.Kleihauer-Betke 试验　将阴道血制成血涂片染色后显微镜下观察。是基于有核红细胞中胎儿血红蛋白与成人血红蛋白之间结构上的差异导致胎儿的血红蛋白比成人的血红蛋白更能抵抗酸变性。Kleihauer 抗酸染色阳性胎儿细胞的胞质呈深红色,而周围母体的有核红细胞则无色。该试验灵敏度虽较高但方法繁琐,染色过程需 30min,临床应用性较差。

4.Apt 试验　是根据胎儿血红蛋白不易被碱变性,而成人血红蛋白则容易碱变性的原理设计的,其方法是用注射器从阴道内及静脉导管内获得血样,然后与少量自来水混合以溶解红细胞。离心 5min 后,移出上清液,每 5ml 加入 1%的 NaOH 1ml,如果为粉红色说明是胎儿血红蛋白,成人血红蛋白为棕红色的。

【处理】

人工破膜时必须有产科指征,胎膜自然破裂时也需特别关注有高危因素的孕妇,应密切注意阴道流血和胎心率的变化。如发生前置血管破裂,如胎儿存活应即刻剖宫产终止妊娠,同时做好新生儿复苏的准备。2004 年 Oyelese 等对 155 例前置血管患者妊娠结局进行分析发现,产前诊断前置血管和未诊断者新生儿存活率分别为 97%和 44%,新生儿输血率为 3.4%和 58.5%。Oyelese 等推荐前置血管患者在妊娠末三个月入院,给予皮质激素促胎肺成熟治疗,完善产前检查后在约 35 周剖宫产终止妊娠。如果小于 35 周可在门诊通过阴道超声监测宫颈管长度,有宫缩或者阴道流血时入院。如果产时高度怀疑前置血管则需迅速娩出胎儿并给予新生儿复苏。新生儿娩出后,如有重度贫血情况可通过脐静脉输血。如胎儿已死亡则阴道分娩。产后仔细检查胎盘以明确诊断。

(齐英芳)

第九节　胎膜早破

胎膜破裂发生在产程正式开始前成为胎膜早破(PROM),发生率约 10%。未足月胎膜早破(PPROM)是指发生在妊娠 20 周以后,未满 37 周胎膜在临产前破裂。发生率国外报道为 5%~15%,国内为 2.7%~17%,30%~40%的早产与 PPROM 有关,其中 25%出现在妊娠 26 周前。

长期以来,胎膜早破的处理是产科临床中较为棘手的问题,若处理不当,可能并发羊膜腔感染、胎盘早剥、羊水过少、早产、胎儿窘迫和新生儿呼吸窘迫综合征等,从而导致孕产妇感染率和围生儿病死率及死亡率显著升高。

【诊断与鉴别诊断】

大部分胎膜早破症状明显,根据孕妇病史和临床检查容易诊断,但少数患者症状不明显,需辅助检查配合诊断。

1.患者病史和体检　妊娠 20 周后孕妇主诉在宫缩发动前出现阴道流液,窥阴器检查见羊水自宫颈口流出,后穹窿有较多的液体,混有胎脂、胎粪及毳毛。对于未足月胎膜早破患者,应避免阴道指检时上顶胎头来诊断,这种操作可能促使孕妇临产。高位破膜仅有少量液体间断自阴道流出,应与浆液性分泌物增多的阴道炎相鉴别。

2.辅助检查

(1)石蕊试纸测试:正常阴道分泌液 pH 为 4.5~5.5,羊水 pH 为 7.0~7.5,若石蕊试纸测定阴道流出液 pH>6.5 时多考虑为羊水。精液、碱性尿液、滑石粉等可影响其准确性。

(2)阴道液涂片:干燥后镜检见羊齿状结晶,阴道液涂片于玻璃片上,酒精灯加热 10min 变为白色为羊水,变为褐色为宫颈黏液。

(3)生化标志物:进行生化标志物检查时要考虑其实用性及费用,一般仅用于高度怀疑 PPROM,而简单的检查并不能确定诊断的孕妇。这些标志物包括:胎儿纤维结合素(fFN)、甲胎蛋白(AFP)、人绒毛膜促性腺激素(hCG)、二胺氧化酶(DAO)和胰岛素样生长因子结合蛋白 1(IGFBP-1)等,其中,fFN 是诊断价值最高的标志物,当宫颈及阴道分泌物内 fFN>0.05mg/L 时,易发生胎膜早破。

(4)超声:超声可动态观察羊水量变化,当出现前羊膜囊消失、羊水量持续减少、羊水池<3cm 均提示胎膜破例。

【治疗方案及选择】

(一)足月妊娠胎膜早破

一般在破膜后 24h 内自行临产者达 90%。对于无宫内感染,无合并产科手术指征的头显露的孕妇,在破膜 12h 后预防性使用广谱抗生素,破膜后 12~24h 仍未发动宫缩的孕妇,根据孕妇宫颈成熟度,选择前列腺素或缩宫素进行引产,以减少宫内感染的机会。对胎位异常(臀位、横位)或合并产科手术指征尽快剖宫产终止妊娠。在孕妇期待治疗期间,观察体温、羊水性状、血常规及 CRP 变化,如有宫腔感染提示需尽快终止妊娠,以避免对母胎的不利影响。

(二)未足月胎膜早破

对于未足月胎膜早破患者,临床处理依据孕周、胎儿成熟度及无羊膜腔感染决定。依据孕周将胎儿分为无生机的 PPROM(<24 孕周)、远离足月的 PPROM(24~31 孕周)和接近足月的 PPROM(32~36 孕周)。孕妇入院时需仔细核对孕周,对于月经周期不规则孕妇结合早孕 B 超检查数据核对孕周。

1.无生机的 PPROM　目前治疗条件不足,花费巨大,且需数周或更长时间才能获得生存的可能,母儿感染风险极大,故不宜继续妊娠,以引产为宜。

2.远离足月的 PPROM　连续监测羊膜腔感染情况、宫缩情况、有无胎盘早剥、羊水量、胎儿宫内生长发育情况,需卧床休息,联合应用糖皮质激素、宫缩抑制药及抗生素,出现羊膜腔感染、胎儿窘迫、胎盘早剥或宫缩不能抑制时,则终止妊娠。情况稳定可等到妊娠 34 周后分娩。

3.接近足月的 PPROM　孕 34~36 周的 PPROM,延长孕周并不能明显减少围生儿病率,期待治疗可能增加母、儿感染的发生,短期内未临产应引产。32~33 孕周,如胎肺没有成熟,应用宫缩抑制药联合糖皮质激素和抗生素治疗,48h 后分娩或 34 周后终止妊娠,如证实胎肺已成熟,处理上同孕 34~36 周的 PPROM 相同。

(三)期待治疗

目前认为,孕周≥34周、胎肺基本成熟、胎儿具有生存能力,应考虑尽快终止妊娠以避免并发症的出现。而孕周<34周者,由于胎龄小,易发生新生儿呼吸窘迫综合征,延长孕周的重要性大于发生羊膜腔感染的可能性,因此宜采取期待疗法。

1.适应证 对药物无禁忌;无延长妊娠的禁忌;胎儿健康并可继续妊娠;孕周应在24~34周。

2.禁忌证 胎死宫内,严重的胎儿生长受限,胎儿窘迫,绒毛膜羊膜炎,严重的产前出血,合并重度子痫前期或子痫。

3.药物治疗 促胎肺成熟药物、抗生素及宫缩抑制药是期待治疗的三个法宝。促胎肺成熟的作用机制为:与肺泡Ⅱ型细胞的特异性受体结合,产生多种糖皮质激素相关蛋白,然后作用于肺泡Ⅱ型细胞,促进肺表面活性物质的合成和释放,从而降低肺内毛细血管渗透压,减轻肺水肿,降低新生儿呼吸窘迫综合征的发生,糖皮质激素还能增加肺的依从性,加速肺抗氧化酶系统的发育成熟,改善肺泡功能能减少坏死性小肠炎、脑室内出血的发生,且不增加母-胎感染的风险。其最佳作用时间是分娩前24h至7d。若用药后不到24h即分娩,仍可减少新生儿呼吸窘迫综合征的发生。

常用的糖皮质激素类型有倍他米松和地塞米松,两者是同分异构体,生物学活性类似,均能通过胎盘屏障,且免疫抑制作用相对较弱。倍他米松血浆峰值低,半衰期长,有充分时间与受体结合,需要注射之次数少且对新生儿肾上腺抑制作用小。对比两种药物的效果和不良反应,倍他米松更显著地降低早产儿并发症的发生率,但可引起暂时性胎动减少、胎心率变异下降和胎儿呼吸减慢,易导致错误的临床干预。

给药途径通常选择肌内注射,由于静脉注射药物排泄快故不作为首选,而口服给药药物吸收缓慢、起效时间较长也不作为常规给药途径。妊娠合并糖尿病之孕妇采用羊膜腔内注射给药,可减少糖皮质激素对血糖的影响。地塞米松6mg,每12小时肌内注射一次,共4次;或倍他米松12mg,肌内注射,每日一次,共2次。紧急时可经羊膜腔或静脉注射地塞米松10mg。28周前已经用了1个疗程糖皮质激素的PPROM患者,28周后可考虑再用1个疗程。

PPROM患者预防性应用抗生素的价值是肯定的,PPROM孕妇常规应用抗生素能够通过以下两个方面改善母儿的预后:应用抗生素治疗能够降低孕妇或新生儿的感染率;应用抗生素治疗可以有效延长孕龄,降低新生儿呼吸窘迫综合征、脑室内出血、坏死性小肠结肠炎的发生率,最终达到改善新生儿结局的目的。

抗生素种类的选择及用法:临床上应重视病原学检查,根据阴道培养结果来选择抗生素的种类,B族链球菌感染,给予3d或7d氨苄西林;淋球菌感染,使用头孢曲松250mg,肌内注射;衣原体或支原体感染,选用红霉素1g,顿服;对于感染的微生物不明确的患者,目前主张给予预防性应用广谱抗生素,常用的抗生素有青霉素类、β内酰胺类抗生素、红霉素等,一般选择静脉给药,疗程3~7d。

宫缩抑制药:使用宫缩抑制药的最大益处可能在于能延长妊娠时间48~72h,应抓紧利用这一时间,及时给予糖皮质激素促胎儿肺成熟,减少新生儿呼吸窘迫综合征的发生,从而降低新生儿发病率和死亡率。因此促胎肺成熟治疗是改善PPROM围生儿预后的关键,而宫缩抑制药的应用则是为这种治疗提供时间。使用宫缩抑制药过分延长孕周会增加母—胎并发症，因此应根据具体情况来决定宫缩抑制药的疗程，包括有无感染征象、胎儿宫内安危情况、胎儿发育及胎儿存活的可能性等。

宫缩抑制药种类及用药注意事项：由于PPROM发生后，早产常不可避免，应立即使用而不应等到出现宫缩后才使用。目前通常把宫缩抑制药分为六大类：β受体兴奋药，利托君；硫酸镁；缩宫素受体拮抗药，阿托西班；钙离子通道阻滞药，硝苯地平；前列腺素合成酶抑制药，吲哚美辛；一氧化氮供体，硝酸甘油。

前三者为常用药物，在使用β受体兴奋药和硫酸镁时需注意药物使用禁忌证，密切观察母胎状况，避免出现肺水肿、电解质紊乱、糖代谢紊乱等严重并发症。缩宫素受体拮抗药疗效抑制宫缩效果较好，但由于价格高昂，一般用在β受体兴奋药和硫酸镁治疗失败患者。

4.期待治疗的监测内容　每天测孕妇体温、心率，检查子宫是否有压痛，观察羊水性状、有无异味；注意胎动及胎心变化；血常规及C反应蛋白每2～3天一次；每周1～2次超声检查。连续监测中出现临产、绒毛膜羊膜炎、胎盘早剥、胎儿窘迫的征象，无论孕周大小，均应终止妊娠。

5.胎儿状况评估　胎膜破裂后，因感染和羊水过少，可能使胎儿受累，宫内感染时胎儿行为的改变被认为是因为前列腺素浓度升高引起，感染可引起绒毛膜或脐血管收缩使胎盘血管阻力增高，胎盘循环的这些变化可以影响胎儿的氧合作用，导致胎儿循环、心率和行为的改变。胎儿生物物理相（BPS）包括胎动（FM）、胎儿呼吸运动（FBM）、非激惹试验（NST）、胎儿肌张力（FT）、羊水量（AFV）、胎盘分级（P）。BPS≥8和≤7分时感染率分别为2.7%和93.7%，NST无反应型和FBM缺如是胎儿隐性感染的主要表现，而FM和FT减少是感染晚期征象。对PPROM患者每天测脐动脉逐渐的S/D，如果S/D比值逐渐升高至超过正常的15%，则对组织学绒毛膜羊膜炎的诊断价值大大提高。宫内感染与NST无反应或胎儿心动过速是密切相关的，建议对PPROM患者每天做NST检查。

6.绒毛膜羊膜炎的监测　绒毛膜羊膜炎实际上是一个病理学诊断名词，指绒毛、羊膜有大量炎性细胞浸润，提示微生物浸入该部发生炎症，其实宫腔内均已被累及。因此又称为宫内感染。其诊断标准为：发热，体温≥37.5℃，间隔4h；白细胞计数>16×10⁹；CRP高于正常的30%以上；红细胞沉降率升高>60mm/h；子宫易激惹或压痛；心动过速，母心率>100次/分，或胎心率>160次/分；羊水有臭味；羊水细菌培养阳性。

【病情与疗效评价】

分娩不可避免时，应协助孕妇做出分娩方式的抉择。选择何种分娩方式应结合临床综合考虑。不能一味强调阴道分娩，也不能过早选择剖宫产。在无明确的剖宫产指征时应选择阴道试产，产程中进行电子胎心监护，有异常情况放宽剖宫产指征。阴道分娩过程中，全程胎心监护，应常规做会阴切开，以缩短第二产程和胎头受压时间，减少颅内出血的发生，但不主张预防性产钳助产。避免阴道助产，早产儿颅内出血的危险性较足月儿明显增加，而阴道助产手术更是增加颅内出血的可能，应尽可能避免，及早选择剖宫产为宜。

剖宫产麻醉一般选择硬膜外麻醉。硬膜外麻醉镇痛效果好，腹壁肌肉松弛，血压及麻醉平面容易控制。但缺点是从麻醉操作开始到出现良好的镇痛效果需要时间较长。而腰硬联合麻醉镇痛效果好,发挥作用快,肌松充分,缺点是易发生仰卧位低血压,造成胎儿缺血缺氧,影响出生后的复苏和抢救。术式一般选择子宫下段剖宫产术。但如破膜时间长,尤其是存在宫内感染时,可选择腹膜外剖宫产术,以避免腹腔内污染,减少术后母体并发症。尽量避免采用古典式剖宫产术。手术切口必须保证手术切口足够大,使胎头娩出顺利,尽量减少挤压胎头。吸净羊水,防止羊水进入盆腹腔增加感染,同时减少羊水栓塞和减少新生儿吸入的机会。彻底清理盆腹腔内的羊水和积血,冲洗宫腔、盆腹腔和腹壁切口,如怀疑有宫内感染时,应取宫腔羊水或血液进行细菌培养和药敏,以指导术后用药。

早产儿分娩时的处理:早产儿对缺氧的耐受性差,产程中应注意吸氧。慎用抑制胎儿呼吸中枢的药物,同时避免创伤性分娩。应配备一支有产科、新生儿科和麻醉科医生组成的抢救小组,分娩时均要在场,通力合作,有助于提高早产儿的成活率,减少新生儿病死率。

【医疗文件书写要点】

胎膜早破特别是未足月胎膜早破对母儿风险极大,对母体可引起感染、脐带脱垂、胎盘早破、产后出血等并发症。对胎儿可导致早产、围生儿死亡、胎儿窘迫、新生儿感染、四肢变形及挛缩、肺部并发症。因此,在入院时,应综合孕周、有无感染、患者及家属妊娠意愿、家庭经济情况、当地新生儿抢救条件,告知相关风险后知情选择。在期待治疗时,定期进行病情谈话,一旦出现宫内感染、胎盘早剥、胎儿窘迫需尽快终止妊娠。

(吕艳蕊)

第十节　妊娠期肝内胆汁淤积症

妊娠期肝内胆汁淤积症(ICP)主要发生在妊娠晚期,少数发生在妊娠中期,以皮肤瘙痒和胆汁酸升高为特征。是一种严重的妊娠期并发症,此病仍是导致围产儿病死率升高的主要原因之一。

其病因可能与体内雌激素大量增加影响肝细胞的功能有关,有明显的地域和种族差异;有家族史及复发倾向。

其对孕、产妇的主要影响是瘙痒及凝血功能异常导致产后出血。其对胎儿的主要危害是早产、胎儿宫内窘迫,胎儿死亡常发生。

【高危因素】

1.母亲因素

(1)孕妇年龄>35岁以上。

(2)具有慢性肝胆疾病。

(3)家族中有 ICP 者。

(4)前次妊娠为 ICP 史。

2.本次妊娠因素

(1)双胎妊娠 ICP 患病率较单胎显著升高。

(2)人工授精后孕妇 ICP 发病相对危险度增加。

【临床表现】

1.瘙痒

主要首发症状,初起为手掌、脚掌,逐渐加剧而延及四肢、躯干,瘙痒程度各有不同,夜间加重,70%以上发生在妊娠晚期,平均发病孕周为30周。

2.黄疸

瘙痒发生后2~4周内部分患者可出现黄疸,发生率为20%~50%。

3.皮肤抓痕

皮肤抓痕是因瘙痒抓挠皮肤出现条状抓痕,皮肤活检无异常表现。

4.其他表现

少数病例可有消化道非特异性表现,极少数孕妇出现体重下降及维生素K相关凝血因子缺乏。

【辅助检查】

1.胆汁酸系列

(1)胆汁酸改变是ICP最主要的实验室证据。

(2)胆汁酸可用于评估ICP严重程度。

(3)甘胆酸敏感性强,可作为筛查和随访ICP的指标。

2.肝功能系列

(1)丙氨酸氨基转移酶和门冬氨酸氨基转移酶正常或轻度升高,其变化与血清胆汁酸、胆红素变化不平行。

(2)α-谷胱甘肽转移酶其在ICP诊断中的敏感性及特异性可能优于胆汁酸和氨基转移酶。

(3)α-羟丁酸脱氢酶 ICP孕妇血清中α-羟丁酸脱氢酶较正常孕妇有显著升高,但能否作为评估ICP严重程度的指标未见支持研究。

3.胆红素系列

血清总胆红素正常或轻度升高,平均为$30\sim40\mu mol/L$,最高不超过$200\mu mol/L$,以直接胆红素升高为主。

4.肝炎系列病毒学检查

单纯ICP者,其肝炎病毒学系列检查结果为阴性。

5.肝脏B超

ICP患者肝脏无特征性改变,因此肝脏B超对于ICP诊断意义不大,仅对排除孕妇有无肝胆系统基础疾病有一定意义。

6.肝脏病理学检查

仅在诊断不明,而病情严重时进行。

7.胎盘病理学检查

ICP胎盘绒毛间腔狭窄,但胎盘重量、容积及厚度是否差异不明。

【诊断标准】

1.妊娠期筛查

(1)产前检查发现黄疸,肝酶和胆红素升高、瘙痒,即测定并跟踪血甘胆酸变化。

(2)ICP 高危因素者 28 周测定血甘胆酸,结果正常者 3～4 周后重复。

(3)孕 32～34 周常规测定血甘胆酸。

2.诊断基本要点

(1)以皮肤瘙痒为主要症状,无皮疹,少数孕妇可出现轻度黄疸。

(2)全身情况良好,无明显消化道症状。

(3)可伴肝功能异常,胆红素升高。

(4)分娩后瘙痒、黄疸迅速消退,肝功能恢复正常。

3.确诊要点

鉴于甘胆酸敏感性强而特异性弱,总胆汁酸特异性强而敏感性弱,因此确诊 ICP 可根据临床表现并结合这两个指标综合评估。一般空腹检测血甘胆酸升高＞$500\mu g/dl$（＞$10.75\mu mol/L$）或总胆汁酸升高≥$10\mu mol/L$,可诊断为 ICP。

4.疾病严重程度判断

常用的分型指标包括瘙痒程度和时间、血清甘胆酸、总胆汁酸、氨基转移酶、胆红素水平,但没有一项指标能单独预测与不良围产儿结局间的确切关系,比较一致的观点认为总胆汁酸水平与疾病程度的关系最为相关。

(1)轻型:①血清总胆汁酸 $10～39\mu mol/L$;甘胆酸 $10.75～43\mu mol/L$（$500～2000\mu g/dl$）;②总胆红素＜$21\mu mol/L$,直接胆红素＜$6\mu mol/L$;③丙氨酸氨基转移酶＜$200U/L$,天冬氨酸氨基转移酶＜$200U/L$;④临床症状瘙痒为主,无明显其他症状。

(2)重型:①血清总胆汁酸≥$40\mu mol/L$;甘胆酸＞$43\mu mol/L$（＞$2000\mu g/dl$）;②总胆红素≥$21\mu mol/L$,直接胆红素≥$6\mu mol/L$;③丙氨酸氨基转移酶≥$200U/L$,天冬氨酸氨基转移酶≥$200U/L$;④临床症状瘙痒严重;伴有其他症状;⑤特殊性＜34 周出现 ICP、双胎、子痫前期、复发性 ICP,曾因 ICP 致围产儿死亡者。

【治疗原则】

1.治疗目标

缓解瘙痒症状,降低血胆酸水平,改善肝功能;延长孕周,改善妊娠结局。

2.病情监测

(1)孕妇生化指标监测:根据孕周和程度,选择监测间隔。

(2)胎儿宫内状况监测:强调发现胎儿宫内缺氧并采取措施与治疗同样重要。①胎动评估胎儿宫内状态最简便、客观、即时的方法。②胎儿电子监护。

NST 在 ICP 中的价值研究结果不一,更应认识到胎心监护的局限性,并强调 ICP 具有无任何预兆胎死宫内的可能,而产程初期 OCT 异常者对围生儿预后不良的发生有良好的预测价值。

(3)脐动脉血流分析:对预测围产儿预后有意义,建议孕 34 周后每周一次。

(4)产科 B 超:只能作为了解胎儿宫内情况的瞬间指标。

(5)羊膜腔穿刺和羊膜镜检查:不建议作为 ICP 孕妇常规检查。

3.门诊管理

(1)门诊治疗:无症状或症状较轻、血甘胆酸＜$21.5\mu mol/L$ 或总胆汁酸＜$20\mu mol/L$、丙氨酸氨基转移酶＜100U/L,且无规律宫缩者。

(2)口服降胆酸药物,7～10天为一个疗程。

(3)随访:缩短产前检查间隔,重点监测血甘胆酸及总胆汁酸,加强胎儿监护。

4.住院治疗标准

(1)血甘胆酸＞21.5μmol/L或总胆汁酸≥20μmol/L,丙氨酸氨基转移酶＞100U/L。

(2)ICP患者出现规律宫缩、瘙痒严重者。

(3)门诊治疗无效者。

(4)伴其他情况需立即终止妊娠者。

5.药物治疗

(1)基本原则:尽可能遵循安全、有效、经济和简便原则。目前尚无一种药物能治愈ICP,治疗中及治疗后需及时监测治疗效果、不良反应,及时调整用药。

(2)降胆酸基本药物:①熊去氧胆酸(UDCA)缺乏大样本随机对照试验,与其他药物对照治疗相比,在缓解瘙痒、降低血清学指标、延长孕周、改善母儿预后方面具有优势,为ICP治疗的一线药物。停药后可出现反跳情况。建议按照15mg/(kg·d)的剂量,分三次口服。②S-腺苷蛋氨酸(SAMe)没有良好的循证医学证据证明其确切疗效和改良围产结局方面的有效性。建议作为ICP临床二线用药或联合治疗。停药后可出现反跳情况。常用剂量:静脉滴注,每日1g,疗程12～14天。③地塞米松(DX)主要应用在:妊娠34周之前估计在7天之内可能发生早产的ICP患者。

(3)降胆酸联合治疗比较集中的联合方案是:UDCA＋SAMe。

【产科处理】

1.继续妊娠,严密观察

(1)血甘胆＜43μmol/L或总胆汁酸浓度＜30μmol/L,肝酶正常或轻度升高,无黄疸,孕周＜37周。

(2)孕周＜34周,尽可能延长孕周。

2.需尽早终止妊娠

(1)孕周＞37周:血甘胆酸＞43μmol/L或总胆汁酸＞30μmol/L,伴有黄疸,胆红素＞20μmol/L。

(2)孕周34～37周:血甘胆酸＞64.5μmol/L或总胆汁酸＞40μmol/L;伴有黄疸,胆红素＞20μmol/L;或既往因ICP致围产儿死亡者,此次妊娠已达34周,又诊断重症ICP。

(3)孕32～34周:重症ICP,宫缩＞4次/小时或强度＞30mmHg,保胎药物治疗无效者。

(4)重症ICP,孕周＞28周,高度怀疑胎儿宫内窘迫。

3.权衡后综合考虑

(1)孕周34～37周,血甘胆酸43～64.5μmol/L或总胆汁酸30～40μmol/L。

(2)孕周＜34周,血甘胆酸＞64.5μmol/L或总胆汁酸＞40μmol/L。

(3)ICP合并其他产科合并症,如双胎妊娠、子痫前期等。

4.阴道分娩指征

(1)血甘胆酸＜21.5μmol/L,肝酶正常或轻度升高,无黄疸。

(2)无其他产科剖宫产指征者。

(3)<40周。

5.剖宫产指征

(1)重症 ICP。

(2)既往死胎死产、新生儿窒息或死亡史。

(3)胎盘功能严重下降或高度怀疑胎儿窘迫。

(4)合并双胎或多胎、重度子痫前期等。

(5)存在其他阴道分娩禁忌证。

(郭　玮)

第十一节　羊水过多

羊水过多指妊娠期间羊水量超过 2000ml 者。在较长时期内形成,称为慢性羊水过多;在数日内羊水急剧增加,称为急性羊水过多。一旦诊断为羊水过多,应进行一系列检查以确定潜在的胎儿先天缺陷或染色体异常、一些潜在的异常如控制不佳的妊娠前糖尿病或妊娠期糖尿病,另外,Rh 同族免疫,微小病毒感染,或母-胎溶血导致胎儿贫血,胎儿心输出量增加引起羊水过多。妊娠合并羊水过多母胎病率甚至病死率风险明显增加,需加强监护,同时要考虑可行的干预措施。

【诊断标准】

1.病史

了解和检查是否存在发生羊水过多的相关病因,包括胎儿和母体双方因素。

2.症状体征

(1)急性羊水过多:多发生在妊娠 20～24 周,数日内子宫迅速增大,横膈上抬,呼吸困难,不能平卧,甚至出现紫绀,腹部张力过大,皮肤绷紧发亮,胎位不清,由于胀大的子宫压迫下腔静脉,影响静脉回流,引起下肢及外阴部水肿及静脉曲张。

(2)慢性羊水过多:多发生在妊娠 28～32 周,羊水可在数周内逐渐增多,属缓慢增长,孕妇多能适应,常在产前检查时发现宫高、腹围大于停经孕周。腹壁皮肤发亮、变薄,触诊时感到皮肤张力大,胎位不清,有时扪及胎儿部分有浮沉感。

(3)羊水过多容易并发妊娠高血压、胎位异常、早产。破膜后因子宫骤然缩小,可以引起胎盘早剥,破膜时脐带可随羊水滑出造成脐带脱垂。产后因子宫过大容易引起子宫收缩乏力导致产后出血。

3.辅助检查

通常是因腹部触诊及宫高过度增加而怀疑,并通过 B 超检查确诊。

(1)B 超检查羊水指数(AFI)测定:妊娠晚期 AFI>20cm。

(2)B 超测定单个最大羊水暗区深度(AFV):另一种方法是 B 超测定单个最大羊水暗区深度(AFV)≥7cm。

(3)同孕龄正常妊娠 AFI 的百分位数判定：也有认为羊水过多为 AFI 超过同孕龄正常妊娠 AFI 的第 95 个百分位数(≥95th)。

(4)B 超胎儿发育检查。

(5)母血相关指标检查：血糖代谢、感染指标、血型、AFP 等。

(6)胎儿染色体检查，羊水 AFP 测定等。

【治疗原则】

处理主要取决于胎儿有无畸形、孕周和孕妇症状的严重程度。

1.羊水过多合并胎儿畸形

处理原则为及时终止妊娠。

(1)利凡诺引产：中期妊娠，慢性羊水过多，孕妇的一般情况尚好，无明显心肺压迫症状，经腹羊膜腔穿刺，放出适量羊水后注入利凡诺 50~100mg 引产。

(2)采用高位破膜器，自宫颈口沿胎膜向上送 15~16cm 刺破胎膜，使羊水以每小时 500ml 的速度缓慢流出，以免宫腔内压力骤减引起胎盘早剥。破膜放羊水过程中注意血压、脉搏及阴道流血情况。放羊水后，腹部放置沙袋或加腹带包扎以防休克。破膜后 12 小时仍无宫缩，需用抗生素。若 24 小时仍无宫缩，适当应用硫酸普拉酮钠促宫颈成熟，或用催产素、前列腺素等引产。

(3)注意监测阴道出血和宫高变化，及早发现胎盘早剥

2.羊水过多合并正常胎儿

应根据羊水过多的程度与胎龄而决定处理方法：

(1)症状严重孕妇无法忍受(胎龄不足 37 周)，应穿刺放羊水，用 15~18 号腰椎穿刺针行羊膜腔穿刺，以每小时 500ml 的速度放出羊水，一次放羊水量不超过 1500ml，以孕妇症状缓解为度。放出羊水过多可引起早产。放羊水应在 B 型超声监测下进行，防止损伤胎盘及胎儿。严格消毒防止感染，酌情用镇静保胎药以防早产。3~4 周后可重复以减低宫腔内压力。

(2)吲哚美辛在孕 32 周前可考虑使用该药，超过 32 周使用可导致胎儿动脉导管过早闭合、胎儿大脑血管收缩和肾功能损害。起始剂量为母亲 25mg 口服，每天 4 次。每周测量 AFI 2~3 次，一旦 AFI 恢复正常即停药。鉴于吲哚美辛有使动脉导管闭合的副作用，故不宜广泛应用。

(3)如果患者因羊水过多出现先兆早产，胎龄未满 34 周应使用糖皮质激素并给予宫缩抑制剂。在使用宫缩抑制剂后如仍不能控制宫缩可考虑羊水抽吸。

(4)妊娠已近 37 周，在确定胎儿已成熟的情况下，行人工破膜，终止妊娠。注意羊水流出速度控制，防止胎盘早剥。

(5)症状较轻可以继续妊娠，注意休息，低盐饮食，酌情用镇静药。

(6)严密动态观察羊水量变化。

(7)病因治疗。

(8)预防并发症。

3.分娩期和产后处理

(1)注意产程进展和母儿监测。

（2）保证先露为顶部。

（3）及早发现胎盘早剥、脐带脱垂。

（4）预防产后出血。

（杨水艳）

第十二节　羊水过少

妊娠晚期羊水量少于300ml者为羊水过少。

【诊断标准】

1.临床表现

（1）宫高腹围小于停经孕周。

（2）子宫紧裹胎体,子宫外形不规整感。

（3）胎膜早破者有阴道流液。

（4）临产后阴道检查可见前羊水囊不明显。

（5）破膜时羊水少,或稠厚黄绿。

2.胎心电子监护

取决于对胎儿影响程度。

（1）基线变异减少。

（2）NST无反应型。

（3）胎心监护可有变异减速、晚期减速。

3.B型超声检查

（1）羊水量检查:①目前确定羊水量主要通过B超测量,包括测定羊水指数（AFI）和单个最大羊水暗区深度。因为单个最大羊水暗区深度未考虑到胎儿位置可能相对于子宫并不对称,诊断羊水过少主要依靠AFI。②B超诊断羊水过少标准是妊娠晚期羊水指数（AFI）＜5cm,5~8cm考虑羊水较少。最大羊水池深度＜2cm为羊水过少,≤1cm为严重羊水过少。③因羊水量随着妊娠进展而发生改变,所以仅以足月时的AFI作为诊断标准。④也有将羊水过少定义为AFI小于同孕龄正常妊娠AFI第五百分位数（≤5th）。

（2）胎盘-胎儿检查:①胎儿畸形检查。②胎儿生长大小检查。③胎儿脐动脉血流S/D比值。

（3）并发症相关指标检查。①子宫胎盘功能不良相关如高血压、慢性胎盘早剥、系统红斑性狼疮、抗磷脂综合征等相关检查。②过期妊娠。③胎膜早破检查包括阴道流液pH检测和羊齿状结晶检查。

【治疗原则】

晚期妊娠羊水过少处理原则是针对病因治疗,同时给予对症处理。

1.羊水过少,胎儿无畸形,胎盘功能严重不良,短时间不能阴道分娩,剖宫产结束妊娠。

2.先行OCT试验,如OCT（-）,胎儿储备能力尚好,宫颈成熟,严密监护下破膜后观察宫缩,必要时行缩宫素引产。

3.孕周较小,胎儿不成熟,羊膜腔灌注法期待治疗。

4.母体输液水化:羊水量与母亲血容量间存在相关性,给予母亲输液提升体液量或降低母亲渗透压可增加胎儿尿流量从而改善羊水过少。

5.产程中严密监测胎儿安危,包括持续胎儿电子监护。

6.产程中注意母体供氧和监测。

7.新生儿复苏准备。

8.羊膜腔灌注法临床应用。①经腹壁羊膜腔灌注通常在未破膜情况下,B超引导避开胎盘,以 10ml/min 输入 37℃ 的 0.9% 生理盐水 200~500ml,注意监测羊水指数,预防感染和保胎处理。②经阴道羊膜腔灌注通常在产程中或已经破膜时。以 10ml/min 输入 37℃ 的 0.9% 生理盐水 200~500ml,使 AFI 达 8cm。如 AFI 已≥8cm,胎心减速无改善,停止输注,考虑剖宫产尽快结束分娩。

羊水较少者动态监测,病因查找,及时处理。

(杨水艳)

第十三节　胎儿水肿

胎儿水肿综合征是一种极易致死的胎儿异常。发生在胎儿和婴儿早期,指胎儿细胞外液体的过量积聚,表现为全身软组织高度水肿,可有胸腔和腹腔大量液体积聚,心肝脾增大,严重者致胎儿死亡或出生后出现溶血、核黄疸等症状。围生儿死亡率很高,而且胎儿水肿、胎盘巨大、子宫紧张度增高,容易引起孕妇妊娠高血压疾病、产后大出血等严重并发症。

【胎儿水肿分类】

胎儿水肿有免疫性(IHF)和非免疫性(NIHF)之分。

1.免疫性水肿　是指孕妇和胎儿血型不合引起的胎儿或刚出生婴儿免疫性溶血,是一种同族血型免疫性疾病。主要是由 ABO 血型和 Rh 血型不合引起。尽管胎儿自身具有防护机制,孕妇仍须重视,定期产前检查,血型抗体筛查,B超监测。有报道 ABO 血型不合致溶血病发生率占 2%~2.5%。Rh 血型不合为 5%。随产科诊断水平提高以及抗 RhD 血清的使用,免疫性胎儿水肿发病率已明显降低。

2.非免疫性水肿　原因常见的有:心血管畸形和功能异常——房室瓣膜闭锁不全、心衰、大血管畸形等,染色体异常,胎盘异常,胎母间和双胞胎间通过血管吻合引起的输血综合征,贫血,胎儿肺部畸形和子宫内感染细菌病毒(如细小病毒、链球菌、螺旋体、巨细胞病毒、柯萨奇病毒、弓形虫等)。

【诊断与鉴别诊断】

目前诊断标准为:身体 2 个或 2 个以上器官出现过量细胞外液,包括皮肤水肿(≥5mm)、胎盘增厚(>6mm)或羊水过多。

1.超声检查　B超提供最可靠和最为直接的方法。B超下可看到胎儿胸部和腹部有大量的液体聚集,心胸比例增大,肝大,胎儿头皮、各部分皮肤及皮下软组织增厚,胎盘增大,羊水增多,畸形等。由于心血管疾病是非免疫性胎儿水肿的最常见病因,一旦发现胎儿水肿需进行胎儿心脏超声检查。此为检测胎儿大脑中动脉血流、胎儿骨骼系统评估以及胎儿腹部回声异常,对水肿的病因也有提示意义。

2.血液学检查 孕妇血型和 Coombs 实验进行免疫性病因诊断;TORCH 及微小病毒 B19 检查宫内感染因素;血红蛋白和血清电泳检查筛查 α-珠蛋白生成障碍性贫血;早-中孕期血清学筛查发现非整倍体染色体异常胎儿。

3.羊水穿刺及脐血穿刺 进行胎儿染色体核型分析,也可进行羊水培养检查巨细胞病毒感染。

【治疗方案及选择】

胎儿水肿的处理应根据病因、胎儿状况和医疗条件而定。通常胎儿患致死畸形、严重缺陷、出生后生存能力低下者应终止妊娠;有产前治疗指征和条件的可宫内治疗。对病情轻微且近足月的胎儿可分娩后处理。胎儿水肿的预后与其病因密切相关,免疫性胎儿水肿经宫内输血治疗,存活率可达 74%。而非免疫性胎儿水肿预后较差。

1.羊膜腔穿刺 双胎输血综合征经羊膜腔穿刺放出羊水,可降低羊膜腔压力,改善输血胎儿的血供,延长孕周。

2.胎儿镜手术 严重的双胎输血综合征,可通过胎儿镜激光电凝胎盘血管吻合支,阻断胎盘血液分流。

3.宫内胎儿输血 适用于严重贫血胎儿,可在 B 超引导下穿刺,经胎儿腹腔或脐血管输血治疗,改善胎儿贫血和水肿状况。

治疗过程中应密切观察胎儿水肿状况以进行疗效判定。

【医疗文件书写要点】

胎儿水肿对母胎的威胁都极大,可导致羊水过多、镜像综合征、子痫前期、贫血和产后出血。因此需重视对孕妇的产前检查,按照高危妊娠处置。免疫性胎儿水肿预后和非免疫性胎儿水肿相比,预后相对较好,大部分非免疫性胎儿水肿并不适合孕期治疗,存活率低下,对其进行病因检查需通过侵入性诊断,有一定胎儿丢失风险,需在术前进行病情告知。

(杨水艳)

第十四节 胎儿溶血性疾病

母婴血型不合引起的新生儿溶血病(HDN)是因母婴血型不合,母亲的血型抗体通过胎盘引起胎儿、新生儿红细胞破坏。这类溶血性疾病仅发生在胎儿与早期新生儿,是新生儿溶血性疾患中相当重要的病因。胎儿主要表现为溶血性贫血、心力衰竭和水肿等。自 1900 年 Landsteiner 发现了 ABO 血型,一个世纪以来,已经定义了 300 多种可遗传的血型抗原,分别归于 29 个遗传学上分离的系统中。每个系统都具有包含着由一个单基因或由两个或多个紧密连锁的同源基因编码的一种或多种特异性。ABO/Rh 血型是人类两个主要的血型,母婴血型不合主要有 ABO 和 Rh 两类,两者所占比例因人种差异而不同,在我国 ABO 型较多见,占所有妊娠的 20%～25%,而 Rh 型约占 0.34%,其他血型抗体有 MN、Lew、Kell 和 Fya 等血型系统。

一、Rh 血型不合溶血性贫血

Rh 是人类血型系统中最复杂的一种,Rh 基因位于第一对染色体上,至少有 45 个表位,有两种 Rh 蛋白有两个高度同源的基因所编码:RHD 编码 D 抗原,RHCE 编码 Cc、Ee 抗原。其中 D 抗原性最强,故临床上将红细胞上具有 D 抗原者,称为 Rh 阳性[Rh(+)],缺乏 D 抗原者,称为 Rh 阴性[Rh(-)]。我国汉族人中 Rh 阳性者占绝大多数,因此 Rh 血型不合发病率不高。母亲为 Rh 阴性,父亲为 Rh 阳性,其子女有 65% 的可能性为 Rh 阳性,其中约有 10% 可能发生 Rh 溶血病。一般第一胎不受影响,因胎儿红细胞除有偶然情况外,不能通过胎盘进入母体,故母体不产生抗 D 抗体,但是分娩时胎儿红细胞可以进入母体循环而渐产生抗 D 抗体,因此在第一胎以后的胎次中可以发生溶血。胎次越多,溶血情况越重。此外也偶见母子均为 Rh(+) 而发生本病者,这是由于其他因子如 E、e、C、c 等不合,以致母体产生抗 E、抗 e、抗 C、抗 c 等抗体引起。Rh 血型不合溶血病的临床表现往往起病早、病情重、病程长,发生胎儿贫血、水肿、心力衰竭等,新生儿晚期贫血、溶血性黄疸和核黄疸等,严重者甚至发生死胎和新生儿死亡。

本病已确知为母儿间同种免疫所致,在妊娠期往往无明显的临床表现,故诊断主要依靠实验室的特异抗体检查。凡既往有不知原因的死胎、流产或新生儿重度黄疸史的孕妇,都应检查其血清中有无特异性抗体。

(一)产前检查

1.血型检查　有不良分娩史的妇女在再次妊娠前需要进行血型检查。所有妇女不管其既往内科史或产科史如何,都应该在初次产前检查时进行血型检查。若孕妇血型为 O 型或 Rh 阴性,需要进行配偶的血型检查。一些患者虽然 ABO 或 Rh 血型系统夫妇相配,但临床症状高度怀疑胎儿或新生儿溶血可能,或者孕妇血液中发现不规则抗体,需要进行 Rh 全套和特殊血型检查。若夫妇血型不合,需要测定孕妇的特异血型抗体。

2.母体血清抗体检查　对没有致敏但有危险的 Rh 阴性孕妇来说理想的处理是,从第 18～20 周开始每月做一次间接 Coombs 试验。第一次测定可作为抗体基础水平,以后每隔 4 周重复一次,测抗体上升速度。如果在同一家医院使用稳定的技术做母体间接 Coombs 抗体滴度,结果既具有可重复性,又在预测严重胎儿疾病方面具有临床价值。抗 D 抗体滴度自 1:2 开始即有意义,抗 D 滴度达到 1:16,胎儿溶血情况加重。每个实验室都应有一个最低滴度,低于该滴度则不会发生重度胎儿溶血性疾病。在第一次被致敏的妊娠中,用抗体滴度超过阈值来预测胎儿危险的价值最大,抗体滴度与胎儿溶血程度成正比。在以后的妊娠中,抗体滴度不是选择处理措施的充分根据。

3.胎儿超声检查　一些研究者发现,胎儿贫血的发生伴随着胎儿大脑中动脉收缩期峰值流速而升高,虽然我们发现至少有一半的贫血胎儿可以表现为正常的峰值流速,但相对于胎儿孕周的高峰值流速还是可以提示贫血的。总的来说,测量大脑中动脉峰值流速是一种非常好的、无创伤的监测胎儿贫血的手段。其他一些可以预测胎儿贫血,或可在胎儿水肿出现之前就出现的一些超声学表现包括:羊水量的改变,肝、脾的长度或厚度的改变,胎盘厚度增加,小肠回声增强以及双侧心室的直径变化等。

4.聚合酶反应(PCR)检测胎儿 RhD 用聚合酶链反应(PCR)技术可以快速地测定羊水细胞或者胎盘活检标本上的胎儿血型抗原,其敏感性和特异性分别为 98.7% 和 100%。阳性、阴性预测值分别为 100% 和 96.9%。与脐带穿刺和血清学检查比较,羊水穿刺 PCR 技术鉴定胎儿 RhD 可降低 4 倍围生病死率。有危险的孕妇在中期妊娠做羊水穿刺或绒毛取样(CVS)后,测定胎儿的 Rh 基因型应该成为一个标准。如果结果为阴性,则不需要进一步随访。

5.羊水的分光光度测量 正常的羊水透明无色,重症溶血病羊水呈黄色。胎儿溶血程度愈重羊水胆红素就愈高,故羊水检查结果对进一步处理方法的决定有参考价值。450nm 处的光密度与羊水中胆红素含量有关。该处光密度增加可出现胆红素膨出部。此膨出部的高度与胎儿疾病的严重程度有一定的关系。

6.胎儿血样检测 脐带穿刺抽取胎儿血样进行检测可以直接准确地评估胎儿贫血。第一次进行脐带穿刺的时间选在上一胎受累的胎儿需接受宫内输血治疗时孕周的前几周,或者是大脑中动脉峰值流速上升时。从胎血标本中可以检测胎儿的血型、总胆红素、全血细胞数量以及人工网织红细胞计数和直接 Coombs 实验。如果胎儿在抽血检查时尚无贫血,那么直接 Coombs 实验强阳性或人工网织红细胞计数在 95% 的可信区间以外者有发展成为产前贫血的可能,应高度重视。

直接进行胎儿血样检查较羊水检测具有许多优越性。其诊断的敏感性和特异性以及对胎儿贫血的预测准确性均较羊水检测高许多。直接检测法诊断胎儿贫血的假阳性率为零,假阴性率也十分低。但是脐带血管穿刺具有一定的风险,为了减少发生胎膜早破、羊膜炎以及加重母体致敏的风险,要尽可能减少侵入性操作,尤其是应用穿刺针引导时。

(二)产后检查

新生儿出生后,需密切观察其临床表现,如贫血、水肿、肝脾大,黄疸出现时间及进展情况,若黄疸出现早,进展快而疑及本病时做下列检查。

1.红系计数测定 如果红细胞和血红蛋白下降,有核红细胞和网织红细胞增高等表示患儿可能存在溶血,但不能凭此而确诊,生后诊断的主要依据是血清特异性免疫抗体的检查(正常新生儿第 1 天网织红细胞可超过 6%,生后 1~2d 外周血每 100 个白细胞中可以找到有核红细胞 2~10 个)。出生后同时随访胆红素,如果 48h 内间接胆红素达到 20mg/dl 有换血指征。

2.血清特异性免疫抗体检查

(1)检查母婴的血型(ABO 及 Rh 血型):了解它们之间是否不合。

(2)检查婴儿红细胞是否致敏:直接抗人球蛋白试验阳性,说明婴儿红细胞被血型抗体致敏。并可做释放试验以了解是哪种 Rh 血型抗体。

3.检查婴儿血清有无血型抗体存在及其类型 游离抗体试验,在 Rh 血型不合时,用婴儿血清与各标准红细胞(CCDee,CcDEE,ccDee,Ccdee,ccdEe,ccdee)做抗人球蛋白间接试验来检查。

4.检查母亲血清中有无抗体 抗人球蛋白间接试验可以证实。由于 Rh 血型抗体只能由人类红细胞引起,故在母体血清内有 Rh 血型抗体存在,对新生儿 Rh 溶血病的诊断有相当参考价值。如要确诊,必须婴儿直接抗人球蛋白试验阳性,只有婴儿红细胞被致敏才会发病。

(三)诊断

本病的临床症状是由溶血引起,症状的轻重程度与母亲抗体的量、胎儿红细胞被致敏程度和胎儿代偿能力等因素有关。

1.胎儿水肿 多见于病情重者,患儿全身水肿,苍白,皮肤瘀斑。腹腔积液,腹水,心音低,心率快,呼吸困难,肝脾大。活产的水肿儿中多数为早产。如不及时治疗常于生后不久即死亡。不少胎儿水肿者为死胎。水肿的发生与低血浆蛋白有关,因髓外造血与缺氧影响肝功能,部分患儿尚发生心力衰竭亦加剧水肿。这类患儿胎盘水肿重量与新生儿体重之比可达 1：3～4(正常为 1：7)。

2.黄疸 胎儿由溶血而产生的胆红素都由母肝代为处理,故新生儿脐血一般无黄疸,重者可以有 0.3mg 胆红素,生后处理胆红素责任全在于胎儿自己,再加之肝功能也还不够健全,生后 4～5h 即见黄疸,并迅速加深,于生后 3、4d 达到峰值,超过 $340\mu mol/L(20mg/dl)$ 者不少见。出现早,上升快,是 Rh 溶血症患儿黄疸的特点,胆红素以未结合胆红素为主。但有少数患儿在病程恢复期结合胆红素明显升高,出现"胆汁淤积综合征"。因为肝内有广泛髓外造血灶,巨细胞形成,胆管增殖,淤积胆汁肝区纤维化,胆小管中心坏死等。还有部分严重贫血的胎儿水肿。髓外造血造成毛细管阻塞,亦可有"阻塞性黄疸"。

黄疸开始时出现在脸部(血清胆红素为 $68～102\mu mol/L$),如胆红素值上升则四肢和躯干也出现黄疸,最后波及手心及足底。胆红素＞15～18mg/dl 时,面部躯干均呈橙黄但手足心仍为淡黄,但如胆红素＞20mg 手足底也转为橙黄。10d 新生儿血胆红素在 $231\mu mol/L$ 时肝功能均无损害,血糖降低 2.42mmol/L 应注意肝功能。

Rh 与 ABO 溶血症比较,Rh 有较多病例在 24h 内出现黄疸,而 ABO 多在生后 2、3d。重庆报道全部 Rh 溶血病的黄疸在 24h 内出现,12h 内出现 15 例。

3.贫血 程度不一。轻度溶血者脐带的血红蛋白＞140g/L;中度溶血者脐带血＜140g/L。重者则可低于 80g/L,且常伴有胎儿水肿。出生后溶血继续进行,贫血较刚出生时明显。部分 Rh 溶血病患儿在生后 2～6 周发生明显贫血(Hb＜80g/L),称为晚期贫血。这是由于部分患儿早期症状并不严重,无须换血治疗,但 Rh 血型抗体却在体内持久(超过 1～2 个月)存在,继续溶血而导致晚期贫血,即使早期症状较重而做了交换输血的患儿中仍有部分小儿发生晚期贫血,因为交换输血只能换出部分血型抗体。此外换人的成人红细胞氧离曲线较新生儿的右移,较易释氧,能减轻组织缺氧,但红细胞生成却减少。

4.胆红素脑病(核黄疸) 早在 1904 年,Schmorl 对 1 例因重症黄疸而死亡的新生儿进行尸解就发现其脑基底核被黄染,并首次命名为核黄疸。此种黄染物质经分析确定为未结合胆红素,它可导致神经细胞的中毒性病变,故又称"胆红素脑病"。

胆红素脑病病变最明显处是脑基底核,呈鲜亮黄色或深黄色;其他部位如海马沟、视丘、视丘下棱、苍白球、壳核、顶核、尾状核、脑室核、小脑小叶和脊髓前角等均呈淡黄色;小脑、延脑、大脑半球的白质和灰质也可受影响,但更轻淡些。

基底核神经细胞在新生儿期生理及生化代谢方面最活跃。耗氧量及能量需要量均最大。故基底核最易受损。胆红素进入脑细胞后可能使脑细胞的线粒体氧化的偶联作用脱节,因此脑细胞的能量产生受到抑制,使脑细胞损害。导致新生儿核黄疸的原因有以下几个方面。

(1)新生儿胆红素脑病与血-脑屏障的成熟度:完整的血-脑屏障具有栅栏作用,可限制某些物质(如胆红素等)进入中枢神经系统,所以对脑组织有保护作用。但由于缺氧、感染、低血糖及酸中毒等的影响,其通透性有所改变,屏障作用受到破坏,即所谓"血-脑屏障开放"。此时不仅游离胆红素可进入脑组织,而且与白蛋白联结的未结合胆红素也可进入。某些药物可影响血-脑屏障,尤当新生儿期血-脑屏障不够成熟,胎龄不足的早产儿更是如此。生后头几天新生儿血-脑屏障的通透性较大,胆红素易于透过,因此可认为新生儿血-脑屏障易于发生核黄疸。

(2)游离胆红素梯度:未结合胆红素(UCB)系脂溶性,它与富有脑磷脂的神经细胞有亲和力。当 UCB 与白蛋白连接成为复合物后,因分子量大,一般情况下不能透过血-脑屏障。但不与白蛋白联结的 UCB 可通过,进入中枢神经细胞引起胆红素脑病。凡能使血清游离胆红素浓度增高的因素如:①UCB 浓度过高;②白蛋白含量过低;③存在竞争夺取白蛋白上联结点的物质均可导致胆红素脑病。血与脑游离胆红素梯度愈高,则其进入脑的量愈多,核黄疸的发生率也愈高。

(3)胆红素浓度:足月新生儿当无其他并发症时,其总胆红素浓度在 $307.8 \sim 342.0 \mu mol/L$($18 \sim 20 mg/dl$)以下时很少会发生胆红素脑病。当总胆红素$>342.0 \mu mol/L$($20 mg/dl$)时就有可能导致部分新生儿发生胆红素脑病。未成熟儿的总胆红素浓度为 $256.5 \mu mol/L$($15 mg/dl$)或更低时就可能发生核黄疸。

(4)胆红素脑病与其他因素:某些高危因素可能直接或间接地促成核黄疸。如早产儿脑底神经核需氧多,代谢率高,当胆红素通过血-脑屏障后就易受影响。早产儿血清白蛋白含量偏低,致使胆红素与白蛋白的联结点减少;又如窒息缺氧、感染性脑膜炎、酸中毒及低蛋白血症等可减少胆红素与白蛋白的联结量;药物、饥饿及低血糖等可夺取联结点面降低血-脑屏障的保护作用。在处理新生儿高胆红素血症时,应及时考虑这些因素对血-脑屏障功能的影响。

临床分期:有人将进行性出现的神经症状分为四期,第 1～3 期出现在新生儿期,第 4 期在新生儿期以后出现。

第 1 期——警告期:足月儿常在生后 2～5d 出现,早产儿 7d 出现骨骼肌张力减退、嗜睡及吸吮反射减弱,呼吸暂停、精神委靡、呕吐、四肢舞动、低热、拥抱反射消失等非特异性症状。

第 2 期——痉挛期:主要特点为痉挛、角弓反张和发热,尖叫,呼吸困难,心动过缓。轻者仅有眼直、凝视、为时很短;较重者两手握拳,双臂伸直,外展强直;重者头向后仰、角弓反张,抽搐后肢体出现弛缓。痉挛程度轻或重,时限长或短,对诊断同样有意义。发热常出现于第 2 期初,与痉挛并存者占 80%。

第 3 期——恢复期:大都始于生后第 1 周末,首先是吸吮力和对外界反应渐恢复,继而呼吸好转,痉挛渐减或消失。

第 1 期 12～24h,第 2 期 12～24h,最长 48h,若病情好转,则进入第 3 期,约需 2 周之久。

各期时限可随病情轻重而变,轻者可停止于第 1 期,数天后渐好转,重者在第 1 期内就可死亡。

第 4 期——后遗症期:凡未予治疗或病情发展及症状出现缓慢的患儿,日后仍可出现后遗症,但某些后遗症状经 2~3 个月以后似可逐渐恢复,其预后尚难肯定。部分患儿仅有轻度或中度的神经肌肉功能不协调、耳聋或轻微脑功能障碍,可单独或同时存在,直到患儿上学时才消失,智能发育和运动障碍可能平行出现。

(四)辅助检查

1.血抗体测定:Rh 阴性的孕妇应检查其丈夫的 Rh 血型。若不合,测产妇抗体。第 1 次测定一般在妊娠第 16 周进行,这可作为抗体的基础水平。然后于 28~30 周再次测定,以后隔 2~4 周重复 1 次,抗体效价上升者提示胎儿很可能受累,当抗体滴度达 1:16 时宜做羊水检查。血浆内抗体多是 IgG 抗体,有人测定证实,有 IgG_1 及 IgG_3 抗体的比只有 IgG_1 重,胎儿水肿出现在 20 周。而只有 IgG_1 的出现在 27 周。只有 IgG_1 抗体的 4/5 得病,而同时有 IgG_1 及 IgG_3 的都发病,IgG_2 及 IgG_4 不能免疫。还有测血中红细胞吞噬作用证明 50% 阳性则为重症,20% 阳性则为轻症。

2.羊水检查:羊水在 450~460nm 处光密度膨出部的光密度读数在妊娠不同阶段并不是一致的,故同一 450nm 处光密度膨出部的读数在妊娠不同阶段有不同意义,凡膨出部值在工区者提示胎儿未发病或病情为轻度,在Ⅱ区病情属中等度。在Ⅲ区则表明病情严重。再分光度计测 450nm,仪器设备要求较高,亦用测定胆红素法,羊水胆红素<$8.55\mu mol/L$ 者,估计胎儿红细胞破坏不严重;可视为孕妇健康,考虑等待自然分娩,大于此值如 L/S 值≥2.0 应考虑终止妊娠,如>17.1mol/L 者 L/S≥2.0 即应终止妊娠。

3.B 超检查:重度胎儿水肿并发腹水时 B 超可检出胎儿腹部有液性暗区,其中间可见漂动的肠曲、肝等脏器;胎儿水肿时则胎儿周身皮肤包括头皮厚度增加,呈双线回声。

4.用正常血液对患者红细胞做血单核细胞分层试验其阳性的敏感性是 91%,而阳性的准确率是 100%,而对照羊水准确率为 60%。单核细胞分层后不必再做 B 超或羊水穿刺,可做初筛试验。

5.产后诊断:病史及临床体征考虑本病时应进一步做实验室检查。红细胞及血红蛋白下降,网织红细胞增高(生后第 1 天网织红细胞可超过 0.06),有核红细胞增高(生后 1~2d 周围血每 100 个白细胞中可以找到核红细胞超过 2~10 个)等仅提示患儿可能存在溶血,不能凭此而确诊。生后诊断的主要依据是血清特异性免疫抗体的检查。

(1)检查母、婴的 Rh 血型是否不合。

(2)检查婴儿红细胞是否被致敏,抗人球蛋白试验直接法阳性说明婴儿红细胞被血型抗体致敏。并可做释放试验以了解是哪种 Rh 血型抗体。

(3)检查婴儿血清中有无血型抗体存在及其类型,将婴儿血清与各标准细胞(CCDee,ccDEE,Ccdee,ccdEe,ccdee)做抗人球蛋白间接试验。

若一病儿血清与上述各标准红细胞做抗人球蛋白间接试验,结果 CCDee,ccDEE,ccDee,ccdEe 组发生凝集(阳性),而 Cedee、cedee 组阴性,则可判断该病儿血清无抗 C、抗 c 及抗 e 抗体。ccDee、ecdEe 组阳性分别表明有抗 D、抗 E 抗体,CCDee,ccDEE 组凝集亦因含 D、E 抗原有关。

(4)检查母体血清中有无血型抗体存在,做间接抗人球蛋白试验可以证实。由于 Rh 血型抗体只能由人类红细胞引起,故母体内存在 Rh 血型抗体对新生儿 Rh 溶血病的诊断有一定参考意义,但要确诊。上述第(2)点检查应阳性,只有婴儿红细胞被致敏才发病。

(五)鉴别诊断

阻塞性黄疸　相似点:新生儿期出现黄疸。鉴别要点:①多数患儿出生后第一周即出现黄疸;②黄疸持续 2 周以上时间;③黄疸逐渐从非结合性转为结合性;④早期胎粪排尽后粪便多为土色或苍白的黄色;⑤新生儿期黄疸消失后,在最初 2 周黄疸可再现并持续存在。

二、ABO 血型以及其他血型不合的检查

ABO 血型基因位点位于第 9 号染色体上。ABO 血型不合是我国新生儿溶血病的主要原因,占 96%,也是高胆红素血症的常见原因,占 28.6%。ABO 血型免疫抗体,固然可因母亲与胎儿血型不合引起,但由于自然界 A、B 型物质存在广泛,故母体可以在妊娠前已存在 IgG 抗 A、抗 B 抗体,怀孕后这类抗体通过胎盘进入胎儿体内可引起溶血,故第一胎即可发病,占 40%～50%。ABO 血型不合者,大多数母为 O 型,父为 A 型或 B 型,胎儿亦为 A 型或 B 型。仅少数发生在母子 A-B、A-AB 血型。

目前 ABO 溶血病采用抗 A(B)IgG 定量测定方法。当抗 A(B)IgG 效价>1:128,胎儿可能发生溶血病。不过,抗体效价仅作参考,因效价高低和胎婴儿的发病及病情严重程度并不一定成正比,因为溶血病的发生还取决于:胎盘对抗体通透的屏障作用;胎儿的保护性机制,即胎儿对溶血病的耐受能力等。

尽管母婴 ABO 血型不合很常见,但真正发生 ABO 血型不合溶血病较少,这是因为 ABO 抗原通常是 IgM 抗原,这种抗原在胎儿红细胞上的表达不是那么强。

虽有多个血型系统因母婴血型不合亦可发生溶血病,但发生率低,仅有少数病例报道,其引起的同种免疫通常是由输血引起的。其中 Kell 引起的同种免疫特别引起人们的兴趣,因为它致病的病理生理学区别于其他的几种抗原,抗 KellIgG 抗体通过破坏或阻止红细胞祖细胞的作用而致病,因此应用非直接性的胎儿检查手段更难对它的临床作出预测。在抗体滴度和羊水 450nm 处光密度值均很低的情况下,就有可能产生严重的贫血和胎儿水肿。

(杨水艳)

第二十章 胎儿及附属物异常

第一节 胎儿窘迫

胎儿在子宫内因急性或慢性缺氧危及其健康和生命者,称胎儿窘迫。胎儿窘迫发生率为2.7%～38.5%。胎儿窘迫可分急性及慢性两种:急性常发生在分娩期;慢性发生在妊娠晚期,但可延续至分娩期并加重。

【诊断与鉴别诊断】

(一)临床依据

1.胎动异常。

2.羊水量减少或羊水粪染。

3.胎心听诊异常。

4.胎儿监护异常。

5.胎儿头皮血 pH 提示胎儿酸中毒。

(二)检查项目及意义

1.胎儿电子监护 孕晚期最常用的评估胎儿宫内安危的方法。无应激试验 NST(＋),提示胎盘功能良好,一周内无胎儿死亡风险。NST 可疑或阴性,有胎儿缺氧可能,需及时复查或进一步检查明确诊断。OCT(＋),说明胎盘功能低下。胎心监护只能作为胎儿低氧的筛查手段,很有价值,只要胎儿处于低氧状态,胎儿监护基本上均出现异常或可疑图形,但它们的出现并不一定合并代谢性酸中毒存在,不能反映有无酸中毒存在及其程度,在用以诊断胎儿窘迫时,假阳性率高,须综合分析。

2.B 超 监测胎动、胎儿呼吸样运动、胎儿肌张力、羊水量,联合 NST 结果胎儿生物物理评分,≤3 分提示胎儿窘迫,4～7 分为胎儿可疑缺氧。

3.羊膜镜 在羊膜未破时,用羊膜镜观测有胎粪污染羊水量的多少可了解胎儿是否存在低氧。

4.脐动脉 S/D 评估胎盘血管阻力,孕晚期脐动脉 S/D＞3,或出现脐动脉舒张期血流缺失或倒置,胎儿预后不良。

5.胎儿头皮血 pH 测定 为有创性检查手段,胎儿头皮血 pH 与胎儿全身的酸碱状态密切相关,可代表胎儿全身的酸碱状态,减少胎儿监护的假阳性。

(三)诊断思路和原则

1.急性胎儿窘迫　多发生在分娩期,常因脐带脱垂,前置胎盘大出血,胎盘早剥,产程延长或宫缩过强及不协调等引起。

(1)胎心率异常:胎心率变化是急性胎儿窘迫的一个重要征象。缺氧早期,胎心率于无宫缩时加快,>160bpm;缺氧严重时胎心率<110bpm。胎儿电子监护 CST 可出现频发晚期减速、重度变异减速。胎心率<100bpm,基线变异<5bpm,伴频繁晚期减速提示胎儿缺氧严重,可随时胎死宫内。

(2)羊水胎粪污染:羊水污染程度与胎粪排出时间及量有关,排出时间越长,污染颜色越深,羊水越黏稠。根据程度不同,羊水污染分 3 度:Ⅰ度浅绿色,常见胎儿慢性缺氧。Ⅱ度深绿色或黄绿色,提示胎儿急性缺氧。Ⅲ度呈棕黄色,稠厚,提示胎儿缺氧严重。羊水胎粪污染出现的时间对诊断胎儿窘迫亦很重要,临产早期出现羊水胎粪污染,尤其是黏稠者,胎儿窘迫,新生儿窒息均增加;分娩时近胎儿娩出时,胎粪的排出不能完全预示胎儿窘迫,尤其无其他窘迫体征时;原来羊水清,经一段产程后出现胎粪污染者,胎儿窘迫发生率增加。

(3)胎动异常:缺氧初期为胎动频繁,继而减弱及次数减少,进而消失。胎动<10 次/12h应低考虑氧状态,胎动消失后平均 12~48h 胎心消失。

(4)酸中毒:胎儿缺氧与酸中毒之间关系密切,采集胎儿头皮血进行血气分析,可反映胎儿宫内安危情况。胎儿正常 $pH>7.25\sim7.30$,$pH<7.2$,$PCO_2>60mmHg$ 可诊断为胎儿酸中毒。

2.慢性胎儿窘迫　主要发生在妊娠晚期,往往延续至临产并加重。多因妊娠期高血压疾病、妊娠合并高血压病、慢性肾炎、糖尿病、严重贫血及过期妊娠等所致。

(1)宫高、腹围小于正常:持续慢性胎儿缺氧,使胎儿宫内生长受限,各器官体积减小,胎儿体重低,表现为宫高、腹围低于同期妊娠第 10 百分位数。

(2)胎动减少或消失:胎动过频或胎动减少均为胎儿缺氧征象,每日监测胎动可预测胎儿安危。胎动<10 次/12h 为胎动减少,是胎儿缺氧的重要表现之一。临床上常见胎动消失 24h后胎心消失,应予警惕。

(3)胎儿电子监护异常:NST 表现无反应型,即持续监护 20~40min,胎动时胎心率加速<15bpm,持续时间<15s,基线变异频率<5bpm。OCT 可见频繁重度变异减速或晚期减速。

(4)脐动脉 S/D 增高:孕晚期脐动脉 S/D>3,或出现脐动脉舒张期血流缺失或倒置,胎儿预后不良。

(5)胎儿生物物理评分低下:根据 B 型超声监测胎动、胎儿呼吸运动、胎儿肌张力、羊水量及胎儿电子监护 NST 结果进行综合评分,≤3 分提示胎儿窘迫,4~7 分为胎儿可疑缺氧。

(6)羊水胎粪污染:通过羊膜镜检查可见羊水浑浊呈浅绿色、深绿色及棕黄色。

【治疗方案及选择】

(一)急性胎儿窘迫

应采取果断措施寻找原因并予以处理。停滴缩宫素,阴道检查评估宫口情况,若发现脐带脱垂,回纳脐带等。吸氧,面罩或鼻导管持续给氧,每分钟氧流量 10L。尽快终止妊娠:根据产程进展,决定分娩方式,做好新生儿抢救准备。

1.宫口未开全 出现下列情况之一者,应立即行剖宫产。胎心率<120bpm 或>180bpm 伴羊水污染;羊水污染Ⅲ度,伴羊水过少;胎儿电子监护 CST 或 OCT 出现频繁晚期减速或重度变异减速;胎儿头皮血 pH<7.20。

2.宫口开全 胎头双顶径已过坐骨棘平面以下,尽快经阴道助产。

(二)慢性胎儿窘迫

应针对病因,视孕周、胎儿成熟度及胎儿窘迫程度决定处理。

1.一般处理 左侧卧位。吸氧每日 2～3 次,每次 30min。积极治疗妊娠合并症及并发症。

2.期待疗法 孕周小,胎儿娩出后存活可能性小,尽量非手术治疗以期延长胎龄,同时促胎儿成熟,等待胎儿成熟后终止妊娠。

3.终止妊娠 妊娠近足月,胎动减少,OCT 出现频繁的晚期减速或重度变异减速,胎儿生物物理评分<4 分者,均应以剖宫产终止妊娠为宜。

【病情与疗效评价】

1.胎心监护,及时发现胎儿缺氧情况。

2.羊水粪染程度,评估缺氧严重程度。

3.胎儿头皮血进行血气分析,评估胎儿宫内安危情况。

慢性胎儿窘迫期待治疗期间,注意胎动,每日或隔日行胎儿监护,每周测量宫高、腹围,每周 B 超,评估胎儿大小,羊水量变化。如胎动减少,合并胎儿监护异常,或羊水过少,提示缺氧加重,需及时剖宫产终止妊娠。

【医疗文件书写要点】

要充分体现病人的知情权:

1.期待治疗过程中胎儿可能随时胎死宫内。

2.胎盘功能低下可能影响胎儿发育,预后不良。

3.除胎儿头皮血 pH 测定可明确诊断胎儿窘迫,其他各项检查均存在假阳性,须综合分析判断。

(何素红)

第二节 胎儿生长受限

胎儿生长受限(FGR)是胎儿在子宫内生长发育受到遗传、营养、环境、疾病等因素的影响未能达到其潜在所应有的生长速率,表现为足月胎儿出生体重<2500g;或胎儿体重低于同孕龄平均体重的 2 个标准差;或低于同孕龄正常体重的第 10 百分位数。

【诊断标准】

1.病史

(1)孕妇及丈夫身高、体重的影响:如身材短、体重低者易发生胎儿生长受限。

(2)营养:如孕妇在孕前或妊娠时有严重营养不良,其摄入热量明显减少者,偏食,可发生胎儿生长受限。

(3)高原地区:海拔 3000～3500m 地区因氧分压低,胎儿生长受限发生率高。

(4)双胎与多胎:在双胎及多胎中,胎儿平均体重明显低于同胎龄单胎,FGR 发生率亦显著增高。

(5)孕妇有长期大量吸烟、饮酒,甚至毒瘾史者。

(6)胎儿因素:①染色体异常如 21-三体、18-三体及 13-三体等胎儿生长受限发生率高。②感染已肯定风疹病毒及巨细胞病毒感染,可引胎儿生长受限。

(7)母体妊娠并发症或合并症:如妊娠高血压疾病、妊娠合并慢性高血压、妊娠合并慢性肾炎、妊娠合并伴有血管病变的糖尿病,均可影响子宫血流量,子宫-胎盘血流量降低,营养的传递及氧供减少,导致胎儿生长受限。

(8)胎盘病变:胎盘小或伴有滋养细胞增生,血管合体膜增厚及广泛梗死,可发生胎儿生长受限。另外,胎盘血管瘤,脐带病变如脐带帆状附着及单脐动脉均可导致胎儿生长受限。

2.临床指标

(1)准确判断孕周:核实预产期。根据末次月经、早孕反应、初感胎动日期、初次产前检查时子宫大小及 B 超情况核实预产期。

(2)产前检查:①测量子宫底高度(耻骨联合中点至宫底的腹壁弧度实长)若小于平均宫底高度 3cm,或连续 2 次在妊娠同上位于第 10 百分位数或以下提示胎儿生长受限。②测孕妇体重妊娠晚期体重增加缓慢,明显低于平均水平,<0.3kg/周,应考虑胎儿生长受限。

3.B 超检查

(1)测双顶径、头围、腹围、股骨长度等项目,按计算式预测胎儿体重。如估计胎儿体重在同孕周平均体重的第 10 百分位数或以下注意动态观察变化情况。

(2)仔细检查胎儿有无畸形。

(3)测羊水量与胎盘成熟度。

(4)测子宫动脉血流及脐动脉血流,S/D、脉搏指数(PI)、阻力指数(RI)。

(5)胎儿生物物理评分。

(6)胎盘成熟度及胎盘功能检查。

4.实验室检查

(1)孕早、中期发现胎儿生长受限,可考虑做羊水细胞培养以除外染色体异常的可能。

(2)血液黏稠,血细胞比容高。

(3)胎儿胎盘功能监测。

【治疗原则】

1.一般治疗

(1)纠正不良生活习惯,加强营养,注意营养均衡。

(2)卧床休息,取左侧卧位改善子宫胎盘血液循环。

(3)给予面罩低流量吸氧,每日 2～3 次,每次 30 分钟。

(4)胎儿安危状况监测:NST、胎儿生物物理评分、胎盘功能监测等。

2.合并症

积极治疗妊娠合并症及并发症。

3.宫内治疗

(1)给予葡萄糖,复方氨基酸、ATP、脂肪乳、复合维生素。

(2)补充锌、铁、钙、维生素 E 及叶酸。

(3)改善子宫血流:β-肾上腺素受体激动剂、低分子肝素、阿司匹林。

(4)预计 34 周前分娩的胎儿,应促胎肺成熟治疗。

4.产科处理

(1)产前诊断明确有染色体异常或严重先天畸形者,征得患者同意后,终止妊娠。

(2)对胎盘功能不良者,经治疗有效,胎儿宫内情况良好,可在严密监护下继续期待至足月,不宜超过预产期。

(3)终止妊娠:出现下列情况者,应终止妊娠:①一般治疗效果差,孕龄超过 34 周;②胎儿窘迫,胎盘功能减退或胎儿停止生长 3 周以上;③妊娠合并症或并发症加重,继续妊娠对母儿均不利,应尽快终止妊娠;④孕龄小于 34 周,已用地塞米松以促肺成熟 2～3 日,并做好新生儿复苏准备。

(4)终止妊娠方式选择:根据有无胎儿畸形、孕妇合并症及并发症严重情况,胎儿宫内状况综合分析决定分娩方式,适当放宽剖宫产指征。

①阴道产:胎儿情况良好,NST 及脐动脉血流正常,胎儿成熟,宫颈条件较好,无其他并发症,密切观察产程,胎心监护下,可经阴道分娩。

②合并胎盘功能不良,发现羊水有胎粪污染或胎心有重度变异减速、晚期减速,立即行剖宫产。

分娩时应有新生儿科医师在旁,并做好新生儿窒息抢救准备,并做认真查体。

(何素红)

第三节　多胎妊娠

一次妊娠宫腔内同时有两个或两个以上胎儿时,称为多胎妊娠。多胎妊娠与家族史及辅助生育技术有关。近年来多胎妊娠发生率升高可能与人工辅助生殖技术广泛使用有关。多胎妊娠较易出现妊娠期高血压疾病等并发症,孕产妇及围生儿死亡率增高。多胎妊娠以双胎最常见,本节主要讨论双胎妊娠。

【分类】

1.双卵双胎　两个卵子分别受精而成,约占单卵双胎的 70％。胎儿的遗传基因不完全相同,性别和血型可以不同,外貌和指纹等表型不同。胎盘可为两个或一个,但胎盘的血液循环各自独立,胎儿分别位于自己的胎囊中,两胎囊之间的中隔由两层羊膜和两层绒毛膜组成,两层绒毛膜有时融合为一层。

2.单卵双胎　一个受精卵分裂而成,约占单卵双胎的 30％。原因不明。胎儿的遗传基因完全相同,性别、血型、表型等也完全相同。根据受精卵分裂时间不同而形成双羊膜囊单绒毛膜单卵双胎、双羊膜囊双绒毛膜单卵双胎、单羊膜囊单绒毛膜单卵双胎以及极罕见的联体双胎四种类型。胎儿畸形儿发生率相对较高。

【临床表现及诊断】

1.病史及临床表现 多有双胎妊娠家族史或人工助孕史(如使用促排卵药、移植多个胚胎等)。临床表现主要为早孕反应较重,中期妊娠后体重及腹部迅速增加、下肢水肿等压迫症状明显,妊娠晚期常有呼吸困难、心悸、行动不便等。

2.产科检查 子宫大小超过同孕龄的单胎妊娠子宫。妊娠中晚期腹部可触及多个肢体和两个胎头。在子宫不同部位听到两个节律不同的胎心,两个胎心音之间间隔一个无音区或两个胎心率差异大于 10 次/min。产后检查胎盘胎膜有助于判断双胎类型。

3.超声检查

(1)妊娠早期在子宫内见到两个孕囊、两个原始心管搏动。

(2)判断双胎类型:胎儿性别不同可确诊双卵双胎。胎儿性别相同,应测量两个羊膜囊间隔厚度,间隔厚度达到或超过 2mm、尤其是两个胎盘部位不同,提示双绒毛膜;间隔厚度小于 2mm 则提示单绒毛膜。妊娠早期超声检测有助于确定绒毛膜性。

(3)筛查胎儿结构畸形。

(4)确定胎位。

【并发症】

1.孕产妇并发症

(1)妊娠期高血压疾病:发病率 40% 以上。发病早、程度重、易出现主要器官并发症。

(2)妊娠期肝内胆汁淤积综合征:发生率高于单胎妊娠,常伴随胎盘功能不良而导致围生儿死亡率升高。

(3)贫血:发生率 40% 以上,与机体对铁及叶酸的需求量增加有关,可引起孕妇多系统损害以及胎儿生长发育障碍等。

(4)羊水过多:羊水过多发生率约 12%,多见于单卵双胎,尤其是双胎输血综合征、胎儿畸形胎膜早破。

(5)胎膜早破发生率约 14%,可能与宫腔压力增高有关。

(6)胎盘早剥:是双胎妊娠产前出血的主要原因,可能与妊娠期高血压疾病、羊水过多突然破膜、双胎之第一胎娩出后宫腔压力骤减相关。

(7)宫缩乏力:与子宫肌纤维过度伸展有关。

(8)产后出血:与宫缩乏力及胎盘附着面积增大有关。

(9)流产:发生率高于单胎妊娠,可能与畸形、胎盘发育异常、胎盘血供障碍、宫内溶剂相对狭窄有关。

2.围生儿并发症

(1)早产:发生率约 50%,与胎膜早破、宫腔压力过高以及严重母儿并发症相关。

(2)胎儿生长受限:一般认为,胎儿数量越多,胎儿生长受限越严重。胎儿生长受限可能与胎儿拥挤、胎盘占蜕膜面积相对较小有关。两胎儿大小不一致可能与胎盘血液灌注不均衡、双胎输血综合征以及一些胎儿畸形有关。应建立多胎妊娠胎儿生长发育生理曲线。

(3)双胎输血综合征(TTTS):见于双羊膜囊单绒毛膜单卵双胎,发生率10%～20%。两个胎儿体重差别大于20%、血红蛋白差别大于50g/L提示双胎输血综合征可能。

(4)脐带异常:主要是脐带脱垂和脐带互相缠绕、扭转,后者常见于单羊膜囊双胎。

(5)胎头碰撞和胎头交锁:胎头碰撞发生于两个胎儿均为头先露且同时入盆。胎头交锁发生于第一胎儿臀先露头未娩出、第二胎儿头先露头已入盆。

(6)胎儿畸形:是单胎的2倍,联体双胎、无心畸形等为单卵双胎特有畸形。

【处理】

1.妊娠期处理

(1)一般处理:注意休息和营养,预防贫血及妊娠期高血压疾病等。

(2)预防早产:孕龄34周前出现产兆者应测量阴道后穹隆分泌物中的胎儿纤维连接蛋白及宫颈长度,胎儿纤维连接蛋白阳性且超声测量宫颈长度<3cm者近期早产可能性较大,应预防性使用宫缩抑制剂及糖皮质激素。

(3)及时防治妊娠期并发症:注意血压及尿蛋白、血胆汁酸、肝功能等。

(4)监护胎儿发育状况及胎位:动态超声及胎儿电子监测观察胎儿生长发育状况、宫内安危及胎位,发现胎儿致死性畸形应及时人工终止妊娠,发现TTTS可在胎儿镜下激光凝固胎盘表面可见血管吻合支,胎位异常一般不予处理。

(5)终止妊娠指征:合并急性羊水过多伴随明显的压迫症状、胎儿致死性畸形、孕妇严重并发症、预产期已到尚未临产、胎盘功能减退等。

2.分娩期处理

(1)阴道分娩注意事项:①保持体力;②观察胎心变化;③注意宫缩和产程进展;④必要时行会阴后-侧切开术;⑤第一个胎儿娩出后由助手扶正并固定第二个胎儿为纵产式;⑥第一个胎儿娩出后立即钳夹脐带以预防胎儿失血或继续受血;⑦第一胎儿娩出后15分钟仍无宫缩可行人工破膜并静滴催产素;⑧一旦出现脐带脱垂、胎盘早剥等严重并发症应立即行阴道助产结束快速娩出第二胎儿。

(2)剖宫产指征:①第一胎儿为肩先露或臀先露;②孕龄26周以上的联体双胎;③其他:同单胎妊娠。

(3)积极防治产后出血:临产时备血,其余见产后出血。

(张 芹)

第四节 巨大胎儿

胎儿体重达到或超过4000g者称为巨大胎儿。据国际妇产科组织统计,巨大胎儿的发生率为5.3%,男婴多于女婴。国内巨大胎儿发生率为5.62%～6.49%。体重超过4500g的发生率占0.4%。巨大胎儿是胎儿性难产的原因之一,并发肩难产机会多,处理不当可发生子宫破裂、软产道损伤、新生儿窒息、颅内出血、锁骨骨折等,对母儿均极为不利。

（一）病因

1.**遗传因素** 父母身材高大或父母在出生时为巨大胎儿者,易分娩巨大胎儿。

2.**产次** 某些经产妇胎儿体重随分娩次数增多而增加,产次越多,巨大胎儿发生率相应增加。

3.**营养** 孕妇饮食摄入过多且活动太少也是发生巨大胎儿的因素之一。

4.**糖尿病** 孕妇患轻型糖尿病或隐性糖尿病,常可分娩巨大胎儿。

5.**过期妊娠** 过期妊娠如胎盘功能良好,胎儿仍继续发育,可成为巨大胎儿。

（二）诊断

1.**病史** 有巨大胎儿分娩史、糖尿病病史及肥胖患者,具有分娩巨大胎儿的可能性。夫妇身材高大或自身在出生时体重较大时,应警惕此次妊娠有发生巨大胎儿的可能性。

2.**临床表现** 孕妇体重增加迅速,妊娠晚期出现呼吸困难,腹部沉重及两肋胀痛等症状。

3.**腹部检查** 腹部明显膨隆,呈尖腹或悬垂腹。宫底高常＞40cm,腹围常＞110cm 先露部常不能衔接而浮动。除外双胎妊娠、羊水过多、胎儿畸形、妊娠合并腹部肿物以后,应考虑为巨大胎儿。

4.**超声检查** 双顶径达 10cm 以上,股骨长超过 7.8cm 以上,可能为巨大胎儿。胎儿头径及股骨长偏大者需进一步测胸围、腹围、肩径、及皮下软组织厚度。若胎儿胸部横径大于双顶径 1.3cm、胸围大于头围 1.6cm,发生肩难产的可能性大,应提高警惕。

（三）处理

1.**孕期处理** 既往有巨大胎儿分娩史者,应检查孕妇有无糖尿病,必要时行糖耐量试验,可疑糖尿病者应积极控制血糖,防止此次妊娠发生巨大胎儿。孕期可疑有巨大胎儿倾向者,妊娠 36 周后可根据胎儿成熟度、胎盘功能及糖尿病控制情况,限期有计划性终止妊娠。对于已经诊断为巨大胎儿者,应根据胎儿大小、孕妇骨盆情况及产次,选择适宜的分娩方式。对于双顶径达 10cm 以上,股骨长超过 8.0cm 以上且胎儿胸部横径大于双顶径 1.3cm、胸围大于头围 1.6cm 者易发生肩难产,不宜试产。估计胎儿体重超过 4500g,产妇骨盆中等大小者不宜试产,应限期剖宫产分娩。

2.**分娩期处理**

(1)阴式分娩:经产妇,胎儿体重＜4500g,骨盆较宽敞者可以试产。巨大胎儿试产在分娩过程中应严密观察,监护产程进展及胎儿安危,认真填写产程图,防止产科并发症。第一产程中,因子宫过度膨胀,可导致原发或继发宫缩乏力。产程稍有延长就要及时找出原因,不宜试产过久。若第一产程及第二产程延长,胎头停止在中骨盆迟迟不能下降者也应尽早剖宫产。若胎头双顶径已达坐骨棘水平以下 2cm,第二产程延长时,可行较大会阴斜后切开后产钳助产。

在助产时特别要注意肩难产。当胎儿较大时,不宜过早进行外旋转,使胎儿双肩径沿骨盆入口横径或斜径下降至中骨盆,再协助旋转胎肩,使双肩径沿骨盆最大径线下降。

(2)肩难产及其处理:巨大胎儿胎头娩出后,胎肩娩出困难,前肩被嵌顿在耻骨联合上方,用常规助产方法不能娩出胎儿,称肩难产。

见于巨大胎儿分娩时第一产程减速期延长或第二产程超过 1h,或困难的阴道助产,阻力较大或宫口开全后胎头下降缓慢。胎头娩出后胎颈缩回,胎肩被嵌顿,用常规办法胎肩仍不能娩出者,如能除外胎儿畸形应立即考虑为肩难产。

此时胎胸受压使胎儿不能呼吸,需保持镇静,准确快速处理。首先清理胎儿口腔及呼吸道黏液,查清发生肩难产的原因,行双侧阴部神经阻滞麻醉,使产道松弛。做足够大的侧切,有利助产操作。做好新生儿窒息复苏准备,同时采取以下手法:

①屈大腿法:令产妇尽量屈曲大腿,使双腿紧贴腹壁,双手抱膝,减小骨盆倾斜度使腰骶段脊柱前凹度缩小,耻骨联合升高数厘米,这时嵌顿于耻骨联合后的前肩自然松动,前肩即可娩出。

②压前肩法:助手在耻骨联合上方触到胎儿前肩并向后下加压,同时接产者牵引胎头,有助于嵌顿前肩的娩出。

③旋肩法:胎儿双肩嵌顿在骨盆入口前后径上。助产者手伸入阴道,放在胎儿肩峰与肩胛之间,握其后肩,另一手置胎儿前肩,双手加压旋转,使胎肩达骨盆斜径上,嵌顿的前肩松动得以娩出。也可将后肩旋转 180°,在旋转过程中娩出后肩。旋转时注意勿旋转胎颈及胎头,以免损伤臂丛神经。

④牵后臂娩出后肩法:助产者手顺骶骨部伸入阴道,胎儿背在母体右侧用右手,在左侧用左手,将示指和中指放入胎儿后肘窝,然后以手压后肘窝,使胎儿屈后臂,然后握住胎儿的手,沿胸的方向将手臂牵出阴道而娩出后肩。

⑤死胎处理:如胎儿已死,立即行锁骨离断术,缩短双肩径,使胎儿易于娩出。

(3)剖宫产:术前、术中及术后注意防止产后出血。宫壁切口要充分防止裂延,可疑糖尿病巨大胎儿者按早产儿处理,防止新生儿低血糖。

(陈　英)

第五节　胎儿畸形

胎儿畸形泛指出生前胎儿期形成的各种异常,包括形态结构和功能方面的异常。形态结构的异常主要有 3 种:①先天畸形:指由于胚胎内部有异常而不能正常发育所致的结构缺陷。②先天变形:指胚胎内部无异常,本来可以发育成正常的胎儿,由于外界有不正常压力的压迫胎儿造成的结构改变。③先天阻断症:指原来已经正常发育好的组织又受到了宫内的损坏。本节主要介绍的是胎儿先天畸形,其发生的原因很多,主要与遗传、环境、食物、药物、微生物感染、母儿血型不合等有关。在围生儿死亡中胎儿畸形占第一位。

(一)染色体异常综合征

1.21 三体综合征即先天愚型,是人类最常见的一种染色体病,也是人类第 1 个被确诊的染色体病。自 1866 年由英国医师 Langdom Down 首次对此病作过临床描述,故称唐氏综合征。1959 年法国 Lejeune 首先发现此病是由于多了一条 21 号染色体,故称 21 三体综合征。1965年 Yunis 用放射自显影及染色体显带技术确定,此额外的染色体根据大小应是第 22 号染色体,但考虑到临床上将 21 三体这一名称已习为所用,因此在 1971 年的巴黎会议决定仍沿用 21 三体这一名称,但在 Denver 体制的排号配对中,将第 21、22 号排序颠倒一下,即将较小的一对算作第 21 号排在 22 号前面,而较大的 22 号排在后面。该病发生的主要原因是由于父母的生殖细胞减数分裂时染色体不分离。其发生也与母亲的年龄、射线接触、病毒感染、服用致畸药物以及遗传因素等有关(表 20-1)。

表 20-1 21 三体综合征的主要特征

发生部位	症状	出现频率
发病率		1/600 ~ 1/800 新生儿
一般情况	男女均可发病,寿命长短不一。如无严重的心脏畸形,可活至成年。成活者有患白血病的倾向	
精神、神经	严重智力低下,IQ 最低<25	100%
	肌张力低下	100%
头部	小头畸形	50%
	枕骨扁平	53%~82%
	秃发	非常常见
	发际低	80%
颈部	皮肤赘生皱褶	80%
面部	戏剧性表情(无意识地作鬼脸)	90%
眼	眼距宽、外眼角上斜	80%
	内眦赘皮	50%
鼻	鼻根低平	90%
口	伸舌(有时流涎,特别是婴幼期)	100%
	上颌发育差,腭弓高、短而窄	95%
心脏	各种先天性心脏病(常见室间隔缺损)	50%
手	手短而宽	60%
脚	第 1 和第 2 趾间距宽	65%

此病男性患者无生育能力,50% 为隐睾。女性患者偶有生育能力,所生子女 1/2 将发病,故须注意加强优生指导。另外,该病患者 IgE 较低,易发生呼吸道感染等,死亡率高。已经证明超氧化物歧化酶 1(SOD-1)基因位于第 21 号染色体上,而此病患者的 SOD-1 要比正常人高(1.45∶1)。故认为此酶的增高与 21 三体患者的痴呆症状有关。

目前,该病的诊断必须依靠产前胎儿细胞或产后新生儿染色体核型分析才能够确定诊断。由于该病仍无法治疗,所以应依靠及时、准确的产前筛查以尽早终止妊娠而减少该病患儿的出生。

近 10 年来,对唐氏综合征的产前筛查一直受到学者的重视,使得该领域的进展很快。从最初的孕妇年龄筛查发展到母体血清标志物筛查和超声筛查;从羊膜腔穿刺检查发展到早期绒毛膜活检和非创伤性母血中直接分离胎儿细胞;从胎儿细胞的染色体型分析发展到现在可用荧光原位杂交技术来诊断胎儿细胞的染色体异常。

妊娠早期,唐氏综合征与胎儿颈部透明度(NT)增高(B超测定)和孕妇血清 FreeB hCG 升高以及妊娠相关蛋白(PAPP-A)有关。NT 已被单独结合另两项血清标志物(结合试验)应用于其他筛查报告中。尽管这两项的血清标志物筛查试验的可靠性很高,但 NT 检查的可靠性是不确定的,这种不确定性导致妊娠早、中期筛查试验是否完善的争论。

妊娠中期筛查唐氏综合征,在过去的 10 年当中已被广泛采用,即根据就诊孕妇的不同血清标志物,再结合孕妇年龄得出该孕妇妊娠唐氏综合征胎儿的危险度。怀有患病胎儿时,孕妇血清中 AFP 和游离雌三醇降低,而 HCG 升高。测定该三种标志物的浓度,再结合年龄,组成了被广泛使用的三项试验。在通常的试验情况下,大约 5% 或更多已接受筛查试验的孕妇,需作羊水穿刺以保证 60%～80% 患病的胎儿被查出。大部分的筛查试验阴性的孕妇的胎儿是正常的,但假阳性结果仍然引起相当的恐慌。但通过联合筛查试验,这样的孕妇人数大为减低了,应该是较为可行的一种方法。

唐氏综合征的产前筛查是一种造福社会与家庭的事情,与肿瘤等疾病的早期筛查相比,明显地经济与高效。虽然目前广泛使用着妊娠中期的筛查,但随着联合筛查试验不断被认识,相信在不久的将来,它将会从现在的研究阶段进入到临床的常规应用中。

2.18 三体综合征(Edward 综合征)　该病于 1960 年首先报告,发生率占新生儿的 0.3‰,女:男为 3:1,多数在胚胎期流产。该病的发生一般认为是由于母亲卵子减数分裂发生不分离所致,与母亲年龄、遗传、射线及病毒感染等有关。

(1)诊断要点

①临床表现:生长发育迟缓、眼裂狭小、耳畸形低位、小颌、胸骨短小、骨盆小、船形足,手呈特殊指交叉握拳状,即拇指紧贴掌心,3、4 指紧贴手掌,2、5 指压于其上,肌张力高,90% 有先天性心脏病,以室间隔缺损及动脉导管未闭多见。25% 患者表现有通贯手。

②染色体诊断同上。

③超声检查。

(2)治疗:90% 以上在胚胎早期自然流产而淘汰,除极少数患儿存活较长时间外,一般患儿于出生后仅存活 2 个月左右。肺炎、心脏畸形及多种其他畸形是导致患儿死亡的主要原因。产前诊断一旦确立,应征求孕妇及家属的意见进行引产。

(二)单基因异常综合征

即单基因畸形综合征,临床可根据染色体结构改变并结合家系分析进行诊断,这里对可能造成分娩困难的 X 连锁脑积水综合征(家族性脑积水)做一介绍,该病为 X 连锁隐性遗传病,因大脑导水管狭窄造成脑室内外有大量脑脊液(500～3000ml)蓄积于颅腔内,致颅腔体积增大,颅缝明显变宽,囟门显著增大。

1.诊断要点　①若为头先露,在耻骨联合上方触到宽大、骨质薄软、有弹性的头。胎头大于胎体并高浮,胎头跨耻征阳性。阴道检查可见盆腔空虚,胎先露部过高,颅缝宽,囟门大且紧张,颅骨软而薄,触之有如乒乓球的感觉。

②辅助检查:B 型超声在孕 20 周后,若脑室率—中线至侧脑室侧壁距离/中线致颅骨内缘

距离＞0.5,应考虑脑积水的存在。胎头周径明显大于腹周径,颅内大部分被液性暗区占据,中线漂动。

2.处理　应主要考虑母亲安全,若为头先露,确诊后应引产。宫口开大 3cm 行穿颅术,放出脑脊液。

(三)多基因异常

神经管缺陷(NTDs):NTDs 系在胚胎发育早期(妊娠 21～28d),由于受到某些致畸因子的作用,使神经管不闭合所出现的一系列先天畸形。主要包括无脑儿、脑膜或脑膨出、脊柱裂。无脑儿生下后即死亡,而脊柱裂根据病变的部位及程度可存活而残废。NTDs 是国内最高发的先天畸形,全国发生率为 2.7‰,许多发达国家 NTDs 发生率均在 1‰左右。NTDs 主要为多基因遗传病,发病与环境关系密切,在我国北方七省 NTDs 发生率为 7‰,最高发生地为山西省。本病女胎多见,有人认为与绒毛膜促性腺激素(HCG)不足或胚胎受体细胞对 HCG 不敏感有关。现研究认为妊娠早期多种维生素及叶酸或维生素 B_{12} 的缺乏,以及高热或接触高温、桑那浴等都与本病发生有关。本病可以在妊娠中期做母血清 AFP 测定,并辅以 B 型超声诊断,必要进行羊水穿刺做 AFP 及乙酰胆碱酯酶的测定。AFP 是糖蛋白,由胎儿肝脏及卵黄囊合成,其产生在胎儿具有时间规律,在母体中也有相似的规律。一般妊娠 16 周就可以从母血中检测到,32 周达高峰,以后逐渐降低。胚胎发育到 23～25d 前、后神经孔相继封闭、形成一个不与外周相通的神经管,如未能正常闭合则形成开放性神经管畸形如无脑儿、脊柱裂等。当胎儿存在这类畸形时,脑脊液中的 AFP 可直接进入羊水,造成羊水 AFP 水平显著升高。胎儿期神经尚未分化成熟,可溶性胆碱酯酶进入脑脊液较成人多,故通过检测此酶也可诊断神经管缺陷,并且其准确性较 AFP 更高。

(1)无脑儿:是先天畸形胎儿中最常见的一种,女胎比男胎多 4 倍。

1)诊断要点

①临床表现:特殊外观为无颅盖骨,双眼突出,颈短,若伴羊水过多常早产,否则为过期产。分两种类型,一种是脑组织变性坏死突出颅外,另一种类型是脑组织未发育。

②体征:腹部检查时,感觉胎头较小。肛门检查和阴道检查时,可扪及凹凸不平的颅底部。

③辅助检查如上所述,孕母血清标志物 AFP、HCG 等结合 B 型超声多可确诊。超声可在孕 10 周对无脑儿做出诊断。

④鉴别诊断:应与面先露、小头畸形、脑脊膜膨出相区别。大的脑脊膜膨出常伴有大面积颅骨缺损。孕 14 周后 B 型超声探查见不到圆形颅骨光环,头端有不规则瘤结,也可行 X 线摄片,无颅盖骨即可确诊。

2)处理:无脑儿无存活可能,一经确诊应引产,分娩多无困难,偶尔因头小不能充分扩张软产道而致胎肩娩出困难,需耐心等待。如伴有脑脊膜膨出造成分娩困难,可行毁胎术或穿颅。

(2)脊柱裂:属脊椎管部分未完全闭合的状态。胎儿脊柱在孕 8～9 周开始骨化,骨化过程若椎体两半不融合则形成脊椎裂,多发生在胸腰段,孕 18 周是发现的最好时机,20 周后表现明显,B 型超声可见脊柱间距变宽或形成角度呈 V 或 W 形,脊柱短小,不规则弯曲,不完整。严重者应终止妊娠。

（四）其他

如环境、药物、微生物感染等所致的畸形,本节不做介绍。

（陈　英）

第六节　死胎

死胎是指妊娠 20 周后胎儿在子宫内死亡。胎儿在分娩过程中死亡称为死产,亦是死胎的一种。如死胎滞留过久,可引起母体凝血功能障碍,分娩时发生不易控制的产后出血,对产妇危害极大,在临床上及时诊断、处理是非常必要的。

【病因】

胎儿缺氧是造成胎儿宫内死亡最常见的原因,大约半数以上死胎为胎儿宫内缺氧所致。引起胎儿缺氧的因素有母体因素、胎盘因素、脐带因素、胎儿因素,具体情况如下:

1.母体因素

(1)严重的妊娠合并症致胎盘供血不足:妊娠期高血压疾病、妊娠合并慢性肾炎的孕妇可由于全身小动脉血管痉挛,引起子宫胎盘血流量减少,绒毛缺血缺氧导致胎儿死亡。

(2)红细胞携氧量不足:妊娠合并重度贫血,妊娠合并肺部疾病如肺炎、支气管哮喘、肺源性心脏病,各种原因导致的心功能不全,可导致母体红细胞携氧量不足引起胎儿宫内缺氧死亡。

(3)出血性疾病:母体产前出血性疾病如前置胎盘、胎盘早剥、子宫破裂、创伤等引起母体失血性休克,导致胎死宫内。

(4)妊娠并发症:妊娠期肝内胆汁淤积症患者由于胎盘胆汁淤积,绒毛水肿、绒毛间隙变窄,胎盘循环血流量减少,导致胎儿缺氧死亡;妊娠期的溶血性疾病和母儿血型不合(ABO 血型和 Rh 血型)可发生胎儿水肿死亡;糖尿病合并妊娠和妊娠期糖尿病孕妇发生不明原因的胎儿死亡。

(5)妊娠合并感染性疾病:细菌感染如 B 型链球菌致急性羊膜绒毛膜炎所致的感染性发热,导致机体氧气需要量迅速增加,供不应求而缺氧引起胎儿死亡;病毒性感染如风疹病毒、巨细胞病毒、单纯疱疹病毒等宫内病毒感染可导致胎死宫内;弓形体病在妊娠中期感染胎儿可发生广泛性病变,引起死亡。

(6)子宫局部因素:子宫张力过大或子宫收缩过强、子宫肌瘤、子宫畸形、子宫过度旋转等均可影响胎盘的血流供应,引起胎儿死亡。

(7)妊娠期生活不良行为:妊娠期吸烟、酗酒、吸毒等不良行为可以导致胎盘循环血流量减少,胎儿缺氧死亡;妊娠期应用对胎儿有致畸作用的药物可使遗传基因发生突变,致染色体畸变,导致胎儿死亡。

2.胎盘因素　胎盘因素是引起胎儿宫内缺氧死胎的重要因素,可表现为胎盘功能异常和胎盘结构异常。

(1)胎盘功能异常:过期妊娠使胎盘组织老化、胎盘功能减退,对胎儿的氧气和营养物质供应减少,特别是过度成熟胎儿对缺氧的耐受能力明显下降,容易发生胎儿宫内窘迫和胎死宫内;妊娠期严重的合并症和并发症亦常导致胎盘功能减退,胎盘循环血流量减少。胎盘感染炎性渗出增多、组织水肿,影响母胎间的血液交换导致胎死宫内。

(2)胎盘结构异常:轮状胎盘、膜状胎盘、胎盘过小,胎盘梗死使母胎间的营养物质交换面积减少;胎盘早剥时剥离面积达 1/2 时可导致胎儿宫内死亡。

3.脐带因素　脐带异常可使胎儿与母体间的血流交换中断,导致胎儿急性缺氧死亡。脐带扭转、脐带先露、脐带脱垂、脐带打结、脐带缠绕、脐带根部过细、脐带过短是临床引起死胎最常见的原因;单脐动脉亦可导致死胎。

4.胎儿因素　如严重的胎儿心血管系统功能障碍、胎儿严重畸形、胎儿生长受限、胎儿宫内感染、严重的遗传性疾病、母儿血型不合等。

【病理改变】

1.浸软胎　胎儿皮肤变软,触之脱皮,皮肤色素沉淀而呈暗红色,内脏器官亦变软而脆,头颅的结缔组织失去弹性而重叠。

2.压扁胎　胎儿死亡后,羊水被吸收,胎盘循环消失发生退化,身体结构相互压迫,形成干枯现象。

3.纸样胎　常见于多胎妊娠,其中一个胎儿死亡,另外的胎儿继续妊娠生长,已经死亡的胎儿枯干受压似纸质。纸样胎是压扁胎的进一步变化。

4.凝血功能障碍　胎儿宫内死亡 3 周以上仍未排出,退变的胎盘组织释放促凝物质和羊水释放凝血活酶进入母体血循环,激活母体凝血系统而引起弥散性血管内凝血,导致血液中的纤维蛋白原和血小板降低,发生难以控制的大出血。

【临床表现及诊断】

1.孕妇自觉胎动停止,乳房胀感消失、乳房变软缩小,子宫不继续增大。

2.腹部检查宫底高度及腹围小于停经月份,无胎动及胎心音。

3.死胎在宫内停留时间过久,可有全身疲乏,食欲不振,腹部下坠,产后大出血或致弥漫性血管内凝血(DIC)。

4.超声检查是诊断死胎最常用、方便、准确的方法。超声可显示胎动和胎心搏动消失。胎儿死亡时间不同,其超声检查显像亦不同。死亡时间较短,仅见胎心搏动消失,胎儿体内各器官血流、脐带血流停止、身体张力及骨骼、皮下组织回声正常,羊水无回声区、无异常改变。死亡时间较长超声反映的为胎儿浸软现象,显示胎儿颅骨强回声环形变、颅骨重叠变形;胎儿皮下液体积聚造成头皮水肿和全身水肿表现;液体积聚在浆膜腔如胸腔、腹腔;腹腔内肠管扩张并可见不规则的强回声显示;少量气体积聚也可能不产生声像阴影。如果死胎稽留宫内,进一步浸软变形,其轮廓变得模糊,可能会难以辨认,此时须谨防孕妇弥散性血管内凝血的发生。偶尔超声检查也可发现胎儿的死因如多发畸形等。

【临床处理】

死胎一经诊断且尚未排出者,无论胎儿死亡时间长短均应积极处理、尽快引产。引产处理前应详细询问病史,判断是否合并存在肝炎、血液系统疾病等能引起产后出血和产褥感染的疾病,并及时处理;同时常规检查凝血功能;死胎引产仔细检查胎盘、脐带和胎儿,寻找死胎发生的原因。

1.胎儿死亡时间短:可直接采用羊膜腔内注入依沙吖啶引产或前列腺素制剂引产;宫颈条件成熟亦可采用催产素静脉滴注引产。

2.胎儿死亡 4 周尚未排出,凝血功能监测显示凝血功能异常者,引产术前时准备新鲜冰冻血浆、血小板、纤维蛋白原。若纤维蛋白原<1.5g/L,血小板<$100×10^9$/L,应先抗凝治疗,待纤维蛋白原恢复正常再引产清除死胎。首选肝素,肝素可阻止病理性凝血过程又保护凝血成分不再被消耗。肝素剂量一般为 0.5mg/kg,每 6 小时给药一次。一般用药 24～48 小时后血小板和纤维蛋白原可恢复到有效止血水平。

引产方法有:①缩宫素静脉滴注引产。在使用缩宫素前先口服己烯雌酚 5mg,3/d,连用 5d,以提高子宫平滑肌对缩宫素的敏感性;②羊膜腔内注射药物引产。临床常用药物为依沙吖啶。依沙吖啶在妊娠晚期可引起子宫强烈收缩,导致子宫破裂,故对有剖宫产史者应慎用。肝肾功能不全者禁用;③米非司酮配伍前列腺素引产。此法可用于妊娠 24 周前;亦可采用前列腺素 E2 阴道栓剂终止 28 周内死胎。

若死胎接近足月且胎位异常,在宫口开大后予以毁胎,以保护母体免受损伤;若在引产过程中出现先兆子宫破裂需及时行剖腹探查术,胎盘娩出后应详细检查胎盘、脐带,以明确胎儿死亡原因。产后应注意严密子宫收缩和产后出血情况,应用抗生素预防感染和退乳处理。

(刘丽霞)

第七节　脐带异常

脐带是连接母体与胎儿之间的桥梁,胎儿通过脐带、胎盘与母体进行营养和代谢物质交换。脐带长度的正常范围是 35～70cm,平均 54cm;其横切直径为 1.5～2cm,脐带外面为一层羊膜,内由包埋在华尔通氏胶中的两条动脉和一条静脉组成。脐带异常时可影响胎儿的生长发育,甚至导致胎儿死亡。常见的脐带异常包括:脐带自身异常、脐带附着异常。

(一)脐带自身异常

分为结构异常、位置异常。

1.脐带结构异常

(1)脐带长度异常:有报告表明脐带的长度与妊娠早期和中期时羊水的多少和胎儿的活动度有关,胎儿活动多者脐带长,反之较短,如:先天愚型的胎儿活动少,脐带较短。一般在妊娠 28 周时脐带长度已达到足月时的长度。

①脐带过长:脐带长度超过 70cm,多为正常的 2 倍。有报道脐带最长为 300cm。过长的脐带易造成缠绕、打结、脱垂、脐血管栓塞。B超检查可见较多的脐带影像。

②脐带过短:脐带长度短于 30cm,其发生率为 1%。文献报道最短者仅 0.5cm。脐带过短在临产前多无症状。临产后由于胎儿下降时牵拉脐带使脐血管过度延伸变窄,血流受阻,胎儿血液循环减少,易导致胎心变慢,胎儿缺氧、窒息,并有发生胎盘早期剥离、子宫内翻、胎儿脐

疝、脐血管或脐带断裂等危险。表现在产程(尤其是第二产程)进展缓慢,甚至滞产,在宫缩、胎先露下降时胎心减慢,宫缩间歇时,先露回缩,胎心可恢复。胎心监护可出现散发减速。

③无脐带:非常罕见,此时胎盘直接与胎儿腹壁相连,合并脏器外翻,这是体蒂发育异常的结果。也有的胎盘连于胎儿头皮,合并颅骨缺损和其他畸形。

(2)脐带粗细异常

①脐带水肿:临床多称胶质脐带,原因不明,一般多伴有胎儿水肿,可见于母儿血型不合、母亲糖尿病、早产和浸软胎儿。水肿的脐带切片见华通氏胶内有大小不等的空泡。

②脐带过细:脐带直径在孕中期迅速增粗,至 30 周达高峰,若脐带直径短于 1.6cm,称脐带过细。细脐带受压时,易使胎儿血液循环受阻,引起胎儿宫内窘迫或猝死。

(3)脐带血管异常

①单脐动脉:只有一条脐动脉称单脐动脉。其发生率文献报道差异很大在 0.20%～12%,多胎妊娠发生机会稍高于单胎妊娠为 0%～7%。发生原因是发育成脐动脉的两条尿囊动脉中一条发育不良或萎缩,或早期暂时性单脐动脉期持续不变。单脐动脉胎儿的孕母多有死胎、畸形和多次流产史,且多合并糖尿病、羊水过多、先兆子痫。单脐动脉胎儿畸形率和死亡率高,如胃肠道、骨骼、泌尿生殖道、心血管、中枢神经系统畸形。但畸形并非全是致死性的。所以,产科医师接生时应常规检查脐带,如有异常,要检查婴儿是否存在其他畸形,以利于早期诊治。目前,B超检查配合彩色多普勒可较准确地发现胎儿单脐动脉。

②脐血管破裂出血和血肿:脐血管自然破裂极罕见,多发生在较短的脐带在临产后先露部下降时的牵拉,使脐血管撕裂出血或脐带内出血。脐带血肿也很少见,但血肿多发生于静脉近胎儿端压迫脐带影响胎儿循环,均可导致胎儿死亡。

③脐带血管血栓形成:非常少见,常因脐带受压、扭转、狭窄、脐带肿瘤、胎盘剥离或感染等引起。脐动脉血栓常伴有脐静脉血栓,而脐静脉血栓形成可能是由于缩宫素引起子宫强烈收缩造成的。有脐带血管血栓的胎儿死亡率很高。但胎儿死亡往往是其他原因引起的,脐血管血栓形成是并发症,并不是致死的原因。

④脐带静脉曲张:多为脐带局部静脉过长,形成假结,有时成袢突出,状如静脉曲张。而真正的静脉曲张少见。

⑤脐血管数目的异常:为右侧尿囊静脉不退化,仍然保留,出现两条脐静脉;也有脐带内有 4 条或 2 条血管的报道。

(4)脐带内的残留胚胎组织:有尿囊、脐肠系膜导管残留等,临产意义不大。

(5)脐带囊肿:

①自胎生残留物衍化而来的脐带囊肿:可来自尿囊、卵黄囊肠系膜管残留的囊肿,没有临床意义。可借助病理来鉴别。

②羊膜上皮包涵囊肿:非常少见,多很小,囊内覆以羊膜上皮。

③华通氏胶退变形成的囊肿:华通氏胶黏液样退变形成的空腔,内含黏液,没有上皮。

(6)脐带炎症:脐带内见白细胞浸润,但并非所有的浸润都表示存在真正的感染。

(7)脐带肿瘤:真正的脐带肿瘤罕见,可分为血管瘤、畸胎瘤,均为良性,文献未见有恶性肿瘤的报道。

①血管瘤：多很小，但直径可达到 17cm，肿瘤自华通氏胶毛细血管发生，属脐带原始血管间叶组织的畸形，不是真正的肿瘤。

②畸胎瘤：妊娠早期原肠陷入脐带，使得原始生殖细胞有可能从原肠游走到脐带结缔组织内，发生畸胎瘤。

2.脐带位置异常

(1)脐带打结

①脐带假结：较常见，多为脐血管长于脐带或脐静脉长于脐动脉，华通氏胶增厚形成的假性结节，无临床意义。

②脐带真结：多于妊娠 3～4 个月，胎儿较小，活动度较大时发生，一般先有脐带缠绕，而后胎儿穿过脐带环形成真性结节。多见于脐带过长、羊水过多、单羊膜囊双胎等。真结未拉紧时，不影响胎儿血液循环，可无症状，但临产后随着胎先露的下降，结节张力增加，会引起胎心改变，甚至危及生命。

(2)脐带缠绕：脐带围绕胎儿颈部、四肢、躯干称为脐带缠绕。以脐带绕颈多见(17%)，多与脐带过长、胎动过频、羊水量多等有关。脐带缠绕使可移动的脐带变短，其后果与真性脐带过短相同。现超声检查可以诊断脐带绕颈，准确率可达 94.2%。脐带缠绕的胎儿在妊娠期多无症状，临产后无胎心及胎动异常可待产，如出现产程延长、胎心变化应立即给产妇吸氧，左侧卧位，如无效，则剖宫产结束分娩；若宫口已开全，无头盆不称可行阴道助产。

(3)脐带扭转：指脐带沿其纵轴扭转呈螺旋形，生理性扭转可达 6～11 周。过多的脐带扭转多与脐带发育不良、多产、胎动频繁等有关。可造成胎儿血液循环延缓、中断，发生胎儿生长受限，甚至胎死宫内。所以孕妇应学会自测胎动，如发现异常，应及时就诊。

(4)脐带脱垂：0.4%～10%，国外为 0.25%～0.5%。脐带位于胎儿先露部的前方或一侧，胎膜未破者称脐带先露，也称隐性脐带脱垂；如胎膜已破，脐带进一步脱出于先露下，经宫颈进入阴道内或达到阴道外口，称脐带脱垂，也称显性或完全脐带脱垂。发生率国内约多与胎位异常、头盆不称、胎膜早破、羊水过多、不当的医疗处置有关。

3.诊断要点

(1)临产表现：破膜后胎心率变慢，或宫缩后胎心率仍慢且不规则；如在第一产程未破膜前有胎心改变，经垫高臀部或改变体位后胎心情况转好都应考虑到脐带脱垂的可能。破膜后，阴道检查触及脐带或脐血管搏动。

(2)超声检查可在胎先露前面见到脐带影像；临产后进行胎心监护，有助于隐性脐带脱垂的发现。

4.处理

(1)一旦确诊应立即使孕妇臀高位或胸膝卧位，如胎儿存活应立即剖宫产。同时，减少脐带受压，恢复血液循环。将胎先露上推，使脱出的脐带还纳回阴道，使脐带免受外界刺激，以减少脐血管痉挛及迷走神经兴奋所致的循环障碍；停止应用促宫缩药物，应用子宫松弛药，使子宫血管扩张。如地西泮 10mg 静脉推注；利托君 50mg，加入 5% 葡萄糖 500ml 中，静脉滴注；或 25% 硫酸镁 5～10g 静脉滴注。

(2)如胎心已消失，脐带搏动已停止；或胎儿较小，不能成活，可待其自然分娩。如宫口已开全,无头盆不称,胎心尚存,可行产钳助产。

(3)在缺乏紧急剖宫产条件时,应经导尿管注入 500～700ml 生理盐水充盈膀胱,同时用宫缩抑制药利托君 50mg 加入 5％葡萄糖 500ml 静脉滴注,按宫缩情况调节滴数。每分钟 40～49 滴。同时监测产妇生命指征及胎心监护。手术时放空膀胱,停用利托君。

(二)脐带附着异常

正常脐带附着在胎儿面正中或旁正中,约占 90％。

1.边缘性附着　脐血管附着在胎盘组织的边缘似球拍状。国内报道发生率为 10％左右,国外为 5.6％。目前未发现有任何临床意义。

2.帆状附着　脐带附着于胎膜上,脐血管经过羊膜与绒毛膜之间进入胎盘,又称为帆状胎盘。

(刘丽霞)

第八节　胎盘异常

胎盘是胚胎与母体组织的结合体,是联系母儿的重要器官。正常胎盘呈圆形或卵圆形,呈盘状。足月妊娠时胎盘直径 15～20cm,分为光滑的胎儿面和粗糙的母体面,母体面被浅沟分为 10～20 个胎盘小叶。脐带附着于胎盘中央、偏侧或边缘。可分为形态、位置异常。

(一)胎盘形态异常

1.有缘胎盘和轮状胎盘　由于绒毛膜板比胎盘底板小,胎膜不像正常移行到胎盘的边缘,而是与胎盘边缘有一定的距离,使胎盘边四周的绒毛组织或部分绒毛组织在绒毛膜板界限以外。如果胎膜在一个平面上,则在胎盘周围形成一个白色环,称为有缘胎盘;如果胎膜折叠形成一个稍隆起的嵴,则称为轮状胎盘。前者临床意义不大,后者多见于经产妇,且常伴有流产、早产、产前出血、围生期胎儿死亡、低体重儿、产后胎膜滞留等。

2.膜状胎盘　非常罕见,胎盘面积大而薄,但不一定全部如膜状,可以部分为膜状,是异常伸展的胎盘,直径可达 35cm,而厚度仅 0.5cm。这种胎盘是早期妊娠时,应当萎缩的平滑绒毛膜部分的绒毛未萎缩所致。常引起从妊娠早期开始的反复性阴道出血,逐渐加重,类似中央性前置胎盘,还易发生流产、早产、低体重儿、产后出血、胎盘粘连以致临床不得不手取胎盘或切除子宫。

3.环状胎盘　胎盘为一空心圆柱体或一完整的环,较少见,是孕卵着床过深或过浅的返祖现象。这样的胎盘易粘连,造成剥离困难,易引起产后大出血。

4.筛状胎盘　极为罕见,胎盘中心缺少一小叶绒毛,但有绒毛膜板。易误认为胎盘小叶不全,进行不必要的探查或刮宫。

5.副叶胎盘和假叶胎盘　是在主体胎盘附近有一个或多个大小不等的副叶与之相连,特点是主体和副叶之间有胎儿血管相连,接受其胎儿的血循环。若副胎盘与主胎盘之间无血管相连,则称为假叶胎盘。这类胎盘的形成,可能是由于局部包蜕膜与真蜕膜在非常早的时期就融合,因而有较好的血供,使部分应该退化的平滑绒毛膜没有退化。二者常附着于子宫下端或侧壁,可被误诊为前置胎盘。副胎盘常遗留在子宫内而被忽视,导致母体产后大出血并继发感染。所以,必须认真检查每个胎盘边缘有无血管撕裂痕迹,及时发现副叶胎盘。

6.多叶胎盘　由于受精卵着床后底蜕膜血管供给不足,呈现局灶状分布,使胎盘形成多叶状。常见为两叶,发生率为 2.2%～4.2%,多见于多产妇、大龄和有不育史的孕妇。易残留在宫腔内,引起产后出血和感染。

7.帆状胎盘　如上节所述,帆状胎盘指脐带附着于胎膜上。其发生率为 0.1%～13.6%,多胎妊娠时发生率明显增高,双胎中 9% 的胎盘为帆状,三胎胎盘多是帆状。形成原因不清,可能与受精卵着床异常或由前置胎盘演变而来。如胎膜上的血管通过子宫下段或越过子宫内口附近时,处于胎先露之前称为血管前置。如前置血管断裂,对胎儿危害极大。

(1)诊断要点

①临床表现:前置血管在破膜后立即出现无痛性阴道流血,量不多,但引起胎儿心率急剧下降。也有阴道出血发生在破膜后,或不出血。阴道检查可触及胎膜上有固定的搏动血管,频率与胎心率相同,与先露之间无间隙,无华通氏胶保护。

②辅助检查:B 超检查如发现在宫颈内口区有与脐带搏动一致的条索状低回声区,应考虑有前置血管的可能;通过已扩张的宫口用羊膜镜检查可以直接观察出血情况,还可取胎儿头皮血,测定胎儿失血情况。

③鉴别诊断:需与前置胎盘或见红多、胎盘早剥鉴别,后者阴道流血多来自母体,不同的临床症状和 B 超有助于鉴别。

(2)处理:本病对母体无害,仅对胎儿及新生儿构成威胁。如可进行产前诊断,可以提高围生儿的存活率。疑有前置血管而胎儿存活,应尽快结束分娩。

8.巨大胎盘　正常胎盘重 500～600g,约占新生儿体重的 1/6。巨大胎盘系指胎盘重量超过 800g,与胎儿体重比例发生变化,其面积增大,绒毛肥大、水肿,间质组织增殖等。常见于妊娠高血压综合征、过熟儿、羊水过多症、多胎、巨大胎儿、胎儿溶血症、母体糖尿病、梅毒等。

(二)胎盘位置异常

1.前置胎盘

2.植入胎盘　由于底蜕膜完全或部分缺损导致胎盘与宫壁粘连,按胎盘绒毛侵入子宫肌层的程度分为 3 类:①粘连性胎盘,胎盘绒毛粘连或附着于子宫肌层;②侵蚀性或穿透性胎盘,胎盘绒毛侵入或侵蚀子宫肌层;③植入或穿透性胎盘,胎盘绒毛穿透子宫肌层。发生率报道不一,多见于高龄产妇和(或)多产妇,与多次刮宫或内膜损伤、子宫手术史等有关。出血严重程度与植入的部位、大小、深度成正相关。如娩出胎儿后,感觉胎盘剥离困难,牵拉脐带时,宫底伴随胎盘一起下降,应怀疑胎盘粘连或植入的可能。若为植入,应立即开腹手术处理。

(刘丽霞)

第二十一章　异常分娩

第一节　产力异常

产力包括子宫肌、腹肌、膈肌及肛提肌的收缩力,以子宫肌收缩力为主。产力异常指子宫肌收缩力异常。

一、子宫收缩乏力

子宫收缩乏力指子宫收缩虽有正常的节律性、对称性和极性,但间歇期长、持续时间短、收缩力弱,既不能促使子宫颈口逐渐扩张,也不能迫使胎儿逐渐下降,临产后即表现为子宫收缩乏力,称原发性宫缩乏力,导致潜伏期延长;如发生在产程某一阶段时,则为继发性宫缩乏力,常导致活跃期延长或停滞。

原因:头盆不称;胎位异常;精神因素;内分泌失调;子宫肌纤维过度伸展(羊水过多、多胎、巨大胎儿等)或变性(多次妊娠与分娩,曾有子宫急、慢性感染等);子宫发育不良或畸形;子宫肌瘤;临产后使用较大剂量镇静、镇痛药等引起。

【诊断标准】

1.临床表现

(1)子宫收缩协调,但间隔时间长、持续时间短、收缩力弱;待产妇有不同程度不适和疲劳。

(2)潜伏期延长:潜伏期>16小时。

(3)活跃期延长:活跃期>8小时。

(4)活跃期停滞:活跃期2小时内子宫颈口扩张无进展。

(5)胎头下降延缓或停滞:初产妇活跃晚期,胎头下降速度<1cm/h;经产妇<2cm/h。胎头不下降达1小时以上,为下降停滞。

(6)第二产程延长:宫口开全后,初产妇超过2小时,经产妇超过1小时尚未分娩。

(7)总产程>24小时为滞产。

2.检查

(1)腹部检查:子宫收缩时,子宫硬度用手指压子宫底部肌壁仍有凹陷出现。

(2)肛门或阴道检查:子宫口开张速度:潜伏期<1cm/4h,活跃期<1.2cm/h。

【治疗原则】

1.第一产程

(1)运用四步触诊法复查胎产式及胎方位,重新估计胎儿大小。

(2)阴道检查:了解子宫颈口扩张程度,有无宫颈水肿、胎方位、胎先露高低及产瘤有无和大小;了解骨盆大小、形态,除外头盆不称。如发现产道及(或)胎位异常,估计不能经阴道分娩者,及时施行剖宫产术。

(3)估计可经阴道分娩而胎儿监测无窘迫征象,采取下列措施。

1)鼓励进食:摄入不足者,可予补液,纠正酸中毒、电解质紊乱。

2)产妇极度疲劳时,可给予哌替啶50～100mg(潜伏期)或地西泮(活跃期)10mg静脉或肌内注射,以期起到镇静及促进子宫颈口扩张作用。

3)经以上处理2～4小时后,如子宫收缩不见转强,或宫口无进展时,阴道内检查除外头盆不称后应加强子宫收缩,按下列步骤进行。①嘱排空膀胱排尿困难而膀胱胀满者,导尿。②破膜注意羊水流出量、颜色及性状。③静脉滴注催产素破膜后0.5～1小时,如宫缩不见转强,静脉滴注催产素加强宫缩。

2.第二产程

(1)胎头颅骨最低点未过坐骨棘,宫口开全已达或超过2小时或出现胎儿窘迫征象,应立即施行剖宫产术。

(2)第二产程延长,胎先露已达S^{+3},可行产钳或胎头负压吸引器助产。

(3)慎防产后子宫收缩乏力性出血及产褥感染。

二、子宫收缩过强

子宫收缩过强是指子宫收缩的节律性、对称性和极性均正常,仅收缩力过强、收缩持续时间长而间歇期时间短。若头盆相称,过强宫缩可致子宫颈口迅速开全,分娩在短时间内结束,总产程不足3小时称急产,可致母体会阴、阴道甚至子宫颈裂伤;脱落产(BBA),因未消毒引起感染和会阴裂伤。过强宫缩使胎盘血循环受阻,易发生胎儿窘迫、新生儿窒息或死亡;胎儿娩出过快,不能适应外界压力的骤变,可发生颅内血管破裂出血;生产时,新生儿坠地,可发生骨折、外伤等。如头盆明显不称,过强宫缩可造成子宫破裂,危及母、儿安全。

【诊断标准】

1.宫缩持续时间可长达1分钟,而间歇期可短至1～2分钟。宫缩极期时,子宫硬。

2.产程进展迅速,子宫颈口扩张及胎头下降均快。

3.头盆不称时,在子宫颈口扩张同时胎头迟迟不下降。

【治疗原则】

1.凡有急产史的孕妇,尤其胎先露位置较低者,应在临产前提前住院待产。

2.产程中吸氧及监测胎儿心率。

3.宫缩过强时酌情给予阿托品0.5～1mg,肌内注射,或25%硫酸镁10ml溶于5%葡萄糖溶液20ml中缓慢静脉滴注。

三、子宫收缩不协调

子宫收缩丧失对称性及极性，为无效宫缩。由于宫腔内张力高，易至胎儿缺氧。多由精神过度紧张或头盆不称或胎膜早破羊水过少引起。

【诊断标准】

1.产妇感持续腹痛，拒按，呼叫，烦躁不安，疲惫不堪。

2.子宫收缩纤颤样，宫缩间歇时子宫壁仍不放松或有压痛。

3.胎心过速或不规律，有时胎位扪不清。

4.子宫颈口不扩张，胎先露不下降。

【治疗原则】

1.哌替啶100mg，肌内注射，使产妇入睡，醒后可能恢复协调性收缩，产程得以顺利进展。

2.如不协调性子宫收缩已被控制，头盆相称，但宫缩不强，可采用催产素静脉滴注催产。

3.若不协调性子宫收缩未能纠正，伴有胎儿窘迫或头盆不称，应行剖宫产术。

四、子宫痉挛性狭窄环

子宫壁某段肌肉呈痉挛性不协调收缩所形成的环状狭窄，可出现于子宫任何部位，但子宫体部与下段交界处最为多见，也可围绕胎体小部位，如颈、腰处，或在子宫颈外口处。宫缩时，狭窄环上部的肌肉收缩传不到环的下部，产程停滞；环紧卡胎体，阻碍胎儿下降。多因精神过度紧张，粗暴的阴道操作使子宫局部受到强刺激，或滥用宫缩剂等引起。

【诊断标准】

1.宫缩时，胎先露部不但不下降，反而上升；子宫颈口不但不扩张，反而缩小。

2.腹部在子宫上、下段处有狭窄环使子宫呈葫芦形，此环不随宫缩上移。

3.阴道检查有时可在子宫腔内触及坚硬而无弹性的环状狭窄，环的上、下部分均不紧张。

【治疗原则】

1.立即停止阴道操作或停用宫缩剂。

2.给予镇静解痉剂，哌替啶100mg，肌内注射或阿托品1mg或25%硫酸镁20ml稀释后，在5～10分钟内缓慢静脉推注。

3.若经上述处理，狭窄环仍不松弛，且出现胎儿窘迫，应行剖宫产术，子宫切口视术中狭窄环的位置而定。

4.如宫口已开全，胎先露已入盆，可在麻醉下，试行阴道助产结束分娩。

（许素娥）

第二节　骨产道异常

　　骨盆径线过短或形态异常,致使骨盆腔小于胎先露部可通过的限度,阻碍胎先露部下降,影响产程顺利进展,称为狭窄骨盆。狭窄骨盆可以为一个径线过短或多个径线同时过短,也可以为一个平面狭窄或多个平面同时狭窄。当一个径线狭窄时,要观察同一个平面其他径线的大小,再结合整个骨盆腔大小与形态进行综合分析,做出正确判断。

(一)狭窄骨盆的分类

　　1.骨盆入口平面狭窄　分3级:Ⅰ级为临界性狭窄,骶耻外径18cm,入口前后径10cm,绝大多数可以经阴道自然分娩;Ⅱ级为相对性狭窄,骶耻外径16.5～17.5cm,入口前后径8.5～9.5cm,需试产后才能决定是否可以经阴道分娩;Ⅲ级为绝对性狭窄,骶耻外径≤16.0cm,入口前后径≤8.0cm,必须以剖宫产结束分娩。在临床实践中常遇到的是前两种。我国妇女常见以下两种类型:

　　(1)单纯扁平骨盆:骨盆入口呈横扁圆形,骶岬向前下突出,使骨盆入口前后径缩短而横径正常。

　　(2)佝偻病性扁平骨盆:童年患佝偻病,骨骼软化使骨盆变形,骶岬被压向前,骨盆入口前后径明显缩短,使骨盆入口呈横的肾形,骶骨下段向后移,失去骶骨正常弯度,变直向后翘。尾骨呈钩状突向骨盆出口平面。由于髂骨外展,使髂棘间径≥髂嵴间径;由于坐骨结节外翻,耻骨弓角度增大,骨盆出口横径变宽。

　　2.中骨盆及骨盆出口平面狭窄　分三级:临界性狭窄,坐骨棘间径10cm,坐骨结节间径7.5cm;相对性狭窄,坐骨棘间径8.5～9.5cm,坐骨结节间径6.0～7.0cm;绝对性狭窄,坐骨棘间径≤8.0cm,坐骨结节间径≤5.5cm。我国妇女常见以下两种类型:

　　(1)漏斗骨盆:骨盆入口各径线值正常。两侧骨盆壁向内倾斜,状似漏斗得名。其特点是中骨盆及骨盆出口平面均明显狭窄,使坐骨棘间径、坐骨结节间径缩短,耻骨弓角度<90°。坐骨结节间径与出口后矢状径之和<15cm,常见于男型骨盆。

　　(2)横径狭窄骨盆:与类人猿型骨盆类似。骨盆入口、中骨盆及骨盆出口横径均缩短,前后径稍长,坐骨切迹宽。测量骶耻外径值正常,但髂棘间径及髂嵴间径均缩短。中骨盆及骨盆出口平面狭窄,产程早期无头盆不称征象,当胎头下降至中骨盆或骨盆出口时,常不能顺利地转成枕前位,形成持续性枕横位或枕后位造成难产。

　　3.骨盆三个平面狭窄　骨盆外形属女型骨盆,但骨盆入口、中骨盆及骨盆出口平面均狭窄,每个平面径线均小于正常值2cm或更多,称为均小骨盆,多见于身材矮小、体形匀称的妇女。

　　4.畸形骨盆　骨盆失去正常形态称畸形骨盆。仅介绍下列两种:

　　(1)骨软化症骨盆:现已罕见。系因缺钙、磷、维生素D以及紫外线照射不足,使成人期内质矿化障碍,被类骨组织代替,骨质脱钙、疏松、软化。由于受躯干重力及两股骨向内上方挤压,使骶岬突向前,耻骨联合向前突出,骨盆入口平面呈凹三角形,坐骨结节间径明显缩短,严重者阴道不能容纳 2 指。一般不能经阴道分娩。

(2)偏斜骨盆:系一侧髂骨翼与髋骨发育不良所致骶髂关节固定,以下肢和髋关节疾病,引起骨盆一侧斜径缩短的偏斜骨盆。

(二)狭窄骨盆的临床表现

1.骨盆入口平面狭窄的临床表现

(1)胎头衔接受阻:一般情况下初产妇在妊娠末期,即预产期前 1~2 周或临产前胎头已衔接,即胎头双顶径进入骨盆入口平面,颅骨最低点达坐骨棘水平。若入口狭窄时,即使已经临产胎头仍未入盆,经检查胎头跨耻征阳性。胎位异常如臀先露、面先露或肩先露的发生率是正常骨盆的 3 倍。脐带脱垂发生率增加 6 倍。

(2)若已临产,根据骨盆狭窄程度、产力强弱、胎儿大小及胎位情况不同,临床表现也不尽相同:①骨盆临界性狭窄:若胎位、胎儿大小及产力正常,胎头常以矢状缝在骨盆入口横径衔接,多取后不均倾势,即后顶骨先入盆,后顶骨逐渐进入骶凹处,再使前顶骨入盆,则矢状缝位于骨盆入口横径上成头盆均倾势。临床表现为潜伏期及活跃期早期延长,活跃期后期产程进展顺利。若胎头迟迟不入盆,此时常出现胎膜早破,其发生率为正常骨盆的 4~6 倍。由于胎膜早破母儿可发生感染,胎头不能紧贴宫颈内口诱发反射性宫缩,常出现继发性宫缩乏力。潜伏期延长,宫颈扩张缓慢。②骨盆绝对性狭窄:若产力、胎儿大小及胎位均正常,但胎头仍不能入盆,常发生梗阻性难产。这种情况可出现病理缩复环,甚至子宫破裂。如胎先露部嵌入骨盆入口时间较长,血液循环障碍,组织坏死,可形成泌尿生殖道瘘。在强大的宫缩压力下,胎头颅骨重叠,严重时可出现颅骨骨折及颅内出血。

2.中骨盆平面狭窄的临床表现

(1)胎头能正常衔接:潜伏期及活跃期早期进展顺利。当胎头下降达中骨盆时,由于内旋转受阻,胎头双顶径被阻于中骨盆狭窄部位之上,常出现持续性枕横位或枕后位。同时出现继发性宫缩乏力,活跃期后期及第二产程延长,甚至第二产程停滞。

(2)胎头受阻于中骨盆:有一定可塑性的胎头开始变形,颅骨重叠,胎头受压,使软组织水肿,产瘤较大,严重时可发生脑组织损伤、颅内出血及胎儿宫内窘迫。若中骨盆狭窄程度严重,宫缩又较强,可发生先兆子宫破裂及子宫破裂。强行阴道助产,可导致严重软产道裂伤及新生儿产伤。

3.骨盆出口平面狭窄的临床表现　骨盆出口平面狭窄与中骨盆平面狭窄常同时存在。若单纯骨盆出口平面狭窄者,第一产程进展顺利,胎头达盆底受阻,第二产程停滞,继发性宫缩乏力,胎头双顶径不能通过出口横径,强行阴道助产,可导致软产道、骨盆底肌肉及会阴严重损伤,胎儿严重产伤,对母儿危害极大。

(三)狭窄骨盆的诊断

在分娩过程中,骨盆是个不变因素。狭窄骨盆影响胎位和胎先露部在分娩机制中的下降及内旋转,也影响宫缩。在估计分娩难易时,骨盆是首先考虑的一个重要因素。在妊娠期间应查清骨盆有无异常,有无头盆不称,及早做出诊断,以决定适当的分娩方式。

1.病史　询问孕妇有无佝偻病、脊髓灰质炎、脊柱和髋关节结核以及外伤史。若为经产妇,应了解既往有无难产史及新生儿有无产伤等。

2.全身检查　测量身高,孕妇身高<145cm应警惕均小骨盆。观察孕妇体形,步态有无跛足,有无脊柱及髋关节畸形,米氏菱形窝是否对称,有无尖腹及悬垂腹等。

3.腹部检查

(1)一般检查:观察腹型,尺测子宫长度及腹围,B型超声观察胎先露部与骨盆关系,还应测量胎头双顶径、胸径、腹径、股骨长,预测胎儿体重,判断能否通过骨产道。

(2)胎位异常:骨盆入口狭窄往往因头盆不称、胎头不易入盆导致胎位异常,如臀先露、肩先露。中骨盆狭窄影响已入盆的胎头内旋转,导致持续性枕横位、枕后位等。

(3)估计头盆关系:在正常情况下,部分初孕妇在预产期前2周,经产妇于临产后,胎头应入盆。若已临产,胎头仍未入盆,则应充分估计头盆关系。检查头盆是否相称的具体方法为孕妇排空膀胱,仰卧,两腿伸直。检查者将手放在耻骨联合上方,将浮动的胎头向骨盆腔方向推压。若胎头低于耻骨联合前表现,表示胎头可以入盆,头盆相称,称胎头跨耻征阴性;若胎头与耻骨联合前表面在同一平面,表示可疑头盆不称,称胎头跨耻征可疑阳性;若胎头高于耻骨联合前表面,表示头盆明显不称,称胎头跨耻征阳性。对出现跨耻征阳性的孕妇,应让其取两腿屈曲半卧位,再次检查胎头跨耻征,若转为阴性,提示为骨盆倾斜度异常,而不是头盆不称。

4.骨盆测量

(1)骨盆外测量:骨盆外测量的结果可以间接反映出真骨盆的大小。骨盆外测量各径线<正常值2cm或能上能下为均小骨盆。骶耻外径<18cm为扁平骨盆。坐骨结节间径<8cm,耻骨弓角度90°,为漏斗型骨盆。骨盆两侧斜径(以一侧髂前上棘至对侧髂后上棘间的距离)及同侧直径(从髂前上棘至同侧髂后上棘间的距离)相差>1cm为偏斜骨盆。

(2)骨盆内测量:骨盆外测量发现异常,应进行骨盆内测量。对角径<11.5cm,骶岬突出为骨盆入口平面狭窄,属扁平骨盆。中骨盆平面狭窄及骨盆出口平面狭窄往往同时存在,应测量骶骨前面弯度、坐骨棘间径、坐骨切迹宽度(即骶棘韧带宽度)。若坐骨棘间径<10cm,坐骨切迹宽度<2横指,为中骨盆平面狭窄。若坐骨结节间径<8cm,应测量出口后矢状径及检查骶尾关节活动度,估计骨盆出口平面的狭窄程度。若坐骨结节间径与出口后矢状径之和<15cm,为骨盆出口平面狭窄。

（四）狭窄骨盆对母儿影响

1.对产妇的影响　若为骨盆入口平面狭窄,影响胎先露部衔接,容易发生胎位异常,由于胎先露部被隔在骨盆入口之上,常引起继发性宫缩乏力,导致产程延长或停滞。若为中骨盆平面狭窄,影响胎头内旋转,容易发生持续性枕横位或枕后位。胎头长时间嵌顿于产道内,压迫软组织引起局部缺血、水肿、坏死、脱落,于产后形成生殖道瘘;胎膜早破及手术助产增加感染机会。严重梗阻性难产若不及时处理,可导致先兆子宫破裂,甚至子宫破裂,危及产妇生命。

2.对胎儿及新生儿的影响　头盆不称易发生胎膜早破、脐带脱垂,脐带脱垂发生率是正常产妇的4～6倍,导致胎儿窘迫,甚至胎儿死亡;产程延长,胎头受压,缺血缺氧容易发生颅内出血;产道狭窄,手术助产机会增多,易发生新生儿产伤及感染。

（五）狭窄骨盆分娩时处理

首先应明确狭窄骨盆类别和程度,了解胎位、胎儿大小、胎心率、宫缩强弱、宫口扩张程度、胎先露下降程度、破膜与否,结合年龄、产次、既往分娩史进行综合判断,决定分娩方式。

1.一般处理　在分娩过程中,应安慰产妇,使其精神舒畅,信心倍增,保证营养及水分的摄入,必要时补液。还需注意产妇休息,要监测宫缩强弱,勤听胎心,检查胎先露部下降及宫口扩张程度。

2.骨盆入口平面狭窄的处理

(1)明显头盆不称(绝对性骨盆狭窄):骶耻外径≤16cm,骨盆入口前后径≤8.0cm,胎头跨耻征阳性者,足月活胎不能入盆,不能经阴道分娩。应在临产后行剖宫产术结束分娩。

(2)轻度头盆不称(相对性骨盆狭窄):骶耻外径16.5～17.5cm,骨盆入口前后径8.5～9.5cm,胎头跨耻征可疑阳性。足月活胎体重<3000g,胎心率及产力均正常,应在严密监护下试产。胎膜未破者可在宫口扩张3cm时行人工破膜。若破膜后宫缩较强,产程进展顺利,多数能经阴道分娩。试产过程中若出现宫缩乏力,可用缩宫素静脉滴注加强宫缩。试产2～4h,胎头仍迟迟不能入盆,宫口扩张缓慢,或伴有胎儿窘迫征象,应及时行剖宫产术结束分娩。若胎膜已破,为了减少感染,应适当缩短试产时间。

骨盆入口平面狭窄,主要为扁平骨盆的妇女,于妊娠末期或临产后,胎头矢状缝只能衔接于骨盆入口横径上。胎头侧屈使其两顶骨先后依次入盆,呈不均倾势嵌入骨盆入口,称为头盆均倾不均,若前顶骨先嵌入,矢状缝偏后,称前不均倾;若后顶骨先嵌入,矢状缝偏前,称后不均倾,当胎头双颅骨均通过骨盆入口平面时,即能较顺利地经阴道分娩。

3.中骨盆及骨盆出口平面狭窄的处理　在分娩过程中,胎儿在中骨盆平面完成俯屈及内旋转动作。若中骨盆平面狭窄,则胎头俯屈及内旋转受阻,易发生持续性枕横位或枕后位。产妇多表现活跃期或第二产程延长及停滞、继发性宫缩乏力等。若宫口开全,胎头双顶径达坐骨棘水平或更低,可经阴道徒手旋转胎头为枕前位,待其自然分娩,或行产钳或胎头吸引术助产。若胎头双顶径未达坐骨棘水平,或出现胎儿窘迫征象,应行剖宫产术结束分娩。

骨盆出口平面是产道的最低部位,应于临产前对胎儿大小、头盆关系做出充分估计,决定能否经阴道分娩,诊断为骨盆出口狭窄,不应进行试产。若发现出口横径狭窄,耻骨弓角度变锐,耻骨弓下三角空隙不能利用,胎先露部向后移,利用出口后三角空隙娩出。临床上常用出口横径与出口后矢状径之和估计出口大小。若两者之和>15cm时,多数可经阴道分娩,有时需用胎头吸引术或产钳术助产,应做较大的会阴后一侧切开,以免会阴严重撕裂。若两者之和<15cm,足月胎儿不易经阴道分娩,应行剖宫产术结束分娩。

4.骨盆三个平面狭窄的处理　主要是均小骨盆。若估计胎儿不大,胎位正常,头盆相称,宫缩好,可以试产,通常可通过胎头变形和极度俯屈,以胎头最小径线通过骨盆腔,可能经阴道分娩。若胎儿较大,有明显头盆不称,胎儿不能通过产道,应尽早行剖宫产术。

5.畸形骨盆的处理　根据畸形骨盆种类、狭窄程度、胎儿大小、产力等情况具体分析。若畸形严重,明显头盆不称者,应及早行剖宫产术。

(许素娥)

第三节 软产道异常

软产道包括子宫下段、宫颈、阴道及骨盆底软组织构成的弯曲管道。软产道异常所致的难产少见，容易被忽视。应于妊娠早期常规行双合诊检查，了解软产道有无异常。

（一）外阴异常

1.**会阴坚韧** 多见于初产妇，尤其35岁以上高龄初产妇更多见。由于组织坚韧，缺乏弹性，会阴伸展性差，使阴道口狭小，在第二产程常出现胎先露部下降受阻，且可于胎头娩出时造成会阴严重裂伤。分娩时，应作预防性会阴后一侧切开。

2.**外阴水肿** 重度子痫前期、重症贫血、心脏病及慢性肾炎孕妇，在有全身水肿的同时，可有重度外阴水肿，分娩时妨碍胎先露部下降，造成组织损伤、感染和愈合不良等情况。在临产前，可局部应用50%硫酸镁液湿热敷；临产后，仍有严重水肿者，可在严格消毒下进行多点针刺皮肤放液。分娩时，可行会阴后一侧切开。产后加强局部护理，预防感染。

3.**外阴瘢痕** 外伤、药物腐蚀或炎症后遗症瘢痕挛缩，可使外阴及阴道口狭小，影响胎先露部下降。若瘢痕范围不大，分娩时可作会阴后一侧切开。若瘢痕过大，扩张困难者，应行剖宫产术。

（二）阴道异常

1.**阴道横膈** 横膈较坚韧，多位于阴道上、中段。在横膈中央或稍偏一侧常有一小孔，易被误认为宫颈外口。若仔细检查，在小孔上方可触及逐渐开大的宫口边缘，而该小孔直径并不变大。阴道横膈影响胎先露下降，当横膈被撑薄，此时可在直视下自小孔处将膈作 X 形切开。膈被切开后，因胎先露部下降压迫，通常无明显出血，待分娩结束再切除剩余的膈，用肠线间断或连续锁边缝合残端。若横膈高且坚厚，阻碍胎先露部下降，则需行剖宫产术结束分娩。

2.**阴道纵隔** 阴道纵隔若伴有双子宫、双宫颈，位于一侧子宫内的胎儿下降，通过该侧阴道分娩时，纵隔被推向对侧，分娩多无阻碍。当阴道纵隔发生于单宫颈时，有时纵隔位于胎先露部的前方，胎先露部继续下降，若纵隔薄可自行断裂，分娩无阻碍。若纵隔厚阻碍胎先露部下降时，须在纵隔中间剪断，待分娩结束后，再剪除剩余的隔，用肠线间断或连续锁边缝合残端。

3.**阴道狭窄** 由产伤、药物腐蚀、手术感染致使阴道瘢痕挛缩形成阴道狭窄者，若位置低、狭窄轻，可作较大的会阴后一侧切开，经阴道分娩。若位置高、狭窄重、范围广，应行剖宫产术结束分娩。

4.**阴道尖锐湿疣** 妊娠期尖锐湿疣生长迅速，早期可治疗。体积大、范围广泛的疣可阻碍分娩，易发生裂伤、血肿及感染。为预防新生儿喉乳头瘤行剖宫产术。

5.**阴道囊肿和肿瘤** 阴道壁囊肿较大时，阻碍胎先露部下降，此时可行囊肿穿刺抽出其内容物，待产后再选择时机进行处理。阴道内肿瘤阻碍胎先露部下降而又不能经阴道切除者，均应行剖宫产术，原有病变待产后再行处理。

（三）宫颈异常

1.宫颈外口黏合　多在分娩受阻时被发现。当宫颈管已消失而宫口却不扩张,仍为一很小的孔,通常用手指稍加压力分离黏合的小孔,宫口即可在短时间内开全。但有时为使宫口开大,需行宫颈切开术。

2.宫颈水肿　多见于扁平骨盆、持续性枕后位或滞产,宫口未开全过早使用腹压,致使宫颈前唇长时间被压于胎头与耻骨联合之间,血液回流受阻引起水肿,影响宫颈扩张。轻者可抬高产妇臀部,减轻胎头对宫颈压力,也可于宫颈两侧各注入 0.5％利多卡因 5～10ml 或地西泮10mg 静脉推注,待宫口近开全,用手将水肿的宫颈前唇上推,使其逐渐越过胎头,即可经阴道分娩。若经上述处理无明显效果,宫口不继续扩张,可行剖宫产术。

3.宫颈坚韧　常见于高龄初产妇,宫颈缺乏弹性或精神过度紧张使宫颈挛缩,宫颈不易扩张。此时可静脉推注地西泮 10mg。也可于宫颈两侧各注入 0.5％利多卡因 5～10ml,若不见缓解,应行剖宫产术。

4.宫颈瘢痕　宫颈锥形切除术后、宫颈裂伤修补后感染、宫颈深部电烙术后等所致的宫颈瘢痕,虽于妊娠后软化,若宫缩很强,宫口仍不扩张,不宜久等,应行剖宫产术。

5.宫颈癌　此时宫颈硬而脆,不应经阴道分娩,应行剖宫产术,术后放疗。若为早期浸润癌,可先行剖宫产术,随即行广泛性子宫切除术及盆腔淋巴结清扫术。

6.宫颈肌瘤　生长在子宫下段及宫颈部位的较大肌瘤,占据盆腔或阻塞于骨盆入口时,影响胎先露部进入骨盆入口,应行剖宫产术。若肌瘤在骨盆入口以上而胎头已入盆,肌瘤不阻塞产道则可经阴道分娩,肌瘤待产后再行处理。

（许素娥）

第四节　胎位异常

一、臀位

因先露不同,分为单臀先露(腿直臀先露),完全臀先露(先露为臀和双足)及不完全臀先露[足及(或)膝先露]。均以胎儿骶骨为指示点,有骶左前、骶左横、骶左后、骶右前、骶右横、骶右后 6 种胎方位。

【诊断标准】

1.腹部检查

胎体纵轴与母体纵轴一致,于子宫底部触及圆而硬的胎头;在耻骨联合上方扣及较软、宽而不规则的胎臀;胎心音以脐部左上方或右上方最为清楚。

2.肛门检查或阴道检查

胎先露较低时,可触及较软、形状不规则的胎臀、足或膝,如宫颈已扩张 2cm 以上、胎膜已破,可扣及胎臀、肛门。

3.辅助检查

B超检查可提示臀先露类型。并可测量胎儿双顶径等各径线以推算胎儿体重,了解胎头仰伸程度。

【治疗原则】

1.妊娠期

妊娠32周后发现臀位,无合并症、无不良孕产史、无脐带绕颈者可试予矫正。

(1)膝胸卧位:每日2次,每次15分钟。1周为一疗程,如有不适或胎动改变立即停止。

(2)艾灸或激光照射至阴穴:每日1次,每次15分钟,共1周。

2.分娩期

胎儿无畸形,初产、足月单胎臀位,足先露、胎儿估计≥3500g,胎头仰伸,骨盆任一平面狭窄,高年初产,珍贵胎儿,以选择性剖宫产结束妊娠为妥。产道正常,经产臀位、胎儿较小,单臀先露,应争取阴道分娩。决定试产者,处理如下。

(1)第一产程:

①产妇取左侧卧位,不灌肠,不作肛查,尽可能保持胎膜完整。

②胎膜自破时,立即听胎心,并检查有无脐带脱出。持续胎心监护或每10～15分钟听胎心1次。堵臀过程中每次宫缩后听胎心。

③严密观察产程,进入活跃期后,子宫颈扩张进度在初产妇至少应为1cm/h,经产妇应达1.5cm/h;胎先露下降进度应与子宫颈扩张平行。

④如宫缩时在阴道口见到胎臀或胎足,应消毒外阴部做阴道检查以明确子宫颈扩张情况。即使子宫颈口已开全,为使阴道得以充分扩张、胎臀得以继续下降,应于宫缩时,用消毒治疗巾以手掌堵住阴道口,直至冲力甚大,估计胎臀即将娩出时,才准备接产。注意胎心变化,排空膀胱,并作好新生儿窒息的抢救准备。

⑤如活跃期子宫颈扩张停滞、宫颈口开全而胎臀仍在坐骨棘水平以上,一般不用催产素静脉滴注,改行剖宫产术结束分娩。

⑥产程中发生脐带脱垂,如宫颈开全有条件阴道分娩即作臀牵引术,若宫口未开全立即取臀高位将脐带轻轻还纳并手托在阴道内以最快速度在原地行剖宫产术。

(2)第二产程:

①经产妇,胎儿不大,产力良好,等待自然分娩。

②初产妇行会阴侧切术。避免在胎儿脐孔达会阴之前牵引。待胎儿脐部娩出会阴,接产者用双手按分娩机转协助胎肩、胎手及胎头娩出。娩出胎头时,不可猛力牵拉,慎防造成颅内出血或臂丛神经损伤;亦可用后出头产钳助娩。胎儿脐部娩出后,一般须在7分钟内娩出胎头。

二、横位

根据胎头在母体左或右侧、胎儿肩胛朝向前方或后方,分为肩左前、肩左后、肩右前、肩右后4种胎方位。

【诊断标准】

1.腹部检查

子宫呈横椭圆形,子宫底高度较妊娠月份为低,耻骨联合上方空虚。在母体腹部一侧触及胎头,另侧为胎臀。胎心音在脐周最清楚。

2.肛门或阴道检查

胎膜未破时,先露部在骨盆入口上方,不能触及。若胎膜已破、子宫颈已扩张,可触及胎儿肩胛骨、肋骨及腋窝。如胎手已脱出子宫颈口,可用握手法鉴别为胎儿左手或右手。

3.辅助检查

B超检查能准确探清肩先露,并能确定具体胎位。

【治疗原则】

1.妊娠期

妊娠30周后发现横位,有明确的原因不必纠正,否则可试用膝胸卧式、艾灸或激光照射至阴穴位等方法纠正。

2.分娩期

(1)有骨盆狭窄、难产史、前置胎盘等产科指征者,行剖宫产术结束分娩。

(2)经产妇临产早期,腹壁松弛,胎膜未破,行外倒转术后,用腹带固定胎位。倒转术失败或胎膜已破者,行剖宫产手术。

(3)子宫先兆破裂,无论胎儿是否存活,立即行剖宫产术。子宫感染严重者,同时行子宫切除术。

(4)胎儿已死亡,无子宫先兆破裂者,待宫口开全或接近开全时,在全身麻醉下行断头术或碎胎术。

(5)凡经阴道分娩者,胎盘娩出后应常规探查子宫颈、子宫下段及子宫体腔有无裂伤,及时处理。术前、术后应用抗生素防治感染。

三、持续性枕后位

分娩过程中,胎头枕部位于母体骨盆后方,经充分试产,当分娩以任何方式结束时不论胎头在骨盆哪个平面胎头枕部仍位于骨盆后方者称持续性枕后位。

【诊断标准】

1.腹部检查

头位,在母体腹前壁扪及胎儿肢体,胎背偏向侧方。胎心音在脐下偏外侧较响亮。如胎头俯屈不良,胎背直伸,前胸贴近母体腹壁,则胎心音可在腹中线处闻及。

2.肛门检查或阴道检查

胎头矢状缝在骨盆右或左斜径上,大囟门在骨盆前方,小囟门在骨盆后方。若因胎头水肿、颅骨重叠,囟门扪不清,可从胎儿耳廓及耳屏位置、方向确定胎头方位。

3.辅助检查

B超检查时,根据胎头双顶径、颜面及枕部位置,可准确判断胎头方位。

【治疗原则】

1.体位纠正,向胎背方向侧卧,即左枕后向左侧,右枕后向右侧以利胎头枕部转向前方。

2.活跃晚期,若胎头下降延缓(进度<1cm/h)或阻滞(停滞不下1小时以上);或宫颈严重水肿;或出现胎儿窘迫现象,经处理后不进展应行剖宫产术。

3.宫口开全,胎头下降,先露达≥S^{+3}时,准备产钳助娩。注意胎头塑形严重造成先露低的假象,先试用手旋转胎头枕部向前,使矢状缝与骨盆出口前后一致,如转成枕前位困难,可转成枕后位,然后产钳助产。

4.胎盘排出后,立即检查软产道损伤。

四、持续性枕横位

临产后,胎头矢状缝取骨盆入口横或斜径入盆,在下降过程中未能完成内旋转者,经充分试产,分娩结束时仍持续于枕横位者称持续性枕横位。

【诊断标准】

1.腹部检查

胎背在母腹一侧,对侧为小肢体。胎头横阔。胎心音在胎背侧最清楚。

2.肛门或阴道检查

胎头矢状缝位于骨盆横径上。

【治疗原则】

1.密切观察胎头下降情况。

2.胎头已入盆而出现第二产程停滞时,做阴道检查,徒手旋转胎头使其矢状缝与骨盆出口前后径一致,继续等待。若不成功,第二产程延长,胎头矢状缝仍位于骨盆出口横位上而先露已达S^{+3},可用吸引器边旋转边牵引。也可用手转儿头为枕前位产钳助产。如手转儿头困难,亦可用K氏产钳回转助产。

五、高直位

胎儿以不屈不伸姿势位于骨盆入口之上,其矢状缝与骨盆入口前后径相一致,偏离不超过15°,称高直位。胎头枕骨贴近耻骨联合者,为高直前位;枕骨靠近骶岬者,为高直后位。

【诊断标准】

1.腹部检查

高直前位时,胎背靠近母体腹前壁,耻骨联合后方正中稍显隆起,触摸胎头有较正常狭小感。高直后位时,胎儿小肢体靠近母体腹前壁,在下腹正中可触及胎儿下颏。无论高直前位还是高直后位,胎儿躯干较直,胎心音位置较高,在母体腹中线上。

2.阴道检查

胎头矢状缝与骨盆前入口后径一致。根据大小囟门位置,判断为高直后位(枕骶位)或高直前位(枕耻位)。

3.辅助检查

B超可探明胎头矢状缝位于骨盆入口前后径上,而双顶径位于骨盆入口横径上。

【治疗原则】

1.高直后位

多需行剖宫产术结束分娩。

2.高直前位

如胎儿较小、宫缩较强,可严密观察胎头是否俯屈、下降。如胎头双顶径达到或超过坐骨棘水平,有可能产钳助产。若胎头进一步仰伸成为颜面先露或额先露,产程无进展,应行剖宫产术。

六、额面位

颜面先露,颜部最低,以下颏为指示点,其有颏左前、颏左横、颏左后、颏右前、颏右横、颏右后6种方位。

【诊断标准】

1.腹部检查

胎体伸直,故子宫底较高,在子宫底部扪及胎臂,颏前位时胎儿肢体靠近母体腹壁,故易于触及,而胎心音由胸部传出,故在胎儿肢体侧最响亮。颏后位时,耻骨联合上方触及胎儿枕骨隆突与胎背间有明显凹沟,胎心音多较远且轻。

2.阴道检查

触及软硬不均、不规则的颜面部,能辨明胎儿的口、鼻、颧、眼、颏各部。按颏部位置确定颏前或颏后位。

3.辅助检查

B超可较早确定胎位及除外胎儿畸形。

【治疗原则】

1.凡骨盆狭窄、高龄产妇、胎儿窘迫,无论颏前或颏后位,尽早行剖宫产术结束分娩。

2.经产妇,产道与产力正常,颏前位者,可考虑等待其自然分娩,必要时子宫颈口开全且颏部抵达骨盆底后,以产钳助产。颏后位者,不能经阴道分娩,必须行剖宫产术。

(许素娥)

第五节　胎儿因素

一、巨大胎儿

胎儿出生体重≥4000g,称为巨大胎儿。由于胎儿较大及胎头不易变形,即使胎位、产道及产力均正常,也常造成难产。

【诊断标准】

1.腹部检查

子宫底高度,腹围的增长超过正常范围;妊娠图显示在第90百分位数以上;无羊水过多征象;触诊胎体大、胎头也大。

2.辅助检查

B超检查胎儿双顶径、股骨长、腹围等值均超过正常范围。宫高+腹围≥140cm,双顶径+股骨长>17cm常提示巨大儿可能性大。

【治疗原则】

1.孕期筛查有无糖尿病,如合并GDM,予以积极治疗。

2.妊娠晚期估计有无头盆不称,估计胎儿体重>4500g者,为防止发生肩难产,应选择剖宫产。

3.如估计胎儿体重4000g左右,无明显头盆不称,可予试产,但试产时间不宜过久,临产后密切观察胎头下降和枕位情况,必要时行剖宫产术。

4.试产成功,胎头娩出后,尚需警惕肩难产,应作好处理准备。

二、脑积水

【诊断标准】

1.腹部检查

在子宫底部或耻骨联合上方扪及宽大、较软、似有弹性的胎头。

2.阴道检查

如为头先露而宫颈口已扩张,可扪及胎头颅缝增宽,囟门大且紧张,颅骨骨质软而薄,触之有乒乓球样感觉。

3.辅助检查

(1)B超:胎头双顶径增宽,脑室扩大,脑室宽度>1/3大脑半球直径,脑积水可疑;>1/2大脑半球直径,可以诊断。

(2)X线:腹部摄片可见胎儿颅骨轮廓增大、骨质薄,颅缝增宽,囟门宽大,颜面部分相对变小等影像。

【治疗原则】

一旦确诊,应及早引产。临产后可行穿颅术,避免母体损害。臀先露者,待胎体娩出后,穿刺胎头后液。使胎头体积缩小后再牵出。

三、无脑儿

【诊断标准】

1.腹部检查

感觉胎头较小。

2.阴道检查

扪及凹凸不平的颅底部,应与臀位或颜面位鉴别。

3.辅助检查

(1)B超:胎儿颅骨不显像。

(2)X线:腹部平片显示无头盖骨的胎头。

(3)生化测定:羊水或母血中甲胎蛋白值升高。

【治疗原则】

一旦确诊,应及早引产,等待胎儿自然娩出。如发生胎肩娩出困难,可等待或行毁胎术。

(许素娥)

第二十二章　分娩期并发症

第一节　产后出血

产后出血是指胎儿娩出后 24h 内阴道流血量超过 500ml 者。产后出血是分娩期严重的并发症,是产妇四大死亡原因之首。Bonnar 等在 2000 年发表的文章中指出一半英国产妇死亡是由于产后出血。产后出血的发病率占分娩总数的 2%～3%,由于测量和收集血量的主观因素较大,临床上对阴道流血量的估计往往少于实际出血量,因此产后出血的实际发病率更高。

(一)病因

产后出血的原因可分为子宫收缩乏力、胎盘因素、软产道裂伤及凝血功能障碍。这些因素可互为因果,相互影响。

1.子宫收缩乏力　胎儿娩出后,子宫肌收缩和缩复对肌束间的血管能起到有效的压迫作用。凡影响子宫肌收缩和缩复功能的因素,均可引起子宫收缩乏力性产后出血。常见因素有:

(1)全身因素。产妇精神极度紧张,对分娩过度恐惧,尤其对阴道分娩缺乏足够信心;临产后过多使用镇静药、麻醉药或子宫收缩抑制药;合并慢性全身性疾病;体质虚弱、严重营养不良等均可引起子宫收缩乏力。

(2)产科因素。产程延长、产妇体力消耗过多,可引起子宫收缩乏力。前置胎盘、胎盘早剥、妊娠高血压综合征、严重贫血、宫腔感染等产科并发症及合并症可使子宫肌层水肿或渗血引起子宫收缩乏力。

(3)子宫因素。子宫肌纤维发育不良,如子宫畸形或子宫肌瘤;子宫纤维过度伸展,如巨大胎儿、多胎妊娠、羊水过多;子宫肌壁受损,如有剖宫产史、肌瘤剔除史、子宫穿孔史等;子宫手术史;产次过多、过频可造成子宫肌纤维受损,均可引起子宫收缩乏力。

2.胎盘因素　根据胎盘剥离情况,胎盘因素所致产后出血类型有:

(1)胎盘滞留。胎儿娩出后,胎盘应在 15min 内排出体外。若 30min 仍不排出,影响胎盘剥离面血窦的关闭,导致产后出血。常见的情况有①胎盘剥离后,由于宫缩乏力、膀胱膨胀等因素,使胎盘滞留在宫腔内,影响子宫收缩;②胎盘剥离不全:多因在第三产程时胎盘完全剥离前过早牵拉脐带或按压子宫,已剥离的部分血窦开放出血不止;③胎盘嵌顿:第三产程子宫发生局限性环形缩窄及增厚,将已剥离的胎盘嵌顿于宫腔内,多为隐性出血。

(2)胎盘粘连。指胎盘全部或部分粘连于宫壁不能自行剥离。多次人工流产、子宫内膜炎或蜕膜发育不良等是常见原因。若完全粘连,一般不出血,若部分粘连则部分胎盘剥离面血窦开放而胎盘滞留影响宫缩造成产后出血。

(3)胎盘植入。指胎盘绒毛植入子宫肌层。部分植入血窦开放,出血不易止住。

(4)胎盘胎膜残留。多为部分胎盘小叶或副胎盘残留在宫腔内,有时部分胎膜留在宫腔内也可影响子宫收缩导致产后出血。其中胎盘粘连、植入及胎盘胎膜残留的发生率随着剖宫产率的增加而逐年上升,应引起足够的重视。

3.软产道裂伤　分娩过程中软产道裂伤,常与下述因素有关:①外阴组织弹性差;②急产、产力过强、巨大儿;③阴道手术助产操作不规范;④会阴切开缝合时,止血不彻底,宫颈或阴道穹隆的裂伤未能及时发现。

4.凝血功能障碍　产妇凝血功能障碍见于:①与产科有关的并发症所致,如羊水栓塞、妊娠高血压综合征、胎盘早剥及死胎均可并发 DIC;②产妇合并血液系统疾病,如原发性血小板减少、再生障碍性贫血等。由于凝血功能障碍,可造成产后切口及子宫血窦难以控制的流血不止,血液不凝。

(二)临床表现

产后出血主要表现为阴道流血过多及失血引起的并发症,如休克、贫血等,其临床症状取决于失血量及贫血的程度。

不同原因的产后出血临床表现不同。胎儿娩出后立即出现阴道流血,应先考虑软产道裂伤;胎儿娩出几分钟后开始流血,应考虑为胎盘因素;胎盘娩出后出现流血,其主要原因为子宫收缩乏力或胎盘、胎膜残留。若阴道出血呈持续性,且血液不凝,应考虑凝血功能障碍引起的产后出血。如果子宫动脉阴道支断裂可形成阴道血肿,产后未见阴道大流血,但产妇有失血的症状和体征,尤其产妇诉说阴道疼痛时,应考虑隐匿性软产道损伤。

由于正常妊娠期血容量增加 30%~60%,因此孕妇多可以耐受失血,当阴道流血量较多时,产妇可出现休克症状,如头晕、脸色苍白、脉搏细数、血压下降等。

(三)诊断

产后出血容易诊断,临床上对阴道流血量的估计往往偏少。检测出血量的方法有①称重法:将分娩后所用敷料称重减去分娩前敷料重量,为失血量(血液比重为 1.05g=1ml);②容积法:用专用的产后接血容器,将所收集的血用量杯测量;③面积法:将血液浸湿的面积按 10cm×10cm 为 10ml,15cm×15cm 为 15ml 计算。上述 3 种方法的检测可因不同的检测人员而产生一定的误差。根据阴道流血的时间、数量和胎儿、胎盘娩出的关系,可以初步判断造成产后出血的原因。有时产后出血的几个原因可以互为因果关系。

1.子宫收缩乏力　胎盘娩出后,子宫缩小至脐平或脐下一横指。子宫呈圆球状,质硬,血窦关闭,出血停止。若子宫收缩乏力,宫底升高,子宫质软呈水袋状。子宫收缩乏力有原发性和继发性,有直接原因和间接原因,对于间接原因造成的子宫收缩乏力,应及时去除原因。按摩子宫或用缩宫药后,子宫变硬,阴道流血减少,是子宫收缩乏力与其他原因出血的重要鉴别方法。

2.胎盘因素　胎儿娩出后 30min 胎盘仍未娩出,为第三产程延长。多数胎盘在胎儿娩出后 5min 内自行娩出,如果胎盘在胎儿娩出后 10min 内未娩出,并有大量阴道流血,应考虑胎盘因素,如胎盘部分剥离、胎盘粘连、胎盘嵌顿等。胎盘残留是产后出血的常见原因,故胎盘娩出后应仔细检查胎盘、胎膜是否完整。尤其应注意胎盘胎儿面有无断裂血管,警惕副胎盘残留的可能。

3.软产道损伤 胎儿娩出后,立即出现阴道持续流血,应考虑软产道损伤,应该仔细检查软产道。

(1)宫颈裂伤:产后应仔细检查宫颈,初产妇宫颈两侧(3、9 点处)较易出现裂伤,裂口一般不超过 1cm,通常无明显活动性出血。有时破裂深至穹隆伤及子宫动脉分支,可有活动性出血。胎盘娩出后,用两把卵圆钳钳夹宫颈并向下牵拉,从宫颈 12 点处起顺时针检查一周。有时宫颈裂口可向上延伸至宫体,向两侧延至阴道穹隆及阴道旁组织。

(2)阴道裂伤:检查者用中指、示指压迫会阴切口两侧,仔细查看会阴切口顶端及两侧有无损伤及损伤程度和有无活动性出血。阴道下段前壁裂伤出血活跃,上段裂伤根据深度不同可分为完全性阴道撕裂和不完全阴道撕裂。

(3)会阴裂伤:会阴裂伤按损伤程度分为 3 度。Ⅰ度指会阴部皮肤及阴道入口黏膜撕裂,未达肌层,一般出血不多;Ⅱ度指裂伤已达会阴体肌层、累及阴道后壁黏膜,甚至阴道后壁两侧沟向上撕裂使原解剖结构不易辨认,出血较多;Ⅲ度指肛门外括约肌已断裂,甚至阴道直肠隔及部分直肠前壁有裂伤,此种情况虽严重,出血量不一定多。

4.凝血功能障碍 若产妇有血液系统疾病或由于分娩引起 DIC 发生等情况,产妇表现为持续性阴道流血,血液不凝,止血困难,同时可出现全身部位出血灶。根据病史、出血特点及血小板计数、凝血酶原时间、纤维蛋白原等凝血功能检查,可以作出诊断。

(四)处理

产后出血的处理原则为针对原因迅速止血,补充血容量纠正休克及防治感染。

1.子宫收缩乏力 加强宫缩是最迅速有效的止血方法。

(1)去除引起宫缩乏力的原因:若由于全身因素,则改善全身状态;若为膀胱过度充盈应导尿等。

(2)按摩子宫:助产者一手在腹部按摩宫底(拇指在前,其余四指在后),同时压迫宫底,将宫内积血压出,按摩必须均匀而有节律。如果无效,可用腹部-阴道双手按摩子宫法,即一手握拳置于阴道前穹顶住子宫前壁,另一手在腹部按压子宫后壁使宫体前屈,双手相对紧压子宫并作节律性按摩,按压时以子宫恢复正常收缩为止,按摩时注意无菌操作。子宫按摩通常是非常有效的。

(3)应用宫缩药:①缩宫素 10U 宫体直接注射或 10U 加于 5% 葡萄糖液 500ml 中静脉滴注;②麦角新碱 0.2~0.4mg 肌注或宫体直接注射或加于 25% 葡萄糖液 20ml 中静脉慢推,心脏病、妊娠高血压疾病及高血压者慎用;③米索前列醇 200μg 舌下含服;④卡前列甲酯 1mg 置于阴道后穹,止血效果好;⑤地诺前列酮 0.5~1mg 经腹或直接注入子宫肌层;⑥卡前列素氨丁三醇(商品名,欣母沛),起始剂量 250μg,深部肌内注射或宫体注射,必要时间隔 15~90min 重复注射,总量不超过 2mg(8 支)。

(4)宫腔纱条填塞:用特制的长 1.5~2m,宽 7~8cm 的无菌不脱脂棉纱布条塞入宫腔止血。操作时助手在腹部固定子宫，术者用卵圆钳将纱布条送入宫腔内，自宫底由内向外填紧，留有空隙可造成隐性出血。24h取出纱布条，警惕感染，取出纱布前，应先静脉推注缩宫素10U。

（5）结扎盆腔血管：经上述积极处理，出血仍不止，为抢救产妇生命，可经阴道结扎子宫动脉上行支，如无效可经腹作子宫动脉上行支结扎，必要时行髂内动脉结扎及卵巢动脉子宫支结扎术。

（6）髂内动脉栓塞术：在放射科医师协助下，行股动脉穿刺插入导管至髂内动脉或子宫动脉，注入吸收性明胶海绵颗粒栓塞动脉，栓塞剂2～3周被吸收，血管复通。髂内动脉栓塞术仅适于产妇生命体征稳定时进行。

（7）切除子宫：经积极治疗仍无效，出血可能危及产妇生命时，应行子宫次全切除术或子宫全切除术，以挽救产妇生命。

2.胎盘滞留　怀疑有胎盘滞留，应立即做阴道检查及宫腔检查。若胎盘已剥离，则迅速将剥离胎盘取出；若胎盘粘连，切忌暴力牵拉脐带以免子宫内翻。可一手按压子宫底，另一手轻轻伸入宫腔，徒手剥离胎盘，要注意植入性胎盘，若剥离胎盘困难，切忌粗暴强剥离，据Fox等报道25％产妇死于因胎盘粘连而手法强行剥离胎盘，所以一般以手术切除子宫为宜。对残留胎盘或胎膜者可行钳刮术或刮宫术。

3.软产道裂伤　软产道裂伤一方面彻底止血，另一方面按解剖层次缝合。宫颈裂伤＜1cm若无活动性出血，则不需缝合，若有活动性出血或裂伤＞1cm，则应缝合。缝合的第一针要超过裂口顶端0.5cm，间断缝合至距宫颈外侧端0.5cm处结束，以减少宫颈口狭窄的可能。若裂伤累及子宫下段时，缝合应注意避免损伤膀胱及输尿管，必要时经腹修补。修补阴道裂伤和会阴裂伤，应注意解剖层次的对合，第一针也要超过顶端0.5cm，缝合时不能留有无效腔，避免缝线穿过直肠黏膜。外阴、阴蒂的损伤，应用细丝线缝合。软产道血肿形成应切开并清除血肿，彻底止血、缝合，必要时可放置引流条。

4.凝血功能障碍　首先应排除子宫收缩乏力、胎盘因素、软产道裂伤引起的出血，积极输新鲜全血、血小板、纤维蛋白原或凝血酶原复合物、凝血因子等。若已并发DIC，则按DIC处理。

（五）预防

加强围生期保健，严密观察及正确处理产程，可以降低产后出血的发生率。

1.重视产前保健

（1）加强孕前及孕期妇女保健工作，对于有凝血功能障碍和可能影响凝血功能障碍疾病的患者，应积极治疗后再受孕，必要时应于早孕时终止妊娠。

（2）对存在发生产后出血危险因素的孕妇，如多胎妊娠、巨大胎儿、羊水过多、子宫手术史、子宫畸形、妊娠高血压综合征、妊娠合并血液系统疾病及肝病等，要加强产前检查，提前入院。

（3）宣传计划生育，减少人工流产次数。

2.提高分娩质量　严密观察及正确处理产程。第一产程：合理使用子宫收缩药物、引产药物和镇静药。注意产妇饮食，防止产妇疲劳和产程延长。第二产程：根据胎儿大小掌握会阴后-斜切开时机，认真保护会阴，阴道检查及阴道手术应规范、轻柔，正确指导产妇屏气及使用腹压,避免胎儿娩出过快。第三产程:是预防产后出血的关键,不要过早牵拉脐带,胎儿娩出后,若无出血,可等待 15min,若有出血应立即查明原因,及时处理。胎盘娩出后要仔细检查胎盘、胎膜,并认真检查软产道有无撕裂及血肿。

3.加强产后观察　产后 2h 是产后出血发生的高峰。产妇应在产房中观察 2h,会阴后一斜切开缝合后要注意观察有无血肿。要仔细观察产妇的生命体征、宫缩情况及阴道流血情况,发现异常及时处理。离开产房前要鼓励产妇排空膀胱,鼓励母亲与新生儿早接触、早吸吮,能反射性引起子宫收缩,减少产后出血。

(于少伟)

第二节　子宫破裂

【概述】

子宫破裂的定义为:子宫肌层的连续性中断。国内曹泽毅报道子宫破裂发生率为 0.06‰～1.4‰,国际卫生组织 WHO 报道为 0.053‰,为妊娠期和分娩期严重的并发症,如延误治疗可造成母婴死亡,产妇病死率高达 50%,胎儿病死亡达 50%～75% 或更多。

【病因及分类】

20 世纪 60 年代以前,子宫破裂多由胎先露下降受阻时的不规范助产所致。随着围生医学的发展,因难产手术和滥用缩宫素而导致的子宫破裂很少发生,子宫破裂比较常见的原因为急产、多产、外伤、臀位助产及前次剖宫产史和肌瘤切除所致的瘢痕子宫。诊断性刮宫或宫腔镜手术时子宫穿孔及不合理应用可卡因也可导致子宫破裂。近年来,剖宫产率的增加、前列腺素使用不当及剖宫产的瘢痕子宫再次妊娠的阴道分娩也是导致子宫破裂的原因,另外,自发性子宫破裂也时有发生。

分类:

1.子宫壁的完整性分类

(1)完全性子宫破裂:指宫壁全层破裂,使宫腔与腹腔相通。

(2)不完全性子宫破裂:指子宫肌层全部或部分破裂,浆膜层尚未穿破,宫腔与腹腔未相通,胎儿及其附属物仍在宫腔内。

2.按是否有子宫瘢痕分类

(1)瘢痕子宫破裂:占 87.1%。主要与前次剖宫产术式有关。ACOG 研究表明,在剖宫产的瘢痕子宫再次妊娠的阴道分娩(VBAC)试产中,前次剖宫产术式为子宫经典切口或 T 形切口者子宫破裂几率为 4%～9%,子宫下段纵切口者子宫破裂几率为 1%～7%,而子宫下段横切口者子宫破裂几率仅为 0.1%～1.5%。究其原因,是因为子宫体和子宫下段的组织构成不同(子宫体部含有 60% 平滑肌和 20% 结缔组织,而子宫下段则含有 80% 的结缔组织)及肌纤维的走向特点使得子宫的纵向强度弱而横向强度高,而下段横向强度最大。同时前次剖宫产的操作技巧以及本次妊娠胎盘的位置、宫腔压力、妊娠间距等均与子宫破裂的发生有一定关系。以不全破裂多见。荷兰 Zwart 报道瘢痕子宫破裂发生率为 0.51‰。

(2)非瘢痕子宫破裂:主要有以下原因:①阻塞性难产致子宫破裂,包括头盆不称、胎位异常。破裂以子宫下段为主。②损伤性子宫破裂。③不恰当地应用催产素。④宫颈难产。国内报道一例系第一胎孕足月,临产5h,胎头从前穹隆娩出,宫口未开,分娩后出血不多,行修补术。⑤子宫发育异常。荷兰 Zwart 报道非瘢痕子宫破裂发生率为 0.08‰。

【子宫破裂的临床表现】

1.子宫破裂发生的时间 9.5%～35%发生在妊娠期,常见为瘢痕子宫破裂、外伤和子宫发育异常;89.5%发生在临产后和分娩过程中,常见为阻塞性难产、不恰当地应用催产素、手术助产损伤、瘢痕子宫破裂等,少数见于中孕引产。

2.主要临床表现

(1)先兆子宫破裂:病理性缩复环形成、下腹部压痛、胎心率改变及血尿,是先兆子宫破裂的四大主要表现。研究表明,在子宫破裂前,胎心率与宫缩有明显的异常改变,可作为早期诊断的指标之一。在第一产程中。全程胎心监护能发现严重的心动过缓(4%)、心动过速(8%)、变异减少(24%)、宫缩过强(10%)和宫缩消失(22%);在第二产程中异常胎心率监护图形显著增多,变异减少发生率为 47.8%;严重的变异减速占 26.1%,宫缩过强占 22%,宫缩消失占13%,异常的胎心率监护图形是子宫破裂的先兆,因而在瘢痕子宫再次妊娠的晚期和试产过程中,应加强对胎儿心率和子宫收缩的监护,有胎心率异常时需警惕子宫瘢痕破裂。

(2)子宫破裂:荷兰 Zwart 报道 210 例子宫破裂,出现下腹部持续性疼痛 69%,胎心异常67%,阴道流血 27%,病理性缩复环 20%,宫缩消失 14%;162 例出现全部症状,91 例(56%)仅出现腹痛和胎心率改变。国内解左平报道 11 例子宫破裂病例,其中出现下腹部持续性疼痛7 例,病理性缩复环 4 例,肉眼血尿 4 例,血性羊水 5 例,腹壁可触及胎体 4 例,胎心消失 7 例。

完全性子宫破裂:破裂时剧痛,随后宫缩停止,转为安静,后持续性腹痛,阴道流鲜红血,出现休克特征。腹部检查。全腹压痛、反跳痛和腹肌紧张,压痛显著,破口处压痛更为明显,可叩及移动性浊音。腹部可清楚触及胎儿肢体,胎动、胎心音消失,而子宫缩小,位于胎儿一侧,阴道检查:宫颈口较前缩小,先露部上升,有时能触及裂口,能摸到缩小的子宫及排出子宫外的胎儿。但阴道检查常可加重病情,一般不必做。

不完全性子宫破裂:浆膜层尚未穿破,先兆征象不明显,开始时腹部轻微疼痛,子宫瘢痕部位有压痛,此时瘢痕已有部分裂开,但胎膜未破,若不立即行剖宫产术,瘢痕裂口会逐渐扩大,出现典型的子宫破裂的症状和体征。而子宫下段剖宫产切口瘢痕裂开,特别是瘢痕不完全裂开时,出血很少,且因有腹膜覆盖,因而缺乏明显的症状与体征,即所谓"安静状态破裂"。常在二次剖宫产手术时才发现,亦可以在自然分娩产后常规探查宫腔时发现。若形成阔韧带内血肿,则在宫体一侧可触及有压痛的包块,胎心音不规则。子宫体部瘢痕破裂多为完全破裂。

【辅助检查】

1.对于无明显症状的不完全性子宫破裂、子宫下段的瘢痕破裂及子宫后壁破裂,诊断较难,超声显示为:在无宫缩及宫内压力增加的情况下,子宫下段变得菲薄,甚至切口处肌层部分或全部缺损,有液体积聚,在膀胱充盈时,可出现楼梯样的皱褶,有一处较薄,峡部两侧不对称;当子宫下段受羊水流动、胎动、宫缩等影响时,羊膜囊迅速向子宫下段缺损的部位膨出,该声像图表现是先兆子宫破裂的确诊特征;子宫下段厚薄不均匀,肌层失去连续性是先兆子宫破裂有意义的征兆；但若子宫下段均匀变薄，厚度＞3cm，且有明确的肌层，则表明无下段瘢痕缺损。若有内出血则表现为子宫壁混合性回声光团，内部回声杂乱，边界不清，回声分布不均，其外侧子宫浆膜层连续完整。或表现为一外凸低回声光团，内回声欠均匀，胎心异常或消失；腹腔穿刺可抽出血性液体。

2.子宫完全性破裂超声特点：子宫收缩成球形位于腹腔一侧，子宫肌壁较为疏松，可见子宫破裂口，浆膜层连续性中断，胎头变形，胎儿位于腹腔内，多数已死亡，胎儿周围环绕羊水及血液。胎膜囊可完整或不完整，胎盘多数亦随胎囊娩出腹腔，腹腔内可探及程度不等的不规则液性暗区，腹腔穿刺可抽出血性液体。

另外，计算机断层扫描 CT 或磁共振成像 MRI 可清晰显示胎儿在子宫外，子宫肌层连续性中断而做出诊断，但价格昂贵，难以广泛临床使用。

【鉴别诊断】

根据临床症状及超声影像学特点，典型的妊娠子宫破裂并不难诊断，但尚需与以下疾病鉴别：

1.妊娠合并子宫肌瘤　不完全性妊娠子宫破裂与妊娠合并子宫肌瘤，肌瘤有完整包膜，有立体感，且不会突然发生，检查细致并结合临床及随诊可鉴别。

2.子宫占位病变　完全性妊娠子宫破裂，子宫收缩于后方成团块状，容易误诊为子宫内口实性占位。此时观察腹腔是否有积液，仔细观察团块状回声内见宫腔波回声及包膜有连续性中断，结合临床可鉴别；超声诊断失误是由于仅注意对胎儿的检查，而忽略了病史以及胎儿周围有无子宫壁的回声，加之已排入腹腔的胎儿羊膜囊完整，囊内有少量的羊水，造成类似宫内妊娠的表现。而已收缩的子宫又误认为子宫内口的实性占位，导致误诊。

3.腹腔妊娠　由于胎盘附着异常，血液供应不足，极少能存活至足月。仔细检查子宫轻度增大或不增大，子宫壁完整，宫腔内无胎儿及胎盘。

【治疗】

先兆子宫破裂发现先兆子宫破裂时，应立即采取有效措施抑制子宫收缩，并尽快行剖宫产术。

子宫破裂一旦诊断，无论胎儿是否存活，均应在纠正休克、防治感染的同时行剖腹探查术，手术原则是简单、迅速，能达到止血目的。根据产妇的全身情况、子宫破裂的程度与部位、产妇有无生育要求、手术距离发生破裂的时间长短以及有无感染而决定采取不同的手术方式。子宫破裂时间短、裂口小且边缘整齐、无明显感染、需保留生育功能者，可行裂口修补术。破裂口较大且撕裂不整齐或感染明显者，应行子宫次全切除术。子宫裂口延及宫颈口者可考虑做子宫全切术。前次下段剖宫产瘢痕裂开，产妇已有小孩，应行裂口吻合术，同时行双侧输卵管结扎术。剖腹探查除注意子宫破裂的部位外，应仔细检查膀胱、输尿管、宫颈和阴道，如发现有裂伤，应同时行这些脏器的修补术。对个别产程长、感染严重病例，是否需做全子宫切除术或次全子宫切除术或仅缝合裂口加双侧输卵管结扎术，需视具体情况而定。

术前、术中、术后大剂量有效抗生素防治感染。子宫破裂应尽可能就地抢救，必须转院者，除抗休克治疗外，尚应包扎腹部，减少震动的情况下转送。

【子宫破裂的预后评估】

其预后与是否及时得到抢救与处理有很大关系。国内报道子宫破裂孕产妇死亡率约12%，国外报道在工业化国家为5%，而在发展中国家高达55%，近年有下降。大约三分之二的子宫破裂继发于瘢痕子宫，复发性子宫破裂与妊娠期和围生期患病率高相关。尽管子宫破裂修补是治疗子宫破裂的可行方法，但是再次妊娠复发性子宫破裂发生几率增加，尤其是沿子宫纵轴方向破裂和距上次破裂时间很短而再次妊娠者发生再次破裂的风险增加。

【预防】

为避免子宫破裂的发生及提高子宫破裂的治愈率，仍应加强计划生育宣传及实施，做好预防保健工作，严格掌握药物（催产素、前列腺素等）引产及剖宫产指征，产时严密观察，禁止暴力压腹，避免损伤较大的阴道助产，提高产科质量。只有采取综合的措施，才能更好地预防子宫破裂的发生，保障母婴安全。

预防子宫破裂有如下措施：①加强产科医务人员职业道德及操作技术的培训，培养爱岗敬业精神。规范剖宫产术式，有建议子宫行子宫下段切口，且切口缝合2层较缝合1层发生子宫破裂风险低。②加强高危孕产妇管理，尤其是对瘢痕子宫孕妇的管理，落实提早住院，B超了解子宫切口瘢痕情况，及时发现瘢痕子宫隐性破裂；但超声预测的阳性值仍存在争议，国外有学者认为孕晚期子宫下段瘢痕处3.5mm发生子宫破裂风险低。

对剖宫产再孕者，下列情况禁忌阴道试产：①前次剖宫产为子宫体部切口，子宫下段纵切口或T形切口。②前次妊娠剖宫产指征依然存在。③二次以上剖宫产史或原切口感染史。④前次手术方式不详。⑤剖宫产不足2年再次妊娠。⑥既往有子宫破裂史。超声观察子宫瘢痕处有胎盘附着，易致胎盘植入、粘连出血及子宫破裂。⑦有不适于阴道分娩的内外科合并症或产科并发症。⑧妊娠妇女及家属拒绝阴道试产。⑨不具备抢救急症患者的条件。

具备阴道试产者产程中通过胎心监护和B超严密监测子宫瘢痕变化，由于发生先兆子宫破裂时多伴有胎儿供血受阻而致胎心不规则或消失，因此分娩期持续胎心监护及时发现胎心变化，结合体征可早期诊断先兆子宫破裂，及时施行剖宫产。另外，对子宫破裂的高危人群如：早产或过期产，足月引产产妇，超重的产妇，需严密观察，严防子宫破裂的发生。

（于少伟）

第三节　羊水栓塞

羊水栓塞（AFE），是指在分娩过程中羊水进入体循环中引起的急性缺氧、血流动力学衰竭和凝血的妊娠期过敏反应综合征。是严重的分娩并发症，死亡率高达60%～70%。

一、流行病学

1989～1991年我国孕产妇死亡的资料中羊水栓塞占孕产妇死亡的4.7%，是孕产妇死亡的第3位原因。据北京市20世纪90年代统计，羊水栓塞占孕产妇死亡的15.5%，在美国、澳大利亚,羊水栓塞是孕产妇死亡的第 2 位原因,占孕产妇死亡的 10%,在英国占 7%。上海新华医院刘棣临、周致隆报道我国上海地区从 1958～1983 年资料统计羊水栓塞发生率为 1∶14838。Clark 等报道,羊水栓塞的发病率在美国为 1∶(8000～80000);最近,美国两个大样本调查研究表明,羊水栓塞在经产妇和初产妇的发生率分别是 14.8/10 万和 6.0/10 万。在澳大利亚近 27 年致命性羊水栓塞的发病率为 1.03/10 万。据报道,羊水栓塞引起死亡的孕产妇占孕产妇死亡的 10%～20%。羊水栓塞孕产妇死亡率高达 60%～70%,在不同的文献报道中,羊水栓塞的母亲死亡率有很大的不同。在美国国家登记资料 5 年统计羊水栓塞孕产妇死亡率是 61%;英国国家登记统计资料羊水栓塞孕产妇死亡率是 37%。张振钧报道上海市 1985～1995 年间的 75 例羊水栓塞患者中死亡 54 例,死亡率为 68%。虽然急救技术迅速发展,仍有约 25% 病例可即时或发病后 1 小时内死亡。大部分幸存者又都存在因缺氧导致的永久性神经损害。胎儿死亡率约为 21%,羊水栓塞发生在分娩前,胎儿的预后是差的,胎儿的存活率大概是 40%,在幸存的新生儿中 29%～50% 存在神经系统损害。

羊水栓塞绝大部分发生在妊娠晚期,尤以第一产程多见,罕有在产后 48 小时发病的。1995 年 Stevent,Clark 所分析的 46 例羊水栓塞患者中,70% 发生在产程中、胎儿娩出之前;11% 发生在阴道分娩,胎儿刚刚娩出后;19% 发生在剖宫产中。

二、发病机制

早期研究,在产科因循环衰竭死亡后的尸体解剖中发现肺组织有羊水成分,经电子扫描图像显示在母体子宫下段局部,子宫颈内膜血管和胎盘着床部的血管中发现微血栓。因此,传统的观点认为,羊水栓塞是羊水内容物进入母血循环,导致肺部血管机械性梗阻,引起肺栓塞、肺动脉高压、急性肺水肿、肺心病、左心衰、低血压、低氧血症、凝血以致产生全身多器官功能障碍。

近期,Clark 等研究认为与栓塞相比,AFE 更可能是母体对胎儿成分的过敏反应,并建议称其为孕期过敏反应综合征。羊水或羊水内容物如鳞状上皮、黏液、毳毛及胎脂等,在子宫收缩下从子宫下段或宫颈内膜破裂的静脉进入母血循环,在胎盘早剥、子宫破裂、剖宫产、妊娠中期钳刮术、引产术或羊膜腔穿刺注药引产术时,羊水可直接由开放血管进入母血循环后,在某些妇女激发了一系列复杂的与人类败血症及过敏相似的病理反应;内毒素介质的释放是继发病理生理过程的核心。

(一)有关羊水栓塞的发病机制

目前认为羊水栓塞是由于羊水活性物质进入母血循环引起的"妊娠过敏样综合征"。引起羊水栓塞的羊水中的活性物质有:花生四烯酸的代谢产物、白三烯、前列腺素、血栓素及血小板活性因子、过敏因子、组织样促凝物质。这些活性物质进入血循环后可引起肺支气管痉挛、血小板聚集、血管内凝血,主要表现为心肺功能障碍、肺动脉高压、缺氧,继而发生多脏器损害等综合征。

1.AFE 时血流动力学的变化

既往的观点认为,AFE 导致肺部血管机械性梗阻,引起肺动脉高压、急性肺水肿、肺心病、左心衰、低血压、低氧血症,最终产生全身多器官功能障碍。而近来 Clark 等认为,正常羊水进入母血循环可能并无危害。余艳红等用全羊水灌注兔的离体肺,未产生由于机械性栓塞而引起的肺动脉高压和肺水肿,但在镜下检查发现有胎儿毛发及上皮细胞沉着在血管内,也无明显的血管痉挛发生;而用不含羊水有形成分的羊水样血浆灌注离体肺,虽无机械样栓塞现象,但能立即使肺动脉压升高,产生肺水肿。这些结果证明 AFE 致心肺循环障碍的原因不完全是羊水中有形成分引起的机械栓塞,而是由于羊水入血后多种活性物质释放所引起的病理变化。

2.白三烯在羊水栓塞发病中的作用机制

白三烯是一组具有多种作用的生物活性物质,参与炎症和变态反应,又称为慢反应物质。当机体受到各种刺激和抗原抗体反应,会引起白三烯释放,它是过敏反应的重要介质,可导致过敏性哮喘或过敏性休克。白三烯能使支气管平滑肌强烈持久的收缩,增加毛细血管通透性和促进黏膜分泌,具有收缩肺血管的作用。可导致严重的低氧血症并产生低氧性肺动脉高压反应。另外,白三烯还具有强大的中性粒细胞、单核细胞和巨细胞趋化聚集作用,使肺血管膜和肺泡上皮损伤,引起肺水肿。此外,白三烯有负性肌力作用,影响心脏动力,使心输出量显著下降,再加上白三烯使血管通透性增高,血浆漏出,导致循环血量下降。

3.前列腺素在羊水栓塞发病中的作用

前列腺素是花生四烯酸的代谢产物,大剂量的花生四烯酸使血小板产生血栓素烷($TXA2$),从而使血管收缩,增加毛细血管的通透性;还可使血小板聚集,促使血栓形成。目前,一些动物实验提供了羊水栓塞的发生与前列腺素之间的紧密联系,认为羊水栓塞对肺部的病理改变如肺动脉高压、肺水肿,是由前列腺素及其代谢物血栓素所致。另外,呼衰和低氧血症时前列环素($PGI2$)与血栓素烷($TXA2$)比例失去平衡,促使血小板聚集 DIC 形成。

4.羊水栓塞与肥大细胞类胰蛋白酶

羊水栓塞由于异体抗原在母血中的暴露,会引起一种过敏反应,在此反应发生时,T 细胞和肥大细胞释放的颗粒中有一种肥大细胞类胰蛋白酶参与体内过敏反应。补体在激活羊水栓塞的发病机制中有重要的作用,在羊水栓塞的患者,补体 C3 和 C4 水平比正常妊娠低 2~3倍。Benson 等研究 9 例羊水栓塞患者中 7 例胎儿抗原升高,补体 C3 平均水平 44.0mg/dl,C4平均水平 10.7mg/dl 显著低于自然分娩产后的对照组 117.3mg/dl 和 29.4mg/dl,C3、C4 水平分别降低 8% 和 5%。

5.血管内皮素-1 与羊水栓塞发病的关系

Khong 在 1998 年发现羊水栓塞死亡者的肺泡,细支气管内皮,肺血管内皮均有内皮素-1表达,而羊水中胎儿上皮细胞-1 十分丰富,内皮素-1 与羊水栓塞时血流动力学及肺动脉高压的病理机制有密切关系,它可使肺血管及气道系统收缩。

(二)羊水栓塞发病的高危因素

1.宫缩过强

宫缩过强使宫内压增高,羊水易被挤入已破损的小静脉内。正常情况下羊膜腔内压力为0~15mmHg,与子宫内肌层、绒毛间隙压力相似。临产后,第一产程内,子宫收缩时羊膜腔内压力上升为 40~70mmHg,第二产程时可达 100~175mmHg,而宫腔内静脉压力为

20mmHg,羊膜腔内压力超过静脉压,羊水易被挤入已破损的小静脉血管内。此外,宫缩过强使子宫阔韧带牵拉,宫底部举起离开脊柱,减轻对下腔静脉的压力,回心血量增加,有利于羊水进入母血循环。多数学者认为羊水栓塞与过强子宫收缩,不恰当使用宫缩剂有关。

2.其他因素

子宫体或子宫颈有病理性或人工性开放血窦,如在前置胎盘、胎盘早剥、胎盘边缘血管破裂、胎盘血管瘤、人工胎膜、宫颈扩张术、引产、剖宫产术等各种原因造成的子宫体或宫颈血窦开放均是羊水栓塞发生的高危因素。2008 年 Haim A.等对美国多家医院近 3 百万个分娩病例进行分析,显示羊水栓塞发生率是 7.7/10 万。分析其基础资料见羊水栓塞发病率较高的因素有:年龄大于 35 岁,发病率为 15.3/10 万;高龄初产妇 21.4/10 万;前次剖宫产 8.0/10 万;糖尿病 28.1/10 万;双胎 9.0/10 万;前置胎盘 231.9/10 万;胎盘早剥 102.5/10 万、妊娠高血压 11.5/10 万;先兆子痫 65.5/10 万;子痫 197.6/10 万;胎膜早破 7.8/10 万;人工破膜 5.4/10 万;引产 11.3/10 万;绒毛膜、羊膜炎 15.3/10 万;胎儿窘迫 15.5/10 万;难产 6.2/10 万;产钳 18.3/10 万;胎头吸引器 7.3/10 万;剖宫产分娩 15.8/10 万。其中以母亲年龄、前置胎盘、胎盘早剥、子痫和剖宫产是最突出的有关因素。

三、病理生理

羊水栓塞是由于羊水进入母体循环而引起的一系列严重症状的综合征。基本病理生理学是由于微循环中的外来物质和激活的继发的内源性介质相互作用引起的急性过敏性反应综合征。开始于肺血管紧张收缩,导致严重的低血氧,血流动力学的改变,包括心肺功能衰竭、急性右心衰竭、左心衰竭、休克等,继而出现凝血及出血。临床表现主要为急性呼吸困难、急性进行性心肺功能衰竭,在许多病例迅速出现凝血功能障碍。其主要死亡原因为突发性心肺功能衰竭,难以纠正的休克,大量出血或多脏器功能衰竭。

羊水进入子宫静脉,经下腔静脉回心→右心房→右心室→肺动脉→肺循环→体循环。羊水中的胎儿抗原进入母体循环引起急性过敏反应及一系列的病理生理学变化,主要的病理生理变化有以下几方面:

(一)急性过敏反应

羊水中的胎儿抗原进入母体循环引起一系列急性过敏反应,激活一些过敏反应的因素和介质,主要有花生四烯酸代谢产物:白三烯(LT)、前列环素 I2(PGI2)、血栓素(TXA2)和肥大细胞脱颗粒释放类胰蛋白酶(MCT)、组胺等。这些过敏反应介质,特别是白三烯可导致过敏性哮喘和过敏性休克,患者产生过敏性休克样反应,出现寒战、严重休克状态,休克程度与出血量不成正比例。

(二)急性肺动脉高压

羊水中的抗原物质引起的过敏反应、各种介质、细胞因素以及有形成分可引起肺动脉痉挛和栓塞,产生急剧的血流动力学改变。当羊水进入肺血管时,羊水中的 PGF2α 等可引起肺血管痉挛,血管阻力升高,产生急性肺动脉高压。肺换气功能受影响,出现低血氧。肺动脉高压大约在羊水栓塞后 10～30min 发生。

羊水栓塞时肺动脉高压使右心前负荷加重,引起急性右心衰竭;肺血管痉挛使肺静脉缺血;左心回心血量减少,左心功能衰竭;心输出量下降,体循环血压降低。左心功能衰竭的原因可能与低氧对心肌损害、冠状动脉血流下降至心肌缺血及羊水对心肌的直接影响因素有关。

当母体受到胎儿抗原的刺激可产生抗原抗体反应,白三烯、前列腺素的释放直接影响肺血管完整性,并具有强大的中性粒细胞、单核细胞和巨噬细胞的趋化聚集作用,使肺血管和肺泡上皮损伤,支气管黏膜分泌增加,引起肺水肿。羊水栓塞时肺动脉高压、肺水肿还与羊水中的前列腺素及其代谢物血栓烷有关。羊水能诱发白细胞产生前列腺素,大剂量的花生四烯酸使血小板产生血栓素($TXA2$),从而使血管收缩,增加毛细血管的通透性。介质白三烯有收缩肺血管及增加肺毛细血管通透性的效应。有学者在动物实验中观察到注入碳环 $TXA2$ 入猫体内后,引起全身血管阻力升高,心输出量显著下降,因此认为血栓烷参与羊水栓塞的病理生理改变。

另外,羊水内容物可阻塞肺小动脉和毛细血管,形成广泛微小栓子,使肺血循环产生机械性阻塞,使肺泡失去换气功能。肺栓塞后严重影响肺内毛细血管氧的交换,微血管内血液灌注失调而发生缺氧和肺水肿。同时迷走神经兴奋引起反射性肺血管痉挛和支气管分泌亢进,亦加重肺动脉高压的病理改变。

(三)急性缺氧

羊水栓塞时各种因素引起肺动脉高压及支气管痉挛,导致血流淤滞和阻塞,以及血流通气比例失调。肺血管床面积减少 50% 以上,肺动脉压平均上升超过 20mmHg。肺动脉高压使肺血液灌注量明显减少,即肺高压。低灌注而出现急性呼吸衰竭,引起急性缺氧。明显的一过性氧饱和度下降,常在开始阶段出现,并在许多幸存者中引起神经系统的损伤。肺缺氧时,肺泡及微血管通透性增加;羊水中的抗原性物质及一些细胞活化因子、内毒素、介质等引起过敏样反应,使肺毛细血管通透性增加,血浆部分渗出,导致肺间质及肺泡内水肿,进一步加重缺氧。白三烯类化合物能使支气管平滑肌强烈持久地收缩,增加毛细血管通透性和促进黏膜分泌;具有收缩肺血管的作用,可导致严重的低氧血症,并产生低氧性肺动脉高压反应。肺局部缺氧可使肺血管内皮损伤,血小板聚集,肺血管内微血栓形成,肺出血,肺功能进一步损害。缺氧还可使肺泡表面活性物质的产生减少,分解增多,肺泡下塌,死腔增加致难治性进行性缺氧。最终导致急性呼吸衰竭,成人呼吸窘迫综合征等一系列肺部疾患。羊水栓塞发生急性缺氧的原因可归纳为:①肺血管痉挛,肺动脉高压致换气障碍;②支气管痉挛,通气障碍;③肺水肿、成人呼吸窘迫综合征使通气、换气障碍;④心力衰竭、呼吸衰竭、DIC 等进一步加重缺氧。根据美国国家登记统计资料分析,羊水栓塞中有 83% 的患者有实验检测异常和临床缺血缺氧表现。

(四)弥漫性血管内凝血

在妊娠后期,无论正常妊娠或病理妊娠均有凝血因子的增加,从血液学角度来说都是处于高凝状态。其血中的凝血因子如纤维蛋白原,凝血酶原Ⅷ、Ⅶ、Ⅴ因子等一个或多个凝血因子处于高水平。羊水栓塞作为一个启动因素可加速凝血,造成弥散性血栓形成发生 DIC。约有 50% 的羊水栓塞患者会发生继发性的 DIC。不管分娩的方式如何,50% 的病例 DIC 发生在发病 4h 以内,起始症状常在发病 20~30min。尽管适当的积极治疗,仍有 75% 的患者死于严重的出血和凝血功能障碍。

羊水栓塞造成 DIC 的原因是多方面的：①羊水进入体循环后激活母体凝血系统，造成凝血功能障碍。启动凝血过程，羊水中含有大量的凝血因子Ⅹ、Ⅱ、Ⅶ等，并且还含有外源性凝血系统的组织因子。组织因子可能是羊膜细胞合成的。另外，胎儿皮肤、呼吸道、生殖上皮的组织因子可能也是羊水中该成分的主要来源。羊水进入母体循环后，促凝物质即可激活外凝系统，形成复合物即凝血酶原，使凝血酶原形成凝血酶，后者使纤维蛋白原转化为纤维蛋白。同时羊水中凝血活酶样物质可直接促使血液凝固，使血液呈暂时性高凝状态。血管内微血栓形成，迅速消耗大量凝血因子，纤维蛋白原减少。②促进血小板聚集及活化；羊水内颗粒物质具有促血小板聚集和血小板破坏的作用，血小板聚集增加促进微血栓的形成。广泛的微血栓形成，会导致血小板的大量消耗，加重了血小板消耗性减少的程度。③激活纤溶系统同时羊水中又有活化因子(纤溶激活酶)可激活血浆素酶(纤维蛋白溶酶原，Pg)形成血浆素(纤维蛋白溶酶 P)，对血浆中纤维蛋白原和纤维蛋白起水解作用，产生纤维蛋白降解产物 FDP，积聚于血中，FDP 有抗凝作用，使血液的高凝状态迅速进入纤溶活跃状态，迅速出现出血倾向和产后出血，血液不凝，引起出血性休克。④呼吸衰竭和低氧血症时前列环素(PIG2)与血栓素烷(TXA2)比例失去平衡，使血小板聚集，DIC 形成。肺血管内微血栓可加重肺动脉痉挛，肾血管内微血栓可使肾灌注量减少，造成急性肾衰竭。

(五)多脏器功能衰竭

羊水栓塞时由于急剧的心肺功能衰竭、严重缺氧及弥漫性血管内凝血导致脏器缺血缺氧，常引起多脏器功能衰竭。脑部缺氧可致抽搐或昏迷，造成神经系统损害的后遗症。由于低血容量、肾脏微血管栓塞，肾脏缺血缺氧可引起肾组织损害，导致急性肾衰竭。肺部缺氧可导致肺水肿、肺出血、成人呼吸窘迫综合征、呼吸衰竭等。多脏器功能衰竭是羊水栓塞死亡的重要原因之一，不少患者经紧急抢救虽然渡过了肺动脉高压、休克及 DIC 出血，但最终仍因多脏器功能衰竭而死亡。

四、临床表现

羊水栓塞多发生在分娩过程中，尤其在胎儿即将娩出前，或产后短时间内，极少超过产后48 小时。罕见的羊水栓塞发生在临产前，或妊娠中期手术，经腹羊膜腔穿刺术创伤和生理盐水羊膜腔灌注术，剖宫产术者多发生在手术过程中。Clark 所分析的羊水栓塞患者，70％发生在产程中胎儿娩出前，11％发生在阴道分娩胎儿刚刚娩出后，19％发生在剖宫产术中。

羊水栓塞典型的临床表现为突然发生的急性心肺功能障碍、肺动脉高压、严重低氧血症、深度低血压、凝血功能障碍和难以控制的出血。表现为呼吸困难、发绀、循环衰竭、凝血障碍及昏迷五大主要症状。

(一)急性心肺功能衰竭

主要是在产程中，尤其是在刚破膜后不久，或分娩前后短时间内，产妇突然发生烦躁不安、寒战、气急等先兆症状；继而出现呼吸困难、发绀、抽搐、昏迷、血压下降、肺底部啰音等过敏样反应和急剧的心肺功能障碍的症状。严重者发病急骤甚至没有先兆症状，仅惊叫一声或打一个哈欠，血压迅速下降或消失，产妇可在数分钟内迅速死亡。经肺动脉导管发现在羊水栓塞的患者,有瞬时的肺动脉压升高,左心功能不全,有一定程度的肺水肿或成人呼吸窘迫综合征。

(二)严重的低氧血症

由于肺动脉高压和休克,患者出现严重的低氧血症,出现发绀、呼吸困难,血氧分压及氧饱和度急剧下降,PaO_2 可降至 80mmHg 以下,一般在 $60\sim80$mmHg 之间。

(三)休克

由肺动脉高压引起的心力衰竭、急性循环呼吸衰竭及变态反应引起心源性和过敏性休克。患者出现烦躁不安、寒战、发绀、四肢厥冷、出冷汗、心率快、脉速而弱、血压下降;DIC 高凝期的微血栓形成,使急性左心输出量低下,或心脏骤停致循环衰竭;凝血功能障碍凝血因子消耗致出血等均会引起急性循环衰竭、缺血、缺氧等休克的临床表现。

(四)凝血障碍

高凝期出现与出血不成比例的休克,此期持续时期很短,一般难以发现,凝血后期由于微血栓致脏器功能障碍。患者经过短暂的高凝期后,继之发生难以控制的全身广泛性出血,大量阴道流血,切口渗血、全身皮肤黏膜出血、消化道大出血甚至暴发性坏疽。有部分患者有急性严重的 DIC 而无心肺症状,在这部分患者以致命的消耗性凝血继发严重的广泛性出血表现为主,是羊水栓塞的顿挫型。

(五)急性肾衰竭与多脏器功能衰竭

羊水栓塞后期患者出现少尿或无尿和尿毒症的表现。这主要是由于循环功能衰竭引起的肾缺血及 DIC 高凝期形成的血栓堵塞肾内小血管,引起肾脏缺血、缺氧,导致肾脏器质性损害。羊水栓塞弥漫性血管内凝血可发生在多个器官系统,DIC 微血栓终末器官功能紊乱的发病率如下:皮肤 70%、肺 50%、肾 50%、垂体后叶 50%、肝脏 35%、肾上腺 30%、心脏 20%。

一般把呼吸困难、发绀、循环衰竭、凝血障碍及昏迷列为羊水栓塞五大主要症状。Clark 等于 1995 年根据美国国家登记统计资料分析 46 例羊水栓塞患者主要症状体征出现频率为:缺氧 100%、低血压 100%、胎儿窘迫 100%、肺栓塞或成人呼吸窘迫综合征 93%、心脏骤停 87%、发绀 83%、凝血 83%、呼吸困难 49%、支气管痉挛 15%、瞬时高血压 11%、抽搐 48%、弛缓失张 23%、咳嗽 7%、头痛 7%、胸痛 2%。同时报道超过 50% 的患者出现继发于凝血的产后出血。中国张振钧等分析上海市 1985 年至 1991 年内 75 例羊水栓塞患者的临床表现,显示各主要症状出现频率分别为:紫绀 38%、苍白 32%、呼吸困难 22%、烦躁 21%、胸闷 18%、抽搐 8%,寒战 8%、出血(DIC)81%。

五、诊断

(一)临床诊断

美国羊水栓塞临床诊断标准包括:①急性低血压或心脏骤停;②急性缺氧,表现为呼吸困难、发绀或呼吸停止;③凝血机制障碍,实验室数据表明血管内纤维蛋白溶解或无法解释的严重出血;④以上症状发生在子宫颈扩张、子宫肌收缩、分娩、剖宫产时或产后 30min 内;⑤对上述症状缺乏其他有意义的解释。

（二）实验室诊断

1.检测母亲外周血浆 Sialyl Tn 抗原浓度

Sialyl Tn 是一种存在于胎粪和羊水中的抗原物质,在出现羊水栓塞症状的患者,其血清中 Sialyl Tn 明显升高,羊水栓塞发生是因为母-胎屏障被破坏,使羊水及其有形成分入血。羊水和胎粪进入母血后使 Sialyl Tn 抗原出现在母血中,可用其敏感的单克隆抗体检测。有学者发现胎粪和羊水中的 Sialyl Tn 抗原能与单克隆抗体 TKH-2 特异性结合。羊水粪染的产妇血清中的 Sialyl Tn 抗原 20.3 ± 15.4U/ml,略微高于羊水清亮产妇,而在羊水栓塞或羊水栓塞样综合征患者血清中 Sialyl Tn 抗原有明显升高 105.6 ± 59.0U/ml,$P<0.01$。该方法可以较为直接地证实胎粪或羊水来源的黏蛋白是否进入了母体循环,是一种简单、无创、敏感的诊断羊水栓塞的方法。

2.血涂片羊水有形成分的检查

取母亲中心静脉(下腔静脉、右心房、肺动脉)血,离心后分三层,下层为血细胞,上层为血浆,中层为一层薄的蛋白样组织,其中该层可查找到羊水中的毳毛、胎脂、鳞状上皮、黏液,如为阳性说明有羊水进入母体血循环中。亦有从气管分泌物中找中羊水角化细胞。有作者对血中羊水成分检查的方法进行改良:取外周血 $2\sim3$ml 于肝素抗凝管中、混匀、离心,从血浆液面 1mm 处取 $10\sim20\mu$l 血浆于载玻片上寻找脂肪颗粒及羊齿状结晶及羊水其他有形物质。将余的全部血浆移到另一试管内,再离心,将沉淀物分别染成涂片、中等厚度片和厚片共 3 张,待干或酒精灯烘干、瑞氏染色,油镜下寻找角化上皮、羊齿状结晶等羊水成分,其中羊齿状结晶在涂片干后不经染色即可镜检。在 18 例羊水栓塞患者中 15 例找到羊水成分,11 例找到脂肪颗粒,其中有 9 例为羊水结晶与脂肪颗粒均于同一标本内找到。可见羊水栓塞患者外周血中羊水的有形物质检出率为 83.33%,而对照组正常产妇其外周血羊水有形成分检出率为 11.11%,差异有显著性。对照组中未检出角化上皮及羊水结晶,仅见脂肪颗粒。

国外有学者对心脏病分娩时产妇进行 Swan-Gang 导管监测时,在肺动脉内也发现羊水成分,无任何 AFE 临床症状。因此认为血中有羊水成分不能确认为羊水栓塞。在我们多年的临床实践中,认为有羊水栓塞的典型临床症状,配合外周血羊水成分检测阳性,有利于羊水栓塞的早期诊断,早期处理。因方法简单、快速,在基层医院可进行检测,因此,目前在临床中仍有一定应用价值,特别是基层医院。

3.抗羊颌下腺黏液性糖蛋白的单克隆抗体(TKH-2)诊断羊水栓塞

TKH-2 能检测到胎粪上清液中极低浓度的 Siglyl Tn 抗原,被 TKH-2 识别的抗原不但在胎粪中大量存在,同时也可出现在清亮的羊水中。用放射免疫检测法在胎粪污染的羊水和清亮的羊水中都可测到 Siglyl Tn 抗原。现发现 Siglyl Tn 抗原是胎粪和羊水中的特征成分之一。随着免疫组织技术的不断发展,通过羊水栓塞死亡的人体组织研究,用免疫组织方法诊断羊水栓塞,特别是抗羊颌下腺黏液性糖蛋白的单克隆抗体(TKH₂)诊断羊水栓塞是最敏感的方法之一,也是进一步研究的重点。

4.检测锌-粪卟啉(Znep-l)

Znep-l 是胎粪的成分之一,可通过荧光测定法在高压液相色谱仪上测定,是一种快速无损、敏感的诊断方法,以 35nmol/L 作为临界值。在国外有将血清 Znep-l 和 Sialyl Tn 抗原测定作为羊水栓塞首选的早期诊断方法,亦可用于诊断不典型的羊水栓塞。

5.急性 DIC 的实验室诊断

(1)血小板计数:血小板减少是急性 DIC 的一个特征,发生羊水栓塞时,外凝系统被激活,在凝血酶的作用下,血小板聚集为微血栓存在于肺、肝、脾等内脏器官的微血管内,故外周血液中的血小板数减少,常低于 $100 \times 10^9/L$,或进行性下降,甚至低于 $50 \times 10^9/L$,血小板下降可作为 DIC 的基本指标之一。

(2)血浆纤维蛋白原含量<1.5g 或呈进行性下降。

(3)3P 试验阳性或血浆 FDP>20ng/L,或血浆 D-2 聚体水平较正常增高 4 倍以上。

(4)PT 延长或缩短 3s 以上,APTT 延长或缩短 10s 以上。多数患者 APTT 在 50~250s 之间,甚至>250s。

(5)抗凝血酶Ⅲ(AT-Ⅲ)活性<60%。

(6)外周血破碎红细胞>2%~10%、进行性贫血、血红蛋白尿等。

(7)血浆内皮素-1(ET-1)水平>80mg/L。

由于 DIC 早期临床表现缺乏特导性,而常规检查项目在 DIC 的早期呈现阳性结果的很少,近年提出前 DIC(Pre-DIC)的主要诊断依赖分子标志物的检查。主要标志物有:凝血酶原片段 1 和 2(F1+2)、凝血酶-抗凝血酶复合物(TAT)、纤维蛋白肽 A(FPA)、可溶性纤维素单体复合物(SFMC)、抗凝血酶Ⅲ(AT-Ⅲ)、β-血小板球蛋白(β-TG)、纤维蛋白降解产物(FDP)、D-二聚体、纤溶酶.纤溶酶抑制复合物(PIC)等,这些项目目前在一般的医院尚未开展。DIC 的早期有血小板进行性下降、FDP 和 D-二聚体进行性增高。SFMC、TAT、PIC 增高或部分项目增高对确定 DIC 的存在有参考意义。羊水栓塞所致的 DIC 是来自羊水中组织因子进入血液及继发性缺氧激活凝血因子形成微血栓;纤溶系统也被激活。其临床表现为凝血因子的消耗所致的出血和微血栓所致的脏器功能不全。其实验室检查是凝固系统的抑制物 AT-Ⅲ和纤溶系的抑制物同等程度被消耗。

(三)其他辅助诊断

1.胸部 X 线检查

90%以上的患者可出现肺部 X 线异常改变,主要表现为肺栓塞及肺水肿。肺水肿时可见双肺圆形或密度高低不等的片状影,呈非节段性分布。多数分布于两肺下叶,以右侧多见,一般数天内可消失。可伴有肺不张、右心影扩大。上腔静脉及奇静脉增宽。但肺部 X 线正常也不能排除羊水栓塞。

2.超声心动图检查

超声心动图对提供心脏功能状态和指导治疗是需要的,在羊水栓塞的患者可见右心房扩大、房间隔移向左边,有时见左心变成 D 型,显示右心高压。三尖瓣关闭不全,显示严重的右心功能障碍。经食管超声心动图(TOE)检查最近用于羊水栓塞心肺功能的检测,常显示严重右心功能不全,包括右心扩大,舒张期室间隔平坦、三尖瓣反流和肺动脉高压,TOE 检查并可排除大的肺血栓。

3.血气分析

主要表现是严重低氧血症,并是进行性下降,血氧饱和度常在 80%以下;严重缺氧时可≤

40mmHg。动脉血气分析显示代谢性酸中毒或呼吸性酸中毒,常呈现混合性酸中毒。$PaCO_2$ >40mmHg,BE、HCO_3^-浓度降低。

4.心电图

可显示窦性心动过速,ST-T变化,心脏缺血缺氧的心电图改变。

5.放射性核素扫描或肺动脉造影

放射性核素碘[131]肺扫描有显影缺如,充填缺损。此方法简单、快速及安全。肺动脉造影可诊断肺栓塞,X线征象可见肺动脉内充盈缺损或血管中断、肺段血管纹理减少。肺动脉造影还可以测量肺动脉楔压,对辅助诊断有帮助,但其方法并发症较多,目前很少应用。

6.死亡后诊断及病理诊断

(1)取右心室血液检查:患者死亡后,取右心血置试管内离心,取沉淀物上层作涂片,找羊水中的有形成分,发现羊水中的有形成分如角化物、胎脂、毳毛等可作诊断。但因在非羊水栓塞死亡的产妇肺中亦有发现羊水有形成分,因而此法只能作参考。

(2)肥大细胞类胰蛋白酶的免疫组化检测:在过敏反应时,T细胞和肥大细胞释放的颗粒中有一种肥大细胞类胰蛋白酶(Met)参与体内过敏反应,过敏休克和羊水栓塞死亡的尸体,检测其血液和肺组织,其Met含量增多。Met是一种中性蛋白酶,参与过敏反应过程,在血清中相当隐定,是肥大细胞脱颗粒易于观察的一种标识。用免疫组化法检测体内组织Met增多,可提示体内存在过敏反应,结合病理形态改变,可增加过敏性休克诊断的可靠性。

(3)羊水中角蛋白的检测:在尸解病例中取肺脏组织,在肺脏的小血管内出现角化物、胎脂、胎粪、毳毛等可做出羊水栓塞的诊断。传统的HE染色染出的脱落的角化上皮和血管内脱落的上皮很难鉴别,特异性不强。中国医科大学法医学系用曲苯利蓝-2B染液,在羊水吸入死亡的胎儿肺脏及羊水栓塞死亡的产妇肺脏的小血管内,均检出条索状蓝色均匀一致的角化上皮,此种方法对脱落的角化上皮染色具有特异性,而对血管内皮不染色,因此能区别血管内皮,具有很强的特异性和准确性。

(4)羊水栓塞主要的病理改变:在肺小动脉和肺毛细血管中发现角化鳞状上皮、无定形碎片,胎脂、黏液或毳毛等所组成的羊水栓子,可诊断为羊水栓塞。羊水成形物质多见于肺、肾,也可见于心、脑、子宫、阔韧带等,最特征性的改变是肺小动脉和毛细管内见羊水有形成分。特殊免疫组化抗羊颌下腺黏液性糖蛋白的单克隆抗体(TKH2)标记羊水成分中的神经氨酸2N2乙酰氨基半乳糖抗原、肺肥大细胞类胰蛋血酶等可以协助诊断。

目前早期诊断羊水栓塞仍然比较困难,临床上仍是依靠典型的临床表现、体征及从中心静脉或动脉插管中找到胎儿鳞状上皮或碎片和相应的辅助检查,协助诊断。确诊羊水栓塞主要依据是病理尸体解剖。

(四)鉴别诊断

羊水栓塞应与肺血栓、过敏性反应、休克、产后出血、子痫抽搐、胎盘早剥、心肌梗死、急性肺水肿、充血性心力衰竭、空气栓塞、气胸等作鉴别诊断。

1.肺血栓

妊娠晚期,血黏度增加,血液处于高凝状态,偶有因下肢深静脉或盆腔静脉血栓脱落致肺血栓,其症状与羊水栓塞相似。肺血栓多见于阴道产后或剖宫产后数天,下地活动时突然发病;突发性胸痛、呼吸困难、发绀、休克、突然死亡。根据无羊水栓塞诱因,发病经过与羊水栓塞不同,血液学检查无 DIC 改变。胸部 X 线表现及 CT 对肺栓塞的诊断有很大帮助。

2.过敏反应

羊水栓塞早期症状常见过敏样反应、寒战,需与过敏反应鉴别。过敏反应患者常有或在输液中发生症状,少见发绀、缺氧、呼吸困难等症状。血液检查无 DIC 改变,无严重的缺氧,X 线肺部无羊水栓塞的表现。用抗过敏药地塞米松推注症状迅速好转。

3.子痫

羊水栓塞常有昏迷、抽搐,应与子痫鉴别。子痫时血压明显升高,有蛋白尿,出现典型的子痫抽搐。根据发病经过临床症状、体征、辅助检查常可鉴别。

4.急性充血性心力衰竭

羊水栓塞呼吸困难、缺氧须与急性充血性心力衰竭相鉴别。后者常见有心脏病的病史、心界扩大、奔马律、双肺弥漫性湿啰音,少见休克。血液学检查无 DIC 改变。

5.出血性休克

患者出现出血症状,伴休克;常有面色苍白、出冷汗,其症状与延缓型羊水栓塞相似。而产后出血性休克常有出血原因存在如宫缩乏力、子宫破裂、胎盘因素、软产道损伤、血液病等;休克时伴中心静脉压下降。根据病史,体征、血液 DIC 检查、胸片等可以鉴别。羊水栓塞的休克常有呼吸困难及发绀、中心静脉压上升,临床上两者有时难以完全区别。然而在治疗上有相同之处。

6.心肌梗死

是冠状动脉急性闭塞,血流中断,心肌因严重而持久缺血以致局部坏死所致。患者常剧烈胸痛,胸部紧缩感,有冠心病或心肌病病史,少数见于梅毒性主动脉炎。无肺部啰音,心绞痛发作时心电图有特殊改变,示 ST 段明显抬高,或胸前导联出现 T 波高耸,或缺血图形。

7.脑血管急症

脑血管瘤或脑血管畸形破裂,常见突然昏迷、抽搐、缺氧、休克、瞳孔散大等。根据神经系统检查有病理反射定位体征、偏瘫、CT 检查可以鉴别。

8.气胸

系肺泡和脏层胸膜破裂,肺内气体通过裂孔进入胸腔所致,在产程中用力屏气可发生突发性气胸,常见症状有胸痛、伴刺激性咳嗽、呼吸困难、发绀、肺部呼吸音低。叩诊鼓音。患侧胸部或颈部隆起,有捻发感。X 线见患侧透明度增高,纵隔偏移,血压常正常。

六、治疗

羊水栓塞患者多数死于急性肺动脉高压、呼吸循环衰竭、心脏骤停及难以控制的凝血功能障碍。急救处理原则包括生命支持、稳定产妇的心肺状态、正压供气、抗休克、维持血管的灌注、纠正凝血功能障碍等措施。

(一)纠正呼吸循环衰竭

心肺复苏及高级生命支持羊水栓塞时由于急剧血流动力学的变化致心脏骤停、心肺衰竭,如不能及时复苏,大部分患者可在 10min 内死亡。产科急救医师必须熟练掌握心肺复苏(CPR)技术,包括基础生命支持(BLS)和高级生命支持(ACLS),熟悉妊娠期间母体生理改变对复苏效果的影响。基础生命支持采用初级 ABCD 方案:①开放气道(Airway.A);②提供正压呼吸(Breathing.B);③进行胸外按压、心前区叩击复律(Circulation.C),必要时心脏电击除颤;④评估(Defibrillation.D)。目标是针对恢复道气通畅、建立呼吸循环。高级生命支持采用高级 ABCD 方案,包括:①尽快气管插管(A);②确定气管套管位置正确、确定供氧正常、高流量正压供氧(B);③建立静脉通道,检查心率并监护,使用合适药物(C);④评估,鉴别诊断处理可逆转的病因(D)。

复苏用药包括:①肾上腺素 0.5～1mg 静推,可重复用药,隔 3～5min 重复一次。②碳酸氢钠,复苏早期不主张用碳酸氢钠纠正酸中毒,主要通过 ABCD 方案以改善通气换气及血液循环。多主张经历一段时间 CPR 后临床无明显改善,才考虑用碳酸氢钠,并根据血气分析指导用量。③心率缓慢可用阿托品,每次 0.5～1mg 静推。④用药途径,近 10 多年来已放弃使用心腔注射,改用静脉注射或气管内给药,用 0.9％NaCl 10ml 稀释,经导管注入气管内。但多次气管内给药可致动脉氧分压下降,一次注射中断 CPR 的时间不能超过 10 秒。

(二)正压供氧,改善肺内氧的交换

羊水栓塞的起始症状是由于肺动脉痉挛和栓塞,血管阻力升高,产生急性肺动脉高压;出现严重的呼吸困难、发绀和低氧,应立即行气管内插管呼气末正压供氧,以改善肺泡毛细血管缺氧,减少肺泡渗出液及肺水肿,从而改善肺呼吸功能,减轻心脏负担及脑缺氧,有利于昏迷的复醒。充分吸氧可最大限度地缓解脑和心肌缺血及酸中毒引起的肺动脉痉挛,改善缺氧,避免由于缺氧造成的心、脑、肾缺氧而致的多脏器功能衰竭。

(三)抗过敏

患者出现寒战,咳嗽、胸闷与出血量不成比例的血压下降时,可给地塞米松 20mg 静脉缓注。临床诊断为羊水栓塞者再给地塞米松 20mg 加入 10％葡萄糖液 250～500ml 静脉滴注;或氢化可的松 200mg 静脉推注,然后以 100～300mg 置于葡萄糖液中静脉点滴,每日可用 500～1000mg。在美国国家羊水栓塞登记册中已认可用高剂量的类固醇治疗羊水栓塞,但并无统一的用量标准。目前,临床上以用地塞米松较多,较少使用氢化可的松。

(四)抗休克

休克主要因过敏反应、心肺功能衰竭、肺动脉高压、迷走神经反射、DIC 高凝期及消耗性低凝期出血所致。补充血容量、恢复组织血流灌注量是抢救休克的关键。应立即开放两条输液通道,放置中心静脉导管,测定中心静脉压;必要时也可作输液用。休克早期以补充晶体液及胶体液为主,常选用乳酸钠林格溶液(含钠 130mmol/L、乳酸 28mmol/L),各种平衡盐液。胶体液常用右旋糖酐 70、羟乙基淀粉(706 代血浆)、全血、血浆等。最好选用新鲜冰冻血浆,因内含有纤维蛋白原及抗凝血酶Ⅲ(AT-Ⅲ);在补充血容量的同时可有利于改善凝血功能障碍。伴有出血时,如血红蛋白低于 50～70g/L、红细胞低于 $1.8×10^{12}$/L、血细胞比容低于 24％时,应补充全血。补液量和速度最好以血流动力学监测指标作指导,当 CVP 超过 $18cmH_2O$ 时,应注意肺水肿的发生。有条件的应采用 Swan-Gan2 导管行血流动力学监测。血液循环恢复灌注良好的指标为:尿量>30ml/h,收缩压>100mmHg,脉压>30mmHg,中心静脉压为 5.1～10.2cmH$_2$O。

对于由于急性呼吸循环衰竭而致的休克,及经补充血容量仍不能纠正的休克可使用正性心肌药物,常用多巴胺。多巴胺是体内合成肾上腺素的前体,具有 β 受体激动作用,也有一定 α 受体激动作用,低浓度时有增强 α 受体兴奋作用,能增强心肌收缩力,增加心排出量,对外周血管有轻度收缩,高浓度时 β 受体兴奋作用,对内脏血管(肾,肠系膜,冠状动脉)有扩张作用,可增加心,肾的血流量。多巴胺用量一般 40～100mg 加入 5％葡萄糖溶液 250ml 静滴,根据血压调节用量,起始剂量 0.5～1.0μg/(kg·mm)可逐渐增加至 2～10μg/(kg·mim)。多巴酚丁胺 20mg 加入 5％葡萄糖液 100ml 中,按 5～10μg/(kg·min)静脉滴注。每日总量可达 240～480mg,但滴速不宜过快。抗休克的另一个选择药物为去甲肾上腺素,它可以升压并同时增加心肌输出量和肾灌注量。

(五)解除肺血管及支气管痉挛,减轻肺动脉高压

解除肺血管及支气管痉挛降低肺动脉高压的药物有:①盐酸罂粟碱:可阻断迷走神经反射引起的肺血管及支气管平滑肌的痉挛,促进气体的交换,解除迷走神经对心脏的抑制,对冠状动脉、肺及脑血管均有扩张作用。用盐酸罂粟碱 30～60mg 加入 5％葡萄糖 250ml 静滴,可隔 12h 重复使用,每天总量不超过 300mg,是解除肺动脉高压的首选药物。②血管扩张剂:酚妥拉明为 α-肾上腺素受体阻滞剂,直接扩张小动脉和毛细血管解除肺动脉高压,起始剂量 0.1mg/min,维持剂量 0.1～0.3mg/min。可将酚妥拉明 10～20mg 加入 5％葡萄糖液 250ml 内缓慢滴注,用静脉泵控制滴速。不良反应有低血压,心动过速,停药后消失。血管扩张剂可抑制肺动脉收缩,可降低肺动脉压力,从而降低右心室后负荷,增加右心排出量,改善通气,改善肺气体弥散交换功能,减轻心脏前负荷。常用药物除酚妥拉明外还可选用肼屈嗪、前列环素静脉滴注。最近有应用一氧化氮吸入,气管内滴入硝普钠的;用 0.9％生理盐水稀释的硝普钠液少量分次气管内滴入。血管扩张剂与非洋地黄类增强心肌收缩力的药物合用更合理更有效。笔者在临床上对肺动脉高压、肺水肿或伴休克患者多采用多巴胺和酚妥拉明联合静脉滴注,有较好的效果。血管扩张剂常见的不良反应有体循环血压下降,用药过程中应特别注意初始用药剂量,密切观察患者血压的变化。③氨茶碱能解除血管痉挛,舒张支气管平滑肌,降低静脉压与右心负担,可兴奋心肌,增加心搏出量,适用于急性肺水肿。每次 250mg 加入 10％葡萄糖溶液 20ml 静脉缓慢滴注。④阿托品能阻断迷走神经对心脏的抑制,使心率加快,改善微循环,增加回心血量,减轻肺血管及支气管痉挛,增加氧的交换。每次 0.5～1mg 静脉注射。心率减慢者可使用。

(六)处理凝血功能障碍

羊水栓塞 DIC 的发生率约 50％,往往造成严重的难以控制的出血,是羊水栓塞患者死亡的主要原因之一。凝血功能障碍表现为微血管病性溶血,低纤维蛋白原血症、凝血时间延长、出血时间延长及纤维蛋白降解产物增加。处理方面包括抗凝、肝素的应用、补充凝血因子等。

1.抗凝治疗肝素的应用

由于羊水栓塞并发 DIC 其原发病灶容易去除,是否应用肝素治疗似有争议。大多数学者认为应在羊水栓塞的早期应用肝素。羊水进入母体循环后血高凝状态一般发生在起始症状

4min 至 1h 之间,在此段期间应该及时应用肝素,早期用肝素是抢救成功的关键。肝素具有强大的抗凝作用,它能作用于血液凝固的多个环节,抑制凝血活酶的生成,对抗已形成的凝血活酶,阻止纤维蛋白的形成,其作用是通过加速抗凝血酶Ⅲ(AT-Ⅲ)对凝血酶的中和作用,阻止凝血酶激活因子Ⅷ,影响纤维蛋白单体的聚合和加速 AT-Ⅲ 中和激活的因子Ⅸ、Ⅺ和Ⅹ。阻止血小板及各种凝血因子的大量耗损,并能阻止血小板凝集和破坏,防止微血栓形成,肝素主要用于抗凝,对已形成的血栓无溶解作用,故应用宜早。在羊水栓塞病因已祛除,在 DIC 凝血因子大量消耗期,以出血为主的消耗性低凝期不宜使用肝素;或在小剂量肝素使用下补充凝血因子。现广州地区使用肝素的方法一般是:肝素剂量用 0.5~1mg/kg(每 1mg 肝素相当于125U),先用肝素 25mg 静脉推注,迅速抗凝,另 25mg 肝素稀释于 5%葡萄糖 100~250ml,静脉点滴。亦可采用间歇静脉滴注法,肝素 50mg 溶于 5%葡萄糖 100~150ml,在 30~60min 内滴完,以后根据病情每 6~8h 用药一次,24h 总量不超过 200mg。在我们的临床实践中,处理过的羊水栓塞患者,多在短期由高凝期进入消耗性低凝期,且病因(妊娠)多已祛除,羊水栓塞在病因祛除后 DIC 过程可自然缓解,一般不必多次,反复使用肝素,更不必达肝素化。故很少用间歇静脉滴注法。一般以在羊水栓塞起始高凝期用肝素 50mg,检查有凝血因子消耗,即及时补充凝血因子和新鲜冰冻血浆。新鲜冰冻血浆除血小板外,含有全部凝血因子,还含有 AT-Ⅲ成分,可加强肝素的作用,又有防止 DIC 再发的作用。在应用肝素过程中应密切监测,应做凝血时间(试管法),监测凝血时间在 25~30min 为肝素适量;<12min 为肝素用量不足;>30min 出血症状加重考虑为肝素过量。肝素过量时应立即停用肝素,需用鱼精蛋白对抗,1mg 鱼精蛋白可中和 100U(1mg)普通肝素。临床上用药剂量可等于或稍多于最后一次肝素的剂量。一般用量为 25~50mg,每次剂量不超过 50mg。经静脉缓慢滴注,约 10min 滴完。肝素有效的判断包括:①出血倾向改善;②纤维蛋白原比治疗前上升 400mg/L 以上;③血小板比治疗前上升 50×10^9/L 以上;④FDP 比治疗前下降 1/4;⑤凝血酶原时间比治疗前缩短 5s 以上;⑥AT-Ⅲ回升;⑦纤维蛋白肽 A 转为正常。停用肝素的指征:①临床上病情明显好转;②凝血酶原时间缩短至接近正常,纤维蛋白原升至 1.5g 以上,血小板逐渐回升;③凝血时间超过肝素治疗前 2 倍以上或超过 30min;④出现肝素过量症状,体征及实验室检查异常。

低分子肝素(LMWH):有显著的抗Ⅹα 和抗Ⅱα(凝血酶)作用。与普通肝素相比,因肽链较短,而保留部分凝血酶活性。抗因子Ⅹα 与抗凝血酶活性之比为 3.8:1,在拥有较强抗Ⅹα作用的同时对Ⅱα影响较小,较少引起出血的危险。主要用于血栓栓塞性疾病。近年有报道用于治疗早、中期 DIC,但羊水栓塞 DIC 发病急促,用广谱的抗凝药物普通肝素为宜。

2.凝血因子的补充

DIC 在高凝状态下,消耗了大量凝血因子和血小板,迅速转入消耗性低凝期,患者出现难以控制的出血,血液不凝,凝血因子减低,血小板减少,纤维蛋白原下降,在这种情况下必须补充凝血因子。新近的观点认为在活动性未控制的 DIC 患者,输入洗涤浓缩红细胞,浓缩血小板,AT-Ⅲ浓缩物等血液成分是安全的。临床上常用的凝血因子种类有:①新鲜冰冻血浆(FFP):除血小板外,制品内含有全部凝血因子,其浓度与新鲜全血相似。一般 200ml 一袋的FFP 内含有血浆蛋白 60~80g/L,纤维蛋白原 2~4g/L,其他凝血因子 0.7~1.0U/ml,及天然的抗凝血物质如 AT-Ⅲ、蛋白 C 及凝血酶。一般认为,若输注 FFP 的剂量 10~20ml/kg 体重,则多数凝血因子水平将上升 25％～50％。由于大多数凝血因子在比较低的水平就能止血,故应用 FFP 的剂量不必太大,以免发生循环超负荷的危险,通常 FFP 的首次剂量为 10ml/kg,维持剂量为 5ml/kg。②浓缩血小板:当血小板计数<$50×10^9$/L,应输注血小板,剂量至少1U/10kg 体重。③冷沉淀:一般以 400ml 全血分离的血浆制备的冷沉淀为 1 袋,其容量为 20～30ml。每袋冷沉淀中含有因子Ⅷ约 100U,含约等于 200ml 血浆中的 von Willebrand 因子(vWF),此外,还含有 250～500ml/L 的纤维蛋白及其他共同沉淀物,包含各种免疫球蛋白等。④纤维蛋白原:当纤维蛋白原<1.5g/L 可输注纤维蛋白原或冷沉淀,每天用 2～4g,使血中纤维蛋白原含量达到 1g/L 为适度。⑤AT-Ⅲ浓缩剂的应用:肝素的抗凝作用主要在于它能增强AT-Ⅲ的生物学活性。如血中 AT-Ⅲ含量过低,则肝素的抗凝作用明显减弱。只有 AT-Ⅲ浓度达到正常时,肝素的疗效才能发挥出来。因此,有人主张对 AT-Ⅲ水平较低的患者,应首先应用 AT-Ⅲ浓缩剂,然后再用肝素抗凝,往往会收到更好的疗效。在肝素治疗开始时,补充AT-Ⅲ既可以提高疗效,又可以恢复正常的凝血与抗凝血的平衡。现国内已有 AT-Ⅲ浓缩剂制剂,但未普及,可用正常人血浆或全血代替。冻干制品每瓶含 AT-Ⅲ1000U,初剂量为 50U/kg,静注,维持剂量为每小时 5～10U/kg。⑥凝血酶原复合物(pec):每瓶 pec 内约含有 500U的因子Ⅸ和略低的因子Ⅱ、Ⅶ和 X,由于该制品内含有不足量的活化的凝血因子,所以有些制品内已加入肝素和(或)抗凝血Ⅲ(AT-Ⅲ)以防止应用后发生血栓栓塞。使用 pec 特有的危险是发生血栓性栓塞并发症;虽然在制剂中添加少量肝素后血栓栓塞并发症大为减少。

羊水栓塞所致的弥漫性血管内凝血(DIC)的处理原则是积极祛除病因,尽早使用肝素抗凝治疗。当病情需要时可输注血制品做替代治疗,但所有的血制品必须在抗凝的基础上应用。在采用血制品进行替代治疗之前,最好先测定抗凝血酶Ⅲ(AT-Ⅲ)的含量。若 AT-Ⅲ水平显著降低,表明 DIC 的病理过程仍在继续,此时只能输注浓缩红细胞、浓缩血小板、AT-Ⅲ浓缩剂,或输含 AT-Ⅲ成分的新鲜冰冻血浆,避免应用全血、纤维蛋白原浓缩剂及冷沉淀。AT-Ⅲ含量恢复正常是 DIC 病理过程得到控制的有力证据,此时补充任何所需要的血液制品都是安全的。补充凝血因子应在成功抗凝治疗及 DIC 过程停止后仍有持续出血者(DIC 过程停止的指征是观察 AT-Ⅲ水平被纠正),则凝血因子缺乏具有高度可能性,此时补充凝血因子既必要又安全。凝血因子补充的量应视病情而定,一般认为成功抗凝治疗以后,输注血小板及凝血因子的剂量,应使血小板计数>$80×10^9$/L,凝血酶原时间<20s,纤维蛋白原>1.5g/L。若未达到上述标准,应继续补充凝血因子和输注血小板。

3.抗纤溶治疗

最近多数学者再次强调,抗纤溶药物如六氨基己酸,抗血纤溶芳酸,氨甲环酸等使用通常是危险的,其可以延长微血栓存在的时间,加重器官功能的损害。因此,抗纤溶治疗,绝对不能应用于 DIC 过程高凝状态在继续的患者,因为此时仍需要纤溶活性以便尽快地消除微血栓,改善脏器的血流,恢复脏器功能。抗纤溶治疗只有在原发病及激发因素治疗、抗凝治疗、补充凝血因子 3 个治疗程序已经采用,DIC 过程已基本停止,而存在纤维蛋白原溶解亢进的患者。

(七)预防感染

常规预防性使用抗生素。使用对肝肾功能损害较小的抗生素。

（八）纠正酸碱紊乱

羊水栓塞患者常有代谢性酸中毒或呼吸性酸中毒,常呈现混合性酸中毒。羊水栓塞时治疗代谢性酸中毒通过加强肺部通气,以排出 CO_2 和肾排出 H^+,使 H^+-Ha^+ 交换增加,保留 Na^+ 和 HCO_3^-,以调节酸碱平衡。轻症酸中毒者,清除病因、纠正脱水后,能自行纠正,一般无需碱剂治疗,而重症者则需补充碱剂。

（九）产科处理原则

羊水栓塞发生后,原则上应先改善母体呼吸循环功能,纠正凝血功能障碍,病情稳定后即应立刻终止妊娠,祛除病因,否则病情仍会继续恶化。产科处理几个原则为:①如在第一产程发病,经紧急处理,产妇血压、脉搏平稳后,胎儿未能立即娩出,应行剖宫产术结束分娩;②如在第2产程发病,则应及时行产钳助产结束分娩;③产后如大量出血,凝血功能障碍应及时输注新鲜血、新鲜冰冻血浆、补充凝血因子、浓缩纤维蛋白原抑肽酶等。若经积极处理仍未能控制出血时即行子宫切除术,可减少胎盘剥离面大血窦的出血,又可阻断残留子宫壁的羊水及有形物质进入母血循环。子宫切除后因凝血功能障碍手术创面渗血而致的腹腔内出血,一般情况下使用凝血因子能奏效;若同时伴有腹膜后血肿、盆腔阔韧带血肿等可在使用凝血因子的同时行剖腹探查止血。亦有使用髂内动脉介入栓塞术,阻止子宫及阴道创面的出血,疗效未肯定;④关于子宫收缩剂的应用,可常规的应用适量的缩宫素及前列腺素,但不可大量应用,加大宫缩剂的用量未能达到减少出血的效果,同时可能将子宫血窦中的羊水及其有形物质再次挤入母体循环而加重病情。

（十）预防

羊水栓塞尚无特殊的预防方法,提出以下几点应注意的问题:①做好计划生育工作。②不行人工剥膜引产,人工破膜应避开宫缩,需引产或加强宫缩者,在人工破膜后2h再决定是否采用催产素静脉滴注。1991年Beischer认为需行引产而人工破膜等待4～6h仍未引产则采用静脉滴注催产素,避免宫缩过程及胎儿宫内缺氧。③掌握催产素使用指征及常规,专人看护观察,以防宫缩过强,必要时应用镇静剂及宫肌松弛药物。④严格掌握剖宫产指征,宫壁切口边缘出血处用钳夹后缝合,减少羊水进入母血循环。⑤中期妊娠钳刮术,先破膜后再用宫缩药。采用羊膜腔内注药引产,应选用细针穿刺,在B超指引下避开胎盘,争取一次成功,避免胎盘血窦破裂而发生羊水栓塞。用水囊引产者,注入量不要过多,速度不要过快,避免子宫破裂而引起羊水栓塞。对晚期妊娠活胎引产,不适宜应用米非司酮、卡孕栓及各种不规范的引产方法,因其可诱发强烈宫缩而发生羊水栓塞。米索前列醇用于孕晚期引产的适宜剂量仍未明确,宜用最低有效剂量,剂量过大易引起宫缩过强致羊水栓塞及子宫破裂。

【羊水栓塞治疗新方法介绍】

1.一氧化氮的吸入　2006年McDonnell报道使用一氧化氮迅速改变一例临产期羊水栓塞的血流动力学变化:患者35岁,G2P0,孕41周+6天在硬膜外麻醉下自然分娩,阴道检查时见粪染羊水。在分娩过程中突发心血管功能衰竭,出现呼吸困难、发绀,心脏骤停、无呼吸和脉搏。即给胸部按压、心肺复苏、气管插管、紧急给麻黄碱6mg静注。2分钟后心率在140～160/min,呼吸速,胎心60/min。当时诊断为局部麻醉反应和心血管神经系统的合并症。即在全身麻醉下行剖宫产结束分娩,关腹后产妇出现新鲜的阴道出血和身体多个部位出血。当时考虑羊水栓塞。在心脏骤停初始症状 1h 后,患者的凝血功能显示:PR 1.7,APTT 78s,血浆纤维蛋白原 0.9g/L,血红蛋白 12.2g/dl,血小板计数 169×10^8/L。已输晶体液 2000ml,2U 红细胞,2U 的新鲜冰冻血浆。手术后转入 ICU,患者仍然低氧,X-ray 显示肺部广泛浸润,给正性肌力药物及血管活性药物(去甲肾上腺素,noradrenaline)。血液呈现不凝状况。PR 2.8,APTT＞250s,纤维蛋白原 0.3g/L,血红蛋白 7.3g/L,血小板计数 51×10^9/L。

在起始症状出现 45min 后,行经食管超声心动图(TOE)检查,TOE 显示严重的右心功能不全,包括右心扩大、舒张期室间隔平坦、严重的三尖瓣反流和肺动脉高压(68mmHg),在肺循环没有发现血栓物质。患者持续的心血管功能衰竭,发绀、低氧、凝血功能障碍和急性右心衰竭。在急性右心衰竭和肺功动脉高压的情况下,使用一氧化氮的吸入,一气化氮吸入控制在 40ppm(introduced at40ppm)。结果血流动力学有显著的改善,在吸入 NO 治疗 2h 以后正性肌力药物需要量明显减少,配合其他综合治疗,约一天后 FiO_2 从 100％降至 40％。在第 2 天成功拔管,第 4 天撤离 ICU。

在 1999 年 Tanus-Santos and Moreno 报道过使用 NO 作为选择性的血管扩张剂用于治疗羊水栓塞。鉴于羊水栓塞时肺动脉高压是血流动力学变化的关键,因此,使用 NO 是一种合乎逻辑的选择。吸入 NO 的浓度 40ppm 是在常用剂量的上限,但仍是安全剂量的范围。我们认为 NO 应用于羊水栓塞的治疗是一种有益的,是应该考虑的新的羊水栓塞综合治疗方法之一。

2.连续性血液透析滤过在羊水栓塞引起的 DIC 患者中的应用　　2001 年 Yuhko Kaneko 等撰文讨论连续性血液透析滤过(CHDF),在羊水栓塞中的应用,并报道一例成功的病例。患者 27 岁,孕 38 周行剖宫产术。手术后半小时子宫出血、阴道出血没有血块。B 超发现腹腔内出血。术后 4h 患者休克,血红蛋白由 10.7g/dl 降至 3.4g/dl,BP 46/22mmhg,P 140 次/min。诊断为心血管功能衰竭所致的休克。使用浓缩 RBC、平衡液、静滴多巴胺。实验室检查有 DIC 存在,PT 20.2s,纤维蛋白原 35mg/dl,FDP＞40μg/ml,AT-Ⅲ 58.0％,血小板 82000/μl,血氧分析呈代谢性酸中毒,BE 8.4MEq/L。用新鲜冰冻血浆、富集血小板、AT-Ⅲ治疗 DIC。发病大约 9h 患者使用连续性静脉滤过。使用高通量聚丙烯纤维膜 APF-06s,由细胞外液交换人工细胞外液(置换液)每小时 200ml,在使用连续性静脉滤过 24h 以后,患者 PT 降为 11s,APTT 47.7s,纤维蛋白原 460mg/dl,FDP 20～40μg/dl,AT-Ⅲ 103％,血小板 133.000/μl。患者一般情况显著改善;盐酸多巴胺用量由 15μg/(kg·min)降至 5μg/(kg·min)。随后患者情况一天天好转,住院 24 天后母婴痊愈出院,母亲和胎儿没有任何并发症。

CHDF 是用人工细胞外液(置换液)连续的置换患者血液中存在的羊水物质,包括那些含在羊水中的胎粪。CHDF 可以清除分子量从 30kD 的物质;包括细胞因子 IL-6、(MW21kD)和 IL-8(mw8kD)。CHDF 在临床上应用于清除炎性细胞因子,由于血滤器允许滤出 50kD 以下的中分子量物质,而主要的炎症因子如 TNTa、1L-1、1L-6、1L-8、1L-2 和 IL-10 的分子量均在 50kD 以下,血滤可将它们从血液中清除。因此 CHDF 可以清除 AFE 患者血液中超量的细胞因子,可防止过度炎症反应。

AFE 使用 CHDF 和血液滤过是有益的,血滤对清除高分子重量的物质比 CHDF 好,而

CHDF 对清除中分子量物质和合并代谢性的中毒、多脏器功能衰竭的患者较好。持续时间为10 余小时至 7 天不等,AFE 漏入母体血液中的羊水是短暂、可限的,因此对 AFE 患者短时间的 CHDF 可见效。血滤对血流动力学影响远较血液透析为小,对过度炎症反应综合征的治疗有较明显的效果,目前已广泛用于危重病抢救。

3.重组活化凝血因子Ⅶa(rFⅡa)在 AFE 合并 DIC 中的应用

目前把血浆置换、体内膜肺(ECMO)、重组激活因子Ⅶa 的联合应用认为是治疗凝血功能障碍的新方法。羊水栓塞时,羊水中含有促凝物质,具有组织因子(组织凝血活酶)的活性,羊水进入母体循环后,促凝物质即可激活外凝血系统,因子Ⅳ与因子Ⅶ结合,在钙存在的条件下激活因子(Ⅹa),形成复合物即凝血酶原,使凝血酶原形成凝血酶,后者使纤维蛋白原转化为纤维蛋白。rFⅦa 最初用于治疗血友病患者,近年来已成功地用于治疗和预防非血友病的严重出血,常用于伴有 DIC 的难治性出血。用于羊水栓塞合并 DIC 可减少凝血因子用量,治疗效果显著。文献报道,当使用常规的方法未能控制严重产后出血时,应用 rFⅦa 是非常有效和安全的。产后出血患者应用 rFⅦa 的先决条件是:血红蛋白$>70g/L$,国际标准化比率(1NR)<1.5,纤维蛋白$\geq 1g/L$,血小板$\geq 50 \times 10^9/L$。推荐的用药初始剂量是 $40 \sim 60\mu g/kg$,静脉注射初次用药 $15 \sim 30min$ 后仍然出血,考虑追加 $40 \sim 60\mu g/kg$ 的剂量;如果继续出血,可间隔 $15 \sim 30min$ 重复给药 $3 \sim 4$ 次。最近 Franchiai 等总结 118 例患者,rFⅦa 的平均用量为 $716\mu g/kg$,90%的患者能有效地停止或减少出血。

(刘丽霞)

第四节　子宫翻出

子宫翻出又称子宫内翻是指子宫底部向宫腔内陷入,甚至自宫颈翻出的病变,这是一种分娩期少见而严重的并发症。多数发生在第三产程,如处理不及时,往往因休克、出血,产妇可在3~4 小时内死亡。国内报道子宫翻出病死率可达 62%左右。

【发生率】

子宫翻出是一种罕见的并发症,其发生率各家报道不一,Shan-Hosseini 等(1989 年)报道子宫翻出发生率约为 1:6400 次分娩,Platt 等(1981 年)报道发生率约为 1:2100 次分娩。陈晨等报道北京市红十字会朝阳医院 1982~1996 年间子宫翻出发生率为 1:16473;湖南株洲市二院 1961~1981 年间发生率为 1:4682;山东淄博市妇幼保健院 1984~1986 年间发生率为 1:1666;广州市白云区妇幼保健院 2004~2009 年间发生率为 1:10359。

【病因】

引起急性子宫翻出的病因较多,常常是多种因素共同作用的结果,但其先决条件必须有子宫壁松弛和子宫颈扩张,其中第三产程处理不当(约占 60%),胎儿娩出后,过早干预,按压子宫底的手法不正确,强行牵拉脐带等,导致子宫底陷入宫腔,黏膜面翻出甚至脱垂于阴道口外。其促成子宫翻出的因素有:

1.胎盘严重粘连、植入子宫底部,同时伴有子宫收缩乏力或先天性子宫发育不良,助产者在第三产程处理时,强拉附着于子宫底的胎盘脐带的结果,此时如脐带坚韧不从胎盘上断裂,加上用力揿压松弛的子宫底就可能发生子宫翻出。

2.脐带过短或缠绕:胎儿娩出过程中由于脐带过短或脐带缠绕长度相对过短,过度牵拉脐带也会造成子宫翻出。

3.急产宫腔突然排空:由于产程时间短,子宫肌肉尚处于松弛状态,在产程中因咳嗽或第二产程用力屏气,腹压升高,也会导致子宫翻出。

4.产妇站立分娩:因胎儿体重对胎盘脐带的牵拉作用而引起子宫翻出。

5.妊娠高血压疾病时使用硫酸镁时使子宫松弛,也会促使子宫翻出;有人报道植入性胎盘也会促使子宫翻出。

【分类】

1.按发病时间分类

(1)急性子宫翻出:子宫翻出后宫颈尚未缩紧,占75%左右。

(2)亚急性子宫翻出:子宫翻出后宫颈已缩紧,占15%左右。

(3)慢性子宫翻出:子宫翻出宫颈回缩已经超过4周,子宫在翻出位置已经缩复但仍停留在阴道内,占10%左右。

2.按子宫翻出程度分类

(1)不完全子宫翻出:子宫底向下内陷,可接近宫颈口或越过但还存在部分子宫腔。

(2)完全性子宫翻出:子宫底下降于子宫颈外,但还在阴道内。

(3)子宫翻出脱垂:整个子宫翻出暴露于阴道口外。

【临床表现】

子宫翻出可引起迅速的阴道大量流血,处理不及时,可致产妇死亡。子宫翻出产妇突觉下腹剧痛,尤其胎盘未剥离牵拉脐带更加重腹痛,遂即产妇进入严重休克状态,有时休克与出血量不成正比,出现上述现象时,应考虑到有子宫翻出的可能。

而慢性子宫翻出多因急性子宫翻出时未能及时发现,而后就诊的,此时的症状多表现为:

1.产后下腹坠痛,或阴道坠胀感。

2.大小便不畅。

3.产后流血史或月经过多。

4.因子宫翻出感染,出现白带多而有臭味,甚至流脓液,严重者有全身感染症状,发热、白细胞升高等。

5.因阴道流血而致继发性贫血。

【诊断与鉴别诊断】

在分娩第三产程有用手在下腹部推压子宫底或用手牵拉脐带的经过,产妇在分娩后突然下腹剧痛,出现休克,尤其与出血量不相称时,因考虑有子宫翻出的可能。当翻出子宫已脱垂于阴道口外时,诊断并不困难,但当胎盘未剥离已发生子宫翻出时有时会误诊为娩出的胎盘,再次牵拉脐带时即引起剧痛,此时应及时做阴道、腹部双合诊。

1.诊断

(1)腹部检查:下腹部摸不到宫底,或在耻骨联合后可触及一个凹陷。

(2)阴道检查:在阴道内可触及一球形包块,表面为暗红色、粗糙的子宫内膜,在包块的根部可触及宫颈环。如胎盘尚未剥离而完全黏附于翻出的宫体时,常易误诊为胎儿面娩出的胎盘,牵引脐带时可引起疼痛。

根据病史及检查可做出子宫翻出的诊断。

2.鉴别诊断　子宫翻出应与子宫黏膜下肌瘤以及产后子宫脱垂相鉴别。

(1)子宫黏膜下肌瘤:系子宫肌瘤向子宫黏膜面发展,突出于子宫腔,如黏膜下肌瘤蒂长,经子宫收缩可将肌瘤排除宫颈而脱出于阴道内。妇科检查时,盆腔内有均匀增大的子宫,如子宫肌瘤达到宫颈口处并且宫口较松,手指进入宫颈管可触及肿瘤;已经排出宫颈外者则可看见到肌瘤,表面为充血暗红色的黏膜所包裹,有时有溃疡及感染。如用子宫探针自宫体周围可探入宫腔,其长短与检查的子宫大小相符,急性子宫翻出往往发生在分娩期,患者有疼痛、阴道流血及休克等临床表现。认真仔细观察鉴别并无困难。

(2)子宫脱垂:患者一般情况良好,妇科检查时可见脱出的包块表面光滑,并可见子宫颈口,加腹压时子宫脱出更加明显,内诊检查时可触摸到子宫体。

【治疗】

明确诊断后应立即开放静脉通路、备血及麻醉医生配合下进行抢救,延迟处理可增加子宫出血、坏死和感染机会,给产妇带来极大的危险和痛苦。处理的原则为积极加强支持治疗,纠正休克,尽早实施手法复位或手术,其具体处理应视患者的全身情况、翻出的时间长短和翻出部分的病变情况、感染程度等而决定。

1.阴道手法复位　子宫翻出早期,宫颈尚未收缩,子宫尚无淤血、肿胀,如果胎盘尚未剥离,不要急于剥离,因为此时先做胎盘剥离会大大增加出血量,加速患者进入严重休克状态;如果胎盘已经大部分剥离,则先剥离胎盘,然后进行复位,此外翻出子宫及胎盘体积过大,不能通过狭窄的宫颈环,需先剥离胎盘。应首先开放两条静脉通路,输液、备血、镇痛及预防休克。给予乙醚、氟烷、恩氟烷、芬太尼及异丙酚等麻醉下,同时给以子宫松弛剂,β-肾上腺素能药物,如:利托君、特布他林或硫酸镁。待全身情况得以改善,立即行手法子宫还纳术。方法:产妇取平卧位,双腿外展并屈曲,术者左手向上托起刚刚翻出的子宫体,右手伸入阴道触摸宫颈与翻出宫体间的环状沟,用手指及手掌沿阴道长轴方向徐徐向上向宫底部推送翻出的子宫,操作过程用力要均匀一致,进入子宫腔后,用手拳压迫宫底,使其翻出的子宫完全复位。子宫恢复正常形态后立即停止使用子宫松弛剂,并开始使用宫缩剂收缩子宫,同时使子宫保持在正常位置,注意观察宫缩及阴道流血情况,直至子宫张力恢复正常,子宫收缩良好时术者仍应继续经阴道监控子宫,以免子宫再度翻出。

2.阴道手术复位　Kuctnne法。即经阴道将宫颈环的后侧切开,将子宫还纳复位,然后缝合宫颈切口。但必须注意不能损伤直肠。

3.经腹手术复位　Huntington法。在麻醉下,切开腹壁进入腹腔后,先用卵圆钳或手指扩大宫颈环,再用组织钳夹宫颈环下方2～3cm处的子宫壁,并向上牵引,助手同时在阴道内将子宫体向上托,这样,一边牵引,一边向上托使子宫逐渐全部复位,复位后,在阴道内填塞纱布条,并给予缩宫素,预防子宫再度翻出,若宫颈环紧而且不易扩张情况下,可先切开宫颈环后,将翻出的子宫体逐渐向上牵引,使其慢慢复位,完成复位后缝合宫颈切口(Noltain复位法)。

4.经腹或经阴道子宫次(全)切除术 经各种方法复位不成功、复位以后宫缩乏力伴有大出血、胎盘粘连严重或有植入、翻出时间较长合并严重感染者,视其病情程度,选择阴道或腹式手术切除子宫。

5.其他方法 阴道热盐水高压灌注复位法:(Oqueh O.等,1997年报道)用热盐水可使宫颈环放松,盐水压力作用于翻出的子宫壁,促使其翻出的子宫逐渐复位,此方法简单易行,适用于病程短、病情较轻、局部病变小的患者。

【预防】

预防子宫翻出的关键是加强助产人员的培训,正确处理好第三产程,在娩出胎盘的过程中,仔细观察胎盘剥离的临床症状,当确认胎盘已经完全剥离时,于子宫收缩时以左手握住宫底,拇指置于子宫前壁,其余四指放在子宫后壁并按压,同时右手轻拉脐带,协助胎盘娩出。胎盘粘连时正确手法剥离,且不能粗暴按压子宫底或强行牵拉脐带。

(闫　猛)

第二十三章　产褥期及产褥期疾病

第一节　产褥感染

　　产褥感染是指分娩后生殖道的感染,发生率大约在1‰~8‰,是产褥期最常见的并发症,以发热、疼痛、异常恶露为主要症状。临床上的产褥病率是指分娩24小时至10日内,按标准方法用口表测量体温,每日至少4次,凡体温有2次达到或超过38℃者。产褥病率的原因除产褥感染外,还包括呼吸系统感染、泌尿系统感染、乳腺内乳汁淤积、药物热(见于应用青霉素或头孢菌素的产妇)。目前,产褥感染仍是导致孕产妇死亡的四大原因之一。

　　【病因】

　　妊娠期孕妇下生殖道寄生有大量病原微生物,包括共栖菌及内、外源性条件致病菌(如金黄色葡萄球菌、链球菌、支原体等);而正常孕妇对这些病原微生物有防御能力,一旦防御能力减弱或降低,如手术助产(产钳术、胎吸术)、会阴伤口血肿、阴道血肿、阴道感染、宫颈裂伤、贫血、糖尿病、肥胖、低蛋白血症、宫内感染、产后出血、营养不良、破膜时间延长(大于24小时)、产程过长(大于12小时)、手术时间过长(大于4小时)、急诊剖宫产等,就会导致产褥感染的发生。产褥感染多由需氧菌和厌氧菌混合感染引起。革兰阳性需氧菌主要有金黄色葡萄球菌、表皮葡萄球菌,革兰阴性需氧菌主要有产气肠杆菌、大肠埃希菌;厌氧菌有消化链球菌、各类杆菌。

　　【常见的病理类型及诊断、治疗】

　　1.会阴、阴道及宫颈感染　以会阴侧切伤口感染最常见,发生率为0.3%~0.5%。见于手术助产(如产钳术、胎吸术)、阴道感染、孕妇贫血、糖尿病;葡萄球菌和大肠埃希菌是引起此类感染最常见的细菌。产妇会阴部疼痛、肛门坠胀、排便感,不能取坐位,可伴低热。会阴伤口局部充血、水肿、边缘裂开,脓性分泌物流出,压痛明显。严重者感染扩散至阴道,阴道黏膜充血、水肿、溃疡形成,大片黏膜坏死脱落,形成尿瘘。宫颈感染多无症状,严重者可引起盆腔结缔组织炎或败血症。

　　会阴伤口感染,需及时拆除伤口缝线,使之引流通畅;每日用1:5000高锰酸钾冲洗伤口。根据细菌培养和药敏试验结果选用抗生素,在未确定病原体时,根据临床表现和临床经验应用对需氧菌和厌氧菌均敏感的广谱抗生素,多在治疗48小时后好转。治疗效果差或患者一般情况不良者,需及时行清创术,去除感染坏死组织后行早期修补手术。

2.子宫内膜、子宫肌感染　又称"产后子宫感染"、"子宫炎伴盆腔蜂窝组织炎",感染部位为子宫内膜、子宫肌层、子宫旁组织,发生率 1.3%～13%。多由需氧菌和厌氧菌混合感染引起,病原体可为阴道内源性菌群,侵袭子宫下段及子宫切口、定居、繁殖,导致感染发生。因入侵细菌毒力和产妇抵抗力不同,症状相异。产妇产后 3～4 天出现高热或低热,伴下腹隐痛,子宫复位不良、子宫压痛轻重不等,恶露量多,呈泡沫状或脓性,混浊而有臭味。也可伴或不伴全身感染症状,如寒战、头痛、脉搏增快等。实验室检查白细胞增高、中性粒细胞增多,严重感染者由于骨髓抑制,白细胞总数和中性粒细胞可不增高。宫颈分泌物培养阳性。B 超显示宫腔胎盘残留、胎膜残留、子宫复位不良、子宫旁包块、子宫直肠窝积脓、腹壁切口愈合不良等表现。

一般治疗可采取半卧位以利炎症局限,纠正电解质紊乱和低蛋白血症。未得到细菌培养和药敏试验结果前,根据临床经验选用广谱抗生素。抗生素治疗 48 小时后病情无改善,需更换或加用抗生素,并重新检查。有腹腔、盆腔脓肿者,根据脓肿位置切开引流;子宫感染严重不能控制者,及时切除子宫,开放阴道残端引流。

3.盆腔结缔组织炎、腹膜炎　由病原体沿宫旁淋巴或血行达宫旁组织发展而来。产妇于产后 3～4 天出现发热,体温持续上升,出现单侧或双侧下腹疼痛及肛门坠胀。宫旁一侧或双侧结缔组织增厚、触痛,扪及包块多与子宫紧密相连,自宫旁达盆壁、固定、触痛。腹膜炎多由子宫感染、盆腔结缔组织炎发展而来,产妇高热、下腹疼痛及腹胀,下腹部压痛、反跳痛明显,腹肌紧张;也可形成膈下脓肿、肠曲间脓肿、子宫直肠窝脓肿。

4.血栓性静脉炎　分为盆腔内血栓性静脉炎、下肢血栓性静脉炎,多为厌氧菌感染。妊娠期静脉内血流缓滞、静脉壁损伤、血液高凝状态是疾病发生的危险因素。病原菌侵及卵巢静脉最常见。产后 1～2 周,产妇出现高热、寒战可伴下腹部持续疼痛,疼痛放射至腹股沟或肋脊角。下肢血栓性静脉炎,临床表现因静脉血栓形成部位不同而各异。髂静脉或下肢静脉栓塞,出现下肢疼痛、肿胀、皮肤发白,局部温度升高,栓塞部位压痛,可触及硬条索状有压痛静脉。下肢静脉造影有确诊价值,超声多普勒下肢血管血流图测定、CT、MR 也可协助诊断。

5.剖宫产术后腹部伤口感染　发生率约为 7%,其发生与孕妇贫血、营养不良、糖尿病、肥胖、破膜时间延长(>24h)、产程延长(>12h)、宫内感染、产后出血、手术时间过长(>4h)、手术止血不良、血肿形成等因素有关。病原体以金黄色葡萄球菌、大肠埃希菌常见,多来自局部皮肤或孕妇下生殖道菌群。

腹部伤口脓肿是最常见的腹部伤口感染类型,多在手术后第 4 天出现发热、伤口疼痛,局部组织红、肿、压痛。腹部伤口坏死性感染罕见,但病死率高达 20%～50%。

治疗前先行需氧菌和厌氧菌培养和药敏试验。腹部伤口脓肿要及时拆除缝线,使用广谱抗生素。腹部伤口坏死性感染需尽早清创,切除被感染坏死组织,使用大剂量广谱抗生素,尤其是青霉素钠,不主张局部应用抗生素。

(钟喜杰)

第二节　晚期产后出血

晚期产后出血是指分娩 24h 后,在产褥期内发生的子宫大量出血。多见于产后 1～2 周,亦可迟至产后 2 个月左右发病者。临床表现为持续或间断阴道流血,有时是突然阴道大量流血,可引起失血性休克。晚期产后出血多伴有寒战、低热。

(一)病因

1.胎盘、胎膜残留　这是最常见的病因,多发生于产后 10d 左右。黏附在子宫腔内的小块胎盘组织发生变性、坏死、机化,可形成胎盘息肉,当坏死组织脱落时,基底部血管受损,引起大量出血。

2.蜕膜残留　产后 1 周内正常蜕膜脱落并随恶露排出,若蜕膜剥离不全或剥离后长时间残留在宫腔内诱发子宫内膜炎症,影响子宫复旧,可引起晚期产后出血。

3.子宫胎盘附着部位复旧不全　胎盘娩出后,子宫胎盘附着部位即刻缩小,可有血栓形成,随着血栓机化,可出现玻璃样变,血管上皮增厚,管腔变窄、堵塞,胎盘附着部位边缘有内膜向内生长,内膜逐渐修复,此过程需 6～8 周。如果胎盘附着面复旧不全,可使血栓脱落,血窦重新开放,导致子宫大量出血。

4.感染　以子宫内膜炎为多见,炎症可引起胎盘附着面复旧不全及子宫收缩不佳,导致子宫大量出血。

5.剖宫产术后子宫切口裂开　多见于子宫下段剖宫产横切口两侧端,其主要原因为:

(1)子宫切口感染:造成切口感染的原因有①子宫下段与阴道口距离较近,增加感染机会,细菌易感染宫腔;②手术操作过多,尤其是阴道检查频繁,增加感染机会;③产程过长;④无菌操作不严格。

(2)切口选择过低或过高

①过低:宫颈侧以结缔组织为主,血液供应较差,组织愈合能力差。

②过高:切口上缘宫体肌组织与切口下缘子宫下段肌组织厚薄相差大,缝合时不易对齐,影响愈合。

(3)缝合技术不当:出血血管未扎紧,尤其是切口两侧角未将回缩血管结扎形成血肿;有时缝扎组织过多过密,切口血循环供应不良,均影响切口愈合。

6.肿瘤　产后滋养细胞肿瘤,子宫黏膜下肌瘤等均可引起晚期产后出血。

(二)诊断

1.病史　产后恶露不净,有臭味,颜色由暗变红,反复或突然阴道流血,若为剖宫产术后,应注意剖宫产指征及术中特殊情况及术后恢复情况,尤其应注意术后有无发热等情况,同时应排除全身出血性疾病。

2.症状和体征　除阴道流血外,一般可有腹痛和发热,双合诊检查应在严密消毒、输液、备血等及有抢救条件下进行。检查可发现子宫增大、软、宫口松弛,子宫下段剖宫产者,应以示指轻触切口部位,注意切口愈合情况。

3.辅助检查　血、尿常规,了解感染与贫血情况,宫腔分泌物培养或涂片检查,B 型超声检查子宫大小,宫腔内有无残留物,剖宫产切口愈合情况等。

(三)治疗

1.少量或中等量阴道流血,应给予足量广谱抗生素及子宫收缩药。

2.疑有胎盘、胎膜、蜕膜残留或胎盘附着部位复旧不全者,应行刮宫术。刮宫前做好备血、建立静脉通路及开腹手术准备,刮出物送病理检查,以明确诊断,刮宫后应继续给予抗生素及子宫收缩药。

3.剖宫产术疑有子宫切口裂开,少量阴道流血可先给予广谱抗生素及支持疗法,密切观察病情变化;阴道流血多量,可作剖腹探查。若切口周围组织坏死范围小,炎症反应轻微,可作清创缝合及髂内动脉、子宫动脉结扎止血或行髂内动脉栓塞术,若组织坏死范围大,酌情作低位子宫次全切除术或子宫全切术。

4.若因肿瘤引起的阴道流血,应作相应处理。

(四)预防

1.产后应仔细检查胎盘、胎膜,注意是否完整,若有残缺应及时取出。在不能排除胎盘残留时,应行宫腔探查。

2.剖宫产时子宫下段横切口应注意切口位置的选择及缝合技巧,避免子宫下段横切口两侧角部撕裂。

3.严格按无菌操作要求做好每项操作,术后应用抗生素预防感染。

(钟喜杰)

第三节　产褥期抑郁症

产褥期抑郁症是指产妇在产褥期内出现抑郁症状,是产褥期精神疾病常见的一种类型。其病因不明,可能与遗传因素、心理因素、内分泌因素和社会因素等有关。

【诊断与鉴别诊断】

(一)临床依据

临床主要表现为抑郁,多在产后 2 周内发病,产后 4～6 周症状明显。产妇多表现为:心情压抑、情绪低落、思维缓慢和意志行为降低,症状具有晨重夕轻的变化。有些产妇还可表现为对生活、家庭缺乏信心,"提不起精神",主动性兴趣减退、愉快感缺乏,思维活动减慢、言语减少,多数有食欲、性欲下降,某种程度的睡眠障碍。患者流露出对生活的厌倦,容易产生自卑、自责、绝望,某些产妇有思维障碍、迫害幻想,甚至出现伤婴或自杀举动。

目前无统一的诊断标准。1994 年美国《精神疾病的诊断与统计手册》中制定了产褥期抑郁症的诊断标准。

1.产后 4 周内出现下列 5 项或 5 项以上的症状,其中必须具备下列 1、2 两项:情绪抑郁;对全部或多数活动明显缺乏兴趣或愉悦;体重显著下降或增加;失眠或睡眠过度;精神运动性兴奋或阻滞;疲劳或乏力;遇事皆感毫无意义或自责感;思维力减退或注意力涣散;反复出现死亡想法。

2.在产后 4 周内发病,排除器质性精神障碍,或精神活性物质和非成瘾物质所致。

(二)检查项目及意义

针对抑郁障碍尚无特异性检查,除了进行全面的体格检查外,包括神经系统检查、妇科检查外,还需进行辅助检查及实验室检查如血糖、甲状腺功能、心电图等。另以下的检查具有一定的意义:

1.地塞米松抑制试验　在晚 11 点给患者口服地塞米松 1mg,次日清晨 8 时、下午 4 时及晚上 11 时各取血一次测量皮质醇含量,如含量下降表明功能正常为试验阴性;如皮质醇含量不下降,则为地塞米松抑制试验阳性。然该试验临床的敏感性及特异性均不高,但可用于预测产褥期抑郁症的复发。

2.甲状腺素释放激素抑制试验　先测定基础促甲状腺素,再静脉注射 500mg 促甲状腺素释放激素,15、30、60、90min 后均测定促甲状腺素。抑郁症患者促甲状腺素上升低于 7mU/ml,其异常率可达 25%～70%。如将此试验与地塞米松抑制试验联合检查可能对抑郁症的诊断更有意义。

3.临床量表的应用　临床量表较多,使用较广泛的为由 Zung 编制的抑郁自评表(SDS)和属于他评的汉密尔顿抑郁量表。

【治疗方案及选择】

通常需要治疗,包括心理治疗和药物治疗。

1.药物治疗

(1)氟西汀(百忧解):选择性抑制中枢神经系统 5-羟色胺的再摄入,延长和增加 5-羟色胺的作用,从而产生抗抑郁作用。具有高效、副作用较小、安全性高的特点。剂量:每次 20mg,分 1～2 次口服,根据病情可增加至每日 80mg。

(2)帕罗西汀:通过阻止 5-羟色胺的再吸收而提高神经突触间隙内 5-羟色胺的浓度,从而产生抗抑郁作用。每日 20mg,一次口服,连续用药 3 周后,根据病情增减剂量,1 次增减 10mg,间隔不得少于 1 周。舍曲林的作用机制同帕罗西汀,每日 50mg,一次口服,数周后可增加到每日 100～200mg。

(3)阿米替林:为常用的三环类抗抑郁药,抗抑郁效果好,价格低,同时兼有抗焦虑和帮助睡眠的作用,但副作用较大。每日 50mg,分 2 次口服,逐渐增加到每日 150～300mg,分 2～3 次口服。维持剂量 50～150mg/d。

2.心理治疗　关键在于根据患者的个性特征、心理状态、发病原因给予足够的社会和心理支持,同时设计和选择个体化的心理治疗方法。

3.婚姻家庭治疗　是以夫妻或家庭为基本单元,夫妻、家庭成员共同参与作为治疗对象的一种治疗方式,对抑郁症产妇缓解症状及预防复发具有良好的疗效。

(钟喜杰)

第四节　产褥中暑

产褥中暑是指产褥期间产妇在高温、高湿和通风不良的环境中体内余热不能及时散发,引起以中枢性体温调节功能障碍为特征的急性疾病,表现为高热,水、电解质代谢紊乱,循环衰竭和神经系统功能损害等。本病起病急骤,发展迅速,处理不当可遗留严重的后遗症,甚至死亡。

(一)病因

产褥中暑的易感因素有:①外界气温>35℃、相对湿度>70%时,机体靠汗液蒸发散热受到影响;②居住条件差,居室通风不良且无降温设备;③产妇分娩过程中体力消耗大且失血多致产后体质虚弱,产后出汗过多又摄盐不足;④产褥感染患者发热时,更容易中暑。在产褥期尤其是产褥早期除尿量增多外,经常出现大量排汗,夜间尤甚,习称"褥汗"。若产妇受风俗旧习影响在产褥期为"避风"而紧闭门窗、衣着严实,使身体处在高温、高湿环境中,严重影响机体的散热机制,出现一系列的病理改变。

(二)临床表现

1.中暑先兆　起初多表现为口渴、多汗、皮肤湿冷、四肢乏力、恶心、头晕、耳鸣、眼花、胸闷、心悸等前驱症状。此时体温正常或略升高,一般在38℃以下。若及时将产妇移至通风处,减少衣着,并补充盐与水分,症状可迅速消失。

2.轻度中暑　中暑先兆未能及时处理,产妇体温可逐渐升高达38.5℃以上,症状亦明显加重。出现剧烈头痛,颜面潮红,恶心胸闷加重,脉搏和呼吸加快,无汗,尿少,全身布满"痱子",称为汗疹。此期经及时治疗多可恢复。

3.重度中暑　体温继续上升,达40℃以上。出现嗜睡、谵妄、抽搐、昏迷等中枢神经系统症状,伴有呕吐、腹泻、皮下及胃肠出血。检查时可见面色苍白,脉搏细数,心率加快,呼吸急促,血压下降,瞳孔缩小然后散大,各种神经反射减弱或消失。若不及时抢救可因呼吸循环衰竭、肺水肿、脑水肿等而死亡,幸存者也常遗留严重的中枢神经系统后遗症。

(三)诊断和鉴别诊断

根据发病季节,患病产妇居住环境和产妇衣着过多,结合典型的临床表现,一般不难诊断。但应注意与产后子痫和产褥感染败血症等相鉴别。夏季罹患产褥感染的产妇若有旧风俗旧习惯常易并发产褥中暑,患严重产褥中暑的患者亦易并发产褥感染,这些在诊断时应引起重视。

(四)治疗

产褥中暑的治疗原则是迅速改变高温、高湿和通风不良的环境,降低患者的体温,及时纠正脱水、电解质紊乱及酸中毒,积极防治休克。迅速降低体温是抢救成功的关键。

1.降温

(1)环境降温:迅速将产妇移至凉爽通风处,脱去产妇过多衣着。室内温度宜降至25℃。

(2)物理降温:鼓励多饮冷开水、冷绿豆汤等;用冰水或乙醇擦浴;在头、颈、腋下、腹股沟、腘窝浅表大血管分布区放置冰袋进行物理降温。

(3)药物降温:氯丙嗪25～50mg加入0.9％氯化钠液或5％葡萄糖液500ml中静脉滴注,1～2h内滴完,必要时6h重复使用。氯丙嗪可抑制体温调节中枢,降低基础代谢,降低氧消耗,并可扩张血管,加速散热。高热昏迷抽搐的危重患者或物理降温后体温复升者可用冬眠疗法,常用冬眠Ⅰ号(哌替啶100mg、氯丙嗪50mg、异丙嗪50mg)。使用药物降温时需监测血压、心率、呼吸等生命体征。如血压过低不能用氯丙嗪时,可用氢化可的松100～200mg加入5％葡萄糖液500ml中静脉滴注。另外,可同时用解热镇痛类药物,如阿司匹林和吲哚美辛等。

药物降温与物理降温具有协同作用,两者可同时进行,争取在短时间内将体温降至38℃左右。降温过程中必须时刻注意产妇体温的变化,每隔30min测量一次体温,体温降至38℃左右时应立即停止一切降温措施。

2.对症处理

(1)保持呼吸道通畅,及时供氧。

(2)患者意识尚未完全清醒前应留置导尿,并记录24h出入量。

(3)周围循环衰竭者应补液,可输注晶体液、血浆、代血浆或右旋糖酐－40等,但24h内液体入量需控制于2000～3000ml,输液速度宜缓慢,16～30滴/分,以免引起肺水肿。

(4)纠正水、电解质紊乱和酸中毒,输液时注意补充钾盐和钠盐,用5％碳酸氢钠纠正酸中毒。

(5)脑水肿表现为频繁抽搐,血压升高,双瞳孔大小不等,可用20％甘露醇或25％山梨醇250ml快速静脉滴注,抽搐患者可用地西泮10mg肌注,或用10％水合氯醛10～20ml保留灌肠。

(6)呼吸衰竭可给予呼吸兴奋药,如尼可刹米、洛贝林等交替使用,必要时应行气管插管。

(7)心力衰竭可给予洋地黄类制剂,如毛花苷C 0.2～0.4mg缓慢静注,必要时4～6h重复。

(8)应用广谱抗生素预防感染。

(五)预防

产褥中暑可以预防,且应强调预防。关键在于对产妇及其家属进行卫生宣教,让他们了解并熟悉孕期及产褥期的卫生,破除旧的风俗习惯,使卧室凉爽通风和衣着被褥适宜,避免穿着过多影响散热。另外,可饮用一些清凉饮料。积极治疗和预防产褥期生殖道及其他器官的感染,也是预防产褥中暑的主要环节。此外,还应让产妇了解产褥中暑的先兆症状,一旦察觉有中暑先兆症状时能够应急对症处理。

(钟喜杰)

第五节　乳腺炎

乳腺炎常由乳头皲裂引起,也可因未及时治疗乳腺管阻塞或乳房过度充盈,在此基础上继发感染。常见的致病菌为存在于婴儿咽喉部的金黄色葡萄球菌,其次为链球菌。病菌可经淋巴管蔓延至乳腺小叶间形成蜂窝织炎。

【诊断标准】

1.病史

常于产后 7 日左右发病,产妇可出现畏寒、发热,患侧乳房肿胀、疼痛。

2.检查

感染灶常局限于一侧乳房的某一象限,该处局部皮肤发红,有明显肿块,质硬触痛,常伴同侧的腋下淋巴结肿大并有压痛。

3.实验室检查

血白细胞增加,有时可在乳汁中培养出致病菌。

4.B 超检查

如有液性暗区,示有脓肿形成。

【治疗原则】

1.早期乳腺炎:此时感染常在乳腺管外的结缔组织内,并非乳腺管内发炎,可以继续喂乳。用胸罩将乳房托起,尽量使乳汁排空,局部置冷敷。同时应用抗感染药物。

2.炎症明显时应停止哺乳,但必须使乳汁排空,可用吸奶器吸空。抗感染药物以肌内注射、静脉注射或静脉滴注为宜,由于金黄色葡萄球菌可能对青霉素耐药,可选用半合成耐酶青霉素苯唑西林,头孢菌素类药物及克林霉素、林可霉素、红霉素等。

3.有脓肿形成时,对较小的脓肿可做局部穿刺,抽尽脓液后注入抗感染药物,每日 1 次,直至无脓液抽出为止;脓肿较大,且为多房性时,常需切开排脓,切开时应注意沿乳腺管方向,即以乳头为中心,行放射状切开。

(钟喜杰)

第二十四章   妊娠合并症

第一节   心脏病

妊娠合并心脏病包括妊娠前已有心脏病及妊娠后发现或发生心脏病。妊娠合并心脏病患者在妊娠期、分娩期及产褥期,孕产妇体内发生的一系列适应性的生理变化,增加了心血管系统的负担,而心脏的负担加重可导致心功能的进一步减退,甚至发生心力衰竭,危及母婴生命。本病发生率1.06％,病死率0.37％,是导致孕产妇死亡的四大原因之一,随着产科出血、感染、高血压引起的孕产妇死亡的减少,妊娠合并心脏病的重要性更加明显。

【诊断与鉴别诊断】

(一)临床依据

妊娠后的一系列血流动力学改变,可以出现一系列酷似心脏病的症状与体征,如心悸、气短、乏力、下肢水肿、心动过速等。体格检查也可有轻度的心界扩大、心脏杂音。妊娠还可以使某些心脏病的特有体征发生改变,增加了诊断心脏病及估计其严重程度的难度。

以下的临床表现,对心脏病有诊断意义:

1.妊娠前有心悸、气促或心力衰竭病史,或体检曾被诊断有器质性心脏病,或曾有风湿热病史。妊娠后出现劳力性呼吸困难、经常夜间端坐呼吸、咯血、胸闷胸痛等。

2.体格检查:发绀、杵状指(趾)、持续性颈静脉怒张,心脏听诊有舒张期杂音或粗糙的Ⅲ级以上全收缩期杂音。有心包摩擦音、舒张期奔马律、交替脉。

3.辅助检查

(1)心电图:严重的心律失常,心房颤动、心房扑动、三度房室传导阻滞、ST段及T波异常改变。

(2)X线检查:心脏显著扩大,尤其是个别心室扩大者。

(3)超声:心室扩大、心肌肥厚、瓣膜活动异常、心内结构异常。

(二)检查项目及意义

1.心电图   严重的心律失常,心房颤动、心房扑动、Ⅲ度房室传导阻滞、ST段及T波异常改变。对妊娠合并心脏病有诊断意义。

2.24h动态心电图   能发现正常情况下不能发现的一些病理情况。尤其是夜间迷走神经兴奋时的一些心律失常。

3.无创心功能测定　可反映心功能状况,为进一步选择处理方案提供依据。

4.X 线检查　心脏显著扩大,尤其个别心室扩大者要考虑心脏器质性病变的可能。

5.超声　为无创性检查,适合任何孕周,可发现心室扩大、心肌肥厚、瓣膜活动异常、心内结构异常等。

(三)诊断思路和原则

1.病史必须涉及的相关内容

(1)有无心脏病病史,曾经检查,曾经治疗。

(2)询问有无心力衰竭发作史,发作时有无诱因。

(3)了解孕期劳累后有无心悸、气急、发绀及能否平卧。

(4)了解能否胜任家务劳动或工作。

(5)近 2 周服过洋地黄类制剂者,询问用法、剂量及停药情况。

2.临床表现必须注意事项

(1)视诊:注意有无发绀、呼吸困难、颈静脉怒张、水肿、贫血。

(2)心肺听诊:注意心脏有无扩大,杂音部位、性质、程度,心率、心律及肺部有无啰音。

(3)腹部检查:有无腹水、肝大。

3.应做的辅助检查

(1)血常规:妊娠早、晚期及住院时各 1 次。

(2)胸部 X 线检查:妊娠期根据病情,必要时摄片了解心肺情况。

(3)心电图:常规检查,有症状改变时复查。

(4)超声心动图检查:了解心脏有无器质性改变。

(5)心脏 24h 动态心电图检查:心脏病病人有心律失常表现时或可疑心律失常者可做心脏 24h 动态心电图检查。

【治疗方案及选择】

门诊治疗:产前检查发现为妊娠合并心脏病病人,应及时请心内科医师会诊。根据心脏病的临床类型、心功能情况,有无并发症,决定进一步的处理方案。

(一)终止妊娠

如有终止妊娠的指征,不宜妊娠者,应及时指导病人采取安全有效的方式,及时终止妊娠。

1.终止妊娠指征　有下列情况之一者,应考虑及时终止妊娠。

(1)心功能Ⅲ级或Ⅲ级以上者。

(2)有心力衰竭史者。

(3)明显发绀型先天性心脏病和肺动脉高压者。特别是自右向左分流的先天性心脏病,未经心脏矫正术治疗者。

(4)心脏明显扩大,曾有脑栓塞而恢复不全者。

(5)房颤、严重主动脉瓣闭锁不全或风湿活动者。

2.终止妊娠方法　妊娠 3 个月以内可做人工流产术,妊娠 5 个月以上者需慎重考虑,有心力衰竭者,必须在心力衰竭控制后再行终止妊娠。

对经反复劝说仍不愿终止的孕妇,应及时通知户口所在地妇幼保健部门,共同做病人及家属的工作,争取在病人身体条件尚允许时及时终止妊娠。

(二)合并心脏病病人妊娠期门诊处理

应及时告知病人目前的病情及可能的发展趋势,心脏病对母体及胎儿的影响,在妊娠、分娩以及产褥期存在的风险。由心内科和产科医师共同管理,配合治疗。

产前检查自妊娠 12 周后每 2 周 1 次,20 周起每周 1 次,每次门诊均需重新评估心脏功能,注意发现早期心衰,并及时处理,并注意以下情况。

1.充分休息,限制体力活动,避免劳累和情绪激动。

2.限制钠盐摄入,预防水肿。

3.防治贫血、上呼吸道感染及便秘。

4.预产期前 2 周入院待产。

5.心脏功能Ⅲ、Ⅳ级者,立即住院治疗。

6.如需输血,宜多次少量,200ml/d。如需补液,要严格控制输液的量与速度。补液量限制在 500~1000ml/24h,滴速 10~15 滴/min,或按病情酌情处理。

(三)合并心脏病病人住院治疗

1.收住院治疗指征有下列情况之一者,应及时收住院治疗

(1)合并心脏病病人,已足月,或临产。

(2)出现心力衰竭或早期心力衰竭表现。

(3)合并感染或其他疾病需住院治疗。

(4)严重的心脏病病人需终止妊娠。

2.待产及临产时处理

(1)卧床休息,间断吸氧,进少盐饮食。

(2)测体温、脉搏及呼吸,每 2 小时 1 次。

(3)血、尿常规,EKG,必要时做血 Na^+、K^+、Cl^- 测定及血气分析。

(4)水肿明显者,可用呋塞米(速尿)20~40mg 静脉注射或肌内注射。

(5)适量应用镇静药,如地西泮(安定)2.5mg,每日 3 次,口服。

(6)纠正贫血,少量多次缓慢输少浆血,滴速<16 滴/min。

3.临产时处理 心功能Ⅰ~Ⅱ级可经阴道分娩。

(1)第一产程处理:

①注意饮食摄入量,保证必要休息,适当使用哌替啶(度冷丁)、异丙嗪(非那根)等,使患者安静;必要时可以采取分娩镇痛。

②半卧位,吸氧,测体温、脉搏、呼吸及血压,每 4 小时一次,必要时每 1~2 小时 1 次。

③抗生素预防感染。

④心率>120/min,呼吸>28/min,可用毛花苷 C 0.2~0.4mg+25%葡萄糖溶液 20ml,缓慢静脉注射。

(2)第二产程处理:尽量缩短第二产程,防止产妇过多地用力屏气,宫口开全后可行产钳助产以缩短产程。

(3)第三产程处理:

①预防产后出血,胎盘娩出后以按摩子宫为主,如出血较多,可肌内注射宫底注射缩宫素5~10U 或 PGF$_{2a}$0.5ml,促使子宫收缩,防止产后出血。

②产后可使用镇痛、镇静药物。如哌替啶 50~75mg,肌内注射(肺心病、发绀者禁用),或地西泮 10mg 肌内注射。

③腹部置沙袋,防止腹压突然下降、内脏血管充血而发生心力衰竭。

④在产房观察 4h,待病情稳定后送休养室。

4.产褥期处理

(1)产后 7d 内尤其在 24h 内,要严密观察呼吸、脉搏,每 4 小时 1 次;心功能Ⅲ、Ⅳ级者,每 2 小时 1 次。严密注意心力衰竭症状,最好采用心电监护仪监护心率、血压。

(2)产后 24h 内绝对卧床休息,以后继续休息,根据心功能情况,产后至少于 2 周后方可出院。

(3)宜用大剂量抗生素预防产褥感染及细菌性心内膜炎。

(4)心功能Ⅲ~Ⅳ级者,不宜哺乳。

5.剖宫产问题

(1)心功能Ⅰ、Ⅱ级有产科指征,或曾行复杂心脏畸形矫正术,或心功能Ⅲ、Ⅳ级者,应行剖宫产分娩。

(2)取连续硬膜外麻醉,麻醉不宜过深。

(3)胎儿娩出后立即于腹部放置沙袋以维持腹压。

(4)输液量严加控制在 500ml 左右,并注意输液速度,及时适当应用强心苷类药物。

(5)术中和术后密切监护心率、血压和呼吸。

(6)术中禁用麦角新碱;缩宫素 5~10U 注射宫肌,尽量不做静脉滴注;必要时可采用小量前列腺素 F$_{2a}$宫肌注射。

(7)尽量缩短手术时间。

6.急性心力衰竭处理

(1)半卧位吸氧。

(2)镇静药:吗啡 8~10mg 肌内注射,或哌替啶 50~70mg 肌内注射。

(3)洋地黄药物:对心瓣膜病、先天性心脏病、高血压心脏病引起的充血性心脏病疗效较好。阵发性、室上性心动过速和快速型心房颤动或搏动并发心衰时效果明显,而高排型心衰、肺心病、活动性心肌炎、严重心肌劳损等疗效较差。

(4)低排高阻性心衰:予以强心利尿,多采用快速洋地黄如毛花苷 C 0.2~0.4mg+25% 葡萄糖溶液缓慢静脉注射,1~2h 可重复 1 次,总量不超过 0.8~1.0mg。然后改为口服药维持,同时给予快速利尿药呋塞米 40mg 静脉注射。

(5)慢性心力衰竭:地高辛 0.25mg,每日 1 次,6~7d;而心率<70 次/分者,不用洋地黄。

【病情及疗效评价】

(一)病情判定

妊娠合并心脏病病人的病情判定,主要依据所患疾病的类型,有无心力衰竭病史以及目前有无心衰及早期心力衰竭的表现。

1.心功能分级(NYHA) 以孕妇日常体力活动耐受为依据。

Ⅰ级:进行一般体力活动不受限制。

Ⅱ级:进行一般体力活动稍受限制,活动后心悸、气急,休息时无症状。

Ⅲ级:一般体力活动明显受限制,休息时虽无不适,但轻微活动即感疲劳、心悸、气急或有早期心力衰竭现象。过去有心力衰竭史者。

Ⅳ级:不能进行任何轻微活动,休息时仍有心悸、气急等明显心力衰竭表现。

2.分类 根据心电图、负荷试验、X线、超声心动图等检查,评估严重程度。

A级:无心血管病客观依据。

B级:客观检查表明属于轻度心血管病。

C级:属于中度心血管病。

D级:属于重度心血管病。

3.心力衰竭的诊断

(1)早期表现:轻微活动即有胸闷、气急和心悸。休息时心率>110/min,呼吸>20/min。夜间常因胸闷不能平卧,需坐起或到窗前呼吸新鲜空气才能缓解。肺底部有持续性少量持续性湿啰音,咳嗽后不消失。

(2)心力衰竭表现端坐呼吸或需两腿下垂于床边。

(3)气急、发绀、咳嗽、咯血或血性泡沫痰。

(4)颈静脉怒张,肝大,肝颈静脉回流阳性。

(5)肺底部有持续性湿啰音。

4.各种类型的心脏病引起孕产妇死亡的危险性

(1)低危险组(病死率0%~1%):房间隔缺损,室间隔缺损,动脉导管未闭,肺动脉或三尖瓣疾患,法洛四联症(已矫正),生物瓣膜,二尖瓣狭窄(NYHA Ⅰ,Ⅱ)。

(2)中度危险组(病死率5%~15%):二尖瓣狭窄(NYHA Ⅲ,Ⅳ),主动脉瓣狭窄,主动脉缩窄未累及瓣膜,法洛四联症(未矫正),陈旧性心肌梗死,马方综合征(主动脉正常),二尖瓣狭窄伴房颤,人工瓣膜。

(3)高度危险组(病死率25%~50%):肺动脉高压,主动脉缩窄累及瓣膜,马方综合征(累及主动脉)。

(二)疗效评价

经治疗,心力衰竭症状缓解,早期心力衰竭症状消失,病人心功能状况良好,胎儿生长发育状况良好。

【医疗文件书写要点】

1.以往心脏病的发现、诊断及治疗的详细记录。

2.有无心力衰竭发作的病史,治疗经过。

3.有无心脏手术操作的病史。

4.有无诱发心力衰竭的合并症:贫血、低蛋白血症、感染等。

5.充分评估后,详细告知妊娠合并心脏病对母婴的影响、妊娠风险、可能的发展趋势。

(闫 猛)

第二节 急性病毒性肝炎

病毒性肝炎是传染性很强的一类疾病,它严重地危害着人类的健康。我国肝炎高发,其中乙肝表面抗原阳性率高达 10%。妊娠合并肝炎对母胎生命构成严重威胁,武汉地区报道妊娠合并肝炎者,孕产妇死亡率可达 18.3%,显著高于妊娠未合并肝炎者的 5.6%,现为我国孕产妇主要死亡原因之一,母婴垂直传播的发生率更高达 75% 以上。Paternoster DM 等报道妊娠妇女 HCV 感染率从 1.2%~4.5% 不等。目前已明确的,且较为常见的肝炎病毒有 5 种,分别是甲型肝炎病毒(HAV)、乙型肝炎病毒(HBV)、丙型肝炎病毒(HCV)、丁型肝炎病毒(HDV)和戊型肝炎病毒(HEV)。妊娠合并乙型肝炎最为常见,若发生急性重型肝炎,则孕产妇和胎儿死亡率显著升高。Benaglia G 等报道儿童丙型肝炎的感染率约为 0.4%,感染途径可以有胃肠道外的感染以及垂直感染。

(一)病原及其发病机制

1.病原

(1)甲型肝炎病毒:甲型肝炎病毒是一种微小核糖核酸(RNA)病毒,其特征为直径 25~28nm,呈 20 面立体对称的球形颗粒结构,外层为衣壳蛋白,表面无包膜,内部含有单链 RNA。病毒存在于感染者的肝细胞、血液、胆汁和粪便中,其对外界的抵抗力较强,经消化道途径传播,感染者的粪便中含有大量病毒颗粒,若污染了食物、水源、物品等,均可引起传播。沸水 5min,燃烧和紫外线照射 1h 均能将其灭活。

(2)乙型肝炎病毒:乙型肝炎病毒又称 Dane 颗粒,是一种嗜肝 DNA 病毒。其特征为:球形,直径 42nm 的双壳病毒,外壳含有表面抗原(HBsAg)和前 S 基因的产物,核心颗粒包括核心抗原(HBcAg)、E 抗原(HBeAg)以及供病毒复制的 DNA 多聚酶。HBsAg 阳性者的血液是乙型肝炎的主要传染源,此外,乙型肝炎病毒还存在于涎液、尿液、精液、乳汁、汗液以及阴道分泌物中,故乙型肝炎的传播途径主要是经体液传播和母胎间的垂直传播。因此凡可导致体液传播的各种医疗途径,如输血制品、注射、针灸、采血等活动均应严格遵守灭菌规程,杜绝医疗活动中的传播发生,此外,还应避免同乙型肝炎病毒携带者发生亲密的接触.因为亲密接触者的感染体大大高于一般接触者。

(3)丙型肝炎病毒:曾被认为是非甲非乙型肝炎病毒。其特征为有包膜的单股正链 RNA 病毒。用 20% 氯仿处理可使其灭活。其主要传播途径包括输血、输血制品、注射和母婴垂直传播等。其病毒颗粒在血液以外的体液中数量较少,故因异性之间的亲密接触而感染丙型肝炎病毒的概率低于乙型肝炎病毒。

(4)丁型肝炎病毒:又称乙肝依赖病毒,是一种缺陷病毒,需依赖乙肝病毒的表面蛋白作为其自身的外壳才能够复制,它与乙肝病毒同时存在于乙肝表面抗原携带者的肝细胞与血清中,其传播途径与乙型肝炎病毒类似,主要经体液接触传播。丁型肝炎病毒还可传染给单纯感染乙型肝炎病毒的患者。

(5)戊型肝炎病毒:曾被称为是经肠道传播的非甲非乙型肝炎病毒。病毒特征为无外壳的球形颗粒。病毒本身并不稳定,4℃以下即可崩解,镁离子或锰离子则可保持其完整性。经粪-口传播,感染性很强,发病初期便可于患者粪便中找到直径27~34nm的病毒颗粒。

2.发病机制　孕期容易感染病毒性肝炎,而妊娠在一定条件下又可使已有的肝病加重。

(1)妊娠期肝脏负担加重:妊娠期,孕妇所需要的营养较之非孕期有大幅度的增加,进食的增多可使肝脏的负担加重,同时消耗的增多,可使肝糖原的储备陷于不足,在这种情况下,一旦感染了肝炎病毒,很容易发病,且不利于疾病的恢复;在妊娠期,母体自身以及胎儿的代谢、解毒工作都依靠母体的肝脏来完成,这些都加重了肝脏的负担;孕期母体内的雌激素水平维持在一个高值,而它的代谢全由肝脏来完成,更加重了肝脏的负担。

(2)妊娠期母体的免疫功能下降。

(二)妊娠与病毒性肝炎的关系

1.妊娠对病毒性肝炎的影响　由于妊娠期间母体所需要消耗的营养物质大大增加以及胎儿废弃物质的代谢作用均需由母体肝脏来完成,加上分娩时的出血,手术时的麻醉以及坏死组织的吸收等,都给本已不甚重负的肝脏增添了新的负担,因此在妊娠期、分娩期和产褥期容易使原有的肝病恶化,甚至发展成为重症肝炎,且越接近妊娠晚期,其危险性就越大。若同时合并有能对肝功能产生影响的其他情况如妊娠高血压综合征、妊娠期肝内胆汁淤积症等,则更容易发生急性重型肝炎甚至肝脏功能衰竭。至于妊娠本身能否增加病毒性肝炎的发病率,目前还有争论,在发达国家,由于孕期保健工作做得比较完善以及人们生活水平普遍较高,文献报道这些国家中妊娠并不增加病毒性肝炎的发病率,而在广大的发展中国家,受经济条件和孕期保健水平的限制,妊娠期特殊的生理特征在一定程度上确实成为易感病毒性肝炎的高危因素。妊娠期合并重症肝炎的孕产妇死亡率远远高于非妊娠者,可达数十倍。

2.病毒性肝炎对妊娠的影响

(1)对母体的影响:若在妊娠早期,可使妊娠反应加重。在妊娠晚期可因醛固酮灭活能力下降而使妊娠高血压综合征的发病率增高。分娩时因肝脏功能已受到一定程度的损害,各种凝血因子合成减少容易发生产后出血以及DIC。重症肝炎患者常伴有弥漫性全身性出血,严重威胁到母儿的生命。国内报道妊娠合并病毒性肝炎死亡率不一,从1.7%~18.3%不等。

(2)对胎儿的影响:妊娠早期的病毒性肝炎,易发生胎儿畸形,因此流产、早产以及新生儿死亡率均较非肝炎孕妇高。另外,染色体畸形(如Down综合征)的发生是否与病毒性肝炎的感染有关还不十分明确。Healy CM等研究发现HCV阳性孕妇,新生儿胎儿宫内发育迟缓的发生率可达40%,HCV感染率达6.4%。

(3)对母婴传播的影响:母婴传播可经以下方式:妊娠期在子宫内经胎盘途径传播;分娩期通过母体产道接触母血、羊水、阴道分泌物等传播;产后哺乳或接触母亲涎液传播。可因病毒类型不同而有一定的差异。

1)甲型肝炎:没有确切的证据能证明HAV能通过母婴传播,多数学者认为HAV不会通过胎盘或是其他途径传给胎儿,但妊娠晚期、分娩期的急性甲肝孕妇仍被怀疑能够引起母胎间的传播,是因分娩时,胎儿暴露于含有大量病毒颗粒的母血和阴道分泌物之中的缘故。

2)乙型肝炎:母婴传播的发生率因地区而异。东南亚地区属乙型肝炎的高发区,因而其母婴传播较为常见,而北美与西欧则属乙型肝炎的低发区,其传播远远低于东南亚地区。

①产时传播：现在普遍的观点认为分娩期感染是 HBV 母婴传播的主要途径，占 40%～60%，这是由于产时胎儿通过产道的过程中不可避免地接触到母血、羊水以及阴道、宫颈分泌物，若被胎儿吞咽这些含有 HBV 的物质，则有可能进入胎儿血液循环从而造成乙肝病毒的感染。另外，在某些特殊情况下，如前置胎盘、胎盘早剥的患者，母血可以经过破裂的胎盘绒毛血管进入胎儿血液循环，亦可造成感染。HBV 产时的传播受以下几个因素的影响：HBsAg 滴度，一般来说滴度越高，母婴传播的机会就越大；合并有 HBeAg 阳性的孕妇，胎儿感染 HBV 的机会增加；产程的长短与 HBV 的感染率成正比。

②胎盘传播：有资料表明妊娠期患急性乙型肝炎的时间越早，胎儿感染率越小，急性乙型肝炎患者越接近妊娠晚期，则造成胎儿感染的机会越大，约有 70% 的胎儿可被感染，相反妊娠早期的乙型肝炎患者，其胎儿可全部免受感染。这些说明乙型肝炎通过胎盘传播是母婴传播的一个重要途径，多数学者认为 HBV 通过胎盘的机制是由于胎盘屏障受损以及胎盘绒毛血管通透性发生改变造成母血进入胎儿血循环的缘故。另外，亦有研究表明若孕妇合并有 HBeAg 阳性或羊水中检测出 HBsAg，则新生儿 HBV 感染率明显升高，这是由于 HBeAg 阳性者，其同时出现 HBsAg 阳性的比例很高，因而均可看成是母胎传播的高危因素。但 Towers CV 等研究发现羊水和脐带血中 HBV-DNA 含量极少，因而提示分娩发动前 HBV 的母胎传播并不常见。

③产后传播：一般认为产后的母乳喂养和母亲与新生儿亲密的接触是产后 HBV 母婴传播的主要途径。现在普遍认为乙肝大三阳的孕妇因其乳汁中 HBV-DNA 的阳性率高达 100% 而不宜哺乳，至于单一 HBsAg 阳性或小三阳的孕妇是否能够哺乳，目前尚有争议。有学者认为母亲 HBsAg 阳性，其新生儿相当一部分已感染 HBV，且乳汁中含有的少量 HBV 经消化道进入血液循环的机会并不高，因而赞成哺乳。持反对意见的学者认为即使新生儿出生时可能已经感染上 HBV，但通过积极的免疫治疗，相当一部分可转为 HBsAg 阴性，故不支持哺乳。

3）丙型肝炎：多数观点支持其存在母婴传播的可能性。Paternoster DM 等研究发现 HCV 的新生儿感染率 5% 左右。若母亲合并有 HIV 感染，则新生儿感染率还会增加。HCV 感染后一般无典型的临床表现，呈慢性经过，容易形成慢性肝炎，最终导致肝硬化或肝癌。静脉注射毒品成瘾者和 HIV 感染者容易导致 HCV 在围生期的传播。

4）丁型肝炎：母婴传播较少见，一般与 HBV 同时感染或与 HBV 重叠感染。

5）戊型肝炎：有关母婴传播的资料不多，国外已发现 HEV 垂直传播的病例，国内尚未见到相关的阳性报道。

（三）诊断要点

1.临床表现

(1)病史：甲型肝炎多发生于秋冬季，潜伏期平均 1 个月，多发于进食不卫生的食物或使用未经消毒的餐具之后以及与患有甲型肝炎的患者有过密切接触者；乙型肝炎没有季节的限制，在我国以无症状的病毒携带者居多，好发于 20～40 岁的青壮年，多有注射血液制品、输血或性活动史；丙型肝炎潜伏期不定，短至 2 周，长者可达半年，因输血制品感染者潜伏期可缩短，易感人群年龄不限，多见于输血液制品者以及吸毒人员；丁型肝炎的感染同乙型肝炎；戊型肝炎的感染特点与甲型肝炎类似，潜伏期从 2 周至 2 个月不等。

（2）症状

1）甲型肝炎：多数患者临床表现可不明显，尤其是儿童。通常表现为纳差、乏力、头痛以及全身酸痛、畏寒、发热等流感样症状。胃肠道症状可有恶心、呕吐、腹胀、腹痛等不适。起病2d内，血清转氨酶即可上升，随着病程的延长，胃肠道症状可以不加重，但尿色开始变深，皮肤及巩膜开始出现黄染、黄疸逐渐加重。因病程中黄疸比较明显，故也俗称为"黄疸性肝炎"。一部分患者病程中黄疸可较轻，甚至不出现黄疸，称为隐性黄疸。一般认为是由于甲型肝炎病情较轻，病程短的缘故。此类患者肝脏病变较轻，肝细胞受损程度不重，因而预后亦好得多。甲型肝炎发展成重症肝炎的机会远小于乙型肝炎，但因其发病突然，经过迅猛，黄疸及胃肠道症状逐渐加重，肝脏细胞迅速破坏，肝功能迅速下降，极易导致死亡，因此仍不能放松警惕。

2）乙型肝炎：以无症状的病毒携带者最为常见，一部分为慢性携带者，少数为急性发病者。免疫反应强烈者较容易发展为重型肝炎，细胞免疫功能低下者，容易发展成为慢性肝炎。

①急性乙型肝炎：可分为黄疸型、无黄疸型以及胆汁淤积型。乙型肝炎起病往往比较隐匿，前驱症状往往不明显，可有皮疹、关节酸痛、荨麻疹等表现，血清转氨酶上升较慢，黄疸者亦不多，只占到20%～30%，一般情况下病程较长，至少需3个月甚至半年才能恢复。淤胆型以皮肤瘙痒，大便灰白为主要特征，一部分病程长者可发展为胆汁性肝硬化。

②慢性乙型肝炎：多于新生儿或幼儿期即已感染，于成年期发病或仅出现肝功能的异常。临床上可以无症状或仅有纳差、腹胀等胃肠道不适以及肝功能的轻度异常。慢性活动性肝炎则以肝功能减退为主要标志，表现为面色晦暗、肝掌、蜘蛛痣等。

③重型肝炎：可分为急性重型肝炎、亚急性重型肝炎和慢性重症肝炎，其临床表现具有以下共同的特点：严重的消化道症状，如极度厌食，高度腹胀，频繁呕吐，腹水以及极度乏力；黄疸在短时间内进行性加深，血清总胆红素值$>171\mu mol/L$(10mg/dl)；肝脏进行性缩小，肝功能明显异常如胆酶分离、球/白蛋白比值倒置以及凝血因子极度缺乏引起的全身出血倾向；急性肾衰竭；较早即可出现烦躁、神志不清、嗜睡、昏迷等肝性脑病的表现。

3）丙型肝炎：症状与乙型肝炎类似，以消化道症状为主，少部分患者可有黄疸，但丙型肝炎症状往往较轻，发展为重型肝炎者亦少见，只是一部分患者易转化为慢性肝炎，最终发展成为肝癌和肝硬化。此型肝炎病程较长，一般约需半年甚至更长的时间才可恢复。有学者做过一项研究认为在急性期，血清转氨酶升高呈双峰或多峰者，则转为慢性肝炎的可能性增加。

4）丁型肝炎：症状取决于所伴随的HBV感染。与HBV同时感染者，与急性乙型肝炎类似，但发生急性重型肝炎的比例较高。一部分患者可以临床症状好转以及肝脏转氨酶恢复正常后3～4周再次出现异常，从而表现出双相的临床经过。在原有HBV感染的基础上新感染HDV者临床上可呈急性、慢性等多种表现，多数患者出现原有肝脏病变的进一步加重。值得注意的是，其发生急性重型肝炎的比例可高达10%。

5）戊型肝炎：儿童多为亚临床感染，常无任何临床症状，成人则多为临床型感染，表现为与甲型肝炎相似的流感样前驱症状以及胃肠道症状，但孕妇若合并此病则死亡率可高达20%，多与其易发展为重型肝炎有关。戊型肝炎不发展为慢性。

（3）体征：急性肝炎患者多伴有全身黄染；慢性活动性肝炎患者常可于肩部、颈部、胸前见到血管蛛；重症肝炎患者常可闻肝臭味；妊娠早、中期可于右肋下触及肿大的肝脏，肝区同时伴有触痛以及叩击痛;重症肝炎、慢性活动性肝炎患者因肝脏缩小,有时触不到肿大的肝脏;妊娠晚期肝脏触诊相对较困难,此时多有肝区叩击痛。

2.辅助检查

(1)血常规:急性期白细胞可以无变化或稍低于正常,外周血涂片中见到异常淋巴细胞,但多数不超过10%,呈慢性者,其白细胞通常较正常明显降低。

(2)肝功能测定

1)血清酶测定:包括丙氨酸氨基转移酶(ALT)和天门冬氨酸氨基转移酶(AST)。此二酶水平主要反映肝实质细胞损害的程度,对于诊断肝炎的价值亦非常大。肝炎的急性期,此二酶数值可以很高,通常大于正常值的10倍以上,而在肝炎的病毒携带者,其值可以正常或轻度升高。慢性肝炎患者因肝脏细胞的持续性损伤,肝酶可以长期维持在一个较高的水平。重症肝炎的患者因肝细胞迅速大量地被破坏,可出现胆酶分离的现象,即黄疸持续加深而肝酶却不高。另外,谷胱甘肽-S-转移酶(GST)可早期诊断重症肝炎,而果糖1,6-二磷酸酶则有助于诊断各型慢性肝炎。

2)血清碱性磷酸酶:有时数值的增高并非由肝病引起。

3)凝血功能:肝炎时凝血酶时间可延长。

(3)病毒性肝炎特异性诊断指标

1)甲型肝炎:在疾病的急性期,可在患者的血液、排泄物以及分泌物中检测到HAV病毒颗粒,HAAg可用放射免疫(RIA)或酶免疫(EIA)检测。另外,甲型肝炎急性期可于血液中检测出抗甲型肝炎IgM(抗HAIgM),HAIgG阳性只能说明曾经感染过HA,临床意义仅限于流行病学调查。

2)乙型肝炎

①表面抗原抗体系统(HBsAg、抗HBs)检测:其抗原位于乙肝病毒外膜,HBsAg阳性标志着已受HBV感染,抗HBs是一种保护性抗体,血清中抗HBs若为阳性,则表明机体已产生免疫力。乙肝疫苗接种效果如何,主要也看血清中是否产生抗HBs。

②e抗原抗体系统(HBeAg、抗HBe)检测:HBeAg是核心抗原的一部分,往往与HBsAg相伴出现,其滴度常反映HBV的复制程度和感染性的高低,急性起病时HBeAg多呈阳性反应,说明此时传染性强,若HBeAg持续阳性则提示病程已转为慢性,HBV在体内有活动性复制,此时仍有传染性。一旦HBeAg转阴,同时出现抗HBe阳性,说明HBV在肝细胞内的复制已停止。多数观点认为抗HBe阳性并不一定表明机体内HBV无传染性,只能说明其传染性已大大降低。

③核心抗原抗体系统(HBcAg、抗HBc)检测:血液中只能检测到抗HBc而检测不到游离的HBcAg。这是因为HBcAg在受感染的肝细胞内完成复制后,立即被肝细胞浆中大量的HBsAg包裹,且HBsAg的生成大大超过HBcAg,故只有HBcAg和Dane颗粒进入血液。抗HBc阳性说明已受HBV感染,可能处于乙肝的急性期,也可能处于恢复期或慢性期,抗HBcIgM阳性通常表明患者处于乙肝的急性期,HBV有活跃的复制,传染性强。抗HBcIgG的产生晚于抗HBcIgM,阳性通常表明患者正处于乙肝的恢复期或慢性感染状态。

④HBV-DNA及DNA多聚酶的检测:利用PCR技术可测定体内的HBV-DNA,阳性通

常表明 HBV 在体内有复制,此外,它还可以作为评价抗病毒药物治疗效果的一项指标。DNA 多聚酶阳性亦表明 HBV 在体内有复制。

乙型肝炎病毒血清学标记及其主要临床意义,见表 24-1。

表 24-1 乙型肝炎病毒血清学标记及其临床意义

项目	阳性临床意义
HBsAg	标志 HBV 感染,见于乙型肝炎病毒携带者或患者
HBsAb	曾有 HBV 感染,已获得自动免疫
HBeAg	HBV 在体内大量复制,传染性强
HBeAb	血中 HBV 复制减少,传染性较弱
HbcAb-IgM	HBV 始在体内复制,见于肝炎早期
HbcAb-IgG	既往有感染或见于慢性肝炎

3)丙型肝炎:主要进行抗 HCV 和 HCV-RNA 的检测:前者由于试剂所选用标志基因片段的不同,其敏感性和特异性也不一,通常需辅助 HCV-RNA 的检测。HCV-RNA 的检测采用反转录 RNA-PCR 法,其具有特异性强、敏感度高的特点。

4)丁型肝炎:主要进行 HDAg 和抗 HDV 的检测。在乙型肝炎的潜伏后期和急性期早期,HDAg 的检出率很高,但随着病程的进展很快就消失,慢性感染时 HDAg 检出率并不高。抗 HDV 的检测包括抗 HDVIgM 和抗 HDVIgG,前者出现于 HDV 感染的急性期,若持续阳性表明已进入慢性感染,后者出现于疾病的恢复期。此外,利用分子杂交技术和 PCR 技术还可直接测定血清中的 HDV-RNA。

5)戊型肝炎:在疾病的潜伏末期和急性期初期,将患者的血清、粪便经处理后可直接在电镜下观察病毒颗粒,此为确诊的依据。另外,在急性期于患者血清内可检测出 HEVIgM,恢复期则可检测出 HEVIgG。

(4)肝组织学检查:可利用超声引导下自动活检技术。具有创伤小、安全、准确的优点,可在电镜下直接检测病毒颗粒。

3.鉴别诊断

(1)妊娠高血压综合征引起的肝损害:妊娠高血压综合征的主要病理生理异常是全身小血管的痉挛,可累及全身各个重要脏器包括脑、心、肾、肝等。主要导致这些器官的缺氧、缺血性改变。小动脉痉挛导致肝脏供血、供氧障碍,肝细胞肿胀、坏死,表现出肝功能的异常如肝酶升高,血清胆红素的升高等,但少有胃肠道的症状。此病属妊娠特有的疾病,与妊娠有关,一旦妊娠结束,这些异常均可恢复。妊娠高血压综合征的严重并发症 HELLP 综合征以溶血、肝酶升高和血小板下降为主要特征,临床上有严重的出血倾向、红细胞和血小板检查以及肝脏各项病毒免疫学检查均有助于鉴别。

(2)妊娠剧吐引起的肝损害:多发生于初次妊娠的妇女,常表现为加重的早孕反应,呕吐症状逐渐加重,严重者不能进食。由于长期的呕吐和饥饿,水分和能量的摄入严重缺乏,最终导致水、电解质的紊乱以及代谢性酸中毒,尿酮体阳性。同时伴有脉速,血压下降,精神委靡,眼球凹陷等脱水休克的表现以及肝酶升高。此时,若积极纠正水、电解质紊乱,病情可迅速恢复,此可与无黄疸型肝炎相鉴别,此外,病毒血清学检查有助于鉴别。

(3)妊娠期急性脂肪肝:很少发生,原因不明。多发生于孕晚期,可能与营养不良有关。起病急,类似于急性重型肝炎,持续加重的恶心、呕吐、乏力以及黄疸,进一步发展成为肝肾衰竭、肝性脑病、弥散性血管内凝血,甚至休克、死亡。超声检查可显示出典型的脂肪肝图像,肝组织学检查有助于确诊,光镜下可见到完整的肝小叶结构,只是小叶内肝细胞中充满大小不一的脂肪空泡,与急性重型肝炎的广泛性肝细胞坏死形成鲜明对比。CT 检查可见到肝脏大片的密度减低区。

(4)妊娠期肝内胆汁淤积症(ICP):属妊娠特发性疾病,占妊娠期黄疸的 1/5,常有家族史或口服避孕药的历史。主要病理特征为肝小叶中央区毛细胆管内的胆汁淤积。患者一般情况良好,可仅有全身瘙痒和黄疸而无其他不适,血清胆红素升高,呈梗阻性黄疸的表现。由于 ICP 能影响到胎盘的血氧交换,放容易导致胎盘功能减退,因而对胎儿造成一定影响,可造成胎儿宫内窘迫、胎儿发育迟缓、早产,甚至死胎、死产。赵纯全等报道合并黄疸的 ICP 患者发生羊水粪染及围生儿死亡者较无黄疸者显著增高,且围生儿死亡的病例均发生在有黄疸者。

(5)药物导致的肝损害:多因妊娠期服用可导致肝脏损害的药物所致。患者无病毒性肝炎的接触史,也无肝炎的典型临床症状,仅有服用过氯丙嗪、苯巴比妥、红霉素、异烟肼等药物的历史。一般于服药后数日开始出现黄疸、肝酶升高以及皮疹、皮肤瘙痒等,胃肠道症状较轻,停药后大多可恢复。

(四)防治

1.预防

(1)切断传染源和传染途径:重点保护水源,作好饮用水的消毒工作,对肝炎急性期的患者要做好隔离工作,对其排泄物应严格消毒,统一处理。对于经血液、体液传播的病毒性肝炎,应管理好血液制品,严格检测,避免污染。同时应避免在医疗活动中造成的医源性传播。除此之外,还应严格执行统一的采血制度,打击非法采血及地下的非法血制品交易。

(2)保护易感人群:应加强孕妇的营养,给予优质蛋白、充足的维生素及足够的能量,以提高孕妇的免疫能力。同时应注意个人卫生,避免与高危人群接触。对于怀疑已感染甲型肝炎病毒者,还应肌注丙种免疫球蛋白,若其家人或配偶患有乙肝,还可注射乙肝免疫球蛋白。Yue Y 等研究发现乙型肝炎病毒表面抗原阳性的孕妇若在妊娠期间即系统地注射乙型肝炎免疫球蛋白,均可避免新生儿受到感染。新生儿出生后进行乙肝的免疫接种已在我国普遍开展,免疫的种类有主动免疫、被动免疫和联合免疫,主动免疫分别于出生后 24h 内、1 个月和 6 个月时注射乙型肝炎疫苗,剂量为 $30\mu g$、$10\mu g$ 和 $10\mu g$,适用于未被 HBV 感染和抗 HBs 阳性者。被动免疫分别于新生儿刚出生后、1 个月和 3 个月注射乙型肝炎免疫球蛋白,剂量为 0.5ml,适用于 HBV 在产妇体内有活动性复制者。联合免疫是指在新生儿建立乙型肝炎主动免疫之前,先获得被动免疫,乙型肝炎免疫球蛋白于出生后 48h 内注射,疫苗则按常规办法进行,适用于产妇 HBsAg 阳性,抗 HBe 阳性者。Mele A 等研究发现 HBsAg 阳性的孕妇,其新生儿在出生后立即接种乙型肝炎疫苗和免疫球蛋白可以获得长达 5～14 年的免疫。

2.治疗

(1)处理原则:与非孕期的病毒性肝炎相同。加强营养的同时要注意休息,注意饮食搭配,以不增加肝脏负担为原则。积极进行护肝治疗,应用药物治疗合并的感染或其他疾病的过程中应尽量避免使用可能造成肝脏损害的药物或尽可能使用对肝脏影响较小的药物。出现黄疸者,即使症状不明显也应住院积极治疗,按肝炎处理。在无感染迹象亦需积极使用广谱抗生素预防内源性感染诱发的肝昏迷。

(2)轻症肝炎的治疗

1)一般治疗:急性期应尽量卧床休息,避免不良刺激,克服恐惧心理,树立战胜疾病的信心。饮食方面要清淡,忌油腻食物,能量供应以满足机体代谢需要即可。肝炎的慢性期以及乙型肝炎病毒携带者因过度劳累可诱发原有肝炎急性发作或使原有症状加重,故不适宜剧烈的活动,饮食上应注意补充优质蛋白,合理搭配所需营养物质。整个治疗过程中都应避免使用氯丙嗪、苯巴比妥等对肝脏有明确损害的药物。

2)护肝治疗:10%的葡萄糖以及大量丰富的维生素如 B_1、B_2、B_6、B_{12}、C、E、K 等对于促进肝细胞再生、改善肝功能、改善凝血功能等均有帮助。另外,其他一些含有中草药成分的护肝药物,如茵栀黄、肝炎灵针剂、茵陈蒿汤加减、滋水清肝饮等方剂以及黄疸茵陈冲剂、盆草冲剂等对于改善肝细胞功能以及缓解临床症状均有一定的帮助。

3)抗病毒治疗:干扰素 100 万 U 肌注,每日 1 次或隔日 1 次,3～6 个月为一疗程;抗乙肝免疫核糖核酸 4mg 肌注,每日 1 次,3 个月为一疗程。

4)产科处理

①妊娠期:妊娠早期的急性肝炎,若为初次感染发病,且病情不重,经积极保肝治疗后尚可继续妊娠。若既往有肝炎病史,此次妊娠又急性发作,因可能出现重症肝炎并导致病情恶化可于症状控制后行人工流产;妊娠中、晚期应在积极护肝治疗并给予维生素 C、K 的情况下严密监护,若病情得到控制可继续妊娠,若病情反复或得不到控制,有恶化倾向者应考虑终止妊娠。

②分娩期:若产道无异常,无明显头盆不称迹象,宫颈条件好,已临产者,可经阴道分娩。在准备的同时严密观察产程进展,进入第二产程后应尽早行胎头吸引术和产钳助产以缩短第二产程时间,胎儿娩出后应立即宫底注射缩宫素 20U 以减少产后出血。新生儿出生后常规肌注维生素 $K_1$5mg。产后应选用对肝脏毒性小的广谱抗生素,如青霉素、氨苄西林等预防感染。

③产褥期:积极护肝治疗的同时,严密监测肝功能,警惕其转变为慢性或出现恶化。有出血倾向者应作 DIC 筛查以尽早发现 DIC 并给予积极治疗。HBsAg 阳性产妇是否可以哺乳,目前尚有争议,赞成哺乳的观点认为,母乳中的 HBsAg 可起到类似于主动免疫的效果,反而有利于清除体内的 HBsAg。HBeAg 或抗 HBc 阳性者则肯定不宜母乳喂养,应采用口服生麦芽或乳房外敷芒硝退奶。

(3)重型肝炎的治疗

1)保肝治疗

①胰高血糖素-胰岛素:以胰高血糖素 1mg、胰岛素 8～12U 加入 10%葡萄糖 500ml 内静脉滴注,另以 10%氯化钾 10ml 加入 10%葡萄糖 250ml 内静脉滴注,每日 1 次,可促进肝细胞再生。

②新鲜血浆:含有多种凝血因子,每次输 200～400ml,每周 2 次,对于急性重型肝炎可起到有效降低患者死亡率的作用。

③人血白蛋白:每次 10g,每周 1~3 次,静脉滴注,可起到调节免疫功能和营养的作用。

④门冬氨酸注射液:能有效降低血清总胆红素水平,促使黄疸消退,每次 400ml,每日 1 次,静脉滴注。

⑤谷氨酸钠:23g 静脉注射,每日 1~2 次。

2)防治并发症

①肝昏迷的处理:严格控制每日摄入蛋白质的量,应少于 0.5g/(kg·d),适当增加糖类的供给量同时给予大剂量的维生素。保持大便通畅,尽量减少氨和毒素的吸收。口服新霉素或链霉素以抑制大肠杆菌的产氨能力,同时也起到减少其他毒素生成的作用。口服乳果糖可以酸化肠道,亦可减少氨的吸收。轻度便秘时使用轻泻剂或灌肠,灌肠时应使用酸性液体,如白醋 40ml 加生理盐水 100ml。支链氨基酸注射液 250ml 静脉注射,每日 2 次可有效缓解肝昏迷的症状。对于耐受能力较差者可加入 10%葡萄糖溶液中稀释后再静滴,待肝昏迷完全清醒后即可停药。使用支链氨基酸的同时可配伍左旋多巴 80mg 与卡比多巴 20mg 静脉滴注。

②肝肾综合征的处理:是重型肝炎的晚期并发症,以少尿、无尿、水肿、尿毒症、代谢性酸中毒为主要表现。严格限制液体入量的同时宜进清淡饮食;早期即应使用利尿药,呋塞米 40~80mg 静脉推注,无效果者可于 2h 后重复,3d 后仍无效果则应停用;多巴胺 40~80mg 加入 10%葡萄糖 250ml 内静脉滴注,可改善肾脏微循环,增加尿量;避免使用对肝脏、肾脏有损害作用的药物,如在新霉素的应用上应引起注意,此时最好不使用;积极防治高血钾。

③DIC 的处理:早期发现者应积极使用肝素。宜从小剂量开始,25mg 静脉滴注。一般主张肝素的应用不应早于产后 12h,因有可能导致产后出血过多而诱发肝肾综合征。在使用肝素的同时应积极补充凝血因子,如输新鲜全血、血浆、抗凝血酶Ⅲ、纤维蛋白原、维生素 K 等。输注新鲜全血是防止 DIC 较为有效的方法,其含有各种凝血因子,同时也起到扩容的作用,对于维持体内纤溶凝血系统的平衡非常重要。

(许素娥)

第三节　贫血

妊娠期血红蛋白在 110g/L,HCT<33%以下者称妊娠期贫血。血红蛋白<60g/L 或血细胞比容<0.13 者称重度贫血。此时易发生贫血性心脏病,甚至导致贫血性心力衰竭。可能危及母婴生命。

一、妊娠合并缺铁性贫血

【诊断标准】

1.病史

(1)孕前已有长期少量出血史如痔疮出血、月经过多、牙龈出血及鼻出血等。

(2)孕前已有慢性腹泻等胃肠道功能紊乱,影响铁剂吸收。

(3)患慢性肝、肾疾病者,可抑制机体利用储备铁的能力。

(4)钩虫感染者。

2.临床表现

(1)轻度:血红蛋白在 80～110g/L;可出现乏力,易疲劳,脱发等。

(2)中度:血红蛋白 60～80g/L,可出现明显乏力、头晕、眼花、耳鸣等,皮肤及口唇黏膜稍苍白。

(3)重度:血红蛋白<60g/L,面色极度苍白常伴有全身水肿或腹水,可有眩晕和昏厥;血红蛋白<50g/L,可出现贫血性心脏病,视网膜水肿,视网膜乳头苍白、边缘模糊。

3.辅助检查

(1)血常规检查符合上述标准。外周血象为小红细胞、低血红蛋白性贫血,白细胞及血小板计数无异常。

(2)红细胞平均容积(MCV)下降,低于 50～80fl,红细胞平均血红蛋白量(MCH)低于 28～27pg,红细胞平均血红蛋白浓度(MCHC)低于 32%。

(3)血清铁量下降,低于 6.5μmol/L 为贫血。血浆总铁结合力超过 59.07±8.95μmol/L,转铁蛋白饱和量<0.16。

(4)骨髓象示红细胞系列增生,细胞分类中见中幼红细胞增生,晚幼红细胞减少,粒细胞和巨核细胞无异常,含铁血黄素及铁颗粒减少或消失,说明骨髓铁储备下降。

【治疗原则】

妊娠 20 周以后,每月检查一次血红蛋白,测定值低于 105g/L 者,应予以药物治疗。

不同程度缺铁性贫血的补铁原则:轻度贫血以口服铁剂治疗为主,改善饮食,进食含铁丰富的食物。必要时加服小剂量叶酸。重度贫血可选择少量、多次输血,症状改善后,可改为口服铁剂或注射铁剂。

1.饮食

孕期加强营养指导,多吃含铁丰富的动物肝脏、瘦肉、动物血制品以及蛋类。

2.药物治疗

补铁为主。铁剂治疗分口服铁剂和注射铁剂两种途经。首选口服补铁,不能耐受口服铁剂、依从性不确定或口服铁剂无效时可选择注射铁剂(Goonewardene,2012 年)。口服补铁是有效、廉价和安全的补铁方式。各种亚铁盐间铁吸收效率存在微小差异。铁主要以亚铁形式在十二指肠和空肠上段吸收,口服铁剂一般为亚铁离子。治疗铁缺乏,建议每天补充元素铁160～200mg。

(1)硫酸亚铁 0.3g,每日 3 次,口服。同时服维生素 C 以利铁的吸收。

(2)富马酸亚铁 0.2g,每日 3 次,口服。

(3)琥珀酸亚铁 0.1～0.2g,每日 3 次,口服。

(4)多糖铁复合物 0.2g,每日 1 次,口服。

(5)10%枸橼酸铁铵 10ml,每日 2 次,口服。

(6)右旋糖酐铁 25～100mg,肌内注射,每日或隔日 1 次(副作用为注射部肌内疼痛,胸背痛、发热、恶心等。偶有严重的过敏反应),或山梨醇铁 75～100mg,每日 1 次,深部肌内注射,两者较适用于消化道疾患不能口服者。

（7）其他叶酸 5mg，每日 3 次，口服。

（8）治疗导致贫血的疾病如胃肠疾病等。

3.输血

血红蛋白在 60g/L 以下时，可多次少量输血，每次浓缩红细胞 200ml，每分钟 15～20 滴。避免输全血，以免增加心脏负担。输血前可用地塞米松 5mg 静脉注入减少输血反应，输血中应监测心率，有无颈静脉充盈、肺部啰音等。

4.产科处理

（1）血红蛋白低于 80g/L，临产时备血以防出血时应用，密切观察心脏功能。

（2）防止产程延长，必要时手术助产缩短第二产程。产程中间断吸氧，第二产程持续吸氧。

（3）产时严格执行无菌操作，产后用抗生素预防感染。

（4）产后及时使用宫缩剂以防产后出血。

（5）产后如出血较多，需寻找出血原因加以处理，并及时补充容量。

（6）极度贫血并发心血管疾病者不宜哺乳。

二、妊娠合并巨幼红细胞性贫血

本症主要是由营养不良或偏食致叶酸或维生素 B_1 缺乏所引起。严重者，可引起流产、早产、死产、胎儿宫内生长受限及妊娠期高血压疾病等。孕妇可发生贫血性心脏病，甚至死亡。

【诊断标准】

1.临床表现

（1）起病急，有食欲不振、腹胀、腹泻等消化系统症状。

（2）严重贫血，血红蛋白常在 50g/L 以下，进行性加重。有乏力，手足麻木，感觉障碍等周围神经类症状。

（3）皮肤干燥，脱屑性皮炎，色素沉着。

2.辅助检查

（1）红细胞及血红蛋白低下，平均红细胞体积大于正常。MCV＞100fl、MCH＞32pg。

（2）中性多形核粒细胞体积增大，分叶过多，可多达 5 叶以上，还可见巨型血小板。

（3）骨髓涂片巨幼红细胞增生，幼红细胞成熟不佳，红细胞系列增生。

（4）血清叶酸＜3ng/ml，红细胞叶酸＜100ng/ml 示叶酸缺乏。

（5）血清维生素 B_{12}＜90pg/ml 同位素维生素 B_{12} 吸收试验＜7％，诊断为维生素 B_{12} 缺乏。

【治疗原则】

1.叶酸 5mg，每日 3 次，口服，持续至分娩后 1 个月；不能口服者给予 10～20mg，肌内注射，每日 1 次。

2.维生素 B_{12} 100～200μg，肌内注射，每日 1 次，经 3～6 日后，可有显著改善。以后每月 100μg 作为维持。

3.维生素 C 有稳定和增加叶酸吸收作用,可每次给予 0.1g,每日 3 次,口服。

4.贫血严重者输浓缩红细胞。

5.多进食绿色蔬菜、动物肝脏、豆类等。

三、妊娠合并再生障碍性贫血

病因尚不明确,可因药物如氯霉素、匹拉米酮或使用抗癌化学药物或接触放射性物质而致骨髓抑制。妊娠可使病情加重,易发生贫血性心脏病甚至心衰。常死于产后出血和产褥感染。贫血易致流产、早产或死胎。根据发病急缓分为急性型和慢性型。前者常以出血、感染为首发症状,随即发生严重贫血。后者呈慢性进行性贫血常伴有皮肤黏膜出血。

【诊断标准】

1.病史

常有服用抗癌药物,接触放射性物质、苯,严重感染等病史。

2.临床表现

(1)呈严重贫血貌及伴有出血倾向,出血灶多局限于皮肤及黏膜,严重者可引起蛛网膜下腔出血。

(2)常合并感染,如口腔溃疡、呼吸道感染及消化道炎症。

3.辅助检查

(1)外周血象:全血细胞减少,血小板和网织红细胞减少。

(2)骨髓象:骨髓造血功能显著减退或衰退。涂片中有核细胞甚少,幼粒细胞、幼红细胞及巨核细胞均减少,甚至消失;有时可见淋巴细胞、网状细胞及浆细胞。组织嗜碱细胞相对增多,血小板分布稀疏。

【治疗原则】

1.基本原则

(1)内科已确诊为再生障碍性贫血(再障),且病情较严重者,应劝其避孕,一旦妊娠应于早孕时进行人工流产。

(2)病情较轻,经内科诊治后病情稳定,尤其已达妊娠中、晚期者,可在严密监护下继续妊娠,产科和血液内科医师密切配合处理患者。

2.孕期处理

允许继续妊娠者,给予以下处理。

(1)多吃新鲜蔬菜及富含铁的食物,纠正偏食。

(2)口服叶酸、维生素 C 及肌内注射维生素 B_{12}。

(3)及时纠正贫血:血红蛋白在 50～60g/L 以下者可输全血或浓缩红细胞,但应少量多次,每次量不超过 200ml。

(4)激素治疗:适用于严重出血倾向者,常用泼尼松 30～40mg,每日 1 次,口服。苯丙酸洛龙每日或隔日肌内注射 50～125mg;羟甲酮,每次 20～30mg,口服,每日 3 次。

(5)必要时接受骨髓移植。

（6）重症者考虑适时计划分娩，采用地塞米松促胎儿肺成熟，随后终止妊娠，以减少孕妇的负担及危害胎儿。

3.分娩期

（1）接近预产期时可考虑成分输血，尽量使血红蛋白达到 80g/L，血小板维持在（30～50）$\times 10^9$/L，临产时备血以备产时或产后大出血时应用。

（2）防止产程延长，缩短第二产程。

（3）严格无菌操作，产时给予广谱抗生素预防感染。

（4）重症者在妊娠 35 周左右，加强胎儿监护，一旦有胎儿窘迫出现，以剖宫产为宜，术前注意给予促胎儿肺成熟的处理。

4.产褥期

继续用铁剂，用抗生素预防感染，有重度贫血并发心血管疾病者不宜哺乳。

（齐英芳）

第四节　糖尿病

妊娠期糖尿病（GDM）是指妊娠期首次发生或发现的不同程度的糖代谢异常，包含了一部分妊娠前已患有糖尿病但孕期首次被诊断的患者。世界卫生组织将 GDM 定为糖尿病的一个独立的类型。若妊娠前已明确诊断有糖尿病，在此基础上合并妊娠者称为糖尿病合并妊娠。

近年来，随着人们生活水平的不断提高和生活方式的改变，越来越多的女性在妊娠期间出现糖代谢异常。大量的流行病学调查数据显示 GDM 的发病率有种族差异，为 2.2%～14%。亚洲人是 GDM 的高发人群。如果妊娠期间血糖水平控制不好，不仅使羊水过多、巨大儿、肩难产、胎儿畸形、早产、新生儿呼吸窘迫综合征、新生儿低血糖等不良妊娠结局的发生率增加，还可对子代产生远期的不良影响，在高糖环境中生长的后代有更高的机会发生肥胖和糖尿病，而孕妇在未来患糖尿病的机会也显著增高，再次妊娠发生糖尿病的机会也会增加。因此开展妊娠期糖尿病的早筛查、早诊断、早干预有重要的临床意义。

【妊娠与糖尿病的关系】

1.妊娠对糖尿病的影响　为了适应胎儿生长发育的需要，妊娠期间对营养物质的需求增加，葡萄糖作为基本的营养要素，在胎儿的生长发育过程中起重要作用，是胎儿能量代谢的重要来源。早孕期间若妊娠反应严重，进食减少，机体会动用体内的脂肪组织产生能量，导致酮体增加，严重时可发生饥饿性酮症酸中毒或低血糖昏迷、休克等。妊娠中晚期由于雌、孕激素水平的升高，增加了母体对葡萄糖的利用，而在血容量增加、血液稀释、肾小球滤过率增加以及肾小管对葡萄糖的再吸收不增加等多种因素的影响下，孕妇的空腹血糖水平较非孕时低。

妊娠中晚期随着胎盘的生长，其合成和分泌的胎盘生乳素、雌激素、孕激素、胎盘胰岛素酶增加，母亲的肾上腺皮质激素也分泌增加，这些激素均具有胰岛素抵抗的作用，使机体组织对胰岛素的敏感性下降；为了适用内分泌的改变，孕妇胰腺的 β 细胞功能亢进，分泌更多的胰岛素来维持体内糖代谢的平衡。随着妊娠的进展，胰岛素的抵抗愈明显，机体需要的胰岛素越多,若孕妇有胰岛功能缺陷的时候,胰岛素的分泌量达不到所需的水平,会产生不同程度的糖代谢异常。许多研究也表明,胰岛素抵抗和胰岛功能缺陷是妊娠期糖代谢异常的主要病理生理机制,当血糖水平过高时,需饮食控制甚至使用胰岛素调整血糖。产后随着胎盘的排出,体内对抗胰岛素的激素水平迅速下降,胰岛素的用量也需相应减少甚至停药。

2.糖尿病对妊娠的影响

(1)对孕妇及分娩过程的影响:GDM 的主要影响是对妊娠和分娩带来不良后果。宫内高糖环境不利于胚胎的着床、生长和发育。若早孕期血糖控制不好,胚胎停育、胎儿畸形、自然流产的发生率明显增加。孕期易发生感染尤其是泌尿系感染,若血糖控制不佳,可出现饥饿性或高糖性酮症。由于高血糖可以影响血管内皮功能,故合并妊娠期高血压疾病的发病率增加。GDM 患者羊水过多的发病率增加,可能与高血糖导致的胎儿排尿过多有关,同时可引起胎儿的高胰岛素血症,脂肪的合成增加和脂肪重新分布,胎儿的肩周和腹部的脂肪堆积增加,不仅使巨大胎儿的发生率增加,还增加了难产尤其是肩难产、产道损伤、新生儿窒息、锁骨骨折、产后出血和产褥期感染的风险。

另一方面,被诊断为 GDM 意味着母亲本人的糖尿病(主要是 2 型糖尿病)易感性。在一项长期的跟踪随访研究中,36%的 GDM 患者在 22～28 岁范围内罹患妊娠期糖尿病。在随后越来越多的研究表明这个比例甚至还要更高,患 GDM 的女性是糖尿病患者的主要部分。

(2)对胎儿及新生儿的近远期影响:血糖的高低对胎儿的生长发育有重要影响。母亲高血糖和胎儿高胰岛素血症导致新生儿体脂沉积,可致胎儿体脂的重新分布和巨大胎儿的发生。高血糖还可影响胎儿肺表面活性物质的合成,造成新生儿呼吸窘迫综合征的发生率增加。高血糖可以诱发胎儿高胰岛素血症,当新生儿离开母体高血糖的环境后,体内的高胰岛素水平可致新生儿低血糖;另外低钙和低镁血症的发生率也增加。若 GDM 病情严重合并血管病变时,可发生胎儿宫内生长受限。

对 GDM 患者的子女长期追踪结果显示,妊娠期间胎儿暴露于高糖环境中会提高晚年糖尿病基因表型的表达率。怀孕期间患有糖尿病的子女在 20～24 岁患 T2DM 的可能性有45%,而这一几率在分娩后患糖尿病的患者子女中仅为 8.6%。大量的观察性研究都证实了GDM 患者的子代更倾向于患糖尿病。更让人担忧的是这个结果具有代际效应:GDM 患者提高了其子代发病率,就像永久性的恶性循环一样,子代也具有 GDM 的倾向性,从而孙代的糖尿病发病率随之提升。

【妊娠期糖尿病的高危因素】

据报道,GDM 的危险因素包括肥胖、高龄、家族史、既往 GDM 病史、不良孕产史、人种、多囊卵巢综合征等,而近期证实高血压也是 GDM 的危险因素之一。许多研究发现母亲的低出生体重史、矮个子和低体力活动与 GDM 有关。低社会经济水平、孕期吸烟、多产、民族、孕期增重偏多等因素具有争议,但亚洲人群是 GDM 的高发人群。

目前得到大多数学者公认的 GDM 的高危因素包括:年龄大于 25 岁;孕前体重超过正常;GDM 高发种族;有糖尿病家族史;糖耐量异常史;不明原因的死胎、死产、流产史、巨大儿、特别是有肩难产史、畸胎和羊水过多史,过去有子痫前期病史,或有 GDM 病史;妊娠胎儿过大、羊水过多、子痫前期;外阴瘙痒伴反复假丝酵母菌感染,易生疮疖者;严重感染史;肥胖,早孕期空腹尿糖阳性者。

【妊娠期糖尿病的临床表现】

1.孕前已有糖尿病但未被诊断出来的患者,在妊娠早期即可表现出尿糖阳性和空腹血糖的升高。如果患者未进行正规的产前检查,随着妊娠的进展,可逐渐出现羊水过多、巨大胎儿、妊娠期高血压疾病、胎儿宫内生长受限等并发症,患者会相应出现胸闷、头痛、眼花、水肿或体重增长异常等临床表现,体格检查发现孕妇的宫高异常,超声检查提示羊水厚径和胎儿生长的异常等。严重者糖代谢的紊乱进一步恶化,可出现糖尿病的典型的"三多一少"症状,甚至出现意识障碍或昏迷即糖尿病酮症酸中毒时才来就医。因此早孕期常规进行尿液检验和空腹血糖的测定可以筛查出孕前糖尿病。

2.孕前已有糖尿病但已被诊断出来的患者,如果妊娠前能够得到规范的咨询和治疗,孕期在内科和产科医生的密切监护下,调整和管理好血糖,多数不会出现上述的临床表现,但仍应监测血压、宫高和体重的增长等。

3.大部分妊娠期糖尿病的患者孕期没有糖尿病典型的临床表现,是在妊娠期糖尿病的常规筛查时被诊断出来的。一旦得到确诊,应严密监护孕妇的血糖水平、血压、宫高和体重的增长等,结合超声和胎儿电子监护等辅助检查手段来评估胎儿宫内的状况。

【妊娠期糖尿病的筛查和诊断】

1.GDM 的筛查

(1)筛查时间:早孕期应常规行尿糖和空腹血糖的测定。有糖尿病高危因素者初诊时即行 50g GCT(GCT)。无高危因素的孕妇于孕 24～28 周进行。

(2)筛查方法:采用 50 克葡萄糖负荷试验,随机口服 50g 葡萄糖(溶于 200ml 水中,5min 内服完),1 小时后抽取静脉血或微量末梢血检查血糖。结果判定:血糖≥7.8mmol/L(140mg/dl)为 50g GCT 异常。

2.GDM 的诊断

(1)诊断方法:采用 75 克葡萄糖耐量试验(OGTT)

进行 OGTT 前晚,晚餐后禁食 8～14h 至次日晨(最迟不超过上午 9 时)试验前连续三天正常体力活动、正常饮食,即每日进食不少于 150g 碳水化合物,检查期间静坐、禁烟。检查时,5 分钟内口服含 75g 葡萄糖的液体 300ml,分别测定服糖前、服糖后 1 小时、2 小时、3 小时的静脉血糖(从饮糖水第一口计算时间,葡萄糖氧化酶法测血浆血糖)。

若有二项或二项以上异常则诊断为 GDM,四点血糖中有一点异常诊断为妊娠期糖耐量异常(GIGT)。

(2)诊断步骤:

一步法:对有高危因素的患者,在初诊 GCT 正常的基础上于妊娠 24～28 周直接行 OGTT。

二步法:对无高危因素的患者,于妊娠 24～28 周行 GCT,若 GCT 异常,则行 OGTT。

如 50g GCT 血糖≥11.1mmol/L,应先测空腹血糖(FPG),FPG≥5.8mmol/L,则诊断 GDM;如 FPG<5.8mmol/L,尽早行 OGTT。

(3)诊断标准:目前,国内外对妊娠期糖尿病的诊断标准不统一,各国之间甚至同一国家的不同地域之间对于妊娠期糖尿病的检测方法和诊断标准均有不同。

不同的 OGTT 诊断标准的区别在于血糖的诊断域值不同,导致依据不同的标准而诊断的 GDM 的发生率不同。但是临床上更为关注的问题是不同的血糖域值对妊娠结局所带来的影响。为探讨妊娠期间血糖异常对母儿结局的影响,HAPO 研究小组 7 年来对来自 9 个国家,15 所研究中心的 25305 例妊娠女性及其新生儿进行了研究。受试孕妇于妊娠 24~32 周时接受 75g 口服糖耐量试验,将血糖作为连续变量,研究妊娠高血糖与下列事件的关系:新生儿出生体重＞同等胎龄及相同性别新生儿第 90 百分位、首次剖宫产、临床诊断的新生儿低血糖以及脐带血血清 C 肽＞第 90 百分位、妊娠 37 周前分娩、肩难产或产伤、需要新生儿重症监护、高胆红素血症和先兆子痫等。研究结果显示,经过对新生儿的性别、种族、出生地以及孕龄、经产数、年龄、BMI、吸烟、饮酒、一级亲属糖尿病发病率、平均动脉压等因素进行矫正后发现,FPG 组、1hPG 组和 2hPG 组的新生儿出生体重增加的相对危险度(OD)分别为:1.38(95％ CI,1.32~1.44)、1.46(1.39~1.53)和 1.38(1.32~1.44);脐血 C 肽水平升高的 OD 值分别为:1.55(95％ CI,1.47~1.64)、1.46(1.38~1.54)和 1.37(1.30~1.44);初次妊娠剖宫产的 OD 值分别为:1.11(95％ CI,1.06~1.15)、1.10(1.06~1.15)和 1.08(1.03~1.12);新生儿高糖血症的 OD 值分别为:1.08(95％ CI,0.98~1.19)、1.13(1.03~1.26)和 1.10(1.00~1.12)。而次级结果事件发生率分别为:围生期死亡率 0.56％,肩难产或产伤 1.3010(FPG OD 1.18;1h PG OD 1.23;2h PG OD 1.21),高胆红素血症 8.3％(1h PG OD 1.10;2h PG OD 1.08),先兆子痫 4.8％(FPG OD 1.21;1h PG OD 1.28;2h PG OD 1.28),37 周前分娩 6.9％(1h PG OD 1.18;2h PG OD 1.16),新生儿重症监护 8.0％(1h PG OD 1.07;2h PG OD 1.09)等。上述研究结果表明,尽管这些受试妊娠妇女的 OGTT 检测结果不符合传统糖尿病的诊断,但是其妊娠期血糖升高对胎儿仍有明显的不良影响,比如巨大儿、脐带血 C 肽水平升高等。而且,在整个血糖水平的范围内,这种相关性是呈连续性的,即使对于那些以往认为是血糖正常的妊娠女性,其结果也是如此。根据 HAPO 研究结果,美国 ADA 于 2010 年 1 月公布了最新的 GDM 诊治指南,OGTT 的四点血糖域值分别为 5.3mmol/L、10.0mmol/L、8.6mmol/L、7.8mmol/L。

通常我们认为妊娠糖尿病与临床糖尿病是类似的,即只有当血糖升高超过诊断标准后(OGTT)才会对机体造成损害,而 HAPO 研究表明即使妊娠期间血糖水平不符合糖尿病的诊断标准,仍会对胎儿和新生儿造成严重的不良影响。这也提醒临床医生应更加重视妊娠期女性血糖的检测和筛查,促使人们重新审视以往的妊娠糖尿病诊断指标,减轻由于妊娠期高血糖所带来的不良影响,促进母婴健康。

3.GDM 的分级　　A1 级是指 FPG＜5.8mmol/L,只需单纯用饮食治疗即可把血糖控制在正常范围。A2 是指 FPG≥5.8mmol/L,需加用胰岛素治疗才能把血糖控制在正常范围。

【GDM 的治疗】

2010 年发表在 BMJ 上的一篇关于妊娠期糖尿病治疗效果的系统分析,总结妊娠期糖尿病治疗的益处。数据来源于 Embase、Medline、AMED、BIOSIS、CCMed、CDMS、CDSR、CEN-TRAL、CINAHL、DARE、HTA、NHSEED、Heclinet、SciSearch 等数据库,截至 2009 年 10 月。文章的结论认为经过治疗的孕妇围生期并发症降低,如肩难产发生率降低(OR 0.40,95％ CI 0.21 to 0.75),子痫前期发生率降低(2.5％ vs 5.5％,P＝0.02),等等。因此,只要发现妊娠期糖尿病,就应该积极治疗。

澳洲糖耐量异常研究组（ACHOIS）提供了强有力的证据表明正确处理 GDM 对妊娠女性来说都是十分必要的。这项随机对照试验招募了 1000 名糖耐量异常的女性,招募标准是:空腹血糖高于 7.7mmol/dl,餐后两小时血糖在 7.8～11.1mmol/dl 范围内。她们被随机分为 4 组接受不同的 GDM 治疗,分别是:饮食控制,血糖监测,胰岛素治疗以及常规的产科护理。在接受常规产科护理的那组患者并不知道自己患病,对于治疗组而言,目标是空腹血糖＜5.5mmol/L,餐后 2h 血糖＜7.0mmol/L。三个干预治疗组的严重不良分娩史(死亡、肩难产、骨折、神经瘫痪)发生率约为 1%,比较而言对照组的发病率高达 4%(P＝0.01)。另外治疗组的过期妊娠、子痫前期发生率较低,两组早产率没有明显差异。另一个重要的发现是经过积极治疗的女性拥有较高的生活质量并且不容易发生产后抑郁的情况。

1.饮食治疗 是 GDM 治疗的基本方法也是主要手段,目的是保证孕妇和胎儿的营养摄入充足的情况下,保持孕妇的血糖控制在正常范围,减少围产儿的并发症及死亡率。80% 的患者可以通过饮食治疗将血糖控制在理想范围。可以由产科医生、营养科医生或从事健康教育的护士对孕妇进行饮食的宣教和指导。

(1)治疗方法:少量多餐是 GDM 饮食治疗的基本原则。早、中、晚三餐的碳水化合物量应控制在 10%～15%、20%～30%、20%～30%,加餐点心或水果的能量可以在 5%～10%,有助于预防餐前的过度饥饿感。饮食治疗过程中与胰岛素治疗要密切配合,对于使用胰岛素治疗者加餐中的碳水化合物摄入量应加以限制。重要的是通过加餐防止低血糖的发生。例如,使用中效胰岛素的患者可在下午 3～4 点加餐;如果夜间或晚餐后经常出现低血糖,可在晚睡前半小时适当加餐。同时饮食计划必须实现个体化,要根据文化背景、生活方式、经济条件和教育程度进行合理的膳食安排和相应营养教育。

(2)推荐营养摄入量

1)总能量的计算:参考妊娠妇女孕前体重和合适的体重增长速度。对于孕前理想体重的妇女,孕期能量需求在前 3 个月为 30～38kcal/(kg 理想体重・d)(约为 2200kcal/d),4～9 个月可逐渐增加到 35～40kcal/(kg・d)(约为 2500kcal/d),以增加血容量和维持胎儿生长,理想的体重增加为 11～15kg,而超重孕妇则建议体重增加 7～11kg。仍应避免能量过度限制(＜1200kcal/d),尤其是碳水化合物摄入不足(＜130g)可能导致酮症的发生,对母亲和胎儿都会产生不利影响。

2)碳水化合物:推荐摄入宜占总能量的 40%～50%,每日主食不低于 150g。对维持孕期血糖正常更为合适。应尽量避免食用精制糖。等量碳水化合物食物选择时可优先选择低血糖指数食物。

3)蛋白质:推荐摄入量为 1.0～1.2g/(kg・d)或者蛋白质占总热能的 12%～20%。

4)脂肪:推荐膳食脂肪总量占能量百分比为 30%～35%。应适当限制动物脂肪、红肉类、椰子油、全牛奶制品中的饱和脂肪量,而主要由橄榄油等富含单不饱和脂肪酸应占总热能 1/3 以上。

5)膳食纤维:是一种不产生热能的多糖。水果中的果胶、海带、紫菜中的藻胶、某些豆类中的胍胶和魔芋粉等有控制餐后血糖上升幅度,改善葡萄糖耐量和降低血胆固醇的作用。推荐每日摄入 20～35g。可在饮食中多选些富含膳食纤维的燕麦片、苦荞麦面等粗杂粮、海带、魔芋粉和新鲜蔬菜等。

6)维生素及矿物质:妊娠期有计划地增加富含维生素 B_6、钙、钾、铁、锌、铜的食物(如瘦肉、家禽、鱼、虾和奶制品、新鲜水果和蔬菜等)。

有关 GDM 饮食治疗效果的相关研究比较少,但是一项随机试验的结果为 ADA 推荐的医学营养治疗(MNT)提供了理论支持。在这项研究中,215 名 GDM 患者随机分为两组,分别提供 MNT 和标准护理。结果表明,MNT 分组中更少的调查对象需要胰岛素治疗(24.6% vs 31.7%,P:0.05),同时也有趋势表明 MNT 分组中较少患者的糖化血红蛋白>6%(8.1% vs 13.6%,P=0.25)。因此 ADA 提倡所有女性都应当接受个体化的营养咨询以达到既能提供所需的营养和热量又能维持目标血糖的目的。对于超重的女性而言,推荐限制热量的 30%~33%,大约是 25kcal/kg。碳水化合物所占热量的百分比需要限制在 35%~40%。

另外亦有数据支持怀孕期间实行低碳水化合物饮食方案,并且建议食用低血糖指数(GI)的碳水化合物。一项非随机试验表明,对于各个年龄段的 GDM 患者而言,饮食中碳水化合物所占比例小于 42%,将会有效降低餐后血糖水平,从而降低胰岛素的使用几率。另一项研究随机将怀孕的女性分为两组,提供低 GI 种类的食物或是高 GI 种类的食物,结果表明前者的血糖水平较低,胰岛素抵抗效应较弱,并且胎儿出生体重较低。另一项关于 GI 的研究显示,对于同样 55% 碳水化合物膳食而言,接受低 GI 饮食的女性较高 GI 饮食的女性而言,胎儿出生体重较轻(3408±78g vs 3644±90g)。后期研究将范围放大到所有的怀孕女性,它指出低 GI 碳水化合物饮食概念在所有怀孕女性当中都是值得推荐的。

2.GDM 的运动疗法　　运动疗法可降低妊娠期基础的胰岛素抵抗,是 GDM 的综合治疗措施之一,每天 30 分钟的中等强度的运动对母儿无不良影响。可以选择一种低等至中等强度的有氧运动,或称耐力运动,主要是由机体中大肌肉群参加的持续性运动,常用的一些简单可用的有氧运动包括:步行、上肢运动、原地跑或登楼梯等。运动的时间可自 10min 开始,逐步延长至 30~40min,其中可穿插必要的间歇时间。建议餐后进行运动。一般认为适宜的运动的次数为 3~4 次/周。

GDM 运动治疗的注意事项包括:运动前行 EKG 检查以排除心脏疾患,并需筛查出大血管和微血管的并发症。有以下并发症者视为 GDM 运动疗法的禁忌证:1 型糖尿病合并妊娠、心脏病、视网膜病变、双胎妊娠、宫颈功能不全、先兆早产或流产、胎儿宫内发育受限、前置胎盘、慢性高血压病、妊娠期高血压等。

运动时要防止低血糖反应和延迟性低血糖,预防措施包括:进食 30min 后进行运动,时间控制在 30~45min,运动后休息 30min。血糖水平低于 3.3mmol/L 或高于 13.9mmol/L 者停止运动。运动时应随身带些饼干或糖果,有低血糖先兆时可及时食用。避免清晨空腹未注射胰岛素之前进行运动。运动期间以下情况出现及时就医:阴道流血、流水、憋气、头晕眼花、严重头痛、胸痛、肌无力、宫缩痛。

3.胰岛素治疗　　当饮食和运动治疗不能将血糖控制在理想范围时,需及时应用胰岛素控制血糖。GDM 患者经饮食治疗 3~5d 后,测定孕妇 24h 的末梢血糖(血糖轮廓试验),包括夜间血糖、三餐前 30min 血糖及三餐后 2h 血糖及尿酮体。如果夜间血糖≥5.6mmol/L,餐前 30min 血糖≥5.8mmol/L,或餐后 2h 血糖≥6.7mmol/L,或控制饮食后出现饥饿性酮症,增加热量摄入血糖又超过孕期标准者,应及时加用胰岛素治疗。

(1)妊娠期常用的胰岛素制剂及其特点

1)超短效人胰岛素类似物:门冬胰岛素是目前唯一被批准可以用于妊娠期的人胰岛素类似物。其特点是起效迅速,皮下注射后5~15min起效,作用高峰在注射后30~60min,药效维持时间短,大约2~4h。具有最强或最佳的降低餐后高血糖的作用,用于控制餐后血糖水平,不易发生低血糖,而且使用方便,注射后可立即进食。

lispro和aspart是两种新型的超短效人胰岛素类似物,并且现在已经被广泛应用。虽然在最初有一个小规模非对照试验提出lispro对于患有TIDM的患者而言具有致畸性,但这个结果并没有在接下来的研究中被进一步证实。相反其他的观察性研究证实,无论是GDM患者或是妊娠合并糖尿病的患者,lispro的使用并不会影响妊娠期合并症的发生率。aspart的相关报道并不是很多,但有一项大规模随机对照试验证实了aspart的有效性和安全性,该试验将322名怀孕的TIDM患者分为两组,分别使用aspart和常规短效人胰岛素,结果证明两组胎儿的转归并没有明显差异。另外还有几个小规模的研究同样证实了这一点。虽然在一项研究中,aspart在一名实验对象的脐带血中被检测到,但是在其他的研究对象身上并没有发现同样的现象。这可能和生产过程中血胎屏障被破坏而患者又同时在输入胰岛素有关。

2)短效胰岛素:其特点是起效快,剂量易于调整,可以皮下、肌肉和静脉内注射使用。皮下注射后30min起效,作用高峰在注射后2~4h,药效持续时间6~8h。静脉注射胰岛素后能使血糖迅速下降,半衰期为5~6min,故可用于抢救糖尿病酮症酸中毒。

3)中效胰岛素(NPH):是含有鱼精蛋白、短效胰岛素和锌离子的混悬液,只能皮下注射而不能静脉使用。注射后必须在组织中蛋白酶的分解作用下,将胰岛素与鱼精蛋白分离,释放出胰岛素再发挥生物学效应。其特点是起效慢,注射后2~4h起效,作用高峰在注射后6~10h,药效持续时间长达16~20h,其降低血糖的强度弱于短效胰岛素。

4)长效胰岛素:关于长效胰岛素使用的相关实验结果较为不确定。虽然有一些使用glargine的病例报道和小量的病例总结显示应用glargine并不会增高病理妊娠的发生率。但这些病例中的大多数都是1型DM患者,而只有48名GDM患者。根据目前发表的文献和非随机对照试验来看,对于妊娠期间使用glargine还是值得商榷的事情。在glargine安全性被完全证实之前,其使用在GDM患者中都是不应该被推荐的。

(2)胰岛素治疗方案:最符合生理要求的胰岛素治疗方案为:基础胰岛素联合餐前胰岛素。基础胰岛素的替代作用能够长达24h,而餐前胰岛素能快起快落,控制餐后血糖。根据血糖监测的结果,选择个体化的胰岛素治疗方案。

1)基础胰岛素治疗:选择中效胰岛素(NPH)睡前皮下注射适用于FPG高的孕妇,早餐前和睡前2次注射适用于睡前注射NPH的基础上早餐前FPG达标而晚餐前血糖控制不好者。

2)餐前短效胰岛素治疗:仅为餐后血糖升高的孕妇三餐前30min注射超短效人胰岛素类似物或短效胰岛素。

3)混合胰岛素替代治疗:中效胰岛素和短效胰岛素混合,是目前应用最普遍的一种方法,即三餐前注射短效胰岛素,睡前注射NPH。

4)持续皮下胰岛素输注(胰岛素泵):使用短效胰岛素或超短效胰岛素类似物,在经过一段时间多次皮下注射胰岛素摸索出一日所需的适当剂量后,采用可调程序的微型电子注射泵,模拟胰岛素的持续基础分泌和进餐前的脉冲式释放,将胰岛素持续皮下输注给患者。妊娠期间如需应用胰岛素泵,必须收治住院,在内分泌医生和产科医生的严密监护下进行,其适应证如下:①糖尿病合并妊娠血糖水平波动大,难以用胰岛素多次注射稳定血糖者;②1型糖尿病患者应用胰岛素泵获得良好血糖控制者,可在孕期持续使用;③糖尿病急性并发症抢救期间。对于有发生低血糖危险因素、知识和理解能力有限的孕妇不易应用胰岛素泵。

(3)妊娠期应用胰岛素期间的注意事项:胰岛素应从小剂量开始,0.3～0.8U/(kg·d),早餐前＞晚餐前＞中餐前,每次调整后观察2～3d判断疗效,每次以增减2～4U或不超过胰岛素用量的20%为宜,直至达到血糖控制目标。胰岛素治疗时清晨或空腹高血糖的处理:这种高血糖产生的原因有三方面:夜间胰岛素作用不足,黎明现象,Somogyi现象。前两者必须在睡前加强中效胰岛素的使用,而Somogyi现象应减少睡前中效胰岛素的用量。

(4)口服降糖药在糖尿病孕妇中的应用:对于妊娠期间口服降糖药物一直都有很大的争议。大多数政府药监部门不赞成使用,糖尿病相关组织也建议在计划怀孕期间就应当停用口服降糖药。但现在已经有了关于格列本脲和二甲双胍随机对照试验,证明在短期之内无副作用。

格列本脲是目前临床上最广泛应用于GDM治疗的口服降糖药,其作用的靶器官为胰腺,99%以蛋白结合形式存在,不通过胎盘。目前的临床研究的表明该药使用方便和价格便宜,其疗效与胰岛素治疗一致。治疗期间子痫前期和新生儿光疗率升高,少部分有恶心、头痛、低血糖反应,未发现明显的致畸作用。

二甲双胍是另一个应用较为广泛的口服降糖药,其主要是通过增加胰岛素的敏感性来达到降低血糖的作用。该药孕期临床使用经验仍不充分,目前资料显示无致畸性(FDA为B类),在PCOS的治疗过程中对早期妊娠的维持起重要作用。对宫内胎儿远期的安全性有待进一步证明。

4.GDM的孕期监测　孕期血糖控制目标(ADA标准)为:FPG维持在3.3～5.6mmol/L;餐后2小时血糖控制在4.4～6.7mmol/L;夜间血糖水平不低于3.3mmol/L。糖化血红蛋白反映取血前2～3个月的平均血糖水平,可作为糖尿病长期控制的良好指标,应在GDM的初次评估和胰岛素治疗期间每1～2个月检查一次,正常值应维持在5.5%左右。用微量血糖仪测定末梢毛细血管全血血糖水平。血糖轮廓试验是了解和监测血糖水平的常用方法。小轮廓是指每日四次(空腹及三餐后2小时)末梢血糖监测;对于血糖控制不良或不稳定者以及孕期应用胰岛素治疗者,应加强监测的频率,可采用大轮廓即每日七次(空腹、三餐前半小时、三餐2小时,午夜)血糖监测;血糖控制稳定至少应每周行血糖轮廓试验监测一次,根据血糖监测结果及时调整胰岛素的用量。不主张使用连续血糖检测仪作为常规监测手段。

妊娠中晚期尿糖阳性并不能真正反映患者的血糖水平,尿糖结果仅供参考。检测尿酮体有助于及时发现孕妇摄取碳水化合物或热量不足,也是早期糖尿病酮症酸中毒的一个敏感指标,应定期监测。

5.孕妇并发症的监测　每1～2周监测血压及尿蛋白,一旦并发先兆子痫,按先兆子痫原则处理;注意患者的宫高曲线,如宫高增长过快,或子宫张力增大,及时行B超检查,了解羊水量。孕期出现不明原因恶心、呕吐、乏力、头痛甚至昏迷者,注意检查患者的血糖,尿酮,必要时行血气分析,明确诊断。

在孕早中期开始进行超声波胎儿结构筛查,尤其要注意检查中枢神经系统和心脏的发育(复杂性先天性心脏病、无脑儿、脊柱裂、骨骼发育不全等)。孕中期后应每月一次超声波检查,了解胎儿的生长情况。自孕 32～34 周起根据孕妇的情况,可开始行 NST,每周 1 次;同时可行超声多普勒检查了解脐动脉血流情况。足月后应结合宫高和超声测量充分评估胎儿的体重以及宫内的安全性,制订分娩时机和分娩方式,减少分娩期并发症的发生。

6.围术期及产程中的治疗　分娩期及围术期胰岛素的使用原则:产程中、术中、产后非正常饮食期间停用所有皮下注射胰岛素,改用胰岛素静脉滴注,避免出现高血糖或低血糖。供给足够葡萄糖,以满足基础代谢需要和应激状态下的能量消耗。供给胰岛素以防止酮症酸中毒的发生,控制高血糖,并有利于糖的利用。保持适当血容量和电解质代谢平衡。产前或手术前必须测定血糖、尿酮体及尿糖。选择性手术还要行电解质、血气、肝肾功能检查。每 1～2 小时监测一次血糖,根据血糖值维持小剂量胰岛素静脉滴注。

具体方案:产前需胰岛素控制血糖者计划分娩时,引产前一日睡前中效胰岛素正常使用;引产当日停用早餐前胰岛素;给予静脉内滴注普通生理盐水;一旦正式临产或血糖水平减低至 3.9mmol/L 以下时,静脉滴注从生理盐水改为 5% 葡萄糖液并以 100～150ml/h 的速度输注,以维持血糖水平大约在 5.6mmol/L 左右;若血糖水平超过 5.6mmol/L,则采用 5% 葡萄糖液 250ml/h,加短效胰岛素,按 1.25U/h 的速度静脉输注;血糖水平采用快速血糖仪每小时监测 1 次,调整胰岛素或葡萄糖输注的速度。

7.GDM 的产后处理　未恢复正常饮食前要密切监测血糖水平及尿酮体,根据检测结果调整胰岛素的用量。术后鼓励患者尽早起床活动,鼓励母乳喂养,尽早恢复进食,一旦恢复正常饮食,停止静脉滴注胰岛素,并及时行血糖大轮廓试验。血糖大轮廓试验异常者,应用胰岛素皮下注射,根据血糖水平调整剂量,所需胰岛素的剂量往往较孕期明显减少约 1/2～2/3。产后恢复正常血糖者无须继续胰岛素治疗。若产后 FPG 反复≥7.0mmol/L,应视为糖尿病合并妊娠,即转内分泌专科治疗。新生儿出生后及时喂糖水以预防新生儿低血糖,生后半小时应查血糖,如出现低血糖,及时转儿科。

8.GDM 的产后随访　出院前要进行产后随访的宣教,指导生活方式、合理饮食及适当运动。了解产后血糖的恢复情况。产后 6～12 周,行 OGTT 口服 75g 葡萄糖,测空腹及服糖后 2 小时血糖,按照 1999 年 WHO 的标准明确有无糖代谢异常及种类。糖代谢正常:FPG＜6.11mmol/L,服糖后 2 小时血糖＜7.8mmol/L;空腹血糖受损(IFG):7.0mmol/L＞FPG≥6.11mmol/L;糖耐量受损(IGT):11.1mmol/L＞2hPG≥7.8mmol/L;糖尿病:FPG≥7.0mmol/L,和(或)服糖后 2 小时血糖≥11.1mmol/L。建议有条件者每年随访一次。

9.糖尿病教育　自我管理是 GDM 治疗中至关重要的环节。因此,对于糖尿病护理团队而言,对育龄女性进行知识普及和健康教育是十分必需的。其中包括提供 GDM 和血糖监测的相关知识,饮食方面的咨询以及提供产后的健康生活方式。因此可见营养师和糖尿病宣教者在 GDM 患者的治疗过程中占有十分重要的地位。ADA 近期发布了有关女性糖尿病患者妊娠期间医疗保健的专家建议,其主要内容包括:进行妊娠前相关教育、评价并积极治疗伴发的糖尿病并发症和心血管等疾病、建议患者血糖水平稳定达标后再考虑妊娠、妊娠前建议进行强化胰岛素治疗以获得最佳临床疗效、妊娠前积极控制血压、血脂等危险因素等。

有证据表明，对于糖耐量异常的人群来说，减轻体重的 5％～7％将会有效地预防和延缓糖尿病的发生。Diabetes Prevention Program 和 Finnish Diabetes Prevention Study 两个组织的研究都指出，严格的干预手段，包括生活方式、运动监督和热量管理是十分有效的。这两个组织中 15％的研究对象为 GDM 患者，这种管理模式在 GDM 患者中同样被推荐，但是目前对于放宽标准的干预方案是否能产生同样的效果尚无定论。迄今为止，只有一些小规模的短期研究关注于单独的膳食管理，或是一些兼顾生活方式和体育锻炼的研究，并没有明确的结果显示对糖耐量异常的患者有效果。某种程度上来说，这与产后的年轻女性很难做到维持健康生活方式有关，因为她们要养育子女、回归原来的工作岗位，并且还要考虑接受成人再教育，尽管如此，健康饮食和适量的体育运动是绝对值得推荐的。

总之，GDM 是一种发病率很高的常见疾病，在发病的初期就需要进行干预和治疗。在正确的干预治疗方案下，GDM 对妊娠带来的风险和危害将会被降到最低。但 GDM 患者同样拥有远期糖尿病发生的高风险因素。因此在顺利分娩之后，健康的生活方式和定期的糖尿病筛查仍然是必须的，这样才能有效减低糖尿病的发病率。

（于少伟）

第五节　肺结核

肺结核是由耐酸性结核分枝杆菌引起的呼吸系统急慢性传染病，主要通过呼吸道传播。妊娠合并肺结核属高危妊娠，其发病率在世界范围内呈增加的趋势。目前全球约有活动性肺结核患者 500 余万，我国 1990 年的调查结果显示，活动性肺结核患者约有 60 万。Vo QT 等分析近年来结核菌感染上升的原因为人免疫缺陷病毒的感染以及耐药结核菌的增多。其中以 25～44 岁的成人增加最快。相当一部分妇女是在妊娠期间初次诊断为结核菌感染。结核分枝杆菌易引起慢性肺部感染，在机体抵抗力降低时发病，或扩散至全身长期潜伏。本病病理特点是结核结节和干酪样坏死，容易形成空洞，甚至引起肺功能不全。因此妊娠期该病的及时诊断与积极治疗十分重要。

（一）肺结核与妊娠的关系

1.肺结核对妊娠的影响　若不伴有生殖系统结核，受孕一般不会有影响。一般认为若肺结核呈非活动性，肺功能无损害，且正常肺组织能完全代偿者，则疾病对于妊娠以及胎儿发育不会有太大影响，不会增加早产、胎儿畸形以及低出生体重儿的发生率。但若为活动性肺结核，则可导致流产、胎儿结核杆菌感染、早产以及胎儿宫内发育迟缓，并使围生儿的死亡率大大增加。Figueroa-Damian R 等研究发现患结核的孕妇，围生儿死亡率较高，儿童期发病率更可高达 23％。另外，胎儿可通过吸入羊水而于产前即已受到感染，新生儿也可因与母亲的亲密接触而感染。

2.妊娠对肺结核的影响　妊娠对于肺结核病情的影响目前尚有争论，一般认为早孕时较重的妊娠反应会影响到孕妇的营养摄入,易诱发活动性肺结核。有学者认为,随着妊娠期子宫增大、膈肌上升、胸腔容积缩小反而有利于结核病灶的稳定和愈合。另外,胎盘产生大量的激素,增强了孕妇的抵抗力,均有利于结核病的稳定。但亦有分娩诱发急性粟粒型肺结核的报道,可能与产后激素水平的急剧变化、横膈下降、胸腔扩张以及产时体力消耗过多,体虚有关。另外,已妊娠的妇女若无活动性肺结核一般不需终止妊娠。

(二)诊断要点

1.临床表现

(1)病史:多潜在起病,呈缓慢进展。可有结核接触史、结核病家族史或因患糖尿病、矽肺而长期使用糖皮质激素以及免疫抑制药等病史。

(2)症状:可有午后低热、乏力、盗汗、咳嗽、食欲下降,甚至咯血等症状。有时呈现慢性营养不良的症状,如消瘦等。

(3)体征:疾病的早期可无任何体征。随着病情的进展,可有病变部位的叩诊浊音、呼吸音减弱以及湿啰音等。

2.辅助检查

(1)结核菌素试验:高稀释度(1U)作皮试呈现强阳性,提示体内有活动性结核病变。5U结核菌素试验阳性常提示有结核感染,但近期注射过卡介苗者亦为阳性。结核菌素试验阴性者,并不能完全排除结核感染。

(2)痰结核菌检查:最常用的方法是直接涂片抗酸染色法。从痰涂片中找到结核杆菌是确诊的依据。24h内痰集菌以及使用荧光显微镜检查可以提高检出率。

(3)X线检查:应充分遮挡腹部,以免对胎儿造成不利影响。肺结核的X线征象具有一定的特征性,对于早期确定病变部位、性质、进展情况等均有重要作用。

3.鉴别诊断　需与淋巴瘤、结节病、支气管肺癌、肺脓肿以及细菌性肺炎相鉴别。

(三)治疗

1.一般预防　及时作结核菌素试验,对高易感人群,如与结核患者经常接触以及营养状态较差者还应积极接种卡介苗。孕前发现已感染者应及早及时地给予治疗。若活动性肺结核患者已妊娠,则应考虑在早孕期行人工流产,积极治疗待病情稳定1年以后再考虑妊娠。妊娠合并肺结核患者还应定期进行产前检查,以便及时了解病情变化,并给予及时处理。

2.一般治疗　进食高蛋白质食物,及时补充各种维生素和矿物质,保证睡眠,对于妊娠早期的孕吐要给予积极治疗,及时补充水、电解质和足够的能量。

3.药物治疗　治疗原则为对活动性肺结核应注意早期、适量、联合、全程的特点,同时注意药物对胎儿的毒副作用和致畸作用。

(1)活动性肺结核:异烟肼300mg以及利福平600mg每日1次顿服,同时辅以维生素B_6 40mg口服以营养末梢神经,预防神经炎。定期复查肝功能,注意药物可能产生的肝功能损害。其他一些药物如吡嗪酰胺等因毒副作用大且疗效不确定故不宜妊娠期间使用。

(2)无活动性肺结核:对于结核菌素试验阳性但无活动性结核证据者可给予预防性治疗。常用异烟肼300mg每日1次顿服直至分娩。用药期间需定期复查肝功能。

Bothamley G通过研究发现对于耐药的结核孕妇,环丙沙星是比较好且安全的二线抗结核药物。

4.产科处理　如无产科指征,建议阴道分娩。分娩过程中应严密监测产程,防止产程延长,尽量避免用力屏气所导致的肺泡破裂和病灶扩散。缩短第二产程,可于宫口开全后适时选用产钳或胎头吸引器助产。产后应加强营养,注意休息,警惕结核病灶扩散以及病情反复。注意巩固治疗,若为非活动性肺结核则治疗期间不必严格控制哺乳,活动性结核患者则应注意母婴隔离。新生儿出生后应及时接种卡介苗。

(陈　英)

第六节　急性肾盂肾炎

妊娠合并急性肾盂肾炎是妊娠期最为常见的泌尿道感染。多发生于妊娠后期及产褥期,其发病率各地报道不一,为2%～10%。慢性肾盂肾炎妇女在妊娠期容易导致疾病的急性发作,使原有病情恶化,甚至出现肾衰竭,应引起重视。

(一)易患因素

1.增大的子宫对输尿管造成压迫,形成机械性梗阻,导致肾盂不同程度的积水。子宫右旋使右侧输尿管的压迫更明显,因而肾盂积水和输尿管扩张均以右侧为重。尿液的积留有利于细菌的上行感染。

2.妊娠期胎盘产生的大量雌激素可使输尿管扩张,蠕动减弱;膀胱三角充血,水肿使输尿管嵴拉长,输尿管开口闭合不严,膀胱内储存的尿液容易反流至输尿管,Manunta A 等认为反复发作的急性肾盂肾炎常与膀胱输尿管反流有关;膀胱张力敏感性减弱,以及收缩力减弱,可导致膀胱超负荷充盈以及排尿不完全,细菌易在此繁殖。

3.妊娠期尿 pH 升高,尿中的营养物质如葡萄糖,氨基酸等增多,有利于细菌繁殖,泌尿道黏膜有抵御细菌侵袭的能力以及排尿过程的冲洗作用,一般不引起感染的症状,而仅形成无症状性菌尿。MacLean AB 研究发现约6%的妊娠妇女存在有无症状性菌尿。若尿液引流不畅或尿道口附近的细菌,如大肠杆菌进入泌尿道以及机体的抵抗力下降等均可促使泌尿道感染的发生。另外,免疫性肾组织损害如系统性红斑狼疮患者也容易诱发妊娠期的泌尿系统感染。

(二)肾盂肾炎对妊娠的影响

Smaill F 等研究发现,若无症状的菌尿未经治疗,则30%以上会发展为急性肾盂肾炎,经积极治疗者,早产和低体重儿的发生率亦较未经治疗者低。妊娠早期的急性肾盂肾炎可因母体高热而间接影响胎儿神经系统的发育,使脊柱裂,无脑儿的发病率增高,此外,还可影响胚胎、胎儿的发育而导致流产、早产。妊娠晚期因肾脏负荷加重,若发生急性肾盂肾炎还易导致急性肾衰竭以及细菌的血行播散或毒血症。

(三)诊断要点

1.临床表现

(1)病史:急性起病,病前常有受凉、感冒等机体抵抗力下降或排尿不畅的病史。继往可有慢性肾盂肾炎或自身免疫性疾病的病史。

（2）症状

①全身中毒症状：突然发生的寒战、高热，呈弛张热，全身乏力，肌肉酸痛，以及头晕、头痛、恶心、呕吐、腹泻等症状。严重者可有贫血、高血压等症状。

②泌尿系统症状：无症状性菌尿可仅有排尿不畅或腰酸，急性发作者有尿频、尿急、尿痛等膀胱刺激症状，同时伴有腰痛，下腹胀痛等不适。

（3）体征：急性病容、表情淡漠、患侧肋脊角叩痛或有皮肤弹性下降、尿量减少等脱水症状。

2.辅助检查

（1）尿常规：每高倍视野 10 个以上或成堆白细胞，或出现蛋白尿、管型尿。

（2）血常规：白细胞计数及中性粒细胞比例增高。

（3）尿培养：中段尿培养细菌数＞10^5/ml，大肠杆菌占 70％以上。

（4）肾功能检查：可有尿素氮和肌酐值的升高。

3.鉴别诊断

（1）上感：可出现高热，食欲缺乏，恶心，呕吐等。但有头晕、头痛、鼻塞、流涕、咳嗽等上呼吸道感染的症状。

（2）产褥感染：有高热、下腹胀痛、白细胞计数增高等。通常伴有恶露颜色、性状和量的改变，以及子宫区的压痛，肋脊角通常无叩击痛。

（3）急性胆囊炎：亦可有高热、恶心、呕吐，但疼痛在右肋缘，呈绞痛，向右肩部放射，且尿检查常无异常发现。

（4）急性阑尾炎：可有突起高热及恶心、呕吐，但通常有慢性阑尾炎病史，且疼痛多从上腹部或脐周开始，逐渐转移至右下腹或右中腹，压痛明显但肾区叩击痛阴性，尿检查无阳性发现。

（5）输尿管结石：孕前可有输尿管结石的急性发作史，表现为患侧绞痛，呈非持续性，尿检查发现大量红细胞，B超可发现输尿管走行区的结石强回声。

（6）胎盘早剥：可有腹痛、阴道出血以及子宫胎盘病变部位的局限性压痛，但无寒战、高热及肾区叩痛，尿常规检查无异常发现。

（四）治疗

治疗原则为积极抗感染，保持尿液通畅，防止中毒性休克。

1.一般治疗　妊娠晚期应采取左右轮换侧卧，以减轻子宫对输尿管的持续压迫。多饮开水增加尿量，使每日尿量不少于 2000ml，若伴有高热、呕吐等症状还应及时补充水分和电解质，同时保证每小时尿量在 50ml 以上。静脉补液可选用 5％葡萄糖和复方乳酸钠。病程中应严密监测孕妇体温、脉搏、血压，并记录尿量，伴高热者应物理降温，若血压突然下降，还应警惕中毒性休克。

2.药物治疗　尿细菌培养试验和药物敏感试验结果未出来之前，即应静脉给予足量的广谱抗生素。首选对革兰阴性杆菌和革兰阳性细菌均有效，且对胎儿无不良影响，对孕妇肝肾功能损害小的较为安全的药物，如三代头孢菌素和氨苄西林钠等。Hart A 等研究发现妊娠合并耐氨苄西林大肠杆菌性肾盂肾炎的发生率为 46％，较 1982 年的 22％有显著增长。待细菌培养结果出来后，再选用对细菌敏感且对胎儿无害的药品。若细菌对药物敏感，则用药品 24h 后的尿培养即可为阴性,2d后症状可以得到基本控制,但用药仍应持续2周以上,多次尿培养阴性才能停药。停药1周后取中段尿进行细菌培养,连续2次阴性为治愈,若仍为阳性则需继续治疗,否则复发率会大大增加。

3.中毒性休克的处理　一旦发生应积极与内科医师协作,加强支持治疗的同时使用高效广谱的抗生素,必要时应用血管活性药物并维持尿量,预防多脏器功能衰竭。

4.产科处理　严密监测胎儿宫内情况,如无合并其他产科并发症,一般可妊娠至足月并经阴道分娩。注意预防新生儿的感染。

(五)预防

孕期注意阴道及尿道口周围的清洁对于预防细菌上行感染膀胱有重要作用;积极防治急性膀胱炎对防止其上行感染至肾盂、肾小管意义重大;孕期的左右轮换侧卧位有利于尿液引流通畅;积极饮水增加尿量可预防感染的发生。

(齐英芳)

第七节　慢性肾炎

慢性肾炎又称慢性肾小球肾炎,是一组由多种原发性肾小球疾病导致的以血尿、蛋白尿、水肿、高血压为主要临床表现的病程长达一至数年的慢性疾病。妊娠期的慢性肾炎较急性肾炎常见,这与妇女在妊娠期处于一种免疫抑制状态有关。近年来有研究发现,在病程长的妊娠高血压综合征及妊娠合并高血压患者中,约20%都有不同程度的慢性肾炎的病理改变。慢性肾炎患者以往认为不宜妊娠,近年来随着内科治疗的完善以及围生期监护和处理手段的进步,使得多数慢性肾炎妇女可以妊娠并安全度过围生期。

(一)妊娠与慢性肾炎的关系

1.妊娠对慢性肾炎的影响　孕前即已患有慢性肾炎者,妊娠可使之加重。妊娠期机体虽处于一种免疫抑制状态,可以避免因沉积在肾小球血管基底膜上的抗原抗体复合物激发引起的自身免疫反应,但妊娠期血液的高凝状态,使得肾小球血管内纤维蛋白沉积变得更容易,以致形成局限性的血管内凝血,从而加重了肾小球的缺血以及原有的肾小球病变。若合并有重度妊娠高血压综合征,高血压和大量的蛋白尿可进一步加重肾小管的坏死和肾小球病变,容易诱发肾衰竭和尿毒症。Kozlovskaia NL等认为妊娠合并慢性肾小球肾炎的病情恶化与血小板功能异常有关。他发现在病情恶化时血小板表现得过度活跃。

2.慢性肾炎对妊娠的影响　主要取决于原有肾脏的损害程度和血压控制情况。若血压正常,肾脏病变较轻,肾功能正常或轻度不全者,多能安全度过妊娠阶段,对母儿影响不大,且预后良好。若血压升高或中度以上肾功能不全者,其发生妊娠高血压综合征、胎儿宫内发育迟缓、早产、围生儿死亡的概率大大增加。此外,若慢性肾炎病程长,也容易造成胎盘功能减退,影响胎儿发育和造成胎儿缺氧,使围生儿死亡率增加。

(二)诊断要点

1.临床表现

(1)病史:孕前曾患过慢性肾炎,或妊娠20周前即已出现蛋白尿。

(2)症状:起病缓慢,且临床表现差异很大,有学者将慢性肾炎分为蛋白尿型、高血压型和氮质血症型三个类型。但仍不能完整地概括此病的特点以及准确地反映临床和病理,故已不再进一步分型。其症状主要表现为:

①血尿。为肾小球源性血尿。多数为镜下血尿,若以增生或局灶硬化为主要病理改变者,可以为肉眼血尿。

②蛋白尿。通常>0.5g/d。部分患者易发生妊娠高血压综合征。

③水肿。常为首发症状,于清晨发生在眼睑的可见水肿,随着病程进展,水肿可逐渐波及颜面部和双下肢,严重者可出现高度水肿,甚至出现胸腹水。

④高血压。肾功能不全者容易出现,但也有仅以蛋白尿和高血压为主要表现而肾功能正常者。高血压和肾功能不全可互为因果。若为持续性的高血压,则易导致高血压心脏病以及脑血管病变。

⑤肾功能损害。呈慢性进行性过程,其进展快慢与是否积极治疗以及病理类型有关,表现为肾小球滤过率下降,内生肌酐清除率降低,血尿素氮升高等。严重者可发展至氮质血症,故此类患者不宜妊娠。慢性肾炎的肾功能损害可呈现轻重交替现象。但疲劳、感染、血压升高以及使用肾毒性药物可使肾功能恶化。

(3)体征:可有双下肢的凹陷性水肿,高血压者眼底检查可发现视网膜动脉变细,反光增强,动静脉交叉明显压迹,甚至有絮状渗出等。高血压心脏病者还可以有心界扩大,心律失常等改变。

2.辅助检查

(1)尿常规

①尿比重:表现为肾脏浓缩功能减退,尿比重常降低,通常维持在1.010左右,渗透压<550mOsm/L。

②尿蛋白:呈非选择性蛋白尿,尿蛋白定量常>0.5g/d,亦可呈大量蛋白尿。至疾病晚期可因肾小球大部分被破坏,反而尿蛋白漏出减少。

③细胞:红细胞多少因炎症活动情况而异,多数为镜下血尿,有出血倾向或肾小动脉坏死时尿中红细胞可增多甚至为肉眼血尿。白细胞多常提示伴有泌尿系统的感染。

(2)肾功能检查:血尿素氮、肌酐水平可升高,内生肌酐清除率下降。

(3)B超检查:慢性肾炎可表现为肾脏缩小,表面不规则。

(4)眼底检查:可发现视网膜动脉纡曲延长、变细,动静脉直径比值变小以及渗出等。

(5)肾穿刺活组织检查:可明确诊断、确定病理类型以及指导相应的治疗。

3.鉴别诊断

(1)妊娠高血压综合征:多发生在妊娠20周以后,虽尿中有蛋白但多无红细胞以及管型,且以往无慢性肾炎病史。

(2)妊娠合并高血压:多有高血压病史,或在妊娠早期即已发现血压≥18.7/12kPa(140/

90mmHg),一般不出现血尿和蛋白尿,水肿亦不常见,肾功能多在正常范围,严重者可出现肾功能的损害。肾小管功能损伤较肾小球损伤早。

(3)隐匿性肾小球疾病,主要表现为无症状的蛋白尿和单纯性血尿,并无高血压、肾功能减退及水肿。

(4)急性肾小球肾炎:多有发病前1~3周的感染病史,常急性发作,多无低蛋白血症以及持续性的肾功能不全。

(5)慢性肾盂肾炎:有泌尿系感染病史以及尿频、尿急、尿痛等尿道刺激症状或排尿不畅、不尽感。尿培养阳性可以确诊。

(6)狼疮肾:表现为大量蛋白尿,血尿不常见。免疫学检查可发现抗核抗体及其他自身抗体。

(三)治疗

以防止和延缓肾功能进行性损害为目的,加强对症支持治疗,完善孕前和孕期的保健和管理。

1.一般治疗　注意休息、左侧卧位,对于水肿或高血压较为严重者应避免剧烈活动。多饮水,避免服用具有肾毒性的药物以及注意预防感染。

2.合理饮食　适当摄入富含必需氨基酸的高质量蛋白饮食,蛋白摄入总量不宜过多,以既能维持氮平衡,又不增加肾脏负担为准,一般不超过 0.8g/(kg·d)。低磷饮食可减轻肾小球的高灌注状态,降低血清磷酸盐水平。低盐饮食,减少钠的摄入,有明显水肿者,还需限制水的入量,根据尿量,量出为入。

3.对症治疗

(1)降压:积极控制血压对于防止病情恶化具有重要意义,但降压不宜过快、过低,以防肾血流量突然减少。治疗上首选硝苯地平,10~20mg,每日 3 次,另外,还可选用甲基多巴和肼屈嗪。对于顽固性高血压,可联合用药。

(2)利尿:若水肿明显应在限盐、限水的基础上合理使用利尿药。首选呋塞米,20~40mg,每日 1 次至数次,治疗过程中应防止电解质紊乱。

(3)纠正水电解质紊乱。

(4)改善肾脏功能:可给予复方丹参加入 5%葡萄糖液 500ml 中静滴,每日 1 次,亦可给予雷公藤多苷片口服,每次 10~20mg,每日 3 次,或保肾康每次 100mg,每日 3 次口服。

(5)预防感染:可选用无肾毒性的广谱抗菌药,如三代头孢菌素等。

(6)孕期监护:定期检查,及时发现并纠正胎儿窘迫,胎儿宫内发育迟缓,了解胎盘功能,加强妊娠晚期的监测。定期查尿常规、肝功能,及时了解病情发展变化指导治疗。定期检测尿常规和肝功能,及时纠正贫血和低蛋白血症。

(7)产科处理:无产科指征者,可经阴道分娩,对于血压控制不满意,肾功能持续恶化以及胎盘功能明显减退、胎儿窘迫者,可在促胎肺成熟的前提下,提前终止妊娠,情况紧急者可行剖宫产。在孕前即已出现氮质血症,或血压控制不理想者一般不宜妊娠,即使已妊娠,也应在 12 周之前终止。

(齐英芳)

第八节　甲状腺功能亢进危象

甲亢危象是甲亢的严重并发症。妊娠期甲状腺功能亢进是指血循环中甲状腺激素过多，引起以神经、循环、消化等系统兴奋性增高和代谢亢进为主要表现的一组综合征。妊娠并发甲亢的发生率为 0.1%～0.2%，常会造成早产、死胎等。甲亢随着妊娠进展，胎盘分娩激素使免疫耐受性增加，病情有所缓解。孕期甲状腺功能异常的原因多是代谢调节失衡、妊娠期感染、手术、分娩等诱因，使甲状腺危象的发生危险增加，甲状腺功能亢进危象孕产妇死亡率较高，一经确诊需紧急救治。

【诊断要点】

关于甲亢危象的诊断标准尚无统一，临床上需从甲亢仔细进行区别。

1.甲亢临床表现特点　由于早孕的正常改变甲亢的症状和体征不易被觉察。心率加快，心输出量增加，怕热、恶心、体重下降是很常见的。甲亢的临床表现包括：脉率高于 100/min，做深呼吸也不下降，伴有震颤，眼睑闭合慢，甲状腺杂音，甲状腺肿大，中度收缩压上升。

2.甲亢危相的临床表现特点

(1)发热：是本症最突出的症状，多数在 39℃ 以上，可达 40～41℃，持续高热、皮肤潮红、大汗淋漓。

(2)心血管表现：心动过速，心率可达 120～200 次/min。心音亢进，可有房室传导阻滞，心衰发生率可达 25%，尤其分娩期。甲状腺激素既可影响心肌又可影响血管系统，但甲状腺毒性心衰的原因仍有争议。在甲状腺毒症时儿茶酚胺水平和去甲肾上腺素的分泌率并无改变。而在甲状腺危象时，甲状腺激素的浓度与甲状腺毒症患者无差异。James 等在猪等动物实验中，使用外源性 T3，可致心脏肥大，β 肾上腺能受体增加。当停止用 T3 以上变化减少，受体恢复。甲状腺激素可增加心肌肌球蛋白 ATP 同工酶的活性和肌浆网上钙 ATP 酶活性，增加心肌收缩力和心功能。由于产热消耗大部分 ATP，收缩效率实际上是降低的。同样，在甲亢心脏病患者，随着运动心脏指数下降而周围血管阻力明显上升。

甲状腺毒症和妊娠均有血容量、心输出量、每搏输出量、心率的增加和周围血管阻力的减少。但在甲状腺毒症静脉顺应性下降。静脉收缩加上孕妇血容量的增加，可更进一步增加静脉回流。因此分娩时用力和众所周知的血容量变化，可解释为何分娩时心衰发生率高。

由于甲亢时房性心律失常或中枢神经系统栓塞发生率上升，当患者对治疗无反应并发生神志改变时，应考虑血栓塞性疾病。

(3)神经系统症状：常表现为烦躁、谵妄、抽搐，严重者嗜睡昏迷。

(4)水、电解质紊乱：由于高热、大汗、呕吐、腹部，患者可有不同程度的失水、低钠、低钾、轻度酸中毒等。

3.实验室检查

(1)血清总甲状腺素(TT4)、总三碘甲状腺素原氨酸(TT3)、游离 FT3、FT4 可明显升高。敏感的检测可发现游离甲状腺素上升而 TSH 下降可证实诊断，且其值不受妊娠的影响。通常用游离甲状腺素指数来纠正孕期甲状腺结合球蛋白增加所致的总甲状腺素增加和甲状腺激素结合比的下降。有临床症状,而总甲状腺素或游离甲状腺素不增加,提示系游离 T3 所致甲状腺毒症或甲状腺结合球蛋白不足。

(2)白细胞升高、核左移、血清转氨酶升高。

甲状腺危象时,甲状腺功能亢进症状和体征的急速增加可能是致命的。在得到甲状腺功能的实验室检查结果之前,应做出临床诊断和治疗。妊娠期甲亢患者的甲状腺危象常发生于甲亢未经治疗又合并早产、手术、贫血、感染或先兆子痫。其危险程序与代谢状态直接相关。Perkonln 报道 7 例未治疗的甲亢患者有 2 例在生产时发生甲状腺危象。同样在 8 例未治疗的甲亢患者中,生产时有 5 例发生心衰。4 例死产。同一研究中,16 名甲亢患者接受甲基硫氯嘧啶治疗,但在分娩时仍有甲状腺毒症,2 例发生死产,1 例心衰。但在 36 例甲状腺功能正常者无并发症发生,在接受甲硫氧嘧啶治疗的孕妇中,甲状腺毒症未控制者死产发生率为 5%,发生甲状腺危象者死产发生率 2%。甲状腺危象的典型症状包括:神志改变,体温高于 41℃,高血压和腹泻不一定存在。产后发生充血性心衰,心动过速,和重度高血压时应考虑这一诊断,并立即找寻甲状腺危相的其他体征。

【治疗】

1.针对诱因治疗。

2.抑制甲状腺素合成:首选丙硫氧嘧啶(PTU),因为 PTU 有抑制周围组织中 T4 向 T3 转化的作用,而 T3 的活性比 T4 强数倍,是组织中发挥作用的主要甲状腺素。同时该药不易通过胎盘,不影响胎儿的甲状腺功能。PTU 初始剂量 300~400mg 口服或从鼻胃管给予作为负荷量,然后 250mg 每 6 小时口服,以防止血中 T4 转化为 T3。尽管甲状腺素合成已被抑制,但需要一个长期的治疗,因为需 4~6 周治疗才能耗尽甲状腺的贮备。待症状缓解后减至一般治疗剂量。维持剂量 50~150mg/d 对胎儿是安全的。由于甲状腺素的半衰期为 7 天,所以心动过速的缓解常在临床症状改善之后。如果需继续妊娠,在临床症状缓解后应停用碘化物,以防止胎儿发生先天性甲状腺肿。只要每日用量不超过 300mg/d,对哺乳期妇女仍可继续安全使用丙基硫尿嘧啶。

3.抑制甲状腺素的释放:服 PTU 1 小时后再加用复方碘口服溶液 5 滴,每 8 小时一次,或碘化钠 1.0g 加入 10%葡萄糖盐水溶液中静滴 24 小时,以后视病情逐渐减少,一般使用 3~7d。如果对碘剂过敏,可改用碳酸锂 0.5~1.5g/d,分三次口服,连续用数口。可抑制甲状腺素释放,在几天之内降低 T4 和 T3。

4.β-受体阻滞剂:普萘洛尔(心得安)可以控制心动过速,也可用于由心动过速导致的心力衰竭。常用剂量 20~40mg,每 6~8 小时口服一次,或 1mg 稀释后静脉注射。普萘洛尔可用于控制自主神经症状。β 肾上腺素阻滞剂可抑制外周甲状腺素等转化为三碘甲状腺素,但不减少甲状腺素释放,不能防止甲状腺危象。由于它可诱发肺舒张压的升高,而且在妊娠期甲状腺危象常合并充血性心衰,应慎用普萘洛尔。为了克服普萘洛尔引起的心肌收缩减弱副作用,需要同时选用洋地黄制剂,或可选用 β₁ 受体阻滞剂如美托洛尔、阿替洛尔等替代普萘洛尔。

5.糖皮质激素的应用:糖皮质激素有抑制组织中 T4 向 T3 转化的作用,以抑制血中甲状腺素的转化和防止肾上腺功能不足,与抗甲状腺药起协同的作用,迅速减轻甲亢症状并可防止肾上腺功能不足。有高热、低血压者应用更有效。可选用氢化可的松 50～100mg 加入 5％葡萄糖溶液静滴,每 6～8 小时一次。地塞米松 15～30mg 加入 5％葡萄糖液中滴注。病情好转可逐渐减量。亦可用地塞米松 2mg q6h。

6.若常规治疗无效,必要时可选用腹膜透析、血液透析或血浆置换等措施迅速降低血浆甲状腺激素水平。

7.矫正水、电解质紊乱:因甲亢常有失水应及时补充矫正,除非有心衰,每日进液量不少于2500～3000ml。

8.注意低血钠、低血钾、低镁:甲亢危象电解质紊乱常为低钠、低钾,尤其应用皮质激素后低钾更易发生。镁离子有降低代谢、减慢心率作用,低镁使甲亢危相加重,可使用硫酸 1.25～2.5g/次,肌注或静滴,镁兼有神经系统镇静作用。

9.降温:甲亢危象时常有高热,降温治疗是必要的,最好选用物理降温。糖皮质激素有协同降温作用,当高热可尽快应用。应用冰帽降温以降低心血管负荷,降温也可用冬眠药物肌注。应仔细检查潜在的感染,因为这种情况下常合并肾盂肾炎、心内膜炎或败血症。

10.镇静:镇静药物以巴比妥类为首选,该类药物有加速 T3、T4 在周围代谢与灭能,有利于降低血中浓度。

11.其他支持治疗:补充维生素 B 族和能量合剂。葡萄糖每日供给量不少于 400g,可采用口服高渗糖水加静脉补液,高流量氧吸入等。

（赵永强）

第九节　库欣综合征

库欣综合征(Cushing 综合征)为各种病因造成肾上腺分泌过多糖皮质激素(主要是皮质醇)所致病征的总称,其中最多见系垂体促肾上腺糖皮质激素(ACTH)分泌亢进所引起的临床类型,称为库欣病(Cushing 病),主要病因有垂体微腺瘤、肾上腺皮质腺瘤、肾上腺皮质癌等。少数患者垂体无腺瘤,而呈单纯的 ACTH 细胞增生,可能原因为下丘脑功能紊乱。双侧肾上腺皮质弥漫性增生,产生糖皮质激素和分泌雄激素的束状带细胞增生肥大。

库欣综合征患者很少妊娠,由于糖皮质激素分泌过多而抑制促性腺激素分泌,因而此类患者常有闭经、月经过少和不孕。尽管如此,仍至少有 72 例库欣综合征患者妊娠的报道。由于有孕妇合并症和胎儿死亡的危险,早期诊断很重要。

【临床表现】

由于妊娠期的正常生理变化使早期诊断库欣综合征很复杂。诊断依靠临床症状和实验室检查的证实。

1.向心性肥胖　面圆而呈暗红色,胸、腹、颈、背脂肪厚。库欣综合征的不同特点在于其脂肪向心性分布,脂肪堆积于锁骨、颈部、背部和股部,颞部和颊部。即使没有皮质激素过多,孕妇也会发生腹横纹,体重增加,在肾上腺肿瘤患者常可见女子男性化。

2.神经系统症状　皮质激素过多可导致失眠、神志改变、抑郁、躁狂甚至精神症状。

3.皮肤瘀斑、紫纹　下腹两侧及大腿外侧等处出现紫斑。手、脚趾、肛周常出现真菌感染。

4.心血管系统表现　高血压常见。与肾素血管紧张素醛固酮系统激活有关。常伴有动脉硬化和肾小球动脉硬化。长期高血压可并发左心肥大、心力衰竭和脑血管意外。由于脂肪代谢紊乱,凝血功能异常容易发生动静脉血栓,并发脑栓塞和肺栓塞。

5.糖代谢异常　由于 ACTH 有拮抗胰岛素的作用引起糖耐量下降。由于水钠潴留常有水肿。

库欣综合征最有特征的表现为向心性肥胖、瘀斑、水钠潴留和高血压,在有高血压、高血糖或肾上腺功能亢进的孕妇均应考虑这一诊断。本病合并妊娠最危险的并发症为高血压、心衰、脑卒中。

【实验室检查】

1.在正常妊娠中,血中总的游离皮质醇及尿游离皮质醇均增加。绝大多数血浆中的皮质醇与皮质醇结合球蛋白(CBG)相结合。在妊娠早中期 CBG 上升直至孕晚期和分娩。Carr 及其同事测出孕 11 周时血皮质醇水平为 $14.9\pm3.9ng/ml$,在孕 26 周时为 35.2ng/ml。与库欣综合征患者水平相似。但在孕期皮质醇分泌有正常的日周期性,而在库欣综合征患者周期不明显。

诊断库欣综合征最有意义的实验室指标为 24 小时尿中游离皮质醇。在非孕妇女其值大于 $250\mu g/d$ 即可确诊。在孕妇其值小于 $250\mu g/d$。JamesS.研究了 18 名患库欣综合征的孕妇,尿游离皮质醇的值从 $286\mu g/d$ 到 $4200\mu g/d$。如果仍不能确诊,则正常日分泌周期的丧失是一个确诊依据。有孕妇仍保持正常的皮质醇分泌的生理规律,只是基线水平较高。自 1973 年以来,有 20 例妊娠期库欣综合征的病例,对其皮质醇的日周期值作了记载,当将早上、中午及半夜的血皮质醇值相比较时,会发现日周期不明显,在傍晚和清晨之间皮质醇水平不能加倍是日周期消失的证据。在 22 点至 24 点间和 6 点至 8 点间每 30 分钟抽一次血,比较两次间隔间的平均值。对孕期地塞米松抑制试验的解释应当小心,因为正常妇女在孕末期也不能产生皮质醇抑制。

如果能找到库欣综合征的实验室证据。可通过 ACTH 升高或不受抑制(ACTH>200pg/ml)来证明 ACIH 依赖性,可通过皮质激素释放激素刺激试验来鉴别升高的 ACTH 是来源于垂体腺瘤(库欣病)或来源于异位病灶。这一试验在非孕的库欣病患者阳性率为 90％。通过取活检可更肯定地鉴别库欣病与异位灶产生 ACTH。

2.磁共振成像。超声或 CT 等影像学检查都有帮助,有作者研究在 11 例已证实的孕期肾上腺瘤患者中,8 例患者超声显示包块。CT 检查将使胎儿暴露于放射线,胎儿在孕中期间可接受 20mGy 的照射。如果超声没发现包块或技术上施行困难,做 MRI 是更安全的选择。如果有指征,可对垂体作 CT 或 MRI,胸部 CT 有助于发现产生 ACTH 的异位病灶。

【妊娠结局】

库欣病患者胎儿的结局有足月分娩而没有合并症,早期自然流产或死产,Lowell E 等在 72 个病例中,14 例发生自然流产,62 例活产中 38 例为早产。笔者曾遇一例库欣综合征孕妇,第一胎孕 26 周,发生高血压,死胎。第二胎足月分娩新生儿出生后 6 小时死于呼吸、循环衰竭,考虑新生儿死亡与肾上腺发育不全有关。尽管某些母体糖皮质激素可通过胎盘,但很少发现新生儿肾上腺功能不足。如果发生，可能伴有低血糖、抽搐、循环衰竭、发热、发育欠佳，高血钾或低血钠病，Kreines 及同事报道了两例胎儿肾上腺萎缩和自然流产，一例临床上明显的一过性肾上腺功能不足。但对 260 例经糖皮质激素治疗的妇女生产的新生儿的回顾中，Bongio-vanni 和 Mcfadden 仅发现一例新生儿肾上腺功能不足。血浆雌三醇浓度低，可能是皮质醇的结果，而不一定表现胎儿胎盘单位功能下降。

在 Aron 及同事的综述中发现库欣综合征最常见的母体合并症为高血压。其次为妊娠期糖尿病，在引起库欣综合征的各种病因中，肾上腺瘤更常合并肺水肿，其他合并症包括骨痛，骨折、充血性心衰、低钾血症，伤口迟愈合和神经症状。63 例中 3 例库欣综合征死亡的合并症分别为：曲霉菌病，成人呼吸窘迫综合征和心肌传导阻滞。

【治疗】

妊娠期库欣综合征的治疗包括：单侧肾上腺切除、双侧肾上腺切除、经蝶窦垂体腺瘤切除、垂体放疗，在某些病例，可用阻止类固醇合成的药物。一些患者可以仅用药物就可很好地控制继发性高血压或糖尿病。患者要提前入院以密切监测胎儿情况。在手术治疗中早产和死胎的发生率较低，只要时间选择恰当，用经蝶窦垂体切除术，治疗库欣病和单侧肾上腺切除治疗肾上腺都可很好耐受。孕 29 周仍可成功实行双侧肾上腺切除。因此，Bevan 及其同事推荐对孕期患者以手术治疗为主，甚至在孕末期都可进行。双侧肾上腺切除适于治疗原发性肾上腺皮质结节发育不良。对肾上腺瘤患者，肾上腺切除可治疗患者或至少改善 I 临床症状。由于高皮质醇，每个手术都面临感染和伤口愈合欠佳的问题。在从腹部入路做肾上腺瘤手术时，增大的子宫可能会妨碍手术视野。

药物治疗在妊娠期患者很少使用，它一般用于不能手术或拒绝手术的患者以暂时改善症状。药物对胎儿的安全性尚不知。氨鲁米特和美替拉酮可以抑制皮质激素的合成。这些药物可通过胎盘并可以影响胎儿类固醇的合成。氨鲁米特每日用量为 0.75～1.0g，分次口服，可引起女胎男性化。美替拉酮每天 2～6g，分 3～4 次口服，可致孕妇体内 11-去氧可的松上升和高血压。酮康唑可使皮质醇类固醇产生量减少，开始剂量每日 1000～1200mg，维持量每日 600～800mg，曾成功地用于一个孕 32 周孕女胎的孕妇，该药很难通过胎盘屏障，但从理论上讲可以阻止睾丸酮的产生。Cyproheptadine，5-羟色胺的拮抗剂，可减少 ACTH 分泌，在非孕患者可使 5% 的人改善症状。它已被成功的用于 7 例患库欣综合征的孕妇，而无明显毒性作用。

并发症的治疗：当母体合并高血压、心衰、脑卒中、栓塞等并发症时，给予相应的救治。

（赵永强）

第十节　肾上腺危象

肾上腺危象是由于肾上腺皮质功能不足所引起，可分为原发性或继发性。原发性肾上腺皮质功能减退又称 Addison 病（阿迪森病）。最常见的病因为：①严重感染、败血症、肾上腺结核；②肾上腺出血：血液病、白血病、严重感染、抗凝治疗等所致的出血；③长期使用皮质醇类激素突然中断用药时，可造成肾上腺皮质分泌不足或缺乏；④原有肾上腺皮质功能不全患者或先天性肾上腺酶缺乏;⑤肾上腺切除术后;⑥特发性或自身免疫性肾上腺炎,自身免疫性肾上腺炎可导致性腺萎缩、甲低、甲亢、桥本甲状腺炎、恶性贫血。

除了因其他原因而接受皮质激素的治疗者,妊娠期很少发生继发性肾上腺功能不全。在有糖皮质激素治疗以前,原发性肾上腺功能不全者很少能妊娠。现在患者接受替代治疗后,会很快成功怀孕。近来的研究表明,就胎儿并发症而言,这些孕妇与健康孕妇无明显差别。

【临床表现】

新发的肾上腺功能不全在早孕期不易诊断。因为早孕的症状如恶心、乏力、厌食和色素沉着与肾上腺功能不全的症状一样。主要临床表现有以下几点:

1.最具特征性的表现为全身皮肤色素加深,继发于原发性肾上腺功能不全的色素沉着与妊娠黄褐斑的区别在于 ①在嘴唇、牙龈、口腔、直肠及阴道黏膜上有灰黑色斑;②全身发黑;③身体暴露部位,受压部位,手上的瘢痕和掌纹处过度色素沉着;④多发性雀斑;⑤白斑区域界限清楚。

2.其他症状包括 ①神经、精神系统:表情淡漠、疲倦乏力、意识模糊。②胃肠道症状:食欲减退、胃酸过少、消化不良、呕吐腹泻。③心血管系统:血压降低、心音低钝、心脏缩小;可有头昏、眼花、直立性昏厥。④可有低血糖、低血钠。⑤生殖系统:女性阴毛、腋毛脱落,月经失调或闭经,病情轻者可生育。未诊断出的肾上腺功能不全患者可很好耐受妊娠,但当出现感染、外伤、手术、分娩或由于呕吐、腹泻而脱水等应激情况时,会发生失代偿,而发生肾上腺危象。

3.肾上腺危象 原发性肾上腺皮质功能不全(肾上腺危象)的临床表现有:①低血压休克、虚弱、淡漠、恶心、呕吐、厌食、腹痛或背痛、高热。②电解紊乱包括:低钠血症、高钾、中度氮质血症和代谢性酸中毒。③也会发生低血糖。如不及时抢救,可发展成休克、昏迷甚至死亡。

与继发性肾上腺功能不全临床表现相似,但没有电解质改变。对以前或正在接受皮质类固醇治疗而未适当加量或骤停治疗的患者应考虑这一诊断。

【实验室检查】

1.ACTH 兴奋试验 静脉滴注 ACTH,25U 维持 8 小时,观察尿 17-羟皮质类固醇和皮质醇变化,正常人在第一天增加 1~2 倍、第二天增加 1.5~2.5 倍。病情危重者用快速法确诊,静注入工合成 ACTH(1-24)0.25mg,注射前及后 30 分钟测血浆皮质醇,正常人血浆皮质醇增加 276~552nmol/L。对于病情严重,疑有肾上腺皮质功能不全者,同时静滴地塞米松及 ACTH,在注入 ACTH 前、后测血浆皮质醇,既可进行诊断又可同时开始治疗。对肾上腺皮质功能不全的诊断在于 ACTH 的激素反应或在应激状态下的皮质激素水平。在静推 250μg α1-25 ACTH 30 分钟,血浆可的松水平应高于 25μg/dl。血中 ACTH 水平可鉴别原发性或继发性肾上腺功能不全。在阿迪森病,ACTH 高于 250pg/ml,在继发性肾上腺功能不全,ACTH 低于 50pg/ml。

2.影像学检查 X线摄片,CT 或 MRI 检查,在肾上腺结核病患者可见肾上腺增大,钙化阴影。在出血、转移性病变时也显示肾上腺增大;在自身免疫性疾病所致的患者肾上腺不增大。

【治疗】

1.糖皮质激素替代治疗　一般开始剂量约为氢化可的松 20～30mg 或可的松 25～37.5mg,以后可逐渐减量,氢化可的松 15～20mg。

2.食盐及盐皮质激素　食盐摄入每日最少 8～10g。必要时可于上午 8 时口服 9-α 氟氢可的松 0.05～0.1mg,Qd,如有水肿、高血压则减量。

3.肾上腺危象治疗

(1)对急性肾上腺功能不全的治疗首先应迅速补充糖皮质激素:①立即静注氢化可的松或琥珀酸氢化可的松 100mg,在 24 小时内每 6 小时静脉给予氢化可的松 100mg。②第 2、3 天可减至每日 300mg,分次静注。如果症状改善剂量可减为每 6 小时 50mg,并在 4～5 天内逐渐减为口服维持量。③接受长期皮质类固醇治疗的患者,在发生感染、手术、分娩时需给予应激量,每天给予氢化可的松总量约 300mg,可在数日内逐步减量。较轻的暂短应激,每日给予氢化可的松 100mg,以后酌情递减。在原发性肾上腺功能不全患者,用 0.1mg 的 9-α 氟化可的松代替盐皮质激素,以治疗体位性低血压或高钾血症,但在急性情况下不能用。在孕中、晚期可松的分泌量与非孕妇女一样。因此,长期的替代剂量也与非孕患者一样,用氢化可的松 20mg 早上一次,10mg 下午一次。

(2)其他治疗包括纠正失水、消除诱因,纠正电解质紊乱。静滴生理盐水、5% 葡萄糖盐水第一日可给 3000～5000ml,第二日液量约为 2000～3000ml,如患者清醒可鼓励进食。血压低、顽固性休克可输注新鲜血液、血清清蛋白等。必要时用血管活性药物以提升血压,治疗休克。

(赵永强)

第十一节　嗜铬细胞瘤危象

嗜铬细胞瘤危象是指人体内嗜铬细胞肿瘤突然释放大量儿茶酚胺入血造成高儿茶酚胺血症;或突然儿茶酚胺减少、停止而产生的一系列心血管系统症状。本病病情危急,如及时抢救,可以治愈。

妊娠妇女患嗜铬细胞瘤很少见,但明确诊断很重要,因为母儿死亡率高。另外,子宫胎盘血供减少会导致胎儿宫内发育迟缓。近 10 年来,由于对此病能早期认识,死亡率已降低。

【临床表现】

1.高血压危象:是由于短时间内突然大量儿茶酚胺进入血中,引起血管收缩,心搏出量增加,使血压急剧升高所致。患者表现为剧烈头痛、面色苍白、大汗淋漓、心悸恐慌和恶心呕吐等。血压可急剧升高达 33～34/24～28kPa。而当大量儿茶酚胺释放入血循环后使体内广泛的血管床强烈收缩,强烈收缩后的小动脉对儿茶酚胺的敏感性降低使血压下降,低血压引起儿茶酚胺再度分泌,血压又再复升高,造成高血压与低血压交替发作,这是本病的特征。

2.大量儿茶酚胺可引起心肌病、心律失常、心动过速或心力衰竭。

3.电解质紊乱:少数患者出现低钾血症,可能与儿茶酚胺促使钾进入细胞内有关。

4.孕妇与非孕者嗜铬细胞瘤的症状相似,但由于其发生率低,可能会被忽视或误诊为先兆子痫。非孕妇女最常见的症状为头痛、心悸、出汗、焦虑,较少见的症状为胸痛、腹痛、消化道症状、虚弱、视觉症状。症状一般为阵发性并伴有高血压。发作时间从 5 分钟至 1 小时不等。但在孕妇,头痛、心悸和出汗不常见。

由于早期诊断可大大改善预后,对于任何不典型症状、体征或有糖尿病、糖耐量异常或怀疑甲状腺毒症或有不明原因的突然衰竭的高血压孕妇,都首先要排除嗜铬细胞瘤。

【实验室诊断】

1.香草基杏仁酸(vanillyl mandelic acid VMA)测定 尿 VMA 正常值为 $5\sim44\mu mol/d$ $(1\sim8mg/d)$,嗜酪细胞瘤常在正常值两倍以上。

2.测定 24 小时尿中 3-甲氧基肾上腺素和肌酐的总量 正常孕妇有时会有轻到中度的游离肾上腺素,去甲肾上腺素的分泌增加,但在孕妇无法测定 3-甲氧基肾上腺素。测定前患者应停用所有药物,但如果需要控制血压,利尿剂、血管扩张剂(如肼屈嗪)和 α-肾上腺素能阻滞剂对结果干扰最小。如果发现嗜铬细胞瘤,应去寻找多发性内分泌肿瘤的Ⅱ类症状,超声不能准确定位肾上腺嗜铬细胞瘤,但在孕期可用 MRI 安全地做出高质量的影像图。

【治疗】

1.尽快降血压:当患者骤发高血压危象时应积极抢救,尽快降低血压。立即静脉缓慢推断 α-受体阻滞剂酚妥拉明 $1\sim5mg$,密切注意血压,当血压下降至 160/100mmHg 左右时停止推注,继续以 $10\sim15mg$ 溶于 5% 葡萄糖生理盐水 500ml 中缓慢滴注。也可用硝普钠 100mg 加入 5% 葡萄糖溶液 500ml 中避光滴注,可快速降压。舌下含服钙拮抗剂硝苯地平 10mg,在基层医院可以用于紧急降低血压。血压恢复后可改用苯苄胺,一日 $30\sim40mg$ 分次口服。

2.心动过速、快速型心律失常可用普萘洛尔,10mg,Tid。但在用 β-受体阻滞药之前,必须先用 α-受体阻滞药使血压下降,如果单独用 β-受体阻滞药,则由于 β-受体介导的舒血管效应而使血压升高,甚至发生肺水肿,尤其是分泌肾上腺素为主的患者。

3.补充血容量:发生低血压应考虑血容量不足,给予补充,必要时应给以输血、清蛋白等胶体液。

4.孕期一确定诊断就应开始治疗,酚苄明是首选药物。它可口服,以 10mg 一日一次的量开始。以每天 $10\sim20mg$ 的量逐渐增加,直至高血压和症状得到控制。在使用了 α-受体滞剂药后才能使用 β-受体滞剂药来控制心动过速和心律失常。如果在孕 24 周以前,在适当的肾上腺素阻滞剂控制后可进行手术治疗。

(赵永强)

第十二节　急性阑尾炎

妊娠期增大的子宫将盲肠推向上、向外、向后,使阑尾炎症状及体征不典型,大网膜与肠段被妊娠子宫推向上方,故妊娠合并阑尾炎时,并发穿孔及弥漫性腹膜炎的发生率为非孕期的1.5～3倍,易延误。

【诊断标准】

1.病史

可有慢性阑尾炎病史。

2.临床表现

(1)起病时上腹或脐周疼痛,继而转移至右下腹。

(2)恶心呕吐、发热。

(3)右下腹压痛、反跳痛。

(4)肛查时直肠右前壁触痛。

3.辅助检查

(1)血白细胞>15×10^9/L,若达 20×10^9/L 可能形成脓肿。

(2)腰大肌试验阳性。

4.妊娠期阑尾炎的特点

(1)阑尾位置的改变:妊娠中、晚期时因阑尾发炎引起的腹部疼痛区域和压痛点常不在右下腹部,而随着子宫的长大,阑尾位置可相应地向上、向外移位。

(2)腹部体征不典型:因腹壁松弛,如阑尾移位到子宫右后方,使腹壁压痛及肌紧张不明显,而有明显的后腰部压痛,可误诊为右侧急性肾盂肾炎或肾结石或卵巢囊肿扭转等。

(3)病情发展快:妊娠期盆腔器官充血,阑尾也充血,故炎症发展迅速,容易发生坏死和穿孔。

(4)感染易波及子宫浆膜:妊娠子宫不断长大,将大网膜和小肠推向一侧,妨碍了炎症灶的局限化,或使已被包围的炎症病灶扩散,易形成弥漫性腹膜炎,感染易波及子宫浆膜层。

(5)产后子宫缩复,腹部压痛点约于产后 10 日恢复到非妊娠时的麦氏点。

【治疗原则】

1.一旦确诊,不论妊娠何期,均应手术切除阑尾。

2.症状及体征不典型但高度可疑急性阑尾炎者,亦应放宽剖腹探查的指征。

3.阑尾切除术时,尽量不同时行剖宫产术,以免感染扩大。

4.术时动作轻柔,术后应予镇静剂及安胎治疗。

5.妊娠足月合并阑尾炎时,因产科原因需剖宫产者则可先行剖宫产术,最好行腹膜外剖宫产,再行阑尾切除术。术中做细菌培养加药物敏感试验。

(齐英芳)

第十三节　急性胆囊炎和胆石症

　　妊娠合并急性胆囊炎和胆石症是仅次于阑尾炎的外科疾病。虽然发病率很低,妊娠期仅为 0.1‰～0.6‰,但仍应谨慎处理。急性胆囊炎患者多合并有胆石症,故在此一并叙述。

(一)妊娠与急性胆囊炎和胆石症的关系

　　1.妊娠对急性胆囊炎和胆石症的影响　妊娠期胆囊容积增大,排空率在妊娠 14 周以前仅有轻度下降,至妊娠 14 周以后,胆囊的排空率可明显下降,残余容积达到 2.5～16ml。胆囊的这种变化与妊娠期的激素水平关系密切。雌激素影响胆囊黏膜上皮细胞膜对钠离子的调节而使其吸收水分的能力下降,从而使胆囊浓缩功能下降,胆汁形成过多。孕酮的分泌增加,不但降低了胆囊对缩胆囊素的反应,还可抑制胆道平滑肌的收缩,使之松弛,故影响了胆囊的排空。再加上妊娠期胆汁中胆固醇含量增加以及胆汁酸盐和磷脂减少,使胆固醇容易从胶态溶液中析出,产生结晶和沉淀,从而形成结石。可以说,妊娠是诱发胆囊炎和胆石症的重要因素。妊娠晚期的胆囊炎和胆石症相对更多见。

　　2.急性胆囊炎和胆石症对妊娠的影响　妊娠期的急性胆囊炎和胆石症容易发生坏死、穿孔和弥漫性腹膜炎,治疗不及时可增加母儿的死亡率。炎症刺激容易诱发宫缩导致早产,毒素的吸收还会影响胎儿的供氧造成胎儿窘迫。妊娠早、中期的急性胆囊炎因腹腔镜的广泛开展而使继续妊娠变得安全,对母儿亦不会产生太大影响。

(二)诊断要点

　　1.临床表现

　　(1)病史:起病前可有饱餐或进油腻食物史。既往可有类似发作史。

　　(2)症状:为突然发生的右上腹或中上腹阵发性绞痛。疼痛较剧,常逐渐加重,多于夜间发作。疼痛常向右肩部及背部放射,并伴有寒战、高热、恶心、呕吐等一系列症状。若炎症累及胆管或出现急性化脓性胆管炎时,还可出现黄疸。

　　(3)体征:表现为右上腹胆囊区的压痛。局部腹肌紧张较明显,墨菲征阳性,右肋缘下可于吸气末触及有触痛的肿大胆囊。

　　2.辅助检查

　　(1)白细胞计数:在妊娠早期出现白细胞计数升高达(10～15)×10^9/L,并伴核左移则诊断价值较大,妊娠中、晚期正常孕妇的白细胞计数亦可升高,故此阶段以后该项检查意义不大。

　　(2)肝功能检查:血清中丙氨酸氨基转移酶(ALT)、天门冬氨酸氨基转移酶(AST)以及碱性磷酸酶(ALP)均可有不同程度的升高,特别是前两者升高意义更大。若同时伴有胆总管的梗阻,则胆红素亦会有所上升。

　　(3)超声检查:可发现胆囊体积变大,胆囊壁变厚。由于大多数胆囊炎患者同时合并有胆石症,故超声下还可见到胆液的低回声与胆石光团的混合影像。胆囊收缩时还可见到胆囊收缩不良。若胆总管扩张,常提示胆总管存在梗阻。

3.鉴别诊断

(1)急性肾盂肾炎:发生于右侧的急性肾盂肾炎可因疼痛的部位与急性胆囊炎相邻近而易混淆。但急性肾盂肾炎常伴有典型的尿频、尿急、尿痛等膀胱刺激症状且自觉右侧腰部钝痛,叩击右肾区有明显的疼痛感,尿液检查发现有大量的白细胞,中段尿细菌培养阳性可确诊。

(2)泌尿系结石:发生于肾盂和输尿管上段的结石也可发生急性的绞痛,但该病常有孕前类似的发作史,寒战、高热少见,不会出现黄疸,肝功能正常,尿检查发现数量不等的红细胞。B超有助于诊断。

(3)急性阑尾炎:妊娠晚期的急性阑尾炎可因阑尾位置被推得较高而与急性胆囊炎混淆。前者疼痛起于上腹部或脐周,逐渐转移至病灶处,常不伴寒战、高热,肝功能检查正常。B超可发现正常大小的胆囊,而于盲肠部发现肿大的阑尾。

(4)急性胰腺炎:病前常有饮酒、饱食史,为突发性持续性上腹痛,向腰背部放射,高热但不伴寒战。尿淀粉酶检查即可发现异常,诊断价值较大。B超发现胰腺弥漫性均匀增大或局限性增大,内有散在反射光点。

(5)HELLP综合征:属重度妊娠高血压综合征,表现为溶血、血小板减少与和肝酶升高,亦可出现黄疸,有的还可出现右上腹肝区的疼痛。血压升高和尿蛋白增多及肾功能损害是该病的特征。

(三)治疗

1.治疗原则 以保守治疗为主,积极抗感染,若出现严重并发症,如胆囊穿孔、弥漫性腹膜炎,则不论妊娠处于哪个阶段均应手术治疗。

2.一般治疗 给予高蛋白、低脂肪、高热量食物,以流质食物为佳。注意休息,补充大量的维生素尤其是维生素K。注意补液,积极纠正水、电解质紊乱。高热时可给予物理降温,恶心、呕吐剧烈可给予阿托品0.5mg肌注。

3.解痉止痛 疼痛剧烈者可给予阿托品1mg肌内注射,若效果不佳,还可加用哌替啶50～100mg肌内注射。

4.抗生素 应选用大剂量广谱抗生素,同时做到对胎儿的影响尽可能小,如氨苄西林、三代头孢菌素等。

5.手术治疗 若在妊娠期内急性胆囊炎反复发作或病情控制不理想,甚至出现穿孔、腹膜炎时应采取手术治疗,主要为胆囊切除术和脓液清除术。早孕期的手术治疗容易造成流产,故手术后应积极保胎,并尽可能减小对子宫的刺激。中孕期以后手术相对较安全,但仍有一定比例的早产率和胎儿死亡率。Abuabara SF等总结对22名妊娠5～31周患胆囊炎的妇女进行腹腔镜胆囊切除术时认为妊娠合并急性胆囊炎在中孕期以及晚孕早期进行腹腔镜胆囊切除术并不会对母儿造成危害,亦不会增加早产以及其他并发症的危险。Strasberg SM等认为对于妊娠期有症状的胆石病是否采取行腹腔镜胆囊切除术还有争论,因为行腹腔镜胆囊切除术会增加胆道损伤的危险,且存在此类损伤的报道。

(湛艳瑞)

第十四节　肺炎

【病因和发病机制】

肺炎是由微生物感染引起的肺实质炎症,累及小支气管和肺泡,为妊娠期非产科感染的最常见原因。劳累,着凉、淋雨常为诱因。妊娠期肺炎发生率较低,国外有报道发病率0.078%～0.27%,国内统计资料发病率0.44%～8.47%。肺炎可发生于孕期任何时间,孕晚期病情更重,死亡率更高。死亡原因多为呼吸衰竭、心功能衰竭、多脏器功能衰竭、DIC。抗生素广泛使用以来母亲病死率由以往的20%～32%下降到0～8.6%。近年来因环境因素、慢性呼吸道疾病的增加、免疫缺陷的增加、滥用药物、高龄产妇增多等因素妊娠期肺炎发病率有增加趋势。特别是病毒感染引起的急性重症肺炎、严重急性呼吸综合征(SARS)、急性呼吸窘迫综合征(ARDS)导致呼吸衰竭高ICU入住率、高死亡率、高经济负担,日益引起人们关注。

妊娠期肺炎病原学检测结果各家报道有差异,主要包括:①细菌:肺炎链球菌、肺炎球菌、卡他莫拉菌、流感嗜血杆菌、葡萄球菌、大肠埃希菌、肺炎克雷白杆菌、铜绿假单胞菌等;②病毒:如甲、乙型流感病毒、水痘带状疱疹病毒、EB病毒、合胞病毒、副黏液病毒等;③真菌:白色念珠菌、曲霉菌等;④其他:支原体、衣原体、立克次体、弓形体、军团菌等。妊娠合并肺炎并急性重症肺炎的最常见的类型是肺炎球菌性肺炎和病毒性肺炎。细菌性肺炎中以肺炎球菌性肺炎最多见,有报道占妊娠期肺炎的25%～50%,病死率17%～25%。病毒性肺炎引起急性重症肺炎机会较高。流感暴发期间,30%～50%的妊娠流感患者死于肺炎。2009年7月29日日内瓦～7月31日《柳叶刀》发表了在美国开展的研究情况,提出注意孕妇感染H1N1大流行性流感病毒后罹患严重或致命病症的风险更大。存在大流行性病毒广泛传播的其他一些国家也同样报道孕妇的风险增加,尤其是在妊娠中期和末期。还有报道表明,受感染妇女发生胎儿死亡或自然流产的危险加大。冠状病毒感染引起急性重症呼吸综合征(SARS)总死亡率3%,ICU内严重病例死亡率高达30%。

病原体入侵的方式主要为口咽部定植菌随分泌物误吸和带菌气溶胶吸入,引起细菌直接种植。邻近部位感染扩散或其他部位经血道播散少见。孕期胸廓解剖学的改变,膈肌上抬,呼吸动度下降,功能残气量减少,氧耗增加,使产妇对缺氧极为敏感,以至于短暂低氧血症耐受明显下降。胸膜腔内压增高导致分泌物廓清能力下降。妊娠时气道黏膜充血水肿,局部防御力下降,极易发生上呼吸道感染并迅速向下发展,由于入睡后鼻咽部分泌物、胃内容物少量反流吸入同时使肺炎发生几率加大。最重要的是孕期母体免疫状态的改变,尤其是孕中晚期更为明显,特别是细胞免疫功能削弱(TK活性下降,TH细胞数目减少)可以造成一些病毒、真菌、结核对宿主的致病力特别强,这些感染在孕期有较高发病率和危及生命的严重感染,这就很好解释了妊娠期急性重症肺炎发生较一般肺炎患者高,治疗难度大的原因。

总结起来妊娠期肺炎有其特点:病情易于加重,发展迅猛,极快出现呼吸衰竭,导致重症肺炎发生。并危及母体胎儿生命,致早产发生率高。孕妇血管通透性增加,微生物容易沿淋巴管、血循环扩散人体腔、心内膜等引起脓胸、心包、心内膜炎。G-杆菌等感染机会增高,导致全身脓毒血症发生,引起难以纠正的休克发生,导致多器官功能衰竭。

【病理改变】

细菌侵入肺泡后在其中繁殖,形成浆液性渗出物,并引起肺组织的变态反应,浆液和纤维蛋白原大量渗出,细菌和炎症分泌物沿肺泡间孔和呼吸性细支气管迅速向肺段、叶蔓延造成肺实变,甚至波及胸膜。病毒性肺炎常表现为间质性肺炎,肺泡间隔明显增宽,肺间质内血管充血、水肿、淋巴细胞、单核细胞浸润。有些病毒性肺炎(如流感病毒肺炎、麻疹病毒肺炎和腺病毒肺炎等)肺泡腔内渗出变化较明显,渗出物浓缩凝结,形成透明膜。有些混合性感染,特别是继发细菌感染的病毒性肺炎,病变更为严重,支气管及肺组织明显坏死、出血,并夹杂化脓性病变。除水痘一带状疱疹病毒性肺炎可引起两侧胸腔积液外,其余病毒性肺炎不出现或仅有少量胸腔积液。

重症肺炎患者由于肺内分流的存在和气体交换的恶化,往往表现为严重和持久难以纠正的低氧血症,严重的血流动力学异常。同时,机体对感染产生炎症反应(sepsis),从而引起全身过度炎症反应(SIRS),最终导致急性呼吸窘迫综合征(ARDS),甚至多器官障碍综合征(MODS)的发生。这一机制是急性重症肺炎病死率高的主要原因。妊娠期母体的免疫状态使此过程更易发生。

【临床表现】

妊娠期肺炎的临床表现与社区获得性肺炎相同,主要为发热,伴寒战、胸痛和咳嗽。咳嗽可为干咳、咳黏痰或脓性痰,有时会咳铁锈色痰或血痰,甚至咯血;伴发肺脓肿时可出现恶臭痰。肺炎的肺外表现为头痛、恶心、呕吐、腹痛、腹泻、肌痛和关节痛等。重症肺炎患者有严重的呼吸窘迫症状、精神状态改变、意识障碍、少尿、休克等表现。体征上受累肺区能闻及湿啰音,有肺实变表现,如叩诊呈实音、触觉语颤增强,可闻及支气管管性呼吸音等。上述典型肺实变表现只占 CAP20%,此外约 10% 的病例可闻及胸膜摩擦音。重症者体征主要表现在血流动力学不稳定、缺氧,可能存在肺外感染病灶如败血症、脑膜炎。胸片表现为不透明的片状阴影,病变累及一个肺叶以上,出现空洞,病灶迅速扩散或出现胸腔积液。

【诊断】

1.妊娠期和非妊娠期重症肺炎标准相同。CAP 患者的病情严重程度不同,其致病菌也存在显著差异;CAP 病情严重程度的评价方法主要包括 CURB-65 以及肺炎严重指数(PSI)这两种评分体系。临床上较易于操作的是 CURB-65。内容包括:

意识障碍(confusion,新出现的对人、地点、时间的定向力障碍)

氮质血症(uremla,尿素氮≥7mmol/L)

呼吸频率(respiratoryrate,≥30 次/min)

低血压(b100dpressure,收缩压<90mmHg,舒张压<60mmHg)

年龄(≥65 岁)。

这五项其中每一项达到标准得 1 分,0~1 分门诊治疗,2 分以上住院,3 分以上需要 ICU 治疗。

2.重症肺炎的诊断:目前各国还没有普遍认同的统一标准。比较常用的有美国胸科协会

（AST）、英国胸科协会（BTS）及我国制订的诊断标准，但无论哪国标准，制订的目的主要在于预测、评估、指导患者入院治疗的必要性，入 ICU 治疗的必要性和初始经验性治疗的抗生素选择。

我国制订的重症肺炎标准：①意识障碍。②呼吸频率＞30 次/min。③动脉 $P(O_2)$≤60mmHg，PaO_2/FiO_2≤300，需行机械通气治疗。④血压＜90/60mmHg。⑤胸片显示双侧或多肺叶受累，或入院 48h 内病变扩大≥50%。⑥少尿：尿量＜20ml/h，或＜80ml/4h，或急性肾衰竭需要透析治疗。

【治疗】

妊娠期重症肺炎的治疗包括：抗微生物治疗、呼吸支持治疗和胎儿评估。

1.一般治疗　保持病房温度适宜、空气流通。对患者应实行呼吸道隔离，医护人员与患者接触时戴口罩。有呼吸困难和发绀时，给予氧气吸入并采取半卧位；可用体位引流，如左侧肺炎可取右侧卧位，右上肺炎可取头低俯卧位。饮食宜给易消化的半流质或软食，并富含维生素。不能口服者给予补液，点滴速度不宜过快，以免发生肺水肿。注意口腔护理。对症、营养支持治疗，纠正酸碱平衡和电解质紊乱。适当限制液体入量。提高免疫力。

2.抗感染治疗　感染危及母体生命，药物选择应以抢救母体生命，对胎儿安全性高为根本原则。美国食品与药物管理局（FDA）根据药物对胎儿的可能危害，将用于孕妇的处方药物分为 5 个类别，具体药物可参考次分类标准。抗感染应选择广谱抗生素，并足量，联合用药有效控制感染是重症肺炎治疗的中心环节。可以参考国内 2006 年中华医学会呼吸病学分会修订的 CAP 指南，其中详细讲述了初始经验性治疗的药物选择。一般来说可以考虑：CAP 大环内酯类联合第三代头孢菌素或联合广谱青霉素/β-内酰胺酶抑制剂、碳青霉烯类；青霉素过敏者用喹诺酮类联合氨基糖苷类。HAP 可用喹诺酮类或氨基糖苷类联合抗假单胞菌的 β-内酰胺类、广谱青霉素/β-内酰胺酶抑制剂、碳青霉烯类的任一种，必要时可联合万古霉素。病毒性肺炎则用抗病毒药物阿昔洛韦 800mg，5 次/d 治疗。

3.肾上腺皮质激素的使用　其作用有改善肺、肾功能；抑制垂体 β-内啡肽的释放，拮抗内毒素、减轻毒血症状，有特异性抗炎作用；增强心肌收缩力及增加心排出量；降低血细胞和血小板的黏附性；稳定细胞溶酶体膜的功能。指征：重症肺炎中毒症状严重，高热持续 3d 不退；48h 内肺部病变面积扩大超过 50%，有 ALI 或出现 ARDS。用法：每 6h 静注氢化可的松 200mg，维持 48h，或甲强龙 80～320mg/d，病情缓解或胸片阴影有吸收逐渐减量。

4.呼吸支持　10% 妊娠期肺炎引起呼吸衰竭。重症肺炎患者常可导致呼吸衰竭。呼吸支持治疗目标：维持动脉 PO_2＞60～70mmHg，SaO_2＞0.90 保障胎儿最低需氧量。

（1）无创正压通气：对于中等程度低氧血症的肺炎患者可应用面罩进行无创通气，模式有持续气道正压（CPAP）、双水平正压通气（BiPAP）。其优点是可以避免气管插管并减少常规机械通气的并发症，有效改善动脉血氧，减少呼吸困难，并能减轻胎儿窘迫。应用无创通气时，应该进行持续的呼吸监护。

（2）常规机械通气：通气指征，通气障碍，60%FiO_2 下，动脉 PO_2＜60mmHg SaO_2＜0.85；换气障碍，动脉 PCO_2＞50mmHg。常用模式为同步间歇强制通气（SIMV）或辅助通气/控制（A/C）模式。机械通气初期可给予 FiO_2 为 100%，以后再逐渐降低 FiO_2。根据低氧血症的严重程度和肺顺应性降低的情况来选择 PEEP。此外尚有侧卧位通气,分侧肺通气方式,目的均是改善通气/灌注比例,改善氧合。

(3)必要时可用体外膜肺(ECMO)治疗。ECMO 指征:心脏指数(CI)<2.5L/(min·m²),动脉 PO_2/FiO_2<50,或经过支持治疗心肺功能恶化。

5.产科处理　选择性终止妊娠能否改善母亲呼吸状态尚需进一步探究。因妊娠腹腔内容积增大,使肺功能性储气量减少,而且需向胎盘血管床分流血液,氧耗量增加,有学者观察分析晚期妊娠并重症肺炎需机械通气患者,终止妊娠后病情可迅速好转。但另有报道对一组需机械通气的妊娠妇女研究,终止妊娠 24h 内需氧量减少 28%,但通气指数和临床过程无改变,认为产科因素才是终止妊娠指征。因肺炎可致早产,应注意观察胎心、胎动以及有无先兆早产的征象,做到及时个体化处理。若产程进展快,阴道分娩产妇在第二产程应避免过度屏气用力,可以胎头吸引器或产钳结束分娩。产程进展不理想者应气管插管全麻下剖宫产。产后继续原治疗,注意预防产后出血。

【预后】

妊娠期重症肺炎病情常较危重,易发展为菌血症或败血症,可因内毒素而致毒血症,出现休克、弥散性血管内凝血、急性呼吸窘迫综合征、心功能衰竭、肾功能衰竭等多器官功能衰竭(MSOF),后果严重,可导致死亡。对围生儿影响可致胎儿死亡、早产、低体重儿及宫内感染(尤其是病毒性肺炎)。10%的重症 CAP 患者可以并发 ARDS。发生 ARDS 的妊娠妇女,死亡率高达 43%~44%,围生儿死亡或胎儿丢失率达 23%。当前,已有新的通气策略和模式对 ARDS 患者进行通气支持,如:允许性高碳酸血症、反比通气等,这些措施可以降低肺部气压伤和通气所致的肺损伤。

【预防】

只有做好肺炎的预防才能减少急性重症肺炎的发生。

1.一般性预防　①食用高蛋白、高热量及富含维生素 C 的食物,增加机体抵抗力。②天气突变时注意保暖。③病毒或细菌感染流行期间尽量少出入公共场合,避免和减少与感染人群的接触;另外还应避免和已感染的鹦鹉、鸟类或家禽接触,以预防鹦鹉热肺炎的发生。④加强对空气调节器的供水系统、湿润器、喷雾器等的卫生管理以减少肺炎军团菌病的传染。⑤减少危险因素如吸烟、酗酒、贫血、营养不良等。

2.肺炎的特异性预防措施　各种肺炎特异性疫苗的开发和应用已有很大进展,但是多数预防效果不理想。①对高危人群,如糖尿病、心脏病、肾病、哮喘、慢性支气管炎、高血压、镰状细胞病、脾切除术后和免疫抑制者(如 HIV 感染、器官移植受者等),建议妊娠前注射肺炎球菌疫苗。②若孕妇接触水痘、带状疱疹病毒感染的患者可疑罹患水痘病毒感染,应及时检测病毒抗体滴定度,若抗体检测阴性或未能确定身体免疫状态,建议在接触后 72 小时内应用水痘-带状疱疹病毒的免疫球蛋白(VZIG)预防或减轻水痘病毒感染的症状,但是这种被动免疫方法仅限于保护性免疫缺失的患者。对于血清学证明有可能感染水痘病毒或水痘病毒易感的免疫力正常的育龄妇女可应用该疫苗免疫预防,但是应在接种疫苗至少 3 个月后方可妊娠。③风疹和水痘疫苗建议可在易感妇女妊娠前 1~3 个月或产褥期使用。④流感疫苗在妊娠期使用尚存争议。Mak 等认为,流感疫苗的安全性尚需进一步评估,不建议在妊娠早期使用。一些学者认为流感疫苗为无活性的病毒株,妊娠期使用未见对胎儿有不良作用。美国妇产科学院和美国疾病控制中心建议:妇女若妊娠期在流感高发季节,计划妊娠前及妊娠期均可注射流感疫苗。2009 年 H1N1 流感大流行期间,世卫组织于全球预警和应对(GAR)中进一步建议,在获得大量流感疫苗后,卫生当局应将孕妇视为免疫接种的重点人群。

(杨水艳)

第十五节　癫痫

癫痫是多种原因导致的脑部神经元高度同步化异常放电的临床综合征。临床表现具有发作性、短暂性、重复性和刻板性的特点。由于异常放电神经元的位置不同及异常放电波及的范围差异,导致患者的发作形式不一。可表现为感觉、运动、意识、精神、行为、自主神经功能障碍或兼有之。每次发作称为痫性发作,反复多次发作则称为癫痫。

我国癫痫的患病率为 0.44%,约有 900 万以上的癫痫患者,其中 25% 的癫痫患者是生育年龄的妇女。美国育龄妇女癫痫的患病率为 1.1%,每年有 0.3%～0.4% 的儿童生自癫痫的母亲。目前癫痫的治疗及预后均有了很大的改善,患癫痫的育龄妇女仍可妊娠。有癫痫史的两性患者结婚率近年不断上升,癫痫女性患者结婚率已与正常女性结婚率相近,生育情况也与正常女性生育情况相近。但是妊娠对癫痫和抗癫痫药物(AEDs)对胎儿的影响,在具体病例中不易预测。目前妊娠合并癫痫面临三大主要临床问题:①约近半数患者在妊娠后病情加重,大发作时外伤和窒息危及母儿。②几乎全部 AEDs 都有可能致畸,且为了有效控制发作,常需加大药量。③妊娠期抽搐的原因很多,需正确鉴别诊断。

【病因】

1.特发性癫痫　除了存在或者有可疑的遗传因素外,缺乏其他的病因。

2.症状性癫痫　由各种明确的中枢神经系统结构损伤或者功能异常所致。如脑外伤、脑血管疾病、脑肿瘤、中枢神经系统感染、寄生虫、遗传代谢性疾病、皮质发育障碍、神经系统变性疾病、药物和毒物等。

3.隐源性癫痫　尽管临床的某些特征提示为症状性的,但是目前的检查手段难以寻找到病因。占 60%～70%。

4.妊娠性癫痫　癫痫首次发作于孕期,产后即停止,可反复发作,也可单次发作。

【发病机制】

癫痫的发病机制复杂,至今知之甚少。公认的为颅内抑制性神经递质与兴奋性神经递质平衡失调所致。

【妊娠与癫痫间的相互影响】

妊娠对癫痫的影响:怀孕期间癫痫发作次数增加与 AEDs 的量不足有关。Yerby 等检查了妊娠期卡马西平、苯妥英钠、苯巴比妥、丙戊酸钠的药代动力学,发现妊娠期所有药物的平均浓度下降,分娩时降到最低水平,产后 2～4 周又上升。其中苯妥英钠下降最多,到分娩时比基础值下降 56%,其次为卡马西平,下降 42%,丙戊酸钠下降 39%。分娩时母亲,婴儿配对 AEDs 血浆浓度,苯巴比妥母婴一致,卡马西平母亲总浓度高。AEDs 血药浓度下降的原因有:早孕反应等导致药物吸收不良;妊娠期 AEDs 生物效力降低;妊娠时体重增加,总体液量增加;妊娠时血浆代谢清除率增加。但是 AEDs 总量下降与游离下降不成比例,AEDs 有较高的蛋白结合率,妊娠时血浆蛋白水平下降,非结合部分比例增加,但产后又减少。

癫痫对妊娠结局的影响:致畸。癫痫妇女的胎儿发生畸形的危险比一般妇女高 2~3 倍。过去认为发生畸形的机制有:癫痫本身由遗传缺陷造成其子孙的出生缺陷、AEDs 所致。但是循证医学研究认为癫痫本身的遗传缺陷证据不足,AEDs 的致畸作用与 AEDs 的类型无关,而与用 AEDs 剂量及合并用药的多少有关;几乎所有的 AEDs 均有潜在的致畸作用,联合用药危险性更大。令人欣慰的是经 AEDs 治疗的妇女娩出的新生儿中,90% 以上是正常的。此外癫痫大发作可导致胎儿宫内窒息。未发现癫痫与早产、滞产、死胎有关,围生期胎儿死亡率并未增加,胎儿头围也不小于正常。因前列腺衍生物可促使癫痫发作,流产时应不用或慎用该药来终止妊娠。

【临床表现】

1.单纯部分性发作(SPS)　发作时无意识障碍。EEG 可以在对侧相应皮质代表区记录到局灶性异常放电,但头皮电极不一定能记录到,发作间期的 EEG 也为对侧局灶发放。根据放电起源和累及的部位不同,单纯部分性发作可表现为运动性、感觉性、自主神经性和精神性发作四类,后两者较少单独出现,常发展为复杂部分性发作。

2.复杂部分性发作(CPS)　发作时伴有不同程度的意识障碍(但不是意识丧失),患者对外界刺激没有反应,发作后不能或部分不能复述发作时的细节,同时有多种简单部分性发作的内容,往往有自主神经症状和精神症状发作。EEG 可记录到单侧或双侧不同步的异常放电,通常位于颞区或额区。发作间歇期可见单侧或双侧颞区或额颞区癫痫样放电。复杂部分性发作大多起源于颞叶内侧或者边缘系统,也可以起源于其他部位如额叶、嗅皮质等部位。

3.全面强直-阵挛性发作(GTCS)　以突发意识丧失、全身强直和抽搐为特征,典型的发作过程可分为强直期、阵挛期和发作后期。一次发作持续时间一般不超过 5 分钟,常伴有舌咬伤、尿失禁等,并容易造成窒息等伤害。发作时 EEG 表现为爆发性的双侧脑电异常。发作期脑电图变化多以全面的低波幅快波活动或者电抑制(强直期)起始,并出现波幅逐渐增高的棘慢波、棘波节律(阵挛期),后期往往因为动作伪差难以识别。发作后呈现电抑制现象。

4.失神发作　表现为突然意识丧失,动作中止,凝视,呼之不应,可有眨眼,不伴或伴有轻微的运动症状,结束也突然。通常持续 5~20 秒,罕见超过 1 分钟者。发作时 EEG 呈规律性长程爆发的双侧同步 3Hz 的棘-慢波。

【辅助检查】

1.脑电图　有助于明确诊断及分辨癫痫的类型。癫痫患者 80% 脑电图异常,可据此鉴别癫痫类型和进行病灶定位。但脑电图正常不能完全除外癫痫。正常人约 10% 可以出现脑电图节律性异常,因此分析脑电图时必须与临床相结合。

2.影像学检查　可待分娩后做进一步的检查:超声、CT、MRI、DSA 等。

3.化验检查　血、尿常规、大便查虫卵、生化、血气分析等。

【诊断】

根据典型的临床表现及异常脑电图即可诊断。详细的神经系统检查和全身体格检查及有针对性的实验室检查有助于发现可能的病因。

1.临床表现　①共性：是所有癫痫发作都有的共同特征，即发作性、短暂性、重复性、刻板性。②个性：即不同类型癫痫所具有的特征。是一种类型的癫痫区别于另一种类型的主要依据。

2.脑电图上的痫性放电　典型表现是棘波、尖波、棘-慢或尖-慢波。

【鉴别诊断】

1.子痫　多发生在妊娠28周后，有妊高征病史，伴有高血压、水肿、蛋白尿、眼底改变和血液尿酸水平增高，需注意个别子痫患者在抽搐前血压无明显改变，而癫痫发作时舒张压通常不超过95mmHg，也不伴有明显水肿及蛋白尿。

2.低钙血症　抽搐可发生于任何孕期，以手足搐搦为主，患者多有偏食习惯，接受日照少，发作时Chvostek征阳性，血钙处于正常低限或以下。

3.脑血管疾病　抽搐时伴有颅压增高的症状或神经系统定位体征，头颅磁共振、CT扫描有特殊表现。

4.羊水栓塞　发生于产程中，突发性呼吸困难、发绀、抽搐，继发血压下降，多伴有凝血障碍。

5.癔症　发作时有明显的情绪因素，多有他人在场，症状多样，动作古怪，意识清楚，面色、瞳孔正常，不发生自伤、外伤，也无尿失禁，发作可持续数小时，暗示治疗有效，事后能记忆发作过程。

6.晕厥　因全脑短暂缺血引起意识障碍。起病、恢复均较缓慢，多见于体质虚弱及神经血管功能不稳定者，发作前有头晕，眼前发黑、心慌、出汗、恶心、胸闷等症状，继之晕倒，意识丧失短暂，清醒后肢体发冷、乏力等。

【治疗】

治疗目标：无发作，抗癫痫药副作用最小，孕母子结局好。

1.对强直-阵挛性发作及癫痫持续状态的处理

(1)保持呼吸道通畅，维持呼吸、循环功能。防吸入，防受伤，建立静脉通道，心电监测，查血气分析、电解质、血糖、血常规等。

(2)已经在使用抗癫痫药者监测血药浓度。

(3)终止发作

首选地西泮10～20mg静推(2mg/min)，再予80～100mg静滴维持12小时。

苯妥英钠200～500mg静推(20～40mg/min)，最大剂量为25mg/kg或者1g。有心律不齐、低血压或肺功能损伤者慎用。

苯巴比妥0.2g肌注，或者100mg/min静脉滴注，最大剂量为20mg/kg。

副醛0.2ml/kg灌肠或用10%水合氯醛20ml灌肠。

上述治疗无效时可考虑全身麻醉。

妊娠期首次发作者，若其他检查正常，可不必用抗癫痫药，因大都不再发作；若发作2次以上，应使用抗癫痫药，宜小剂量开始，逐渐加量。

（4）胎儿监护：大发作时缺氧可使胎儿异常，抽搐终止后多能自然恢复正常。但若胎心持续异常、宫内复苏无效者应迅速娩出胎儿，必要时行剖宫产。

（5）保持水电解质平衡。

（6）预防脑水肿：20％甘露醇125ml快速静滴，地塞米松首剂10mg静推后，可每4～6小时肌注或静推5mg。

2.对妊娠的处理

（1）孕前咨询：医生告知患者癫痫及AEDs对妊娠及胎儿的风险，癫痫发作频繁或有精神症状的妇女不宜妊娠，避孕失败者应行人工流产，已有活孩的母亲应劝说绝育。

（2）孕期处理：轻症的癫痫孕妇在适当监护下可期待正常分娩。在分娩过程中可预防用药以避免癫痫发作，常用地西泮，静脉滴注至胎儿娩出，产后可继续用药，应逐渐减慢速度，但不宜立即减量，如有产科指征可行阴道助产术或剖宫产术。分娩后检查新生儿有无畸形，为防止出血可立即注射维生素K，2～4小时后检查凝血因子，若有异常再次注射维生素K。

（3）产后建议：癫痫频繁发作者不宜哺乳，以免发作时伤及婴儿，同时防止抗癫痫药通过乳汁影响婴儿生长发育；及时调整AEDs治疗；给予避孕的建议。

剖宫产指征：原发性神经系统或精神缺陷，分娩时产妇不能合作；晚期妊娠时不能控制抽搐，每日有精神运动性发作，每周有强直·阵挛发作，以前有严重抽搐发作；有严重的身体或精神障碍。

急诊剖宫产：分娩时抽搐；胎儿窒息；分娩时母亲活动力缺乏。

3.对癫痫发作间期的处理　　癫痫用药咨询。国际儿科学药物学会于1979年做出以下建议：

孕前已数年未发作者，先停用抗癫痫药。

正在服用抗癫痫药的孕妇可有90％的机会获得正常儿。但由于药物或癫痫本身的作用，孩子智力低下的机会将2～3倍于正常孕妇儿。

早孕期以后癫痫孕妇，因畸形可能已经存在，没有必要停药，用苯妥英钠一般不需要换用苯巴比妥。

孕期停药致癫痫发作加重者其胎儿结局不如继续用药者。

2009年美国神经病学学会（ANN）年会发布的最新癫痫女性妊娠指南认为癫痫妇女可安全妊娠，但不宜服用丙戊酸。

（闫　猛）

第十六节　脊髓疾病

一、妊娠合并脊髓血管性疾病

妊娠合并脊髓血管性疾病包括缺血性脊髓血管病和出血性脊髓血管病,两者均罕见。

(一)缺血性脊髓血管病

缺血性脊髓血管病是指由于营养脊髓的血管闭塞或血流减少所导致的灌流领域内脊髓的急性缺血病,不仅包括脊髓梗死,也包括尚未形成梗死的脊髓缺血。

【病因及发病机制】

1.原发性血管病变　由于脊髓血管本身的病变导致脊髓梗死,如结节性多动脉炎、系统性红斑狼疮、梅毒性血管炎等。

2.继发性血管压迫　由于脊椎或脊膜的病变造成对脊髓血管的压迫可引起缺血性脊髓血管病。妊娠晚期逐渐增大的子宫可压迫下腔静脉,导致硬膜外和椎旁静脉丛静脉血流回流不畅而充血、肿胀,脊髓水肿。

3.脊髓血管栓塞　脊髓血管栓塞大多由心脏疾病所致。罕见的栓塞原因有髓核栓塞,多发生于脊髓前动脉。髓核是如何进入脊髓血管系统的目前仍不清楚。Naiman 假设认为侧面破裂的椎间盘损伤了邻近的根动脉,髓核进入动脉系统引起栓塞。

【临床表现】

多急性起病,首发症状以节段性疼痛最多见,疼痛的部位与病变部位相一致,可表现为难忍的根性疼痛或钝痛。脊髓前动脉闭塞时,有病变平面的下运动神经元和病变平面以下的上运动神经元损害表现、分离性感觉障碍、膀胱直肠功能障碍等。脊髓后动脉闭塞主要表现为损害平面以下深感觉消失,而痛、温觉不受损害。

【诊断与鉴别诊断】

根据患者有急性背痛、四肢或双下肢瘫痪,MRI 检查可发现下腔静脉受压、椎静脉丛、硬膜外静脉丛充血或有脊髓动脉闭塞表现可明确诊断。本病应与脊髓出血性疾病、脊髓压迫症相鉴别。

【治疗】

缺血性脊髓血管病的一般治疗与缺血性脑血管病相同。但应注意对引起缺血性脊髓血管病的各种病因治疗,如:

1.因增大的子宫压迫下腔静脉者,应尽早分娩,解除压迫。

2.血管炎引起者应使用糖皮质激素等。

(二)出血性脊髓血管病

出血性脊髓血管病根据出血部位的不同,可分为硬膜外出血、硬膜下出血、脊髓蛛网膜下腔出血和脊髓内出血。

【病因及发病机制】

出血性脊髓血管病的病因有：①外伤：脊髓外伤常可引起血管破裂出血。②血液病：血友病、白血病、血小板减少性紫癜、再生障碍性贫血等。③血管畸形：椎管内的各种血管畸形，如动脉瘤、动静脉畸形均可因破裂而出血。④抗凝治疗：对心律失常或心脏瓣膜疾病的抗凝治疗过程中偶可诱发椎管内出血。⑤硬脊膜外静脉压力升高：硬膜外静脉无瓣膜，妊娠时处于高血流动力学状态，分娩时用力或咳嗽引起中心静脉压突然升高，增高的静脉压传至硬膜外静脉，此时静脉内压力高于硬膜外腔，若静脉壁本身存在病变时，则容易破裂出血。

【临床表现】

急性起病为出血性脊髓血管病的共同特征，不同部位的出血其临床表现有一定差异。

1.脊髓硬膜外和硬膜下出血 其临床表现为迅速发生的脊髓压迫症，常首先表现为与受损平面一致的剧烈背部疼痛，数小时内从不完全截瘫到完全截瘫。硬膜外出血较硬膜下出血常见。

2.脊髓蛛网膜下腔出血 常表现为急性起病的背部剧痛，而其他神经系统症状表现则较轻微，但脑膜刺激征明显。

3.髓内出血 脊髓实质内出血临床症状常极严重。其特点是起病突然，刚起病时只有剧烈的背痛，然后出现迟缓性截瘫或四肢瘫，受损平面以下各种感觉消失，并有直肠和膀胱功能障碍，常有明显的自主神经功能障碍，如血压不稳、多汗、潮红等血管运动麻痹表现。脊髓休克期过后可出现痉挛性瘫痪。

【诊断与鉴别诊断】

根据突然出现的背部剧烈的根性疼痛并迅速发生截瘫和大小便功能障碍，结合脊髓CT/MR扫描，可明确诊断。本病需与急性脊髓炎、脊髓压迫症相鉴别。

【治疗】

患者应绝对卧床休息并应用止血药，有呼吸肌麻痹者应人工辅助通气，椎管完全梗阻时应紧急做椎板切除减压术，对脊髓血管畸形破裂所致者应尽快手术治疗，对血液病所致者应积极治疗原发病。

二、妊娠合并脊髓压迫症

脊髓压迫症是一组椎管内或椎骨占位性病变所引起的脊髓受压综合征，随着病变进展，脊髓、脊神经根和血管遭受不同程度的压迫，出现受压平面以下的肢体运动、感觉、反射、自主神经功能障碍。

【病因及发病机制】

妊娠合并脊髓压迫症罕见，病因主要包括肿瘤和炎症。椎体血管瘤是常见的脊柱良性肿瘤，妊娠晚期，增大的子宫使腹压增大并压迫下腔静脉，脊椎静脉血容量增加，导致椎体血管瘤体积扩大、生长，或引起椎体骨折、血管瘤破裂出血等而压迫脊髓。妊娠激素水平的变化也可能是促进血管瘤增大的原因之一。畸胎瘤是另一个引起脊髓压迫症的罕见原因。Kumra 报道一例怀孕 1 个月后出现背部、双下肢乏力、感觉障碍的患者，MR 显示 T5～T6 水平有一髓外硬膜内病灶,术后证实为畸胎瘤,畸胎瘤的孕激素、雌激素受体呈阳性,提示其生长受激素调控。

脊髓结核可引起椎体骨折或形成肉芽肿压迫脊髓,是引起脊髓压迫症最常见的炎症性因素。

【临床表现】

1.急性脊髓压迫症　常进展迅速,数小时至数日内脊髓功能完全丧失。多表现为脊髓横贯性损害,出现脊髓休克,病变水平以下迟缓性瘫痪、各种感觉缺失、反射消失、大小便潴留。

2.慢性脊髓压迫症　病情缓慢进展,早期症状和体征可不明显。通常分为三期:①根痛期:表现为病变水平的神经根及脊膜的刺激症状;②脊髓部分受压期:表现为病变同侧的运动和深感觉障碍,病灶对侧的浅感觉障碍;③脊髓完全受压期:出现脊髓完全横贯性损害的症状和体征。三期表现并非截然分开,常有重叠,界限不清。

【辅助检查】

1.脊椎 X 线平片　可发现脊柱骨折、骨质破坏、结核等。

2.CT/MRI 检查　可清晰显示病变的性质、部位及边界等。

【诊断与鉴别诊断】

根据患者逐渐出现的腰、背部疼痛伴病变部位以下的感觉、运动、自主神经功能障碍,结合CT/MRI 检查,可明确诊断。本病需与急性脊髓炎、亚急性联合变性等疾病相鉴别。

【治疗】

脊髓压迫症的治疗原则是去除压迫病因。应早期诊断,及早手术治疗。结核患者应同时抗结核治疗。

(闫　猛)

第二十五章　妊娠合并病毒感染及特殊感染

第一节　妊娠合并巨细胞病毒感染

巨细胞病毒(CMV)在宿主组织中形成巨大细胞,引起巨细胞包涵体病(CMID),因之得名。1956～1957年在3个不同实验室分离出所谓人类巨细胞病毒(HCMV)。Simth(1956)从死婴颌下涎腺和另外婴儿的肾脏得到两个菌株。同时Weller及其助手(1957)从一个因肝、脾大,黄疸,脉络膜视网膜炎死亡的小头婴儿的肝脏中分离出包涵体,经鉴定是CMV,此种病毒可引起先天性缺损、流产、单核细胞增多症、间接性肺炎、肝炎、宫颈炎、尿道炎,并与前列腺癌和膀胱癌等的发生有关,也是引起智力迟缓最常见的原因。次种病毒在人群中的感染很普通。我国预防中心病毒研究所应用酶联免疫吸附法(ELISA)检测血清抗体CMV抗体,发现5岁以下的婴幼儿阳性率为50%,6～15岁达80%,16～20岁为84%,21～50岁为82%～90%,50岁以上达100%。

(一)病原体

CMV是疱疹病毒(HV)属的一组病毒,在形态与其他病毒相似,病毒衣壳为20面对称立体,由162个子粒组成,核衣壳外常有一层松散的脂蛋白包膜,核衣壳的直径为110nm核酸使双链DNA。巨细胞密度为$0.176kg/m^3$,尿嘌呤和尿嘧啶占57%,分子量为3.2×10^7。受感染的细胞体积显著增大,可达$25～40\mu g$,随后出现胞浆内嗜酸性包涵体和核内嗜酸性包涵体。全身各器官组织均可有病变,以涎腺、淋巴结、肝脏、脾及肺为最显著,脑及肝脏组织中有局灶性坏死及炎症反应。隐性感染者多见。感染后病毒自涎液及尿液排出体外。CMV在PH<5、20%乙醚、$56℃30min$和紫外线照射5min时完全灭活。

(二)临床表现

健康成年人的CMV感染多为亚临床型,常无明显的临床表现,故难确定此病毒感染的潜伏期。全身感染极为少见,多发生于身体极度衰弱的各种慢性病及有免疫功能缺陷的患者。临床表现以间质型肺炎最为多见,其他脏器如肝脏、肾上腺等均可受损害,如发生感染,常有发热。故当不明原因的发热时,应考虑有CMV感染的可能。

年轻人的初次感染,偶可发生与传染性单核细胞增多症相似的临床表现,主要症状为发热,而无咽炎及淋巴结肿大.多伴有轻型肝炎和脾大,周围血中有不典型淋巴细胞,偶有病发心肌炎、肺炎和溶血性贫血者。病程不长,可完全恢复。

1.输血感染　输血可引起感染。行心脏大手术的患者,输血后可发生单核细胞增多症,为一种发热时间较长、脾大并伴有周围血象中不典型淋巴细胞增多的综合征,与输血次数和总量有关。有人报道,多次输血的患者,其CMV补体结合抗体滴度的变化为21%,而一次输血者仅为7%。据估计有5%的给血者可能将病毒传给受血者,所以避免对患者多血源给血。输血后感染常为亚临床型,CMV感染有致死的潜能,但在很多病例中又表现是无害的。虽然这种病毒感染可广泛传播,但只有在胎儿和免疫缺陷者以及接受免疫抑制的治疗者中,才能引起严重病变。

CMV感染有两种类型:一种是原发性感染,即CMV血清学阴性的受体接受CMV血清学阳性的供体,由输血发生的感染者;另一种是重新活跃或重新感染,即原先已有CMV感染潜伏体内(潜伏部位在涎腺、乳腺、肾脏、白细胞或其他腺体中,可长期或间歇地排除病毒),当免疫功能降低时,病毒重新活跃,进入复制或感染新的病毒株者。我国承认既往感染率相当高,故器官移植后原发性感染比较少见,大部分病例均为病毒重新活跃或重新感染。

2.器官移植患者CMV感染　我国学者段艳平(1992)报道采用病毒分离方法,自28例器官移植患者尿液中分离HCMV,阳性者11例,9例为肾移植受者,2例为胰腺移植受者。11例阳性患者中,9例伴有发热,可能是HCMV活动型感染最常见的症状,甚至是唯一的症状。伴有HCMV活动性感染的移植患者,其移植物功能可受到不同程度损伤,甚至功能丧失。若有肺部广泛性感染,患者情况将更为严重。张仕光等(1996)报道肾移植患者CMV感染率为23.1%(30/130),其中原发性感染仅4例,重新感染或重新活跃者26例(86.7%)。资料表明CMV感染最常发生在移植术后6个月之内。在危险因素中,最值得注意的是激素治疗无效、产生严重排斥的患者用抗淋巴细胞球蛋白(ALG)或OKT3治疗者。由于CMV感染无异性临床表现,单靠临床症状和体征难以诊断,故实验室检查非常重要。常规病毒分离需要4周常能得出结果。CMV特异性IgG抗体升高4倍一般相隔至少2周,难以满足临床要求;核酸杂交实验(NAHT)和聚合酶链反应(PCR)检测CMV内的DNA,方便灵敏,特异性好,能早期快速确定CMV,对控制CMV感染有很大帮助。

子宫内感染可引起死胎或早产,新生儿出生后可立即出现症状,也可迟至生后数周或数月开始出现症状。CMV侵犯胎儿可引起黄疸,胆淤,肝、脾大,脉络膜视网膜炎,溶血性贫血,小头畸形,视神经萎缩和肺炎等,多于出生后数日或数周死亡。存活者可遗留脑发育不全、智力低下、精神不正常。对先天性CMV感染不明显而脐血IgM水平高者,需延长随访,常需出生后数月甚至数年,才能下诊断。近年来发现胎儿CMV感染者产生不同的非神经性的缺陷:心脏的畸形,如先天性二尖瓣和肺动脉瓣闭锁不全。室间隔缺损,甚至出现法洛四联症;腹股沟疝、骨骼的病变也常见。新生儿输血后可发生CMV感染,所以随访接受过输血的婴儿非常重要,因约5%的供血者能将病毒传递给受血者。婴儿感染多发生在出生后头3个月内。Reyn-olds等认为新生儿CMV感染主要发生在胎儿通过受感染的产道时或通过乳汁传染。隐性CMV感染的激活常常发生在妇女妊娠期、器官移植、白血病和癌症经长期免疫抑制治疗的患者,易形成全身播散或出现间质性肺炎。

(三)诊断与鉴别诊断

此症常无明显的临床症状,因此诊断较难。从尿沉渣涂片中找到有包涵体的增大的细胞是诊断此症最简单的方法,但这种细胞数目不多,检查的阳性率不高。因此,诊断还有赖于从血液、尿液、涎液及活检中分离病毒并鉴定,或用血清学的方法做出诊断。

1.病毒分离和鉴别　分离病毒是决定感染存在最可靠的方法。病毒存在于尿、宫颈分泌物、涎液、咽喉部和白细胞中。在妊娠妇女中,大部分用尿与宫颈分泌物作病毒分离,由患者的尿中分离病毒,是诊断 CMV 感染最确切的方法。取尿做病毒培养,10d 后分离出病毒。近来报告在病毒尿出现之前,已可以从周围血中分离病毒。出生 4 周内婴儿尿分离出 CMV 基本可以确定为先天性感染。

2.血清学检查　最常用的是补体结合实验(CFT)和血凝抑制实验(HIT)。婴儿出生后不久血清中检出特异性 IgM 抗体取代,而且 IgG 抗体滴度比 IgM 持续时间长,故单独检出 IgG 抗体可能是既往感染的结果,检出 IgM 抗体则,提示近期病毒感染。急性感染的诊断可用血清中抗体水平的升高确定,间隔 7d,如抗体水平升高,就可考虑为近期的感染,但血清学检查不能正确评定潜在 CMV 感染存在。

虽然在疾病的开始时测定病毒抗原是病毒感染的快速特异性诊断的最好方法,然而因病变所在部位的关系,有时难于采取合适的标本来检测病毒抗原,或检测时局部分泌物或病灶中抗原已消失,因而检测特异性 IgM 抗体仍是早期和快速诊断的一种方法。

3.电镜检查　在临床标本中病毒颗粒数量极少的情况下,须用电镜才能检出病毒颗粒,观察病毒的形态,以进行鉴定,并可根据包涵体内病毒颗粒的形态做出诊断。

免疫电镜(IEM)是以同种抗体与待测标本混合,使抗体与标本中的病毒颗粒发生凝聚,在离心浓缩比聚合物,用负染法观察,可成功地检出多种病毒,尤其是尿液标本中的病毒。应用 IEM 技术可精确识别细胞培养中生长的病毒,并能在较短的时间内,对新分离的病毒精确分型,且能在经超速离心的血清标本中观察到几种病毒,并根据其独特的微细结构加以区别。以 pap 染色涂片,光学显微镜检查可发现脱落细胞中的病毒包涵体,再将含有病毒包涵体的细胞制备超薄切片,用电镜检查,可识别特异的病毒因子。以电镜检查先天性 CMV 感染患儿的尿液标本,可在 15～30min 内检出 CMV 颗粒。

进行快速特异性诊断的方式是收集患者的分泌物、渗出液、刮取物、活组织等,尽快地在 3～4h 内查出病毒抗原或病毒颗粒。取样中需要有足够数量完整的细胞,尽可能避免黏蛋白、炎症细胞及细胞碎片,或在制备时用洗涤法去除,将标本立即送检。

4.免疫荧光检测(IFA)　在快速诊断方面,此方法比电镜更为灵敏,可检测特异性 IgM 抗体,且能检测大量标本,减轻很多病毒的培养分离工作,并简化很多病毒的鉴定步骤。

5.免疫酶技术(IET)　将一种酶与抗病毒的特异性 IgG 通过过氧化物酶结合,过氧化物酶标记的抗体能在低温下保存几个月。这种技术的优点在于普通光学显微镜观察。此法已被成功地用于检测组织培养中的病毒抗原。1976 年 Gerna 等报道用此法鉴定巨细胞病毒的第一代分离株,认为此法灵敏、特异,可在 90min 内得出结果。

6.DNA 杂交技术(DNA-HT)　DNA 杂交技术是一种在分子水平分析 DNA 基因的技术。目前已可应用生物素标记或地高辛-探针检测孕妇血、脐血、绒毛、羊水、胎盘以及新生儿尿中 CMV-DNA。方法简便、快速、易行,敏感性达 88%,准确性达 88%,可测出 5～10pg HC-MV-DNA(2～4104 病毒基因),使用更为方便。

7.多聚酶链反应(PCR)技术　本法可将 CMV 序列扩增 $2 \times 10^5 \sim 2 \times 10^6$ 倍,敏感性达 1 个病毒基因 4×10^4 细胞,且可在 5h 内得出结果。现已成功用于临床 CMV 感染诊断。所能检测指标项目与 DNA-HT 完全相同,有报告两者检测结果经统计学分析极相符合。为几种方法间检测 CMV-DNA 提供临床诊断的可靠性取得了相互验证,但单独 CMV-DNA 阳性结果不能肯定是否为原发性或新近感染,因隐性感染亦可出现阳性结果,故还需根据病史、临床表现及检测 CMV-IgM。

(四)妊娠期感染及其影响

妊娠期感染 CMV 可通过胎盘感染胎儿,是除风疹外对胎儿影响最多的病毒。据报道,患 CMV 感染伴有发热的孕妇,从其流产的羊水、胎盘及胎儿的肝脏和大脑组织中分离到 CMV,证实是母体 CMV 血症中的病毒传播到胎儿。妊娠初 2 个月内感染,易造成胎儿严重疾病,妊娠前半期 CMV 原发感染或潜伏病毒的再活动,均可导致胎儿先天性感染。据估计,孕妇原发感染率为 1‰~2‰,其胎儿先天性感染的危险大约是 50%。先天性感染的婴儿出生时可无症状或有轻重不等的表现,严重者可累及许多器官,尤其是中枢神经系统,甚至迅速死亡。患儿可有肝、脾大,黄疸,血小板减少性紫癜,小头畸形,脑钙化,视网膜脉络膜炎和视神经萎缩。所有存活患儿均有不同程度的听力和视力缺陷,语言、意识、运动障碍、智力低下和其他精神发育异常。这些脑损害在轻症者,可延至生后数月或更长时间后才被发现。已证明 CMV 性传播疾病的一种,病毒可存在于精液中,不仅能使宫颈受到感染,而且可使宫内的胚胎受到感染。

感染 CMV 的孕妇,在妊娠后期可由尿和宫颈排除病毒,宫颈分泌物病毒较尿中更常见,阳性率随妊娠月份的增加而增加,故新生儿即使幸免宫内感染,分娩时经产道仍可受染。婴儿感染率可高达 40%。临产前后的 CMV 感染,一般是慢性过程而无症状表现,但从尿和咽分泌物中可检出病毒。约有 25%CMV 血清学反应阳性的妇女,在产后乳汁中可分泌病毒,母乳喂养亦可感染婴儿,故婴儿出生后数月中可获得 CMV 感染。先天性感染常有明显的遗留损害,特别是中枢神经系统;后天获得性感染,一般症状轻,即使感染发生在新生儿时期也预后良好。

妊娠期复发的 CMV 感染,不一定导致婴儿先天性感染。因复发 CMV 感染的母体中多有一定水平的循环抗体,母体的 IgG 能通过胎盘,在少量病毒侵袭胎儿时可给予有限的保护。

Altshuler(1974)报道,病理检查结果证明妊娠 12~24 周时,若胎盘有浆细胞的浸润,CMV 包涵体的存在及绒毛局部基质的纤维化,皆为病毒性胎盘炎的表现。此外,CMV 包涵体可在胎儿肺、肾脏、肝脏、睾丸和眼组织周围检出。Dehner 与 Askin(1975)报告在子宫内膜腺体细胞中有包涵体存在与自然流产有关。他们观察到双染色的细胞内包涵体,其直径 20~25 μm,认为这些形态的发现可作为 CMV 感染的象征。另有研究发现经嗅神经传递 CMV 到脑室管膜区域是发生在妊娠 3 个月内。

CMV 属于 HV 类。潜伏病毒感染的复活作用,是妊娠期病毒尿和宫颈分泌物中病毒存在发生率高的原因,但考虑潜伏病毒的复活作用,也应考虑到轻度慢性感染的增剧,或重复感染。潜伏 CMV 感染的复活可引起先天性感染,但这种先天性感染是孕妇重复感染不同病毒株的结果,还是属于原发感染病毒随后的复活作用? Stagno 等(1973)检查病毒的抗原成分,由同一妇女相隔的两个婴儿中分离的病毒株之间无大差别,因而确定是复活的病毒感染第二个婴儿。

（五）预防

1.婚前与孕前期　在婚前检查或孕前应常规行 CMV 感染的检查,做到无病早防,有病早治的宣传教育。

2.妊娠期　妊娠早期应检测母血 CMV-IgM,如仅 IgM 阳性,属原发性感染,一般认为孕龄越小,胎儿受损越重,可考虑预防性人工流产。中孕、晚孕如属继发性感染,一般影响较小,可在严密观察监护下继续妊娠。但检测必须动态进行,单凭一次检验结果难以判断。

3.分娩期　对有 CMV 感染史的孕妇可常规行宫颈分泌物 CMV 检查,据报道有 CMV 感染孕妇宫颈 CMV 感染率为 7％～28％。通过产道胎儿被感染率为 50％,因此,宜选择剖宫产术,但在术中应尽可能避免胎儿吞入母血及羊水。新生儿出生后尽量清除皮肤、口腔、鼻腔及气管中的分泌物,同时留脐血、新生儿尿送检,如为阳性可作相应处理并定期随访。

4.哺乳期　应挤出乳汁送检 CMV,有 CMV 活动性感染的产妇,不宜给新生儿哺乳,因哺食感染的母乳后,婴儿 CMV 的感染率可达 70％,可行人工喂养,以免引出生后感染。

5.疫苗接种　Plotkin 从先天性感染的婴儿中分离的 Towne 毒株,经细胞培养 125 代,制成活疫苗。初步试用的结果表明,疫苗能刺激产生 CMV 抗体而副作用小。1977 年他又观察到 Towne 株活疫苗在人体试验中能产生无症状感染,并伴有抗体产生,没有观察到尿中排毒,但应用活 CMV 疫苗所带来的问题是疱疹类病毒有潜在的致癌作用。后来发现 CMV 能引起人类胚胎肺细胞在组织培养只能发生瘤性变化等。只有加强对 CMV 致癌作用及母体、胎儿和病毒之间复杂的相互关系的研究,才能用疫苗有效地对抗 CMV。使用高滴度的抗 CMV 免疫球蛋白进行被动免疫,因可能有潜在性亚临床病变,且往往是反应性慢性病变,也不可行。近年来国外研制两种 CMV 减毒活疫苗(AD169 与 Towen125),在高危人群中试用证明其安全性,并对肾移植引起的严重 CMV 疾病有一定保护作用。但对于如何排除这种活疫苗的致癌潜能,仍未完全解决。应用 CMV 包膜糖蛋白研制不含病毒 DNA 的亚单位疫苗或基因工程疫苗,为目前国内、外研究的方向。

（六）治疗

临床使用的抗病毒药物,包括嘧啶类的碘苷(IDU)、阿糖胞苷(ara-C)以及嘌呤类的阿糖腺苷(ara-A)。前者主要抑制 DNA 多聚酶。但此类药物对宿主的 DNA 多聚酶亦有影响,以非特异性形式干扰正常细胞的 DNA 代谢。因此,目前使用的各种化学制剂都有一定的毒性。可用于治疗一小部分先天性感染的婴儿,在部分患儿中取得了暂时性的抑制病毒分泌的作用,但未获得实质性的临床效果。

使用抗病毒药物阿昔洛韦无明显效果。最近应用丙氧鸟苷治疗周边性视网膜炎,可防止感染向视网膜中心扩展。丙氧鸟苷若与高滴度的抗-CMV 免疫球蛋白合用,有报道其有效率可达 50％以上,但应注意丙氧鸟苷有可能产生粒细胞减少及肝功能损害等副作用。

关于干扰素(IF)的应用问题:IF 能调节细胞功能,是脊椎动物多种细胞(包括上皮细胞、纤维细胞、巨噬细胞和淋巴细胞等)感染病毒后所产生的一种抗病毒蛋白质,是细胞对抗病毒感染的早期保护性效应,具有抑制病毒繁殖、细胞分裂、肿瘤生长和调节机体免疫反应等多种功能,还可以改变细胞膜的生物学性质。IF 有广谱的抗病毒作用,副作用很少,同种的 IF 不产生抗体可以反复使用,且不产生耐药性。

　　注射 IF 治疗 CMV 感染,小剂量无效,大剂量可以抑制病毒尿症或病毒血症,使病情好转,故应使用较多有效单位、较大剂量、较多次数和较长时间的纯化干扰素,以提高疗效。

　　目前对 IF 治疗 CMV 感染并无一致意见。有报告对肾移植者预防性应用 IF 可减少移植后的 CMV 感染。也有学者观察到应用人体白细胞干扰素治疗 10 例 CMV 感染的孕妇,其中有 4 例转阴的报道。

（郭　玮）

第二节　妊娠合并风疹病毒感染

（一）病原体

　　风疹病毒(Ruv)是风疹的病原体。孕早期如感染此病毒,可导致胎儿畸形。

　　风疹病毒的直径为 60nm,衣壳直径约 30nm。病毒具单股 RNA,有感染性。病毒的最外面有脂蛋白双层包膜,不耐热,对乙醚敏感,在酸中不稳定,对红细胞具有凝集性。分类属膜病毒科。风疹病毒只有一个血清型,与其他任何病毒均血清学交叉反应。在风疹病毒的 RNA 中,鸟嘌呤核苷酸(GA)及胞嘧啶核苷酸(CA)的含量较高,尿嘧啶核苷酸(UA)含量较低,具有各种不同长度的聚腺苷酸分支,其中需具有较长的聚腺苷酸分支的分子才有感染力。风疹病毒在细胞内复制时是在胞浆内产生核装配的,细胞核形态无明显改变。

　　风疹病毒的感染力易被紫外线及 γ 射线、有机溶剂(乙醚、氯仿)、胰蛋白酶、甲醚、酸或碱以及热所破坏。pH6.8～8.1 时感染力稳定,pH5.9 时感染力有所丧失,pH2.0 时完全灭活,置 56℃ 下 30min 也被灭活,在 4℃ 能保持稳定 7d 以上,在 −60℃ 能稳定数年。

（二）流行病学

　　风疹病毒常隐性感染,症状轻微,易被忽视。此种病毒经呼吸道侵入人体,先在上呼吸道增殖后进入血流而扩散至全身。其潜伏期为 14～21d,平均约 18d。侵入期一般仅 12h 或 1d,对少数较大儿童可延至 3～6d。前驱期传染性最强,可持续至出疹后 1 周。5～14 岁儿童多发。宫内感染后出生的婴、幼儿均为病原体携带者。据调查在非流行年的发生率为 1‰,流行后第 2 年高达 7‰,每 6～9 年发生一次大流行。美国 1964～1965 年风疹流行,第 2 年约有 2 万例先天性感染的小儿。我国尚缺乏完整的流行病学调查资料,未能显示其流行规律,但从 1988 年以来的报道,北京、上海、天津、河北、辽宁、广州等地均有流行年的调查资料。我国 1979 年由何南祥等分离出风疹病毒,并在血清学诊断方法,正常人群抗体调查及疫苗制备等方面先后均有报道。资料显示风疹病毒四季均可发生,而以冬、春季多发,与国外报道相符,并不亚于麻疹流行,从而使被感人群 85% 能获得较长时间的免疫力。多数隐性感染发生在有部分免疫力的人群中,若再次感染可获得第 2 次免疫,可防止病毒血症或减轻其程度。

（三）免疫学特征

　　可在出疹时测到风疹病毒特异性抗体 IgM,恢复早期达最高效价,数天或数周为 IgG 所取代,并可维持 1 至数年,但不能终生免疫,以后将随着再感染风疹病毒或接受免疫所产生的抗体而改变。

（四）感染率

随不同季节，流行与菲流行时期有较大差异，不同地区和种族的易患性亦不一致。英国三个城市调查：亚洲妇女感染率为 10.6％（86/812），非亚洲妇女为 2.6％（420/16237）。美国在 1964～1965 年风疹病毒年流行期，导致 2 万多先天性畸形儿；孕妇感染率为 3.6％，非流行期为 0.1％～0.2％。我国学者戴斌报道 13 省 2097 例育龄妇女风疹病毒抗体阳性率为 95.5％，其他如河南为 93.7％，天津为 88.46％，武汉为 97.79％，广州为 84.4％，乌鲁木齐为 90％，北京报道孕妇阳性率为 94％（264/281）。随访 107 例，其中 4 例出生先天性畸形儿，均发生在阳性者中，可见我国育龄妇女风疹病毒抗体阳性高，感染比较普遍。

（五）临床表现

临床表现常不典型，约 50％的人感染风疹病毒时可无皮疹。全身症状轻微，低热（少数可达 38～39℃），全身淋巴结均可肿大，尤以颈部、枕部淋巴结肿大较为常见，有轻度上呼吸道炎症症状（流涕、咳嗽、喷嚏、咽痛、音哑）、头痛、眼结膜炎、食欲缺乏、有时呕吐、腹泻等。软腭及咽部附近有时可见针尖至绿豆大的玫瑰色或红色出血点，对早期诊断有一定意义。发热 1～2d 可出现风疹的特殊斑丘疹，先见于面部和颈部，迅速蔓延至躯干及四肢，多在 1d 内满布全身，仅手掌、足跖无皮疹；皮疹呈浅红色、稍隆起、圆形或椭圆形斑丘疹，大小相近，直径约 2mm，较猩红热疹大，略小于麻疹皮疹，早期较稀疏，2～3d 后逐渐增多，面部和四肢的皮疹有时呈融合状，类似麻疹，皮疹在 3～4d 后逐渐消退，发热及其他症状也消失，疹退后一般无色素沉着，偶有细小脱屑。淋巴结的增大一般在恢复期迅速消退。

成年人风疹常有明显的前驱症状，包括轻度上呼吸道炎症，如鼻炎、咳嗽、喉痛、音哑，以及头痛、头晕、眼结膜炎、食欲缺乏、呕吐、腹泻、无力等。成年妇女可合并关节炎，于疹退时合并关节炎，于疹退时出现，偶有血小板减少性紫癜。

小儿风疹多属轻症，并发症较少，极少发生支气管炎、支气管肺炎或中耳炎，偶可并发肾小球肾炎、血小板减少性紫癜及脑炎等。

先天性风疹是孕妇在妊娠初 4 个月患风疹儿致胎儿受感染后引起发育障碍及先天畸形。新生儿的咽分泌物、尿、粪、结合膜分泌物、骨髓、脑脊液等均可培养出风疹病毒。

（六）诊断与鉴别诊断

1.临床症状　典型风疹患者的诊断主要依据流行病学病史，有与风疹患者接触史和临床表现，如前驱期有上呼吸道轻度炎症表现，低热，特殊的斑丘疹，耳后、枕部淋巴结肿痛等。周围血象可见血细胞总数减少，淋巴细胞增多，并出现变形淋巴细胞及浆细胞，但应做病毒分离或血清抗体测定确诊。

2.病毒分离　取鼻咽分泌物，先天性风疹患者取尿、脑脊液等培养于原代细胞和传代细胞，可培养分离出风疹病毒，再用免疫荧光法鉴定。

3.血清学诊断　血清学诊断最常用的原则是用已知的抗原来检查未知的抗体。从患者采取双份血清，第一份为急性期血清，发病后尽早采取；第二份血清为抗体恢复期血清，在发病 1～3 周后采集，然后检查两份血清的抗体滴度，第二份血清抗体滴度较第一份有明显上升（4 倍以上)时,可以认为是最近受到风疹病毒感染的指标。检测风疹患者血清抗体有 4 种方法,即中和试验(NT)——抗体中和病毒性感染;补体结合试验(CFT)——抗原抗体复合物结合补体;血凝抑制试验——抗体抑制病毒所引起的血凝现象;免疫荧光试验(IFT)——用荧光素标记的抗体指示抗原所在的位置。以上 4 种方法,以 HIT 为最常用,因其具有快速、简便、可靠的优点,风疹患者 HIT 抗体以 1：8 以上为阳性,此抗体在出疹时即出现,1~2 周迅速上升,4~12 个月降至基线水平,并可终生维持。生育年龄的妇女曾经感染风疹者,产生免疫抗体,滴度可在 1：16~1：512 的范围。

4.免疫电子显微镜检查(IEM)　即应用含有特异性抗体的免疫血清使标本中的少量病毒聚集起来,然后在电镜下观察,可以提高检查的阳性率,应用 IEM 的优点是检查快速,一般每份标本只需 30min 到 1h 即可得出结果,并可同时检出两种混合感染的病毒,缺点是设备和技术条件较复杂,敏感度还不够高,而且不能区别结构相似的不同病毒。

5.放射免疫测定法　用放射免疫对流电泳自显影方法,其原理是用放射性碘标记抗体,与待查样品在琼脂胶板中进行对流电泳后,借放射自显影出含量甚微而目检不可见的、由免疫复合物所形成的沉淀物。据近几年的报道,放射免疫测定及 ELISA 法也可用于测定特异性 IgM。这些方法的优点是不受非特异性抑制物的干扰,用 ELISA 的效价 1：20 为阳性。捕获 ELISA 检查特异性 IgM,在出疹早期即可为阳性,1~2 个月可 100% 为阳性,有利于早期诊断。最近应用 PCR 检测绒毛、羊水、胎儿血中风疹病毒基因,将有很大的推广应用价值。

在多数病毒感染的病例中,特异性 IgM 在发病后第 2~3 天即升高,用灵敏的方法证明,这种抗体可持续存在到恢复期。IgM 的存在与疾病的急性期有关,可作为近期感染的诊断依据。一般认为抗体的主要作用是防止病毒在血循环中播散;病毒感染后,IgM 型抗体迅速产生,随后产生大量 IgG 型抗体,且抗体并不能直接灭活细胞外病毒,抗体的主要作用是妨碍病毒吸附和进入易感细胞或使进入细胞内的病毒易受胞内溶酶体所破坏,在补体的参与下,能明显促进抗体对一些有胞膜病毒,如流感和风疹病毒的中和作用。对一些因病毒感染发生了胞膜抗原性变化的细胞,可促进细胞溶解。抗体对一些需经血流播散到达靶器官致病的病毒有重要的防御作用,但对一些能直接通过细胞间传递造成感染的病毒,如疱疹病毒则无作用。

孕妇如接触了风疹患者,应尽快采血测定血凝抑制抗体以确定是否受到感染,若在潜伏期内(14~16d)测出有抗体,表明孕妇过去已有过感染,不致再发病,如未查出抗体,应于 2 周后,每周采血复查,重复 2~3 次仍属阴性者,才能肯定未受感染。如双份血清测定抗体效价升高或出现 IgM 型风疹病毒抑制抗体,均说明近期有风疹病毒感染应终止妊娠。

6.先天性风疹的诊断　可从病毒分离和抗体测定两个方面来确诊:

(1)病毒分离:先天性风疹病毒感染的婴儿,在呼吸道分泌物和尿中都可存在病毒,出生 1 个月时病毒检出率为 84%,以后逐渐减少,至 13~20 个月时减至 3%,20 个月以上即不能检出,但病毒可在晶体中持续存在,直至出生后 3 年。

(2)抗体的测定:由于 IgM 型抗体不能从母体经胎盘传给胎儿,从新生儿血清中检出此型病毒抗体常提示胎儿有先天性感染。测定脐血中的 IgM 型抗体方法已用于先天性风疹病毒的诊断。怀疑妊娠期感染风疹的妇女,所生婴儿不论有无症状、体征,均应做风疹病毒分离和 IgM 抗体测定,阳性者,即可诊断为先天性风疹。有先天性畸形的新生儿,应想到患先天性风疹的可能,对患有心脏、中枢神经、骨骼的先天性缺陷,或患白内障、长期黄疸,或有不能解释的肝、脾大的婴儿,取单份血清检测风疹血凝抑制抗体,如滴度＜8即表明无先天性风疹感染;如滴度为8～16,则风疹可能来自母体;如滴度≥32,则应检测风疹特异性IgM抗体,如为阳性,即为先天性风疹感染。

先天性风疹的患儿,几乎都有免疫球蛋白异常,在其出生后几个月内,由母体获得的IgG抗体下降,自身产生的IgM抗体成为主要的抗体,至1岁末时,才为婴儿出生后产生的IgG抗体所取代。因此,在出生后1年内有风疹特异性IgM抗体存在,即可确诊是先天性风疹感染。

7.鉴别诊断 从快速诊断的观点看,伴有皮疹的全身性病毒感染,最重要者为风疹,因为若证实为风疹感染,即需要终止妊娠。应用HIT和血清特异性IgM检测即可确诊。带状疱疹病毒与单纯疱疹病毒感染也可引起先天性畸形,易与先天性风疹相混淆,可从病毒分离和抗体测定进行鉴别。

(七)妊娠期感染及影响

1.不同孕龄的感染对胎儿的影响 孕妇感染风疹病毒可通过垂直传播的方式使胎儿致病,在慢性感染者的二倍体细胞中,染色体可出现断裂畸变。风疹病毒可使胚胎的三个胚层受累,尤以中、外胚层更甚。在妊娠早期3个月时感染者,表现为胎盘水肿、纤维化、血管周围炎和绒毛坏死。在妊娠中期3个月时感染,则很少见到绒毛坏死,而血管周围纤维化为其显著特征。包涵小体均存在于滋养叶和蜕膜的胞核内和细胞质中,伴随母体的病毒血症,经胎盘屏障感染胎儿。据美国1964～1965年在日本冲绳风疹病毒流行期的统计,妊娠第1个月左右感染风疹,最易使胎儿受损,先天性缺陷的发生率达35%～50%,第2个月左右为25%～30%,第3个月左右为10%～15%,第4个月以上为1%～5%。

2.流产或死胎 孕妇感染风疹后,于皮疹出现前数日发生病毒血症,病毒可以通过胎盘感染胎儿,使胎儿也发生病毒血症,呈播散性多种器官感染,重症者导致胎儿死亡,引起自发性流产或死胎不下,慢性持续性感染可使胎儿发生多发性畸形。

3.新生儿先天性畸形 在器官形成之前感染,胚胎细胞分裂对病毒极为敏感,使细胞增殖受到抑制,影响器官的正常分化与发育,致使所有脏器都可受到损害而造成先天性缺损,几种常见的缺损合并在一起,称先天性风疹综合征(CRS)。先天性风疹的新生儿出生后3～12个月,其咽喉分泌物、尿、粪、结合膜分泌物、骨髓及脑脊液等均可培养出风疹病毒。常见的畸形有小头畸形、智力障碍、白内障、耳聋、先天性心脏病等。多数婴儿出生时未见异常,只是体重不足,少数可发现血小板减少性紫癜,肝、脾大,角膜混浊,长骨受损,囟门饱满或脑电图异常。先天性风疹是慢性病毒性疾病,可持续存在到成年。

4.晚发现象 先天性风疹也是进行性疾病,神经性耳聋常在出生后2～7年发生。新近有报道,可在出生10年后出现智力和运动功能的退化。故孕期有风疹感染者,应对其婴儿进行长期随访。

5.先天性风疹的临床病理表现

(1)一般表现:宫内生长迟缓(IUGR)、生后躯体生长迟缓。

(2)眼睛方面的异常:白内障、青光眼、角膜混浊、脉络膜视网膜炎、牛眼症、小眼畸形、虹膜发育不全、斜眼、斜视。

(3)中枢神经系统:感觉性神经耳聋、语言缺陷、智力迟缓、小头畸形、脑组织钙化、中枢性听觉不良、孤僻性格、张力低下、脑膜脑炎、脑膜炎、青年期全脑炎。

(4)心血管系统:持续性动脉导管未闭、心室间隔缺损、肺动脉瓣狭窄、肺动脉发育不全、主动脉瓣狭窄、法洛四联症、肺动脉末梢枝狭窄、肾动脉狭窄、心肌炎。

(5)呼吸系统:间质性肺炎。

(6)泌尿生殖系统:尿道下裂、隐睾症、肾钙质沉着病、肾硬化(见于肾性高血压)。

(7)造血系统:贫血、白细胞减少、血小板减少性紫癜、顽固性淋巴结病、脾纤维样变性。

(8)骨骼系统:长骨干骺端骨化异常、腭裂。

(9)其他:经常发生感染、幽门狭窄、腹股沟疝、皮纹学异常、牙齿缺陷、慢性腹泻、糖尿病。

(八)预防

感染风疹病毒后,可以有持久的免疫力。预防措施以集体儿童为重点,用风疹减毒活疫苗进行预防接种是目前预防风疹的主要方法。改良疫苗剂量 0.5ml 一次皮下注射。风疹疫苗有单价风疹疫苗和联合疫苗,包括麻疹-风疹(MR)和麻疹-腮腺炎-风疹(MMR)疫苗。有些接种者在疫苗注射后 7～28d,咽部间歇性地释放微量病毒。但据对 1200 多例易感家庭接触者的研究,并无疫苗病毒发生传染的例子,表明易感儿童的接种对其妊娠的母亲或家庭中与其接触者并无威胁。目前认为风疹疫苗接种的年龄是 1 岁至青春期,应优先给幼儿园和小学的儿童接种。对发热性疾病患者,应在恢复健康后再予接种。接种风疹疫苗后,有 1%～5% 的儿童和 25%～40% 的妇女可发生暂时性关节痛。

15 个月以上的婴幼儿可接种三价疫苗(即 MMR 疫苗);11～15 岁的女孩接种单价风疹疫苗,有生育要求的妇女应在妊娠前进行抗体状态检查,查不出风疹抗体者应进行抗风疹接种。接种后须采取有效措施避孕 3 个月。以避免疫苗(减毒活疫苗)引起孕早期胎儿畸形。美国报道从使用疫苗前风疹病毒 28/10 万(1987 年比 1968 年下降 99%),且未出现风疹大流行,收到良好的效果。

美国使用风疹减毒活疫苗采用的毒株多为 RA27/3 株。因其免疫后血清学应答高、对再次感染的抵抗力强和接种反应率低等特点。目前已被很多国家采用。据报道 RA27/3 疫苗免疫持续性可达 16 年以上。

我国自行分离减毒的 BRDⅡ株风疹疫苗也具有免疫原性高、稳定性好和不良反应轻微等优点。自 1993 年获准生产以来,已在全国许多省份开始使用,卫生部已将风疹疫苗的推广应用列入"全国重大疾病控制工作,九五规划纲要"的目标之一。

我国学者徐爱强(1997)研究结果表明:①在一般情况下,95% 以上的婴儿出生 6 个月以后,风疹胎传风疹血凝抑制抗体(HI)抗体已基本消失,与麻疹自然感染时期的胎传抗体情况相比,其维持时间更短、消失较早,故婴儿出生后很快处于风疹病毒的易感状态,潜伏着发病的危险。因此,控制儿童风疹的发病,应在其成为易感之间尽早进行风疹疫苗免疫。②国产 BRD 株风疹疫苗对 6～18 个月的儿童均有很高的免疫应答,初免 1 个月后的成功率平均为 97.39%,且各月龄组之间的差异无显著性意义,说明初免的血清学免疫效果十分理想。③6～18 个月龄组儿童初免风疹疫苗前的低滴度(＜1∶32)HI 抗体对风疹疫苗的免疫应答无明显的干扰作用,免疫成功率均在 96% 以上,即使免疫前 HI 抗体滴度为 1∶32,其免疫成功率也可达到 80％的水平。④上述儿童的母亲风疹感染率较高,但仍有 5％～15％的母亲为易感者,而且近半数母亲的 HI 抗体处于 1：8～1：32 的低水平。因此对育龄妇女进行风疹疫苗接种,有助于减少 CRS 的发病率。根据上述研究的结果,他们建议目前国产 BRDⅡ株风疹疫苗的初免起始月龄应与麻疹疫苗一致,即在婴儿出生 8 个月进行接种。

(九)治疗

外源性干扰素治疗用于先天性风疹可使皮疹消退,病毒血症消失,但尿中仍有排毒。

干扰素一般无副作用或较轻。副作用有轻度发热、倦怠、白细胞减少、血小板减少等,一般停药即消失。这些反应可能由制剂中的不纯物质所引起,用较纯的制剂时则无发热,亦不发生白细胞减少或血小板减少,大剂量时易出现副作用。近年来,干扰素的制备和纯化有了改进,有效单位已提高到 l06～l07U/mg 蛋白质。用干扰素治疗先天性风疹,亦可使皮疹消退、病毒血症消失。

人白细胞干扰素,每日肌内注射 3×10⁶U,共 2 周,副作用可有发热、腹泻。

(郭　玮)

第三节　妊娠合并弓形虫感染

弓形虫病是由鼠弓形虫引起的广泛传播疾病,也能感染猫、猪、犬、羊、牛、兔等。现已知完全宿主只有猫和其他猫科动物,其无性和有性发育周期都在宿主的肠上皮中完成,卵囊合子污染的水和食物等而感染。人群普遍易感,但人不排虫卵。人类感染多无症状,有症状者也轻重不一。本病特点是慢性过程、神经系统损害、淋巴结及肝脾大;常侵犯肌肉、心肌及眼睛。据血清学调查,全世界 1/4 人口受到弓形虫的威胁,血清阳性率达 25％～50％,尤以欧美普遍,法国巴黎高达 85％。我国流行病学调查表明,北京间接血凝法(IHA)及间接荧光素标记抗体法阳性率为 23.5％,广州 IHA 阳性率为 2.6％～17.7％,上海 IHA 阳性率为 4.6％,太原 IHA 阳性率为 2.69％,可见世界各地均有不同程度的感染。弓形虫感染能导致胎儿畸形、流产、早产或死胎,对孕妇及胎儿形成威胁,故已在围生医学中引起重视。

(一)病原体

鼠弓形虫是原虫类寄生虫,属于孢子虫纲、弓形虫属,是固有球虫类寄生虫。与多数的球虫一样有嗜碱性胞浆和一个明显的核,在特殊的宿主中有肠上皮周期并能在肠道绒毛中形成卵孢子囊,随粪便排出。卵孢子囊可以抵抗许多化学药剂,温室下可生活很长时间,在水中或潮湿土中生存 4 个月,在 4℃抗凝血中可存活 50d。

Frenkel 等(1970)研究了 13 种宿主,只有猫能排出卵孢子囊而成为传染给人的媒介,猫猎食感染的动物后,孢子囊在其肠道进行有性繁殖,经 10～20d 排出卵孢子囊,具有感染性。另外,吃生的或不熟的肉,接触养花的土壤也可被感染。关于输血能否感染尚未证实。

(二)临床表现

潜伏期为数日或数年,与猫有关而发病者为 1～3 周。临床表现有先天性及后天性两类。

先天性弓形虫病常因母体在孕期被感染,虫体通过胎盘感染胎儿。妊娠早期的原发性感染可致先天缺陷、死胎或流产。妊娠晚期的宫内感染可出现严重的临床表现,如脉络膜视网膜炎或致盲。

后天弓形虫病多见于较大儿童及成人。多为隐伏型而无明显症状。急性播散多见于免疫受抑制者,可侵犯许多器官,如心肌炎、心律不齐、肌肉及关节痛;神经系统损害,高热、头痛、呕吐、抽搐、偏瘫、可危及生命。慢性型起病缓,多有低热,可持续数月,呈周期性,在妇女与月经有关,多有淋巴结肿大,可有触痛,约半数患者可有肠系膜淋巴结肿大,易与附件炎、慢性阑尾炎或结核性肠系膜淋巴结核相混淆。

(三)诊断与鉴别诊断

因本病多为亚临床型或无症状,即使有症状也常无特异性。故临床诊断较困难。免疫血清学检查对诊断有重要意义。

因本病可以产生 IgG 和 IgM 抗体;患病早期采用免疫荧光素标记抗体法检测特异 IgM、酶联免疫吸附测定,染色试验(弓形虫抗体原液及受检血清各 0.1ml,在 37℃水浴 1h 后加碱性亚甲蓝 1 滴,15min 后镜检,虫体不着色为阳性)。如起病 2 周后可作间接乳胶凝集试验,间接血凝试验等。起病 1 个月后可加做补体结合试验等。对慢性或隐伏型者,可做皮肤试验诊断(以 $1 \times 10^5 \sim 1 \times 10^9$ 弓形体液皮内注射,48h 出现直径>1cm 硬块为阳性)。如新生儿出生时脐血中含有弓形虫特异性 IgM,且在整个新生儿期复查时持续存在或增高,即表明为先天性感染。

在成人的淋巴结活检中,可能找到弓形虫或其包囊,按其组织病理图像称之为淋巴组织细胞髓网织细胞增多症,但活检的阳性率不高。

因有淋巴肿大和发热的病较多,而本病又缺乏特异性临床表现,故鉴别诊断有赖于免疫血清学检查和淋巴活检。血清学试验有特异性,但活检的阳性率不高,故须结合其他疾病的特征性和组织病理图像加以鉴别。

(四)妊娠期感染及其影响

孕妇感染弓形虫后,自身症状轻微或呈隐性经过。除出现轻微的上呼吸道炎症、颈部淋巴结肿大及关节疼痛等症状外,虫体常可随血流垂直传播给胎儿,造成不同的损害,甚至死亡。国外学者从不良妊娠结局者的月经血、乳汁、恶露、胎盘、羊水及胚胎等标本中分离出弓形虫。Frenkel 等报道,妊娠初期感染弓形虫者 30%～40%可感染胎儿,受感染的胎儿发病者达 93%,其中 8%～24%于出生时有严重的神经系统及眼损害或在新生儿期死亡。由于西方一些国家或地区人群感染率高,故非常重视孕妇弓形虫感染的研究和防治。我国孕妇弓形虫感染率为 4.3%～26.1%。杨惠珍等(1988)从死胎及畸形新生儿中曾分离到弓形虫病原体,在 6 例畸形死胎中通过动物接种,有 4 例分离到弓形虫,故此 4 例畸形死胎可能与弓形的急性感染有关。

Stagno(1980)报道,胎儿感染弓形虫的概率随孕妇初次感染时的胎龄增加而增高,而胎儿损伤程度则与胎龄成相反关系。当感染发生在妊娠早、中期 3 个月时,可引起流产、死产、畸形和生下严重的先天性弓形虫病儿;在妊娠晚期受感染,由于胎儿已逐渐成熟,则危害轻微。张荣富(1996)调查孕产妇3918 例,各不良妊娠结局组的弓形虫总感染率均显著高于正常结局组,其中畸胎、死胎组各检出 1 例循环抗原（CAg）阳性,提示为急性、活动性感染。畸胎胎龄为 28 周,胎儿四肢短小,脑脊膜膨出。死胎胎龄 30 周,均在早、中孕期受感染,但两孕妇在妊娠过程中并无不良反应,均为第 1 胎 1 产,而难免流产组中有 6 例 IgM 抗体阳性,提示为弓形虫早期感染。以上结果似与 Stagno 的报道相符。除畸胎组外,各不良妊娠结局组的 IgG 阳性率均明显高于正常结局组,尤以两流产组更为显著,此结果与国内多数报道相一致,证实弓形虫感染可导致不良的妊娠结局。

先天性感染具有提示性者是脑积水儿的尸检可能发现弓形虫性脑脊液膜炎。典型的表现是 Sabin 四联症,包括脑积水或小头畸形、脉络膜视网膜炎、惊厥和钙化。卢慎（1994）对弓形虫宫内感染 100 例胎、婴儿的病理学观察认为,本病例中钙化灶多见于脑,其次为心、肺、肝、脾、肾、胎盘及眼等处。钙化灶并非先天性弓形虫病特有的病变,也并非每例先天性弓形虫患者就一定有钙化灶,只是钙化灶在先天性弓形虫病患者中较为多见。弓形虫侵入人体后经血液循环播散,可导致血管内皮细胞肿胀、血管坏死、钙化及血管炎与血管周围炎、组织水肿等,故应注意在血管腔及管壁查找弓形虫。许多学者也认为,因先天性感染是血行播散,故可引起多器官坏死性损害,如肝、脾大伴有或不伴有黄疸,淋巴结病,心肌炎,贫血,血小板减少和小眼畸形,可与四联症同时存在。

病变最多侵犯的部位是中枢神经系统。由于严重的软脑膜炎,引起脑皮质浅层的进行性钙化,以致到儿童才引起脑积水、智力发育迟缓和癫痫,在美国约占引起智力发育迟缓原因的 2%。脉络膜视网膜炎也为多见现象,并具有诊断意义。

另外,也有亚临床型感染而胎儿预后较好者。胎儿受累均属母体在妊娠早期或中期感染,而发生在孕晚期者,则相对地不引起先天性感染。无症状的感染也可以引起智力发育迟缓（IUGR）并易早产。总的说来,发生四联症者还是少数。

先天性感染可用染色试验（DT）进行诊断。本法敏感性高,结果可靠。一般认为≥1∶8为隐性感染,≥1∶256 为活动性感染,≥1∶1024 为急性感染。重复测定,效价上升 4～8 倍时,则有确诊价值。如母亲和婴儿的血清抗体效价均＞1∶256 是先天性感染的可靠诊断依据。初生儿的抗体可来自母体,如 4 个月后重复检查,抗体效价仍高,可确定为感染。

补体结合试验（CFT）:1∶4 可认为是既往感染;1∶8 为近期感染;≥1∶32 为活动性或急性感染。

IFAA 法:本试验灵敏度较高,≥1∶32 为阳性;≤1∶64 为既往感染;1∶256 可能近期感染;1∶1024 为现在急性感染,但如血清类风湿因子阳性时,常同时存在着本试验的假阳性反应。新生儿如检出 IgM 抗体,表示婴儿受到感染后自身产生了抗弓形虫 IgM 抗体,而非母体传输而来。

酶联免疫吸附法（ELISA）:是一种极为灵敏且特异性强的检测方法,尤其是弓形虫 IgM 的测定,有助于临床及时处理。此法与类风湿等疾病无交叉反应。测定结果如为 IgM（＋）、IgG（－）,表示为急性感染期;如 IgM（＋）、IgG（＋）,提示有近期感染;如 IgM（－）、IgG（＋）,表示无感染史,对弓形虫无免疫能力。

朱逸文等（1993）认为,各种免疫学检查方法都具有一定的特点和条件,选择测定方法必须根据具体情况而定,如应用 ELISA 测定 10 例均为阳性,而其中 9 例用 IHA 测定均呈阴性。因此,主张在检测时,原则上宜采用几种方法同时验证,有利于提高诊断率。

（五）预防

一般预防措施为在孕期内不吃生的或未煮熟的肉、乳、蛋类食物，避免与猫接触，改善个人及环境卫生。这些是最基本的预防措施。

对接触被猫类污染的土壤或家畜饲料的孕妇，应检测家庭成员及本人的抗体，如孕妇血清学检查发现为阳性，可采用药物预防治疗。可给乙胺嘧啶（息疟定）25mg，每日 1 次，连服 1 周，对防止发病和胎儿感染有一定效果。也可应用螺旋霉素预防。

对患者可不隔离、不检疫、不消毒，因患者作为传染源意义极小。

（六）治疗

当前多用乙胺嘧啶和磺胺药联合应用，磺胺药以复方新诺明（SMZco）疗效最好。因二者都是干扰叶酸合成药物，故在服药过程中应加用叶酸 5～10mg，每日 1 次，肌注。乙胺嘧啶排泄缓慢，如 25～50mg，每日 1 次，连续 1 个月以上可引起叶酸缺乏和巨细胞贫血，也可能有致畸作用。对急性期患者给乙胺嘧啶，成人 50mg，儿童 1mg/（kg·d），每日 2～3 次，加服磺胺药与等量碳酸氢钠同服，2～4g/d；儿童 50～70mg/kg，分 4 次口服，5～7d 为一疗程，停 7～10d 给第二疗程，共 3 个疗程。也可与螺旋霉素交替使用，后者用量成人 4～5g/d，儿童 100mg/（kg·d），分 2～4 次口服，连服 5～7d。总疗程 1 个月。在抗生素治疗过程中，每周至少查 2 次外周血象，密切注意副作用。

费冲等（1991）报告孕妇血标本 100 例，其中 2 例 IgM（＋）、IgG（－），说明孕妇有弓形虫急性感染，遂行治疗。1 例孕 4 个月即服用螺旋霉素 0.2g，每日 4 次，12d 为一疗程，先后 2 个疗程，已足月分娩一重 3600g 男婴，未发现畸形；另 1 例服用红霉素 0.25g 每日 4 次，共 12d，后又加用螺旋霉素 1 个疗程，分娩正常婴儿。有 1 例患者为寄生虫研究所工作人员，曾长期接触猫、狗等动物，体内已有免疫力，本次孕期及羊水均为 IgG（＋）、而 IgM（－）。分娩一正常新生儿。

史忠定等（1993）报道 1 例弓形虫性髋关节炎。患者 10 岁女性，1990 年 5 月 9 日突然感觉右髋关节处呈持续性痛，内、外旋及屈伸受限且疼痛加重，无跳痛及红、肿、热症，体温 38.5～39.6℃。检查：血压、五官、头颅及颈椎、心、肺、体表均正常，呼吸、脉搏加快。骨盆、右髋关节骶髂关节正位 X 线摄片无异常。髋关节前穿刺未抽出体液，针尖内容物图片镜检，红细胞呈"＋＋＋＋"。血象：RBC 3.8×10^{12} g/L、WBC 8.6×10^{9}/L、NO.64、LO.36、Hb 113g/L、ESR 31.7mm/h，抗"O"及类风湿乳胶试验均阴性。诊断化脓髋关节炎（右）。采用青霉素、丁胺卡那、激素等药物治疗 7d，体温及髋关节痛未减。5 月 19 日赴省医院会诊，诊断相同，但不排除类风湿病。改用先锋霉素、丁胺卡那、奈普生、地塞米松、甲硝唑等治疗 2 周，体温恢复正常，疼痛缓解，于 6 月 5 日出院。但 6 月 6 日体温又上升至 39.6℃，髋关节疼痛未减，仍按上法治疗无效。6 月 19 日经该文作者复诊，触及腹股沟淋巴结肿大似花生米大，询问其有长期玩养家猫史。血液涂片染色镜检弓形虫阳性，疟原虫阴性，静脉血液小白鼠接种分离出弓形虫，但血液弓形虫抗体检测阴性。20 日用螺旋霉素 50mg/kg，每 6 小时 1 次，配服维生素 C、B_1、B_6，10d 为一疗程，服后 1 周体温恢复正常，髋关节痛减轻，第二疗程后，患者完全康复，随访 10 个月未复发。根据流行病学、病原学、临床症状、特效药物治疗效果等依据，诊断弓形虫性髋关节炎是无疑的。关于患者一次性弓形虫抗体检测阴性，可能与患者免疫机制应答反应抑制有关。

（郭 玮）

第四节　妊娠合并流行性感冒

流行性感冒简称流感,是由流感病毒(IV)引起的一种急性呼吸道传染病,有高度传染性。其临床特征为发病急、全身性中毒症状明显。婴儿、老年人及体弱患者容易发生肺炎等并发症。IV很容易发生变异,人群对于变异株缺乏免疫力。因此不易控制,常引起散发或流行。

(一)病原体

IV属于正黏液病毒中一种核糖核酸类病毒。根据其血清抗原性的不同,IV有甲、乙、丙三型,每型又分许多抗原变异性最强,常引起世界性大流行或规模不同的流行。乙型的抗原变异性较弱,可引起中等流行或局部小流行。丙型的抗原性比较稳定,多引起婴幼儿感染和成散发病例。由于IV的抗原性及致病力极易发生变异,尤其是甲型病毒。所以正在广泛使用的疫苗多基本无效。

IV的表面抗原有血细胞凝集素(HA)和神经酰氨酶(NA)和两种糖蛋白,都不稳定,常发生变异。HA能使病毒毒粒吸附于敏感细胞表面受体并造成感染,还可引起多种动物红细胞的凝集。NA能促使毒力从受染细胞表面释放,扩散病毒感染。HA和NA是决定甲型流感病毒亚型划分的主要依据,其中HA的变异较NA更为显著。IV的抗原变异主要就是指这两种抗原。HA抗体能中和病毒和抑制病毒血凝,是最主要的保护性抗体。NA抗体能限制病毒的释放和扩散,因而有保护作用或减轻流感的临床症状。

甲型IV的表面抗原变异亦即HA和NA的变异。两者可以同时发生,也可各自发生。从1934年分出甲型IV以来,迄今已经过多次重大变异,如1934～1946年为原甲型(H_1N_1)、代表毒株为A/PR/8/34,1946～1957年为亚甲型(H_1N_1)、代表毒株为A/FM/l/47,1957～1968年又变异为亚洲甲型(H_2N_2)、代表毒株为A/Singapore/1/57,1968年我国香港发生的一次流感为香港甲型(N3N2)代表毒株为A/Hongkong/1/68,在6个月内波及世界各地,乃由该毒株与以前的抗原性有很大的差别的香港株亚洲甲型IV所引起,至1991年已流行23年,但仍在继续流行。1977年为新甲1型(H1N1),抗原变异为旧株再现至1991年已流行14年,仍继续流行。

病毒表面抗原变异幅度的大小直接影响到流感流行的规模。变异幅度小,是属于量变,称抗原漂移。其发生的原因是表面抗原氨基酸序列出现一系列的点突变,使血凝抗原(HA)或神经酰氨表面抗原(NA)发生某些改变,并在免疫人群中被选择出来,可引起中、小型流行。如抗原变异幅度大,形成一个新的亚型,系质变,称为抗原性转变,往往引起较大的流行,甚至发生暴发性世界性流行。新旧病毒株间有周期性出现的特点,10～15年发生一次。如1947年出现的甲型流感,血凝素为H_1,1957年为H_2,1968年为H_3。1972年上海地区流行的亚洲甲型IV,与香港株相比,又有抗原特性的细微变化。1978年初我国东北地区流感流行,其病毒又为亚型。1981～1982年全世界流感的疫情较稳定,主要呈散发和小暴发。美国报道病例较往年少50%。感染后伴Reye综合征(RS)。RS是甲型和乙型流感的肝脏、神经系统并发症,因与流感有关,可呈暴发流行。

　　1982至1990年6月,上海市共经历7次甲3型和4次甲1型中、小程度的流感流行,分离出不同的病毒变种。甲3型和甲1型变种在上海市交替流行间隔期为1～2年。夏、秋季和冬、春期是流感活动的高峰期。1989年冬至1990年春日本发生一次严重的甲型流感(H_3N_2)和乙型Ⅳ流行,对婴儿造成严重威胁。

(二)临床表现

　　流感的潜伏期很短,为1～3d。临床上多见单纯型流感,有发热、发冷、头痛、全身肌肉痛等症状,有时伴有咳嗽、鼻塞、声音嘶哑和流涕。一般发热2～3d后体温下降,部分人有食欲缺乏、恶心、便秘等消化道症状。症状消失后,体力恢复较慢。

　　流感并发肺炎时,可有三种类型:

　　1.原发性病毒性肺炎　肺部病变以浆液性出血性支气管肺炎为主,有红细胞外渗,纤维渗出物和透明膜形成。高热持续不退,气急、发绀、阵咳及咯血等症状。体检可有双肺呼吸音低,有哮鸣音,但无实变体征。病程可长达3～4周,白细胞计数减低,中性粒细胞减少,X线检查双肺有散在絮状阴影。患者可因心衰或周围循环衰竭死亡。多见于原有心肺疾患或孕妇。痰与血培养均无致病菌生长,但易分离到Ⅳ,抗菌药治疗无效,病死率较高。

　　2.继发性细菌性肺炎　以单纯型流感起病,2～4d后病情加重,热度上升并有寒战,全身中毒症状明显,咳嗽加重,伴胸痛。患者呼吸困难,发绀,肺部啰音满布,有实变或局灶性肺炎征。白细胞和中性粒细胞显著增高,Ⅳ不易分离,但在痰液中可找到致病菌,以金黄色葡萄球菌、肺炎球菌和嗜血杆菌多见。

　　3.病毒与细菌混合感染性肺炎　Ⅳ与细菌性肺炎同时并存,起病急,高热持续不退,可呈支气管肺炎或大叶性肺炎,除流感抗体上升外,也可找到病原菌。

　　近年来RS逐渐增多,为肺外并发症,系甲型和乙型流感的肝脏及神经系统并发症。因与流感有关,可呈暴发流行。在急性呼吸道感染退热数日后出现恶心、呕吐,继而嗜睡、昏迷、惊厥等神经系统症状,有肝大而无黄疸,脑脊液检查正常,无脑炎征,血氨高,肝功轻度损害,脑水肿和缺氧性神经细胞退行病变,肝细胞有脂肪浸润,为1～6岁小儿死亡的主要原因。有学者认为可能与服用阿司匹林有关。

　　流感后也可出现中毒性休克综合征,伴有呼吸衰竭,血液中可出现流感抗体升高,气管分泌物中可找到致病菌,以金黄色葡萄球菌为多见。

(三)诊断与鉴别诊断

　　1.流行病学和临床表现　流感在流行期间较易诊断,其依据为①接触史及集体病史,如在流行期门诊见"上呼吸道感染"的患者显著增多,但也有散发病例;②典型症状和体征,如高热,全身痛、乏力、咽干、喉痛、干咳、颜面潮红,外眦结膜充血;当有头痛、四肢酸痛、明显乏力及呼吸道症状时,应考虑散发流感的可能。必须进行实验室检查,以便与普通感冒、上呼吸道感染、流行性脑脊髓膜炎、支原体肺炎及扁桃体炎等相鉴别。

　　2.实验室检查

　　(1)血象:白细胞减少,因Ⅳ对白细胞的生成有抑制作用;淋巴细胞相对增多,嗜酸性粒细胞消失。如合并细菌感染,则有白细胞及中性粒细胞增多。红细胞正常或增加,有时由于发汗、失水而致血液浓缩,红细胞可达到$7.5 \times 10^{12}/L$,Arndt则认为是Ⅳ刺激红细胞的生成所致。

（2）血清学检验：做血凝抑制试验（HIT）或补体结合试验（CFA）测定其急性期和恢复期的抗体效价，有助于回顾诊断。于起病时和发病后2周分别取双份血清进行流感细胞HIT与CFA检查，以血清抗体效价升高4倍以上为阳性，这两项检验总阳性率为50％～80％，高者可达90％左右。HIT的特异性较高，而CFA则灵敏性较好。

（3）病毒分离：因症状刚出现时病毒的滴度最高，几天后就消失了，所以需要将急性期患者的咽漱液（发病2～3d内，早晨用无菌肉汤作咽部含漱）接种于10～12d龄的鸡胚羊膜腔中或做组织培养，3～4d后从收集液中可分离出病毒，再用HIT进行鉴定。在流行期其阳性率可达50％～80％。

（4）下鼻甲黏膜印片检查：用窄小玻璃片在双侧下鼻甲深部表面作压印标本进行染色检查，在发病初期可见柱状细胞较多，其胞浆内可有嗜苯胺蓝或嗜酸性包涵体，阳性率可达60％～80％，6～7d后即减少进而消失。

（5）IFT或ELISA检测抗原：取患者鼻洗液中的黏膜上皮细胞制涂片标本，用荧光标记的IV免疫血清染色或ELISA检出抗原，出现结果快，灵敏性亦高，有助于早期诊断。如能应用单克隆抗体法（MAA）检测抗原，则能鉴定甲、乙型流感，并能在24～72h内得出结果。

（四）流感对女性泌尿生殖系统的影响及并发症

流感可以累及女性生殖系统，可以引起月经紊乱、流产及早产，并发症也较严重。1918～1919年西班牙流感大流行时，部分女性患者由于子宫内膜炎、胎盘早剥或子宫出血而死亡。此外，还见到外阴阴道炎、前庭大腺炎、化脓性卵巢和流感嗜血杆菌引起的化脓性输卵管炎等表现。关于流感对肾脏、输尿管及尿液的影响意见不一，可能与各次流行中病程的性质、特点以及不同学者观察患者的情况和轻重程度等差异有关。流感高峰时可见轻微的蛋白尿、少量的管型及血尿，尿液异常随体温下降及症状好转而消失。

（五）流感对孕妇的影响

流感对孕妇有明显影响。Harris曾观察1350例妊娠期的流感患者，母体死亡率为27％，并发支气管肺炎者死亡率高达50％。死亡的孕妇中每5人有3人发生流产或早产。流感导致流产或早产者较多，但在大流行中因IV的毒力轻微，发生流产或早产者较少，流产多见于暴发型患者。任何致命性的感染，不论病因如何，都会增加胎儿的死亡率。在1919年的流感大流行中，全世界的病死率估计为10％，而某些地区孕妇的病死率却高达80％。

1957～1958年亚洲的一次流感大流行对孕妇也有类似的影响。1957年在美国明尼苏达州死于流感的216人中有22人为孕妇，占10％；在纽约市，孕妇的流感发生率比非孕妇高50％。晚期妊娠流感病毒性肺炎患者往往预后不良。

Sever与White（1968）曾对3万例孕妇进行产前及产后调查，发现其中最常见的疾病是伤风和流感，在妊娠期占30.6％ Manson等则认为妊娠期患流感未见流产、死产或先天性畸形的发生率有所增高。

（六）流感对胎儿的影响

Hardy等提出妊娠初期患流感对妊娠不利，因例数少，难作统计学评价，但流产、低体重儿、死产和新生儿发生率却均有增加。对产妇做血清学研究表明,产妇患病的轻重与其娩出的胎儿无关,说明孕妇感染对胎儿所造成的不良影响可能是病毒经胎盘播散的结果。在文献中尚未见有妊娠早期胚胎组作 IV 分离的报道。曾报道从一例妊娠晚期患流感的孕妇的羊水和死胎心脏中分离出 IV,此病例为暴发型,病程仅 4d,而胎盘正常。

Monif 等(1972)研究 8 例妊娠晚期感染香港/A2/691V 的产妇(经血清检查证明)分娩的婴儿,企图证实胎盘传染。结果脐带血中 IM 的水平未见升高,其中 6 个婴儿在两岁内也未见有持久性特异抗体;用 α-巯基乙醇(α-mercaptoethanol)方面的细节,也未谈到事先是否有近似 IV 早期感染所引起的抗体,所以目前认为存在胎盘传染的唯一根据就是妊娠晚期胎儿有严重的感染。

Campbell 首先进行早期妊娠流感预测研究,发现流感与胎儿异常无关。Walker 与 Mckee 观察患亚洲流感的孕妇 398 例,未发现流感与胎儿之间有任何关系。Wilson 在孕妇患亚洲流感时也未发现胚胎有何异常,但近来却一再有学者提到孕妇患流感能引起胎儿中枢神经系统缺陷。

现已了解到 IV 的血细胞凝集素与神经酰氨酶亚单位的性质每隔10～30 年就要发生一次变化,此发现可以解释中枢神经系统的缺陷何以会间歇发生。Hakosalo 和 Saxe'n 发现在妊娠 3～9 周内接触过这种病毒的产妇分娩畸形儿的机会显著增多。妊娠的时间因素很重要,因此时正是神经管发生闭合的阶段。Charles 认为流感所致胎儿畸形的重要性,不在病毒本身,而在于为了对抗疾病所采用的药物。通常治疗流感总是阿司匹林或其他水杨酸盐,若在器官的发生阶段使用这种药物,就可能造成胎儿畸形。关于 IV 与先天性畸形发生的感受性有所差别。

Karkinen-Jaaskel ainen 与 Saxe'n(1974)曾强调指出,在对药物的畸变作用所进行的流行病学调查中常有忽视病毒感染的偏见,并指出不应预先宣称什么感染可能引起畸形,或者与某有害药物有协同作用或拮抗作用,并曾分析 80 例有关母亲的资料,发现在妊娠初期曾患过流感并且其后都生下有缺陷的婴儿,其中 27 人服过水杨酸类药物,对照组 80 例妇女中仅有 2 人服过这种药。畸变究竟与病毒有关还是与用药量有关并无肯定结论。这 80 例是从 60 多万例产妇中按一定条件选拔出来的,即妊娠初期患过流感,以后又分娩出有先天性神经缺陷的婴儿。有学者证明遗传因素及某些环境条件在无脑儿畸形的流行病学中也具有重要意义。

有报道在柏林及芬兰两地无脑畸形的发生率本来就高与流感流行相符合是致畸原的诱导结果,致畸原是否即为 IV 仍值得研究。Rosztaczy 等证明 IV 在人胎脑组织培养中不能进行复制,但可以影响神经系统的正常发育。

邱维勤(1992)认为有各种各样的药物可用于治疗流感,应用这些药物时应考虑是否会导致先天性畸形发生率的增高。流感可由不同的病毒引起,而这些病毒的致畸潜力是不同的。

(七)流感对新生儿的影响

孕妇患流感对婴儿的长远影响仍有争论。Mansan 等报道孕妇在妊娠的第 13～20 周内患流感,所生 97 个活婴儿中有 5 个在 1 周岁内死于各种原因。Godber(1972)发现英国的新生儿死亡率在流感大流行刚过去的 1950～1951 年和 1969～1970 年都有上升。Wynne-Gribbith 等(1972)发现新生儿早期死亡率在流感大流行刚过去的 1970 年第二季度虽不很高,但与上年同期相比却显著升高。在过去 25 年内,5 次流感大流行有 4 次均伴随发生新生儿死亡率相对升高,只有 1957 年的亚洲大流行例外。

有学者认为 1970 年新生儿死亡率相对高与早产率高有关,但不能判明是病毒的影响还是其他非特异的原因所致,但畸形与死产同妊娠早期接触 IV 之间可能有些牵连。

关于全身性流感杆菌感染的问题近年来对新生儿早发型流感杆菌败血症已引起重视。Lerman 发现其危害性以早产占首位,8 例早产患儿全部在出生后 3d 内发病,均为流感杆菌菌血症,除 1 例胸片证实有肺炎外,其余未发现感染灶,8 例中有 5 例死亡。

流感杆菌脑膜炎是婴幼儿常见病,除中枢神经系统并发症较常见外,也可出现骨与关节的并发症。Diliberti 报道的流感杆菌脑膜炎 202 例中有 7 例有骨与关节并发症,诊断依据为骨与关节红肿、活动受限、关节穿刺液中的粒细胞数增加、X 线及放射性扫描显示骨与关节有病变。若患者发热超过 6d,应注意有无骨及关节感染,必要时做骨扫描以助诊断。

最近曾注意到儿童患恶性肿瘤可能与孕期流感有关。Fedrick 与 Alberman(1972)对英国在 1958 年 3 月某一星期内出生的 16750 例儿童做了一次纵向观察,发现其中 1659 例(12%)的母亲在妊娠患过流感,其中 8 例患恶性肿瘤(4.1‰),8 例中有 6 例是急性淋巴性白血病,其发生率为 3.1‰。可能是由于胎儿在子宫内接触过 IV。另有 14791 个新生儿的母亲在妊娠末期患过流感,其中有 2 个新生儿患急性淋巴性白血病,10 个新生儿患其他恶性肿瘤,发生率为 0.8‰,提示孕妇有流感史时,其子女患恶性肿瘤的机会增加 5 倍。

Leck 与 Steward(1972)调查在 6 次流感大流行后出生的婴儿,其肿瘤发生率并无显著变化,认为即使产妇的流感与小儿的恶性肿瘤有关,原因也在其他方面,如免疫缺陷等。Bithell 曾注意到在产妇患流感与儿童肿瘤形成之间有相互关系,但又着重指出产妇患流感所致的恶性肿瘤使患儿死亡者极为少见。Hakulinen(1973)报道感染过 1957 年亚洲大流行 IV 的产妇所生婴儿患白血病者增多,但在上次芬兰流感流行中却找不到这种关系。MeCrea 等对美国康涅狄格州亚特兰大市和休斯敦市进行人口研究,发现孕妇流感与其婴儿白血病之间无关。MacKenzie 与 Houghton(1977)认为尽管依据尚不够充足,但二者之间似乎有着直接的因果关系。但是这些调查均属追溯性质,很难检验其依据,许多孕妇的流感诊断并不准确,很难确定产妇病毒与婴儿肿瘤形成的关系。

(八)预防

加强身体锻炼,提高机体御寒能力,是积极的预防措施。集体单位如有流感流行的趋势,要力争做到早发现、早诊断、早隔离、早治疗。如发热的患者应及时隔离,待退热 24h 后方可解除隔离。

1.流感疫苗的应用　用减毒活疫苗做鼻腔喷雾进行免疫治疗,每次 0.5ml,应选择当地当时所流行的毒株制成疫苗,因流感活疫苗毒种必须与新流行株的抗原一致。目前 H_3N_2,H_1N_1 和 B 型均已有 CR 活疫苗。临床实验证明,CR 株活疫苗半数组织培养感染剂量($TCID_{50}$)以 $10^{7.0}$ TCID50 剂量鼻腔喷入后反应轻微,血清抗体效应儿童为 73%～100%,年轻成人为 56%～84%,老年人为 25%～50%。活疫苗接种有慢性肺部疾病的高危儿童,未发现有异常反应,但只是试用,尚不宜推广。接种老年人时,血清抗体效应活疫苗,局部 IA 抗体、活疫苗与灭活疫苗相似,均较低,且活疫苗的抗体效应在接种 3 个月后均有明显下降,故对老年人来说,活苗不如灭活疫苗。

流感灭活疫苗有浓缩提纯的全病疫苗、亚单位(裂解病毒)疫苗、纯化单价表面抗原(HA或 NA)疫苗及佐剂疫苗等。目前使用的多为前两种,全病毒疫苗只能用于 12 岁以上者,低于此年龄者可能引起发热反应,而裂解病毒疫苗则可用于 6 个月以上儿童和成人。

灭活疫苗的毒种必须同当年流行毒株的抗原结构一致,才能保证疫苗的免疫效果。美国免疫实施咨询委员会每年提出本年度使用流感疫苗成分的建议。现用灭活疫苗为三价疫苗,即含甲型的两个亚型(H_3N_2 和 H_1N_1)及乙型流感病毒,各 $10\mu g/ml$,如 1990～1991 年度建议的疫苗毒种是 A/贵州/54/89(H_3N_2)、A/新加坡 6/86(H_1N_1)和 B/山形/16/88 株。

灭活疫苗肌内注射,<3 岁者 0.25ml,>3 岁者 0.50ml,一般每年都需注射一针当年的疫苗。如以前接种过流感疫苗者,应注射两针,间隔至少 4 周使产生足够的免疫效果。一般在每年 9～11 月接种当年新疫苗,不可过早接种。以免抗体在数月内降低而影响疗效。灭活疫苗一针免疫后,80%～100%的成人和儿童可产生抗 H_3N_2 和抗 H_1N_1 的 HA 抗体(≥1：40),各年龄组有 50%～80%的人产生抗乙型 IV 抗体。表明灭活疫苗注射后的血清抗体效应明显优于活苗。

2.预防药物　目前认为盐酸金刚烷胺与甲基金刚乙胺的预防效果较好,可作为甲型流感的首选药物。二者不论在临床上或实验室中都有较好的预防效果,但金刚烷胺较甲基乙胺有较高的中枢神经系统副作用发生率,对乙型 IV 无效,大剂量金刚烷胺对某些实验动物有胚胎毒性和致畸胎性。因此,只有权衡对胎儿的可能危害与对患者的益处才能用于孕妇。所以,甲基金刚乙胺可作为预防甲型流感的首选药物。这些研究是在年轻健康人中进行的,对年老或高危人群尚需进一步研究。

(九)治疗

无并发症的流感无需特殊处理,但应注意并发症的预防,注意隔离、休息及多饮水。中草药治疗可用预防处方,但应加大贯众与板蓝根的用量。高热不退可加鸭跖草 30～60g,全身酸痛可加羌活、独活各 12g 或用银翘冲剂一包,每日 4 次。

对高热烦躁或儿童高热惊厥,可给解热镇静药(在儿童中禁用阿司匹林,防止 RS 的发生)。对高热呕吐剧烈者应补充液体。对儿童、孕妇、老年和原有慢性呼吸道和心血管系统疾病的患者、或起病严重者,应注意预防并发症或继发感染。有继发细菌感染时应及早使用适当的化学药物或抗生素。如并发肺炎,可按肺炎进行综合治疗。

盐酸金刚烷胺(商品名 Symmetrel)是预防和治疗甲型流感的抗病毒药物。早期使用能防止甲型 IV 进入细胞。预防感染必须在发病前给药,治疗患者必须在发病的最初 1～2d 用药才能减轻症状,缩短病程。成人剂量通常为每次 100mg,早晚各 1 次,最大剂量每日 400mg。1～9 岁小儿 3mg/(kg·d),最大用量不超过 150mg/d。本药口服后吸收速度,起效快,用药48h 作用明显,半衰期 10～28h,药物以原型由肾脏排出,酸性尿排泄加速。本药具有抗甲型IV 作用。对该型流感接触者的保护率约 70%。

副作用为有 10%服药者出现失眠、出汗、激动、思想不集中等症状。用量超过 300mg/d 除以上副作用外更有兴奋、共济失调、醉酒感、语言不清、抑郁、眩晕等。因服药期应避免驾驶车辆或管理机器;对动脉硬化及中枢神经系统疾病患者应慎用;癫痫患者、孕妇、哺乳期妇女忌用。

RS 的治疗：在儿童中禁用阿司匹林，以防止 RS 的发生。干咳者可用喷托维林或可待因。高热、中毒症状较重者，应予以输液与物理降温，密切观察病情，应注意神经系统的细微变化及重要器官的体征改变和代谢紊乱，纠正电解质异常，纠正血氨、血糖及凝血酶原时间异常，始终注意及控制颅内压升高，及时处理并发症。如有继发细菌感染时需及早使用适宜的抗菌药物。激素和巴比妥类药物对控制颅内压可能有益。尽可能保持患者安静，为防止患者咳嗽，于气管内吸痰前可预先静脉注射镇静药等。

（郭　玮）

第五节　细小病毒 B19 感染

细小病毒 B19 属于细小病毒属，是结构上最小的病毒之一，也是唯一引起人类罹患疾病的细小病毒。1974 年 Cossart 等在检查 1 例献血员的乙肝假阳性抗原时，发现了这种病毒。20 世纪 80 年代以来，先后发现细小病毒 B19 感染与红细胞再生障碍性贫血危象、传染性红斑、关节痛和关节炎以及血管性紫癜有关。进一步研究表明，细小病毒 B19 还可以感染孕妇，引起胎儿水肿、死胎和流产，受到学术界重视。现在更有人认为，细小病毒 B19 感染可能与再生障碍性贫血有关，但尚未得到学术界的广泛认同。

（一）病毒学与流行病学

细小病毒是最小的线状单股 DNA 病毒，直径 18～26nm，长度 5.5kb，在终末端含有一小段发夹样结构，形成一个小的双链区域。病毒本身可以自身复制，产生三种蛋白质。其中两种为衣壳蛋白，分别称为 VP1 和 VP2，另外一种为非结构性蛋白，其中性质还不是很清楚。该病毒对人类红细胞系细胞具有特殊的亲和力，在红细胞、有核红细胞、巨核细胞、内皮细胞、胎盘、胎儿肝脏和心肌细胞上均可检测到病毒。病毒外壳为 20 面体结构，由 32 个壳微粒组成，没有包膜。病毒能抵抗乙醚和氯仿，在 56℃、pH3.0 条件下，可以存活 60min 以上。病毒在体外仅能在新鲜骨髓细胞、胎儿红细胞和某些人的细胞系中生长，无法建立永久的感染模型，所以体外研究一直比较困难。

细小病毒 B19 对人类红细胞系前体细胞的亲和力与其表面是否存在 P 抗原有关。P 抗原是 1927 年发现的一种称为"P 血型"抗原，含有 P1、P 和 P1^k 三种抗原。1981 年认定 P 抗原是一种红细胞糖苷脂，具有 P1 表现型的个体有 P 和 P1 两种抗原，具有被细胞病毒 B19 感染的危险。同样具有 P2 表现型的个体有 P 抗原，也具有被细胞病毒 B19 感染的危险。然而 Plk 和 P表现型的个体，其红细胞上没有 P 抗原，也就没有被细胞病毒 B19 感染的危险。因此，P1^k 和P 表现型的个体由于缺乏病毒受体，当患者暴露于病毒的时候红细胞就无法发生凝集。人类出现 P1^k 和 P 表现型的概率很低，大约为 1/20 万。因此红细胞上缺乏 P 抗原的人群，对细小病毒 B19 具有天然免疫力。

最近丹麦的一次大规模流行病学调查显示，孕妇中 65.0% 体内已经具有抗细小病毒 B19抗体，表明既往曾经有过感染。在流行期间，急性感染率为 1.5%，地区局部流行时，感染可达到 13.0%,有时在某些地方还可以形成暴发流行,1978 年 9 月至 1979 年 5 月在我国山东烟台也曾经发生过暴发流行。

研究发现,细胞病毒 B19 主要在儿童中流行,尤以 5～18 岁的青少年为主。血清流行病学调查表明,在 5 岁以下儿童中,2%～9%的儿童血清中有抗细小病毒 B19 IgG 抗体,而 5～18 岁组的青少年中,B19 IgG 抗体的出现率高达 35%。在成人中抗细小病毒 B19 IgG 抗体高达 30%～60%。妇女比男性更容易受到感染。

传染源主要是患者和病毒携带者,多通过呼吸道传播,也可以通过输血或血液制品传播,以及孕期垂直传播。流行通常发生在冬季,持续到整个春季,以儿童为主。与儿童接触的工作人员属于高危人群。流行病学调查表明,家庭中有 6～7 岁的儿童时,该孕妇最容易受到感染,幼儿园老师的感染率比常人高 3 倍。如果家庭中有一个幼儿感染了细小病毒 B19,则他有可能将疾病带给全家,所有家庭成员都有被感染的危险。感染后的潜伏期为 4～14d,60%的人会有非皮疹性疾病,25%的人没有任何临床表现。由于人群中抗体滴度高,所以偶尔接触患者不一定会发生感染。

(二)临床表现

1.传染性红斑　又称为第五疾病,在 1889 年就得到了较全面的描述,因为是人类第五个系统描述的皮疹性疾病而得名。该病通常只出现在儿童身上,皮疹一般首先出现在面部,尤其是两颊,然后呈带状扩散到四肢和躯干,以斑点状为主,也可以呈麻疹样、环状、泡状或紫癜,也可以出现在手掌或足心。皮疹一般先从中央开始消退,形成红色小环,与邻近的环形互相交接,形成鱼鳞状或漩涡状,这是本病的特征。在发热前 1～4d 会有全身不适,肌肉酸痛、上呼吸道症状或胃肠道症状。成人感染后很少有典型的临床表现,多为隐性感染。

2.红细胞再生障碍性贫血危象　这是第一个认定的与细小病毒 B19 感染有关的疾病,多见于小儿。患者多先有轻中度发热、全身不适、昏睡、疲劳、面色苍白、肌肉酸痛、头痛和轻度咳嗽。实验室检查表现为中、重度贫血,缺乏网织红细胞,骨髓相表现为增生低下、红细胞系增生障碍,也可以表现为正常的骨髓相。这种患者通常在感染开始后 7～11d 有血红蛋白下降。感染开始后 21～24d 网织红细胞开始恢复到正常。患者可以在疾病的第 2 周发生中性粒细胞降低、淋巴细胞降低和血小板降低。但是这些变化通常都是一过性的,往往不容易检测到。本病通常与慢性溶血性贫血,如镰形细胞疾病、血红蛋白镰形细胞疾病、遗传性球形红细胞症、地中海贫血、丙酮酸盐缺乏以及获得性溶血性贫血有关。

3.关节疼痛或关节炎　主要发生于成人身上,在儿童身上很少发生。最容易受累的关节是末梢关节,呈双侧性。在几乎一半的患者中,皮疹发生在关节炎之前或者与关节炎同时发生,持续两周左右。关节痛或关节炎也可以是感染后的唯一症状。主要表现为突发性四肢关节对称性疼痛,伴有不同程度的关节滑囊肿胀,常见的受累关节有手指掌关节、腕关节、踝关节和膝关节。病程大约 2 周,少数人病程可以长达 4 年之久,原因还不清楚。

4.血管性紫癜　小儿与成人均可罹患。一般是先出现发热、咽喉痛、流涕,而后出现皮疹,多在 48h 左右出现,表现为非坏死性血管性紫癜,先出现于四肢,而后向躯干、颈部甚至面部扩张。紫癜持续数日后消退,可伴有一过性白细胞及血小板减少,部分患者还可以有腹痛和大关节痛。

（三）妊娠期细小病毒 B19 感染对胎儿的影响

虽然细小病毒 B19 可以引起各种各样的疾病,但它对妊娠的作用和胎儿的影响,目前还不是很清楚。现有资料表明,细小病毒 B19 感染与胎儿贫血、胎儿水肿、流产和死胎有关,但是对其发病率还不是很清楚。

Rogers 等使用 PCR 技术、DNA 原位杂交技术和电子显微镜对 80 份自然流产的标本进行研究,发现这 80 份标本中有 2 份标本含有细小病毒 B19 DNA。Sifakis 等使用 PCR 技术对 102 例自然流产标本进行分析发现,2 例标本中有细小病毒 B19 DNA 片段,而巨细胞病毒和人类乳头状瘤病毒都呈阴性。说明细小病毒 B19 在导致胎儿流产方面具有一定的作用,但发生率比较低下。

在对胎儿的作用中,最引人注目的是胎儿水肿与细小病毒之间的关系。日本 Yaegashi 等研究了 42 例非免疫性胎儿水肿和死胎病例,发现有 3 例母亲体内抗细小病毒 B19 IgM 阳性,使用 PCR 在另外一例胎儿体内发现有细小病毒 B19 DNA 片段。这 4 例病例中都在妊娠 20~23 周时发现胎儿有非免疫性水肿。Gentilomi 等人选择性地对 26 例有胎儿水肿的羊水分析后发现,50% 的病例证实为细小病毒 B19 的踪迹。Parilla 等检查了 5 例水肿胎儿的胸水和心包积液,发现都有细小病毒 B19 感染的证据。现在一旦发现胎儿有了水肿,除了免疫因素外,最常见的感染性原因就要考虑细小病毒 B19 感染,这一点已经得到了学术界的广泛认同。大量研究表明,大约有 10% 的非免疫性胎儿水肿与细小病毒 B19 感染有关。

但是细小病毒 B19 感染了孕妇,并不意味着病毒对孕妇及胎儿就构成了很大威胁。有人对 1967 例孕妇进行普查发现有 64 例孕妇有抗细小病毒 B19 IgM 抗体,表明这些人近期内有细小病毒 B19 感染,占孕妇总数的 3.3%。对胎儿进行超声检查也没有发现胎儿水肿等异常。由于细小病毒 B19 感染孕妇后引起的胎儿感染率很低,所以没有必要对孕妇进行常规的产前检查或普查。

关于细小病毒 B19 引起的胎儿水肿的致病机制,目前还不是很清楚,可能与成人的红细胞再生障碍性贫血相似。感染细小病毒 B19 后,妨碍了胎儿红细胞的产生,从而导致胎儿贫血,使得已经在胎儿体内循环的红细胞寿命缩短,细胞体积增加。胎儿随之发生充血性心力衰竭和全身水肿,如果不予治疗胎儿可以死亡。因此,对胎儿进行宫内输血可以控制胎儿水肿。Rodis 等通过对美国和加拿大的围生期产科医师进行问卷调查后发现,在 539 例细小病毒诱导的胎儿水肿中,等待疾病自然消退的占 34%,进行宫内输血后消退的占 29%,没有进行宫内输血发生胎儿死亡的占 30%,进行了宫内输血后仍然发生胎儿死亡的占 9%,终止妊娠的占 1%。同时还发现几乎所有胎儿水肿都出现在妊娠 16~32 周。英国资料显示母亲在妊娠 20 周以前罹患细小病毒 B19 感染后胎儿死亡仅占 9%,中长期观察表明,存活新生儿没有发现晚期后遗症或并发症。Rodis 等人虽然在 108 例新生儿中观察到有 8 例(占 7、3%)新生儿出现了语言、说话、信息处理与注意力方面的障碍,但与对照组相比,并未明显增高。所以有关细小病毒 B19 宫内感染后的远期影响,现在尚无法作出结论。

对于细小病毒 B19 感染是否会引起胎儿出生缺陷,目前还不清楚。孕期细小病毒 B19 感染,有可能引起眼缺陷、唇裂、腭裂、下颌过小或蹼状关节等出生缺陷。但仅有 2 例个案报道。尽管细小病毒 B19 有引起先天性畸形的可能,但十分罕见。在 Rodis 等人的大规模调查中也没有发现明显的胎儿畸形,说明这可能是一种巧合。

(四)诊断与处理

诊断主要依据实验室检查确诊。在流行期间,根据疾病症状、年龄因素,结合流行病学特点等,一般都可以作出诊断。但是证实诊断需要对患者血清进行 IgM 检测,才能作出。

在孕妇,一旦发现胎儿水肿,就应该对孕妇进行血清检查。但因为孕妇体内 IgM 仅在早期增高,当胎儿出现水肿后,IgM 就不再增高,所以诊断比较困难。如果孕妇体内仅有 IgM 增高而没有 IgG 增高,说明既往有过感染,不能作为诊断的依据。比较可靠的方法是抽取羊水后,使用分子生物学方法对细小病毒进行检测。常用的有 PCR、胎儿体液或组织中的 DNA 斑点杂交或原位杂交。最近 Gentilomi 等报道,抽取胎儿羊水后,首先将标本转移到尼龙膜上,然后使用单克隆抗体分别检测衣壳抗原 VP1 和 VP2,最后行免疫辣根过氧化物染色。其结果可以与分子生物学方法相比。VP1 大约在 4% 的病毒中出现,而 VP2 则在大约 96% 的病毒中出现,所以检出率很高。

对于病理标本,一般是通过分子生物学方法进行回顾性研究,对于死于胎儿水肿、自然流产的胎儿各脏器组织、胎盘组织等,可以使用 DNA 原位杂交或 PCR 方法等进行研究。对于新鲜标本也可以使用电镜进行检测,但是不能用于临床。一般的光学显微镜检查,由于存在较高的假阳性,所以也不能用于临床诊断。

无论是治疗还是预防,目前都还没有特异性的方法。大多数患者病情都比较轻微,会在一定的时间内自行缓解,预后良好。少数病情较重者需要对症处理。有红细胞再生障碍性贫血者,应予以输血;对于关节疼痛和关节炎者,予以镇痛治疗。对于孕妇感染者,如何处理还存在争议。因为几乎 1/3 的孕妇感染后会分娩正常的胎儿,发生宫内死亡的仅占 30%。所以是否一定要对胎儿进行宫内输血,要视情况而定。国内一旦发现胎儿有水肿,多数情况下是终止妊娠。其实 20 周以前感染细小病毒 B19 后,胎儿的死亡率仅为 10%~30%,20 周以后很少发生,所以一般没有必要终止妊娠。由于远期观察没有发现宫内感染过细小病毒 B19 的儿童有什么长期的后遗症,所以从这个角度出发,也没有必要终止妊娠。

(陈 英)

第六节 流行性腮腺炎

流行性腮腺炎是一种急性传染病,典型的表现为一侧或双侧腮腺肿胀。该病不是一种局灶性疾病,而是一种全身性疾病。虽然很少见,但是可以累及其他腺体,如涎腺、脑膜、胰腺、睾丸和卵巢等。

(一)病毒学与流行病学

流行性腮腺炎病毒属于副黏病毒家族的成员之一,属于副黏病毒家族的还有副流感病毒、麻疹病毒以及肺炎病毒(呼吸道合胞病毒)。腮腺炎病毒与麻疹病毒十分相似,只是前者具有神经氨酸酶。

腮腺炎病毒具有三种抗原。①HN 抗原(血凝素-神经氨酸酶抗):是位于胞膜上的病毒抗原,本质上是一种血凝素-神经氨酸酶糖蛋白。②F 抗原:一种溶血细胞融合糖蛋白抗原,与病毒包膜有关,似乎是腮腺炎的特异性抗原。③S 抗原:是一种可溶性抗原,位于核糖核蛋白上,与副流感病毒有交叉反应。

副黏病毒由形态相似的脂质包膜组成,上面含有螺旋形 RNA 核壳体。在病毒体内含有 6～10 个主要的多肽,包括转肽酶。表面糖蛋白有神经氨酸酶活性(副黏病毒)、血凝素(副黏病毒和麻疹病毒)以及 F 抗原。所有副黏病毒家族成员的 F 抗原都有传递、融合作用。S 抗原和HN 抗原具有促进腮腺炎病毒黏附到宿主细胞上的作用。麻疹病毒抗原缺乏神经氨酸酶,但是具有血凝素,所在称为 H 抗原。肺炎病毒抗原缺乏血凝素和神经氨酸酶,是一种糖蛋白,所以称为 G 抗原。

病毒颗粒表面有典型的"突刺",其实是些茎状的糖蛋白复合物,内面含有 HN 抗原,可以促使病毒黏附到宿主细胞上,一旦病毒黏附到宿主细胞上,就会通过 F 抗原产生感染。也就是通过病毒的脂蛋白与宿主细胞表面的脂蛋白表面膜之间发生融合,使病毒与宿主之间融合。融合一旦完成,病毒的内容物就与宿主细胞浆混合。病毒 RNA 转录出现后,就生产蛋白质产物,反过来生产长度足够的病毒基因组 RNA 合成所需要的模板。

病毒基因组 RNA 合成一旦完成,病毒就在宿主细胞浆内开始组装。核壳体是在宿主细胞浆内完成组装的,然后在宿主细胞的表面生产病毒壳。病毒壳糖蛋白通过在细胞内质网和高尔基体中转运,产生糖基化而得以受到修饰。病毒颗粒从宿主细胞表面发芽出来后,又与邻近的细胞融合,这样就从这个细胞传染到另一个细胞。

尽管流行性腮腺炎是一种地方性流行病,但在全世界都流行。一般在冬季流行,三四月份达高峰,主要影响 5～15 岁儿童。对于妇产科医师而言,重要的是大约有 1/3 的腮腺炎属于亚临床感染。

在美国,自从 1967 年引进腮腺炎疫苗后,流行性腮腺炎的发生率陡然下降。美国 1968 年还有 152000 例病例,但是到了 1986 年,就只有 3000 例了。然而最近几年又上升到 6000 例,这可能与一些人没有接种疫苗有关。我国目前仍然有不少地方有腮腺炎流行。

(二)病理生理学

病毒可以在发生腮腺炎前 7d 开始从涎液与其他呼吸道分泌物中分离出现,直到发病后9d,都可以在患者体内检测到病毒。因此,这段时间内有高度传染性。从暴露于病毒到发病,潜伏期一般为 14～18d。

病毒通过飞沫、涎液和污染物传播。病毒进入到呼吸道后,黏附于上皮细胞中,受到吞噬后开始复制。病毒一旦进入到腺体组织或中枢神经组织并定位在那里后就会产生病毒血症。

腮腺炎通常是双侧的,颌下腺也可以受累。但舌下腺很少受到感染。在腮腺炎患者中大约有 10% 的患者出现脑膜脑炎。在大约 20% 的男性患者中可以出现睾丸炎。如果发病是在青春期之后,有可能引起不育症。大约有 50% 的女性患者会发生卵巢炎,但无论是在青春期前或青春期后发病,与不孕不育都有关系。流行性腮腺炎会产生各种并发症,如脑膜脑炎、脑膜综合征、睾丸炎、卵巢炎、心包炎、心肌炎、肝炎、耳聋、胰腺炎、甲状腺炎、乳腺炎、肾炎、关节炎、血小板减少症,甚至死亡。其中,最重要是并发症是耳聋。尽管少见,每 10 万例患者中仅0.5～5 例,但是往往是双侧性的。死亡率在每万人中可以达到 1～3.4 例。

（三）妊娠期流行性腮腺炎对母儿的影响

尽管流行性腮腺炎在各地妇女中的发生率目前还不是很清楚,但是据测算,大约是每万例妊娠中有 0.8～10 例。在孕妇与非孕妇之间,发病率没有明显差别,妊娠期发病也不增加母亲的病情。然而在早孕期间会增加胎儿的死亡率。有调查显示,在患流行性腮腺炎的孕妇中,早孕期胎儿死亡率为 27.3%,而没有患流行性腮腺炎的孕妇中早孕期胎儿的死亡率只有 13%。二者差异有显著意义。自发性流产常常发生在母亲患腮腺炎后 2 周之内。对妊娠产物的组织学研究发现,胎盘中有增生性坏死性绒毛炎和血管炎,对胎儿组织进行检查,发现有病毒包涵体。有人还从 1 例孕 10 周后流产的胎儿组织内分离出腮腺炎病毒。这例胎儿在其母亲发生腮腺炎综合征后 4d 流产。说明在早孕期间病毒可以感染胚胎。

如果中、晚孕期间发生了流行性腮腺炎,不会使早产、未成熟儿的出生、胎儿宫内发育迟缓或胎儿死亡的发生率增加。但是有人研究了 117 例患腮腺炎的孕妇后发现有 9 例(占 7.7%)新生儿体重在 2500g 以下,而在没在受到感染、有 122 例孕妇的对照组中,仅有 4 例(占 3.3%)新生儿体重在 2500g 以下。但目前对先天性腮腺炎的理解还很不够。母亲患腮腺炎后胎儿可以发生的先天性畸形有皮肤痣、肛门闭锁、脊柱裂、唐氏综合征、外耳畸形、脉络膜视网膜炎、视神经萎缩、白内障、泌尿生殖道畸形、脑积水和心内膜纤维弹性组织增生等,但是直到目前为止,还没有很严格的对照研究来证实这些发现。其中争议最大的是妊娠期腮腺炎与心内膜纤维弹性组织增生之间的关系。而且妊娠腮腺炎后发生先天性畸形的仅占 2%,与孕期未患腮腺炎的孕产妇所生子女的先天畸形发生率之间没有差别。由于发病率低,说明腮腺炎病毒不一定是胎儿先天性畸形的致畸因子,因此,妊娠期孕妇罹患腮腺炎后没有必要终止妊娠。

围生期流行性腮腺炎和产后腮腺炎非常罕见。在新生儿中发生感染腮腺炎病毒的可能性非常小,即使新生儿暴露在刚刚患急性流行性腮腺炎的产妇手中,这种可能性也很小。我们曾经接诊过 1 例产后 2d 发生急性流行性腮腺炎的孕妇,当时虽然采取了隔离措施,但并不十分严格。到出院时为止,其新生儿没有发生腮腺炎,其他人的新生儿也没有感染急性腮腺炎。

（四）诊断与治疗

典型的腮腺炎表现为急性、双侧腮腺肿胀、疼痛。加上病史,依据临床表现完全可以诊断。但在诊断过程中,一定要与颈部淋巴结炎、特发性复发性腮腺炎、涎腺结石、涎腺肿瘤、非化脓性脑膜炎鉴别。实验室检查包括分离病毒与测定抗体滴度增高等。当怀疑有腮腺炎时要检测血浆抗体滴度,如果在发病后 1～2 周内抗体滴度增高达 4 倍或 4 倍以上,对诊断具有极大价值。如果在第 2 次抗体滴度检查中,发现抗体滴度未明显增高,要在起病后 3～4 周采集第 3 次标本。

流行性腮腺炎的治疗主要是减轻患者的症状。应该给予患者镇痛药,开始给予对乙酰氨基酚。如果对乙酰氨基酚不能缓解患者痛苦,要给予可待因。在腮腺部位进行冷热敷有助于减轻患者痛苦。有乳腺炎的妇女应该对乳腺进行冰敷。

（陈　英）

第七节　急性绒毛膜羊膜炎

急性绒毛膜羊膜炎指发生在绒毛膜羊膜与羊膜腔之间的感染，是孕妇在妊娠末期最重要的产前感染。组织学上见绒毛膜与羊膜的多层细胞间有许多细菌和多核白细胞浸润。临床上主要表现为产前发热。但是并非所有具有这种病理变化的患者都会有临床表现或者需要抗生素治疗。许多孕妇可以生产正常而健康的婴儿，而没有任何感染的表现。在国内外文献中，除了使用绒毛膜羊膜炎外，还有人使用羊膜炎、羊膜腔内感染、羊水感染和产时感染等名词来描述此病。宫腔感染也曾经用来描述此病，但因为该词无法区分产时感染（绒毛膜羊膜炎）和产后感染（子宫内膜炎）所以现在使用的也比较少。本章所述绒毛膜羊膜炎指临床上羊膜腔内感染。

尽管急性绒毛膜羊膜炎预后良好，但若处理不当，也会引起母亲、胎儿和新生儿发病率明显增加。虽然有关母亲与新生儿发病率的文献非常多，但是对于相关的细菌学、处理方式等问题，却缺乏相应的研究。

（一）高危因素与流行病学

急性绒毛膜羊膜炎的准确发病率还不清楚。如果将诊断建立在组织学基础之上，这种统计将更困难。一般认为，急性绒毛膜羊膜炎的发病率是 $0.5\% \sim 2.0\%$。Newton 综合了 10 篇文献，涉及 130000 例产妇，所统计的发病率是 $1\% \sim 2\%$，对某些具有高危因素的人来说，发病率可以高达 $4\% \sim 10\%$。

引起急性绒毛膜羊膜炎的因素很多，包括不足月、胎膜早破或早产，足月妊娠时产程延长与破水时间过长，某些细菌如淋球菌或溶血性 B 族链球菌的异位繁殖、细菌性阴道病、羊水胎粪污染以及侵袭性操作如羊膜腔穿刺等，但是妊娠期念珠菌病不特别增加胎膜早破或早产的危险。其中早产和胎膜早破的关系可能最大，使绒毛膜羊膜炎的发生率几乎增加了近 10 倍，达 20%。早产可能是与该病有关的唯一最常见因素。

Newton 及其同事普查了 2908 名孕妇，其中有 705 名（24%）合乎事先定义的高危因子标准（感染的预期值为 20% 或以上）。在 124 名急性感染患者中，86% 的患者具有这些高危因子。高危标准的敏感性与特异性分别为 86% 和 79%。对预先获得的资料进行逻辑回归分析表明，急性绒毛膜羊膜炎的高危因素有初产、破膜时间长和使用胎儿内监测等。而 Soper 及其同事对 408 例患者进行了前瞻性研究，发现与急性绒毛膜羊膜炎密切相关的独立因素有破膜时间长、使用内监护、产程长以及多次阴道检查等。

另外，Wen 等人在羊水粪染的产妇中，发生急性绒毛膜羊膜炎的患者比对照组明显增高（8%∶2%）。这些作者认为胎粪稠厚与绒毛膜羊膜炎密切相关，事实上胎粪可能为细菌生长提供了良好的环境。

（二）病因与发病机制

1. 致病微生物　急性绒毛膜羊膜炎涉及绒毛膜、羊膜、羊膜腔和羊水的感染。尽管对其确切机制不是很清楚，但胎膜破裂后细菌上行性感染是主要原因。在急性绒毛膜羊膜炎患者，其下生殖道中分离出来的细菌,也常常可以在羊膜腔中分离出来,而且,大多数感染都是多种微生物的混合感染。在一项对 52 例急性绒毛膜羊膜炎患者进行的研究中,发现平均每个患者身上可以分离出 2.2 种细菌,大多数患者是既有需氧菌又有厌氧菌。某些细菌如单核细胞增生李斯特菌、A 族链球菌、梭杆菌等可以通过血行途径进入羊膜腔,而患者的羊膜却很完好。

虽然从宫腔内和羊膜上可以分离出好几种细菌,但还有人认为急性绒毛膜羊膜炎是单一细菌感染所致。首先,在这些患者体内分离的 3 种毒力最强的细菌中,B 族链球菌和大肠杆菌都是需氧菌。在羊膜炎患者体内分离的细菌具有在体外黏附以及侵入人类绒毛膜羊膜的能力。而且在患羊膜炎产妇体内分离出来的这两种细菌,在新生儿体内也最常见。Yancey 及其同事报道说,在 823 名孕妇体内,有 216 名孕妇有 B 族链球菌,607 名孕妇没有异位繁殖的细菌。B 族链球菌异位繁殖的患者患急性绒毛膜羊膜炎的比例是其他患者的两倍。

另外一个支持单一细菌感染的例子是,对这种感染的患者使用单一的药物,如氨苄西林、第一代头孢类抗生素或氨苄西林加庆大霉素治疗有效,而这些药物都不是广谱抗生素。而且,当急性绒毛膜羊膜炎的患者经受创伤或暴露在异物面前时,对厌氧菌与多种细菌生存有利的环境并没有出现。目前尚需要对这种感染中细菌致病的真正机制,特别是单一细菌感染还是多种细菌感染,以及其他微生物如解脲支原体与人形支原体的作用,进行进一步研究。有人对 400 名绒毛膜羊膜炎患者羊水进行了培养,结果发现这两种微生物在标本中的阳性率分别为 47% 和 30%。其他一些少见的致病微生物包括单核细胞增生李斯特菌、乳酸杆菌、流感嗜血杆菌、梭杆菌等。沙眼衣原体在急性绒毛膜羊膜炎的致病当中所起作用较小。

2.宿主的防御　绝大多数胎膜早破的孕妇在分娩过程中并不产生急性绒毛膜羊膜炎。这在一定程度上是由于羊水中有某种抑制细菌生长的物质。这种抑制的确切机制不是很清楚,但是可以肯定,免疫球蛋白、多核白细胞以及某种尚不知晓的物质参与了这个过程。Blanco 等人研究发现患急性绒毛膜羊膜炎的患者羊水对微生物的抑制不如没有感染的患者。B 组链球菌也较大肠杆菌少受到抑制,但是机制不明。

3.对母亲的影响　急性绒毛膜羊膜炎的患者难产的比例高。Gilstrap 等人研究发现几乎有半数的急性绒毛膜羊膜炎患者在感染确诊前后需要增加缩宫素剂量。在这篇报道中大多数患者在诊断时已经接受了缩宫素。Satin 及其同事注意到在缩宫素使用前就出现的绒毛膜羊膜炎的患者,感染与剖宫产的增加无关,而在使用了缩宫素之后出现急性绒毛膜羊膜炎的患者感染与剖宫产的增加密切相关。

对母体而言,最严重的后果是死亡。Gibbs 分析了美国得克萨斯州 1969～1973 年连续 5 年 501 例产妇死亡原因,发现有 10 例患者死于急性绒毛膜羊膜炎。Gogoi 也报道了 14 例患急性绒毛膜羊膜炎的孕产妇死亡,其中有 13 例在剖宫产之后死亡。现在急性绒毛膜羊膜炎的发生率还比较高,但死亡率很低,只要处理得当一般不会发生孕产妇死亡。

急性绒毛膜羊膜炎可能明显增加母亲产后病率或产褥感染,如急性子宫内膜炎。盆腔感染的发生率似乎主要与分娩途径尤其是剖宫产有关。急性绒毛膜羊膜炎孕妇剖宫产后母亲菌血症可以达到 2%～6%。阴道分娩的急性绒毛膜羊膜炎患者其产后病率比没有感染的患者要多一些,但增加并不很明显。

4.对胎儿及新生儿的副作用　急性绒毛膜羊膜炎使得围生期死亡率明显增加,早产儿尤其明显,例如 Gilstrap 等报道了 273 例足月妊娠中围生儿死亡是 15‰,而死于该感染的死胎有 4 例,但是没有新生儿死亡。然而在 39 例早产儿当中,有 9 例新生儿死亡,没有死产,而围生儿死亡率达到 230‰,且这 9 例没有一例被证实有毒血症。尽管母亲有急性绒毛膜羊膜炎的早产儿死亡比没有羊膜炎的早产儿的死亡率高得多,但是这种死亡率增高的原因并不能单独用胎儿感染来解释。而且患急性绒毛膜羊膜炎母亲所生的足月产儿的结局令人相当满意。

有急性羊膜炎的母亲所生的新生儿患毒血症感染与肺炎的概率会增加很多,但预后很好,Gilstrap 等人对 273 例新生儿分析发现,仅仅有 4 例新生儿在 X 线上表现有先天性肺炎(1.5%),1 例培养阳性(0.7%)。

在急性绒毛膜羊膜炎患者,胎儿酸中毒、缺氧与缺血缺氧性脑病的发生率都比较低。有人发现,母亲有急性绒毛膜羊膜炎的足月新生儿,发生酸中毒的机会与母亲没有该病的新生儿之间,在统计学上没有任何差异。Wendel 及其同事研究了 197 例母亲有急性绒毛膜羊膜炎患者,发现 35% 的婴儿脐动脉血 pH 值<7.20,但是没有一项独立的变数与酸中毒有关。而且没有 1 例新生儿有病理性酸中毒(脐动脉血 pH 值<7.0)。

在对急性绒毛膜羊膜炎母亲所生早产儿的研究中,Hankins 等人发现感染组新生儿的平均 pH 值比对照组低(7.26∶7.28),但是临床上没有明显的酸中毒症状。然而 Apgar 评分在感染组要比对照组明显降低。

（三）诊断

1.症状与体征　尽管诊断标准还不一致,但是在临床上诊断急性绒毛膜羊膜炎主要是根据患者有无发热。传统的标准还包括子宫触痛、羊水臭味、母亲或胎儿心过速等,这些临床表现在某种程度上是可变的,而母亲发热最具有临床意义,也最常见。一般而言,只要口表温度大于或等于 37.8℃在临床上就有诊断意义。尽管还有其他原因如脱水也可以引起发热,但大多数孕产妇分娩过程中的发热都是宫腔内感染所致。如果临床上无法找到其他明显的致热原因,那么只要口表温度达到这个标准就可以诊断为急性绒毛膜羊膜炎。

2.实验室检查　学术界做了许多尝试来诊断急性绒毛膜羊膜炎。从实用的观点看,除了母亲外周血白细胞计数外,其他实验室检查在临床上价值都不大。尽管没有感染的孕妇也会有白细胞增高,但大多数患羊膜炎的产妇都会有白细胞增多。但是不同作者对白细胞的正常值定义不一样。从细胞增多低至 3% 到高达 86% 不等。1982 年 Gibbs 及其同事发现 63% 的急性绒毛膜羊膜炎的妇女,白细胞增高>15000/ml,而没有感染的对照组仅占 21%。

有人通过经宫颈子宫导管直接进入宫腔获取羊水,然后进行细菌培养来证实是否有羊膜腔感染。Gibbs 等利用这项技术从大部分患者身上获取了足够的羊水,进行培养。取材时放弃开始的 5~10ml 羊水,以减少下生殖道微生物的污染。而后将获取的羊水用来进行细菌培养或革兰染色以检查有无细菌。如果发现有革兰阳性细菌,对诊断是强有力的支持,但不能确诊。通过这种方法,发现 67% 的急性绒毛膜羊膜炎的患者羊水革兰染色上有细菌出现,而对照组仅占 12%。然而 Listwa 较早期的研究中发现革兰染色的预测值只有 7%。将羊水直接进行接种后对细菌进行定量似乎比将羊水离心后染色检测细菌更敏感。有些人推荐用羊膜穿刺来获得的羊水进行培养。然而从实际的观点看培养对胎膜已破的妇女而言没有多大意义。做培养正常需要 48~72h,等到培养完成,感染在临床上已经非常明显,对于治疗没有什么意义。而且许多没有感染的妇女也会有阳性结果。对胎膜完整没有破裂、发热，可疑有绒毛膜羊膜炎，且离足月尚远的患者（<32周）可以使用羊膜穿刺来诊断。另外，羊水与血培养所提供的信息，对产后有并发症尤其是有产后发热的患者在指导用药上很有帮助。

有人使用气相-液相色谱分析方法对羊水的各种致病菌的有机酸代谢产物进行分析以识别细菌的种类，发现这与临床感染和羊水阳性的培养结果一致。在 Garvett 及其同事的研究中，16例急性绒毛膜羊膜炎妇女中有15例患者的短链有机酸是"阳性"，而22例对照组中全部是阴性，因此，气相-液相色谱分析的敏感性是94%，而特异性是95%。尽管这种方法有潜在的使用价值，但是由于仪器价格昂贵，在临床上价值不大。

羊水糖浓度也用来识别急性绒毛膜羊膜炎。例如 Kirshon 等人研究了39例<34周的早产或胎膜早破患者，发现有10例患者的羊水糖浓度<10mg/dl。在30例没有绒毛膜羊膜炎的患者中，27例患者的羊水糖浓度>10mg/dl。羊水糖浓度<10mg/dl 作为标准的敏感性和特异性分别为75%和100%。其他人也有过类似报道。

C反应蛋白是肝脏产生的一种在感染和炎症反应中的产物，是急性绒毛膜羊膜炎妇女血浆中的一个较敏感指标。有人报道其特异性和敏感性分别为88%和96%。但这项方法在临床上使用目前还不是很广泛，还有人谋略将各种细胞介素如白介素-1、白介素-6、白介素-8和克隆刺激因子用来检测宫腔内感染。尽管有的指标能够检测出早产患者的亚临床感染，但是对于诊断急性绒毛膜羊膜炎在临床上却没有多大意义。另外，有人建议对胎盘、胎膜、脐带进行组织学检查，以回顾性地诊断急性绒毛膜羊膜炎，但是由于这些组织中有白细胞浸润，使得这种方法既不敏感也不特异，难以在临床上应用。

（四）处理

1.抗生素治疗　学术界目前认为，对于急性绒毛膜羊膜炎患者，一旦诊断成立就应该予以抗生素治疗，并尽快终止妊娠，但在使用各抗生素治疗方面，目前还没有统一的观点，也没有客观、双盲、大病例研究可供参考。青霉素或氨苄西林加氨基糖苷类抗生素肯定足以取得令人满意的结果。在 Maberry 等人的研究中发现使用氨苄西林加庆大霉素与使用三联抗生素即氨苄西林、庆大霉素加克林霉素（抗厌氧菌）以治疗要行剖宫产的急性绒毛膜羊膜炎患者，但是两组患者术后发生产后子宫内膜炎的概率并没有什么差别。

至于什么时候给予患者抗生素，目前大家都有认为一旦诊断成立，就应该马上给予抗生素治疗。在一项比较研究中，断脐以后才给予抗生素的患者，17%的患者新生儿会发生菌血症，而在断脐以前就给予抗生素的患者，发生菌血症的概率只有3%。在 Gilstrap 等人的研究中，断脐后给予母亲抗生素的，血培养中B组链球菌的阳性率达到6%，而断脐前就给予抗生素的全部阴性。说明及早给予抗生素，对于预防产褥期感染具有十分明显的作用。国内也有过类似报道，但例数较少，也缺乏严格的对照研究。有唯一的一项前瞻性随机对照研究中，Gibbs等人发现在断脐前给予母亲抗生素，新生儿菌血症的发生率明显低于产后再给抗生素的对照组（0%比21%，P<0.05）。新生儿住院时间也明显比对照组短。可惜这项研究的病例数太少，仅有45例。

总之，一旦诊断成立就开始给予母亲使用抗生素有助于降低母亲的产后病率，事实上只要诊断成立，无论是从母亲的角度还是从围生儿的角度看都没有理由停止使用抗生素。

　　2.分娩方式　一般而言,分娩方式主要取决于有没有产科因素,诊断有绒毛膜羊膜炎的产妇,无论是阴道分娩还是剖宫产分娩,都没有哪种方式更有什么优点。然而,剖宫产对于母亲而言容易发生产后子宫内膜炎。但是急性绒毛膜羊膜炎的患者容易发生难产,所以剖宫产率比较高。

　　从诊断到分娩这段时间到底需要等待多久才终止妊娠,目前尚无有效的资料可供参考。1994 年 Wendel 等人认为如果从诊断到分娩的时间少于 12h(甚至 18h)与诊断后 2h 内结束分娩相比,在是否增加对母婴的副作用方面没有什么关系。

　　3.胎儿监测　无论是使用听诊还是电子连续胎儿监护,对于监测急性绒毛膜羊膜炎患者来说都可以接受。无论方法怎样,关键是要对胎心变化进行有效的监测。在第一产程,应该每 15min 听一次胎心,在第二产程,应该每 5min 就听一次胎心,最常见的胎心变化是胎心过快,以及每次胎心心搏之间的变异性降低。

　　在 2/3 的绒毛膜羊膜炎患者,可以发现胎心变快。另外,几乎高达 80% 的胎儿有短期心跳变化,10% 的胎儿有心跳过缓。奇怪的是,这些作者都发现有大约 15% 的胎儿表现为窦性心律图形。但是 Wendel 等人报道说几乎有 3/4 的胎儿有心动过速,而仅有 5% 的胎儿既无胎心加快,也无胎儿变异,也没有窦性心律图形。

(何素红)

第二十六章　高危妊娠

第一节　高危妊娠概述

（一）定义

本次妊娠对孕产妇及胎婴儿有较高危险性,可能导致难产及(或)危及母婴者,称高危妊娠。具有高危妊娠因素的孕妇,称为高危孕妇。

具有下列情况之一的围生儿,定为高危儿:①胎龄不足 37 周或超过 42 周;②出生体重在 2500g 以下;③小于胎龄儿或大于胎龄儿;④胎儿的兄弟姊妹有严重新生儿病史,或新生儿期死亡者,或有两个以上胎儿死亡史者;⑤出生过程中或出生后情况不良,Apgar 评分 0~4;⑥产时感染;⑦高危产妇所生的新生儿;⑧手术产儿。

（二）高危妊娠的范畴

具有下列情况之一者属高危妊娠:

1.年龄<18 岁或>35 岁。

2.有异常孕产史者,如流产、早产、死胎、死产、各种难产及手术产、新生儿死亡、新生儿溶血性黄疸、先天缺陷或遗传性疾病。

3.孕期出血,如前置胎盘、胎盘早剥。

4.妊娠高血压综合征。

5.妊娠合并内科疾病,如心脏病、肾炎、病毒性肝炎、重度贫血、病毒感染(巨细胞病毒、疱疹病毒、风疹病毒)等。

6.妊娠期接触有害物质,如放射线、放射性核素、农药、化学毒物、CO 中毒及服用对胎儿有害药物。

7.母儿血型不合。

8.早产或过期妊娠。

9.胎盘及脐带异常。

10.胎位异常。

11.产道异常(包括骨产道及软产道)。

12.多胎妊娠。

13.羊水过多、过少。

14.多年不育经治疗受孕者。

15.曾患或现有生殖器官肿瘤者等。

(三)高危妊娠的诊断

1.病史

(1)年龄＜16岁及＞35岁者。

(2)生育史有下列情况者。

①两次或两次以上流产者。

②过去有死产或新生儿死亡者。

③前次分娩为早产或低体重儿。

④前次为过大胎儿。

⑤有子痫病史者。

⑥有家族性疾病或畸形。

⑦有手术产史(产钳、剖宫产)。

⑧有产伤史。

⑨多年的不孕史经治疗后妊娠者。

⑩有子宫肌瘤或卵巢囊肿者。

(3)有下列疾病应详细询问有关病史

①原发性高血压或慢性高血压。

②心脏病,特别是有心衰史或发绀型心脏病。

③慢性肾炎。

④糖尿病。

⑤甲状腺疾病。

⑥肝炎。

⑦贫血。

⑧其他内分泌疾病。

(4)早期妊娠时用过药物或接受过放射检查。

(5)幼年患影响骨骼发育的疾病,如结核病、佝偻病。

2.临床检查

(1)身高＜140cm,头盆不称。

(2)＜40kg或＞85kg。

(3)骨盆大小,髂前上棘＜22cm、髂嵴＜25cm、骶耻外径＜18cm、坐骨结节间径＜7.5cm。

(4)子宫大小是否与停经月份相符,羊水过多或双胎、IUGR。

(5)足月妊娠胎儿G≥4000g,或＜2500g。

(6)胎位异常。

(7)血压＞130/90mmHg,收缩压增加30mmHg、舒张压增加15mmHg。

(8)心脏异常。

(9)阴道出口是否过小,外阴静脉曲张。

(10)妊娠期胎动的变化。

(11)常规的化验检查,血尿常规、肝功等。

3.特殊检查

(1)孕龄及胎儿发育情况的估计。

(2)胎盘功能的检查。

(3)胎儿成熟度。

(4)胎儿监测。

(吕艳蕊)

第二节　高危妊娠的重点监护

早期筛选高危孕妇,重点管理监护,及时正确处理,是减少孕产妇及围生儿死亡的重要措施。对优生优育亦具有重要意义。高危妊娠的重点监护包括孕妇和胎儿两个方面,对孕妇的监护已在病理产科中论述,本节主要阐述对胎儿的重要监护问题。

(一)了解胎儿生长发育情况

1.妊娠图　将孕妇体重、血压、腹围、宫底高度、胎位、胎心、水肿、蛋白尿、超声检查的双顶径等,制成一定的标准曲线,于每次产前检查,将检查所见及检查结果随时记录于曲线图上,连续观察对比,可以了解胎儿的生长发育情况。

2.子宫底高度测量　测量子宫底高度所得数据与胎儿出生体重相关。所以测量子宫底高度可以预测胎儿生长发育。

从孕 20~34 周,宫底高度平均每周增加约 1cm,34 周后宫底增加速度变慢,子宫底高度在 30cm 以上表示胎儿已成熟。日本学者五十岚等提出计算胎儿发育指数的公式:

胎儿发育指数=宫底高度(cm)−(月份+1)×3

计算结果<−3,表示胎儿发育不良;−3~3,表示胎儿发育正常;>5 可能为双胎、羊水过多或巨大儿。

3.B超检查　测量胎儿某一标志部分,如胎头双顶间径(BPD)、股骨长度(FL)、腹围(AC)等来判断胎儿生长发育情况,其中 BPD 最常用。超声检查 BPD>8.5cm 者,表示胎儿体重>2500g,胎儿已成熟,>10cm,可能为巨大胎儿。

(二)胎儿成熟度测定

1.以胎龄及胎儿大小估计胎儿是否成熟　胎龄<37 周为早产儿;37~42 周为足月儿,>42 周为过期儿。<2500g 为早产儿或足月小样儿,>4000g 为巨大儿。

2.羊水分析　卵磷脂/鞘磷脂比值(L/S)表示肺成熟度,如比值≥2,表示胎儿肺成熟;<1.5 则表示胎儿肺尚未成熟,出生后可能发生新生儿呼吸窘迫综合征(RDS),临床上可用泡沫试验代替,如两管液柱上均有完整泡沫环为阴性,表示 L/S≥2。胎儿肺成熟;如两管未见泡沫环为阳性,表示胎儿肺未成熟;一管有泡沫环另一管无,为临界值,L/S 可能<2。

肌酐表示肾成熟度,>2mg/dl 表明肾成熟,<1.5mg/dl 表明肾未成熟。

　　胆红素测定表示胎儿肝脏成熟度。胆红素值随孕期延长而减少。如用分光光度比色仪 450nm 的光密度差在 0.04 以上,表示胎儿肝脏未成熟。临界值为 0.02~0.04,0.02 以下表示胎儿肝脏成熟。

　　雌三醇羊水中含量与出生体重相关。体重<2500g 时,含量低于 0.6mg/L;孕 37 周后,胎儿体重>2500g,E3>1mg/L;如体重>3000g,含量多在 2mg/L 以上。

　　胎儿脂肪细胞计数表示皮肤成熟度,以 0.1％硫酸尼罗兰染色后,胎儿脂肪细胞呈橘黄色,不含脂肪颗粒的细胞染为蓝色。橘黄色细胞>20％为成熟,<10％为未成熟,>50％为过期妊娠。

(三)胎盘功能测定

　　1.血和尿中 hCG 测定　在孕卵着床后 7d 左右,即可在血和尿中测到 hCG,随孕卵发育逐渐上升,至 80d 左右达高峰,此后逐渐下降,维持一定水平到产后逐渐消失。孕早期 hCG 测定反映胎盘绒毛功能状况,对先兆流产、葡萄胎监护具有意义。对晚孕价值不大。

　　2.血 hPL 测定　胎盘泌乳素(hPL)是胎盘滋养细胞分泌的一种蛋白激素,随妊娠而逐渐增高,34~36 周达峰值,以后稍平坦,产后逐渐消失。hPL 只能在孕妇血中测定。晚期正常妊娠的临界值为 4μg/ml,低于此值为胎盘功能不良,胎儿危急。hPL 水平能较好地反映胎盘的分泌功能,是目前国际上公认的测定胎盘功能方法。连续动态监测更有意义。E3、B 超胎盘功能分级结合进行,准确性更高。

　　3.尿中雌三醇(E3)测定　收集孕妇 24h 尿用 RIA 法测定观察 E3,是了解胎盘功能状况的常用方法。妊娠晚期 24h 尿 E3<10mg,或前次测定值在正常范围,此次测定值突然减少达 50％以上,均提示胎盘功能减退。

　　4.B 超胎盘功能分级　从声像图反映胎盘的形象结构。根据①绒毛膜板是否光滑;②胎盘实质光点;③基底板改变等特征,将胎盘分为 0~Ⅲ级。

(四)胎儿宫内情况的监护

　　1.胎动计数　胎动为胎儿在宫内健康状况的一种标志。不同孕周胎动数值不一。足月时,12h 胎动次数>100 次。晚间胎动多于白天。胎动减少可能示胎儿宫内缺氧。对高危妊娠孕妇应作胎动计数,每天早、中、晚计数 3 次,每次 1h,3 次之和×4,即为 12h 胎动次数。>30 次/12 小时表示正常,<20 次/12 小时表示胎儿宫内缺氧。如胎动逐渐减少,表示缺氧在加重。12h 内无胎动,即使胎心仍可听到,也应引起高度警惕。

　　2.胎儿监护

　　(1)胎儿电子监测:根据超声多普勒原理及胎儿心动电流变化制成的各种胎心活动测定仪已在临床上广泛应用。其特点是可以连续观察并记下胎心率的动态变化而不受宫缩影响。再配以子宫收缩仪、胎动记录仪便可反映三者间的关系。

　　①胎心率监测方法:有宫内监测及腹壁监测两种。前者须将测量导管或电极板经宫颈管置入宫腔内,故必须在宫颈口已开,并已破膜的情况下进行,且有引起感染的可能。故现多用后者。

　　由胎儿电子监测仪记录下的胎心率(FHR)可以有两种基本变化,即基线 FHR(BF-HR)及周期性 FHR(PFHR)。BFHR 即在无宫缩或宫缩之间记录下的 FHR。可从每分钟心搏的次数(bpm)及 FHR 变异两方面对 BFHR 加以估计。FHR 的 bpm 如持续在 160 次以上或 120 次以下历时 10min 称为心动过速或心动过缓。FHR 变异是指 FHR 有小的周期性波动。 BFHR 有变异即所谓基线摆动,表示胎儿有一定的储备能力,是胎儿健康的表现。FHR 基线 变平即变异消失或静止型,提示胎儿储备能力的丧失。PFHR 即与子宫收缩有关的 FHR 变化。

加速子宫收缩后 FHR 增加,增加范围为 15~20bpm,加速的原因可能是胎儿躯干局部或 脐静脉暂时受压。散发的、短暂的胎心率加速是无害的。但如脐静脉持续受压,则进一步发展 为减速。

减速可分为三种。早期减速:它的发生与子宫收缩几乎同时开始,子宫收缩后即恢复正 常,幅度不超过 40bpm。早期减速一般认为是胎头受压,脑血流量一时性减少(一般无伤害 性)的表现。宫缩开始后胎心率不一定减慢。减速与宫缩的关系并不是恒定的。但在出现后, 下降迅速,幅度大(60~80bpm),持续时间长,而恢复也迅速。一般认为变异减速系因子宫收 缩时脐带受压兴奋迷走神经所致。晚期减速:子宫收缩开始后一段时间(多在高峰后)出现胎 心音减慢,但下降缓慢,持续时间长,恢复亦缓慢,晚期减速是胎儿缺氧的表现,它的出现应对 胎儿的安危予以高度注意。

②胎儿电子监测仪在预测胎儿宫内储备能力方面的应用。

无激惹试验(NST):本试验是以胎动时伴有一时性胎心率加快现象为基础,故又称胎心 率加速试验(FHT)。通过本试验观察胎动时 FHR 的变化,以了解胎儿的储备功能。试验时, 孕妇取半卧位,腹部(胎心音区)放置电子监测器探头,在描记胎心率的同时,孕妇凭自觉在感 有胎动时,即报告或手按机钮在描记胎心率的纸上作出记号,至少连续记录 20min。一般认为 正常至少 3 次以上胎动伴有胎心率加速超过 10bpm;异常是胎动数与胎心率加速数少于前述 情况甚或胎动时无胎心率加速,应寻找原因。此项试验方法简单、安全,可在门诊进行(如无电 子监测亦可用胎心音聆诊法与胎动扪数同时进行记录分析),并可作为缩宫素激惹试验前的筛 选试验。

缩宫素激惹试验(OCT):又称收缩激惹试验(CST),其原理为用缩宫素诱导宫缩并用胎 心监护仪记录胎儿心率的变化。若多次宫缩后重复出现晚期减速,BFHR 变异减少,胎动后 无 FHR 增快,为阳性。若 BFHR 有变异或胎动增加后,FHR 加快,但 FHR 无晚期减速,则为 阴性。

本试验一般在妊娠 28~30 周后即可进行。如为阴性,提示胎盘功能尚佳,1 周内无胎儿 死亡之虞,可在 1 周后重复本试验,阳性则提示胎盘功能减退,但因假阳性多,意义不如阴性 大,可加测尿 E_3 或其他检查以进一步了解胎盘功能情况。

(2)胎儿心电图:胎心的活动情况是胎儿在子宫内情况的反映,因此胎儿心电图检查是较 好的胎儿监护之一,测定胎儿心电图有宫内探测及腹壁探测两种,前者必须将探查电极经阴道 置入宫腔,直接接触胎头或胎臀,虽所得图形清晰,但须在宫口已扩张,胎膜已破的情况下进 行,有引起感染的危险,亦不能在孕期多次测定,故不宜作为孕期监护。腹壁探测将探查电极 置于孕妇的腹部,胎儿的心电流通过羊膜腔传至孕妇腹壁。根据 R 波多次测定可推测胎儿宫 内发育情况、胎儿存活情况、胎位、多胎、胎龄、胎盘功能和高危儿,PQRST 变化也反映高危儿。胎儿心电图虽有一定诊断价值,但仅是很多监护方法的一种。

　　3.羊膜镜检查　Sahling(1962)首先使用,现已成为围生医学中的一种检查方法。在消毒条件下,通过羊膜镜直接窥视羊膜腔内羊水性状,用以判断胎儿宫内情况有一定参考价值。禁忌证为:产前出血、阴道、宫颈、宫腔感染、先兆早产、羊水过多等。

　　判断标准:正常羊水见透明淡青色或乳白色,透过胎膜可见胎发及飘动的胎脂碎片;胎粪污染时,羊水呈黄色、黄绿色,甚至草绿色;Rh 或 ABO 血型不合患者,羊水呈黄绿色或金黄色;胎盘早剥患者羊水可呈血色。

　　4.胎儿头皮末梢血 pH 测定　分娩期采用的胎儿监护方法尚不能完全反映胎儿在宫内的真实情况。采取胎儿头皮末梢血测定 pH 值,以了解胎儿在宫腔内是否有缺氧和酸中毒。pH 7.25~7.35 为正常,pH<7.20 提示胎儿有严重缺氧并引起的酸中毒。

　　5.产妇及新生儿监护　产褥期高危产妇继续在高危病房治疗观察,高危儿在高危新生儿监护病房(NICU)由儿科医师进行重点治疗。

(吕艳蕊)

第三节　高危妊娠的处理

　　属于高危妊娠的孕妇不必紧张,只要在怀孕期按期做好产前检查,在医师严密观察和治疗下,与医护人员密切配合,一般会安全度过孕期,平安地娩出胎儿。

　　高危妊娠应针对不同的病因进行不同的治疗。如孕妇年龄在 37~40 岁;曾分娩先天愚型儿或有家族史者;孕妇有先天代谢障碍(酶系统缺陷)或染色体异常的家族史者;孕妇曾分娩出神经管开放性畸形儿者,均应转遗传咨询门诊作有关检查。目前对遗传性疾病及畸形以预防为主,早期诊断,妥善处理。对妊娠并发症(如妊高征等)、妊娠合并症(如心脏病、肾脏病等)及其他高危妊娠病因,除针对各自特点进行特殊处理外,在产科方面应注意以下几个方面:

　　1.加强营养　孕妇的健康及营养状态对胎儿的生长发育极重要。凡营养不良或显著贫血的孕妇,所分娩的新生儿出生体重均较正常者轻。故应给予孕妇足够的营养,积极纠正贫血。对伴有胎盘功能减退、胎儿宫内发育迟缓的孕妇应给予高蛋白、高能量饮食,并补充足够维生素和铁、钙,静脉滴注葡萄糖及多种氨基酸。

　　2.卧床休息　卧床休息可改善子宫胎盘血循环,增加雌三醇(E_3)的合成和排除量。取左侧卧位较好,因可避免增大的子宫对腹部椎前大血管的压迫,改善肾循环及子宫胎盘的供血。有时改变体位还能减少脐带受压。

　　3.提高胎儿对缺氧的耐受力　10%葡萄糖液 500ml 中加入维生素 C 2g,静脉缓慢滴注,每日 1 次,5~7d 为一疗程,停药 3d 后可再重复,可能有助于增加胎儿肝糖原储备或补偿其消耗,增强对缺氧的代偿能力。

　　4.间歇吸氧　给胎盘功能减退的孕妇定时吸氧亦为重要措施之一,每日 3 次,每次 30min。

　　5.终止妊娠问题　若继续妊娠将严重威胁母体健康或影响胎儿生存时,应考虑适时终止妊娠。终止妊娠时间的选择取决于对疾病威胁母体的严重程度、胎盘功能和胎儿成熟度的了解，主要根据病情、孕龄、尺测耻骨上子宫长度、胎动及胎心率的变化做出决定。若条件许可，还可作尿 E。或 E/C 比值测定和羊水 L/S 比值、肌酐测定以及 NST、OCT、羊水细胞学检查、B 型超声测双顶径值等，从而了解胎盘功能和胎儿成熟度，以便决定是否终止妊娠。但应多次重复上述测定进行动态观察，并最好同时作数项测定相互对照，以免单项测定导致假阳性或假阴性结果。

终止妊娠的方法有引产和剖宫产两种，需根据孕妇的产科情况，宫颈成熟度，特别是胎盘功能状态即胎儿在宫内窘迫的程度作出选择。引产后若产程进展缓慢，应及时改用剖宫产终止妊娠。对需终止妊娠面胎儿成熟度较差者，可于终止妊娠前用肾上腺皮质激素加速胎儿肺成熟，促进表面活性物质的形成和释放，预防发生新生儿呼吸窘迫综合征。方法是：地塞米松 5mg 肌注，每日 3 次，连续 2d；或氢化可的松 500mg 静脉滴注，每日 2 次，连续 2d。

6.产时处理　产程开始后应严密观察胎心率变化，可应用胎儿监护仪，以便及早发现异常。胎膜已破而宫颈开大 1.5cm 以上者，必要时作胎儿头皮血 pH 值测定。

产程中注意及时吸氧，必要时可行人工破膜，经常观察羊水量及其性状。若原来羊水清亮而在产程中发现混有胎粪，即应注意胎儿宫内窘迫。若有明显的胎儿窘迫征象而产程又不能在短期内结束者，可考虑剖宫产。一经决定，应立即施行，尽可能缩短决定手术至取出胎儿的时间，以免加重胎儿窘迫程度。

胎儿窘迫者，无论经阴道娩出或剖宫产，均应作好新生儿抢救准备，最好有儿科医师协助处理。新生儿娩出后，首先清除呼吸道的羊水和胎粪，必要时作气管插管加压给氧。无此设备时，可作对口呼吸或用其他人工呼吸法。窒息较久者，可从脐静脉给予 5％碳酸氢钠，剂量为 3～5ml/kg。若窒息严重，经上述方法处理无效时，可向心内注射尼可刹米或肾上腺素 0.2～0.5ml，同时作心外按摩。对早产儿、宫内发育迟缓的新生儿有感染可能或曾进行抢救的新生儿，均应列为重点护理对象。

（吕艳蕊）

第二十七章　产科急救手术

第一节　臀位阴道分娩

与臀位相关的产科因素包括孕周、多产、多胎、羊水量异常、子宫畸形、盆腔肿瘤、胎儿畸形和既往臀位妊娠史等,其中孕周是最重要的因素。在单胎妊娠中,近三分之一的胎儿在 $21 \sim 24$ 周是臀位,$29 \sim 32$ 周下降至 14%,到足月妊娠仅有 $3\% \sim 4\%$ 是臀位。臀先露基本上分三种:单臀、混合臀与足先露。臀位阴道分娩与头位分娩有许多不同的情况,母儿产时并发症均高,臀位围产儿死亡率较头位高 5.5 倍,产时和产后并发症较头位高 $4 \sim 20$ 倍。产道损伤及手术产施行率亦较高,目前国内外意见是基本统一的:足月臀位是剖宫产的指征。但臀位阴道助产术是每个产科医生都应当掌握的技术,因为在临床上肯定会有臀先露,自然临产且进展快,来不及剖宫产的情况会出现。

【适应证】

以下情况可考虑臀位阴道分娩:

1. 单胎、单臀或全臀。
2. 孕龄>36 周。
3. 胎儿体重 $2500 \sim 3500g$。
4. 无胎头仰伸。
5. 母体骨盆,特别内骨盆无异常、估计胎儿能顺利通过。
6. 无其他剖宫产指征,如母体并发症及合并症。
7. 产力良好,无胎儿窘迫。
8. 宫口完全或近完全开全。
9. 横位内倒转后顺势行臀位牵引;双胎的第二胎为臀位。

【禁忌证】

当臀先露有以下情况时,建议行剖宫产结束分娩。

1. 已知或怀疑胎儿过大(>4000g)。
2. 骨盆狭窄。
3. 胎头仰伸或固定(如胎儿颈部有肿物)。
4. 孕 $24 \sim 30$ 周或胎儿体重 $500 \sim 1500g$,胎儿存活。

5.手术者不具有臀位阴道产的培训与经验。

6.无相关科室支援与设备,如麻醉科、儿科与手术室。

7.合并 IUGR 或胎盘功能降低。

8.足先露。

9.产程进展慢或无进展。

10.过去有围产儿产伤或死亡史。

11.要求绝育者。

【术前准备】

1.评估孕周。

2.了解臀先露的类型与胎头位置。

3.评估骨盆与胎儿大小。

4.实施胎心电子监护。

5.评估阴道分娩的可行性与风险。

6.向产妇说明臀位阴道分娩的目的和过程,以取得产妇的合作,签署手术同意书。

7.建立静脉输液通道,完善紧急剖宫产的术前准备。

8.产妇取膀胱截石位,消毒外阴。

9.导尿,排空膀胱。

10.准备好后出头产钳,做好新生儿复苏的准备,通知儿科医生到场协助抢救新生儿。

11.启动麻醉科与手术室后备支援。

【手术步骤】

1.臀助产术

(1)双侧阴部神经阻滞麻醉。

(2)初产臀位或会阴较紧的经产妇,须做较大的会阴切开。

(3)完全或不完全臀先露,胎儿娩出臀部时,术者可适度用力阻止胎足娩出阴道,使宫缩反射性增强,迫使胎臀下降,待宫口开全,会阴膨起,胎儿粗隆间径已达坐骨棘以下,宫缩时逼近会阴时,做会阴切开。然后趁一次强宫缩时嘱产妇尽量用力,术者放开手,胎臀及下肢即可顺利娩出。

(4)娩出肩部:术者用治疗巾包住胎臀,双手拇指放在骶部,其余各指握持胎髋部,随着宫缩轻轻牵引并旋转,使骶部边下降边转至正前方,以利双肩进入骨盆入口。此时术者应注意双手勿握胎儿胸腹部,以免损伤内脏。并当脐部娩出时,继续向外、向下牵引胎儿躯干的同时,将胎背转回原侧位,以使双顶径与骨盆出口前后径一致。当耻骨联合下见胎儿腋窝时即可用下述方法之一娩出胎肩。①先娩前肩,术者将胎臀向下牵引,前肩及上肢多可自然娩出,然后举胎体向上,后肩及上肢即可滑出阴道。亦可先娩后肩再娩前肩。如上肢不能自然娩出,术者可以二指进入产道,压迫儿肘部使其弯曲,胎手即可自然娩出。②见到胎儿腋部,将胎儿肩胛外侧缘向胎儿脊柱方向推,胎儿一侧上肢经过胎儿前胸自然滑出。③按上述任一方法娩出一侧胎肩及上肢后,将胎体旋转180°,在旋转过程中另一肩及上肢即可自然娩出。

(5)娩出胎头:将胎背转至前方,使胎头矢状缝与骨盆出口前后径一致,用下述方法娩出胎头。①胎头枕骨达耻骨联合下时,将胎体向母亲腹部方向上举,胎头即可娩出。②Mauriceau Smellie Viet(MSV)手法,此法国内亦称为骑马式:将胎体骑跨在术者左前臂上,左手中指伸入胎儿口中,上顶上腭,示指及无名指附于两侧上颌骨;右手中指压低胎头枕部使其俯屈,示指及无名指置于胎儿颈部两侧,先向下牵拉,助手在产妇下腹正中向下施以适当压力,使胎儿保持俯屈。当胎儿枕部低于耻骨弓下时,将胎体上举,以枕部为支点,使胎儿下颌、口、鼻、眼、额相继娩出。

(6)Bracht法:主要用于单臀先露,即腿直臀位。由于胎儿伸直的下肢与躯干能较好地扩张宫颈及阴道,单臀先露在胎心良好时,勿过早干预,尽量任胎臀自然娩出,至娩出达脐部时使胎背向上,术者两拇指放于胎儿大腿后面,其余四指放于骶部握住胎臀,将胎体上举并轻轻牵引,至双足脱出阴道后,即可按堵臀法娩出胎儿其余部分。

2.臀位牵引术 臀位牵引术是指胎儿的全部分娩均由术者牵引完成。本手术常在紧急情况下施行,产道多未充分扩张,对母子有较大的危险,因此指征明确方可施术。手术指征如下:

(1)胎儿窘迫或脐带脱垂。

(2)产妇有严重合并症如心力衰竭,须立即结束分娩又无紧急剖宫产条件。

(3)第二产程超过两小时而无进展。

(4)无头盆不称。

(5)宫口开全。

(6)术者具有臀位牵引术的经验。

【助产方法】

1.胎儿单足或双足已脱露于外阴或阴道内,术者即以手握持牵引。如胎儿双足仍滞留于宫腔内,应伸手入宫腔,握持单足或双足牵出。

2.胎儿为单臀先露,术者用双手勾住胎儿腹股沟,边旋转边用力向下牵引娩出胎儿臀部,继而娩出胎足及躯干,胎肩和胎头。如勾臀失败,可采用Pinard手法牵引胎足。即术者一手伸入宫腔,沿一侧股部达腘窝,用手按压腘窝使下肢屈曲,握住胎足向下牵引,胎儿臀部及另一下肢便随之被牵出。注意开始应牵引位于前方的胎足,以保持胎位呈骶前位。如果位于前方的下肢屈曲困难,亦可先牵引后方的胎足,但随之即取另一足,然后牵双足向下,并在牵引过程中旋转成骶前位。

3.手术技巧

(1)严格掌握手术指征,特别对于足月臀位临产者,要有充分的评估,有时间有条件者尽量行剖宫产。

(2)迫不得已或产妇坚决要求行臀位分娩者,要与产妇和家人充分沟通,说明其风险,取得共识。

(3)严密遵循手术程序,忙而不乱,臀先露助产切忌紧张、忙乱,更不可不分胎儿手足盲目牵拉,影响正常机转,否则将造成严重后果。

(4)臀位阴道接生时,最好有超声波辅助检查胎儿位置。

(5)助产者应顺其机转,助产者常常是一见胎臀便急于娩出,处于紧张、忙乱,急于牵引而造成胎头枕直位嵌顿于骨盆上口,或胎头仰伸枕额径入盆,或胎臂上举环抱胎头不能入盆,或牵成枕后位而致后出胎头困难。在此种情况下胎头娩出将非常困难。以往强调注意胎臀娩出至胎头娩出时间,应掌握在 2～3 分钟,不能超过 8 分钟。现在,正式临产后均普遍对胎心进行持续电子监护,多数外国产科专家认为,当胎儿心跳正常时,即使胎儿足部或部分躯干通过未完全开全的宫口脱出外阴,也不应过早进行牵拉。除非胎心异常,可等待至胎儿自行娩出至脐部才开始阴道助产,此举可降低对胎儿的损伤。

(6)助产过程尽量保证胎背向上,以保证胎头为枕前位。

(7)胎儿上肢上举时用 Lovsett 手法娩出胎手:尽量侧屈胎儿躯干,使胎儿后肩降至骶岬平面以下旋转胎背 180 度,使后肩转成为前肩,并且位于耻骨联合后方,术者用手勾出,再以同法将胎背复位 180 度,娩出胎儿的另一上肢。

(8)熟练掌握用 Mauriceau Smellie Viet(MSV)手法娩出胎头。

(9)后出儿头产钳的应用早在 1929 年 Piper 提出其设计的后出儿头产钳(后人称 piper 钳)时,认为单纯臀位产的新生儿,死亡主要原因有三:①脐带受压;②上肢背举;③后出儿头的延迟娩出使用其设计的产钳后改善了新生儿的预后。在 1964 年还只有 1/3 臀位产使用 piper 产钳,到 1973 年则有近 2/3 使用该产钳,在胎儿体重 1000～3000g 者。使用产钳后新生儿死亡率明显降低。后出头产钳可使牵拉的力量主要在胎头而非脆弱的胎颈部分。在麻醉充分时,胎头进入骨产道后,可先置入左叶,再放右叶,向外向上牵拉,娩出胎头。

(10)虽然连续硬膜外麻醉常用于分娩镇痛,但常导致第二产程延长或增加产时加用催产素的可能,不主张用于臀位阴道分娩,必要时可用吸入性麻醉剂或全身麻醉。

(11)产后必须对母儿进行仔细的检查,以排除并发症。

4.医疗风险

(1)臀位分娩的围产儿死亡率比头位单胎分娩者高 3～10 倍。造成臀位产儿死亡的两个主要原因是:颅内损伤及肺的并发症,而分娩方式对此有重要影响;自然分娩及臀位助产的胎婴儿预后比臀牵引者好。随着剖宫产术指征的放宽,围生期死亡率明显降低。新生儿体重与阴道分娩的关系亦较大,新生儿体重在 2500～3999g 者,其围生期死亡率比小于 2500g 或大于 4000g 者均低。

(2)牵拉时间掌握不当,过早牵拉,可使宫颈阴道扩张不充分,臀部未降至盆底,此时进行臀位阴道助产,可造成胎儿损伤及胎体胎头娩出困难。

(3)牵拉方向与力度掌握不当,未循骨产道的轴向操作,不向上翘起胎儿,或翘得不够高,往往会阻碍胎儿顺利娩出。胎臀及胎体余部娩出之前,切忌先取出下肢的不当操作,以免造成宫颈阴道扩张不全或脐带受压。

(4)后出头困难,后出胎头娩出顺利与否是臀位阴道分娩成功的关键。后出头困难可由多种原因造成。①宫颈口未开全,过早干预胎头仰伸;②在胎臀娩出后,胎体和胎肩应随宫缩逐渐娩出,若牵拉过急,会使牵拉着力于胎颈部而造成胎头仰伸;或娩胎头时未等胎头枕骨达耻骨联合下方,就过早将胎体上翻造成胎头过度仰伸。仰伸的胎头将以枕颏径入盆,内旋转困难,难于娩出。术者可用 Mauriceau Smellie Viet(MSV)手法娩出胎头;③胎头高直位:胎肩内旋转尚未完成时术者就急于向外下牵引,可使胎头难度嵌顿于入口前后径上而不能入盆。这时应在宫缩间歇期将胎背再回复到侧方,使双肩位于骨盆入口前后径上,术者以一手在阴道内协助胎头额部与胎肩同时配合转动,从而保证胎头的双顶径衔接于骨盆入口的前后径上,使胎头入盆。

胎头成枕后位:未按分娩机制进行,误将胎儿牵成枕后位。若胎头俯屈良好,可按 Prague 手法助娩,即牵引胎体至鼻根抵达耻骨联合下,再将胎体举过耻骨联合上方,使胎头按枕、顶、额的次序娩出。若胎头俯屈不良,胎儿下颏卡于耻骨联合上,先上提胎体,以保持胎体前屈。术者将手伸入阴道,上推胎枕部使胎头俯屈,再向下牵引,让胎儿颏部移向耻骨联合下,继续向下牵引胎体,同时自阴道按压胎儿颏部、上颌,胎儿口鼻即可自阴道娩出,至鼻根抵达耻骨联合下娩出。胎肢上举:与牵引胎体过急有关。胎儿上肢与头被阻于骨盆入口以上不能下降,牵拉胎体感到阻力大,难以暴露肩胛下缘,如强行牵拉,势必损伤胎儿。解脱受阻上举上肢的方法有二:①Lovsett 手法;②洗脸式牵拉上肢法:如右骶前位右臂上举,术者以右手经胎儿前肩背侧伸入阴道内,沿肱骨压上臂,使之自胎儿面部及胸前滑向阴道内,同法滑动胎儿的左上臂,两肩及两上肢就可娩出。旋转胎体法较易掌握,也不会发生上肢骨折,牵拉上肢法较为困难,有时需在全麻下操作。如遇两臂环抱于颈后,可将两法结合使用,即先将胎体向一侧旋转180°使一臂脱离枕部,术者伸手帮助娩出后再反向转180°以解脱另一胎肢。

5.母体并发症

(1)产道损伤多与以下因素有关:①子宫口未开全行阴道助产、牵引或后出头产钳术。②手法粗暴。③操作不规范。胎儿胎盘娩出后,常规检查宫颈,疑有子宫破裂应行宫腔探查。有先兆或完全破裂者,应立即剖腹探查,按破裂程度与部位决定手术方式。

(2)产后出血与异常先露不能均匀压迫子宫下段,诱发良好的子宫收缩有关。加之手术操作机会多,产后子宫收缩无力及软产道损伤性出血的机会也增加。及时发现并积极处理难产,杜绝滞产,产后常规使用催产素加强子宫收缩,可有效预防产后出血。

(3)产褥感染:产后给予抗生素预防感染。

6.胎儿并发症:严格掌握臀位阴道分娩的适应证,加强手术操作能力的培训,可降低其发生率,但臀位胎儿出现并发症的几率仍较头位高。

产伤发生率为 0.96%～10%,与分娩方式选择是否适当及手术者经验多少有关。①颅内出血:多为机械性损伤和窒息所致。后出头时胎头无法发生变形以适应产道,牵引胎头时可发生机械性损伤,尤其胎头仰伸者更易受损伤。②脊柱损伤:臀牵引时易发生,损伤多发生在第七颈椎和第二胸椎之间,如伴脊髓损伤,可造成新生儿死亡,幸存者也会遗留永久损害。③臂丛神经损伤:发生率是头位分娩的 17 倍,与娩出胎头时过度侧牵有关。严重者可造成前臂瘫痪。④膈神经损伤:与过度牵引颈部有关。表现为呼吸困难,透视可见膈肌升高,膈肌随吸气呈反向运动。⑤骨折:是最常见的并发症。胎臂上举最易造成锁骨或肱骨骨折,违反分娩机制的助娩可导致下肢骨折。⑥挤压综合征:Ralis 检查臀位产死亡的胎婴儿尸体,发现皮肤肌肉的损伤严重,其肌肉中的出血量约为婴儿全身血量的 1/5 到 1/4,此出血量对早产儿的预后影响尤为严重。有 6 例新生儿死亡,发现其肾脏有挤压综合征样的表现,说明先露部受挤压,淤血致新生儿死亡。

臀先露分娩的特点是胎儿臀部、肩部、头部各径线由小到大,顺序娩出,极易导致分娩困难而致胎儿创伤、窘迫,甚至死亡。臀先露阴道分娩近20～30 年来围产儿病率及死亡率都很高,随着剖宫产的增多,围产儿病率及死亡率有所下降。

(何素红)

第二节　胎头吸引术

胎头吸引术是使用吸引器,在胎头形成负压,通过术者的牵引协助胎儿娩出的手术。医学史上,英国医生 James Younge 在 1694 年最早描述了使用负压协助娩出胎儿,可惜的是,此次产科助产失败了。在其后近 200 年里,陆续有文献提到有关使用负压协助胎儿从阴道娩出,但都没有在临床上使用。直到 19 世纪 40 年代,第一次成功地使用负压协助胎儿阴道分娩由英国医生 James Young Simpson 完成。Simpson 是产科史上一个重要的人物,他将氯仿用于分娩镇痛,发现了以他的名字命名并使用至今的 Simpson 产钳,遗憾的是 Simpson 放弃了对负压吸引的进一步改造。后人不断改良负压吸引装置,1954 年 Malmstrom 设计的器械是由一个带橡皮管的扁平金属杯与一个产生负压的手抽气筒组成,并命名为负压吸引器,后经改进即成目前常用的类型。20 世纪 70 年代后又出现了一系列用塑料或硅胶制作的"软性"吸引器。世界各个地区对胎头吸引产术的评价与使用有一定的差异,英国联邦国家广泛使用,RCOG将胎头吸引术列为阴道器械助产的首选。在美国,由于有多篇吸引产术后围产儿产伤的报道,胎头吸引术的使用并不如产钳术广泛,但在近二十年,由于临床医师培训制度的建立,美国学者对胎头吸引术的态度转为较开放,但 ACOG 仍强调,胎头吸引术必须由熟练的并经培训的医师操作,并明确了解该手术的并发症。

【适应证】

理论上,胎头吸引术的指征涉及全部产科情况,从脐带脱垂到剖宫产时从切口将胎头吸出。但多数学者认为第二产程问题是最常见的指征。在许多文献中,产程延长或宫缩乏力约占胎头吸引产指征的 70%。

1.产科并发症(第二产程延长、轻度骨盆狭窄)。

2.母体并发症(心血管疾病、妊娠期高血压疾病、衰竭等),或需要缩短第二产程者。

3.胎儿窘迫。

4.轻度头盆不称,胎头内旋转受阻者。

【禁忌证】

胎头吸引术的绝对或相对禁忌证不同学者看法不一致,常见的有:

1.绝对禁忌证

(1)明显头盆不称(CPD)或产道阻塞。

(2)臀位或横位、面先露等异常胎方位。

(3)胎儿有凝血功能异常。

(4)无吸引产的手术指征。

(5)手术者不具有吸引术的培训与经验。

2.相对禁忌证

(1)宫口未开全。

(2)胎头位置过高。

（3）早产，特别是孕周小于 34 周者不建议使用吸引术。

（4）先天畸形胎儿不能或不适宜于阴道分娩。

（5）死胎。

（6）已行产钳术失败者，产钳术对胎儿的牵引力较吸引产术大，如产钳失败，不应改行吸引产术。

【术前准备】

1.产妇取膀胱截石位，消毒外阴。

2.导尿，排空膀胱。

3.阴道检查，排除禁忌证；宫口必须已开全或近开全，术者有把握上推宫颈，达致宫口开全；双顶径已达坐骨棘平面以下，先露部已达盆底；胎膜必须已破，如未破，行人工破膜。

4.向产妇说明胎头吸引术的目的和过程，以取得产妇的合作，必要时签署手术同意书。

5.在吸引器置入前用手掌进行负压试验，避免漏气或仪器故障。

6.如有胎儿窘迫或估计为困难的胎头吸引术，做好新生儿复苏的准备，通知儿科医生到场协助挽救新生儿。

7.了解子宫收缩的强度与频率，教导产妇配合子宫收缩屏气用力，子宫收缩乏力者可据具体情况，酌情使用催产素。

【手术步骤】

1.会阴阻滞或局部浸润麻醉。

2.用左手分开大小阴唇，右手将金属吸引器斜着置入，软的吸引器用右手折叠后放入阴道，使吸杯紧贴胎头。

3.负压的形成使用注射器抽气者，因吸引器种类不同和胎先露高低，抽气量 60～150ml 不等；使用电动形成负压者，首先应用 $0.2kg/cm^2$ 的低负压吸住胎头，这时用手查清，确定没有吸到阴道壁和宫颈。然后每隔 2 分钟增加负压 $0.2kg/cm^2$ 直至负压达 $0.7～0.8kg/cm^2$。通常牵引所需的负压为 $0.7kg/cm^2$ 即足以吸牢胎头而不易损伤头皮。

4.在宫缩时开始牵引，沿骨盆轴方向进行，在开始时牵引方向先向下，然后水平位牵引，同时为了帮助胎头内旋转，吸引器向左或向右边旋转边牵引。胎儿先露部到达阴道口时，帮助胎头仰伸，牵引方向应当稍向上方。

5.在胎儿先露部着冠，会阴组织受压变薄时，视产妇会阴具体条件决定是否行会阴切开术。

6.胎头娩出后，停止负压吸引，取下吸引器，胎儿以正常分娩机转娩出。

【手术技巧】

1.掌握手术指征，行检查判断有无头盆比例不称。

2.严密遵循手术程序，忙而不乱，每一步骤的遗漏或错乱都可导致不可挽回的错误。

3.熟练操作方法，这有赖于严格的医师培训制度。一般认为，初学者与基层医务工作者应先掌握胎头吸引术，再学习产钳术，胎头吸引术多在基层医院推广。事实上，胎头吸引术易学难精，初学者在术前对病例能否成功行胎头吸引术无正确的评估，而这往往给胎儿带来灾难性的损害。我们建议所有阴道助产术包括胎头吸引术应在有行紧急剖宫产术与新生儿抢救条件的医疗单位执行,初学者与培训医师应完成并通过所有阴道助产术后,才可独立完成胎头吸引产术。

4.正确估计胎方位与胎先露高低是胎头吸引产能否成功的关键。在未行会阴切开术前,术者行阴道检查可触及胎儿耳廓,此时胎儿先露可达坐骨棘平面以下 2～3cm,而且检查者可根据胎儿耳廓的位置正确了解胎头的位置,此时行胎头吸引术成功的把握高,对胎儿的损伤小。

5.由于胎头吸引术须有 3～5 分钟分娩负压吸引时间以形成人工产瘤,对于严重胎儿窘迫的病例应行产钳术,以争取时间进行新生儿复苏与抢救。

吸杯的选择和应用:多数情况可选用 50mm 直径吸杯,如估计牵引有困难或情况紧急的出口牵引术,无时间形成产瘤,采用 60mm 直径吸杯则更合适。

使用注射器抽气形成负压,无明确有效的量化测量指标,形成与维持负压困难,负压受吸引器械吸杯与胎头大小影响,容易导致胎头吸引术失败,目前已基本淘汰。建议使用有负压显示的电动负压仪,并配备计时器,以精确确定负压形成的时间与牵引的时间。

6.吸引器应放置在矢状缝上,尽量靠近后囟。胎位异常时,尽量把吸杯置于胎头枕部。

7.Malmstrom 指出胎头吸引术的目的是在分娩中给子宫收缩增加附加力。其早期经验说明,延长牵引时间不如配合宫缩进行牵引更有效。

8.牵引时右手拉牵引柄,左手下压吸杯和胎头,以便保持胎头俯屈,并防止用力过度引发吸引器械滑脱。

9.牵引时应持续轻柔用力,随着胎头下降,胎头会自行跟随分娩机制进行一系列转动,试图利用吸引器转动胎头,只会导致胎头损伤或吸引器滑脱。

10.会阴条件不佳者,行会阴切开术,与会阴直切术相比较更适合,因为虽然会阴侧切的母体损伤大、出血多,但较少并发会阴裂伤,甚至严重会阴撕裂。

11.胎头最大径线近娩出时,停止牵拉,停止负压吸引,及时移去吸引盘。

12.及时保护会阴,估计胎儿较大者,要注意有肩难产的可能。

13.整个牵引时间约为 15 分钟,最多不超过 30 分钟,如在这段时间里胎儿不能娩出,应改行剖宫产术。

14.胎儿娩出后,及时向产妇说明人工产瘤的情况及其预后。

15.仔细检查伤口,缝合切口,注意观察产妇产后生命体征。

16.新生儿交儿科医生行体格检查,可注射维生素 K_1,预防出血。

17.整个吸引术的操作过程必须完整记录。

18.2000 年产科生命支持课程中提到的吸引产 ABCDEFGHIJ 几点

A——ask for help,address the woman,palpate the abdomen,ensure anaesthesia is adequate(求助,告知,腹部触诊,麻醉)

B——bladder empty(排空膀胱)

C——cervix completely dilated(宫颈完全扩张)

D——determine position(确定胎位)

E——equipment ready（准备器械）

F——cup relation to the posterior fontanelle（确认后囟门的位置）

G——gentle steady traction at right angle（轻柔牵引）

H——halt the procedure in right situations（宫缩间期,暂停牵引）

I——evaluate incision（评估是否外阴切开）

J——remove the cup when the jaw is visible（可触及胎儿颌骨时放松负压）

【胎头吸引术优点】

胎头吸引术操作简单,易于掌握,放置胎头吸引器时不需要手术者把手深入骨盆深处,不占据盆侧壁空间位置,另外可旋转360°而不损伤母体的软组织,不增加胎儿头体积,引起产道损伤的机会比产钳术少,且胎头吸引器只放在胎头顶部,不深入阴道深部操作,引起产道感染的机会少。由于旋转不受限制,在胎头吸引术牵引时,可使胎头沿着抵抗力最小的途径前进,因而医生无需应用旋转手法,在临界骨盆狭窄、胎头位置较低的枕横、后位与胎头俯屈不良的病例上使用要优于产钳术。同样的牵力,胎头吸引术对胎儿的颅内压比产钳术小20倍,有替代产钳牵引和回转胎头的作用,如负压形成合适牵引时间得当,对胎儿也很少造成损伤。

【医疗风险】

没有一种分娩辅助技术对母儿是完全无创的。

1.母体并发症　胎头吸引术助产对母体要比产钳术与剖宫产术安全得多,大量文献报道的母体并发症发生率比产钳术少5%~10%,仅比自然分娩略高,至今未有因用胎头吸引术而直接导致产妇死亡的报道。

产道裂伤及其相关并发症,如血肿形成、出血与感染富颈会阴裂伤是阴道助产常见的并发症.在吸引产术时有5%~30%的产妇发生3度或以上会阴撕裂,其发生率与手术者的操作技巧、产妇既往有无会阴裂伤史及术中有无行会阴切开术有关。

对策:①严格掌握吸引产的指征,尽量避免行困难吸引产;②加强临床培训,提高手术操作水平;③对产妇进行产前宣传教育,以增加产妇在产时的配合程度;④用侧入式放置金属吸盘;⑤开始负压吸引前,一手使吸盘紧贴胎头,另一手中指检查吸盘与胎头衔接处一周,了解有无阴道或宫颈组织,如有,将之推开;⑥对于初产妇、会阴较紧或有会阴裂伤史者行会阴切开术;⑦产后仔细检查产道,注意观察产妇生命体征,特别是在产后2小时内;⑧会阴裂伤严重或产后出血较多者,预防性使用抗生素。

盆底功能障碍包括近期的膀胱功能紊乱与长远的压力性尿失禁与盆腔器官脱垂等。

对策:①对于产后出现的尿潴留,可放置尿管,以利于膀胱功能的恢复;②注意排除由于尿道感染引起的尿潴留,并及时治疗;③对于有难产史或阴道助产的产妇建立产后复查评估制度,对有盆底功能障碍者及时进行康复治疗。

2.胎儿并发症　由于行胎儿吸引产术导致胎儿死亡或围产儿严重损伤的发生率不高,为0.1‰~3‰。胎头吸引产的胎儿并发症主要为胎儿头皮的损伤,这是由该种助产术的操作方式决定的。由于吸盘的负压,经吸引产术娩出的新生儿头皮可见明显的水肿(人工产瘤),对新生儿无害,多在30分钟至数小时内消失。

(1)胎儿头皮迫擦伤或裂伤:多发生于牵引时用力过猛或牵引方向与产轴不符合或在宫缩

乏力或宫缩间歇时强行牵拉,牵引时间过长或用负压吸引旋转胎头。头皮擦伤较为多见,对胎儿损伤不大。保持伤口清洁,多能自行愈合,对于裂伤较深者,须考虑缝合,几乎无伤口坏死的报告。

(2)胎儿头颅血肿:发生率从不足 1%～40%,一般在 10%～15%,比产钳和自然分娩高,多可在 3～4 周内吸收。是由于颅骨骨膜损伤、骨膜下血管破裂,血液积聚在颅骨与骨膜之间而形成,以骨缝为界限,3～8 周消失。发生的因素是胎头位置过高、吸杯滑脱、胎头大以及牵引时间超过 10 分钟。Churchill 等在 123 例胎头血肿的新生儿中,未发现脑损伤,2 岁时随访也无脑功能紊乱。

(3)胎儿帽状腱膜下血肿:是由板障静脉破裂引起的,范围可超越骨缝,大量出血可致新生儿出现急性失血的一系列症状体征。活产儿中发生率为 1.6‰。Ahuja 报道 310 例用胎儿吸引产术分娩的婴儿中,4.2%发生本症。多数病例有产程延长和胎儿窒息,有些是用胎儿吸引产术后用产钳分娩。在窒息胎儿中也可自然发生胎儿帽状腱膜下血肿。

(4)胎儿视网膜出血:在 1974 年的一份报道中发生率在自然分娩为 27.5%、产钳为 38%、胎儿吸引产术为 64%,1976 年 Bergen 等报道自然分娩为 33%、产钳为 47%、剖宫产为 10%。视网膜出血的临床意义目前还不清楚,但与脑损伤或斜视并无联系。

(5)较少见的新生儿并发症有颅内出血(发生率为 0.35%)、硬膜下或蛛网膜腔出血、颅骨骨折及暂时性新生儿眼外展肌麻痹等。

(6)远期影响:对 380 例胎儿吸引产术分娩的 3～11 岁和 80 例对照组从神经精神方面观察比较,胎儿吸引产术极少引起损伤。Malmo,Bjerre 和 Dahlin 比较了用胎儿吸引产术分娩的 6 岁儿童与自然分娩者,发现儿童有问题和有轻度神经系统症状者对照组为 5.9%,吸引术组为 5.3%。对吸引产术与顺产分娩的儿童进行了超过 18 年的追踪队列研究,两组的体格与神经精神发育无明显差异。

对策:①要掌握胎头吸引术应具备的条件;②金属吸盘上要涂上足够的润滑胶;吸引器要放置在矢状缝上,尽量靠近后囟,以减少对胎儿颅内的创伤;③用注射器抽气时速度不宜过快,具体抽气量要根据胎头位置高低与吸引器的种类决定;电动吸引器抽吸空气负压应控制在合适范围。负压越大越容易造成胎儿头皮损伤和头皮下血肿,严重者会发生颅内出血、头皮坏死及颅骨损伤;④在负压形成时不能急于牵引,待查产瘤形成后再牵引;⑤正确牵引,始终保持吸引器与胎头垂直,不可左右摇摆晃动;⑥牵引方向应根据先露所在平面,在宫缩时沿产轴方向缓慢持续用力牵引;⑦宫缩间歇时停止牵引,保持吸引器不随胎头回缩;⑧避免牵引时间过长:牵引时间限于 10～15min,最长不超过 20min。一般不超过 5 次宫缩,滑脱两次者应改用产钳。Losbrey 统计,牵引 1～5 次宫缩,胎儿脑损伤率为 1.2%,而＞6 次宫缩,脑损伤率为 11.6%。⑨如牵引时间过长,持续负压作用于胎头的时间长,牵引过程中胎头变形也越明显,对胎儿创伤越大,并发症发生率增高。

3.吸引器滑脱的常见原因　①开始负压后产瘤未完全形成,急于开始牵引;②牵引时用力过猛或方向与产轴不符;③胎头下降受阻或胎头方位不正强行牵拉;④吸引器与胎头间衔接不严,有漏气;⑤牵引时不结合宫缩和腹压,宫缩乏力或宫缩间歇时勉强牵引;⑥负压不足;⑦牵引时间过长⑧连接胎头吸引器与注射器间的胶管过长、老化、质地软,胶管过长易折叠扭曲;

胶管老化开裂则漏气;胶管软化易吸扁,这些均影响负压形成。

对策:①掌握手术适应证;②熟练手术程序与技巧;③定期检查连接胎头吸引器上的胶管,防止胶管过长、老化、质地软。最好挑选硬度合适的半软橡胶管。

4.胎头吸引阴道助产失败　文献报道的失败率为 $0.7\%\sim10\%$,通常为 $1\%\sim3\%$ 。严格掌握手术指征,正确施术,多数胎头吸引阴道助产是可以成功的。

多数学者认为,任何情况下使用胎头吸引术时,均应试牵一下,如无进展,则应停止,改用剖宫产术才是明智的。有的报道指出,胎头吸引术失败后再用产钳,胎儿并发症高,改行剖宫产可能较安全。

为防止严重并发症的发生,出现以下情况时,应停止胎头吸引术的操作:①牵拉时胎儿无下降或使用负压时间超过 30 分钟,胎儿仍未娩出。②吸引器滑脱超过 2 次。

（闫　猛）

第三节　产钳助产术

产钳助产术是使用特制的产钳作用产生牵引力或旋转力,以纠正胎头方位、协助胎头下降及胎儿娩出的产科手术。现代产钳由英国产科医生张伯伦于十七世纪初发明。在最初的一百多年,一直为张伯伦家族的家传秘密。十八世纪中叶此项秘密被公开,在之后二百年,成为产科不可或缺的工具。1747 年,Levret 阐述了骨盆内的曲线;1751 年,Smellie 再次强调骨盆曲线、在产钳中引入了英国式扣锁并将产钳运用在臀位后出头;1877 年 Tarnier 介绍了沿骨盆的轴向牵拉产钳。此后,产钳术成为产科不可或缺的工具。近代产科学上,由于真空吸引的发明与剖宫产的的盛行,产钳的使用正快速下降。

大部分产钳是由左右基本对称(不是完全相同)的两个产叶组成,称为左叶与右叶。每一叶产钳的基本结构包括钳叶、钳胫/钳柄、扣锁、钳肩与把手)。各种不同的产钳在各个部位的设计上有所不同。虽然,基本形式相同,但根据不同设计者与使用目的不同,产钳的种类多样。

剖宫产用双叶或单叶产钳,钳胫短,无骨盆弯。

Simpson 产钳:具有骨盆弯曲、胎头弯曲与英式扣锁。

Kielland 产钳:产钳有胎头弯,几乎没有骨盆弯,钳扣可滑动,胎头弯曲较浅,钳匙长,适用于旋转胎头。Kielland 产钳瘦长,对产道及胎儿损伤较小,放置骨盆任何径线都可以旋转,不易损伤产道组织。左叶的扣锁可以与右叶钳胫的任何一点扣合,放置呈不均倾时,仍能扣合挟持胎头。故对胎头位置较高或倾势不均时具有特殊作用。

Piper 产钳:用于臀位后出头钳产。

根据施行产钳术时胎头双顶径及胎先露的位置又分为三种手术:根据 2000 年美国妇产科协会(ACOG)对产钳分类的重新修订:①出口产钳:无需分开阴唇即可见到胎头,头颅已达盆底,矢状缝为前后径或枕前(后)径,旋转<45°。②低位产钳:胎头先露已达>S+2 或以下。③中位产钳:胎头腹部可摸 1/5,先露部位于坐骨棘水平以下但高于 S+2 平面。由于麻醉与剖宫产手术的改良与进步,而且母儿并发症较多,中位以上的产钳术多数已由剖宫产术所替代。

【产钳助产的适应证】

产钳助产不当会导致母儿严重创伤。因此决定施行产钳术时,应具备下列条件:无明显头盆不称,胎头已降入骨盆腔达到盆底,在耻骨联合上方摸不到胎头,胎头无明显变形,胎先露部应是枕先露。具体的适应证为:

1.第二产程延长。

2.母体并发症(心血管疾病、妊娠期高血压疾病、衰竭等),或需要缩短第二产程者。

3.胎儿窘迫,但胎儿可耐受阴道分娩者。

4.臀位阴道分娩,后出头困难,胎儿存活。

5.吸引产滑脱二次,胎儿存活,估计可从阴道分娩者(估计行紧急剖宫产对母儿损伤更大者)。

产钳术的前提条件可总结为 FORCEPS 几点:

F(fully cervix dilation)——子宫口开全

O(only one-fifth or nil palpable abdominally)——当无产瘤或颅骨重叠时,胎头最低点未达到坐骨棘平面以下时,任何阴道助产均为禁忌。

R(ruptured membranes)——胎膜已破

C(contractions)——与子宫收缩配合

E(emptybladder)——排空膀胱

P(presentation and position)——胎儿先露与胎方位确定

S(satisfactory analgesia)——有效的麻醉,包括会阴局部浸润麻醉、会阴神经阻滞麻醉、硬膜外麻醉或腰麻

【禁忌证】

产钳术禁忌证常见有:

1.任何不能从阴道分娩的病例:明显头盆不称(CPD)或产道阻塞、臀位或横位,面先露等异常胎方位。

2.产妇不同意行产钳术或拒绝签署手术同意书。

3.宫口未开全。

4.不能明确胎先露或胎方位。

5.手术者不具有阴道助术的培训与经验。

6.死胎。

【术前准备】

1.产妇取膀胱截石位,消毒外阴。

2.排空膀胱,必要时导尿。

3.阴道检查。排除禁忌证;宫口必须已开全;双顶径已达坐骨棘平面以下,先露部已达盆底;胎膜必须已破,如未破,行人工破膜,仔细明确胎方位,评估产钳术的可行性与风险。

4.向产妇说明产钳术的目的和过程,以取得产妇的合作,签署手术同意书。

5.如有胎儿窘迫或估计为困难的产钳术,做好新生儿复苏的准备,通知儿科医生到场协助

挽救新生儿。如为困难钳产,可将产妇转至手术室,以便一旦阴道助产失败,可迅速行剖宫产结束分娩。

6.了解子宫收缩的强度与频率,教导产妇配合子宫收缩屏气用力,子宫收缩乏力者可据具体情况,酌情使用催产素。

【手术步骤】

Simpson 产钳,胎儿为枕前位者:

1.无使用区域麻醉分娩镇痛者,可行会阴阻滞或局部浸润麻醉。

2.根据会阴条件决定是否行会阴切开。

3.置入左叶产钳:术者右手掌面贴胎头,伸入阴道,左手以执笔式持左叶产钳把手,钳叶向下,沿右手掌面插入阴道,右手手指引导钳叶向胎头左方和骨盆内滑行,左手将把手向下和左臀旋转,至左钳叶置于胎儿左颞部,钳叶与把手呈水平位。

4.置入右叶产钳:与上一步骤相同,左手伸入阴道作引导,右手持产钳置入胎头右侧。

5.扣合产钳:如两叶产钳放置正确,左右两叶产钳锁扣吻合,钳柄贴合平行。

6.再次阴道检查复查胎方位,钳叶与胎头间有无夹住软产道组织。

7.牵拉:在宫缩时开始牵引,沿骨盆轴方向进行牵拉,开始时方向先向下,然后水平位牵引。胎儿先露部到达阴道口时,帮助胎头仰伸,牵引方向应当向后上方。

8.取钳:先取右叶产钳,再取左叶产钳。

9.胎头娩出后,胎儿以正常分娩机转娩出。

Kielland 产钳操作方法:五个步骤:上钳、合锁、旋转、牵引、下钳。

1.上前叶　产钳擎在外阴前面,模仿放在盆内胎头上的位置,遵照"锁对枕骨先上前叶"原则,于胎儿颜面侧伸手入胎头与阴道之间,指尖达宫口。另一手握剑式擎前叶,钳柄向上,使钳尖靠在阴道内手掌面上,拇指推前匙进入阴道,至钳叶全部消失时,内手退出,示指移至钳匙的下缘,指导其向前推。外手持钳柄,稍侧向前方,使前叶锁匙前缘紧靠胎头向前移行,达到胎儿前顶,耻骨弓的下方。

2.上后叶　一手以执笔式持后叶于外阴与水平线垂直或成 70°,另一手插入阴道,手掌向胎头的后顶骨,手背紧贴阴道后壁,将钳匙沿手掌滑入,钳匙滑向后顶骨至骶髂关节前方。钳匙已达骨盆入口以上,两叶能合锁即可。此时,后叶即处于骨盆中线处。

3.合锁　由于 Kielland 钳锁的特殊,只要两叶均位于骨盆中线,钳肩即使不在同一高度,两叶也很容易合拢。锁合拢后,钳锁一般均指向下方,与水平线成 60°。如果产钳两肩不在同一高度,提示胎头不均倾,应给予纠正。

4.旋转　胎头降至骨盆最宽平面时,是旋转胎头的最好条件。核对一下产钳是否上准,如不正确,应予调整或重新置钳。拇指推产钳前肩,示、中指勾后肩。使胎头向着所需方向旋转,旋转时动作要轻柔,使阴道壁在产钳和儿头的表面滑移,否则容易造成阴道壁撕裂。

5.牵引　牵引前,再做一次检查,查明胎头是否转正。如果都正确即可做试牵。证实产钳与儿头不会滑脱即可。术者取坐位,用一只手的示指和中指分别放在产钳的两肩上施力。牵引按产轴方向进行是先牵引后旋转还是先旋转后牵引,应根据每例具体情况而定。

6.下钳　下钳顺序是先下产妇和胎儿右侧的钳叶。待胎头右顶骨外露后,钳柄向他侧倾斜有助于该叶取下。然后,以同样方法取出另叶,产钳取出后。分娩即按正常方法完成。

Kielland 产钳的优点:既有旋转胎头又有牵引胎头的双重功能。适用于持续性枕后位及持续性枕横位时旋转胎头,胎头位置较高或者是倾势不均位时。Kielland 产钳较普通产钳(Simpson 产钳)的优势是:不需用手转胎头,不易头位脐带脱垂。

【手术技巧】

1.严格掌握手术指征,操作者应有足够的培训。

2.严密遵循手术程序,忙而不乱,每一步骤的遗漏或错乱都可导致不可挽回的错误。

3.熟练操作方法,这有赖于严格的医师培训制度。在术前未能对病例能否成功行产钳术进行正确的评估,往往给母儿带来灾难性的损害,所有阴道助产术应在有行紧急剖宫产术与新生儿抢救条件的医疗单位执行。

4.术前要安抚产妇,向家属适当交代医疗抉择与后果,不卸责于家属。适当用药加强母、胎承受能力。

5.产钳术多用于第二产程异常的病例,此时胎头常有产瘤形成、胎头变形或颅骨重叠;产妇由于疼痛、精力耗竭与对阴道分娩失去信心而对阴道检查拒绝或不合作,增加了阴道检查的难度,降低了其准确性。越是如此,手术者越要冷静,用简洁、清晰和肯定的语句向产妇解释阴道检查的必要性,在宫缩间歇期进行检查,一边检查一边和产妇说明,以分散产妇注意力,并且让产妇知道检查的步骤,才能取得产妇的合作与理解。

6.由于胎头的压迫,导尿管常不能顺利置入,可在阴道前壁,胎头与耻骨联合间放入二指引导,以彻底排空膀胱。

7.产瘤形成、胎头变形或颅骨重叠使通过触摸胎儿颅缝和囟门确定胎方位比较困难,术者可检查胎儿耳廓,根据胎儿耳廓的位置正确了解胎头的位置。在未行会阴切开术前,扪及胎儿耳廓,此时胎儿先露可达坐骨棘平面以下 2～3cm,此时行产钳术成功的把握高,对胎儿的损伤小,如此时未能扪及胎儿耳廓,胎儿位置则较高,或者胎儿胎方位明显异常,此时行产钳术,难度大,对母儿损伤大,要慎重。

8.产钳术应做满意的阴部神经阻滞麻醉,可于术前行双侧会阴阻滞麻醉或持续性硬膜外麻醉,使阴道及会阴松弛,以减少创伤。

9.做足够大的会阴侧切既利于产钳操作,又利于保护会阴与阴道,免于软组织撕伤。

10.置入产钳前,常规检查两叶产钳是否是一对,扣合是否良好。

11.置入产钳后,必须再次检查产钳的位置,如位置放得正确,可查得:①整条矢状缝均垂直于钳柄平面;②后囟与钳柄平面相距一横指,并且与双侧钳叶等距。

12.产钳必须准确置于胎头两侧,扣合良好。若扣合不好或牵拉时钳叶滑脱,反复两次不成功,胎心良好应考虑行紧急剖宫产术。

13.胎心良好情况下,牵引可以在有宫缩产妇屏气时进行,宫缩间歇时稍松开钳扣,减少胎头受压。

14.牵引时应持续轻柔用力,不要试图利用 Simpson 产钳转动胎头,此举只会导致胎头损伤或钳产失败。

15.胎头最大径线近娩出时,移去产钳,并就势带出胎头。

16.及时保护会阴,估计胎儿较大者,要注意有肩难产的可能。

17.胎儿娩出后,如有钳痕或损伤,应及时向产妇说明情况及其预后。

18.仔细检查伤口,缝合切口,注意观察产妇产后生命体征。

19.新生儿交儿科医生行体格检查,可注射维生素 K_1,预防出血。

A——ask for help,address the woman,palpate the abdomen,ensure anaesthesia is adequate(要求帮助,告知病情,选择麻醉)

B——bladder empty(排空膀胱)

C——cervix completely dilated(宫颈开全)

D——determine position(确定胎头位置)

E——equipment ready(准备好设备)

F——forceps blades are applied and checked(准备好产钳)

G——gentle steady traction at right angle(在准确位置轻牵引)

H——halt the procedure in right situations(停止牵引)

以上为钳产助产成功的关键的 ABCDEFGH。

【优点】

实际上,不能用优点或缺点来评定任一种阴道助产方式。在没有指征下,是不应该、也没有产科医生愿意使用阴道助产的。钳产术只是一种方式,是在自然分娩不可能或自然分娩或者紧急剖宫产对母儿有较大风险和损伤时的一种选择。国外多个研究表明,总体来说,与吸引产相比,产钳术对胎儿损伤少,对母体损伤则较吸引产大;产钳术的阴道分娩成功率较吸引术高(因为部分吸引术失败后可改行产钳术)。产钳术不需要配置特殊的仪器,如使用得当,指征严谨可使胎儿在短时间内阴道分娩,降低剖宫产率,减少母体损伤,又可保证胎儿安全。

【医疗风险】

没有一种分娩辅助技术对母儿是完全无创的。产钳助产术如施行得当对母儿有益;若适应证掌握不好,检测判断失误,可导致母儿严重的损伤。

1.产妇方面主要是软产道的撕裂伤,如会阴裂伤、阴道壁的裂伤、宫颈的裂伤。阴道壁血肿,由于裂伤出血所致,向上可达阔韧带及腹膜后,向下可达会阴深部。感染由于阴道检查、会阴切开、产钳放置、牵引时损伤产道等均增加感染机会。远期后遗症:术后盆底松弛、生殖道瘘及骨产道的损伤。但现在已废弃高中位产钳,这种损伤已少见。

对策:①严格掌握吸引产的指征,尽量避免行困难产钳助产;②加强临床培训,提高手术操作水平,遵循操作程序;③对产妇进行产前宣传教育,以增加产妇在产时的配合程度;④放置产钳前行有效的麻醉及会阴切开术;⑤开始牵拉前,检查产钳与胎头处一周,了解有无阴道或宫颈组织;⑥产后仔细检查产道,注意观察产妇生命体征及有无尿潴留,特别是在产后 2 小时内;⑦术前反复阴道检查、会阴裂伤严重或产后出血较多者,预防性使用抗生素;⑧对于有难产史或阴道助产的产妇建立产后复查评估制度,对有盆底功能障碍者及时进行康复治疗。

2.胎儿方面主要是头皮及面部的损伤、面瘫、臂丛神经麻痹、头皮血肿、颅骨骨折、颅内出血等。

胎儿头皮及面部的损伤约占钳产分娩的 17%,由于产钳的压迫,有 2.9‰~5‰的产钳分娩新生儿出现面部神经损伤,但多数愈后良好,在产后 2 周内恢复。

多个研究发现,所有阴道助产均与臂丛神经麻痹相关,但此类病例均有阴道难产因素存在,包括肩膀难产,胎儿过大,在产妇宫底加压等。多数学者认为产程过长,胎儿过大均可导致新生儿臂丛神经麻痹,而非阴道助产直接相关。

4%产钳分娩的新生儿出现头皮血肿;约 5%的新生儿有颅骨骨折。

器械分娩时胎脑受压的研究相当少,1962 年 Mishell 等曾讨论阴道助产对胎儿颅内压的影响问题,使用 Simpson 产钳平均需 67.5 磅的拉力,而用薯形吸引器助产则仅需平均 38 磅的拉力(约为钳产的 40%)。用新生死婴直接测定颅内压,使用负压吸引时,颅内压仅增加 1~2mmHg,用产钳时,颅内压明显增加达 18~25mmHg,偶可增加到 35mmHg。根据计算认为,使用产钳时颅压增加比吸引产高 15~20 倍。而多数回顾性研究也发现产钳分娩的新生儿颅骨骨折、颅内出血的发生率较吸引产稍高。

目前,阴道助产日渐减少,主要是产科医生顾虑到对胎儿的损伤及由此而引起的社会纠纷与负担。一方面,国内的产钳分娩在各种分娩方式中的比重渐渐下降,无足够大的样本,另一方面,产钳分娩有近一半是应用于第二产程胎儿存在窘迫时,未能将此影响因素排除,因此,国内无关于产钳分娩本身对新生儿长远智力影响的有力研究。参考国外资料,有多份研究显示,排除了产时胎儿窘迫,比较不同分娩方式,包括自然产、钳产与剖宫产后 5 年、10 年以至 17 年后儿童的 IQ 评分,各组均无差异。

对策:①要掌握产钳术应具备的条件,尽量减少中位钳产术,不行高位钳产术;②产钳要放置位置正确,以减少对胎儿颅内的创伤;③正确沿产轴方向牵引,不可左右摇摆晃动;④在宫缩时沿产轴方向缓慢持续用力牵引。

3.产钳放置困难或产钳扣锁不能扣合多为阴道检查不正确,胎头位置不正或产钳与胎头间嵌入软产道组织。

对策:认真行阴道检查,评估能否顺利行产钳术,如可行产钳术,推开软产道组织或转正胎头位置后重上产钳;如无条件行钳产术,应果断改行剖宫产。

4.产钳牵引困难或滑脱,可能存在明显头盆不称,牵引方向不正确,如产钳放置过浅也可致产钳在牵拉时滑脱。

对策:重新阴道检查,排除头盆不称,如有明显头盆不称,需改行剖宫产。如无头盆不称,正确置入产钳,按产轴方向牵拉产钳,适当加强子宫收缩或指导产妇配合牵拉屏气用腹压。

(杨水艳)

第四节　徒手回转胎头术

持续性枕横位、枕后位是导致头位难产的重要原因之一,适时采用手法旋转,可缩短产程,减少产妇痛苦,降低手术产率。最常见的胎位异常是枕后位,有 2%~7%的初产妇出现持续性枕后位,从而致第二产程延长,增加临产后加用催产素的机会,其中只有不超过 30%的胎儿能自然分娩。

【适应证】

枕横位及枕后位是由于胎儿头部俯屈不良,有时略带仰伸,通过骨盆各平面径线增大,造成胎头内旋转及下降困难。在第二产程,如胎头处于持续性枕后/横位时,可行徒手回转胎头术。使胎头以最小径通过骨盆顺利娩出,降低头位难产率及剖宫产率。

【禁忌证】

1.任何不能从阴道分娩的病例:明显头盆不称(CPD)或产道阻塞。

2.宫口未开全,胎头仍有机会转成为枕前位,不需急于干预。

3.不能明确胎方位。

4.手术者不具有足够的培训与经验,无紧急手术产资格或条件。

5.死胎。

【术前准备】

1.产妇取膀胱截石位,消毒外阴。

2.排空膀胱,必要时导尿。

3.阴道检查。排除禁忌证;宫口必须已开全;双顶径已达坐骨棘平面以下,先露部已达盆底;胎膜必须已破,如未破,行人工破膜,仔细明确胎方位,可行性与风险。

4.向产妇说明手术目的和过程,以取得产妇的合作。

5.如有胎儿窘迫或估计为困难的阴道分娩,做好新生儿复苏的准备,通知儿科医生到场协助挽救新生儿。必要时做好剖宫产的准备,以便一旦阴道助产失败,可迅速行剖宫产结束分娩。

6.了解子宫收缩的强度与频率,教导产妇配合子宫收缩屏气用力,子宫收缩乏力者可据具体情况,酌情使用催产素。

【手术步骤】

1.会阴较紧或估计转正胎头后,需阴道助产者,可行局部麻醉后切开会阴。

2.在宫缩间歇时,术者将右手示指和中指伸入阴道内,与胎头矢状缝平行示指与中指成30度夹角,指端位于小囟门处。

3.在宫缩时缓慢旋转,同时左手在孕妇腹壁上推送胎背至前方位,以协助胎头旋转和固定。

4.检查者也可用右手拇指与四指自然分开,手掌向上,握胎头(禁用暴力)向上稍推,同时旋转胎头。

5.右枕横位作顺时针方向旋转45度,右枕后位作顺时针方向旋转90度。左枕后位作逆时针方向旋转90度,待儿头固定枕前位时将手抽出。

6.旋转后,再次做阴道检查,了解有无脐带脱垂,胎位如何。

【手术技巧】

1.术前认真评估胎儿大小与骨盆的关系,同时持续胎心电子监护,以提高成功率。

2.自然的胎头旋转是在第一产程末完成的。宫口未开全或胎头未下降至中骨盆,徒手旋转胎头易使胎头上升,退出骨盆。羊水流出过多,脐带容易脱出。旋转成功率低,多次操作易引起不协调宫缩,影响产程进展而导致胎儿窘迫及产后产道感染。

3.操作时动作切忌粗暴,不能急于求成。

4.手法旋转时,保持胎头俯屈。

5.转正胎头后,操作者要待几次宫缩,胎头下降或放置好助产器械才放开扶持胎头的手。

6.转正胎头后,如产力不良者可加强子宫收缩。

7.胎儿大小是影响转位成功的重要因素。手法旋转前,应估算胎儿体重。胎儿体重愈小,转位成功率愈高。新生儿体重<3500g者转位成功率明显高于新生儿体重>3500g者。

8.旋转时一过性胎心改变与儿头受压致迷走神经兴奋有关,可继续观察。如合并胎儿宫内窘迫,不要消极等待,要采用剖宫产或阴道助产结束分娩。

【优点】

2006年Shaffer BL的一个回顾性研究显示,成功行回转胎头术与未行回转胎头术相比,剖宫产率分别是2%与34.3%(P<0.001)。回转胎头术有效且操作方便,成功率高,见效快。

【医疗风险】

回转胎头的目的是使胎头以枕前位这一最小径线,顺着骨盆的产轴自然或通过器械阴道助产娩出,成功率高。

其母体并发症主要为产道裂伤,血肿和感染。操作前仔细评估胎儿与骨盆的大小,确定胎位,动作轻柔;不要多次反复进行回转胎头,必要时预防性应用抗生素。

胎儿并发症:头皮损伤或血肿、颅骨骨折的发生率很低。过早进行回转胎头或过于上推胎头,偶尔可发生脐带脱垂。回转胎头后,也可由于胎儿躯干或肢体压迫脐带,导致持续胎心异常,须施行紧急手术产。

徒手回转胎头失败,估计胎儿可阴道分娩者,可使用吸引器帮助胎儿下降,自行转正后阴道分娩,或用Kielland产钳行钳产术娩出胎儿。如估计阴道分娩较困难应当机立断行剖宫产术。

(吕艳蕊)

第五节　毁胎术

毁胎术是通过缩小胎儿体积,使之从阴道娩出的破坏性手术。仅适用于死胎、畸形胎儿的处理。对合并有子宫先兆破裂、产前出血、骨产道重度狭窄或严重的连体双胎,则不宜做毁胎术,为母亲安全宜行剖宫取胎术。

一、穿颅术

穿颅术是用器械穿破胎颅,排出颅内组织及压轧颅骨,以缩小胎头,以利于胎儿从阴道娩出的手术。

【适应证】

1.胎儿颅内积液。

2.头先露的死胎,需缩短产程或为避免阴道、会阴裂伤者。

3.胎儿已死亡,臀位或倒转术后,后出头困难者。

【禁忌证】

1.宫口未开全。

2.绝对性骨盆狭窄(骨盆入口前后径<5.5cm),或估计虽经穿颅胎儿亦不能从阴道分娩。

3.胎头未入盆或未能固定于骨盆入口处。

【术前准备】

1.向产妇及家属说明穿颅术的目的,以取得产妇的合作,并签署手术知情同意书。

2.取膀胱截石位,消毒外阴。

3.导尿,排空膀胱。

4.阴道检查:了解是否存在手术禁忌证,确定具备施术条件才进行穿颅术。胎膜未破者给予人工破膜,特别注意检查宫口是否开全、胎头高低、囟门与矢状缝位置等。

5.麻醉一般不需麻醉。

【手术步骤】

1.固定胎头　如胎头未固定,由助手在下腹部将胎头向盆腔内推压以协助固定,阴道安放宽叶阴道拉钩,显露胎头,直视下用两把鼠齿钳钳夹胎儿头皮,并下牵拉固定胎头。

2.剪开头皮　在鼠齿钳之间用剪刀剪开头皮 2～3cm,切开部位最好选择在囟门或骨缝处。

3.穿刺胎头　术者持闭合的穿颅器,在头皮切口内,寻找囟门或颅缝,刺入颅腔。如不能在直视下刺入,则以左手示、中指引导穿颅器刺入颅缝。以上为头位顶先露时,以囟门或颅缝为穿刺部位的方法。当面先露颏后位时自眼眶、颏前位时自口腔上颚刺入。臀位后出头时自颞囟或枕骨大孔刺入。总之,穿刺点应以最近阴道口、最易穿透为原则。穿颅器必须与头颅面垂直,以防歪斜后穿颅器滑离胎头伤及母体组织。

4.扩大穿孔　当穿颅器的尖端进入颅腔后,则拉下钳扣,张开穿颅器,向不同方向旋转,并反复开、闭,以扩大穿孔。

5.破坏和排出脑组织　将穿颅器头在颅腔内张开并向左右、上下做旋转以碎脑组织。随着穿颅器的转动,脑组织或液体可由切口流出,亦可用负压吸引器吸出毁碎的脑组织。此时胎头缩小,可在宫缩下短期内自然娩出。

6.碎颅与牵引　一般情况下,脑组织排出后胎头很快自然娩出,如胎头不能迅速娩出,可用碎颅器,压轧以缩小胎头并牵出。碎颅钳有多种。

(1)两叶碎颅钳的放置:在左手引导下,右手持碎颅钳内叶,将其钳匙插入穿颅孔直达颅底,使钳匙凸面朝向面部,由助手扶持固定。右手再持外叶,在左手的引导保护下,将其置于阴道壁与胎儿面部之间,外叶之凹面与内叶之凸面吻合,扣合钳关节拧紧钳柄上的螺旋,再次检查确定无宫颈及阴道壁夹入碎颅钳内才准备牵引。

（2）三叶碎颅钳的放置：按上法将中叶从穿刺孔插入，直达颅底，然后将第一外叶安放于枕部外侧，再将第二外叶置于面部。阴道检查证实无软组织夹入，拧紧螺旋，颅廓即被压紧使体积缩小。完成钳叶放置后，即按低位产钳术向下牵引。三叶碎颅钳比两叶碎颅钳操作复杂，然而碎颅与牵引均比两叶可靠。

当胎头娩出阴道口后，则取下碎颅钳，以正常分娩机制娩出胎儿。

【术后处理】

1.及时应用宫缩剂促进子宫收缩，减少产后出血。

2.产后仔细检查软产道有无损伤，若有应按解剖结构缝合。

3.给予抗生素预防感染。

【手术技巧】

1.正确掌握手术适应证和禁忌证：必须具备手术条件才能进行手术，如宫口应开全或近开全、胎头已入盆、无严重的骨盆狭窄等。

2.严格按照手术步骤操作：术前必须导尿排空膀胱，以免膀胱过度充盈影响先露下降及造成手术困难和母体创伤。另外，胎儿先露越低，术野暴露越好，直视下穿颅不容易损伤邻近母体组织。手术的关键是穿颅器必须与胎儿头颅面垂直，以免歪斜后穿颅器滑离胎头损伤母体组织。一般情况下，穿颅后胎儿头围缩小，胎儿很快自然娩出。如穿颅后胎头仍娩出困难才使用碎颅器，毕竟碎颅器操作较繁琐。

3.产后必须认真检查软产道，特别是宫颈、阴道壁、会阴部，若有损伤应按解剖结构缝合。

【并发症】

穿颅术相对较安全，极少发生母体严重损伤。可有子宫颈、阴道壁或会阴的轻度裂伤，偶有损伤膀胱或直肠。

原因：

1.在不具备手术条件的情况下盲目操作，如宫口未开全、先露未入盆就匆忙手术，势必会造成邻近器官损伤。

2.未按手术步骤操作，如术前未导尿排空膀胱、术中穿颅器没有垂直进入胎儿头颅面。

若严格按照手术步骤操作可避免发生严重并发症。

二、断头术

断头术是将胎儿自颈部截断，分别取出躯干和胎头的一种手术。

【适应证】

1.足月妊娠忽略性横位，胎儿已死亡，且宫口开全，无先兆子宫破裂者。

2.双胎胎头交锁性难产，胎儿已死亡，第一胎儿不能自阴道娩出，可先离断第一胎儿的胎头，取下第一胎儿体部，使第二胎儿顺利娩出后再取出第一胎儿的胎头。

【禁忌证】

1.横位活胎。

2.先兆子宫破裂或子宫已破裂。

【术前准备】

1.向产妇及家属说明断头术的目的,以取得产妇的合作,并签署手术知情同意书。

2.备好断头器具:断头线锯,即骨科用线锯一条,两端各有一个小环,以备连接线锯牵引柄。亦可用金属避孕环剪断拉长,两根扭在一起代用。还有单叶宽阴道拉钩一副,长剪刀、断头钩,长弯钳各1把,塑料管2根。

3.导尿、消毒外阴。

4.检查

(1)全面检查产妇的情况,包括生命体征、有无先兆子宫破裂或破裂征象、有无腹腔内出血等。

(2)阴道检查宫口是否开全、胎头与胎颈的位置,如宫口未开全时,不宜手术。

(3)在无麻醉的情况下,如因胎肩及胸部填塞于阴道,内诊时,手不宜过度伸入宫腔,以免使变薄的子宫下段破裂。

5.麻醉:会阴阻滞麻醉,有条件者建议行全麻。

6.体位:膀胱截石位。

【手术步骤】

1.断头　依据使用的器械不同,有三种断头方法:

(1)线锯断头法:用纱布条系住胎儿脱出的腕部,由助手将其向胎臀侧牵拉,以使胎颈下降便于操作。线锯一端小环缚以纱布球,术者用一手(胎头在母体右侧用左手,在左侧用右手)示、中指夹住,沿阴道后壁送入宫腔,直达胎颈后方,继续向上推送,绕过胎颈,使纱布球达胎颈前上方。另一手伸入胎颈前面,将纱布带同线锯自胎颈前面拉出;亦可同上法将一手伸入阴道,另一道持长弯钳,钳夹线锯一端的小环,在阴道内手的引导下,送至胎颈前上方,然后阴道内手绕至胎颈后方,以示、中两指尖夹住小环,自胎颈后拉出阴道。此时线锯即绕过胎颈。仔细检查线锯位置,证实放置正确,将2根塑料管套在线锯两端(以防损伤阴道壁),装好线锯拉柄。将线锯两端前后交叉、拉紧,前方锯条略向后拉,使交叉口位于阴道外口,来回拉动,锯断胎颈。一般不锯断胎颈下面的皮肤,便于以后牵出胎头。

(2)长剪刀断头法:助手同线锯法牵拉脱出的上肢。术者左手进入宫腔勾住胎颈,右手持长剪刀伸至胎颈下面,在勾取胎颈手的保护和引导下剪胎颈的皮肤、肌肉及颈椎,胎头与胎体即分离。

(3)钩断法:助手同线锯断头法牵拉脱出的上肢。术者按长剪刀法剪开胎颈皮肤,然后伸入示指或中指钝性分离皮下组织达胎颈椎。右手持断头钩将弯曲端插入此洞,很容易碰到椎体,将它勾住,然后将断头钩柄向两侧旋转并轻轻下牵。此时可听到骨的破碎声,脊椎断裂,取出断头钩。再按长剪刀断头法剪断剩下的未断离皮肤。经典方法为直接用断头钩弄断胎颈,由于操作困难,损伤重,现已基本淘汰。

2.牵出胎体　如系线锯断胎颈,可直接牵拉脱出之手,胎体随之很易娩出。其他方法或断端不光滑者,可以大号止血钳钳闭胎体颈断端的皮缘,或用手护盖胎颈断端,以免牵拉时颈椎断端刺伤阴道壁。按上肢、胸、腹及下肢的顺序牵出胎体。

3.取出胎头　胎体娩出后,立即将右手伸入宫腔,示、中指放入胎儿口内,按分娩机转牵引,若颈后皮连于躯干,则其可保护阴道壁,且胎头位置低,易于娩出。若胎头、躯干分离,术者左手伸入阴道,摸到胎头后以示指或中指勾住下齿槽突,拇指捏住颈椎断端,向外牵拉;亦可左手伸入阴道,先引导右手所持的宫颈钳钳夹胎颈断端背面,左手以示指或中指勾住下齿槽,两手共同向外牵引;术者另一手或助手应按压宫底,协助胎头娩出。

【术后处理】

1.立即检查宫腔、宫颈、阴道有无损伤。

2.给予宫缩剂,促进子宫收缩,预防产后出血。

3.应用抗生素预防感染。

【手术技巧】

1.术前要严格掌握手术适应证和禁忌证。要特别注意检查产妇有无先兆子宫破裂或破裂征象,若有则不宜采用断头术,而应尽快行剖宫产术。

2.术前的阴道检查重点了解宫口是否开全、胎头与胎颈的位置,如宫口未开全时不宜手术。

3.选择线锯断头法设备简单,操作相对容易,损伤少。术中助手可将脱出的胎手腕部向胎臀侧牵拉,以使胎颈下降有利于操作。手术的关键是将线锯送进宫腔绕过胎颈,检查线锯位置正确后,牵拉线锯便可断胎头。

4.牵出胎体相对容易,可直接牵拉脱出之手,胎体随之容易娩出。断端不光滑者,可以大号止血钳钳闭胎体颈断端的皮缘,或用手护盖胎颈断端,以免牵拉时颈椎断端刺伤阴道壁。

5.胎体娩出后,立即将右手伸入宫腔,示、中指放入胎儿口内,另一手或助手按压宫底,按分娩机转牵引娩出胎头。若颈后皮连于躯干,则可保护阴道壁,且胎头位置低,容易娩出。

6.术后应认真检查有无子宫破裂。

【并发症】

1.子宫破裂

原因:若为足月妊娠忽略性横位,由于胎体横卧于子宫下部,子宫收缩使子宫下段愈来愈薄,如得不到正确处理,可发生子宫自然破裂,或因手术操作粗暴等不当处理而破裂。

对策:

(1)加强专科医生培训,提高临床操作技能。

(2)术前仔细检查有无子宫先兆破裂或已破裂征象,若有则不宜做断头术。

(3)严格按照手术步骤操作才能避免发生严重并发症。

(4)断头术后,重新消毒外阴和更换手套,做子宫内诊。注意子宫下段是否完整,有无破裂口。

2.子宫颈裂伤

原因:宫口未开全就强行手术,势必造成子宫颈裂伤。

对策:术后用窥器暴露宫颈,两把卵圆钳牵拉宫颈,认真检查有无裂伤,若有用1号可吸收线间断缝合。

3.产后出血和感染

原因:需要用断头术处理的病例大部分是难产,其本身就存在产后出血和感染的高风险,加上手术的创伤,这种并发症就更容易发生。

对策:术前做好产后出血的抢救准备,如配血和开通静脉通道。

(1)产后除常规使用缩宫素加强宫缩外,可使用卡前列素 $250\mu g$ 肌注加强宫缩。

(2)使用广谱抗生素预防感染。

三、除脏术

除脏术是将胎儿胸或腹腔脏器剜出,缩小胎儿体积,以利胎儿娩出。

【适应证】

1.胎儿畸形阻碍分娩而形成难产,如联体畸形、胸或腹部肿瘤、大量腹水等。

2.忽略性横位,胎儿已死亡,胎颈位置较高,胸腹部深嵌入盆腔,甚至挤入阴道内,不易行断头术者。

【禁忌证】

1.骨盆明显狭窄或畸形。

2.有先兆子宫破裂征象者。

【术前准备】

1.向产妇及家属说明除脏术的目的,以取得产妇的合作,并签署手术知情同意书。

2.全面体检,排除子宫先兆破裂或破裂。

3.导尿,消毒外阴。

4.阴道检查:查明宫口开大情况、胎方位、骨盆有无明显狭窄等。

5.准备器械:长剪刀、卵圆钳、单叶宽阴道拉钩等。

6.麻醉:一般不需麻醉。

7.体位:取膀胱截石位。

【手术步骤】

1.剪开胸腔　由助手向胎头侧牵拉已脱出的上肢,充分暴露胎儿腋下部。术者以右手持长剪刀,在左手的引导和护盖下剪开胎儿腋下皮肤、胸壁组织,进入胸腔。

2.剜除内脏　用卵圆钳自腋下切口伸入胸腔,夹出胸腔脏器,继之穿透膈肌进入腹腔,夹出腹腔脏器。

3.牵出胎儿　除去内脏后胎体缩小,胸腹折叠下降,用手指自腋下切口,用手指钩住腹部向下牵拉,处于低位的下肢可伴随脱出,然后按臀位牵引术牵出胎儿。

若是胎儿腹部肿瘤或大量腹水阻碍分娩,可在手指引导下,另一手持穿颅器刺入腹腔,放水或捣烂肿物,减少体积后胎儿娩出。如系胎儿骶部实质性畸胎瘤,则很难捣烂缩小,若肿瘤较大即使死胎也要剖宫产娩出。

【手术技巧】

如胎儿为忽略性横位,且胎胸已挤入阴道,此时将脱出之胎儿上肢往胎头侧牵引,使胸腔更下移,在直视下沿肋间隙剪开软组织进入胸腔,扩大切口,用卵圆钳夹出心肺脏器,必要时可剪开横膈达腹腔,取出腹腔脏器。如胸腔位置较高,可一手进入阴道做指引,另一手持剪刀操作。因非直视下操作,必须小心谨慎,勿损伤母体组织。当剜除内脏后仍不能以折叠式娩出,可伸手入宫腔做内倒转牵出胎足,按臀位分娩方式娩出。

【医疗风险】

难产本身就有子宫破裂的风险,而除脏术中操作不当也会引起软产道的裂伤。

对策:由于该手术有一定难度,应由训练有素的专科医生进行。尽量在直视下沿肋间隙剪开软组织进入胸腔;对胸腔位置较高者,一手进入阴道做指引和保护,另一手持剪刀操作,进入胸腔后用卵圆钳夹出内脏组织。胎儿娩出后仔细检查软产道有无损伤,并及时修补。

四、锁骨切断术

锁骨切断术是切断胎儿锁骨,缩短胎儿肩峰间径,以利于胎儿娩出的手术。

【适应证】

1.死胎胎肩娩出困难。

2.产时发生肩难产,经各种手法均不能娩出时。

【术前准备】

1.向产妇及家属说明锁骨切断术的目的,以取得产妇的合作,并签署手术知情同意书。

2.准备剪刀。

3.外阴消毒后导尿、阴道检查。

4.麻醉:会阴神经阻滞麻。

5.体位:取膀胱截石位。

【手术步骤】

1.剪断锁骨　如在穿颅术后或胎头娩出后发生肩难产,此时锁骨已暴露在阴道口,可直接用剪刀切断锁骨中部。若锁骨仍在阴道内,则一手伸入阴道内,查清胎肩及锁骨的位置,另一手持弯剪刀在阴道内手的引导保护下,剪断锁骨中部。

2.牵出胎儿　由于锁骨断裂而错位重叠,使胎肩横径缩短,可顺利牵出胎儿。如牵出仍有困难,可做另一侧锁骨切断。

【术后处理】

如系正常活胎,新生儿娩出后应按锁骨骨折的情况予以处理。

【手术技巧】

活胎发生肩难产时,首先应尝试用其他方法帮助娩出。不到万不得已,不可行断锁骨术。若确实需要做锁骨切断术时,切忌慌乱,先触摸清楚锁骨位置。对锁骨已暴露在阴道口者,可直视下直接用剪刀在锁骨中部切断;若锁骨仍在阴道内时,术者一手伸入阴道内,查清胎肩及锁骨的位置,另一手持弯剪刀在阴道内手的引导保护下,剪断锁骨中部,胎儿肩峰间径缩小后有利于娩出。

【医疗风险】

如同其他毁胎术一样,使用锁骨切断术也有软产道裂伤的风险,如操作不慎也会刺伤活胎的其他邻近器官。

对策:锁骨切断术是难产情况下使用的紧急手术,需要有相当熟练的临床经验,应由高年资专科医生施术。产后应仔细检查新生儿,排除锁骨断裂外其他组织的创伤,同时认真检查软产道有无裂伤。

五、头皮牵引术

头皮牵引术是用头皮钳钳夹胎儿头皮,并向下持续牵引,使胎头下降压迫低置胎盘以止血,并刺激宫颈扩张和先露下降的手术。由于可损伤胎儿及引起宫颈裂伤,目前较少使用。

【适应证】

边缘性或部分性前置胎盘,若为经产妇,头位且已临产,阴道流血不多、一般情况好,宫口已开大3cm以上,估计短时间可阴道分娩者,可尝试头皮牵引术。

【术前准备】

1.向产妇及家属说明头皮牵引术的目的,以取得产妇的合作,并签署手术知情同意书。

2.对前置胎盘者,应备血并开通静脉通道,必要时补液、输血。

3.准备头皮钳(或用宫颈钳替代)、2m长的绷带及0.5kg的重物(如沙袋)。

4.导尿,排空膀胱。

5.麻醉:一般不需麻醉。

6.体位:取膀胱截石位。

【手术步骤】

1.阴道检查　检查宫口是否开大3cm以上,是否头先露及先露高低,如胎膜未破先行人工破膜。

2.放置头皮钳　助手在宫底、耻骨上部协助下推胎头。术者左手示、中指抵于胎头,右手持闭合钳叶的头皮钳,在左手引导下,伸入宫颈达胎头部,紧抵头皮充分张开钳叶,合拢钳叶钳夹头皮。

3.牵引　检查确认无钳夹宫颈在内后先用手试牵,如无滑脱现象,则用绷带连接重物进行持续牵引。应注意按正常分娩机转调整牵引方向,即调整滑轮的位置由低位渐升高。如发生滑脱需重新放置。

4.取下头皮钳　当胎头下降至阴道口时,可取下头皮钳。

【术后处理】

1.牵引中应注意保持良好宫缩,如阴道流血增多,应停止牵引,改剖宫产分娩。

2.取钳后,按正常分娩继续处理。

3.检查软产道有无裂伤、胎儿头皮损伤程度。

【手术技巧】

该手术难度不大,关键是掌握好适应证。术者将头皮钳在左手引导下,伸入宫颈抵达胎头,紧贴头皮张开钳叶,合拢钳叶钳夹头皮。注意钳夹头皮范围要适度,太少容易撕裂,随后要检查有无宫颈被钳夹在内。继而用手试牵,如无滑脱才连接牵引器。牵引物重量一般为0.5kg的沙袋,2m左右的绷带连接滑轮持续牵引。

【医疗风险】

1.头皮牵引术中,一旦出血增多,必须停止牵引,改为剖宫产分娩。

2.胎儿头皮损伤,严重者须缝合止血。

对策:严格掌握手术指征,特别是前置胎盘出血多者应视为禁忌证。遵循手术程序,切忌粗暴操作。

（吕艳蕊）

第四篇　计划生育

第二十八章　计划生育诊断技术

第一节　基础体温

基础体温(BBT)指机体维持基本生命活动状态时的体温,亦称静息体温。正常生育年龄妇女的基础体温受雌激素、孕激素的影响而呈周期性变化。排卵后,孕激素水平升高,刺激丘脑下部体温中枢,使体温升高 $0.3\sim0.5℃$,故排卵后基础体温升高。至月经前 $1\sim2$ 天,孕激素水平下降,基础体温也随之下降。将每天测得的基础体温连成线,则呈双相曲线。

【方法】

每晚睡前将体温计水银柱甩至 36℃ 以下,置于床头易取处。清晨醒后(或夜班休息 $6\sim8$ 小时),未进行任何活动之前,立即试口表 5 分钟,将所测得的体温记在基础体温表格上,按日连成曲线。同时将影响体温波动的有关因素,如性生活、月经期、失眠、感冒及用药情况随时记录在体温单上。一般要连续测定 3 个月经周期以上。

【临床应用】

1.计划生育中的应用　①安全期避孕,从基础体温上升 4 天至下次月经来潮前约 10 天即为安全期。②基础体温上升前、后 $2\sim3$ 天是排卵期,此时最易受孕,可以指导妇女掌握受孕时间。③初步了解不孕症患者的卵巢功能,基础体温呈双相提示有排卵,呈单相则提示无排卵。测量基础体温可以对促排卵药物的治疗效果进行观察。

2.妊娠期的应用　①协助诊断早孕,如基础体温上升超过 3 周,提示有妊娠的可能。②协助鉴别由黄体功能不全或胎盘功能不全所致的先兆流产、过期流产。

3.协助月经失调的诊断　无排卵型功血基础体温为单相;黄体期过短和黄体期缓慢衰退,基础体温呈缓慢上升或幅度偏低,升高的时间不足 12 天,或下降缓慢。

(朱光丽)

第二节　输卵管通畅检查

输卵管通畅检查的常用方法有输卵管通气术、输卵管通液术、子宫输卵管造影。其中输卵管通气术因有发生气体栓塞的潜在风险,且准确率不高在临床上已逐渐被其他方法取代。

一、输卵管通液术

【适应证】

1.不孕症妇女疑有输卵管阻塞者。

2.检查和评价输卵管绝育术、再通术或输卵管成形术的效果。

3.治疗轻度输卵管粘连。

【禁忌证】

1.急性、亚急性生殖道炎症。

2.可疑妊娠期者。

3.月经期或不规则阴道出血者。

4.严重的全身性疾病,如心肺疾患不能耐受手术者。

【时间选择】

月经干净后 3～7 天,禁性生活。

【方法】

1.排空膀胱,取膀胱截石位,消毒、铺巾。

2.再次检查盆腔情况。

3.暴露宫颈,宫颈钳钳夹宫颈前唇,将通液导管插入宫颈管,使宫颈外口与导管紧密相贴。

4.注射器内装有 20ml 无菌生理盐水或加入抗生素的生理盐水,缓缓推注,压力不可超过 160mmHg。

【结果判断】

1.输卵管通畅　注入液体 20ml 无阻力,患者下腹无酸胀等不适,停止注射后,无液体反流。

2.输卵管通而不畅　注射时阻力较大,停止注射后液体回流。

3.输卵管阻塞　注入液体 5ml 时,患者感下腹部酸痛,且压力持续上升,液体回流至注射器内或从宫颈口反流出来。

【注意事项】

1.注射用生理盐水最好加温至接近体温后应用,以免过冷刺激输卵管发生痉挛。

2.注入液体时使通液管紧贴宫颈口,防止液体外漏。

3.术后 2 周内禁止性交和盆浴,酌情给予抗生素。

二、子宫输卵管造影

【适应证】

1.了解输卵管是否通畅及其形态、阻塞部位。

2.了解宫腔形态,确定有无子宫畸形及类型,有无宫腔粘连、子宫黏膜下肌瘤、子宫内膜息肉及异物等。

3.习惯性流产了解有无子宫颈内口松弛或子宫畸形、宫腔粘连等。

【禁忌证】

1.生殖器官急性或亚急性炎症。

2.严重的全身疾病。

3.正常分娩、流产或吸宫后6周之内。

4.碘过敏者。

【术前准备】

1.造影时间　月经干净后3～7天进行,禁性生活。如造影时间过早,子宫内膜创面未修复,容易发生油栓,或使残存经血逆流,造成子宫内膜异位症。如造影时间过晚,子宫内膜增厚,易致出血,还可妨碍造影剂进入输卵管。为确定子宫内口松弛症,应在排卵后进行。

2.造影剂种类　有油剂和水剂两种。40%碘化油密度大,显影清晰,刺激性小,但碘油吸收较慢,可引起异物反应,甚至形成肉芽肿;多量进入静脉可引起油栓。一次造影用量为6～10ml。水剂为25%碘化钠,能迅速通过输卵管,易被吸收,但对腹膜有刺激性,引起腹痛。因碘水剂流动较快,摄片操作必须迅速。

3.碘过敏试验　询问有无碘过敏病史。一般可做皮肤划痕试验,将2.5%碘酊涂布于前臂屈面直径2～3cm范围,在其上划痕。20分钟后观察有无红肿反应。阴性时方可进行造影。

【造影方法】

1.取膀胱截石位,消毒,铺巾,检查子宫位置。

2.暴露宫颈,消毒宫颈及穹隆部。

3.将造影剂充盈于导管内,排除管内空气,用宫颈钳钳夹宫颈,将金属导管顺子宫方向插入宫颈管,使导管橡皮塞紧贴,避免造影剂外溢。若用双腔气囊导管,气囊要在宫颈内口以上。

4.在荧光屏监测下,徐徐注入造影剂,观察其进入子宫及流经输卵管情况,摄片一张。如在注入造影剂时见子宫角部圆钝,输卵管不能显影,表示输卵管有痉挛。遇此情况,可暂停操作,待下次造影前先注射解痉药后再次操作。碘油造影在第一次摄片24小时后,再摄盆腔平片,观察腹腔内有无游离的碘化油。水剂造影剂则在首次摄片后10～20分钟摄第二片。

5.在透视下发现造影剂进入血管或淋巴管,或患者发生咳嗽,应停止注射造影剂,置患者于头低足高位,严密观察。

6.造影后2周禁止性交和盆浴。必要时,应用抗生素预防感染。

【常见的子宫输卵管造影图像】

1.正常图像宫腔呈倒三角形,输卵管细长、柔软。24小时平片,可见造影剂在盆腔内均匀分布。

2.内生殖器结核宫腔变形,边缘呈锯齿状或有充盈缺损,输卵管形态僵硬,呈棒状或串珠状。

3.输卵管积水输卵管呈球形膨大,24小时后造影剂仍滞留原处。

4.子宫畸形如双子宫、双角子宫、纵隔子宫等多种形态。

5.子宫黏膜下肌瘤或内膜息肉宫腔内有充盈缺损。

（朱光丽）

第三节　精液检查

【精液采集】

受检者 2～7 天内无射精活动。排尿,洗净手和阴茎,以手淫法取精,将全部精液收集于清洁干燥广口小瓶内,保存于接近体温环境(25～37℃),1 小时内送检(应先检测证实容器对精子没有毒性作用)。一次射精中各部分的精液成分不全相同,若只收集一部分或在未完全液化之前检查可导致错误结果,尤其是富含精子的射精最初部分。如有丢失应在 2～7 天后再次采集做进一步检测。对手淫法取精困难或因宗教道德观而拒绝手淫者可通过性交方法取精,用性交中断是不可取的,必须用经特殊设计的对精子没有毒性的硅胶避孕套采样,用普通阴茎套收集精液可杀死正常精子。精液检查至少进行 3 次,每次样本参数可能有明显差异,多次检查其结果更为客观。

【常规检查】

1.正常精液　呈均质、灰白色外观,久未排精者呈淡黄色,中等黏稠,30 分钟内完全液化;量 2～6ml;pH 为 7.2～8.9;精子密度 $>20\times10^9/L$;总精子数 $>40\times10^9/L$,畸形精子 $<95\%$,白细胞 $<1\times10^9/L$。

2.精子活力　精子活动力分为前向运动(PR)、非前向运动(NP)和不活动(IM)。前向运动指精子主动地呈直线或沿一大圆周运动,不管其速度如何。非前向运动指所有其他非前向运动的形式,如以小圆周泳动,尾部动力几乎不能驱使头部移动,或者只能观察到尾部摆动。不活动指精子没有运动。射精后 30～60 分钟,正常精子总活力(PR＋NP)大于 40%,前向运动精子的正常参考值大于 32%。

3.精子存活率　精子的存活率通过检测精子膜的完整性来评价。对于前向运动精子少于 40% 的精液标本特别重要。这个试验能够核查精子活力评估的准确性。精液标本一旦液化应该立即检测精子存活率,最好在 30 分钟内。正常精子存.活率应大于 58%。

【生化检查】

1.果糖　正常值 850～5730mg/L。果糖主要由精囊产生,是精子能量代谢的主要来源,与精子活动率及活力有关。射精管阻塞、双侧输精管先天性缺如、不完全逆行射精和雄激素缺乏的特征。

2.酸性磷酸酶(ACP)　正常值 470～1300U/ml。ACP 与精子活力和代谢有关。慢性前列腺炎及雄激素缺乏时其含量降低。

3.枸橼酸　正常值 36～76mg/L。精液中枸橼酸影响精液的液化过程,并能激活 ACP。前列腺炎和雄激素缺乏时其含量降低。

4.锌　正常值 1.99mmol/L。锌是维持男性性功能的重要微量元素。锌含量下降导致精子活力下降。

【细菌学检查】

正常情况下精液涂片做革兰染色和抗酸染色检查,应无致病菌。当附睾、精囊、前列腺和尿道有细菌性炎症时,精液内可查出病原菌,如淋病奈瑟菌、葡萄球菌、链球菌及大肠杆菌(大肠埃希菌)、抗酸杆菌。这些感染将会引起精液质量的改变及生育能力的降低。

(朱光丽)

第四节 性交后试验

【适应证】

了解精子穿透宫颈黏液的能力。

【注意事项】

1.性交在预计的排卵期进行,即月经前的第 14 天或第 15 天,或可按基础体温上升前后日期进行。

2.试验前禁房事 3～4 天,男方也避免手淫。

3.性交后抬高臀部 0.5～1 小时,2 小时内到医院检查。

【方法与结果】

检查时窥器上不宜涂蘸润滑剂,用棉球擦净宫颈表面及阴道内的分泌物。用长细弯钳伸入宫颈管内约 1cm,张开,旋转,钳夹黏液,轻轻取出涂于玻片上,加上盖玻片于显微镜下检查。每高倍视野内有 5～10 个以上活动较好的精子为正常,少于 5 个活精子则生育能力较差。如宫颈黏液及性交后试验结果不好时,应分析试验是否选在排卵期,如不是,应重复进行。阴性者应首先考虑有无性交方式的不当,可在指导性生活后重复进行。经排除性交技术不良及外用润滑剂等原因影响外,要考虑隐伏的男性因素如功能性不射精、逆行射精或严重的精液不液化,反复性交后试验差者应进一步行免疫学检查。

(朱光丽)

第二十九章　节育技术常规

第一节　甾体类避孕药

一、短效避孕药

【适应证】

凡已婚育龄妇女，身体健康，月经基本正常者，皆可服用。

【禁忌证】

1.急慢性肝炎、黄疸史及肝功能不全。

2.肾功能不全。

3.各种心脏病和高血压＞20/12kPa(150/90mmHg)。

4.糖尿病、甲状腺功能亢进及血栓疾病。

5.子宫肌瘤及生殖器恶性肿瘤。

6.乳房有肿块。

7.产后哺乳期。

8.45岁以上妇女。

9.有血液病。

10.闭经。

【药物的种类和剂型】

目前普遍推广使用的口服避孕药有如下几种：

1.口服避孕片1号(1/4量)　每片含炔诺酮0.625mg，炔雌醇0.035mg。

2.口服避孕片1号(1/8量)　每片含炔诺酮0.3mg，炔雌醇0.03mg。

3.口服避孕片2号(1/4量)　每片含甲地孕酮1mg，炔雌醇0.035mg。

4.口服避孕片0号　每片含炔诺酮0.3mg，甲地孕酮0.5mg和炔雌醇0.035mg。

5.复方炔诺孕酮片(又称短效复方18甲片)　每片含18-甲基炔诺酮(炔诺孕酮)0.3mg，炔雌醇0.03mg。

6.去氧孕烯炔雌醇片(妈富隆片)　每片含有效成分为去氧孕烯又称地索高诺酮,0.15mg和炔雌醇 0.03mg。

7.复方孕二烯酮片(敏定偶片)　每片含孕二烯酮(GSD)0.075mg 和炔雌醇 0.03mg。

8.达英-35(Diane-35):每片含 2mg 环丙孕酮醋酸酯和 0.035mg 炔雌醇。

9.优思明　每片含屈螺酮 3mg 和 0.03mg 炔雌醇。

现用口服避孕药的剂型有四种:糖衣片、纸型片、涂膜片和滴丸。妈富隆、敏定偶、优思明这几种避孕药由于降低了性激素的剂量而减轻了避孕药的不良反应,特别是减轻了在凝血和代谢方面的不良反应,而且配伍的是第三代合成孕激素对脂蛋白产生有利,但对月经周期的控制和避孕效果仍然很好,故临床有推广使用的趋势。达英-35 在临床上主要应用治疗女性雄激素过多症状。由于达英-35 所含的环丙孕酮醋酸酯具有抑制雄激素的作用,可以治疗女性中雄激素过多症状,如一些显著的痤疮,特别是伴有皮脂溢出、炎症或结节形成(脓疱性痤疮、结节囊肿性痤疮),以及雄激素性秃发和轻型多毛症和多囊卵巢综合征患者的高雄激素症状。

【作用机制】

1.抑制排卵。

2.宫颈黏液量减少而黏稠度增加,不利于精子穿透。

3.子宫内膜腺体发育较差,糖原分泌减少,因而不适于孕卵着床。其避孕效果按国际妇女年计算,有效率均在 99.9% 以上。

【服用方法】

每次月经周期第 5 天开始服药,每晚 1 片,连服 22 天,中间不要间断,如有漏服药应在次晨补服。一般在停药后 2～4 天内出现撤退性出血,出血第 5 天再重复服药,若停药后 7 天内无阴道出血,开始服用下一周期的药,以免延迟服药卵巢可能恢复排卵功能而造成避孕失败。妇女连续服药 3～4 年后,特别是经常出现停经者,宜停药 3～4 个月,使卵巢功能恢复后,再重新开始用药,此为预防长期服药引起持续性闭经的有效措施。第一次服用妈富隆和敏定偶及达英-35 均建议在月经的第 1 天开始服药,如在月经的第 2～7 天开始服用,则在服药的头 7 天必须采用另外的避孕方法(屏障方法)。第 2 次后则从第 5 天开始服用。

【口服避孕药的不良反应】

1.胃肠道症状(类早孕反应)　服药初期有恶心、食欲减退,个别妇女可有呕吐等反应。一般持续几天后会自然消失。绝大多数服药对象在坚持服用 2～3 周期后逐渐适应。一般不需治疗,必要时可加服维生素 B_6 10～20mg,每天 3 次。

2.神经系统症状　有轻度头晕、乏力和嗜睡等,症状出现和持续时间与胃肠道反应相仿,随服药时间的延长而逐渐消失。

3.突破性出血　系指在服药期间出现的少量不规则阴道流血。多数在服药 1 周后开始出现,持续时间不定。若在服药前半周期出血,为雌激素不足以维持内膜的完整性所致,治疗方法可相应的增加雌激素剂量,每晚加服炔雌醇 0.005～0.010mg,直到本周期服药结束为止。若在服药后半周期出血,多为孕激素不足引起,每晚增加避孕药 0.5～1 片,直至本周期结束为止。如出血较多或服药周期将近结束,则可提前停药做月经处理。

4.月经变化　服药后月经周期变规则,经期多数在正常范围内,而经量则普遍减少,痛经减轻或消失。这是服药后的正常反应,对身体健康无影响。如果经量过少而服药者有顾虑,可适当增加雌激素的剂量。

5.体重增加　少数人服药后体重增加,是由于孕激素有促进合成代谢作用所致,此外,雌激素引起的钠水潴留亦是因素之一。

6.其他　个别妇女服药后可出现皮疹、瘙痒、面部蝶形色素沉着,头痛,腰酸痛,脱发,腹泻,痛经,情绪改变以及性欲改变等反应,停药后多可自然恢复正常。

【注意事项】

1.避孕药1号片所含孕激素为炔诺酮,用做避孕药后经量减少的发生率比服2号片者为多,因此有月经过多史的妇女可选用1号片。

2.应按时服用进行,不可随意变动服药时间,以免影响药效。

3.当前多数避孕片是糖衣片,药物的主要成分在药片外面的糖衣中,如保管不妥使糖衣潮解或脱落,就会影响避孕效果,或引起阴道不规则出血,因此药片应放在瓶内置于阴凉干燥处。

4.用抗结核药利福平或解痉药苯巴比妥、苯妥英钠;抗生素包括氨苄西林、苯甲基青霉素、氯霉素、新霉素、磺胺间甲氧嘧啶;镇痛药非那西汀、吡唑酮、安定药、甲丙氨酯和氯氮草等药物可影响避孕效果。

二、长效避孕药

长效口服避孕药是由长效雌激素(主要是炔雌醚,又称炔雌醇环戊醚)和人工合成的短效孕激素配伍制成。服药一次,可避孕1个月。

【适应证和禁忌证】

基本同口服避孕药。

【避孕机制】

炔雌醚从胃肠道吸收后储藏在脂肪组织内缓慢释放,作用持久。孕激素为辅助成分。

【种类、服法】

1.复方炔雌醚混悬炔诺孕酮(又称长效复方炔诺孕酮)月服片

(1)全量片含炔雌醚3mg和混悬炔诺孕酮12mg。

第1片于月经周期第5天中午服用,以后每月服1片,在开始3个月服药时,每次加服炔雌醚0.3mg。

(2)减量片含炔雌醚2mg和混悬炔诺孕酮10mg。

第1片于月经周期第5天中午服用,5天后(即月经周期第10天)服第2片,以后按第1片的服药日期每月服1片。

2.复方炔雌醚16次甲基氯地孕酮(又称复方16次甲基氯地孕酮)月服片

(1)全量片含炔雌醚3.3mg和16次甲基氯地孕酮10mg。

第一片于月经周期第5天中午服,隔20天后服第2片,再隔20天服第3片,以后每隔1

月服一片。

（2）减量片含炔雌醚 2.5mg 和 16 次甲基氯地孕酮 12mg。

第 1 片于月经周期第 5 天中午服用，5 天后服第二片，以后按第一片的服药日期每月 1 片。

3.复方炔雌醚氯地孕酮（又称复方甲地孕酮）月服片：为全量片，每片含炔雌醚 3.5mg 和甲地孕酮 15mg。第一片于月经周期第 5 天中午服用，隔 20 天服第 2 片，以后每隔 1 个月服 1 片。

4.复方炔雌醚氯地孕酮混悬 18-甲基炔诺酮月服片（简称三合一月服片，为减量片）：每片含炔雌醚 2mg、甲地孕酮 6mg 以及混悬 18-甲基炔诺酮 6mg。

第 1 片于月经周期第 5 天中午服用，5 天后服第 2 片，以后按第 1 片服药日期每月服 1 片。

【不良反应及处理】

服全量片时，不良反应多，而用减量片，不良反应有所降低。

1.类早孕反应　出现于服药后 8～10h，因此服药时间最好在午饭后，在服药初 3 个月发生率较高，随着服药时间的延长，症状逐渐减轻或消失。

2.白带增多　于服药第一周期即出现，用药 3 个月后发生率增高，月经来潮后症状更明显，这是服用以雌激素为主的长效避孕药的特点。

3.月经失调　部分服药者出现月经失调，服用复方炔雌醚炔诺孕酮者，以经量减少者居多；服用复方炔雌醚氯地孕酮片和复方炔雌醚 16 次甲基氯地孕酮片者，以经量增多为主。闭经的发生率在服全量片者中约占 2%，在服减量片者中占 0.8%。如停经 1 个月，可按下次服药日期继续服药，如停经 2 个月以上，经排除妊娠后，可用各种孕激素催经后服用。

4.影响血压　血压正常者服药后，有少数人（约 4%）血压可增高。原有高血压者，在服药过程中有 22% 血压降至正常，20% 血压可进一步增高。

5.其他　少数服药者有胃痛、头痛、水肿、乳房胀、皮疹、腰痛、下腹痛等，可对症处理。

三、长效避孕针

避孕针剂主要由长效孕激素与长效雌激素的复方制剂或纯孕激素类制剂所组成。后一类制剂不含有大剂量雌激素，故应用后不规则出血和闭经的发生率较高。

剂型有两种：①油溶注射液，将甾体激素避孕药与五个碳以上的有机酸制成长链脂肪酸脂类，提高其脂溶性，肌内注射后，药物储存于局部，且储存在体内脂肪组织，通过缓慢释放而达到长效。②水混悬注射液，将避孕药制成细微颗粒，配制成水混悬注射液，肌内注射后，药物沉积在注射局部，形成"药物仓库"，以后缓慢吸收而发挥长效作用。

【适应证和禁忌证】

基本同口服避孕药。

【作用机制】

通过综合环节达到抗生育作用，其主要避孕环节在于抑制排卵。

1.抑制排卵作用　抑制垂体促性腺激素的分泌。

2.子宫内膜　内膜缺乏周期性变化。

3.输卵管　使输卵管蠕动减慢,影响受精卵的运行。

4.子宫颈黏液　分泌减少,黏度增加,不利于精子穿透。

【种类及用法】

1.避孕针1号　即复方己酸孕酮避孕针为油溶注射液,每支含己酸孕酮250mg和戊酸雌二醇5mg。第一次在月经周期第5天肌内注射两支,以后每月在月经周期第10～12天注射一支。按国际妇女年计算。

2.复方甲地孕酮避孕针　系水混悬注射液。每支含甲地孕酮26mg和17环戊烷丙酸雌二醇5mg。第1个月在月经周期第5天,第12天各肌内注射一支,以后每月在月经周期第12天注射一支,或按第一周期第12天的注射日期计算,每隔30～31天注射一支。

3.新复方甲地孕酮避孕针　为水混悬注射液,每支含甲地孕酮25mg和雌二醇35mg。第一个月在月经周期第5天,第12天各肌内注射一支,以后每月在月经周期第12天注射一支或按第一周期第12天的注射日期计算,每隔30～31天注射一支。

4.复方庚炔诺酮避孕针1号又称复方炔诺酮庚酸酯避孕针1号　为油溶注射液,每支含庚酸炔诺酮80mg和戊酸雌二醇5mg。第一次在月经周期第5天肌内注射两支,以后每月在月经周期第10天注射一支。

5.复方庚炔诺酮避孕针2号又称复方炔诺酮庚酸酯避孕针2号　系油溶注射液,每支含庚酸炔诺酮200mg和炔雌醚0.5mg。于月经周期第5天肌内注射一支,以后每2个月经周期注射一支。

6.庚炔诺酮避孕针又称炔诺酮庚酸酯避孕针　为油溶注射液,每支含庚酸炔诺酮200mg,属纯孕激素制剂。于月经周期第5天肌内注射一支,以后每2个月肌内注射一支。

国外的纯孕激素制剂有甲羟孕酮避孕针(DMPA),为水混悬注射液,每支含甲羟孕酮150mg或800mg,其避孕作用可维持3或6个月。由于DMPA不影响乳汁的量及成分,对婴儿营养与发育无影响,也不影响儿童的青春期发育。因此可用于哺乳期。

【不良反应及处理】

1.月经改变　用药者经量减少的较多,与子宫内膜变薄有关。闭经发生率很低,经期延长及不规则阴道出血,较口服避孕药者为多。发生原因主要由于内膜未能进入分泌期顶峰即已衰竭而导致不规则剥脱。

2.其他反应　头晕、乏力、嗜睡等不良反应一般出现于注射后一星期内,多属轻度,平均发生率在2%～3%,胃肠道反应较服用口服避孕药者为轻。少数人出现乳房胀痛。此外极少数人有心悸、潮红、白带多、腰酸、药物性皮疹等反应。极个别病例在注射复方己酸孕酮避孕针后,出现类似过敏性反应,经抗过敏治疗后好转。因此,在注射避孕针后应留下观察半小时。

四、探亲避孕药

探亲避孕药是我国研制的一类适用于分居两地夫妇短期探亲时临时服用的女用口服避孕药。服用时间不受月经周期限制。

【作用机制】

主要作用在于影响子宫内膜腺体的发育与分泌,不利于孕卵着床。

1.抗着床作用　能引起子宫内膜形态和功能的变化,干扰内膜腺体的发育和分泌,使之发生退行性变,糖原减少;多数内膜腺上皮细胞未见到核仁管道系统,这些影响和改变都不利于孕卵着床。

2.宫颈黏液的改变　除53号探亲抗孕片外,其他8种孕激素类药物服用后,短时间内(一般在服药后12h内)可使宫颈黏液混浊黏稠,容积减少,拉丝度变小,因而不利于精子的穿透,从而产生避孕效果。这种变化以服药愈早愈明显。

3.抑制排卵　在排卵前服药,能抑制排卵作用(奎孕酮、氯醚避孕片例外),在接近排卵时才开始服药,一般不能抑制排卵。

4.受精卵在输卵管内运行速度的改变　能加速或延缓卵子在输卵管中运行的速度,从而影响受精卵和子宫内膜发育的同步化,不利于孕卵着床。

5.对精子获能的影响　动物实验证明甲醚抗孕含膜对兔子宫内精子获能有部分抑制作用,而氯醚避孕片及奎孕酮均不影响精子获能。

6.抗黄体、抗早孕作用　动物实验表明,孕三烯酮具有明显的抗孕激素活性及抗黄体作用,能使孕卵发育异常及溶解;甲醚抗孕含膜更使卵裂受到抑制,甚至变性;53号避孕药能使大鼠受精卵明显变性,并使已着床的胚鼠死亡。

【药物种类及服法】

1.炔诺酮探亲片　每片含炔诺酮5mg。于开始探亲的当天晚上起服,每晚一片,至少需服10天。如连服14天后探亲期尚未结束者,可接服口服避孕片1号或2号至探亲结束。一般于停药1周内来月经,经量经期基本不变。

2.炔诺孕酮探亲片　每片含炔诺孕酮3mg。于探亲前1～2天开始服用,每天服一片,至少需服10天。一般服完15天后,如探亲期未满,可接服口服避孕片1号或2号7天。

3.甲地孕酮探亲片　每片含甲地孕酮2mg。在探亲当天中午(即房事前8～10小时)服1片,当晚再服1片,以加强药物作用,以后每天晚上服1片,直到探亲结束后次日再服1片。为延续药物作用,需在探亲结束后的次日再加服1片。

4.18-甲基三烯炔诺酮　即孕三烯酮,有两种制剂,服法不同。

(1)每片含18-甲基三烯炔诺酮3mg。在探亲前1天或当天上午服1片,当晚再服1片或第一次性交前服2片,以后每隔3天服1片或每周服2次,每次1片,探亲结束后次晨再加服1片。

(2)每片含18-甲基三烯炔诺酮1.5mg。第一次性交后服2片,以后每次性交后服1片。经后按原法服用。

5.奎孕酮探亲片　每片含奎孕酮60mg或80mg。探亲前1天或当天服药1片可避孕2周左右。若探亲时间延长,可接服口服避孕片或行经后续服。

6.甲醚抗孕含膜　含甲地孕酮0.5mg,奎孕酮0.8mg。于探亲当天中午含服1片于舌下,以后每次性交后含服一片。

7.氯醚避孕片　每片含氯地孕酮0.25mg,奎孕酮0.8mg。于探亲当天即服2片,以后每次性交服 1 片。

8.53 号探亲抗孕片　每片含主药双炔失碳酯 7.5mg 以及预防不良反应的辅药维生素 B$_6$ 20mg,咖啡因 30mg,制成肠溶片。可于每次性交后立即服一片,在第一次服药的次晨加服一片。

【不良反应及处理】

1.类早孕反应　因主要由单纯孕激素类药物制成,故类早孕反应的发生率较低,程度亦较轻,一般不需治疗。

2.对月经的影响　服药后经量、经期基本正常。少数人有经期延长或月经延迟,但延迟多数在 50 天以内,可用口服避孕药 2 号片,每天 2 次,每次 2 片,连服 3 天。

3.突破性出血　发生率为 1.5%～5%。可能系内源性雌激素受药物抑制所致。可用炔雌醇 0.015～0.020mg,每晚 1 次,共 3 天。

4.对哺乳的影响　哺乳期妇女服药后对乳汁影响较少。

五、缓释长效避孕药

避孕药缓释系统是指避孕药与某些具备缓慢释放性能的高分子化合物(缓释剂)共同制备成的多种剂型,它们通过持续地释放恒定的低剂量避孕药,可以达到长效避孕的作用。

【缓释剂】

在缓释剂中,常用的高分子化合物有医用级硅橡胶,聚乙烯以及用以制备微囊的各种包衣材料。

【避孕药缓释系统】

1.硅橡胶皮下植入剂　国外曾试将各种孕激素成分装入硅橡胶管中,皮下埋藏后缓慢微量释放。由于纯孕激素的作用而有相应的不规则出血和闭经的不良反应,避孕效果可维持半年到 1 年,甚至几年。

2.硅橡胶阴道环　将各种孕激素放入硅橡胶空心圆环内,或将孕激素与硅橡胶混合后制成环状,将环安放在要求避孕妇女的阴道内,微量孕激素透过硅橡胶释入阴道,经阴道黏膜吸收而起避孕作用。

六、皮下埋植剂

Norplant 皮下埋植剂为非生物降解缓慢释放系统,目前应用的为胶囊型。每组六个硅胶囊,每个胶囊长 34mm,直径 2.4mm,内装(左炔诺孕酮左旋 18-甲基炔诺酮,LNG)36mg,一组六根含左炔诺孕酮 216mg,以密封包装,过氧乙烯消毒,开封后即可使用。

【避孕原理】

埋植后 Norplant 胶囊缓慢、恒定地向血液循环中释放左炔诺孕酮,平均释放率为 30μg/24h。因此,放置 24h 后即发挥避孕作用。其主要避孕机制是:①增加子宫颈的黏稠度,不利于精子穿透,阻止精子与卵子相结合。②改变子宫内膜形态、功能,起到抗着床作用。③对部分妇女可起到抑制排卵作用。

【适应证】

1.要求采取长效避孕方法者。

2.人工流产术后要求埋植避孕者。

3.放置宫内节育器反复脱落或避孕失败者;口服避孕药及注射药不适合者。

4.对雌激素有禁忌者。

【禁忌证】

1.患急慢性肝病者。

2.妊娠肝病者。

3.贫血、血液病者。

4.哺乳期。

5.已知或可疑妊娠者。

6.妊娠有黄疸及持续瘙痒者。

7.乳腺癌及肿瘤病患者。

8.月经不正常者。

9.神经症患者。

10.血压超过 18.6/12kPa(140/90mmHg)以上,体重超过 70kg 者,吸烟者。

【放置时机】

1.最好在来月经的第 4～6 天内进行,最迟不超过月经来潮的第 7 天。

2.人工流产当时可以埋植。

【术前准备】

1.做好有关皮下埋植剂的避孕指导,妇科检查,测血压,检查乳房。

2.敷料及手术器械,皮下埋植剂,放置埋植剂用的套管针。敷料、手术用具及手术用药均需灭菌处理。

【置入操作方法】

1.受术者平卧于手术台,左臂(左手工作者用右臂)平放于铺有无菌巾的托板上。手臂自肩部向外伸直。用活力碘或碘酒、酒精消毒上臂内侧皮肤,铺消毒孔巾。

2.助手打开 Norplant 包装,将口袋向外撕开,将胶囊放在无菌弯盘内,清点胶囊根数。

3.用 1% 普鲁卡因 4～5ml 做手术局部浸润麻醉。麻醉进针在上臂内侧肘窝上 6～8cm 处开始。针尖刺入皮下推入少量麻药打起皮丘,然后一边进针一边推药至 4.5～5.0cm 长,按六根呈扇形排列麻醉。

4.用手术刀切一约 2mm 长的小口,切口位置在麻醉进针处,切开整个皮层。

5.取套管针(它有两个刻度:第一个刻度靠近针柄处,指示套管针应进入皮下的长度;第二个刻度靠近针尖处,指示在进行下一根埋植剂前套管针应留于皮下的长度),将套管针经小切口刺入皮下。

6.将套管针慢慢推进皮下,进入皮下后必须使之挑起,指向皮层,使埋植剂置于表浅处。套管针进入皮下直达到近针柄处的刻度。针尖离切口 4～4.5cm。

7.将套管针芯取出,用镊子将胶囊放入套管针。

8.将胶囊用针芯轻轻向针尖推进,直至感到有阻力。

9.将针芯拿稳,把套管针向后拉,退达针芯把。

10.当近针尖的刻度出现在切口处时,埋植剂已置于皮下。

11.右手拿稳套管针,不要使针尖提出切口。用左手指将前一根埋植剂固定,将套管针改换角度和方向沿手指向前再推进。这样保证两个埋植剂之间有一定距离,有一个小角度。一组埋植剂埋植完毕,形成扇形约呈 75°夹角,每两根之间约 15°夹角。

埋植剂末端和切口之间要保持 0.5cm 的距离,这样可以避免自然脱出。并用手指触查位置是否正确。

12.将六根胶囊埋植完毕,取出套管针,将切口边缘挤压在一起,用"创可贴"封好。

13.埋植部位盖好消毒纱布,用绷带压迫避免血肿。绷带 24 小时取下。"创可贴"3 天后取下。局部保持干燥 3～4 天。

【注意事项】

1.埋植剂正确放置于皮下,就容易取出。

2.埋植前将局部麻醉药注入皮下,使真皮和下面组织分离。

3.不能把套管针强力推入,如遇阻力可更换位置。

4.为了确切放于皮下,在放置套管针时,必须把皮层挑起。

5.为了避开前一根胶囊或避免损伤前一根埋植剂,可将它用左手示指压住,然后再将套管针推向前。

6.埋植剂末端离切口不应太近,应保持 0.5cm 距离,以免自然脱出。但皮埋剂边不应埋植过深,以免自行游走。

7.为了确保埋植方法的效果,要做好受术者的咨询工作。

8.口服避孕药同时长期应用某些药品可降低避孕效果。因此,在采用皮下埋植避孕时,不宜同时长期使用或尽量少用下列药物:

(1)酶促剂:①促眠药类,如甲丙氨酯、氯氮、非那西汀、克霉唑等。②苯妥英钠。③保泰松。④利福平。

(2)抗生素及抗炎药:①氨苄西林。②新霉素、四环素。③氯霉素。④SMP 等。

【手术后随访】

术后3个月、6个月各随访一次。如无特殊情况,以后每年随访一次。随访时做妇科检查、测血压、乳房检查等。

【不良反应】

1.可出现口服避孕药的一般反应,但比较轻,最明显的不良反应为月经紊乱、点滴出血和少数者闭经。不良反应在 3～6 个月后可逐渐减轻及消失。

2.埋植后出现的月经问题,一般不需要特殊处置。有下列情况者应取出:

（1）严重的头痛、急性视力障碍。

（2）明显的血压增高。

（3）意外妊娠者。

【不良反应的处理】

1.极少量出血，可不必处理，观察经过。

2.不规则性少量出血或点滴状出血。

（1）激素：常用炔雌醇，每天 1～2 片（0.05～0.0lmg），可连用数天（一般不超过 2 周）。止血后可停药。

（2）止血药：云南白药，每次口服 0.5～1.0g，每天 2～4 次，可连用 1～2 周。

3.经观察治疗半年以上仍有月经周期紊乱或出血过多者，可考虑取出。

注：现代改进的埋植剂已简化操作，很易植入。

【皮下埋植剂取出】

皮下埋植剂避孕期为 5 年，到期可取出。

操作方法如下：

1.受术者位置同埋植术，消毒方式与埋植时也相同。用手指触诊以明确位置，在埋植剂的近端注射 1％普鲁卡因 4～5ml。

2.在埋植剂近端用刀做一 3～4mm 长的小切口。

3.用手指将埋植剂推向切口，用蚊式钳分离开皮下组织，钳住埋植剂，用手术刀轻轻分离附着在埋植剂上的组织。

4.术后处理同埋植术。

5.取出埋植剂后，即失去避孕作用。如仍需继续避孕，应及时采用其他避孕方法。

七、阴道环放置

1.于月经干净后，将阴道环安放入阴道内，3 周后取出 1 周，以诱发撤退性出血。这种安置方法使避孕药呈间歇性高剂量释放，目的在于抑制排卵，因而避孕效果高，但不规则的阴道出血率亦高。

2.阴道环可放置较长时间，不需每月取出以诱发撤退性出血。使之能连续释放恒定的低剂量孕激素，其剂量不一定能抑制排卵，主要依赖其改变宫颈黏液理化性质，使之不利于精子穿透和改变子宫内膜以干扰受精卵着床等作用，以达到一定的避孕效果；一般能维持 3～6 个月甚至 1 年以上。

八、紧急避孕

若有长期避孕的要求可立即放置宫内节育器或皮下埋置，否则可服紧急避孕药，有激素和非激素两类。一般应在性生活后 3 天（72h）之内口服紧急避孕药，其有效率可达 98％。目前临床应用较多的是：激素类为毓婷（左炔诺孕酮 0.5mg＋炔雌醇 0.05mg），首次 4 片，然后相距

12h再服4片。非激素类米非司酮作为紧急避孕药展示出极好前景。单剂量600mg者效果可达100％，单剂量25mg者效果为74％～84％。也可用米非司酮25～50mg顿服可使避孕效果达100％。不良反应：激素类可能出现恶心、呕吐、不规则阴道出血，但非激素类的不良反应少而轻，一般不需特殊处理。

（李素玲）

第二节　宫内节育器

宫内节育器是目前国内外使用较普遍的一种可逆性、长效节育方法，临床推广应用已有30余年，全世界有8000余万妇女使用，我国是世界上使用宫内节育器最多的国家，占我国妇女所采用各种避孕措施的39.1％。宫内节育器主要有以下3种避孕机制：①抑制精子游走，抑制精子功能；②破坏受精过程；③阻止着床。

一、宫内节育器种类

宫内节育器按组成的材料，可分为金属不锈钢宫内节育器、塑料宫内节育器、混合型宫内节育器、硅橡胶宫内节育器及含活性物质或药物的宫内节育器五类。

（一）金属宫内节育器

1.不锈钢单环：一般统称为金属圆环，是国内应用最普遍的一种宫内节育器，按外径大小分为18、19、20、21、22、23、24等型号。我国最早使用的金属单环已应用了30多年，其不良反应小，但脱落率及带器妊娠率均较高，故于1993年停止生产。20世纪70年代后期发展了具有抗生育活性的宫内节育器。

2.不锈钢麻花环：为不锈钢丝螺旋形盘绕后再交叉回绕成麻花状的圆环。按外径大小分为18、19、20、21、22、23、24、25等型号。

3.不锈钢双环：由两个相连的不锈钢丝环组成，大小号码与单环基本相同，环丝较细。

4.不锈钢宫腔形宫内节育器。

（二）塑料宫内节育器

1.节育花　主要材料为聚乙烯，并含有33％硫酸钡使其显影，其形态如三叶花瓣。

2.太田环（T·Ota环）　即普通塑料环，呈环状，外圈绕有塑料丝，中心部分似轮盘状，亦为关闭型节育器。

3.优生环　在塑料环的中心有小钢丝圈，钢丝圈可在X线透视下显影，便于随访。

4.蛇形节育器　也叫利普斯环，为开放型宫内节育器。国外应用较多，国内使用较少。

5.盘香环　形态盘曲似盘香，末端垂直，盘曲部分放入宫腔，垂直杆留于宫颈管内，并带有尾珠。

（三）混合型宫内节育器

1.混合环　是以塑料制成环型支架，外绕不锈钢丝，如车轮状。

2.其他　近年研制了一种新型宫内节育器，即"S"状芯钢塑混合环，已在临床试用，脱落率较低，避孕效果较好，正在扩大临床试用范围。

（四）硅胶宫内节育器

硅橡胶盾形节育器：本品是 101-1 型甲基乙烯基硅橡胶，材料较软，不易造成内膜损伤，故不良反应少而轻。其形状如盾，中心加上"X"形支架，边缘有蹼，节育器的下端有涤纶单腹尾丝。

（五）含活性物质或药物的宫内节育器

1."T"形带铜宫内节育器　1969 年，Zipper 等首先研制了带铜的宫内节育器，它是以塑料"T"形节育器做支架，用 0.2mm 的细铜丝缠绕在"T"形的垂直柱上，根据铜丝圈露在宫腔内面积的不同，可分为不同类型，若铜丝的面积为 $220mm^2$ 就称为 TCu220。"T"形带铜宫内节育器是我国目前临床首选的宫内节育器。

2."V"形带铜宫内节育器　"V"形带铜宫内节育器是上海市于 1972 年设计研制的，经临床应用证明效果较好。此节育器分金属型及硅胶型两种。金属"V"形宫内节育器用不锈钢丝绕成套管，套管内有铜丝 $300mm^2$ 面积。硅橡胶"V"形宫内节育器采用硅橡胶管，带有铜管 $200mm^2$ 面积，分做四段，分别位于节育器的横臂及斜臂上。"V"形节育器横臂的中央断开处结有尼龙丝，并有 0.5cm 的可塑性，以适应不同大小的宫腔横径和形态。

3.铜"T"形与铜"Y"形宫内节育器

（1）铜"T"形宫内节育器：又称 Gravigard 节育器，即在 T 的纵臂绕有细铜丝。

（2）铜"Y"形宫内节育器：又称 SoonawalaY 形节育器。两臂上缠绕铜丝 $250\sim300mm^2$，有一个臂的顶端呈珠状，目的是为了易于放置。

4.其他类型塑铜宫内节育器　Multiload Cu250 宫内节育器，似龟形，由塑料制成支架，在中间直杆上绕有铜丝 250mm。

（六）释放孕激素的"T"形宫内节育器

这种宫内节育器，是从 1969 年发展起来的一种新型宫内节育器，此节育器外形为一"T"字的管，人工合成的孕激素（炔诺孕酮或甲地孕酮）储存在直柱的聚乙烯内或中心部的硅胶管内，每天可连续释放 $50\sim65\mu g$。目前临床上使用较多的是曼月乐，释放左炔诺孕酮 $20\mu g/d$。释放孕激素的宫内节育器可使子宫肌肉松弛和使内膜萎缩，克服了其他宫内节育器引起腰酸、下腹坠胀和经量增多的缺点。但由于子宫内膜过度萎缩会导致月经量过少或闭经（这种闭经是由于孕激素对内膜局部的影响所致，进入血液循环的孕激素量并不大，对卵巢的功能影响不明显，体内的性激素水平基本正常，故这种闭经对身体是无害的），一般取出节育器后月经量会自然恢复。总之，释放孕激素的"T"形宫内节育器的优点是不仅妊娠率、脱落率低，月经量亦少。主要反应为闭经和点滴出血。

（七）含其他活性物质或药物的宫内节育器

如含有锌、磁、前列腺素酶抑制剂（如吲哚美辛及抗纤溶药物等）。此类宫内节育器，目的在于减少出血等不良反应,并提高避孕效果及继续存放率。目前仍处于研究和临床试验近期国内现有的宫内节育器经专家论证,将 TCu200B、TCu220C、TCu380A、MLCu375 及孕酮铜五种列为推荐的宫内节育器。

二、宫内节育器放置

【适应证】

凡已婚妇女,自愿放置而无禁忌证者,均可放置。

【禁忌证】

1.生殖道炎症,如滴虫性、真菌性阴道炎,严重宫颈炎,急性或慢性盆腔炎。

2.生殖器官肿瘤如子宫肿瘤、卵巢肿瘤等。

3.月经异常如频发月经、不规则性出血或经量过多者。

4.子宫腔大小宫腔>9cm 或<5.5cm 者。

5.全身性疾病如患有严重的心、肺、肝、肾及血液系统疾病者,如心力衰竭、重度贫血或各种疾患之急性阶段。

6.子宫颈与子宫位置异常如子宫颈过松或重度裂伤或严重子宫脱垂,放节育器后易脱落。不可放置。

7.生殖道畸形畸形子宫未明确诊断前放置宫内节育器往往容易造成手术损伤,节育器也不容易放置到正确的位置,因此不宜放置。对于双子宫子宫发育较好者,在明确诊断后,分别在两个子宫腔内放置节育器。

【放置时间】

1.月经净后 3~7 天,此时子宫内膜开始增生,放置后引起出血及感染等不良反应较少。

2.哺乳期或短期闭经要求放置者,应先排除早期妊娠。

3.产后满 3 个月,或转经后子宫恢复正常者。

4.人工流产后立即放置节育器。

5.自然流产或中期妊娠引产后,因宫内感染率较高,故需正式转经后再放置节育器。

6.剖宫产 6 个月后,再根据检查情况考虑放置,但根据近年研究,剖宫产时如无感染,当时即可放置。

7.分娩后放置。一般于产后 6 周生殖器官复旧至正常后放置。也可在胎盘娩出后放置。但其脱落率较高,感染率未见明显上升。

【宫内节育器的选择】

1.金属节育单环及高支撑力、带药或带钢的金属单环;应根据子宫腔大小选择相应的环。

2.金属双环及麻花环:分为 18、19、20、21、22、23、24、25 等型号,选择时按金属单环的比例依次缩小一个型号。

3.塑料与不锈钢混合环或钢塑铜混合环:有 20、21、22、23 四种型号,选择方法与金属单环基本相同,子宫腔 7.5cm 以下者选用 20、21 号;7.6cm 以上者选用 22、23 号。

4.节育花:子宫腔长度 7cm 以上者选用 32 型;7cm 以下或哺乳期者使用 29 型。

5."V"形节育器:子宫腔 7cm 以上者用大型,在 6.5cm 以下者用小型。

6.带铜丝"T"形宫内节育器:子宫腔深度在 7cm 以上者选用横臂 3.0cm、垂直杆 3.5cm 的节育器;子宫腔深度在 7cm 以下者选用横臂 2.8cm、垂直杆 3.0cm 的节育器。

7.硅橡胶盾形宫内节育器:有大、小两种规格。子宫腔 7～8.5cm 者用大号(横径 22mm,纵轴 24mm),宫腔 5.5～7cm 者用小号(横径 20mm,纵轴 22mm)。

8.宫形 7cm 宫形钢铜节育器:子宫腔正常大小者放中号,子宫腔小于 7cm 者放小号,大于 7.5cm 者可放大号宫型节育器。

选择节育器型号大小,除了测量子宫腔深度外,还要注意子宫腔的横径和纵径。

【术前准备】

1.询问病史:重点问清有无全身较严重疾病,月经史、生育史、以往有否放置过宫内节育器史及放置后情况等。

2.妇科检查:明确有无放置的禁忌证,并查清子宫大小位置及附件情况等。

3.测量体温:当天体温在 37.5℃ 以上者,暂不宜放置。

4.排空膀胱(排尿)。

5.外阴及阴道消毒:用 10% 肥皂水擦洗外阴及阴道,继用无菌水或 5% 活力碘液消毒外阴,然后铺消毒洞巾。

【手术步骤】

1.术者穿清洁工作服,戴口罩、帽子、消毒手套。按手术步骤,把所需器械排列整齐。

2.妇科双合诊检查,查清子宫大小位置、软硬度、活动性等。

3.放置窥器扩张阴道,充分暴露宫颈。擦净阴道内积液,宫颈及颈管用 5% 活力碘液消毒。

4.用宫颈钳夹住宫颈,用左手轻轻向下牵引,以减小子宫颈与子宫体之间的角度,尽量使其保持较水平的中间位置,以利于放置宫内节育器。

5.以子宫探针测量子宫腔的大小。有条件者可测量宫颈口松弛度、子宫腔横径及子宫内膜腔的长度。

6.根据子宫颈口的松紧和节育器的种类决定是否扩大子宫颈。若子宫颈管较紧或选用麻花环、混合环、塑料太田环、优生环、节育花等,均需扩张子宫颈管。一般由四号扩大到六号。

7.用一块小纱布遮盖后穹隆及阴道两侧壁,防止节育器与阴道壁接触,避免污染。

8.放置节育器常用的放置方法有三种:

(1)叉入法:适用于金属单环、双环、麻花环、混合环、塑料太田环、优生环、硅橡胶盾形、宫形节育器等。

操作方法:将节育器的上缘放在叉形放置器顶端的小叉内,使节育器跨在叉的上方。由于放置叉的叉槽较浅,跨放后容易滑脱,故一般常先将一块消毒纱布放于宫颈口下方,再将环放在纱布块上,然后用放置器叉住节育器的上缘,从宫颈口沿子宫方向放入子宫腔,直达子宫底部。在放置过程中不能旋转放置器,以免使环扭转。放置后将放置器稍退出,再轻推节育器的下缘,使其保持在靠近子宫底部的位置,最后取出放置器。

节育花也可用叉入法放置,即只将三叶花瓣顺序重叠成单瓣,用放入叉放置。

（2）钳入法：使用持环钳放置，适用于各类金属环、闭锁型塑料环及硅橡胶盾形宫内节育器。

操作方法：将节育环钳在持环钳顶端的小槽内，沿子宫方向送达子宫底部。然后张开钳叶，再轻轻后退。当持环钳退至内口时，同样轻轻推环下缘，使节育器保持在子宫底部。

（3）套管型放置器推入法：适用于节育花、"T"形、"7"形、"V"形、"Y"形、菱形、Lippes 环或盘香环等宫内节育器的放置。

1）节育花：把三个花瓣折叠在一起后插入套管顶端内，花瓣的上缘稍露出于套管之外，将中轴套芯插入套管内，并按子宫腔所测得的深度作为标记，然后将放置器送入子宫腔到达子宫底部，再向后向下退出 1cm，将中轴向前推入 1cm，套管与中轴轻轻向后退出，节育花即放置于子宫腔内，并能自然恢复其三瓣花的位置。

2）"T"形节育器：放置时把节育器的纵杆置入套管内，横臂露在套管外，尾丝也折叠在套管外，将放置器的中轴套芯插入套管内，其顶端能触及节育器的下端，然后将已装置节育器的套管从宫颈口沿子宫腔方向送到子宫底，将中轴套芯固定位置，套管轻轻后退，节育器即自然安置在子宫腔内。用套芯再轻推节育器尾端，然后取出套芯及套管。尾丝在距宫颈口 2cm 处剪断。亦可将横臂均插入套管内同法推送放置。

3）"V"形节育器：先将节育器横臂中部连接处的尾丝向下牵引使两侧角折叠置入套管式的放置器中，然后插入套管器的套芯，使其顶端触及节育器的下端，沿子宫腔方向送入放置器，达到子宫底后，再固定套芯位置，将外套管轻轻向后退出。在外套管刚退出"V"形节育器时，再用放置器的套芯顶住"V"形节育器末端，轻轻向子宫底推送一下，以保证"V"形节育器横臂贴放在子宫腔底部，最后取出套管及套芯。尾丝在距宫颈口 2cm 处剪断。

4）"7"形节育器：将节育器的横臂游离端推下使之折叠成"7"形，置入套管内，其他放置步骤与"T"形、"V"形相同。

5）盘香环：先将节育器拉直置入套管内，按上述方法插入子宫腔然后一手慢慢退出外套管，一手渐渐把套芯推入，由于塑料的可塑性特点，被拉直的节育器，进入子宫腔又恢复原来盘香状形态。

6）其他类型：如"Y"形、蛇形、龟形等开放型的宫内节育器，均可用套管式放置器推入放置。

9.放置后用探针探查节育器下缘离宫颈口之距离，以估计放置的位置是否正确。如放置的部位过低，而又无法纠正，必要时需取出重新放置。第二次放置宫内节育器后，仍不满意，当天即不必再放置，以防出血和增加感染机会。再次放置时应考虑子宫腔形态、大小，可改换其他类型的宫内节育器。

10.取下宫颈钳擦净阴道分泌物、观察有无出血；取下阴道窥器，节育器放置术结束。

11.术后需详细填写手术记录。

【注意事项】

1.严格执行无菌操作，防止感染。

2.放置时，节育器的上缘必须到达宫底部，使其正确放置在宫腔内。如用叉形放置器时，要求一次送达底部，不能中途停顿。如中途遇有阻力而停顿，环易脱落，应将其取出重新放入。

3.放置时不能任意扭转放置器的方向,以防止节育器在宫腔内变形。

4.放置金属节育环时,放置器不宜叉在环丝的结头上。

5.带尾丝的宫内节育器,放置后剪去过长的尾丝,一般露出宫颈口 1～2cm。

6.哺乳期放节育器,其子宫体小而软,容易发生穿孔,操作应特别注意。

7.术后 2 周内避免性生活及盆浴,以免引起盆腔感染。术后休息 2 天,1 周内避免重体力劳动。

8.放置后 3 个月内,应注意是否节育器掉出,尤其是月经期或大便之后更要注意。

9.术后随访,转经后做第一次随访,其后 3 个月、6 个月各随访 1 次,1 年后每年随访 1 次。每次随访都要认真填好随访记录。

【检查节育器是否存在的方法】

1.窥察尾丝如节育器带有尾丝者可用窥阴器检查尾丝是否存在、下降或脱落。

2.X 线腹部透视适用于各类带金属的宫内节育器。

3.子宫探针探触节育器一般有异物感,尤以金属节育器为明显。

4.报环器探测宫腔当探触到金属节育器时,报环器能以灯光或响声报告节育器的存在。

5.B 型超声检查硅橡胶或聚乙烯宫内节育器,一般的 X 线检查不能显影,B 型超声检查可发现子宫腔内节育器的特异影像。金属节育环亦可应用 B 超检查。

6.子宫碘油造影如疑诊节育器异位或嵌顿,可用 40% 碘化油或 30%～50% 泛影葡胺做子宫碘油造影,以明确节育器与子宫的关系。

7.宫腔镜检查经外阴阴道常规消毒,铺无菌巾,插入宫腔镜,以中分子右旋糖酐或 5% 葡萄糖溶液做膨宫液,然后上、下移动内镜,即能清楚看见宫内节育器。

【常用宫内节育器的放置期限】

1.不锈钢金属节育器可放置 20 年左右,可到绝经期半年到 1 年内取出。

2.塑料型或硅橡胶型宫内节育器可放置 3～5 年。塑钢混合环可放置 5～10 年。

3.带铜宫内节育器可放置 3～5 年,如用铜套代替铜丝者,可放置 10～15 年左右。

4.带孕酮的宫内节育器放置时间需根据节育器中所储藏孕酮的总量及其逐日释放量决定。一般在 1 年后孕激素已接近释放完毕,故需按年更换。曼月乐的放置时间为 5～8 年,一般孕激素释放完毕后,月经量会增多或闭经恢复(需除外节育器异位或脱落)。为了延长持续释放时间,目前国内外仍在继续研究能使用时间更长的释放孕酮的宫内节育器。

三、宫内节育器取出

放置宫内节育器的妇女,由于某种原因需要从阴道及子宫颈将宫内节育器取出,需采用宫内节育器取出术。

【取出指征】

1.按各种不同节育器的放置年限到期者。

2.计划再生育者。

3.放置后出现各种不良反应(如出血量较多、持续时间较长、腰痛、血性白带、月经周期紊乱、经量增多等),经治疗无效者。

4.发现有并发症.如感染、节育器异位或嵌顿者。

5.绝经后半年到1年内时取出节育器。

6.改换其他节育器方法者(如要求绝育或男方做输精管结扎)。

【禁忌证】

各种疾病的急性期暂不能取出,待病状好转后再取。

【术前准备】

1.了解放置节育器的种类。

2.妇科检查查清子宫的位置,注意节育器有无尾丝,盆腔有无感染,必要时检查阴道滴虫、真菌,如有急性感染,应先经抗生素治疗后再取出。

3.放射线检查或B型超声检查了解节育器是否存在。各类节育器均可做B超检查。

4.体温应在37.5℃以下。

【手术步骤】

1.取出时间以经净后3~7天为宜。如因并发症或不良反应经处理不愈者,可随时取出,带器妊娠者,可在人工流产的同时取出宫内节育器。

2.取出方法

(1)尾丝牵出法:带有尾丝的节育器可在门诊取出。用阴道窥器暴露子宫颈口,消毒子宫颈和穹隆部,看清尾丝,用长血管钳夹住尾丝轻轻向外牵出宫内节育器。牵引力不宜过大,一般牵出多无困难。如在牵出过程中尾丝断裂,可改用取环钩取出。

(2)钩取法:①排空膀胱,外阴阴道常规消毒,宫颈钳固定子宫颈等步骤与放置术同。②子宫探针伸入宫腔,探明子宫腔大小、位置,并利用探针感测节育器的位置。③一般不需扩张子宫颈口,如遇困难,可酌情用宫颈扩张器将子宫颈管扩大到5~6号。④将取环钩沿子宫方向放入宫腔底部,触及节育环。钩住环下缘,轻轻向外牵出。在出子宫内口时,环钩宜偏向平位,以免伤及子宫颈管。

(3)钳取法:如尾丝断裂或钩取困难,可将子宫颈扩大到7~9号,用小卵圆钳或长弯钳将节育器取出,也可在X线透视或B超下取出。凡因各种不良反应而取环者,节育器上的子宫内膜及子宫内膜应做病理检查,以查明病理组织学原因。取出宫内节育器后,要填写好取出术记录。

【注意事项】

取环钩是一种较锐利的器械尖端容易损伤子宫内膜或子宫壁组织,可发生子宫穿孔及盆腔脏器损伤。因此必须强调以下几点:

1.查清子宫位置。

2.操作轻巧、准确。术前必须清楚探到宫腔内有无异物感。如有可疑,应先做进一步的特殊检查(如B超、子宫碘油造影、子宫腔镜检查)。明确环的存在与位置,再行钩取。忌盲目反复操作。

3.如取出过程遇有困难,可将宫颈口扩大到六号后再行钩取,如仍有困难,需进一步查明原因,不可操之过急,以免发生损伤。

4.在取出过程中发现环丝断裂,取出后应予核对。如疑有残存,应进一步设法取出,或暂行观察,做进一步检查后再取。

5.术后2周内禁止性生活及盆浴,以防感染。

(李素玲)

第三节　人工流产

人工流产是避孕失败的补救措施。凡在妊娠14周以内,因意外妊娠、疾病等原因而终止妊娠称为早期妊娠终止。包括负压吸引术和钳刮术。

一、负压吸引术

【适应证】

妊娠在10周以内,因各种原因要求终止妊娠和患有某种严重疾病不宜妊娠者。

【禁忌证】

1.各种疾病的急性阶段。

2.生殖器官炎症,如阴道炎、急性或亚急性宫颈炎和盆腔炎等。需经治疗控制后再行手术。

3.全身状态不良不能胜任手术者,如心力衰竭、高血压伴有自觉症状、结核病伴有高热、严重贫血等,均需治疗好转后住院手术。

4.术前体温2次在37.5℃以上者暂缓手术。

【术前准备】

1.详细询问此次妊娠情况及避孕史,特别注意月经史、人工流产史、剖宫产史及是否为哺乳期妊娠等。

2.妇科检查时,注意子宫的大小、质地、方向。注意子宫颈的长度、硬度、宫颈口的松紧度,取白带查滴虫、真菌及清洁度,如有异常应治愈后再手术。

【手术步骤】

1.排空膀胱,取膀胱截石位,用5%活力碘溶液消毒外阴。

2.受术者外阴盖以无菌孔巾,术者复查子宫位置、大小及附件情况。

3.用窥阴器扩开阴道,拭净积液,暴露出子宫颈。

4.用宫颈钳夹住子宫颈前唇或后唇,子宫颈及颈管用5%活力碘溶液消毒,稍向下牵拉,用探针依子宫方向探测子宫腔深度。

5.用扩宫条依次逐步轻轻扩张宫颈口,扩大程度比所用吸管大半号到一号。

6.顺子宫方向将吸管轻轻插入,到达子宫腔底部后,打开负压装置,负压控制在53.3～66.7kPa(400～500mmHg),感觉到负压后,将吸管贴子宫壁向下移动,按一个方向依次吸刮,待感到有物流向吸管,同时感到子宫收缩、子宫壁粗糙时,取出吸管(注意不要带负压进出子宫颈管)将组织物吸到负压瓶内。然后将负压降到26.7～40.0kPa(200～300mmHg),再以吸管在子宫腔内吸刮一至二周,取出吸管。

7.用刮匙轻轻刮宫腔一周,尤其注意子宫底及两角,检查是否已吸干净,测量子宫腔深度。

8.用5％活力碘溶液棉球拭净阴道,观察无活动出血时,除去宫颈钳,取出窥阴器。

【术后处理】

1.全部吸出物用纱布过滤,检查有无绒毛、胚胎或胎儿组织,有无水疱状物,胚胎或胎盘组织是否完全,大小是否与妊娠月份符合。分别测量血及组织物的容量。填写好手术记录。若有异常情况,应送病理检查。

2.受术者在观察室休息1～2h,注意出血及其他异常情况。

【术后注意事项】

①2周内或阴道出血未净禁止盆浴。②1个月内禁止性交。③指导避孕方法。④如有异常情况,随时就诊处理。

二、钳刮术

【适应证】

凡妊娠10～14周内要求终止妊娠而无禁忌证者,因某种疾病不宜继续妊娠或其他流产方法失败者。

【禁忌证】

同人工流产负压吸引术。

【术前检查】

同人工流产负压吸引术。

【术前准备】

1.与人工流产负压吸引术相同。

2.术前宫颈准备:于术前口服、肌注或阴道放置前列腺素制剂使宫颈软化。亦可采用扩宫条扩张宫颈管。或术前6～12h在无菌操作下,宫颈管内置特别宫颈扩张器,以纱布填塞阴道以防脱落。或将18号无菌导尿管插入2/3长度,余下的1/3段用无菌纱布包好,放于阴道后穹隆。

【手术步骤】

1.排空膀胱,取截石位,取出宫颈内的扩张器或导尿管。

2.外阴、阴道及宫颈的消毒与人工流产负压吸引术相同。

3.用宫颈扩张器依次轻轻扩张宫颈管至10号以上。

4.卵圆钳伸入子宫腔,先将胎膜拉破,使羊水流尽后于子宫颈注射缩宫素10U。卵圆钳伸入子宫腔,先试探胚胎着床部位,夹住胎盘,轻轻转动,向外慢慢拉出,继之夹取胎体。

5.钳取胎体时,保持胎儿纵位,注意勿使胎儿骨骼伤及子宫壁;保留取出的组织,以便手术结束后核对。

6.当子宫收缩,胎儿夹出后应换7号吸管再吸子宫腔一至二周。

7.用中号刮匙顺宫壁轻刮一周,刮净残留组织后,测量子宫腔深度。

【注意事项】

1.出血多时,可于子宫颈旁注射缩宫素10U。

2.宫颈扩张后必须先刺破羊膜,使羊水流尽后再注射缩宫素,避免羊水栓塞的发生。

3.胎儿骨骼通过宫颈管时不宜用暴力,以免损伤宫颈管组织。

三、人工流产并发症及其防治

(一)人工流产综合征

【诊断】

患者在扩张子宫颈、吸刮或钳夹过程中由于对子宫颈或子富局部刺激多度而导致迷走神经兴奋,释放大量乙酰胆碱,从而出现颜面苍白、出汗、胸闷、呕吐、心动过缓、心律不齐和血压下降,严重者可出现晕厥及抽搐。

【预防】

1.做好思想工作,消除受术者的紧张及顾虑。

2.手术操作轻柔,尽量减少局部刺激,宫颈扩大不宜过速,吸管进出宫颈管时不要带负压。

3.大块组织吸出后,及时减低负压。

【处理】

一旦发生人工流产综合征,立即暂停手术,让患者头部放低,吸氧,并静脉注射阿托品0.5～1mg或山莨菪碱20mg。

(二)子宫穿孔

【原因】

未查清子宫位置,对某些易造成穿孔的高危因素注意不够,如哺乳期、长期服用避孕药、子宫过度倾屈、剖宫产瘢痕、双子宫与反复多次刮宫等。

【诊断】

手术过程中,术者发现器械进入子宫腔的深度超过术前妇科检查时子宫的大小,或探针突然有无底的感觉,或自子宫腔夹出或吸出子宫腔以外的组织,如脂肪、肠管或输卵管等。

探针所致的单纯穿孔可能无症状或只有轻微腹痛;吸管或卵圆钳穿孔有时可将肠管或大网膜拉到子宫腔内,甚至子宫颈口以外,造成严重嵌顿或损伤;少数病例,穿孔当时症状不明显,而在数日后出现肠梗阻或腹膜炎的症状,其后果往往严重。

【预防】

子宫穿孔为严重的人工流产并发症,必须严加预防:①术前详细询问病史,仔细内诊检查,对有子宫穿孔的高危因素(如哺乳期子宫、瘢痕子宫、多次人工流产史等)应特别提高警惕。②术前术者本人一定亲自查清子宫大小、位置、软硬度、有无畸形等,然后再行手术。术中必须认准子宫方向,再送入器械。③吸管或卵圆钳进入子宫腔后,先探到子宫底,然后再进行操作。④吸宫时负压不宜过大,吸管不宜过粗,吸管吸住子宫壁时,应将负压解除后再取出吸管。在内容物吸出,子宫腔收缩后一定要换小号吸管再吸,而且负压应在 40.0kPa(300mmHg)以下。在子宫腔收缩后避免吸管头在子宫腔内做大范围转动,因这时最易发生穿孔。大部组织吸出后应及时降低负压。⑤对有多次人工流产史、哺乳期子宫、长期口服避孕药、子宫大于 10 周等高危患者在扩张宫颈后应给予宫颈注射宫缩药以促进宫缩,增加子宫壁的厚度和硬度。

【处理】

一旦发现穿孔,应立即停止手术,根据穿孔大小、有无出血、有无内脏损伤等情况,决定治疗方案。

1.保守疗法

凡子宫穿孔较小,受术者症状很轻,宫腔内容物已清除干净,无内出血症状者,可保守治疗;若在胚胎未吸出前发生穿孔,可换有经验医师避开穿孔部位完成吸宫术后再行保守治疗。

(1)严密观察受术者的血压、脉搏、体温、腹痛、腹胀、恶心、呕吐、内出血等征象。

(2)缩宫素 10U,每天肌内注射 2～3 次。

(3)静脉滴注抗生素。

(4)保守治疗过程中,若出现内出血或内脏损伤征象应及早开腹探查。

2.剖腹探查

凡子宫穿孔较大(扩张器、吸管或卵圆钳等造成)、症状较重、有内出血和内脏损伤者均应开腹探查,并根据不同情况采取不同手术。

(1)若宫腔内胚胎组织已清除干净,破口无感染者宜用肠线间断缝合破口。

(2)有胚胎组织残留,经破口吸宫清除胚胎产物后缝合破口。

(3)对不再要求生育者可行输卵管绝育术。

在开腹探查时,必须详细探查其他脏器有无损伤,应仔细检查肠管有无损伤,根据损伤情况进行修补及妥善处理术中出血。

(三)宫颈裂伤

【诊断】

1.术中受术者突然感到疼痛不适。

2.本来难以扩张的子宫颈突然变得松弛。

3.伴有子宫颈出血。

【预防】

1.扩张子宫颈时,要用扩张器依次扩张,切勿越号。

2.吸管通过子宫颈或扩宫时勿用暴力。

3.钳夹胎儿时,避免胎骨刺伤子宫颈。

【处理】

1.立即停止手术,检查损伤情况。

2.子宫颈轻度裂伤又无活动出血,可用纱布填塞压迫。

3.如为全层裂伤,需用肠线间断缝合,缝合要求超过裂口上端。

（四）术中出血

【诊断】

人工流产术中出血量超过 200ml。

【原因】

1.妊娠子宫较大而用较小的吸管或过低的负压,大部分组织未能迅速吸出,部分绒毛脱离子宫壁,血窦开放而出血。

2.多次人工流产、子宫平滑肌瘤合并妊娠、哺乳期子宫等,术中子宫收缩不良。

3.宫颈撕裂或子宫穿孔伤及血管。

4.术中反复钳刮或吸刮,造成子宫肌壁损伤。

【预防】

1.术前应对胚胎大小做充分估计,选取适当的吸管和负压。

2.估计子宫收缩不良者,适时应用宫缩药。

3.操作要轻柔,不可用暴力。

【处理】

1.术中发现出血,应迅速取出妊娠组织,同时查清有无子宫损伤。

2.缩宫素 10U 宫颈注射,也可肌内注射缩宫素。

3.术中勿用暴力牵拉胎儿,以免损伤子宫颈而出血。

（五）流产不全

【诊断】

1.人工流产术后阴道持续或间断流血超过 10 天以上,血量较多;伴下腹坠痛或腰痛,用抗生素及宫缩药无效。

2.妇科检查见子宫体软且较正常大,宫颈口有时很松可容 1 指,有轻度压痛,有时在宫颈口可见到残留组织。

3.B 超下可见子宫腔内有残留组织的声像。

【预防】

1.加强责任心,提高操作技术。

2.对子宫过度屈曲者,术时应将宫颈向阴道口方向牵引以减轻屈曲度,使吸管能进入子宫底,吸净子宫腔内妊娠产物。

3.每例吸引后应仔细检查吸出物中胚囊是否符合孕周,胎儿是否齐全。

【处理】

1.复方生化汤,每天 1 剂,连续 3～5 天,加用抗生素。

2.流血多应立即刮宫,不全流产伴有大出血、失血性休克时,应先行休克抢救,情况好转时再进行清宫。

3.如有感染现象,可先将大块残留组织夹出,术后用抗生素治疗,待炎症控制后再次清宫,并用宫缩药。

（六）漏吸

【诊断】

确定为宫内妊娠,术时未能吸到胚胎及胎盘绒毛,术后仍有早孕反应,子宫继续增大,子宫大小与术前末次月经的停经月份相符。

【原因】

1.极度前屈、后屈子宫,吸管头未伸到子宫底,仅在子宫峡部吸引。

2.术前未诊断出双子宫或双角子宫,术时仅吸出非妊娠部的蜕膜组织。

3.极小的妊娠囊术时未触及。

【预防及处理】

如为双子宫或双角子宫,应分别探查子宫腔,术前尽量纠正子宫屈度,术后仔细检查吸刮出组织,及早发现漏吸,再行人工流产术。此外,若吸出组织送病理检查又未见绒毛或胚胎组织时,除考虑漏吸外,还应排除异位妊娠可能。

（七）流产后感染

人工流产感染可引起急性子宫内膜炎、子宫肌炎、输卵管炎、盆腔结缔组织炎、腹膜炎,甚至败血症。有的患者急性症状不明显而形成慢性附件炎、慢性盆腔炎、继发不孕。

【诊断】

1.人工流产术后有发热、腹痛、阴道分泌物增多、有臭味。

2.妇科检查子宫体或子宫旁组织有压痛。

3.白细胞总数及中性粒细胞百分数增高。

【预防】

1.盆腔、子宫颈及阴道的急性炎症应治愈后再手术。

2.手术器械、敷料消毒要彻底,术中应严格执行无菌操作。

3.术前测体温2次在37.5℃以上者,先查明原因,治愈后再接受手术。

4.对有感染可能者,术后给抗生素预防感染。

【处理】

一旦发现人工流产术后感染者,治疗要积极彻底,防止炎症加重或转成慢性。要选用广谱抗生素,或根据阴道分泌物或血细菌培养结果选择敏感抗生素,用药疗程至少1周。

（八）宫颈管或子宫腔粘连

【诊断】

1.人工流产后月经量过少或闭经,伴痛经或周期性腹痛,继发不孕或反复流产。

2.如有宫腔积血,妇科内诊可扪及子宫增大,有压痛或宫颈举痛。

3.子宫探针探查可发现子宫腔或宫颈管不能通过。

【辅助诊断】

1.基础体温、宫颈黏液、血清孕酮测定提示卵巢功能正常,结合黄体酮及雌激素、孕激素撤退试验阴性,证明为子宫性闭经。

2.B型超声检查可发现宫腔积血。

3.X 线子宫输卵管碘油造影,可见子宫腔内有充盈缺损或根本不显影。

4.宫腔镜可在直视下观察粘连的部位及性状。

【原因】

1.人工流产手术时吸管窗缘过于锐利、负压过高、吸刮时间过长,或带负压的吸管口反复进出宫颈管。

2.损伤子宫内膜基底层甚至子宫肌层,局部创面愈合时形成粘连均可引起子宫腔或宫颈管粘连。

3.其他如原有子宫内膜炎或术时术后感染、多次人工流产、多次刮宫等,都是引起粘连的因素。

【处理】

1.子宫颈管轻度粘连,可用探针分开。

2.子宫腔粘连,轻者可用探针分离,重者可在宫腔镜下用微型剪分离。

3.粘连分离后宫内放置 IUD 3 个月,同时按人工周期序贯给予雌激素、孕激素 3 个月。术后用抗生素预防感染。

(九)羊水栓塞

人工流产时发生羊水栓塞极为少见,多在妊娠 10 周以上钳刮时发生,大多在破膜时或破膜后钳夹过程中突然发生呼吸困难、发绀、休克等现象。

(十)人工流产后月经失调

部分患者在人工流产手术后 3～6 个月内,经量增多,月经周期缩短或延长,月经持续时间延长,多可自然恢复,少数持续异常者,按月经失调处理。人工流产术后闭经者,首先应排除宫颈宫腔粘连所致的闭经,再按闭经处理。

(李素玲)

第四节 药物流产

用药物终止早孕,目前效果较好的有两种,一种为米非司酮与米索前列醇,另一种是前列腺甲酯与丙酸睾酮。

一、米非司酮配伍米索前列醇法

RU486 商品名为米非司酮于 1980 年由法国 Roussel.Uclaf 药厂合成。此药抗早孕作用强,毒性很低口服方便,它的问世引起世界各国的重视。1992 年,我国研制成功全合成米非司酮。

【抗早孕机制】

RU486 是一种抗孕激素药物,能取代体内孕酮,与子宫内膜上的孕酮受体竞争性结合,而无孕酮的活性,同时作用于丘脑和垂体水平,促黄体生成素和促卵泡生成素水平下降,黄体溶解,使妊娠失去孕酮的支持,不能继续维持,引起蜕膜和绒毛变性,内源性前列腺素释放,诱发宫缩,软化子宫颈。与前列腺素类药物合用可提高完全流产率,减少子宫出血量、缩短出血时间。

【适应证】

孕龄在 7 周以内,自愿要求使用药物终止妊娠的健康妇女。

【禁忌证】

1.有使用米非司酮的禁忌证,如肾上腺疾病或与内分泌有关的肿瘤、糖尿病、肝功能异常。

2.有使用前列腺素类药物的禁忌证,如心脏病、青光眼、贫血、胃肠功能紊乱、哮喘等。

3.过敏体质。

4.带器妊娠或怀疑异位妊娠者。

5.妊娠剧吐。

【用药方法及随诊】

1.方法 ①空腹或进食2h后,口服 RU486 25mg,每天 2 次,连服 3 天,用药后禁食2h。第 4 天空腹服米索前列醇 $600\mu g$。②第 1 天空腹服 RU486 50mg,12h 重复用药 25mg,以后每12h 用药 25mg,至第 3 天用完最后 1 片 RU486 后 1h,服用米索前列醇 $600\mu g$。

2.用药后 观察血压、脉搏、腹痛情况,注意阴道流血及胚囊排出情况。如在家观察,应将阴道排出物带给医生检查。胚囊排出后,给予中药(如益母草膏、生化汤)以促进残余组织及时排出,并酌情给予抗生素。阴道出血一般持续 15～20 天。

3.随诊 ①用药后第 8 天复诊,了解出血及组织排出情况。如临床症状及 B 超提示继续妊娠,应行人工流产术。②第 15 天复诊。了解出血量,必要时 B 超检查宫内有无残留组织,及时行清宫术。若出血量多于月经量的 2 倍,或有腹痛、发热等意外情况应及时随诊。

【不良反应】

主要为恶心、呕吐,呕吐严重者加用米索前列醇后有腹痛、腹泻。其他不良反应有头晕、乏力、胃痛等。一般都能忍受,严重者可对症处理。

【效果评价】

1.完全流产自行排出完整的绒毛团或胎囊,出血量少于或等于平时月经量,且自行停止,子宫大小恢复正常,尿 HCG 试验转阴性或滴度明显下降,B 超下未见残留声像。有时虽未见到完整绒毛团或妊娠囊,但其他情况符合者,亦算完全流产。

2.不全流产妊娠组织排出后,阴道流血量仍多或持续时间长,需刮宫止血,刮出物中肉眼见到或病理诊断有残存绒毛组织。

3.失败用药 1～2 周后未见妊娠物排出,子宫继续增大,最终需以吸刮术终止妊娠。

二、丙酸睾酮前列腺甲酯法

【禁忌证】

同上。

【适应证】

同上。

【流产机制】

前列腺素使子宫蜕膜血管平滑肌和子宫平滑肌收缩,导致蜕膜缺氧,与丙酸睾酮合用后,可使蜕膜变性、退化、出血、坏死,血管明显扩张和淤血,以及螺旋动脉收缩、管壁增厚、管腔缩小。

【用药方法和效果】

1.用法　选择合适对象后,每天在门诊肌内注射丙酸睾酮 100mg,共 3 天,第 4 天清晨起,每 2h 在阴道后穹隆放置卡前列甲酯栓 1mg,直至排出胎囊。如未排出,最多用药至 6mg。第一次放药后,立即口服复方地芬诺酯 2 片(25mg/片),如不成功,观察至少 48h,最后可以吸刮术终止妊娠。

2.不良反应　主要为胃肠道反应,以腹泻、呕吐为主,加服复方地芬诺酯后明显减轻。极少数病例发生皮疹、口麻、乏力、头晕,或体温轻度升高。一般不需处理。

三、其他

(一)米非司酮配伍三苯氧胺及米索前列醇

【三苯氧胺抗早孕机制】

三苯氧胺(他莫昔芬)是一种人工合成的非甾体雌激素受体拮抗剂,在受体水平与雌激素竞争,使弱雌激素作用减弱或消失,而阻止妊娠。三苯氧胺与米非司酮合用对蜕膜细胞的损伤有协同作用,可使其迅速剥脱,使流产后出血时间缩短。

【禁忌证】

同上。

【适应证】

同上。

【用药方法】

方法:空腹或进食 2h 后,第 1 日晚服米非司酮 50mg,同时服三苯氧胺 40mg;第 2 日早晚服米非司酮各 25mg,同时服三苯氧胺各 20mg,第 3 日同第 2 日,第 4 日晨一次顿服米索前列醇 600μg。

【随诊】

同前。

【不良反应】

同前。三苯氧胺不良反应较轻。

(二)甲氨蝶呤配伍米非司酮及米索前列醇

【甲氨蝶呤抗早孕机制】

甲氨蝶呤是一种抗代谢的化学药物,对滋养细胞肿瘤具有高度的敏感性,能抑制滋养细胞的增生,并致其死亡,妊娠时滋养层细胞对甲氨蝶呤的抑制作用十分敏感,甲氨蝶呤与流产药合用终止早孕具有协同作用,可加速胚胎组织的完全排出及减少出血时间。

【禁忌证】

同上。

【适应证】

同上。

【用药方法】

方法:服用流产药物前一天,血尿常规,肝肾功能检查无异常,肌内注射甲氨蝶呤 50mg,留门诊观察室观察 4 小时无不良反应离院。第一天早上口服米非司酮 50mg,12 小时后服 25mg。

第二天早服 25mg,12 小时后服 50mg,第三天早上口服米索前列醇 600μg,均空腹服药。

【随诊】

同前。

【不良反应】

甲氨蝶呤其不良反应主要表现在消化系统和血液系统,如恶心、呕吐、腹痛,骨髓抑制,还可能引起肝肾功能损害以及口腔炎、皮炎、脱发等。但单次剂量局部注射(50mg,一次肌内注射),毒副作用发生率低,较为安全,可门诊治疗。

(李素玲)

第五节　中期妊娠引产术

妊娠 14～28 周要求终止妊娠的手术称中期妊娠引产术。目前主要的引产方式为药物引产,而依沙吖啶(利凡诺)又是最为常用的药物。依沙吖啶是一种强力杀菌剂,它能引起离体与在体的子宫收缩,表现为子宫肌肉收缩频率增加、幅度增大,达到排出胎儿和胎盘的引产目的。临床引产效果可达 90%～99%。注射依沙吖啶的方式有羊膜腔内和羊膜腔外,效果相当。另外一种常用引产方式为水囊引产,水囊引产是将水囊放置于子宫壁和胎膜之间,增加宫内压并机械性刺激富颈管,诱发和引起子宫收缩,促使胎儿和胎盘排出的终止妊娠的方法。其成功率可达 90%以上,平均引产时间大多在 72h 内。

一、依沙吖啶羊膜腔内注射引产

【适应证】

1.妊娠在 16～28 周,要求终止妊娠而无禁忌证者。

2.因某种疾病不宜继续妊娠者。

【禁忌证】

1.心、肝、肾、肺疾患在活动期或功能严重异常者。

2.各种疾病的急性阶段。

3.有急性生殖道炎症或穿刺部位皮肤感染者。

4.术前 24 小时内 2 次体温在 37.5℃以上者。

5.子宫有手术瘢痕,子宫颈有陈旧性裂伤,子宫发育不良者,慎用。

6.1 周内曾做过同类手术失败者。

【术前准备】

1.详细询问病史,重点了解出血史,月经史,妊娠分娩史和本次妊娠的经过。

2.测血压、脉搏、体温,进行全身及妇科检查,注意有无盆腔肿瘤、子宫畸形及子宫颈发育情况。

3.查血常规、尿常规、出凝血时间、血小板和肝功能。必要时做 B 超胎盘定位,低置胎盘禁忌。

4.白带常规化验,严重宫颈炎或分泌物增多,需先予以治疗。

5.当妊娠月份大;子宫颈发育不良、宫口小、颈管长者可术前给予米非司酮口服,25mg,2次/日,共 3 日。

6.签署知情同意书。

【操作方法】

1.术前排空膀胱,备好抢救设备。

2.孕妇取平卧位,按外科手术原则常规消毒穿刺部位皮肤,铺无菌洞巾。

3.穿刺点选择,于宫底下 2～3 横指中线上或中线两侧选择囊性最明显的部位做穿刺点(B超定位时,可选肢体侧羊水最多处为穿刺点)。

4.羊膜腔穿刺,用 7～9 号有针芯的腰麻穿刺针从选择好的穿刺点垂直刺入,一般在感受到三个抵抗(皮肤、肌鞘、子宫壁)后有空虚感,即进入羊膜腔内。拔出针芯有羊水溢出。进针深度 4～5cm,具体视腹壁厚度及子宫厚度而异。

5.将吸有依沙吖啶的注射器与穿刺针相接,先回抽少许羊水证实针头确在羊膜腔内,再将药液推入,推药过程中再回抽羊水一次。注药剂量一般为 50～100mg。注意稀释依沙吖啶应用注射用水,勿用生理盐水。

6.穿刺到胎盘或子宫壁血管既有血液流出,可再继续向深部进针。若仍有血,可更换另一点穿刺,一般穿刺点以不超过 3 次为宜。必要时可在 B 超引导下穿刺。

7.拔出穿刺针,注完药液后往回抽少量羊水再注入,以洗净注射器内药液;插入针芯再迅速拔针;针眼处盖无菌纱布一块压迫片刻,用胶布固定。

【注药后观察与处理】

1.患者必须住院观察,由于药物吸收,在 24 小时内体温可轻度升高,一般不超过 38℃,经 24 小时后,常自行恢复正常。

2.规律宫缩后应严密监护孕妇状态,观察宫缩强度及宫颈开大情况,胎儿娩出前应送入产房待产。

3.胎儿娩出后如出血不多,可在密切观察下等待胎盘自然娩出。如半小时尚未娩出而出血不多时,可肌内注射缩宫素 10~20U 或麦角新碱 0.2mg,如仍不娩出或流血增多应立即进行钳刮术取出胎盘。

4.胎盘娩出后仔细查看是否完整,如怀疑有残留或经肉眼检查完整但阴道有活动出血时,应立即行清宫术。

5.流产后常规检查子宫颈,查看阴道有无裂伤,如发现软产道裂伤应及时缝合。

6.引产后根据情况酌情使用抗炎药,按常规给缩宫素。

7.给药 5 天后如无规律宫缩视为引产失败,如引产失败而无感染征象时,3 天后可再次引产,如两次引产失败,应改用其他方法终止妊娠。

8.引产成功后,至少观察 3 日,注意宫缩、恶露、体温及全身状态。引产后 2 周内禁盆浴,禁性生活 1 个月,1 个月后门诊随访。

二、依沙吖啶羊膜腔外注射引产

【适应证】

同上。

【禁忌证】

同上。

【操作步骤】

1.术前排空膀胱,取膀胱结石位。

2.常规消毒外阴、阴道,铺无菌洞巾。用阴道窥器暴露子宫颈,再次消毒阴道、子宫颈和颈管。

3.用宫颈钳或组织钳夹住子宫颈前唇,向外轻轻牵拉,以长弯钳将消毒过的 18 号导尿管由子宫颈管缓慢插入子宫腔一侧。如放入时,有血液由管腔内流出,应更换方向后重新插入。导尿管进子宫腔长度依子宫大小而定,一般为 20~30cm。

4.将 0.1% 依沙吖啶 70~100ml 经导尿管徐徐注入子宫腔,使药物散于羊膜与子宫壁之间。

5.注射完毕后,将导尿管末端折叠,用丝线扎紧,并在阴道内放纱布两块,填入后穹隆,防止导尿管滑出。

6.24h 后取出导尿管及纱布。如放置导尿管不到 24h,孕妇已有规律宫缩,或产前出血量多,可提前取出导尿管。

【术后观察】

同羊膜腔内注入引产。

三、水囊引产

【适应证】

1.妊娠在 14~26 周之内要求终止妊娠而无禁忌证者。

2.因患某种疾病,或其他原因不宜继续妊娠者。

【禁忌证】

1.子宫有瘢痕者需十分慎重。

2.生殖器炎症,如阴道炎、重度宫颈糜烂、盆腔炎或全身其他处有感染者,暂缓引产,经治疗好转后,可考虑进行。

3.严重高血压、心脏病或血液病急性发作期。

4.妊娠期间反复有阴道出血者。

5.低置胎盘。

【术前准备】

同依沙吖啶羊膜腔内注射引产。

水囊制备:用 18 号导尿管插入双层避孕套内,排除套内及夹层的空气,用丝线将避孕套口结扎于导尿管上,检查有无漏气,然后高压消毒备用,用前抽出套内空气并夹住导尿管末端。

【手术步骤】

1.排空膀胱。

2.取膀胱截石位,消毒、铺巾。用窥器暴露子宫颈,拭净阴道内积液,再用 5% 活力碘液消毒阴道壁及子宫颈。

3.用宫颈钳夹住子宫颈前唇,将制备消毒后的水囊顶端涂以无菌润滑剂,自宫颈口徐徐放入子宫腔,至结扎线部位进入子宫内口,放入子宫壁与胎膜之间,放入时如遇出血或阻力则取出从另一侧放入。放置时水囊不能触碰阴道壁,以防感染。

4.水囊内用注射器缓慢注入无菌生理盐水,注入液量根据妊娠月份的大小及子宫张力酌情增减,在 300~500ml,最多不超过 600ml。注射完毕,用丝线扎紧导尿管,向外牵引,直至水囊结扎部露于宫颈口。尾端用无菌纱布 1~2 块包裹,将导尿管盘曲在阴道内,阴道内塞纱布数块。整过手术过程要特别注意无菌操作。

5.术毕,测量子宫底高度,以便观察放入水囊后有无胎盘早剥及内出血征象。

【放置后的观察与处理】

1.定时测体温、脉搏,观察宫缩,注意有无阴道流血或发热等情况。如有寒战、发热,应立即取出水囊,并给予抗感染药物治疗,一般给广谱抗生素静脉点滴。

2.水囊放置后,一般于 12 小时以内发生宫缩,24 小时后取出水囊,如宫缩不好,可在水囊未取出前,或放置后 8 小时,加用缩宫素。

(1)开始用 5% 葡萄糖 500ml 加缩宫素 10U;静脉滴注,如宫缩较弱,在第二瓶葡萄糖内可加用 20U,以后根据宫缩情况适当增减。

(2)缩宫素一天总量不宜超过 60~80U。

(3)静脉滴注时不宜过快,并需有专人观察体温、脉搏、血压、宫缩、出血、腹痛以及子宫轮廓等。必要时用抗炎药物,以防感染。

(4)滴完 2 日如仍无分娩,则认为水囊引产失败。若患者无发热、阴道流血等症状,可观察 2 日后再行第 2 次水囊引产,或改用其他方法。

3.一般放置 24 小时取出水囊(取出前将水囊液体放出),如宫缩过强、出血较多或有感染时,应提早取出水囊,并设法结束妊娠,清楚子宫腔内容物。

4.胎儿及胎盘娩出后,检查胎儿及胎盘是否完整,如有胎盘残留应及时清宫。检查阴道及子宫颈有无损伤。

5.酌情使用抗生素及子宫收缩药。

6.引产成功后,至少观察 3 日。出院时嘱患者休息 1 个月,禁盆浴 2 周,禁性生活 1 个月。

四、中期引产并发症的诊断及其防治

(一)感染

中期引产由于子宫体积大,子宫腔胎盘剥离面较大,一旦感染则发病急、症状重,容易扩散至全身形成败血症。

【临床表现】

突然高热达 38℃ 以上,并有畏寒、急性病容、高热持续不降,伴有腹痛、子宫压痛,阴道分泌物混浊有味,严重者可出现感染性休克体征,血液检查白细胞总数及中性多核细胞均明显增高。

【预防】

1.严格掌握手术适应证、禁忌证,炎症先治疗后再引产。

2.器械消毒完善,操作时严格执行无菌操作。

3.术后严密观察,如出现寒战高热、阴道分泌物脓性等异常表现,应及时按感染处理。水囊引产时,若体温>38℃,应将水囊取出。

4.如破水后 8 小时仍未分娩,应用其他辅助引产措施,及早结束分娩,同时用抗生素预防感染。

5.术前 1 周禁止同房。

【处理】

感染如发生在流产后,治疗与急性盆腔炎相同,但如果感染发生在流产前,则应静脉给予大量抗生素以控制感染和抗休克,与此同时需按产程进展情况、子宫及胎儿大小等因素决定终止妊娠的方法。子宫大小在孕 4 个月左右,宫颈口已开大一指以上或已破水,可行钳夹术结束流产。如妊娠月份较大,可用静脉滴注缩宫素引产加速胚胎产物排出。

(二)子宫破裂

【诊断】

1.子宫破裂前往往有强烈的宫缩和缩宫痛,患者常难以忍受,破裂后症状暂时缓解,继之可出现阴道出血或内出血症状。妊娠中期子宫破裂有时腹痛表现不明显,特别是瘢痕子宫。

2.腹部检查有压痛、反跳痛,子宫呈葫芦形。破裂后子宫张力减低,有明显压痛,宫缩消失。阴道检查可发现胎儿先露上升或消失,通过子宫颈口常可触到破裂部位,局部有明显压痛。

【预防】

1.有剖宫产史、畸形子宫或多胎经产者尽量不用水囊引产。

2.引产过程中应加强观察与监护,如宫缩过强,疼痛剧烈,宫颈口未开者,应用药物抑制宫缩。

【处理】

1.有先兆子宫破裂者,应立即停用缩宫素,取出水囊。

2.发生子宫破裂时,应及时行开腹探查,根据破口大小决定修补或子宫切除。

(三)子宫颈阴道段裂伤

【诊断】

胎儿胎盘娩出后仍有鲜红色出血,阴道检查发现宫颈管前壁或后壁有裂伤,有时延至穹隆部。

【预防】

遇宫缩过强,产妇辗转不安,而子宫颈硬,宫颈口迟迟不开,子宫下段或穹隆部极度膨满者,应给哌替啶、阿托品肌内注射以缓解宫缩,使宫颈环状肌松弛,或人工破膜减压以预防子宫颈阴道段裂伤。

【处理】

流产后常规检查宫颈,发现裂伤及时缝合。

(四)引产出血

【诊断】

在引产过程中,出血量等于或超过 300ml。

【预防】

1.胎儿娩出后立即给宫缩药以预防子宫收缩不良而导致的出血。

2.仔细检查胎盘胎膜是否完整,若有残留应及时清宫。

3.加强观察,防止子宫破裂及软产道损伤。

4.预防羊水栓塞、感染性休克,以减少 DIC 的发生。

【处理】

1.凡出血较多或发生失血性休克者均应及时采取补液、输血、吸氧等综合急救措施。

2.胎盘残留者应及时清宫。

3.宫缩不良可用缩宫素 10~20U 肌内注射或静脉注射;麦角新碱 0.2~0.4mg,肌内注射。

4.子宫破裂或软产道裂伤应及时手术。

5.当羊水栓塞、感染中毒性休克、胎死宫内等并发 DIC 时,应按相应章节所述进行处理。

6.产后抗生素预防感染。

(五)胎盘残留

【诊断】

1.流产后当时检查胎盘有缺损,合并有阴道活动性出血即可诊断。

2.流产后产褥期突然阴道大出 30min 检查子宫软,缩复不好,子宫颈口松,刮出物肉眼或病理检查有胎盘组织。

【预防】

主要是在胎盘娩出期要正确处理,胎儿娩出后立即给予宫缩药,无出血应耐心等待,不要过早牵拉脐带或强力压揉子宫,以免造成胎盘剥离不全,一般可观察 30min 再给予处理。

【处理】

1.凡胎盘残留或有大面积的胎膜残留时,应及时行清宫术,刮出残留组织。

2.胎盘滞留或粘连者,应在消毒情况下用卵圆钳钳夹胎盘。

3.少量胎膜组织残留,不伴阴道出血者,可用子宫收缩药观察 2 天,如有活动出血应随时清宫。

(六)羊水栓塞

在中期妊娠引产、大月份钳刮术,剖宫取胎、羊膜穿刺术等过程中,均可能发生羊水栓塞,其诊断、处理均与足月产时羊水栓塞相同。不过中期妊娠羊水成分中含有的有形成分较少,且羊水量亦较之为少,若抢救及时,预后较足月时为好。重在预防,措施如下:

1.在行钳刮术或剖宫取胎术时,应在破膜羊水流出后再用缩宫药,控制缩宫药的滴速,防止强烈的子宫收缩。

2.中期引产时,应在宫缩缓解时行人工破膜。

3.行羊膜腔穿刺术时,穿刺不能次数过多(超过 3 次),用的穿刺针要细,穿刺术毕拔出针时应先将针芯插入,避免将羊水带入宫壁层。

(七)弥散性血管内凝血

弥散性血管内凝血(DIC)在中期引产时亦不少见,常继发于中期引产的严重并发症,如感染中毒性休克、羊水栓塞、子宫破裂和死胎引产等症,应及早诊断,早期治疗。

【预防】

1.尽量预防感染中毒性休克、羊水栓塞、子宫破裂等症的发生,以减少 DIC。

2.对死胎、过期流产等在终止妊娠前,应先查纤维蛋白原、血小板、出凝血时间,如有凝血因子缺乏,应在补充凝血因子及应用抗生素后再行钳刮或引产术。

(李素玲)

第六节　输卵管绝育术

输卵管绝育术对世界范围内控制人口问题发挥重要作用,它通过切断、结扎、电凝、钳夹、环套输卵管或用药物粘堵、栓堵输 9P 管管腔,使精子与卵子不能相遇而达到绝育目的。这是一种安全、永久性节育措施,可逆性高,要求复孕妇女行输卵管吻合术的成功率达 80% 上。手术操作可经腹壁或经阴道穹隆进入盆腔,也可直接经宫腔进行。

一、经腹输卵管结扎术

【经腹输卵管结扎的优越性】

1.器械设备要求不高,在乡级卫生院均可实施。

2.只要经过正规训练,都能正确掌握技术操作。

3.对组织创伤小,只要按操作规程进行,多无严重并发症,不影响妇女身体健康。

4.可和腹部其他手术同时进行,如在做剖宫产、异位妊娠病灶切除术、卵巢囊肿摘除术时,同时结扎输卵管。

5.手术时间限制不严,可以在月经后、人工流产后、引产后、产褥期、妊娠期进行手术。

6.此手术对输卵管创伤较小,可逆性高。

【适应证】

1.自愿接受绝育手术且无禁忌证者。

2.患有严重全身性疾病不宜生育者,可行治疗性绝育术。

【禁忌证】

1.各种急性传染病。

2.全身情况不良不能胜任手术者。

3.腹部皮肤有感染灶存在。

4.急慢性盆腔炎患者。

5.24小时内体温两次超过37.5℃以上者。

6.严重神经症患者。

【手术时间选择】

1.非妊娠期,以月经干净后3～7天较为合适。若超过此期限有妊娠的可能,应尽量避免在月经前或月经期施术。

2.人工流产或取环后,可立即手术,或者在48小时内手术,病理性流产应待转经后手术。

3.产褥期,如顺产,产后24小时即可手术,难产或疑有感染可能者,应住院观察3天,无异常情况再行手术。

4.哺乳期未转经者,必须排除早孕,对疑有妊娠者,应先行诊刮术,再行绝育术。

5.中期妊娠引产术,于产后24小时后即可手术。

6.剖宫产或其他妇科手术,可同时手术。

【麻醉】

可选用局部麻醉加基础麻醉,哌替啶100mg,异丙嗪50mg,静脉注射、肌内注射各半。连续硬膜外麻醉、全身麻醉等。

【手术步骤】

1.排空膀胱,取平卧位,按下腹部切口常规消毒、铺巾。

2.切口:于耻骨联合上3～4cm,以腹中线为中心,行横切口或纵切口1.5～2cm,即用尖刀片在中线刺入皮肤后,刀刃向两侧或上下切开皮肤及皮下脂肪。

3.切筋膜:用弯钩暴露腹直肌前鞘,轻轻切开前鞘,以组织钳提起切缘,用剪刀向上下延长切口 3~4cm。

4.分离腹直肌,切开腹膜,钝性分离腹直肌,用血管钳提起腹膜,切开约 3cm,将腹膜边缘提起。

5.提取输卵管:常规有以下三种:

(1)术者左手示指进入腹腔,触到子宫体,滑向右侧角,到达卵巢或输卵管后,右手持卵圆钳将输卵管夹住,轻轻提出切口处。

(2)小直角拉钩伸入切口,右示指沿着拉钩进入腹腔,触到宫体,滑向输卵管后,把它移入拉钩与手指之间,然后轻轻提起。

(3)指板法:手指伸入腹腔,拨开覆盖在子宫上的大网膜及肠管,然后将示指沿宫底滑至输卵管峡部后方,另一手握指板沿伸入腹腔的示指掌面滑入腹腔,到达输卵管前方,将输卵管夹持在指板与示指间,然后向上提取,到达腹壁切口时,由助手用无齿镊或鼠齿钳夹住输卵管。

6.辨认输卵管:提出输卵管后,用无齿镊和卵圆钳交替取输卵管直到暴露出伞端,证实为输卵管无误。

7.结扎输卵管

(1)压挫切断法:在输卵管中、内 1/3 处,于无血管或少管处提起输卵管、折成两股,距输卵管折叠顶端 1.5~2cm 用血管钳压挫一痕迹,用 7 号丝线缝针自该处刺透系膜,先结近端,然后在远端打结,并在线结上约 1cm 处剪除输卵管,两端用活力碘消毒后分别用 4 号丝线结扎。同法处理对侧卵管。

(2)压挫法:方法同上,只是不剪断输卵管。

(3)抽心包埋法:提出输卵管后在峡部提起,选择无血管区,间距约 2cm 长,拉直输卵管,在输卵管游离浆膜下注水,使浆膜膨胀。用小刀切开膨胀浆膜 1.5cm,用弯钳轻轻分离及游离出该段输卵管,两端钳夹,剪去两钳之间的一段输卵管,长约 1cm,用 4 号丝线结扎近端,并用 1 号丝线连续缝合浆膜层,把近端断头包埋于浆膜内,远端输卵管留在浆膜外。同法处理对侧输卵管。

【术后并发症】

一般不易发生。若发生,多系操作粗暴、未按常规进行所致。

1.出血、血肿　过度牵拉、钳夹而损伤输卵管或其系膜造成,或因创面血管结扎不紧引起腹腔内积血或血肿。

2.感染　体内原有感染灶未行处理,如牙龈、鼻咽、盆腔器官等,致术后创面发生内源性感染;手术器械、敷料消毒不严或手术操作无菌观念不强。

3.脏器损伤　膀胱、肠管损伤,多因解剖关系辨认不清或操作粗暴。

4.绝育失败　绝育措施本身缺陷,施术时技术误差引起。其结果多发生宫内妊娠,尚需警惕可能形成输卵管妊娠。

二、腹腔镜输卵管绝育术

【手术指征与手术时间】

1.手术指征　生育年龄妇女要求节育者,且无手术禁忌证。

2.手术时间　尽量将手术安排在子宫内膜增生期,以减少出血及并发症的发生,提高手术的成功率。

(1)正常月经妇女应在经后 3～7 天内进行。

(2)早孕人工流产术后 24 小时左右,使输卵管充血及水肿消退,减少因提拉输卵管引起的输卵管断裂、出血及手术后感染。

(3)产褥期应保持子宫底降至脐耻之间以下部位时进行(子宫约妊娠 10 周大小)。

(4)剖宫产同时进行。

(5)哺乳期应排除早孕后进行。

(6)口服避孕药者应停药待月经恢复后。

【禁忌证】

主要为腹腔粘连、心肺功能不全、膈疝等,余同经腹输卵管结扎术。

【术前准备】

1.病史收集及全面体检:常规做血、尿常规检查,胸透、心电图检查,以排除手术禁忌及隐患。

2.皮肤准备:按腹部及外阴手术常规备皮,重点清理脐部,用棉签以旋转方式彻底清洗脐部。

3.为术中有良好视野,术前 1 天应进流汁或术前 8 小时禁食,术前用肥皂水灌肠。

【腹腔镜下输卵管绝育法操作】

1.输卵管单极高频电凝绝育术　高频电流的热作用使蛋白质变性、干燥、甚至碳化坏死,单极高频电凝需以人体作为导体,电流从无作用电极到作用电极。操作要点:电凝需提起距子宫角仅 2～3cm 处的输卵管,接通电源,持续 10～20 秒钟,烧灼后可选以下方法之一处理输卵管。

(1)电凝后不做其他处理。

(2)电凝后行输卵管横断,残端各烧灼一次。

(3)电凝后切除部分坏死段,电凝两残端。

2.双极高频电凝绝育术　双极高频电凝降低了高频电流的危险性,电流不以人体作为导体,减少电凝并发症,其原理和操作要点与单极相同。

3.输卵管峡绝育术　在腹腔镜下通过特殊器械放置夹子以阻断输卵管,放置部位为输卵管峡部。操作要点是先用无损伤钳拉紧输卵管,将放置器的颌部超越输卵管,使夹子到达输卵管系膜处,安放夹子,也可应用"单放置法"放置夹子,即上夹子时不用抓持输卵管形成张力,直接用夹器颌部咬住输卵管。结扎部位在距子宫 2～3cm 处,一侧输卵管可放置一个或两个夹子,如上两个夹子时,间距 2cm 左右。

4.输卵管结扎绝育术　在腹腔镜下用内套圈结扎输卵管,方法是无损伤钳穿过结扎线的套圈后抓持距子宫约 3cm 处输卵管,并将其拉入内套圈中结扎,然后用钩剪切断输卵管。也可在腹腔镜下按腹式结扎法结扎输卵管。

5.输卵管硅胶圈绝育术　硅胶圈弹性强、拉力大,方法是将硅胶圈套在放置器上,进入腹腔后,利用放置器上的无损伤钳夹住输卵管的中段向上牵拉,因为此处输卵管系膜较松,不易撕破或出血,当牵拉的袢够长时,将硅胶环套在袢上,硅胶环恢复原状紧缩和结扎了输卵管。对侧输卵管亦用同法处理。

6.输卵管内凝绝育术　利用加热的器械进行组织凝固。鳄鱼嘴钳的内凝固术:内凝输卵管热至 100,然后在无充血状态下横断输卵管。用带钩的颌抓住离子宫 1～3cm 处的输卵管,不包括输卵管系膜,然后内凝。切断要确保输卵管完全横断。

7.超声刀绝育术　方法类似电凝术。

产褥期或流产后的输卵管血管极其丰富,所以凝固要彻底,至少需 20 秒。如凝固不当横断输卵管时,可引起渗血,再次钳夹或套圈时因输卵管水肿,脆性较大,易发生输卵管断裂,故应轻柔操作。

三、经阴道输卵管结扎术

经阴道输卵管结扎术主要是经阴道前穹隆或后穹隆提取输卵管进行结扎,主要用于不适合做腹部手术者,或在行其他阴道手术同时兼行绝育术时可采用此术式。其优点是腹部没有瘢痕,术后恢复快。但也存在很多不便之处,首先是手术野深,视野小,操作不便,对施术者技术要求高,必须熟悉盆腔盆底解剖关系,熟练地进行经阴道盆腔手术;其次是照明及麻醉要求均较高,不宜广泛推广;另外,结扎时只能做伞端切除、双扎法、双切法结扎,手术失败率高,手术后复通效果差,还可能术后盆腔感染及因操作不熟练使脏器损伤机会多。现已很少采用此结扎方式。

(李素玲)

第七节　输卵管再通术

一、显微输卵管吻合术

【器械】
显微手术器械包,7-0、6-0 带针缝合线,手术放大镜或手术显微镜。
【适应证】
输卵管结扎术后或输卵管梗阻要求行输卵管吻合术者。

【禁忌证】

同妇科其他手术。

【手术步骤要点】

1.检查闭锁近、远端情况，用两手指夹住子宫颈下段，自子宫底注入稀释亚甲蓝，可了解近端梗阻部位，自伞端逆行注射亚甲蓝，可了解远端梗阻部位，切除结扎部位瘢痕组织及盲端，显露出正常的输卵管断端。

2.缝合：在切开盲端前应尽量使两断端开口大小一致，以利端端吻合，减少缝合针数，有助于术后成功妊娠。在输卵管峡部者，应多缝合四针，在显微镜下分两层缝合，第一层缝合肌层，尽量不缝至输卵管黏膜，线结均打至管腔外；第二层缝合浆膜层。如管腔软大可根据情况缝合 6～8 针，吻合后应从宫底注入稀释亚甲蓝以证实输卵管通畅。吻合处如有明显漏液可加缝一针。

3.术中经常用盐水冲洗手术部位及显露的附件，保持创面的清晰和组织湿润。吻合输卵管线结均在管壁外侧，减少管腔内异物肉芽肿的形成。

4.电凝止血，以针形电凝针为好。术毕应用透明质酸钠涂抹低分子右旋糖酐冲洗盆腔，防止粘连形成。

5.术后应用异丙嗪，减少纤维形成，一般 25mg 肌内注射每 6 小时一次，连用 4 次即可，时间过长恐怕影响伤口愈合。

6.术后输卵管通液问题：目前各家报道不一，多主张术后阴道无出血，患者可活动即可通液，保持输卵管通畅。出院后下次月经干净 3 天再通液一次证实输卵管通畅情况。

二、经宫腔镜或宫腔镜-腹腔镜联合输卵管插管再通术

输卵管梗阻是女性不孕中最常见的病因，占不孕妇女的 25％～50％，而输卵管近端梗阻占输卵管疾病的 10％～25％。输卵管近端梗阻可由输卵管炎及其后遗症、子宫内膜异位症、结节性输卵管炎、输卵管结核和手术创伤引起，但由于输卵管近端解剖和功能的特点，管径细，肌层厚，是子宫肌层的延续，可随着子宫的收缩而收缩。因此，无论是 HSG 还是腹腔镜诊断的输卵管近端梗阻都会有一定比例的假阳性，特别是近来研究发现，部分输卵管近端梗阻并非是真正的纤维化梗阻，而是由黏液栓、脱落细胞和钙盐沉着形成的栓子堵塞，而输卵管插管再通术可疏通这部分输卵管近端的梗阻，恢复输卵管的通畅性，同时起到诊断和治疗的作用，从而避免了部分不必要的手术。由于插管的导管和导丝很细，张力不大，因此真正致密的纤维化粘连还必须手术治疗。

【适应证】

输卵管近端梗阻。

【禁忌证】

生殖道的急性炎症，生殖道结核。

【手术时间】

月经的前半期，最好在月经干净的 2～4 天内。

【术前准备】

单纯宫腔镜输卵管插管术,术前半小时肌内注射阿托品 0.5mg。如宫腔镜和腹腔镜联合输卵管插管,则按腹腔镜手术准备。术前肌内注射阿托品 0.5mg,地西泮 10mg。

【手术经过】

1.膀胱截石位,常规消毒外阴、阴道,铺消毒巾,单、双合诊检查子宫的大小和位置。

2.将带有导丝的 3F 输卵管导管插入宫腔镜的操作孔内,调整方向,使尖端偏向待插输卵管侧。

3.将宫腔镜送入宫颈管内,用 5% 葡萄糖液膨宫(内加庆大霉素 16 万 U),压力维持在 13.3～26.7kPa(100～200mmHg),待宫颈内口扩张后将宫腔镜顺子宫的方向插入子宫底部。

4.将宫腔镜先转向一侧,找到输卵管开口,将 3F 导管插入输卵管口,如遇阻力稍稍转动导管的方向,如在腹腔镜的监视下插管,可在腹腔镜直视下,调顺输卵管的方向,以利插管,一旦导丝通过梗阻部位,即将导管沿导丝向前推进,如此反复,直至导管和导丝再也无法推进时退出导丝。注意在插管过程中,经常可见到输卵管口收缩,闭合成裂隙状,此时应等待片刻,待输卵管口收缩过后再插管,以免损伤输卵管口。

5.经 3F 导管注入稀释亚甲蓝液,如疏通成功,注射亚甲蓝时阻力小,输卵管口无亚甲蓝反流;如远端梗阻,表现为注射时有阻力,注入一定量的亚甲蓝液后输卵管口可见亚甲蓝溢出;如失败,注射的阻力大,亚甲蓝液全部由输卵管口反流。同法疏通另一侧输卵管。单用宫腔镜插管时,也可在术后立即行 B 超检查,根据陶氏腔有无积液来判断插管是否成功。如与腹腔镜联合插管,则可在腹腔镜的直视下看到亚甲蓝到达的部位,判断梗阻的部位及手术是否成功。

6.如插管成功,则经导管注入地塞米松和庆大霉素液 10ml。

【术后处理】

术后用抗生素预防感染并用抗生素液通液每天一次,共 3 次。

【并发症及防治】

1.子宫穿孔　大部分宫腔镜均为直杆镜,没有弯曲度,在子宫极度前后倾屈时易导致穿孔。因此,注意在宫腔镜进入宫颈内口后,即沿着宫腔的方向直视下前进。如穿孔,按子宫穿孔处理。

2.输卵管穿孔　由于输卵管极柔软,且走行的方向不同,有一定的弯曲度,导管和导丝极易穿过输卵管,但导管及导丝极细,退出输卵管即可,不需处理。

3.空气栓塞　膨宫压力过大,宫腔内有损伤,膨富液内有气体或膨宫液已用完未停止加压可造成空气栓塞,患者感到呼吸困难,严重者可致死亡。因此,应注意排除膨宫液中的气泡,及时补充膨宫液。

4.过敏反应　用低分子右旋糖酐作为膨宫液时可引起过敏反应,立即停止手术,并用地塞米松治疗。

(李素玲)

第三十章　助孕技术

第一节　人工授精

人工授精技术始自 1790 年,英国 JohnHunter 为严重尿道下裂患者的妻子行丈夫精液人工授精,为世界上第一例成功的人工授精。随着对生殖生理方面的了解和医学助孕技术的发展,以及近年来促排卵药物的改进和监测手段的完善,精子处理技术的提高及处理液的更新,人工授精的临床应用有了很大的进步,已成为目前人类辅助生殖技术中常用的技术之一。

一、人工授精的定义

人工授精是指用人工方式将精液注入女性体内以取代性交途径使其妊娠的一种方法。根据精液来源不同,分为丈夫精液人工授精(AIH)和供精者精液人工授精(AID)。根据授精部位不同可以分为阴道内人工授精(IVI)、宫颈内人工授精(ICI)、宫腔内人工授精(IUI)和输卵管内人工授精(ITI)。

二、人工授精适应证和禁忌证

1.AIH 的适应证和禁忌证

(1)AIH 的适应证:①男性因少精、弱精、液化异常、性功能障碍、生殖器畸形等不育;②宫颈因素不育;③生殖道畸形及心理因素导致性交不能等不育;④免疫性不育;⑤原因不明的不育。

(2)AIH 的禁忌证:①男女一方患有生殖泌尿系统急性感染或性传播疾病;②一方患有严重的遗传、躯体疾病或精神心理疾病;③一方接触致畸量的射线、毒物、药品并处于作用期;④一方有吸毒等不良嗜好。

2.AID 的适应证与禁忌证

(1)AID 的适应证:①不可逆的无精子症,严重的少精子症、弱精子症和畸精子症;②输精管复通失败;③射精障碍;④适应证①、②、③项中,除不可逆的无精子症外,其他需行供精人工授精技术的患者,医务人员必须向其交代清楚,通过卵细胞质内单精子注射技术(ICSI)可能使其拥有和自己有血亲关系的后代,如果患者本人仍坚持放弃通过 ICSI 技术助孕,则必须签署相关的知情同意书后,方可采用该技术助孕;⑤男方和(或)家族有不宜生育的严重遗传性疾病;⑥母儿血型不合不能得到存活新生儿。

(2)AID 的禁忌证:①女方患有生殖泌尿系统急性感染或性传播疾病;②女方患有严重的遗传、躯体疾病或精神疾患;③女方接触致畸量的射线、毒物、药品并处于作用期;④女方具有酗酒、吸毒等不良嗜好。

三、人工授精的临床步骤

1.人工授精的临床步骤

(1)选择适应证并排除禁忌证。

(2)人工授精可以在自然周期或药物促排卵周期下进行,但禁止以多胎妊娠为目的应用促排卵药物。

(3)通过 B 超或有关血、尿激素水平监测卵泡的生长发育。

(4)在自然月经或药物促排卵周期掌握排卵时间,适时人工授精。

(5)人工授精可行 IVI,ICI,IUI 和 ITI。行 IUI 和 ITI 精子必须先经过洗涤处理后方可注入宫腔。丈夫精液人工授精可使用新鲜精液,供精人工授精则必须采用冷冻精液。

(6)人工授精可用药物支持黄体功能。

(7)人工授精后 14～16d 确立生化妊娠,5 周后 B 超确认临床妊娠。

2.排卵方案的选择

(1)自然周期:适用于月经周期规律、有成熟卵泡发育者。

自然周期监测卵泡以及内膜发育,可适时注射 HCG 或加用雌激素等药物。第 1 周期未成功,下一周期可继续进行,一般可连续 3～6 个周期。

(2)促排卵周期:适于排卵不规律、无排卵及闭经患者。

①氯米芬(或来曲唑)/HCG:一般于月经来潮第 5 天左右起应用氯米芬(或来曲唑),氯米芬 50～150mg/d,来曲唑 2.5～5.0mg/d,连用 5～7d,停药后监测卵泡以及内膜发育,内膜薄者可酌情加用雌激素,适时注射 HCG。

②氯米芬(或来曲唑)/Gn/HCG:一般于月经来潮第 5 天左右起应用氯米芬(或来曲唑)氯米芬 50～150mg,来曲唑 2.5～5.0mg/d,连用 5d,停药后监测卵泡以及内膜发育,若无优势卵泡可酌情加用 Gn,内膜薄者可酌情加用雌激素,适时注射 HCG。

③Gn/HCG:一般于月经来潮第 5 天左右开始应用 Gn,注意监测卵泡以及内膜发育,适时注射 HCG。

Gn 使用量取决于前一周期的反应,从小剂量开始诱发排卵,需要患者和主治医师的耐心。当主导卵泡直径最少达 1.6cm,不超过 2 个卵泡直径＞1.6cm,给予 5000～10000U HCG 肌内注射;如果 3 个或 3 个以上卵泡直径＞1.6cm,考虑到多胎妊娠发生的可能而倾向于取消本周期的治疗。

目前来曲唑不作为促排卵的首选用药,主要用于对氯米芬抵抗的 PCOS 患者。其治疗尚处于试验性阶段,疗效、适应证及安全性有待验证,虽然以前尚未见对母体及后代有明显不良反应的报道,但应用前需要签署相应知情同意书。

3.排卵监测　接受助孕治疗的患者应对卵泡发育的数目及大小,血激素水平的变化进行监测,以观察卵泡生长情况及促排卵效果,必要时调整用药剂量,适时给予 HCG。

(1)B 超监测:①自然周期第 10~12 天起,监测卵泡的发育与子宫内膜的厚度及形态变化。②促排卵周期在患者用药之前,应做 1 次 B 超,全面探测双侧卵巢与子宫情况,用药前卵巢卵泡直径通常应≤1.0cm。促排卵后第 4~6 天起监测双侧卵巢中被刺激发育的卵泡个数、大小、张力及回声,同时监测子宫内膜的厚度及形态变化。

(2)血清 E_2,LH,P 水平的监测:根据卵泡发育情况测血 E_2,LH,P 水平,作为判断卵泡发育、调整用药量及注射 HCG 时间的重要指标。

(3)尿 LH 监测:虽然 LH 由血循环进入尿液在时间上有一定的滞后,但其快速、方便的特点,有一定的选择优势。通常在预计卵泡成熟时监测尿 LH,作为选择注射 HCG 时间的重要参考。

(4)宫颈黏液性状观察:视卵泡发育情况询问患者宫颈黏液情况,并做记录,必要时进行宫颈黏液评分,或涂片观察羊齿状结晶出现情况,以间接判断雌激素水平。

(5)丈夫的准备:预计卵泡成熟前 3~7d 嘱患者丈夫排精。

(6)人工授精的时机:授精的时间安排在排卵前 48h 至排卵后 12h 内最容易成功。临床主要根据基础体温、宫颈黏液、B 超监测卵泡大小和子宫内膜厚度作为预测排卵时间的重要参考依据,更准确可靠的是通过血或尿 LH 峰、E_2 水平了解卵泡发育、成熟和质量,预测排卵时间,也可用注射 HCG 控制排卵时间。对于自然周期 IUI,手术应在 LH 峰后 24~36h 进行。促排卵周期 IUI,应在 HCG 注射后 24~36h 进行,此刻正是卵子从卵泡释放出的时间,可提高成功率。

4.人工授精周期黄体支持方案　HCG 后第 2 日开始黄体支持,自然周期肌内注射黄体酮 20~40mg/d,药物促排卵周期肌内注射黄体酮 40~60mg/d,可根据情况加用 HCG 及雌激素。不适合肌内注射黄体酮的患者可应用口服或阴道用黄体酮。

5.人工授精手术操作步骤

(1)宫腔内人工授精操作步骤

①病人取膀胱截石位,用 0.2% 的聚维酮碘棉球消毒外阴;铺洞巾放置窥器,用含庆大霉素的生理盐水(16 万 U/500ml)棉球消毒阴道以及宫颈。

②将人工授精管连同内芯自宫颈口沿宫腔方向缓慢插入,估计达到宫腔中部。动作要求轻、稳、准。

③以 TB 空针缓慢抽吸已经处理好的精子液 0.3~0.5ml(根据所用人工授精管先抽吸空气 0.3~0.4ml)。如注入量过多(>1ml),有可能经输卵管流入腹腔引起刺激性腹痛。

④退出人工授精管内芯,将 TB 空针连接人工授精管,缓慢推注精子液。

⑤将人工授精管退出宫腔。

⑥也可先去掉人工授精管的内芯,连接 TB 空针后先抽吸精子液,然后直接插管入宫腔后推注精子液,可防止管内空气进入宫腔造成不良影响。但有时造成进宫腔困难。

(2)宫颈管内人工授精临床操作步骤

①病人取膀胱结石位,用0.2%的聚维酮碘棉球消毒外阴;庆大霉素生理盐水棉球擦洗阴道,铺洞巾、放置窥器,用庆大霉素生理盐水棉球擦洗阴道穹窿及宫颈。

②用TB空针先抽吸空气0.3~0.4ml,然后缓慢抽吸处理后的精子液或精液0.5~1.0ml。

③将TB空针连接于导管。暴露宫颈,将导管缓慢插入宫颈管内。

④缓慢推注精子液或精液于宫颈管内。

⑤将导管退出宫颈管,子宫后位者取臀高仰卧位,子宫前位者臀高俯卧位,保持上述体位0.5h。

6.人工破卵

(1)经阴道穿刺人工破卵适应证:①排卵障碍,如PCOS、反复LUFS等;②促排卵过程中卵泡发育过多,为预防卵巢过度刺激综合征(OHSS)及多胎妊娠的发生。

(2)经阴道穿刺人工破卵禁忌证:①男女一方患有生殖泌尿系统急性感染或性传播疾病;②一方患有严重的遗传、躯体疾病或精神心理疾病;③一方接触致畸量的射线、毒物、药品并处于作用期;④一方具有吸毒等严重不良嗜好。

(3)经阴道穿刺人工破卵操作步骤

①患者排空膀胱,取膀胱截石位。用0.2%聚维酮碘消毒外阴,含庆大霉素的生理盐水(16万U/500ml)擦洗阴道、宫颈。铺无菌单。

②在罩有无菌套的阴道B超探头上放置穿刺架,先以B超扫描盆腔,确定双卵巢位置,卵泡数量及大小,确定准备破卵的卵泡(每侧2~3个),注意周围大血管的分布。

③阴道探头紧贴阴道穹窿,将穿刺针沿穿刺架进入,沿超声引导线,去除负压,将准备破卵的卵泡予以刺破(卵泡塌陷或消失,即可确定卵泡已刺破)。然后连接负压,将准备放弃的卵泡穿刺吸出(负压为12kPa)。抽吸出的卵泡液送实验室,若有卵冠丘复合体(OCC),可征求患者意见冷冻保存、捐赠科研或他人、放弃,需签署相应知情同意书。

④退出穿刺针及阴道探头,检查阴道穹窿穿刺点有无活动性出血。

7.供精人工授精操作规程

(1)要求进行人工授精的申请人男女双方应向本机构提出申请,填写供精人工授精申请表,并附相关证件、文件的复印件。

(2)评估接受人工授精的不育夫妇是否符合AID适应证。

①对男方的评估:通过全面的病史和检查以及必要的实验室检查,明确是否存在导致不育的疾病,是否已失去生育力,或目前尚无可靠的方法恢复其生育能力;对接受AID技术是否有心理承受能力;应接受有关的性传播疾病的检查。

②对女方的评估:通过全面询问,采集有关内科疾病病史及生殖系统病史,并进行包括盆腔检查在内的全面体检,从中发现是否存在生殖系统异常(要求至少应有一侧输卵管通畅)和(或)存在不宜生育的疾病,以期进行进一步检查和治疗。

③对进行人工授精的妇女进行一系列的实验室检查,排除感染等。

(3)要求进行人工授精的夫妇,必须符合现行的国家计划生育政策。必须签订一系列的协议书(人工授精协议书、随访协议书等),并解释有关人工授精的治疗情况。

（4）排卵时间的确定，包括月经史，基础体温测试，宫颈黏液变化的检查（拉丝现象、羊齿状结晶测定、黏液量等），并测定血和尿中促黄体生成素的水平、利用 B 超测定卵泡成熟度。

（5）按不育夫妇对供精者的要求（包括种族、民族、血型、肤色、头发颜色、眼睛颜色、身高、体型、学历、兴趣爱好等）适当地选择供精精液。

（6）在恰当的排卵期将冷冻精液复苏检查，处理后进行人工授精（包括 ICI 或 IUI），为防止人工授精的并发症，做好手术记录。

（7）对在 4~6 个周期时间内，在恰当的授精后仍未妊娠者应进行进一步的检查。

（8）机构对人工授精所生婴儿的情况和身体状况应予以随访，做好书面记录，并予以保存，归档；及时将随访情况向精子库汇总，便于精子库进行供精者妊娠人数的控制及防止近亲结婚。

四、人工授精的实验室步骤

1.精液标本的收集方法和时间

（1）新鲜精液至少在人工授精前 2h 获得并处理。冷冻精液可在 37℃ 的环境中快速复温。

（2）通过手淫方式取精，收集在无菌无毒的容器中，如不成功，可通过性交将精子收集于无毒的避孕套内。

（3）黏稠或有精子抗体的精液可以收集在含培养液的容器内。

（4）若精液少于 1ml，最好分次收集射精的精液标本。

（5）逆行射精液的收集：①取精前一晚 21：00，4g $NaHCO_3$ 用水溶解后服下；②取精前 1h，再次 4g $NaHCO_3$ 用水溶解后服下，多饮水；③射精前排空膀胱，即排尿后立即射精；④射精后再次排尿得到精液标本，置于有 HEPES 液的无菌容器内，立即处理后备人工授精。

2.人工授精的精液处理　精液的处理为了利于选择正常形态的精子，有学者认为，上游法处理精液时，缩短上游时间，有利于防止活动力较差的精子进入上层培养液；使用密度梯度离心法处理精液时，降低离心转速，有利于去除头部密度较低的异常形态的精子。人类精子优选技术的具体方法较多，各有优缺点。究竟使用哪一种，要根据精液检查的结果、实际的条件和习惯以及所优选精子的用途等综合考虑。目前应用最多的还是上游法和密度梯度离心法。现就上游法和密度梯度离心法简单介绍。

（1）上游法：上游法含有精子上游的过程，活动精子与不活动精子及精浆中的细胞碎片自动分离，可用于精液较脏的标本，具体方法如下：①精液在 37℃ 液化 30~60min；②液化后精液用无菌吸管轻轻吹打混匀，按 WHO 的要求取样、镜检并做好实验室记录；③按照精液与培养液体积比 1：2~1：3 的比例加入培养液，充分混匀，200×g，离心 10min；④弃上清液，用手指轻弹试管底部或吸管轻轻吹打，使沉淀松散，沿试管壁缓慢加入培养液约 0.5ml，使两者分界清楚；⑤试管置于 37℃，含 5%CO_2 的培养箱内 30min；⑥吸取上层云雾状的液体 0.3~0.5ml 于另一小试管内，注意勿吸取试管底部的精液；⑦取样镜检，记录处理后精子的密度、活力等情况，置于培养箱内备人工授精用。

（2）密度梯度离心法：密度梯度离心法由于可以回收绝大部分活动的、形态正常的精子而被广泛普及和使用。使用密度梯度离心法处理精液时,降低离心转速,有利于去除头部密度较低的异常形态的精子。尤其对少、弱精子症、畸精子症及冷冻复苏的精液,更能体现其回收率较高的优越性,但当精子浓度很低或黏稠度非常高时,就不很适用。现以 SpermGrad 为例说明。

①以 SpermRinse 将 SpermGrad(瑞典 Vitrolife 公司)稀释配成 90%,45%SpermGrad。

②用巴士德吸管吸取 90%SpermGrad 2.0ml 置于一支新的离心管底部,再吸取 45%SpermGrad 2.0ml 小心加于 90%SpermGrad 上,保证两者之间的界面清晰,放置 37℃,6%CO_2 培养箱平衡。

③将液化后充分混匀的精液 2.0ml 加于预先平衡好的 90%,45%SpermGrad 上层,保持界面清晰,1500r/min 离心 20min,移去上层的精浆和分离液,将锥形管底层的精子团混匀,移至平衡好的 SpermRinse 2.0ml 中,混匀后 500r/min 离心 10min。

④弃上清液,将锥形管底层的精子团混匀,移至平衡好的 IVF-60 2.0ml 中,混匀后 500r/min 离心 10min,弃上清液,视底层精子的多少留取 0.2～0.5ml 培养液,将精子混匀,记录处理后精子浓度、存活率、活动精子总数。精子计数及活力分级参照 WHO 实验室标准。

人工授精精子质量标准:①丈夫精液人工授精中注入的前向运动的精子数 1000 万以上;②用于供精人工授精的冷冻精子,复苏后活动率必须高于 35%;③每周期临床妊娠率不低于 10%。

五、人工授精的临床妊娠率

人工授精的临床妊娠率取决于夫妇双方的年龄、病因、不孕年限、AIH 前盆腔检查的精确性和精子的质量等。由于各地诊断标准和处理方法不同,如患者的选择、精液的处理、授精的时间、统计方法的差别等,因此难以比较,对于精子质量较好的因性交时精液未能接触宫颈的AIH,多次累计妊娠率可高达 80%,而精子质量差或因宫颈因素行 AIH 者妊娠率偏低,多数为 10%～20%/周期,精液处理后的 IUI 比不处理精液的 AIH 高,若存在宫颈因素则妊娠率更低。对轻度和中度精液异常的男性,使用 COH＋IUI 可以明显提高妊娠机会,Cohlen 等报道了对 74 对夫妇进行 308 个周期,自然周期的周期妊娠率为 8.4%,COH 周期的周期妊娠率为 13.7%,当精子计数$<10 \times 10^6$/ml 时,COH 并不能改善治疗结局。Aboulghar 报道不明原因不孕的 485 对夫妇接受 COH/IUI 共 921 个周期,周期的妊娠率为 16.4%,患者妊娠率为 29.8%,累计妊娠率为 39.2%,131 名患者进入 IVF/ICSI 周期治疗,48 名妊娠(36.6%),可见IUI 仍不失为一个辅助生育技术中值得应用的较好方法。Matorras 等报道,对 139 个治疗周期使用 r-FSH 与 155 个周期使用尿 FSH,行人工授精比较,每周期妊娠率分别为 18.12% 和 15.48%,但重组 r-FSH 用量明显少于尿 FSH,认为重组 FSH 在 IUI 中有更好的效果。梁雪飞等认为,对于 IUI 术前 HSG 显示正常、多次 IUI 不成功者(2 次及 2 次以上)、特别是单侧输卵管通畅者,应对不孕因素进行分析评价,及时腹腔镜检查以明确盆腔病变,并在腹腔镜下分离粘连,恢复正常盆腔结构。术后尽量在输卵管通畅的一侧排卵时行 IUI,可提高妊娠率,或通过体外受精—胚胎移植(IVF-ET)获得妊娠。不要盲目的进行 IUI,以耽误不孕患者的治疗,使其错过更有效的、更及时的助孕方式。

六、人工授精的应用前景

大量临床病例证明,IUI 是一项成功率优于其他种类 AIH 的较好人工授精方式,对男性不育因素,女性宫颈因素、免疫因素及不明原因的不孕症治疗有较好疗效。AIH 的安全性得到大多数人的认可。国家卫生部审批的精子库的冷冻精液在质量、遗传病和性传播疾病方面经过严格审查,既往的资料显示,AID 后妊娠患者的流产率不高于正常人群的自然流产率,AID 出生的婴儿的畸形率也不高于正常人群婴儿的畸形率。AID 同样是一种有效安全的人类辅助生殖技术。人工授精操作简单,费用低,耗时短,选择合适病例会取得较好结局,是一个辅助生育技术中值得应用的较好方法。

(朱光丽)

第二节　配子移植

一、定义

将精子和卵子取出后经过适当处理移植到子宫腔内的助孕技术,称宫腔内配子移植(GIUT)。

二、适应证

1.输卵管性不孕　输卵管阻塞、粘连、切除或结扎术后。

2.排卵障碍　多次药物促排卵未能妊娠者。

3.子宫内膜异位症　轻中度子宫内膜异位症经其他手段治疗未能妊娠者,重度子宫内膜异位症,子宫肌腺病。

4.男方因素　轻中度少、弱精症及畸形精子症。

5.反复 IUI 失败的不明原因不孕

6.免疫性不孕　反复药物治疗失败者。

三、禁忌证

1.提供配子的任何一方患生殖、泌尿系统急性感染和性传播疾病或具有酗酒、吸毒等不良嗜好。

2.提供配子的任何一方接触致畸量的射线、毒物、药品,并处于作用期。

3.接受卵子赠送的夫妇女方患生殖、泌尿系统急性感染和性传播疾病或具有酗酒、吸毒等不良嗜好。

4.女方子宫不具备妊娠功能或严重躯体疾病不能承受妊娠。

四、临床步骤

1.控制性促排卵　早期文献应用 CC,HMG,CC＋HMG 方案促排卵,B 超监测卵泡生长,并监测血 E_2,LH,当主导卵泡直径≥1.8cm 或 2 个以上卵泡直径≥1.6cm 时注射 HCG,36h 后取卵。也可选择长方案等 IVF 促排卵方案。

2.取卵　阴道超声引导下穿刺取卵,操作同 IVF 取卵。

3.宫腔内配子移植　移植操作同 IVF-ET,仅移植管内装载物为精子卵子混悬液。山东省立医院特别强调"精卵隔离三滴法",即精子和卵子在体外不接触,保证受精过程在宫腔内完成。

4.黄体支持　根据促排卵情况选择黄体支持方案。

五、实验室步骤

1.试剂　常用精液处理培养液:含 10％患者血清的 Ham F-10,Earle 培养液、改良人输卵管液(m-HTF)、HEPES 平衡盐溶液、无血清培养液、IVF 等。

2.精子处理　卵子采集前 2h 取精液,室温液化后,先做精液常规分析,然后进行精子处理。精子处理的过程就是精子优选的过程,精液中的死精子和白细胞可产生氧自由基,使精子膜的不饱和脂肪酸发生脂质过氧化反应,使精子膜的流动性下降,影响受精时的精卵融合过程,从而影响受精,降低配子移植的成功率。因此,用于配子移植的精液处理方法即将活动精子与死精子和白细胞分离。对于质量好的精液可采用上游法进行优化,反之用密度梯度离心法。处理后调整精子浓度至$(5\sim10)\times10^6/ml$。

(1)离心上游法:取两支离心管,加入 1.5ml 培养液,将液化后的精液等分成 2 份分别加入两支离心管中,400×g 离心 5min,弃上清液,沉淀内再加入培养液1ml,混匀后再 400×g 离心 5min,弃上清液,在沉淀表面沿管壁缓慢加入培养液 0.5ml,然后放入培养箱($37℃,5％CO_2$)中倾斜 45。,温育 45min 至 1h,轻轻吸出上层云雾状液体至另一无菌离心管中备用。使用前调整精子浓度为$(5\sim10)\times10^6/ml$。

(2)改良上游法:取两支离心管,各加入 1ml 培养液,将液化后的精液等分成两份沿管壁分别加入两支离心管底部,观察分层界面清晰。将离心管轻放入培养箱($37℃,5％CO_2$)中倾斜 45°,温育 45min 至 1h,轻轻吸出上层云雾状液体至另一无菌离心管中 200×g 离心 10min,弃上清液,轻弹管壁,并于沉淀上再加入培养液 0.5ml,放入培养箱($37℃,5％CO_2$)中,温育 20～30min,使用前吸出上层精子并调整精子浓度为$(5\sim10)\times10^6/ml$。

(3)PureSperm 密度梯度离心法:PureSperm 是一种用 HEPES 缓冲的亲水性硅烷包裹的氧化硅胶体溶液,用两层密度梯度离心法能有效将活动精子与死精子、白细胞及其他混杂成分分离。

将原液和稀释液按比例配制成 40％（上层）与 80％（下层）的密度。制备 PureSperm 梯度，取两支离心管，分别加入 1ml 40％ PureSperm，吸取 1ml 80％ PureSperm 伸至离心管底部缓慢加入，在制好的密度梯度上分别加 1ml 液化好的精液，300×g 离心 15min，弃上清液，将沉淀移至另一支装有 5ml 培养液的离心管中，200×g 离心 10min，弃上清液，重复洗涤 1 次。最后在沉淀内加培养液 0.5ml，混匀，放入培养箱（37℃，5％CO_2）内备用。

在 1996 年之前，多采用 Percoll 梯度离心法，而由于 Percoll 含有较高量的内毒素，已不在临床使用，故不作详细介绍。

3.卵子采集　卵子采集时间一般为 HCG 注射后 34～36h，卵泡液抽出后，倒入培养皿中，立即置于立体显微镜下找出卵母细胞并进行成熟判定，成熟的卵母细胞可用于 GIUT 移植。操作过程应于 37℃ 热台上进行，时间要短，以避免卵母细胞细胞骨架受到损伤。

4.配子移植　进行配子移植前先用培养液冲洗移植导管 2 次，于移植管内依次吸入 10μl 培养液，5μl 空气，10μl 处理好的精子培养液（含 5 万～10 万条活动精子），5μl 空气，10μl 含 2～3 个卵母细胞的培养液，5μl 空气，5μl 培养液。移植时，缓慢推出内容物，向宫腔内注入配子，停留 2min 后退出移植管，立即于显微镜下检查是否有卵母细胞残留于管中。

5.多余卵子的处理　配子移植一般移植 2～3 枚成熟卵母细胞，若有多余卵子，可进行体外受精，体外发育 72h 后视胚胎质量进行胚胎冷冻保存。

六、成功率

1982 年，英国人 Craft 等最先报道 GIUT 获得临床妊娠，其对 31 例患者进行了 GIUT 手术，获得 2 例临床妊娠。国内山东省立医院妇产科生殖医学研究所 1989 年开始进行 GIUT 的研究，1992 年 5 月报道我国第一例 GIUT 婴儿出生，1990～1995 年 7 月，共完成 GIUT44 例，47 个周期，不孕原因以输卵管病变为主，临床妊娠 9 例，妊娠率 19.1％。国内随后应用的不多，报道妊娠率 12.5％～44.4％。

七、应用前景

GIUT 是在 IVF 技术基础上发展的助孕技术，省略了体外受精及胚胎培养步骤，减少了复杂的实验室操作，但妊娠率较低，随着 IVF 技术的不断发展现已较少应用。但对于 IVF 实验室技术尚不成熟的医院可以开展，特别是对于 PCOS 促排卵后卵泡较多的患者可以取卵后行 GIUT，也能获得较满意的妊娠率，节省了费用，有一定的应用空间。

（朱光丽）

第三节　体外授精与胚胎移植

体外授精与胚胎移植(IVF-ET)即试管婴儿。从妇女体内取出卵子,在试管中培养与精子授精后,待发育成早期胚泡(8~16 个细胞)时,移植到妇女子宫内使其着床发育成胎儿的全过程。1978 年英国完成了世界上第 1 例试管婴儿,开创了人类治疗不育症的辅助生殖技术的新纪元。1988 年我国大陆第一例试管婴儿出生,1992 年赠卵试管婴儿出生,1993 年又报道冷冻胚胎赠送试管婴儿成功。

近年来,随着人们对生殖医学基础理论的深入研究,不育的治疗方法经历了巨大的变化。在人类卵子授精过程和胚胎基础研究方面的迅速发展,促使人类体外授精-胚胎移植技术不断更新,针对严重男性不育和部分不明原因不育,常规体外授精及胚胎移植(IVF-ET)技术已不能够解决这些临床问题,从而使新 IVF-ET 发展起来,如精子显微注射技术、辅助孵化技术等,带来了临床治疗不育症新的突破。

一、适应证

1.输卵管性不育症　为体外授精及胚胎移植技术(IVF-ET)的主要指征。

(1)严重的输卵管疾病不适手术修复或手术修复后效果不佳,包括输卵管梗阻、中重度积水,或输卵管整形术后不孕,如女性绝育术后输卵管吻合术或输卵管伞端成形术后 2 年不孕。

(2)输卵管通畅但功能异常,如部分非特异性输卵管及结核性输卵管炎,输卵管增粗、管壁增厚变硬,虽输卵管通畅,但黏膜功能及蠕动功能异常,影响拾卵及精卵的输送和授精。

(3)盆腔粘连影响输卵管功能,子宫、卵巢及输卵管间形成广泛的膜状或致密粘连,影响输卵管拾卵及输送精卵。

(4)输卵管缺如,因疾病切除输卵管或先天性缺如。

2.男性生育力低下　如精子过少、精子活力差或精液少等,是 IVF-ET 的另一个主要指征。由于体外培养时所需精子数量较少,故 IVF 有益。

3.宫颈性不育、原因不明不育症及子宫内膜异位症　经行人工授精及配子移植仍失败者或经药物治疗及其他助孕技术治疗后不育者。

4.缺乏正常卵子,需他人供卵者　如卵巢缺如、卵巢早衰、遗传性疾病等。

5.排卵异常　如黄素化卵泡不破裂综合征(LUFS),难治性 PCOS 患者。

6.女性癌症的治疗　采用化疗或放疗前的胚胎冻存。

7.需做种植前诊断　如某些遗传病如血友病、进行性肌营养不良、地中海贫血。

8.子宫先天性缺如或因疾病切除　需找代理母亲。

二、患者的检查

1.了解月经情况及内分泌状况　详细记录患者月经周期长短、持续时间、有无闭经及痛经,于月经周期第 2～4 日内上午抽血检测卵泡刺激素(FSH)、黄体生成素(LH)、雌二醇(E_2)、睾酮(T)和垂体泌乳素(PRL)的水平。若有异常应及时采取相应的治疗措施。如 FSH、LH>10U/L 可先用避孕药治疗,以降低 FSH、LH 的水平,有高 PRL 血症则用溴隐亭降至正常。对闭经患者,给予人工周期治疗。

2.了解盆腔情况　常规妇科检查,取宫颈管分泌物检查衣原体,必要时检查淋球菌和支原体,取阴道分泌物检查滴虫、念珠菌,若有异常应事先治疗。阴道 B 型超声检查双侧卵巢、了解子宫位置,子宫内膜的厚度;治疗前最好能行腹腔镜检查,了解卵巢、输卵管、子宫及盆腔腹膜有无炎症、粘连及其他病灶,明确不孕的盆腔因素。

3.移植试验　即先用探针探宫腔深度、宫颈内口的方向、松紧,以便移植时顺利插入导管。

4.血清病原学检查　如乙肝病毒、丙肝病毒、HIV 的检测、TP 试验排除梅毒感染等。

5.免疫学检查　若女方血清抗精子抗体阳性,则不用其血清。

6.精液常规检查　常规分析精液量、密度、活动率、活动力、液化时间、精子形态、白细胞含量等。

7.心理学准备　让不孕夫妇了解 IVF-ET 的大致过程以便配合治疗,告知其治疗过程中可能出现的不良反应及并发症,并让夫妻双方签署知情同意书。若需用供者精液或他人赠卵或胚胎,需特别说明,并双方签署同意书。

三、实施

(一)诱发排卵

在 IVF-ET 过程中,提高妊娠率的首要问题是选择恰当的诱导排卵方案。世界首例试管婴儿是在自然周期取卵成功而获得妊娠的。由于自然周期不易准确选择取卵时间,取卵成功率低,目前基本不用此法,而是广泛采用超促排卵方法进行 IVF-ET,尽管方案很多,但仍未有一致的看法。

1.自然周期　即不需用任何药物刺激卵巢诱导排卵。但是必须在临近排卵期反复多次测定 LH 峰来估计排卵的准确时间,以便获得成熟卵子进行 IVF。

(1)优点:①能获得自然成熟度较好的卵子,同时具有自然激素诱导的子宫内膜环境,更有利于胚胎种植;②不会出现卵巢过度刺激和多胎妊娠的风险;③不使用药物促排卵,从而节省经费。

(2)缺点:①必须通过临近排卵期反复监测 LH 峰来估计排卵的准确时间,操作繁琐,取卵时间被动。②一次仅能获得一个卵子,获取卵失败则不能获取卵子;同时在其他操作环节可能出现问题,以致无胚胎可回送,妊娠率较超排卵方案低。自然周期行 IVF-ET-度被放弃,但由于卵巢刺激周期的激素环境不如自然周期,故有些 IVF 中心又恢复自然周期行 IVF-ET。据报道,取卵率 80%～90%,受精率 50%～85%,妊娠率 8%～18%。

(3)提高自然周期 IVF-ET 的成功率应注意:①明确患者自然周期排卵的时间范围;②寻找更加精确而简便的预测排卵方法;③改进采卵与培养技术,将卵子取出后立即授精。

(4)自然周期 IVF-ET 的适应证:①年龄较轻,<30 岁;输卵管因素性不育症;②月经周期规律,内分泌正常并有明确排卵的患者。

2.控制超排卵(COH)　控制超排卵或控制卵巢过度刺激。其目的是增强与改善现存卵巢功能,获取多个健康的卵子,从而使体外授精之后有多个胚胎发育,有足够的胚胎移植,同时尽可能使卵巢与子宫内膜的功能处于良好状态,以便移植后胚胎能够正常着床和发育。

(1)COH 的优点:①能人为地控制卵泡发育,促使多个卵泡发育,主动决定取卵时间,便于安排工作。②能一次采集多个卵子,最多可达 40 多个,使受精卵数增加、移植胚胎增多,妊娠率提高;每次移植胚胎不能超过 3 个,以减少多胎率。③将过多的胚胎冷冻保存,在以后的自然周期移植以增加妊娠率,增强 COH 治疗周期的效应。

(2)COH 的缺点:①主要是治疗周期的激素环境异常,如卵泡期 LH 水平过高(>基础值 1SD 以上)和内源性 LH 峰过早发生,导致卵泡发育异常,卵泡过早黄素化或卵子未熟或过熟老化不能授精与种植,黄体功能不全,子宫内膜发育异常,不利于胚胎种植或即使种植也易发生早期流产。②卵子发育不同步,即所回收的卵子 50%～70% 是成熟卵,其他可能是中间成熟、未成熟、闭锁不正常卵。成熟卵受精率高,而不成熟卵通过适当时间孵育后仍有授精机会,但对此过程了解不多,难以掌握恰当时机。

目前在 IVF-ET 诱导排卵方案中所应用的药物有克罗米芬(CC)、HMG、FSH 和 GnRH-a(GnRH 类似物)。使用 GnRH-a 结合 FSH/HMG 在 IVF 的 COH 中,尤其是长方案可有效抑制过早的内源性 LH 峰,将治疗周期取消率从 40% 降至 7%～25%,其卵子回收率、受精率、卵裂率、妊娠率均较其他方案高。超短方案与短方案均起始于卵泡早期,所不同的是在 COH 开始后前者中止应用 GnRHa,后者则继续使用至外源性 HCG 注射。长方案可分别起始于卵泡早期和黄体中期,但 COH 均只有在确诊垂体-卵巢已被抑制后才可实施,这是短方案与长方案的重要区别。判断垂体-卵巢抑制的临床标准是:①无卵泡直径≥10mm 者;②血清 E_2 水平<148pmol/L。

(二)卵子收集

在 IVF 治疗周期的 COH 中,常用经阴道 B 型超声监测卵泡发育并测定尿 LH 峰,确定 HCG 的注射时间,于 HCG 注射后 36h 取卵。当至少有 3 个>16mm 直径的卵泡时,给予 HCG 10000U 肌内注射,时间选择在晚 9:00～10:00,取卵安排在第 3 日清晨 8:00。取卵最早采用开腹手术取卵,以后又应用腹腔镜取卵,目前临床广泛应用阴道 B 型超声引导下取卵。此方法不需患者充盈膀胱、不需麻醉、创伤最小。取卵的操作步骤如下。

1.术前准备　手术前 2d 以稀释的碘伏(0.25‰)冲洗阴道,2 次/天,手术前灌肠,排空膀胱,手术前 1h 肌内注射哌替啶 50mg,或手术中采用异丙酚静脉麻醉。

2.手术操作　患者取膀胱截石位,常规冲洗外阴、阴道,用窥阴器暴露子宫颈,将子宫颈及阴道壁的分泌物擦净。再用 0.25‰的碘液擦洗,生理盐水擦净,在阴道内注入营养液约 10ml 作为接触剂。在 B 型超声监视器上,可见针导和针尖影像。卵泡在卵巢界限内,为圆形。转动探头使卵泡在导线上,将穿刺针迅速刺入卵泡中心,同时开始负压吸引,压力为16kPa(120mmHg),可见卵泡缩小。在穿刺时,当针尖穿过阴道壁及进入卵巢时会遇到阻力如卵泡已成熟,先是草黄色卵泡液被吸出,随后为血性液体(表明颗粒细胞层大多脱落,卵泡膜细胞间血管破裂)。此时穿刺针需上下四周转动,刮吸卵泡内部,直到获得卵子,或吸出液明显血染。如邻近还有卵泡,稍转动探头,可穿刺第2个卵泡,以此卵泡液冲洗前1个卵泡,如附近无卵泡,取出针管,冲洗针头以洗出黏附在针管或抽吸管中的卵冠丘复合物。卵泡液抽吸后,血液进入,在B型超声下仍为腔,抽出存留的液体有时其中还可获得卵冠丘复合物。

3.注意事项

(1)手套上的滑石粉对卵子有害,需用生理盐水彻底冲掉。手套不应接触穿刺针和任何与卵泡液接触的器械。

(2)卵子很娇嫩,对冷、光和pH值的改变很敏感,在室温中6min可造成卵细胞纺锤体的永久伤害。因此取卵应在较暗的环境中进行。抽吸的卵泡液要保温,并迅速送入实验室。

(3)冲洗液中含肝素可避免凝血。一般可不用冲洗即可获得卵,需冲洗时,最多2~3次。如术者感到已进入卵泡数次而未获抽吸液,要注意针管是否已被血块堵住,须取出针管检查。一般尽量少出入针,以减少疼痛和避免通过阴道时可能造成的感染。

(4)穿刺时必须小心谨慎,认清卵巢的界限,以免损伤周围脏器。如卵巢外长形管腔可能是输卵管积水,不需抽吸;肠管表现有蠕动;髂内血管注意防止误碰致损伤。取卵时,需改变探头方向。如果卵巢活动频繁,实质多,卵泡未凸出表面,针又钝,手法慢,往往使卵巢被上推而导致取卵失败。

(5)取卵术后阴道内填塞消毒纱布2块以压迫阴道穿刺部位防止出血。一般6~24h后取出。

(6)关于小卵泡是否抽吸取卵问题,一些研究者报道,取卵时,直径<15mm的卵泡不予抽吸。有学者发现由体积1.0~4.0ml的卵泡液中取出成熟卵母细胞的数目占全部成熟卵的69.1%,含0.1~1ml卵泡液中仍可获得近成熟卵。因此,认为吸取小卵泡仍是有意义的。如果小卵泡很多,更需要尽量都吸空,以防止卵巢过度刺激综合征。

(7)对于严重盆腔粘连如盆腔结核、子宫内膜异位症等,为了避免损伤周围脏器及污染卵泡液,需开腹取卵。另外对于乙肝表面抗原阳性者,如果不能做到探头和腹腔镜器械的保护和消毒,还应采用开腹取卵。

4.术中并发症　①偶有交感神经兴奋引起的反应(类似人工流产综合征),表现为晕厥、出汗、面色苍白及脉搏减慢、血压下降。这时应让患者平卧,肌内注射阿托品0.3mg,必要时静脉输液;②过敏反应,由于组织胺释放引起,表现为血压急速下降和皮疹,须即刻皮下注射1:1000肾上腺素1支,必要时可重复,静脉输液。此情况很少见;③手术后盆腔感染,只要严格无菌操作,手术后服用抗生素,一般可避免。

(三)体外授精及孕卵早期培养

1.培养液系统　溶液的制备是IVF-ET技术中的重要环节。最常用的培养液有Earle平衡盐液、T6、Ham F10液以及HTF(人类输卵管液)。其中以HTF成分更加接近母体内的自然环境,效果较佳,但其保存期较短,有效期仅为1~3个月。故国内IVF中心都选择有效期长、易运输、易保管,由 Eigma 公司批量生产的由 Earle 液加 10% 血清配制液,其中不含蛋白质及抗生素。取卵前 1 天加入 10% 自体血清及抗生素,放入含 5%CO_2 及 37℃ 培养箱中平衡过夜。

2.具体操作过程如下　①注射 HCG 前,抽取患者血清 12～15ml,分离血清,正常的血清应是清晰透明淡黄的液体,如有溶血或奶样不透明的血清不能使用。将血清放入 56℃ 水浴中灭活 45min 后取出室温冷却,随后用 0.45μm 的一次性塑料过滤器过滤备用,置 4℃ 可保存 1 周。②用移液管准确吸取血清及由 Earle 液加 10% 血清配制液,配成 10% 血清由 Earle 液加 10% 血清配制培养液置于培养瓶。③按 PG 0.06g/L、SM 0.06g/L、丙酮酸钠 0.036g/L 的浓度要求分别称取上述物质,加入 10% 血清由 Earle 液加 10% 血清配制液中混匀,置入 5%CO_2、37℃ 培养箱中平衡过夜。经平衡后的培养液 pH 值应保持在 7.2～7.4,渗透压为 280mmol/kg,可用于卵母细胞生长、授精、胚胎发育与移植及精液处理。

3.卵泡冲洗液　①肝素化的 Hepes-缓冲 Earle 液;②肝素化的 Dulbeco 磷酸盐-缓冲液。DPBS 肝素按 100ml 加 0.64ml 的比例配制。取卵前冲洗液和培养器皿均要保持在 37℃。

4.洗涤液　2 个 30mm 培养皿或 4 个孔的培养皿,加入 10% 血清 Earle 培养液 0.8～2ml。

5.授精液　4 孔培养皿中每孔加入 0.5ml 或制成数个 100ml 的 10% 血清 Earle 液于平皿中微滴,表面用石蜡油覆盖。

6.生长液(GM)　与授精液同样配制。

应注意的是,各种培养液制备完成后,都应放入 37℃ 5% CO_2 培养箱内平衡,以保证 pH 值及渗透压稳定。

7.收集卵母细胞　抽出的卵泡液应即刻送到实验室。成熟的卵泡液(FF)为亮黄色,有时其中悬浮着一些细胞团块或黏液团,后一段抽出的卵泡液有血染,表明卵泡中的颗粒细胞已经脱落,卵泡内膜细胞及其中的血管已经暴露。将卵泡液倒入圆盘状平皿中,厚度以不超过 0.5cm 为宜。肉眼可辨认直径 3～5mm 的黏液团,黏液团中一个针尖大小的白点,即卵-冠-丘复合物(OCCC)。显微镜下可看到卵母细胞——卵-冠-丘复合物。卵-冠-丘复合物直径约 1mm 肉眼也可发现。卵母细胞 100～150μm 直径大小,如果肉眼未发现卵-冠-丘复合物,要在实体显微镜下仔细辨认。

8.授精　从卵泡取出的卵母细胞经体外培养 4～6h 后即可授精。以每个卵母细胞对 10 万～50 万个活精子的比例进行体外授精,精液质量差的可增加精子数量。少、弱精症者可采用单精子胞浆内注射。置 37℃ 5% CO_2 培养箱中培养。

9.去除颗粒细胞及换液　去除颗粒细胞的目的在于更清楚观察授精原核是否授精、正常授精或多精授精,通常授精后 16～20h,卵母细胞周围的颗粒细胞应当去除。方法有 2 种:①用 2 支 1ml 注射器针头,在解剖镜下把卵周的颗粒细胞剥离;②用微吸管,其内径与卵母细胞大小吻合,反复吹吸多次,即可使卵周颗粒细胞脱落。注意勿损伤卵母细胞与透明带。然后将受精卵移至预先准备好的生长液(GM)液中。

10.观察授精结果　将含有受精卵的 GM 皿置于倒置显微镜下,这时可看到卵细胞内出现两个相同大小的圆形较致密结构,直径 15～20μm,即雌原核和雄原核;有时可在卵与透明带间隙内看到两个极体,证明授精成功。如果没有原核或看到 3 个及 3 个以上原核,可能为延迟授精或多精子授精,这样的受精卵的胚胎不能用于移植。

11.胚胎分级 授精后把 GM 皿再放入 37℃5%CO₂ 培养箱内,体外授精后 36～48h 观察胚胎发育情况,不同的胚胎发育阶段有一定的时间顺序。

12.卵细胞授精并在不同阶段发育所需时间

(1)受精卵 16～20h

(2)两细胞 24～26h

(3)四细胞 44～48h

(4)六至八细胞 64～72h

(5)桑椹胚 95～100h

(6)囊腔胚 105～110h

(7)致密囊胚 115～120h

(8)破壳 125～135h

13.移植前胚胎质量评分 按 Puissant 等的标准。

4 分:正常形态大小的裂殖细胞,无核碎片。

3 分:轻微的大小形态不均的卵裂球,小于细胞团块 1/3 碎片。

2 分:大小形如碎片不均一的卵裂球,小于细胞团块 1/3 碎片。

1 分:只有 1 个或 2 个卵裂球,大量无核碎片。

0 分:退化,完全是碎片。

(四)胚胎移植

1.移植胚胎前准备和消毒 可用聚四氟乙烯导管和聚乙烯导管,用环氧乙烷消毒。若从厂家购买的专用胚胎移植导管则无需消毒。最好用的是 TOM Cat 导管。将导管接至一个高质量的 1ml 注射器上。用 10%血清 Earle 液冲洗套上注射器的移植管 3 次,检查抽吸系统是否完好。

2.胚胎移植的步骤 ①患者取膀胱截石位,窥阴器暴露宫颈,宫颈外口用浸湿培养液的棉签擦净分泌物。②将 Tom Cat 导管用培养液冲洗 4 次后,先吸取培养液约长 1cm、气体长 0.5cm,再吸入含胚胎的培养液,然后吸取气体长 0.5cm,培养液长 1cm。总量不超过 30µl,空气泡的目的在于保护胚胎不使丢失。③将 Tom cat 导管送入宫腔后,于距宫底 0.5cm 处将胚胎与移植液(约 30µl)注入宫腔内,等待 1min 后,将导管转动 90°以确保带有胚胎的液滴附在子宫壁上,然后将导管缓缓撤出。每次移植 2～4 个胚胎。④导管取出后应将导管送回培养室,显微镜下检查有无胚胎存留、特别注意导管边上的黏液检查胚胎是否被带出。⑤注意在吸入胚胎前,要调整 Tom cat 导管前方的弯度以适应子宫颈和子宫体间的角度。

3.移植后处理 ①移植后患者卧床休息 4～6h。患者可仰卧,臀部抬高;子宫很前屈者也可采取俯卧位,目的是使注入的胚胎停留在子宫腔的上方。静卧 3～6min,可小便,避免尿滞留。②移植当日注射 HCG 5000U 及黄体酮 30mg,以后常规每日注射黄体酮,连用 14d。或HCG 于取卵的当天及之后第 3、6 日肌内注射各 20000U。③禁性生活 1 周。④如移植后第 14 日尿 β-HCG 阴性即停止注射,若移植后 14d 血 HCG 升高即为生化妊娠。于末次月经后 56d 做阴道 B 型超声检查,可见子宫内有胎盘,囊内有胚芽及原始心脏搏动。此时为临床妊娠成功。⑤黄体支持于妊娠 2.5～3 个月停止。⑥B 型超声检查时,应当注意胎囊的数目及有无异位妊娠。B 型超声操作时间应尽量短,以避免超声波对胚胎有不利影响。对于妊娠者,还要加强后续的临床追踪及产前保健,预防流产及妊娠并发症。

四、胚胎移植的结果及影响成功率的因素

IVF-ET 是在刺激周期怀孕,胚胎能否着床依靠胚胎的质量和子宫内膜的容受性。通常移植胚胎中的 75％不能着床。胚胎移植存活率 10％～30％,活婴率 10％～15％,流产率较自然妊娠高。影响胚胎移植的结果及成功率的可能因素如下。

1.年龄　年龄大,卵子的质量差,子宫接受胚胎能力也差。据统计年龄小于 30 岁,临床妊娠为 23.4％,31～34 岁为 22.1％,35～39 岁为 19.5％,＞40 岁为 14.2％。30 岁以上的妇女,特别是 35 岁以上,生育力明显下降。原因包括:①排卵功能减退;②着床率下降;③妊娠失败率上升;④子宫局部及系统功能下降,难以适应妊娠;⑤遗传异常影响授精和妊娠的维持,也会造成子代异常,如 Down 21 三体综合征。国内外资料表明,40 岁以上的妇女无论采用何种助孕技术,每周期的妊娠率约为 10％,自然流产率＞50％。

2.卵巢年龄　卵巢年龄和其生物学年龄可不一致,卵巢对超促排卵的反应不良(少于 3 个卵泡发育)与月经周期第 3 日的基础卵泡数有关。基础卵泡数少(5 ± 3),所获得的近成熟卵就少。如基础卵泡数为 17 左右,说明反应良好,获得的卵子就多。另外,如月经第 3 日基础血清 FSH＞15U/L,表明卵巢的储备能力低;如果基础血清 FSH＞25U/L,预后不良。

3.胚胎的质量与数量　胚胎质量与精、卵质量的成熟度、体外授精时间、培养液质量等有关。Bourn HalL 的经验表明,移植 1 个胚胎,妊娠率为 16％～21％;移植 2 个为 26％～35％;移植 3 个为 37％～50％;移植 4 个为 19％～30％;移植 5 个为 33％～38％;移植 6 个为 40％。

4.子宫内膜的容受性　胚胎植入与子宫内膜是否协调同步化、内膜对胚胎的接受能力有关。

5.激素环境　E_2 过高对着床不利,P/E_2 超过 300 才有利于胚胎着床。血清 PRL 在 2.73～4.55nmol/L(60～100ng/ml)之间也对妊娠有利,说明在胚胎移植后应额外补充孕酮。

6.免疫因素　多数资料显示,血中抗心磷脂抗体的存在影响胚胎着床以及着床后的胚胎发育。

五、胚胎移植的产科结局以及并发症

(一)产科结局

有报道 128 例 IVF-ET 妇女,其中单胎妊娠 102 例,双胎妊娠 19 例,三胎妊娠 7 例,共 161 个围生儿。活产中男婴 81 个,女婴 78 个。因胎儿珍贵,又是第一次分娩,主要采用剖宫产方式分娩,剖宫产率为 88.3％(113/128),阴道分娩仅 15 例。主要并发症有:①多胎妊娠,发生率为 20.3％(26/128),其中双胎占 14.8％(19/128),三胎占 5.5％(7/128);②妊娠高血压综合征:发生率为 14.8％(19/128),其中重度 4 例;③前置胎盘,占 4.7％(6/128);④胎盘早剥,占 1.6％

(2/128);⑤贫血,占 3.926(5/128);⑥早产,占 20.3%(26/128);⑦胎膜早破,占 9.4%(12/128);⑧产后出血,占 3.9%(5/128)。1 例新生儿发现唇裂,1 例尿道下裂,1 例 2 岁时诊为小脑共济失调,此例系胎膜早破,宫内感染后终止妊娠。1 例早产儿治疗时因长期吸入高浓度氧,导致白内障。其余的身高、体重、视力、听力、智力与正常儿童无差异。

由于 IVF-ET 中超促排卵药物的应用及多个胚胎移植,多胎发生率明显增加,为 20.3%,而自然妊娠的双胎发生率为 1.48%。多胎妊娠并发症明显增多,母、婴的住院日也明显延长。比较单胎 102 例和多胎 26 例,妊娠高血压综合征、早产、胎膜早破和低体重儿等的发生率,多胎明显高于单胎;而贫血、前置胎盘、产后出血和围生儿死亡的发生率,多胎和单胎之间无明显统计学差异。

(二)并发症

1.自发流产 可能与孕妇高龄、卵子过熟或未成熟黄素化、黄体功能不全、子宫容受性降低有关。

2.异位妊娠 自然妊娠中约 0.5% 发生异位妊娠。曾有过不育史者自然怀孕或经治疗而妊娠者的异位妊娠发生率高。近年来异位妊娠的发病率国内外有明显增高的趋势。导致异位妊娠的危险因素为子宫内膜异位症、盆腔炎、有过异位妊娠史等。异位妊娠在 IVF-ET 中明显高于自然妊娠。可能与许多不孕患者本身有盆腔粘连、输卵管损伤及外科手术史有关,在GIFT 操作中若输卵管功能异常,都可能发生异位妊娠。另外,若移植胚胎时推入溶液过多或用力过大可将胚胎注至输卵管内而引起异位妊娠。

宫内妊娠同时合并异位妊娠在 ART 中并不少见,发生率为 1.2%,而在自然妊娠中发生率 0.002%~0.007%。减少胚胎注入个数及液量可能会降低发病率。

3.多胎妊娠 在 HMG 治疗的患者中,约 10%是多胎。在行 IVF-ET 之前,签署知情同意书时,应让患者及家属同意三胞胎时必须行选择性减胎术,移植时一般 1 次最多移植 3 个胚胎,以减少多胎的发生。

4.卵巢过度刺激综合征(OHSS) 在 ART 的应用中,无论是无排卵或有排卵的不孕妇女,采用超促排卵的方法诱导排卵,以便在治疗周期内产生较多的卵子进而获得较多的胚胎。发生 OHSS 与患者的敏感度、药物的种类及量有关,表现的严重程度也不同,很严重者如缺乏适当治疗,可引起生命危险,是一种严重的医源性疾病。

六、体外授精-胚胎移植衍生的新助孕技术

1.合子输卵管内移植(ZIFT) 将成熟卵和精子在体外做短期(一般 24h)培养授精后,卵子授精后成为合子即移回母体输卵管内,又称原核期孕卵输卵管内移植(PROST)。适应证:①原因不明性不孕;②男方少精症;③女方宫颈因素不孕;④免疫性不孕;⑤女方至少有一侧输卵管通畅;⑥配子输卵管内移植未成功者。

2.输卵管胚胎期移植(TET) 输卵管内环境是胚胎发育的良好环境。在自然周期中,授精着床要在第 6 日即授精后的 120h 前后。现行的 IVF-ET 过程,多在授精 40~48h 后,即将 2~4 个细胞的胚胎移植到子宫腔内,此时移植胚在子宫内的命运难定,因不符合生理情况。

IVF-ET 的成功率较低可能与此有关。解决此问题的方法有两个，一是输卵管胚胎期移植，其方法是在体外授精并培养达胚胎阶段后再移植，可经腹腔镜输卵管伞端进入或经宫腔镜插管进入输卵管操作，后者更简便。另一方面是将胚胎冷冻保存，在下一周期可选择良机以获得成功。多用于配子输卵管内移植(GIFT)或 PROST 失败后有男性因素需要看胚胎质量者，对胚胎可进行着床前诊断。Wong 曾做 TET 50 例因过去男性因素不育行 GIFT 治疗失败者 2 例(24％)获足月分娩婴儿。1989 年 Asch 还对输精管缺如的患者从附睾吸出精子行 TEST 共15 例有 10 例妊娠,妊娠率 66.7％。

3.GIFT 将成熟的精子和卵子在体外用特殊的技术处理后通过输卵管伞端移入输卵管内,使配子(精子和卵子)在输卵管内相遇并结合形成胚胎,再进入宫腔内着床,进一步生长成胎儿,这个过程称为配子输卵管内移植。可通过腹腔镜或腹部小切口进行。目前也有人试用经子宫颈将导管置入输卵管进行配子输卵管内移植。适应证:①原因不明不育;②免疫性因素不育;③子宫内膜异位症 1 度;④仅有一侧输卵管通畅的排卵障碍,如多囊卵巢综合征(PCOS)、黄素化卵泡未破裂综合征(LUFS)等。

4.配子腹腔内移植(POST) 将精子、卵子直接注入腹腔内为配子腹腔内移植。

适应证:①女方宫颈因素或男方生育力低下;②原因不明性不育;③卵子排出困难者,送入腹腔内为精子和卵子。

5.配子宫腔内移植(GIUT) 将成熟的精子、卵子在体外经特殊处理后送入宫腔的过程,称为配子宫腔内移植。适应证:同 POST。

6.直接经腹腔内人工授精(DIPI)

7.卵子赠送 异体的卵子与接受者丈夫的精子行 IVF-ET 或 GIFT。

适应证:①卵巢无功能,卵巢早衰、性腺变性、卵巢去势及其他;②卵巢有功能,反复体外授精失败,遗传性疾病携带者。

8.代孕 即替不能怀孕的母亲"借腹生子"。美国有一个妇女,自己有了一对儿女,先替妹妹生了一个"试管婴儿",又为其他 16 个家庭借腹生子,因此被称为"超级代母"。南非一位 50岁老妇人,为女儿代生了一对龙凤胎。我国大陆首例代孕妊娠于 1996 年获得成功。

9.胚胎冻存 Trouson 于 1983 年首次报道了用冻存的胚胎做宫腔移植,获得成功。

(朱光丽)

第四节 深低温保存技术及复苏

一、胚胎的冻存及复苏

(一)定义

胚胎的冷冻保存是指采用慢速或快速降温方法将胚胎低温冷冻,然后超低温保存在—196℃液氮中。需要时采用适当的解冻复苏方法,将冷冻胚胎复温至正常生理温度,然后植入已具有胚胎接受性的子宫中发育成胎儿。

（二）适应证

1.IVF 或 ICSI 治疗周期中胚胎移植后剩余的可利用胚胎,一般为 3 级或以上卵裂期胚胎或囊胚。

2.本治疗周期母体因子宫环境不适合妊娠,可先冷冻保存胚胎暂缓植入,待适当的时机再做解冻(例如发生严重卵巢过度刺激综合征或子宫内膜不佳等)。

3.本治疗周期有发热、腹泻等全身性疾病不能移植。

4.需进行 PGD 者,可先将胚胎进行冷冻,待了解诊断结果后再决定是否移植。

5.对于有可能丧失卵巢功能的患者可选择冷冻胚胎来保存其生育能力(例如要接受化学治疗、放射线治疗或切除手术等)。

（三）常用的冷冻方法

冷冻保存胚胎的新陈代谢已经完全停止,胚胎冷冻后能否存活取决于胚胎在冷冻和复苏过程中能否适应各种物理的、生理的、生化的改变。最主要的危害来自于细胞内冰晶的形成、渗透性损伤、渗透性休克以及在降温或复温过程中出现的大幅温度变化。使用冷冻保护剂,采用适宜的冷冻和解冻操作程序可以避免冷冻时细胞遭受损伤,从而达到长期低温保存的目的。目前常用的冷冻方法主要有以下两种。

1.慢速冷冻-快速复温法　慢速冷冻快速复温法是最常用的方法。将细胞放在含有冷冻保护剂的溶液中处理,然后利用程序降温仪缓慢降温,采用人工植冰的方法使细胞充分脱水,继续降温后达到一定温度投入液氮中保存。复温时一般采用快速复温法,以加速冰晶的弥散溶解,达到防止重结晶的目的。

2.玻璃化冷冻法　玻璃化冷冻的原理是采用高浓度的冷冻保护剂组成玻璃化保存液,在低温下快速冷冻形成玻璃化状态,完全消除冰晶的形成。由于玻璃化冷冻过程中不产生细胞内冰晶,不需要充分脱水,跨膜物质浓度和渗透压差不大,所以不易产生不可逆的胞膜损伤而引起细胞死亡,所以保存效果较为理想。但室温下高浓度的冷冻保护剂对细胞毒性较大,所以除了严格筛选冷冻保护剂外,还要缩短平衡时间,降低平衡温度,提高冷却速率。复温加热过程要避免玻璃态向晶态的转变,即反玻璃化的问题。

（四）临床步骤

1.自然周期冻融胚胎移植　适用于月经周期正常、有自发排卵者。

(1)卵泡及内膜发育监测:①自然周期中预计排卵前 4～5d 监测卵泡发育,一般在月经第 12 天开始;②阴道超声监测卵泡发育,当优势卵泡直径达 1.4cm 时,每 8 小时测 1 次尿 LH 值,找到 LH 峰出现的时间;对以往排卵不良者,在优势卵泡发育至 1.7～1.8cm 时,注射 HCG 10000U,隔日行 B 超确定是否排卵,推测排卵时间。

(2)确定复苏及移植胚胎时间:根据 LH 峰出现的时间及估计的排卵时间,结合胚胎冷冻时的培养天数,确定胚胎的复苏及移植时间。取卵后 2d 冷冻的胚胎,在尿 LH 峰出现后 80～84h,即估计排卵后 48h 左右进行冷冻胚胎复苏移植。取卵后 3d 冷冻的胚胎则需再延长 24h。若是冷冻的囊胚,则在 LH 峰或注射 HCG 后第 6～7 天移植。

(3)胚胎移植:一般在胚胎复苏后培养 2~4h 行宫腔内移植。

(4)黄体期支持:在注射 HCG 当天给予黄体酮注射 20mg/d,未排卵而卵泡黄素化者,宜给予较大剂量的孕激素以补充黄体功能,注射黄体酮 40mg/d。支持黄体持续时间同新鲜胚胎移植。

2.人工周期冻融胚胎移植　有两种替代方案:垂体降调节后替代及直接替代。

(1)直接替代周期:适于闭经、自然周期无排卵或内膜薄者,尤其是卵巢功能早衰及绝经妇女。①月经周期第 1~2 天开始口服戊酸雌二醇。递增法起始量 2mg/d,并逐渐递增;或衡量法 4~6mg/d;第 10 天开始阴道 B 超监测子宫内膜发育;②子宫内膜厚度达 8~10mm,出现三线征时,当日肌内注射黄体酮 60mg,注射黄体酮 2~3d 移植冷冻胚胎,一般移植冻胚日控制在月经周期第 17~19 天;③黄体酮及外源性雌激素用至移植后 15d,测尿 HCG 或血 HCG,若确定妊娠,继续用至妊娠 3 个月。

(2)垂体降调节加替代周期:适用于内异症或 PCOS 患者,多数在月经来潮 1~3d 给单剂量长效 GnRH-a 制剂,28~30d 补充雌激素;亦可于黄体中期(即在胚胎移植前一周期第 20~22 天,或口服避孕药周期的第 17 天)给予 GnRH-a(单剂量长效 GnRH-a 制剂,或每日给予短效 GnRH-a 制剂至黄体酮注射日),无月经者可在任何时间开始。降调节满意后补充雌激素,直到 B 超内膜厚度>8mm,出现三线征,加用孕激素,2~3d 胚胎复苏并移植,雌、孕激素保持移植日剂量至确立是否妊娠,妊娠者持续至 12~13 孕周。

3.促排卵周期冻融胚胎移植　适于卵巢功能良好,但自然周期无排卵或排卵不规律者,如PCOS 患者。

(1)CC 周期:自月经第 3 天起服用 CC 50~100mg/d,连用 5d,B 超监测卵泡发育,内膜过薄者加用戊酸雌二醇 1~2mg/d,至卵泡发育至 1.8~2.0cm 时,注射 HCG 8000~10000U,隔日行 B 超确定是否排卵。

(2)CC/HMG 周期:自月经第 3~5 天起服用 CC 50~100mg/d,连用 5d,之后 B 超监测卵泡发育,无反应者加用 HMG 75~150U/d,至卵泡发育至 1.8~2.0cm 时,注射 HCG 8000~10000U,隔日行 B 超确定是否排卵。

(3)HMG 周期:自月经第 5 天起用 HMG 75~150U/d,至卵泡发育至 1.8~2.0cm 时,注射 HCG 8000~10000U,隔日行 B 超确定是否排卵。

促排卵周期胚胎复苏,移植时间的推算及黄体功能支持同自然周期移植冻融胚胎。

(五)实验室步骤

1.胚胎慢速冷冻-复苏

(1)慢速冷冻

1)冷冻试剂的准备

溶液Ⅰ:9.6mlPBS(磷酸盐缓冲液)+2.4ml SSS(20%人血清替代物)。

溶液Ⅱ:8.0ml 溶液Ⅰ+1.0ml PROH(1.5mol 丙二醇)。

溶液Ⅲ:4.5ml 溶液Ⅱ+0.154g 蔗糖(1.5mol 丙二醇/0.1mol 蔗糖)。

2)冷冻步骤

①用一次性滤器依次过滤溶液Ⅰ,Ⅱ,Ⅲ,分别加入 4 孔皿中。

②将胚胎从培养箱中取出在溶液Ⅰ中清洗 3 次。

③将胚胎移入溶液Ⅱ中,10min。

④准备冷冻程序,标记麦管。

⑤将胚胎移入溶液Ⅲ中,不超过 5min。

⑥将麦管接上注射器,并按溶液段-气段-含胚胎的溶液段-气段-溶液段装管;2cm 的冷冻液,0.5cm 长度的空气,再吸入 4cm 长度的含胚胎的冷冻液,再吸入第二个 0.5cm 长度的空气,然后吸入 1.5cm 长度的冷冻液,最后吸入空气,直到最先吸入的冷冻液抵达细管另一端的棉栓,棉栓在浸湿后会膨胀而将其封闭,然后用封口棒将其封闭。

⑦将麦管置入冷冻仪中,整个过程不超过 20min。

3)冷冻程序

①起始温度为 20℃。

②－3℃/min,从 20℃→0℃,维持 2min。

③－1℃/min,从 0℃→－6℃,维持 1min。

④－6℃植冰,继续 9min(使用液氮预冷的棉棒植冰,植冰后快速将麦管放入冷腔内)。

⑤－0.3℃/min 从－6℃→－30℃。

⑥－0.2℃/min 从－30℃→－36℃。

⑦－1℃/min 从－36℃→－80℃。

⑧冷冻结束,取出麦管,立即投入液氮中保存。

(2)胚胎慢速冷冻后复苏

1)解冻试剂的准备

溶液Ⅰ:9.6ml PBS＋2.4ml SSS(20％血清替代物)。

溶液Ⅱ:4.0ml 溶液Ⅰ＋0.5ml 丙二醇(1.5mol PROH)。

溶液Ⅳ:2.5ml 溶液Ⅱ＋0.1713g 蔗糖(1.5mol PROH/0.2mol 蔗糖)。

溶液Ⅴ:5.0ml 溶液Ⅰ＋0.3425g 蔗糖(0.2moI 蔗糖)。

溶液Ⅵ:1.0ml 溶液Ⅳ＋0.5ml 溶液Ⅴ(1.0mol PROH/0.2mol 蔗糖)。

溶液Ⅶ:0.5ml 溶液Ⅳ＋1.0ml 溶液Ⅴ(0.5mol PROH/0.2mol 蔗糖)。

待蔗糖完全溶解后,用一次性无菌过滤器过滤除菌。

2)解冻步骤

①将溶液Ⅵ,Ⅶ,Ⅴ,Ⅰ依次放入 4 孔培养皿中。

②从液氮中取出冷冻麦管,室温停留 40s。

③30℃水浴中轻轻摇动 40s。

④用无菌剪刀从气段剪断麦管,断端接上吸入一段空气的 1ml 注射器,剪断另一端,将含有胚胎的溶液吹入 30mm 培养皿中,快速找到胚胎。

⑤将胚胎移入溶液Ⅵ中,5min。

⑥移入溶液Ⅶ中,5min。

⑦溶液Ⅴ中,5min。

⑧最后移人溶液Ⅰ中,10min,缓慢将温度从室温升至 37℃(打开热台)。

⑨将胚胎移入 G1 中,6%CO$_2$,37℃培养箱内培养等待移植。

3)解冻后胚胎的评价:胚胎存活。≥50%以上卵裂球存活则认为胚胎存活(复苏后的胚胎如果有细胞溶解、不透明、细胞膜不清楚、细胞退化等现象就表明存在卵裂球损伤)。

2.胚胎玻璃化冷冻-复苏

(1)玻璃化冷冻

1)冷冻液的配制

基础液:24.0ml G-MOPS+6.0ml SSS(20%血清替代物)。

ES:10ml 基础液+0.75ml DMSO(7.5%)+0.75ml EG(7.5%)。

VS:10ml 基础液+1.5ml DMSO(15%)+1.5ml EG(15%)+1.713g 蔗糖(0.5mol)。

蔗糖彻底溶解后用 0.22μm 无菌滤器过滤再加入 DMSO(未过滤)和 EG(已过滤)。

2)冷冻程序(所有步骤在室温下)

①将胚胎放入基础液中平衡数秒。

②将胚胎移入 ES 中平衡 5min。

③将胚胎移入 VS 中 20~40s。

④装管,投入液氮中。

(2)玻璃化复苏

1)解冻试剂的准备

基础液:24.0ml G-MOPS+6.0ml SSS(20%血清替代物)。

WELL1:1ml 1.0mol 蔗糖。

WELL2:1ml 0.5mol 蔗糖。

WELL3:1ml 0.25mol 蔗糖。

WELL4:1ml 基础液。

配制好的冷冻液用 0.22μm 无菌滤器过滤后备用。

2)复苏步骤

①从液氮罐中取出所要复苏的 Cryo Top 然后迅速转移到装有液氮的小型容器中。

②4 孔皿的准备:分别按照试剂的配置,依次准备。

③将小型容器放置于靠近显微镜旁以便迅速操作以下步骤。

④在 37℃下,迅速将 CryoTop 从液氮中取出并直接投入 WELL1 中 1min,以快速解冻。

⑤在室温下,将胚胎移到 WELL2 中 5min。

⑥在室温下,将胚胎移到 WELL3 中 5min。

⑦在室温下,将胚胎移到 WELL4 中 5min。

⑧最后将胚胎转移到预先平衡过的囊胚培养液中培养。

囊胚冷冻时一般采用注射针抽吸或激光打孔法预先人工皱缩囊腔,再进行囊胚冷冻。

(六)成功率

在目前的技术条件下,胚胎冷冻复苏后的存活率一般在 65%以上,临床妊娠率在 30%以上。影响冻融胚胎移植成功率的因素主要包括:冷冻时胚胎的质量、胚胎冷冻时的发育阶段、冷冻及复苏操作技术、移植时子宫内膜的准备以及胚胎移植时间的选择等。

(七)应用前景

1.增加取卵周期的移植机会,提高 IVF 治疗效率,同时可以降低费用,最大限度利用胚胎资源:为胚胎移植失败或流产患者提供再次移植机会,而不必再进行超排卵,不但可免除打针的痛苦,也可节省不少费用。

2.可以合理限制移植胚胎数,降低多胎妊娠率:由于剩余的可利用胚胎被冷冻保存用于将来的胚胎移植,因此,新鲜周期减少移植胚胎数目更易被接受。

3.预防卵巢过度刺激综合征(OHSS)。超排卵周期出现卵巢过度刺激综合征迹象时,取消胚胎移植,将胚胎进行冷冻保存,在其后非刺激周期进行复苏胚胎的移植。为胚胎植入前遗传学诊断提供时间:对需进行胚胎种植前遗传学诊断者,可先将胚胎进行冷冻,待了解诊断结果后再决定是否移植。

4.保存生育能力。对因病情需要接受卵巢切除、放疗或化疗的病人,可在治疗前预先保存胚胎,在适当的时候,进行复苏胚胎移植。

因此,胚胎的冷冻保存是目前全世界生殖医学领域关注的焦点问题,具有深远的社会意义,广阔的临床应用前景和巨大的商业价值,随着医学的发展,社会需求量将越来越大。

二、卵子的冻存及复苏

卵子的冷冻,就是将成熟的卵母细胞通过玻璃化冷冻法或者程序化冷冻法,在冷冻保护剂的保护下,迅速将其冻存于液氮之中,以保护其细胞结构,继而使其在冻融后得到受精、发育潜能良好胚胎的方法。供卵的核心技术就是卵子冷冻技术。

(一)卵子冷冻的应用

作为生殖力保存的重要方面,卵子冷冻有诸多用途。

1.可以使未能取到精液的患者不至于取消周期。

2.随着癌症治疗方法的不断进步,恶性肿瘤的预后不断提升,卵子冷冻也为面临放化疗的罹患癌症女性保存生殖力,使之在癌症治愈后仍有生育的可能。

3.为女性提供生育保险,为卵子耗竭的卵巢早衰的患者、遗传病患者、高龄患者提供更广泛的优质卵子来源,最终建立卵子库。

(二)接受供卵的适应证

卵子的捐赠是一项涉及女性配子获得、冻存、受精等的综合性技术,主要适用于:①丧失产生卵子能力;②女方携带严重的遗传性疾病;③具有明显的影响卵子数量和质量的因素的妇女。对于有着上述 3 种情况的女性,接受赠卵几乎是自己生育后代的唯一方法。

我国明令禁止以经济利益为目的的商业化的供卵行为,在赠卵者与受卵者自愿、互盲、保密的前提下,卵子的捐赠有着其严格的指征、禁忌证、筛查、资格评估等,每位赠卵者只有在获得 20 个以上的取卵周期中,并保留至少 15 个卵子的情况下,方可捐赠自己的卵子。

(三)卵子捐赠的临床步骤

捐赠的卵子是卵子冷冻技术的主要实行对象。在临床方面,卵子捐赠主要是涉及内膜的准备方案,目前主流的内膜准备方案主要有 4 种,分别有不同的适应证:对于月经、排卵规律的患者,应采用自然周期的方案,应在月经周期的第 8～10 天行 B 超监测,待优势卵泡形成后检测尿 LH 峰,排卵后 3d 行分裂期胚胎移植;对于月经不规律或者无规律排卵的患者,可采用激素替代方案、GnRH-a 降调节＋激素替代方案或促排卵方案。应根据患者具体情况选择合适的方案。

(四)卵子冷冻方法

相比业已成熟的精子冷冻和胚胎冷冻的技术,卵子冷冻的成功率尚不能与之相媲美,但随着近几年来玻璃化冷冻和 ICSI 技术的发展,卵子冷冻技术已经得到了长足的进步,其临床妊娠率可以达到 45%。目前,卵子玻璃化冷冻因其在成功率上绝对的优势,加之其操作简便、周期短、无需昂贵仪器等的特点,已逐渐取代慢速冷冻成为了卵子冻存的主流。

区别于传统的慢速冷冻法,玻璃化冷冻是指液体转变为非晶态(玻璃态)的固化过程。它和常见的液体转变为晶体或部分结晶的固体的冻结过程不同,玻璃态固体分子间的关系和液态无明显变化。这种玻璃状态能保持其溶液状态的分子和离子分布,避免冰晶的形成。同样重要的是,玻璃化冷冻在细胞融解过程中也完全避免了冰晶形成。

(五)玻璃化冷冻实验室步骤

1.以含有 20% HAS 的 MHTF 液或者 Dulbecco 磷酸盐缓冲液作为基础液。

2.将脱离或部分脱离颗粒细胞后的卵子置于含有不同配比和浓度的冷冻保护剂(CPA)的玻璃化液中。常用的冷冻保护剂有:1,2 丙二醇(PROH)、乙二醇(EG)、二甲亚砜(DMSO)、乙酰胺、甘油、蔗糖、聚乙烯吡咯烷酮(PVP)和聚乙二醇(PEG)。

3.将数个卵子装至细胞承载器上,常用的细胞承载器包括:电子显微镜网格、开口拉细的麦管、Cryoloop,Cryotip,Cryoleaf、封闭麦管等。

4.将装有卵子的细胞承载器投入液氮中迅速降温并存于液氮罐中。

5.融解时,卵子被取出并依次放置在呈递减的浓度梯度的蔗糖溶液中,培养 2～3h 行 ICSI 授精。

(六)成功率

目前玻璃化冷冻卵母细胞的复苏率较高,而且受精率、卵裂率都比较令人满意,但是囊胚形成率却不容乐观。主要考虑玻璃化冷冻液的毒性方面的问题,这也是玻璃化冷冻目前面临的主要挑战。为了进一步提高卵裂率及囊胚形成率,需要采取低毒性的 CPA 及同时使用两种渗透性 CPA,优化 CPA 配比、逐步添加或去除 CPA 等各种尝试来降低 CPA 毒性和渗透压损伤,同时尽量缩短在高浓度 CPA 中常温下的时间。为了达到更好的玻璃化冷冻的结局,就要实现更快的降温速度以降低冷冻保护剂的毒性,为此除了应用最小体积法(MVC)而设计的各式细胞承载器外,人们还采用了固体表面玻璃化冷冻法(SSV)和应用液氮和固体氮的"泥雪"样混合物的降温方法,来提高降温速度,皆取得了良好的效果。

(七)应用前景

卵子捐赠技术是某些产生健康卵子障碍的妇女的福音,为了使这项技术大范围推广,建立人类卵子库,这就寄希望于它的关键技术——卵子冷冻技术的不断完善。据估计,通过卵子冷冻技术,全世界范围内已出生 1000 余名婴儿(数据未发表),在如意大利等某些法律明令禁止胚胎冷冻的国家,已经相当普及。随着技术的进步,卵子冷冻技术必将造福更多的不孕家庭。

三、精子的冻存及复苏

自 1953 年 Sherman 等首次使用冻存精液复苏行人工授精成功获得妊娠后,精子冷冻保存技术逐渐开始在辅助生殖领域得到广泛应用。目前精子冷冻技术主要用于①建立人类精子库,为无精症患者提供生育可能;②作为一种生育力储备形式,为有特殊职业或要接受放、化疗治疗等可能损伤生育力的人群提供生殖保险;③避免部分致病基因的遗传,实现优生优育。

(一)精子冷冻的原理

精子冷冻过程主要包括 5 个时期:冷休克期、潜热扩散期、冰晶形成期、再结冰晶期、储存期。其中第 3 阶段和第 4 阶段可直接影响冷冻复苏的成功率。精子内水分约占 90%,冷冻过程中冰晶的形成可破坏细胞的超微结构,引起类脂蛋白变性,改变细胞内外渗透压导致"溶质效应"。因此,减少冰晶形成是减轻细胞损伤,提高成功率的关键。其主要策略是:①快速度过冰晶形成的冻害温度区(-5℃~-80℃);②应用冷冻保护剂对精子进行脱水,减少细胞内冰晶的形成。

冷冻保护剂可分为渗透性和非渗透性两种,目前应用较广泛的是甘油-卵黄-枸橼酸复合剂(GYC),其中甘油占 14%,卵黄占 20%,其余为葡萄糖(5%浓度)和枸橼酸钠(2.9%浓度)混合液。研究证实,冷冻保护剂可以最大程度地保护精子功能和结构的完整性。

(二)精子冷冻及贮存方法

根据降温过程的差异精子冷冻可分为快速冷冻和慢速冷冻。慢速冷冻可以减少"冷休克"损伤,并以一定速率度过冻害温度区,避免了温度下降过快导致的大量冰晶形成,因而受到研究者们的重视。目前常用的冷冻方法主要有液氮蒸气法和程序冷冻法。前者具有经济、简单、快捷的优点,但易受环境和人为因素影响。近年来,随着程序冷冻仪的推广,程序冷冻法逐渐得到广泛应用。该方法主要通过 3 个阶段的降温,使精液降至-80℃,再投入液氮保存。程序冷冻法稳定性高,但耗时较长且液氮消耗量较大。

(三)适应证

1.供精者精子冷冻　供精者需符合《人类精子库技术规范》的要求,原则为健康状况良好,无遗传异常,精液质量符合卫生部规范要求。

2.自存精子冷冻

(1)需接受放疗、化疗的肿瘤患者。

(2)辅助生殖治疗需要,如取精困难、两地分居造成取卵日男方无法到场等。

(3)患有生殖系统疾病,如不射精、严重少精症、梗阻性无精子症等。

(4)绝育手术前,保存生育力。

(5)从事高危职业,规避未来生育风险。

（四）禁忌证

1.患有精神疾病。

2.遗传病患者或遗传病家族史阳性者。

3.患有性传播疾病、传染病及病原携带者。

4.长期接触放射线或毒性物质。

（五）实验室步骤

1.精液采集　室温下采集精液，置 37℃ 液化 10～30min。

2.镜检　待充分液化后，于超净工作台上取样镜检，标准参考 WHO 标准，记录镜检结果、冷冻日期等信息。

3.冷冻保护剂　取预先平衡至室温的冷冻保护剂，将精液与保护剂以一定配比充分混匀。一般体积比可选择 3∶1 或 1∶1。有研究证实前者冷冻复苏后效果更好。

4.分装精液　将上述混匀后液体分装至冷冻管内并分别做好标记。

5.程序冷冻法　将第 4 步中标记好的冷冻管放进设定好的程序冷冻仪中，待降温过程完成后取出冷冻管，置于标记好的布袋内，投入液氮中冻存。降温过程一般为：第一阶段以 −1℃ 1min 的速率从室温降至 0℃；第二阶段以 −5～−7℃/min 的速率从 0℃ 降至 −30℃；第三阶段以 −10℃/min 的速率从 −30℃ 降至 −100℃。降温速率及每一阶段的目标温度可以根据临床工作实际进行调整，选择复苏成功率最高的条件。

6.液氮蒸气冷冻法　将第 4 步中标记好的冷冻管在 4℃ 平衡 15min 后，放入标记好的布袋内，置于液氮蒸气 −80℃ 处 15min，投入液氮冻存。

7.复苏　仔细核对标本编号和记录，正确选择标本；准确并迅速取出标本，置于 37℃ 恒温水浴箱内 10min。

精子冷冻是辅助生殖技术中一项重要内容，对于保证 IVF 和 ICSI 等操作的顺利进行有重要意义。虽然该技术现已广泛应用于临床，但对于如何进一步减少低温对精子结构和功能的影响还需更深入地探索。

（朱光丽）

第五节　多胎妊娠减灭术

一、妊娠早期多胎妊娠减灭术

多胎妊娠减胎术是为了改善多胎妊娠结局，用人为方法减灭 1 个或多个胚胎，使保留的 1～2 个胎儿能顺利妊娠分娩的一项技术。随着促排卵药物的普遍应用和辅助生育技术的开展，多胎妊娠率相应增加。多胎孕妇在妊娠期和分娩时往往出现多种并发症，严重威胁母婴安全。多胎妊娠是辅助生育技术不可避免的并发症，为了有效而安全地控制胚胎和分娩数目，提高存活儿的成熟与质量，减少多胎妊娠对母婴的损害，实施多胎妊娠选择性减胎术非常必要。

（一）减胎的时机

妊娠 7 周至妊娠晚期均可行减胎术,选择原则以早、中期为佳。根据所适合的减胎方法的不同,减胎时机可分为早期(7～12 周)和中晚期(15 周以后)。

（二）早期减胎的优点

妊娠早期经阴道减胎手术操作相对简单,历时短,并发症少,安全性高,在心理及伦理方面,可能更易为患者所接受。

胎儿自然减灭是指在多胎妊娠的早期,其中一个胚胎由于流产而丧失。在 3 个月内的早期流产率大约为 15%,多胎也不例外。大约有 15% 的情况,会出现 9 周前的超声还显示有两个妊娠囊和两个胎儿,然而 12 周后的超声复诊却发现只剩下一个。因此,在减胎时机的选择上因人而异,尤其有胚胎停育病史的患者,建议选择晚期减胎。晚期经腹部减胎多用于妊娠中晚期,适用于早期妊娠漏诊的多胎妊娠、操作时需向胎儿心脏内注射氯化钾或其他药物以杀死胎儿,其缺点为穿刺针尖活动方向不容易掌握、操作费时、胎心有复跳可能、可渗透至拟保留胚胎、胚胎组织吸收过程中可能会产生弥散性血管内凝血。

（三）妊娠早期多胎妊娠减灭的方式

减胎术具有较长的历史,首例胚胎减灭术是 1978 年瑞典报道的,为一位双胎妊娠其中一胎患 Honters 综合征的孕妇进行经腹选择性胚胎减灭术并获成功。近 10 年来该技术已有了许多改进。其方式包括:①机械性破坏术,即用穿刺针进入胎儿原始心管搏动区,反复转动穿刺针或采用机械绞杀胎体直至心搏消失;②行心脏穿刺注药使被减胎儿心脏停搏,注射药物有 KCl;③单纯胚胎抽吸等。

机械破坏法对宫腔操作多,残留坏死组织较多,术后流产概率较高;KCl 注射并不能严格限于胎儿心脏,部分弥散至邻近羊膜囊;胚芽抽吸术,穿刺针接近或进入胚胎处,对胚芽进行抽吸。

（四）阴道 B 超引导下单纯胚胎抽吸减胎术

1. 经阴道 B 超引导下胚芽抽吸术的优点　阴道 B 超探头可贴近子宫,使分辨率提高,穿刺距离缩短,定位精确,准确率提高,特别是胚胎暴露于超声下的时间极短,不需对胚胎反复穿刺,对宫内保留胎儿机械刺激较小,术后残留的胎儿组织较少,发生凝血功能改变可能性亦较低。经阴道 B 超引导下胚芽抽吸术使用的仪器设备简单,技术操作容易,不需任何药物注射,简化了手术操作程序,对母体及剩余胚胎无影响,是一种极好的早期多胎妊娠减胎术。

2. 经阴道 B 超引导下胚芽抽吸术的方法　术前酌情使用抗生素、镇静药或黄体酮,排空膀胱,取截石位,聚维酮碘消毒外阴、阴道,擦净残液,在阴道 B 超的探头外罩无菌橡胶套(或避孕套),安置穿刺架,选择穿刺的妊娠囊。选择标准为:①距离最短,利于操作的妊娠囊;②发育差的妊娠囊(胚芽小,胚芽与妊娠囊发育不成比例、轮廓较模糊的妊娠囊);③优先减灭单妊娠囊双胎,保留单妊娠囊单胎;④靠宫颈的妊娠囊。将胎心搏动最明显处调至穿刺线上,一手固定探头,另一手将穿刺针通过穿刺架的针孔,将穿刺针经阴道宫壁对准目标妊娠囊内胚芽进针,刺入胚芽心管搏动处,维持负压吸力为 30kPa(400mmHg),抽吸胚芽,B 超下动态观察,见胚芽吸入穿刺针管,而残留妊娠囊内胚胎变形或消失,证实减胎成功,退出穿刺针。需连续减灭第2个胚胎者,则穿刺针退出妊娠囊,不退出子宫壁,同法穿刺减灭其他胚胎,穿刺结束后,检查穿刺点有无活动性出血,并再次B超检查确定已被穿刺减灭的胚胎胎心搏动消失,而保留的胚胎胎囊完整、胎心搏动正常。术后嘱患者卧床休息,予黄体支持,严密观察体温、腹痛及阴道出血情况,术后第1日、第7日复查B超,观察被减灭胚胎有无胎心复跳,胚胎消失情况,保留的胚胎胎心搏动及生长发育情况。按期产检,不适随诊。一次减成双胎困难者,可分2次手术,减少超声暴露时间。

多胎妊娠减胎术后,流产率随妊娠胎数的增多而增加。需减灭胚胎数越多,穿刺针进入宫腔的次数也越多,花费时间越长,手术越困难,感染机会也相应增多,流产率也必然升高。这提醒我们要减少多胎妊娠带来的不良后果,还需从源头上控制多胎妊娠的发生,在今后的发展中,应严格掌握促排卵药物的应用指征,尽量减少多胎妊娠的发生,开展辅助生殖技术时,严格控制移植胚胎数目。目前,为了降低多胎的发生率,人们已经把焦点从如何获得较多数量的卵子转移到如何获得较好质量的卵子,目的是提高胚胎质量,实施选择性单胚胎移植,降低多胎妊娠的风险。对于胚胎质量好的年轻妇女,可以选择进行单胚胎移植。建议对应用促排卵药或通过各种辅助生殖技术妊娠的妇女及早行B超检查,及时发现多胎妊娠并接受多胎妊娠减胎术。

总之,只要术前、术后处理得当,预防性应用抗生素,控制先兆流产和阴道炎,防止术前、术后出血,见到胎心后施行减胎手术越早越好。术中尽可能减少穿刺进针次数,缩短时间,不要吸出胚囊内羊水,术后指导患者注意卫生,预防上行感染。经阴道B超下早期多胎妊娠胚胎减灭术是一种安全性较高,患者痛苦少,切实可行的减胎方法。

二、妊娠中、晚期多胎妊娠减灭术

妊娠中、晚期多胎妊娠减灭术是指在妊娠12～33周,经腹穿刺后应用物理或化学方法选择性减灭胚胎。方法主要包括胎儿心脏或胸腔内注射KCl,脐带内注射KCl,心脏电凝、脐带结扎等。妊娠中晚期减胎术主要应用于产前诊断已确诊有胚胎异常的妊娠女性,其中妊娠中期选择性减胎较常见。

(一)适应证
主要针对有两个以上绒毛膜的多胎,尤其适用于产前诊断已确诊胚胎中有存在异常者。

(二)禁忌证
存在生殖泌尿系统及其他系统急性感染时禁行减胎术。

(三)减胎方法
目前临床上多采用经腹穿刺胎儿心脏后注射KCl,利用KCl的心脏毒性达到减灭的目的。脐静脉穿刺用药量较心脏穿刺少,因而可减少对剩余胚胎的毒性反应,但该方法对手术医生要求较高,操作时间长,且穿刺针有移位的危险,因此,其应用受到限制。物理方法可避免注射药物对其他胎儿产生的不良影响,对于心脏热凝、单极电凝胎儿胸腹部血管、双极电凝脐带等方法均有报道,但应用不如化学方法广泛。

(四)临床步骤

1.术前准备　器械、设备、用品同妊娠早期多胎妊娠减灭术。

2.镇静、麻醉　可采用局部麻醉或静脉麻醉,也可不麻醉。严格注意麻醉安全,密切监测患者的生命体征。

3.手术步骤

(1)体位:患者取平卧位。

(2)消毒:常规下腹部手术野消毒。

(3)超声确认拟减灭的胚胎,用直径 20~22G 的穿刺针在超声引导下逐层刺入腹壁、子宫壁、妊娠囊。对准胎心尽可能垂直胸腔进针。刺入胎心搏动处后回抽无血液或仅有少量血液,证实已刺入心脏。之后缓慢注入 10%~12%的 KCl 1~2ml。至胎儿心跳停止,撤出穿刺针观察 30s,确认胎心搏动消失。再观察 5~10min,如未恢复搏动证明减胎成功。如恢复搏动则以同法再次减灭。随孕龄的增加,所需注射的 KCl 量也增多。减胎后要再次超声检查剩余胚胎情况。

(4)减胎操作完毕后确认穿刺点有无活动性出血,如有出血可压迫止血。

4.术后处理

(1)卧床休息,观察有无腹痛及阴道出血,注意阴道分泌物情况;保证大便通畅;禁性生活。

(2)保持外阴清洁,可每日外用 0.2%聚维酮碘擦拭。

(3)预防性应用抗生素和孕激素。抗生素多选择青霉素 800 万 U 或头孢噻肟钠 4.0g 静脉注射,1/d。孕激素多选择黄体酮肌内注射,80mg/d,持续用药 2~3 周。

(4)术后第 1 天及术后第 7 天需复查 B 超确认减胎成功以及剩余胚胎情况。如发现穿刺的妊娠囊内仍有正常频率的胎心搏动证明减胎失败,需再次手术。

5.随访　术后定期随访,随访内容主要包括感染指标、妊娠囊吸收情况等。

(五)注意事项

1.选择需减灭胚胎的原则。①优先减灭产前诊断确诊有异常的胚胎;②优先减灭靠近腹壁,最易于操作的胚胎;③对于 3 胎及 3 胎以上妊娠时,如有单妊娠囊双胎,优先减灭单妊娠囊双胎,并且如对单妊娠囊双胎进行操作时,两个胚胎均不建议保留;④避免减灭靠近子宫下段的胚胎。

2.如一次减胎失败需行二次手术时,要保证仍穿刺原来进行减灭操作的胎儿。

3.减胎术目的为保留 1~2 个胎儿,一次减灭的胎儿数一般不要超过 2 个。如为高序多胎时需进行多次手术。

4.中、晚期多胎妊娠胎体较大,行减灭术后母体吸收的物质较多,因此,在随访及分娩时需注意是否有凝血功能的异常,第三产程中需注意是否有压迹或纸样儿的存在。

5.预防感染。流产是减胎术最严重的并发症,其主要原因就是感染。预防感染主要应注意①术中要严格执行无菌操作;②术后需注意清洁并禁性生活;③预防性应用抗生素;④随访时,密切注意感染指标的变化。C 反应蛋白是判断术后感染的良好指标,当发生绒毛膜羊膜炎时,C 反应蛋白在子宫敏感、发热和白细胞升高前就已出现。

6.部分患者在减胎术后可出现胎膜早破或子宫收缩等表现,其发生率随胚胎数目的增多而增加。研究证实,早期阴道流水并不影响流产率和新生儿存活率,因此,如果出现上述情况应嘱患者入院休息,如排除感染可继续妊娠,不必应用抗生素。不过如果有感染征象,建议终止妊娠。

多胎妊娠严重影响了孕妇健康妊娠及分娩的成功率,增加患者及其家庭心理和经济负担。其原因主要为医源性,虽然胚胎减灭术可以从医疗角度进行补救,但减少多胎妊娠的发生率,其重点还在于预防。

（朱光丽）

第六节　有关辅助生育的伦理及法律法规

一、生殖技术中医务人员的伦理道德问题

由于不育症患者、社会人群对人工授精认识不足或存有偏见,也为了避免在实际中不规范的应用甚至滥用,对此医务人员应遵循以下道德规范。

1.掌握供精人工授精的适应证

(1)不可治愈的男性不育症,如无精症、死精症、畸形精子症而治疗无效者;严重少精症应用 IVF-ET、ICSI 治疗失败者。

(2)男方携有不良遗传基因,如精神分裂症及癫痫、各种严重遗传性疾病。

(3)绝育术后,因其独生子女不幸夭折,或其他原因需恢复生育力而未能成功者。

(4)夫妇间 ABO 血型或 Rh 血型不合,经治疗无法正常生育的夫妇。

2.尊重受术者意愿,签署文字契约　包括两个方面,一方面是尊重供精者意愿,必须在供精者知情同意的条件下,尤其要确认已婚捐精者确已取得妻子的理解和同意,做出与人工授精出生儿与供精者不存在法律上父子关系的承诺,并完全是自愿的行为;坚决禁止用欺骗强制的方法获取精液。另一方面是尊重授精者夫妇的意愿,人工授精尤其是供精人工授精必须在夫妻双方同意的情况下进行。

医务人员应充分了解夫妇双方间的感情基础是否稳定和夫妇俩对采用人工授精治疗的真实意愿、态度和自信心,帮助他们充分了解供精人工授精的有关过程、各种关系,权利和义务、技术方面可能出现的问题等信息,使他们对人工授精有一比较客观、全面和正确的认识。生儿育女是夫妻双方共同的愿望,也是夫妻共同的责任,是否采用人工授精应由夫妻共同商定。另外,如女方无生育方面问题,供精人工授精成功率 60%~80%,这和正常受孕率大致一样,也有出生缺陷儿的可能。在做出同意的决定后,应签署书面契约,并经法律公证具有法律效力。契约至少应包括:①要求人工授精的理由;②放弃了解供者有关情况的权利;③承担对所生子女的义务和责任;④解除医师对授精者怀孕期间、分娩过程的意外以及出生先天性缺陷儿的道德责任。

3.保密与互盲原则　在社会上人们对人工授精的道德是非认识不完全一致的情况下,为

了维护供精者与授精者的正当权益,除了要加强道德宣传、澄清道德是非外,还必须坚持保密与互盲原则。供精者与实施医师,供精者与接受捐精者,供精者与人工授精所生育的子代相互间应保持互盲,这对健康有序地开展人工授精,减少不必要的医疗法律纠纷,保护当事人各方的权利是至关重要的。

实施人工授精的医院和医师必须在特定时间和范围内,为要求保密的授精者,恪守秘密,尤其不向社会亲友透露授精事实,同时也需要为后代保密。负责管理精子库医务人员或收集精子的医务人员要为供精者保守秘密,永不透露他们的姓名,包括不向实施医师透露。授精者与孩子之间在目前仍以保密为原则,这里的一个难题是如何保护成年后的人工授精儿要求了解自身生殖以及有关信息的权利。在考虑一方权利的同时,必须顾及维护供精者的隐私权。供精者与后代间的主要信息应是相对长时间互盲的。至少,在目前来看,可考虑人工授精儿成年后可通过法律了解有限的相关信息,包括证实其母亲曾接受过人工授精、供精者的身体状况、年龄等常规信息。其他信息如供精者姓名、住址、单位概不泄漏。总之,互盲与保密是人工授精必须坚持的原则,只有这样才能避免可能出现的不利于夫妻感情,不利于孩子身心健康,不利于稳固家庭的因素。

4.生殖健康问题 人工授精的目的不只是解决不育夫妇的生育问题,还应该考虑到优生优育问题,尽量避免生殖健康问题的发生,从总体上要注意避免人工授精开展对我国人口素质可能带来的一些负面影响。因此,从总体上要加强对人工授精治疗的管理。在治疗方面注意操作要严格规范,不断提高人工授精的技术。此外,在供精人工授精方面一个非常重要的问题是,必须选择合适的供精者,以保证精子质量,对供精者进行详细健康方面的询问和严格的体格检查。具体要求:①供精者发育正常,智力、体力条件较好;②没有遗传性疾病及家族史;③供精者身心健康;④精液中精子的质量和数量正常。另外,人工授精提倡用精子库冷冻精液,防止各种传染病及性传播疾病的传播。严格控制供精者的供精次数,一般不超过3~5对怀孕生育,并尽量跨地区治疗。对人工授精所生婴儿在严格保密的情况下,应保留相关原始的人工授精治疗的档案资料,利于科学管理,防止近亲结婚的悲剧发生,人工授精的应用首先必须考虑的问题是后代生命的质量。

另外,人工授精治疗过程要防止并发症的发生,对已受孕的妇女做好围产期保健,及时进行产前检查。有的患者夫妇在人工授精治疗受孕后,考虑保密问题有意回避去医院。

5.继续观察和检查 人工授精是当今医学发展的进步,供精人工授精是部分不孕不育夫妇实现生育梦的途径。传统的亲子观念是开展供精人工授精的最大阻力,也是导致人们对供精人工授精产生道德混乱的根源。因此,必须改变人们的道德观念,促进人们对人工授精的科学认识和道德认识。随着社会的进步,人们会以新的角度来审视供精人工授精问题,改变对供精人工授精片面的看法,用宽容的态度来关注不育夫妇对繁殖后代的祈求,用以平常的心理状态接受这一辅助生殖方法。

6.措施

(1)防止精子商品化。中国卫生部发布的《人类精子库管理办法》指出:"任何单位和个人不得以营利为目的进行精子的采集与提供活动"。

(2)为确保精子质量,卫生部《人类精子库管理办法》做出了严格规定,严格体检制度和筛选,献精者要求 22～45 岁,体检合格,智力正常。

(3)为确保秘密,严格执行"多盲"原则。卫生部《人类精子库管理办法》要求:人类精子库应当建立供精者档案,对供精者的详细资料和精子使用情况进行计算机管理并永久保存;人类精子库应当为供精者和授精者保密,未经供精者和授精者同意不得泄漏有关信息。

(4)为了避免 AID 后代存在的"血亲通婚",卫生部《人类精子库管理办法》要求:供精者只能在一个人类精子库中供精,一个供精者的精子最多只能提供给 5 名妇女受孕。同一供精者的精液应该分散在不同地区使用。

二、体外授精对医务人员的道德要求

1.为人类发展和进步　科学发展必须顺应社会的发展方向,尤其是为人类再生产服务的生殖技术和提高人口素质服务,这是从事生殖技术医务人员首要的道德责任。

2.符合计划生育政策　医务人员应用体外授精-胚胎移植技术时,要严格掌握适应证;要有完备的具有法律效应的手续,以及计划生育管理部门出具的证明和准生证。

3.服务对象知情同意　医务人员应尊重不育或不宜生育夫妇利用体外授精-胚胎移植技术生育孩子的权利。同时,在实施前应向夫妇双方提供详细的咨询意见,提醒他们该项技术的局限性。在夫妇双方正式以书面形式表示同意的情况下方可实施。

4.严格保密和互盲　保密与互盲是维护受者、供者及其后代利益的重要原则。

5.保证质量和手术安全　主要是保证精、卵质量。一般来说,对供精者、卵者的身高、体型、智力要按标准严格选择。同时,要进行遗传咨询、核型检验、血型测定等一系列常规检查。在实施该项技术前,要对受者进行全面体检,手术中要保证安全,力求提高受孕率;对受孕后的妇女要做好产前诊断和围产期保健。

三、人类辅助生殖技术管理办法

第一章　总则

第一条　为保证人类辅助生殖技术安全、有效和健康发展,规范人类辅助生殖技术的应用和管理,保障人民健康,制定本办法。

第二条　本办法适用于开展人类辅助生殖技术的各类医疗机构。

第三条　人类辅助生殖技术的应用应当在医疗机构中进行,以医疗为目的,并符合国家计划生育政策、伦理原则和有关法律规定。

禁止以任何形式买卖配子、合子、胚胎。医疗机构和医务人员不得实施任何形式的代孕技术。

第四条　卫生部主管全国人类辅助生殖技术应用的监督管理工作。县级以上地方人民政府卫生行政部门负责本行政区域内人类辅助生殖技术的日常监督管理。

第二章　审批

第五条　卫生部根据区域卫生规划、医疗需求和技术条件等实际情况,制订人类辅助生殖技术应用规划。

第六条　申请开展人类辅助生殖技术的医疗机构应当符合下列条件：

（一）具有与开展技术相适应的卫生专业技术人员和其他专业技术人员。

（二）具有与开展技术相适应的技术和设备。

（三）设有医学伦理委员会。

（四）符合卫生部制定的《人类辅助生殖技术规范》的要求。

第七条　申请开展人类辅助生殖技术的医疗机构应当向所在地省、自治区、直辖市人民政府卫生行政部门提交下列文件：

（一）可行性报告。

（二）医疗机构基本情况（包括床位数、科室设置情况、人员情况、设备和技术条件情况等）。

（三）拟开展的人类辅助生殖技术的业务项目和技术条件、设备条件、技术人员配备情况。

（四）开展人类辅助生殖技术的规章制度。

（五）省级以上卫生行政部门规定提交的其他材料。

第八条　申请开展丈夫精液人工授精技术的医疗机构，由省、自治区、直辖市人民政府卫生行政部门审查批准。省、自治区、直辖市人民政府卫生行政部门收到前条规定的材料后，可组织有关专家进行论证，并在收到专家论证报告后30个工作日内进行审核，审核同意的，发给批准证书；审核不同意的，书面通知申请单位。

对申请开展供精人工授精和体外授精-胚胎移植技术及其衍生技术的医疗机构，由省、自治区、直辖市人民政府卫生行政部门提出初审意见，卫生部审批。

第九条　卫生部收到省、自治区、直辖市人民政府卫生行政部门的初审意见和材料后，聘请有关专家进行论证，并在收到专家论证报告后45个工作日内进行审核，审核同意的，发给批准证书；审核不同意的，书面通知申请单位。

第十条　批准开展人类辅助生殖技术的医疗机构应当按照《医疗机构管理条例》的有关规定，持省、自治区、直辖市人民政府卫生行政部门或者卫生部的批准证书到核发其医疗机构执业许可证的卫生行政部门办理变更登记手续。

第十一条　人类辅助生殖技术批准证书每2年校验1次，校验由原审批机关办理。校验合格的，可继续开展人类辅助生殖技术；校验不合格的，收回其批准证书。

第三章　实施

第十二条　人类辅助生殖技术必须在经过批准并进行登记的医疗机构中实施。未经卫生行政部门批准，任何单位和个人不得实施人类辅助生殖技术。

第十三条　实施人类辅助生殖技术应当符合卫生部制定的《人类辅助生殖技术规范》的规定。

第十四条　实施人类辅助生殖技术应当遵循知情同意原则，并签署知情同意书。涉及伦理问题的，应当提交医学伦理委员会讨论。

第十五条　实施供精人工授精和体外授精-胚胎移植技术及其各种衍生技术的医疗机构应当与卫生部批准的人类精子库签订供精协议。严禁私自采精。

医疗机构在实施人类辅助生殖技术时应当索取精子检验合格证明。

第十六条　实施人类辅助生殖技术的医疗机构应当为当事人保密,不得泄漏有关信息。

第十七条　实施人类辅助生殖技术的医疗机构不得进行性别选择。法律法规另有规定的除外。

第十八条　实施人类辅助生殖技术的医疗机构应当建立健全技术档案管理制度。

供精人工授精医疗行为方面的医疗技术档案和法律文书应当永久保存。

第十九条　实施人类辅助生殖技术的医疗机构应当对实施人类辅助生殖技术的人员进行医学业务和伦理学知识的培训。

第二十条　卫生部指定卫生技术评估机构对开展人类辅助生殖技术的医疗机构进行技术质量监测和定期评估。技术评估的主要内容为人类辅助生殖技术的安全性、有效性、经济性和社会影响。监测结果和技术评估报告报医疗机构所在地的省、自治区、直辖市人民政府卫生行政部门和卫生部备案。

第四章　处罚

第二十一条　违反本办法规定,未经批准擅自开展人类辅助生殖技术的非医疗机构,按照《医疗机构管理条例》第四十四条规定处罚;对有上述违法行为的医疗机构,按照《医疗机构管理条例》第四十七条和《医疗机构管理条例实施细则》第八十条的规定处罚。

第二十二条　开展人类辅助生殖技术的医疗机构违反本办法,有下列行为之一的,由省、自治区、直辖市人民政府卫生行政部门给予警告、3万元以下罚款,并给予有关责任人行政处分;构成犯罪的,依法追究刑事责任:

(一)买卖配子、合子、胚胎的。

(二)实施代孕技术的。

(三)使用不具有《人类精子库批准证书》机构提供的精子的。

(四)擅自进行性别选择的。

(五)实施人类辅助生殖技术档案不健全的。

(六)经指定技术评估机构检查技术质量不合格的。

(七)其他违反本办法规定的行为。

第五章　附则

第二十三条　本办法颁布前已经开展人类辅助生殖技术的医疗机构,在本办法颁布后3个月内向所在地省、自治区、直辖市人民政府卫生行政部门提出申请,省、自治区、直辖市人民政府卫生行政部门和卫生部按照本办法审查,审查同意的,发给批准证书;审查不同意的,不得再开展人类辅助生殖技术服务。

第二十四条　本办法所称人类辅助生殖技术是指运用医学技术和方法对配子、合子、胚胎进行人工操作,以达到受孕目的的技术,分为人工授精和体外授精-胚胎移植技术及其各种衍生技术。

人工授精是指用人工方式将精液注入女性体内以取代性交途径使其妊娠的一种方法。根据精液来源不同,分为丈夫精液人工授精和供精人工授精。体外授精-胚胎移植技术及其各种衍生技术是指从女性体内取出卵子,在器皿内培养后,加入经技术处理的精子,待卵子授精后,继续培养,到形成早期胚胎时,再转移到子宫内着床,发育成胎儿直至分娩的技术。

第二十五条　本办法自 2001 年 8 月 1 日起实施。

四、人类精子库管理办法

第一章　总则

第一条　为了规范人类精子库管理,保证人类辅助生殖技术安全、有效应用和健康发展,保障人民健康,制定本办法。

第二条　本办法所称人类精子库是指以治疗不育症以及预防遗传病等为目的,利用超低温冷冻技术,采集、检测、保存和提供精子的机构。人类精子库必须设置在医疗机构内。

第三条　精子的采集和提供应当遵守当事人自愿和符合社会伦理原则。任何单位和个人不得以营利为目的进行精子的采集与提供活动。

第四条　卫生部主管全国人类精子库的监督管理工作。县级以上地方人民政府卫生行政部门负责本行政区域内人类精子库的日常监督管理。

第二章　审批

第五条　卫生部根据我国卫生资源、对供精的需求、精子的来源,技术条件等实际情况,制订人类精子库设置规划。

第六条　设置人类精子库应当经卫生部批准。

第七条　申请设置人类精子库的医疗机构应当符合下列条件:

(一)具有医疗机构执业许可证。

(二)设有医学伦理委员会。

(三)具有与采集、检测、保存和提供精子相适应的卫生专业技术人员。

(四)具有与采集、检测、保存和提供精子相适应的技术和仪器设备。

(五)具有对供精者进行筛查的技术能力。

(六)应当符合卫生部制定的《人类精干库基本标准》。

第八条申请设置人类精子库的医疗机构应当向所在地省、自治区、直辖市人民政府卫生行政部门提交下列资料:

(一)设置人类精子库可行性报告。

(二)医疗机构基本情况。

(三)拟设置人类精子库的建筑设计平面图。

(四)拟设置人类精子库将开展的技术业务范围、技术设备条件、技术人员配备情况和组织结构。

(五)人类精子库的规章制度、技术操作手册等。

(六)省级以上卫生行政部门规定的其他材料。

第九条　省、自治区、直辖市人民政府卫生行政部门收到前条规定的材料后,提出初步意见,报卫生部审批。

第十条　卫生部收到省、自治区、直辖市人民政府卫生行政部门的初步意见和材料后,聘请有关专家进行论证,并在收到专家论证报告后 45 个工作日内进行审核,审核同意的,发给人类精子库批准证书;审核不同意的,书面通知申请单位。

第十一条 批准设置人类精子库的医疗机构应当按照《医疗机构管理条例》的有关规定，持卫生部的批准证书到核发其医疗机构执业许可证的卫生行政部门办理变更登记手续。

第十二条 人类精子库批准证书每 2 年校验 1 次。校验合格的，可继续开展人类精子库工作；校验不合格的，收回人类精子库批准证书。

第三章 精子采集与提供

第十三条 精子的采集与提供应当在经过批准的人类精子库中进行。未经批准，任何单位和个人不得从事精子的采集与提供活动。

第十四条 精子的采集与提供应当严格遵守卫生部制定的《人类精子库技术规范》和各项技术操作规程。

第十五条 供精者应当是年龄在 22～45 周岁之间的健康男性。

第十六条 人类精子库应当对供精者进行健康检查和严格筛选，不得采集有下列情况之一人员的精液：

（一）遗传病家族史或者患遗传性疾病。

（二）精神病患者。

（三）传染病患者或者病源携带者。

（四）长期接触放射线和有害物质者。

（五）精液检查不合格者。

（六）其他严重器质性疾病患者。

第十七条 人类精子库工作人员应当向供精者说明精子的用途、保存方式以及可能带来的社会伦理等问题。人类精子库应当和供精者签署知情同意书。

第十八条 供精者只能在一个人类精子库中供精。

第十九条 精子库采集精子后，应当进行检验和筛查。精子冷冻 6 个月后，经过复检合格，方可向经卫生行政部门批准开展人类辅助生殖技术的医疗机构提供，并向医疗机构提交检验结果。未经检验或检验不合格的，不得向医疗机构提供。

严禁精子库向医疗机构提供新鲜精子。

严禁精子库向未经批准开展人类辅助生殖技术的医疗机构提供精子。

第二十条 一个供精者的精子最多只能提供给 5 名妇女受孕。

第二十一条 人类精子库应当建立供精者档案，对供精者的详细资料和精子使用情况进行计算机管理并永久保存。

人类精子库应当为供精者和授精者保密，未经供精者和授精者同意不得泄漏有关信息。

第二十二条 卫生部指定卫生技术评估机构，对人类精子库进行技术质量监测和定期检查。监测结果和检查报告报人类精子库所在地的省、自治区、直辖市人民政府卫生行政部门和卫生部备案。

第四章 处罚

第二十三条 违反本办法规定，未经批准擅自设置人类精子库，采集、提供精子的非医疗机构，按照《医疗机构管理条例》第四十四条的规定处罚；对有上述违法行为的医疗机构，按照《医疗机构管理条例》第四十七条和《医疗机构管理条例实施细则》第八十条的规定处罚。

第二十四　条设置人类精子库的医疗机构违反本办法,有下列行为之一的,省、自治区、直辖市人民政府卫生行政部门给予警告、一万元以下罚款,并给予有关责任人员行政处分;构成犯罪的,依法追究刑事责任:

(一)采集精液前,未按规定对供精者进行健康检查的。

(二)向医疗机构提供未经检验的精子的。

(三)向不具有人类辅助生殖技术批准证书的机构提供精子。

(四)供精者档案不健全的。

(五)经评估机构检查质量不合格的。

(六)其他违反本办法规定的行为。

第五章　附则

第二十五条　本办法颁布前已经设置人类精子库的医疗机构,在本办法颁布后 3 个月内向所在地省、自治区、直辖市人民政府卫生行政部门提出申请,省、自治区、直辖市人民政府卫生行政部门和卫生部按照本办法审查,审查同意的,发给人类精子库批准证书;审查不同意的,不得再设置人类精子库。

第二十六条　本办法自 2001 年 8 月 1 日起实施。

(朱光丽)

第五篇　妇产科手术

第三十一章　妇科诊断技术

第一节　妇科检查

妇科检查是妇产科的一种基本检查方法,是正确诊断妇科疾病的重要手段,包括腹部检查、外阴阴道检查、双合诊、三合诊及肛腹诊。通过视诊和触诊了解女性内生殖器、外生殖器的情况。

(一)检查前注意事项

1.详细了解病情,对初次受检或精神过度紧张者应耐心解释,解除其思想顾虑和紧张情绪,取得患者的合作。

2.检查前必须排空膀胱,必要时排空大便,以免误诊。

3.月经期一般不做阴道检查,以免带进细菌而导致感染或引起子宫内膜异位。如有不正常阴道出血需做阴道检查时,应先消毒外阴,用消毒的润滑剂、窥器和手套检查。

4.对未婚者禁做窥器检查及双合诊,限做肛腹诊。若确有必要,应先征得患者本人及家属同意后,方可进行。

(二)检查内容和步骤

1.腹部检查　观察腹部外形,有无蛙腹或隆起。触诊如有肿块,注意其部位、外形、大小、软硬度、活动度、压痛等。然后叩诊注意有无移动性浊音。

2.外阴阴道检查

(1)外阴部检查:观察外阴发育、阴毛多少和分布情况。有无畸形、水肿、皮炎、溃疡、赘生物或肿块。注意皮肤颜色、软硬度,有无增厚、变薄或萎缩。注意阴蒂长短,有无肥大、水肿、赘生物。未婚者处女膜多完整未破,经产妇的处女膜仅留处女膜痕。检查时注意尿道旁腺和前庭大腺有无肿胀,若有脓性分泌物应涂片检菌和做培养。

(2)窥器检查:观察阴道及宫颈情况。常用的为两叶窥阴器。若有条件应采用一次性窥阴器,避免交叉感染。

放置窥器时应将窥器两叶合拢,蘸润滑剂,避开敏感的尿道口周围,沿阴道侧后壁缓慢斜插入阴道内,待窥器进入一半后,逐渐将两叶转平并张开,暴露宫颈及阴道壁和穹隆部。若取阴道分泌物或做宫颈刮片,宜用生理盐水作为润滑剂,以免影响检查结果。

检查阴道时应观察阴道壁黏膜的色泽、弹性及是否光滑,有无阴道隔或双阴道等先天畸形,有无溃疡、肿物、膨出、异物、瘘管,注意穹隆部有无裂伤,注意阴道分泌物的多少、性质、颜色、有无臭味等。

检查子宫颈时应观察子宫颈大小、颜色、外口形状,有无糜烂、撕裂、外翻、腺囊肿、息肉、肿块,有无子宫颈延长、脱垂。

3.阴道检查　主要检查阴道及子宫颈。检查者戴消毒手套,示指、中指蘸润滑剂后轻轻进入阴道,在通过阴道口时,用示指和拇指扪触阴道口两侧有无肿块或触痛(如前庭大腺炎或囊肿存在)。然后进一步检查阴道的松紧度、长度,有无狭窄、瘢痕、结节、肿块、畸形(阴道横隔、阴道纵隔)以及穹隆部有无触痛、饱满、硬结。扪触子宫颈时注意其大小、硬度,有无接触性出血。若拨动子宫颈时患者感疼痛,称宫颈举痛。如怀疑宫颈管有肿瘤,则应伸一指入松弛的宫颈管内触摸。

4.双合诊　阴道内手指触诊的同时用另一手在腹部配合检查称为双合诊。主要检查子宫及附件。

(1)子宫:将阴道内手指放在前穹隆,另一手压下腹部,如两手间摸到子宫体,则为前位子宫。如在前穹隆未触及子宫体则将阴道内手指放在后穹隆,两手配合,如能摸到子宫体,则为后位子宫。检查时注意子宫的位置、大小、形状、软硬度、活动度及有无压痛,表面是否光滑等。

(2)附件:将阴道内手指置于一侧穹隆,另一手移向同侧下腹部,向下深压使两手能对合,以了解附件区情况。正常时输卵管不能扪及,而卵巢偶可扪及,应注意其位置、大小、软硬度、活动度以及有无触痛。若扪及肿块,应注意其位置、大小、形状、表面情况、活动度、囊性或实性、与子宫的关系。

5.三合诊　腹部、阴道、肛门联合检查称为三合诊。一手示指放入阴道、中指放入直肠,另一手放置下腹部联合检查。三合诊的目的在于弥补双合诊的不足,主要借以更清楚地了解位于盆腔较后部及直肠子宫陷凹窝、子宫后壁、宫骶骨韧带、直肠阴道隔、主韧带、子宫颈旁、盆腔内侧壁以及直肠本身的情况。

6.肛腹诊　一手示指伸入直肠,另一手在腹部配合检查,称为肛腹诊。一般适用于未婚、阴道狭窄或闭锁者。

(钟喜杰)

第二节　生殖道分泌物检查

女性生殖道由于解剖和生理学特点,极易并发各种感染,故其分泌物的检查是妇科疾病临床常用而又十分重要的诊断方法。

(一)阴道清洁度的检查

1.方法　棉拭子采取阴道分泌物,用生理盐水涂片,染色镜检,根据所见脓(白)细胞、上皮细胞、杆菌、球菌的多少,分成Ⅰ～Ⅳ度(表31-1)。

表 31-1 阴道清洁度判断表

清洁度	杆菌	球菌	上皮细胞	脓(白)细胞
Ⅰ	多	—	满视野	0~5/HP
Ⅱ	少	少	1/2视野	5~15/HP
Ⅲ	少	多	少	15~30/HP
Ⅳ	—	大量		>30/HP

2.临床意义

(1)Ⅰ~Ⅱ度为正常。Ⅲ~Ⅳ度为炎症。

(2)Ⅲ~Ⅳ度者应注意做滴虫、念珠菌、衣原体或细菌学检查,以确定病原体指导治疗。

(二)病原菌的检查

1.涂片检查

(1)滴虫和念珠菌检查:常用悬滴法,即放一滴温生理盐水于玻片上,取阴道后穹隆处的分泌物少许,混于温生理盐水中,立即在低倍镜下查找滴虫。滴虫呈梨形,有4根鞭毛,活动,比白细胞大2倍。同法镜下找芽胞及假菌丝,芽胞为卵圆形,假菌丝呈链状和分枝状,多为白念珠菌。

(2)淋球菌检查:取尿道口、宫颈管分泌物涂片,晾干或以火焰烘干固定后,做革兰染色,并用1%藏红花复染,如在多核白细胞内找到典型肾形的革兰阴性双球菌6对以上,诊断即可成立。但是,有些形状相似的细菌,常常成双,有时也在细胞内出现,很难鉴别。必要时做培养确诊。

(3)衣原体和支原体检查:常用直接免疫荧光法,采集宫颈分泌物或活体组织,立即涂片,采用直接免疫荧光法,在荧光显微镜下观察有无病原体,半小时可得结果。

2.培养生殖道分泌物(外阴、阴道、子宫颈、尿道、附属腺、子宫腔) 可做细菌培养、淋球菌培养、念珠菌培养、衣原体及支原体培养,以提高诊断的可靠性。

(三)细菌性阴道病的阴道分泌物检查临床诊断标准

下列4项中有3项阳性即可诊断。

1.匀质、稀薄、白色的阴道分泌物。

2.阴道 pH>4.5。

3.胺臭味试验阳性:取少许分泌物放在玻片上,加入10%氢氧化钾1~2滴,产生一种烂鱼肉样腥臭气味,这是由于胺遇碱释放氨所致。

4.线索细胞阳性:取少许分泌物放在玻片上,加一滴生理盐水混合,在高倍显微镜下寻找线索细胞。线索细胞即阴道脱落的表层细胞,于细胞边缘贴附颗粒状物即各种厌氧菌,尤其是加德纳菌,细胞边缘不清。

(钟喜杰)

第三节　生殖道细胞学检查

女性生殖道细胞包括来自阴道、子宫颈及内生殖器的上皮细胞。阴道上皮细胞受卵巢激素的影响而有周期性变化。因此，检查阴道脱落细胞可反映体内性激素水平，是一种简便、经济、实用的辅助诊断方法；另一方面，阴道细胞学检查有助于早期发现女性生殖道的癌瘤。

（一）标本的采集

采集标本所用器具必须清洁干燥。取材前 24 小时禁止性交、阴道检查、阴道灌洗及局部上药。为检查卵巢功能，要求至少 1 个月内不使用任何性激素。取材后，立即在清洁玻片上向一致的方向涂布，注意厚薄适当，切忌来回涂抹，以防损伤细胞。涂片后立即固定于 95％乙醇溶液中 15 分钟，待自然干燥。

1.阴道壁涂片法　窥器扩张阴道，用清洁的刮板在阴道上 1/3 侧壁处刮取表面分泌物做涂片。

2.后穹隆吸片法　窥器暴露宫颈，用吸管或棉拭子取后穹隆处分泌物做涂片。

3.宫颈刮片法　暴露宫颈后，擦净表面分泌物，将特制小脚板的小脚部插入宫颈口，轻轻旋转 1 周，刮取鳞状及柱状上皮交界处细胞做涂片。

4.宫颈管涂片　法用生理盐水浸湿的棉拭子插入宫颈管，轻轻旋转 2～3 周后涂片。用于检查宫颈管内的癌细胞。

5.宫腔吸片法　常规消毒外阴、阴道后，窥器暴露宫颈并再次消毒，用塑料吸管或塑料刷等伸入宫腔，上下及左右移动，取材做涂片。可用于疑有宫腔恶性病变者。

（二）涂片的染色

一般采用巴氏染色法或绍氏染色法，前者适用于癌细胞及卵巢功能的检查，染片中细胞透明度好，结构清晰，色彩鲜艳，但染色步骤较为复杂。后者染色简便，可用于卵巢功能的检查。在大数量防癌普查时常采用苏木精-伊红或湖蓝等简易染色法。

（三）正常阴道脱落细胞的形态特征

正常的阴道细胞涂片中可见复层扁平上皮细胞、柱状上皮细胞、间质细胞、非上皮细胞及微生物。阴道涂片检查主要观察复层扁平上皮的结构与变化。受雌激素的影响，复层扁平上皮由基底至游离面分为底层、中层及表层，逐渐趋向成熟。其形态变化规律为：细胞的体积由小变大；细胞核由大变小，最后固缩，甚至消失。柱状上皮细胞又可分为黏液细胞、带纤毛细胞两种，来自子宫颈管及子宫内膜。

（四）阴道细胞学的临床应用

1.用于卵巢功能的检查　阴道脱落细胞受卵巢激素的影响，连续涂片检查能反映卵巢功能的动态变化，可协助诊断不孕的原因、月经失调的类型以及随诊治疗效果。临床常用下列三种指数来表示体内雌激素水平。

（1）阴道上皮细胞成熟指数：以阴道上皮细胞之底层、中层、表层所占百分数表示，若底层细胞增加表示雌激素水平下降,若表层细胞增加则表示雌激素水平升高。

(2)角化指数:是指用复层扁平上皮细胞中的表层角化细胞的百分率来表示雌激素水平。

(3)致密核细胞指数:是指复层扁平上皮细胞中的表层致密核细胞的百分率,指数愈高,表示上皮愈成熟,雌激素水平也愈高。

雌激素对阴道的影响多以角化细胞指数为依据,在月经周期的卵泡期(增生期)角化细胞占 20% 以下(轻度),在卵泡中期至排卵期占 20%~60%(中度),在病理性高雌激素水平或接受一定量雌激素治疗时角化细胞超过 60%。以上各指数可用于闭经、功能失调性子宫出血(功血)等疾病的诊治。

2.用于妇科癌瘤的诊断　细胞学诊断的标准根据巴氏 5 级分类法,已普遍用于妇科的防癌普查。子宫颈癌的早期诊断率可达 90% 以上。采用宫腔吸片,子宫内膜癌的检出率高者可达 90%。然而涂片检查不能判明癌的部位及浸润程度,最后确诊仍需依靠活组织检查。

(1)巴氏 5 级分类法

Ⅰ级(正常):为正常的阴道细胞涂片。

Ⅱ级(炎症):细胞核普遍增大,淡染或有双核,但无恶性证据。

Ⅲ级(可疑癌):细胞核增大,染色加深,形状不规则或见双核。细胞质少,异性程度较轻,但比Ⅱ级为重,又称"核异质"或"间变细胞"。

Ⅳ级(高度可疑癌):细胞具有恶性特征,但数量少。

Ⅴ级(癌):涂片中出现大量典型癌细胞。

(2)各级涂片的处理:Ⅰ级或Ⅱ级者,每 1~3 年定期复查。Ⅲ级者应进行复查,有炎症者给予治疗后复查。复查阴性后,每 3 个月定期检查,连续 3 次阴性时可延长至半年及 1 年复查。若复查仍为Ⅲ级则应行阴道镜检查,酌情做宫颈及宫颈管活检。Ⅳ级或Ⅴ级者应及时做宫颈多点活检并注意自宫颈管取材,送病理检查确定诊断。

(3)宫颈阴道细胞学计算机辅助检测系统(CCT):传统的宫颈阴道脱落细胞涂片技术出现假阴性结果的主要原因包括:取材细胞真正用于涂片的仅约 20%,即细胞丢失高达 80%;炎性物及炎性细胞污染;涂片厚薄不均匀,随机性差。CCT 可以在相当程度上克服上述缺点,避免因视觉疲劳和人为因素造成的检测误差。ThinPrep 技术(即 TCT 检测)给传统细胞学的制片技术带来了革命性的进展。该技术保证了取材的宫颈阴道细胞全部送检;过滤系统可以减少涂片污染,使涂片背景清洁;涂片细胞薄层均匀分布,图像更清晰,因此提高了宫颈阴道细胞学的诊断率。目前这项系统在我国已逐渐取代巴氏涂片检查得到普及。

(钟喜杰)

第四节　生殖道活组织检查

生殖道活组织检查是自病灶或可疑病变部位取小部分组织做病理学检查,常用的有外阴、子宫颈及子宫内膜活组织检查。

(一)外阴活组织检查

1.适应证

(1)确定外阴白色病变的类型及排除恶变。

(2)外阴部赘生物或久治不愈的溃疡需明确诊断及排除恶变者。

2.方法　患者取膀胱截石位,常规外阴消毒,局部浸润麻醉。小赘生物可自蒂部剪下或用活检钳钳取,局部压迫止血。病灶面积大者行长 1cm、宽 0.5cm 左右的梭形切口,切除病灶部位的皮肤、皮下组织以及病灶周围的部分正常皮肤,切口以细丝线缝合 1~2 针,无菌纱布覆盖,5 天后拆线。术后可给予抗生素预防感染。标本置于 10%甲醛溶液固定后送病检。

(二)宫颈活组织检查

1.适应证

(1)宫颈刮片细胞学检查发现可疑恶性细胞或癌细胞需要明确诊断者。

(2)慢性宫颈炎重度糜烂疑有癌变者。

(3)宫颈病变,如息肉、结核、尖锐湿疣等需明确诊断者。

2.术前准备及要求

(1)患有阴道炎症、阴道滴虫及真菌感染者应治愈后做活检。

(2)月经前期不宜做宫颈活检,以免与切口出血相混淆,且月经来潮时切口仍未愈合,增加内膜组织在切口上种植的机会。

(3)对病变明显者,可做单点活检以最后明确诊断。对于可疑癌症者,应多点活检取材,一般取 3、6、9、12 点处组织送检。

(4)注意在鳞柱交界处或正常与异常上皮交界处取材,所取组织要有一定的深度,应包括上皮及上皮下组织,以确定间质浸润情况。

3.方法

(1)窥器暴露宫颈,用干棉球揩净宫颈黏液及分泌物,局部消毒。

(2)以宫颈活检钳抵住取材部位,一次钳取小块组织。

(3)创面压迫止血。若出血较多,局部填塞纱布或带尾棉球,纱布末端或尾绳留于阴道口外,嘱其 24 小时后自行取出。

(4)标本固定于 10%甲醛溶液中,多点取材时要将标本分别固定,注明部位,送检。

(钟喜杰)

第五节　诊断性刮宫

诊断性刮宫简称诊刮,是诊断宫腔疾病采用的重要方法之一。目的在于刮取宫腔内容物(子宫内膜和其他组织)做病理检查。若同时疑有宫颈管病变时,则需分部进行刮宫称为分段诊刮。

（一）适应证

1.子宫异常出血：需证实或排除子宫内膜癌、宫颈管癌或其他病变者，如流产、子宫内膜炎等。

2.月经失调：如功能失调性子宫出血，需了解子宫内膜变化及其对性激素的反应。

3.不孕症：需了解有无排卵。

4.闭经：如疑有子宫内膜结核、卵巢功能失调、宫腔粘连等。

5.异位妊娠的辅助诊断。

（二）方法及步骤

1.排空膀胱，取膀胱截石位。常规外阴阴道消毒、铺巾。

2.做双合诊检查，确定子宫大小、位置及周围组织情况。

3.用窥器扩张阴道暴露子宫颈，以消毒液再次消毒阴道及子宫颈。

4.用宫颈钳钳住子宫颈前唇，以探针查得子宫方向，缓缓进入，探测宫腔深度。

5.用一块纱布垫于后穹隆处，以收集刮出的内膜碎块。

6.用特制的诊断性刮匙，刮取子宫内膜。

7.刮宫时，刮匙由内向外沿宫腔四壁、宫底及两侧角有次序地将内膜刮除并注意宫腔有无变形、高低不平等。

8.刮出的子宫内膜全部固定于 10％甲醛溶液或 95％乙醇溶液中，送病理检查。

（三）注意事项

1.刮宫时必须注意慎防子宫穿孔。子宫穿孔的原因如下：

（1）由于术前未查清子宫位置，以致送入探针或刮匙时采取了错误方向，造成前壁或后壁穿孔。

（2）用力不当，尤其是哺乳期或绝经后妇女的子宫壁薄而脆弱且软，用力过猛即可造成穿孔。

（3）子宫内膜腺癌、绒毛膜癌等病灶已深入子宫肌层者，刮宫时易造成穿孔。如刮出的组织足够做病理检查，则可停止操作。

2.如为了解卵巢功能而做诊刮时，术前至少 1 个月停止应用性激素，否则易得出错误结果。

3.疑子宫内膜结核者，刮宫时要特别注意刮其两角部，因该处阳性率较高。

4.长期阴道流血者，宫腔内常有感染，刮宫能促使感染扩散，故术前和术后应用抗生素控制感染。

5.术后一般禁盆浴及性交 2 周。

6.正确掌握诊断性刮宫的时间及范围。

（1）了解卵巢功能：应在月经前 1～2 天或月经来潮 12 小时内。

（2）功能失调性子宫出血：如疑为子宫内膜增生症者，应于月经前 1～2 天或月经来潮 24 小时内诊刮。如疑为子宫内膜剥脱不全时，则应于月经第 5～7 天诊刮。

（3）原发性不孕症：应在月经来潮前 1～2 天诊刮，如分泌象良好，提示有排卵；如内膜仍呈增殖期改变，则提示无排卵。

（4）子宫内膜结核：应于经前 1 周或月经来潮 12 小时内诊刮，诊刮前 3 天及术后 3 天应每天肌内注射链霉素 1g,以防诊刮引起结核病灶扩散。

（四）分段诊刮

分段诊刮是将宫颈管、宫腔的组织分别取出做病理检查,以明确病变部位及相互蔓延、累及的情况,指导临床分期、治疗及预后的估计,用于子宫内膜癌及子宫颈癌的患者。操作时注意慢慢送入刮匙,当刮匙已伸入颈管并达内口时,即由内向外刮宫颈管一圈。刮出物分开置于纱布上,然后再送刮匙进入宫腔,做诊刮术刮取子宫内膜组织,方法同前。刮出之组织与宫颈管内组织分瓶固定送病理检查。

（钟喜杰）

第六节　后穹隆穿刺

后穹隆穿刺术是一种操作简便的辅助诊断方法之一。主要目的在于了解子宫直肠窝有无积液和积液的性质,以便协助明确诊断。偶尔亦用于对某些疾病的治疗。

（一）适应证

1.了解盆腔有无积血或积脓。

2.吸取组织做细胞涂片或病理检查。

3.对个别盆腔脓肿或输卵管卵巢炎性积液患者,亦可经后穹隆穿刺放液,并将抽出之液体送常规检查或细菌培养。同时于局部注入抗生素治疗。

4.某些晚期癌肿(如卵巢癌)手术不能切除时,可经后穹隆做药物注射。

（二）方法及步骤

1.取膀胱截石位,常规消毒外阴、阴道,窥器暴露宫颈。

2.以宫颈钳钳住宫颈后唇向前上方牵拉,暴露后穹隆。用 5‰活力碘溶液消毒后穹隆。

3.用 10ml 空针接 12 号以上长针头,由后穹隆正中刺入,于宫颈平行稍向后刺入 2～3cm。当针穿过阴道壁后失去阻力呈空虚感时抽吸空针。必要时适当改变方向或深浅度。抽出液体后随即拔出针头。

4.将抽出液体进行大体观察,必要时镜检、培养。如做细胞涂片检查,则将吸出物射于玻片上并固定。如做药物注射,经抽吸后无血液抽出,方可注入药物。

5.拔针后,如有渗血,可用无菌干纱布压迫片刻,待血止后取出。

（三）注意事项

1.穿刺时针头应与宫颈方向平行,不要穿入直肠。子宫后位时,注意勿使针头刺入宫体。穿刺不宜过深,以防损伤盆腔器官,或者因子宫直肠窝积液量少,抽不出液体而延误诊断。

2.若抽出为鲜血,可放置 1～2 分钟,血凝者为血管内血液,应改变穿刺部位、方向及深度。若抽出为不凝血(放置 6 分钟后确定),则为内出血,可结合病史及体征确定诊断。若抽出为淡红色稀薄的血性液体,多为盆腔炎症的渗出物。若为脓液则更有助于诊断。

（钟喜杰）

第七节　腹腔穿刺

通过腹壁穿刺进入腹腔,吸取其内液体进行目检、化验或病理学检查。一般用于诊断性质不明的腹腔积液。有时也用于治疗。

(一)适应证

1.辨明腹腔积液的原因和性质,如疑为异位妊娠破裂出血或腹腔炎性渗出液。

2.鉴别贴接腹壁的炎性或出血性肿块,鉴别贴接腹壁疑为肿瘤而性质不明者。

3.因腹水引起呼吸困难等压迫症状者。

4.腹腔内注射药物。

(二)方法及步骤

1.排空膀胱,以免误伤膀胱。一般取半卧位或侧卧位。选择下腹部脐与髂前上棘连线中外 1/3 交界处为穿刺点,下腹部常规消毒、铺洞巾。

2.用 1% 普鲁卡因溶液做局部麻醉,深达腹膜,用腰穿针垂直刺入腹壁,穿透腹膜,此时针头阻力消失,拔去针芯,即有液体流出,连接注射器抽出少许送检。如需放腹水,用胶布固定针头,接上消毒橡皮管和引流袋。

3.放液完毕,拔出针头,局部再次消毒,盖以消毒纱布。如针眼有腹水外溢,可稍加压迫。

(三)注意事项

1.腹腔液体过少,无移动性浊音者,不宜经腹壁穿刺。

2.抽取的穿刺液,首先观察其性状,包括颜色、混浊度及黏稠度。腹腔穿刺液应送常规化验及细胞学检查,包括比重、总细胞数、红细胞与白细胞计数、李凡他试验及有无癌细胞等。脓性穿刺液应送检做细菌培养及药物敏感试验。

3.如为查清盆腔包块,宜放液至腹壁松软易于诊查为止。

4.积液量多者,在放液过程中应密切注意患者的血压、脉搏、呼吸、心率及感觉,可在橡皮管上安置输液活塞,随时控制放液量及速度。

(钟喜杰)

第三十二章　妇科常用手术

第一节　腹部手术前后处理

【术前准备】

1.病史的采集和全身检查以及完善相关辅助检查,写好一份完整的病史特别重要。使术者明确诊断和手术目的,做好术前合并症的处理,有助于防止在手术中遇到措手不及的情况。

2.患者及其亲属的思想准备,基于人道主义和法律的原因,用通俗语言说明手术计划和有关问题,讲清其危险性和可能发生的后果,征得其同意并签署手术的书面文件,积极支持与配合手术,树立信心。如此亦是防止术者采用不适当治疗的一个措施。

3.了解患者的饮食和体质状况,对营养较差、体质衰弱者,要指导并协助其进高蛋白、高热量、高维生素饮食。手术前 1 天进流质,次晨禁食。总之,术前 6～8 小时不进食水,以免引起呕吐、腹胀、吸入性肺炎。对虚弱的患者术前需要静脉输入高营养物质。

4.睡眠手术前夜可给予安眠药物,保证充足睡眠。

5.肠道准备,手术前 1 天应给予灌肠,预期做大手术的患者应口服泻药,清洁灌肠。

6.皮肤准备,手术前 1 天剃去阴毛及腹部汗毛,注意脐部的清洁。淋浴或用肥皂擦洗腹部。应避免损伤皮肤。

7.阴道准备,行全子宫切除者应用 0.5%聚乙烯吡酮碘液,擦洗阴道,每天 2 次,共 3 天。全子宫切除者,施术当天用 1%甲紫涂布子宫颈及阴道。

8.膀胱准备,开腹手术于术前入手术室时放置导尿管,并留置导尿;腹腔镜手术于消毒铺巾后放置导尿管,并留置导尿。

9.腹部手术前手术室的处理

(1)体位:开腹手术一般采用平卧位。盆腔深而术野暴露较困难者,可采用臀部抬高的仰卧位;腹腔镜手术采用膀胱截石位。

(2)排空膀胱:术中持续开放导尿管,以免膀胱膨胀,妨碍视野或损伤膀胱。

(3)麻醉:根据患者情况可采用连续硬膜外麻醉或全麻。

(4)手术野消毒及铺巾:一般用 10%活力碘涂擦 3 遍消毒。消毒范围一般自剑突下至耻骨联合及两大腿内侧上 1/3 两侧至腋中线。消毒顺序应自切口部开始向周围涂擦,最后擦净脐部。用 4 块消毒巾在切口四周铺好,再覆以消毒中单及有孔大单。

【腹部手术后处理】

术后应由麻醉医师护送回病室,并向值班护士交班。

1.体位:根据麻醉需要,采取必要的体位,一般是去枕平卧位 8 小时。麻醉过后嘱其多翻身。

2.血压、脉搏及血氧饱和度监测:一般行心电监护 8 小时,24 小时后可每天测量一次。不正常时应根据具体情况而定。

3.饮食:术后 6～8 小时可进流质,但免服牛奶,排气后可进半流质饮食,逐步恢复普通饮食。最初 1～2 天应补给 2000～3000ml 液体和热量及足量的维生素。如手术累及肠段者,则同会阴Ⅲ度撕裂修补术后的饮食管理。

4.膀胱一般术后 24 小时拔除尿管,特殊情况酌情延长放置时间,注意尿量与尿色。保留尿管期间应每天擦洗外阴 2 次。

5.肠胀气腹部手术后 48 小时内可自行排气。如因肠胀气而腹痛,可行腹部热敷或肌内注射新斯的明 0.5～1mg,亦可针灸或服用中药。一般在术后 3～4 天能自行排便。

6.活动:早期离床适当活动,能提高脏器功能,促进创口血液供应,加速愈合过程,减少术后并发症。术后拔掉导尿管后可以起床活动。

7.创口处理:术后应注意伤口局部有无渗血、血肿或感染。一般腹部手术后第 7 天拆线,如有贫血及咳嗽者适当延长 1～2 天,张力缝线则在第 10～12 天拆除。

8.其他:根据病情合理应用抗生素。中小手术若原无感染,可不用抗生素;大或重大手术可选用两联或三联抗生素预防感染。一般术后 10 天左右,经检查无异常可出院,以后定期随访。

(闫　猛)

第二节　外阴、阴道手术前后处理

【外阴、阴道手术前准备】

若做会阴Ⅲ度裂伤修补术或直肠阴道瘘修补者,应肠道准备。于术前 3 天口服喹诺酮类抗生素,每天 3 次,每次 0.5～1.0g;半流质饮食 2 天,流质 1 天;手术前 1 天早晨,空腹服用泻药,次日晨给予清洁灌肠。

不需准备腹部皮肤和放置导尿管,剔除阴毛,其余与腹部手术基本相同。

【手术前手术室处理】

1.体位　取膀胱截石位。

2.麻醉　小型手术可用局部麻醉或静脉麻醉。一般用硬膜外麻醉或骶麻,亦可以用全麻。

3.消毒、铺巾　用 1% 聚维酮碘溶液消毒外阴、会阴、肛周及大腿内侧上 1/3 皮肤。再用 0.5% 聚维酮碘溶液擦洗阴道、子宫颈。外阴消毒顺序与接产相同。消毒时尤应注意擦净小阴唇与大阴唇之间的皮肤皱褶以及阴道穹窿部。消毒完毕,先用双层消毒巾垫于臀下,然后再铺外阴两侧及下腹部。最后铺以中单及有孔大单或带腿套的大单。

【手术后的处理】

阴道手术反应较小,恢复快,注意事项大多同腹部手术后的处理。只是根据手术情况,有时卧床及保留尿管时间应长些。如会阴陈旧性Ⅲ度裂伤修补术后、需卧床、保留导尿管3～5天。外阴应保持清洁,每天擦洗2次。大便后应随时擦洗。外阴缝线一般在术后第5天拆除。

（齐英芳）

第三节　宫颈电熨、激光、微波治疗

慢性宫颈炎是妇科常见病之一。治疗慢性宫颈炎以物理疗法为主,包括宫颈电熨术、激光、微波疗法等。

一、宫颈电熨术

宫颈电熨术是利用高频电凝原理,采用球形电凝电极熨烫宫颈炎症部位,使炎性上皮坏死脱落,新生上皮修复创面。其操作简单、安全,疗效显著,局部愈合修复后与正常组织无异。

【适应证】

1.宫颈中度或重度糜烂。

2.宫颈肥大或宫颈裂伤需整形者。

3.宫颈子宫内膜异位症。

4.轻度宫颈上皮非典型增生。

【禁忌证】

1.有出血倾向者。

2.急性生殖器炎症。

3.子宫颈癌未排除者。

【条件】

1.月经干净后3～5天施行电熨术。

2.术前做白带常规检查和宫颈刮片细胞学检查。

【手术步骤】

1.患者自解小便,取膀胱截石位。

2.阴道擦洗窥阴器暴露宫颈后,用0.5%活力碘溶液消毒阴道穹隆、宫颈和宫颈管。用干棉球将阴道、宫颈擦干净。

3.电熨斗先接触宫颈下唇,自宫颈口逐渐向外做弧形来回移动,直达糜烂边缘,然后再熨上唇。近宫颈口部位糜烂较重,电熨时间宜稍长,压力应较大。越向外,时间可缩短,压力可逐渐减轻。在宫颈炎症区熨成浅锥形,局部呈深黄。一般电熨范围应达病变区外1～3mm,深3

～5mm 为宜。

宫颈腺体囊肿应刺破,腺腔上皮彻底烧灼。颈管裂伤、黏膜外翻时,可熨烙颈管内 0.5～1.0cm,使外翻颈管内缩得以矫形。

4.电熨结束,创面涂以 1‰甲紫溶液并喷少量呋喃西林粉。

【注意事项】

1.术后有多量淡黄色液体流出,有时可带血性,2～3 周左右可自净。

2.术后 2 周电熨创面脱痂,有少量出血。如血量多于月经量,需门诊检查。

3.电熨后 8 周左右创面方愈合。愈合前禁止性交、盆浴。

【并发症及处理】

1.注意保护阴道壁、避免灼伤。

2.电熨时及术后可有轻度腰骶部酸胀,一般不需特殊处理。

3.宫颈脱痂出血,检查时放置窥阴器宜先放入阴道一半,直视下逐渐扩张、推进,直至暴露宫颈,以防擦伤宫颈创面。局部出血可应用止血粉、明胶海绵,必要时再次电熨止血。

4.术后 4～8 周复查一次,注意局部上皮修复情况,有无感染,粘连和狭窄,对症处理。

5.宫颈电熨术一次治愈率可达 98％以上,如电熨不彻底、留有糜烂面,3 个月后重复治疗。

二、宫颈激光术

指征及术前准备与宫颈电熨术相同,有带尾丝 IUD 治疗前应取出。

【仪器】

二氧化碳激光治疗机,电源电压 220V,功率 20～30W,光波长 10.6μm。

【手术步骤】

打开电源,调节电流和光斑,将激光束对准宫颈外口,激刀头与病变间距离为 20～30mm,通过传送高能量使组织立气化。其烧灼深度、范围、时间等,与宫颈电熨术同。

【术后处理】

同宫颈电熨术。

三、宫颈微波治疗

微波是频率为 300～300000MHz、波长为 1mm～1m 的高频电磁波。作用于人体时可产生热效应和非热效应。宫颈微波治疗是利用其热效应,促进局部组织血液、淋巴循环,改善营养代谢,促使炎症吸收。高温热灼可使炎症组织坏死、炭化。慢性宫颈炎治愈率为 98.5％。

【禁忌证】

活动性肺结核、有出血倾向者、重症高血压者、心血管功能不全者、有急性炎症者、孕妇。

【仪器】

医用微波治疗仪须遵照其使用说明。治疗时一定要让辐射器探头接触到宫颈糜烂面上后,再开动微波发生开关,治疗一次结束,应先断开微波发生开关,使微波不再输出,然后移开探头。

宫颈微波治疗手术范围,术后处理同宫颈电熨术。

(齐英芳)

第四节　LEEP 刀宫颈电切术

【原理】

利用高频交流电产生能量,达到切割目的。

仪器为 QUANTUM2000 系统,主要部件包括集中最新技术、材料和工艺的多功能刀头和直径大小不同的丝状环形电极,可以进行最佳的切割和电凝。BIOVAC 吸烟器,可防止含有病毒颗粒的烟尘泄露。整个系统操作模式可以靠状态选择开关来控制。本系统具有非常敏感的错误检测系统,但操作必须按照使用说明执行。

【适应证】

1.子宫颈活组织检查。

2.子宫颈锥形切除术。

3.诊断和治疗宫颈上皮内瘤样病变和增生性病变。

【禁忌证】

1.孕妇。

2.患全身和生殖器急性炎症者。

3.肉眼可见浸润癌患者。

【技能标准】

应用 LEEP 刀诊断和治疗宫颈病变需要良好的切割技能,判断该技能的标准如下:

1.电极应轻接触,依靠高频电能平滑、流畅地切割组织,而不是拖拉或用力牵扯。

2.电极上不应黏附组织碎片。

3.切割后组织颜色有微弱变化。

【优点】

1.应用电外科手术切割,可以封住毛细血管和淋巴,使血管转移危险性降到最低。

2.电外科手术不破坏沿切口方向深度的细胞,而且切割标本的周围附 $2\sim3mm$ 的正常组织,为病理检查提供足够组织。

【并发症】

同其他宫颈手术一样,术后有宫颈粘连狭窄的可能,故术后应定期随访,及时对症处理。

(许素娥)

第五节　前庭大腺囊肿手术

前庭大腺囊肿,系腺体导管炎症堵塞,分泌液滞留而发生。多为单侧性,位于小阴唇内下侧,亦向大阴唇膨出,呈纵椭圆形,大小不等,囊性感,无压痛,可继发感染形成脓肿。

手术治疗方式有两种:前庭大腺囊肿造口术和前庭大腺囊肿切除术。

一、前庭大腺囊肿造口术

【适应证】

前庭大腺囊肿较大较深,基底有粘连者,可减少术时出血,避免损伤直肠或引起血肿。

【麻醉】

局部麻醉。

【手术步骤】

1.常规消毒、局部麻醉。

2.切开囊肿在小阴唇内侧黏膜与皮肤交界处稍偏黏膜侧切开囊肿达囊腔,切口与囊肿等长,放囊液。

3.用生理盐水冲洗囊腔。

4.将囊壁与周围皮肤、黏膜间断缝合,形成袋口状。

【术后处理】

局部用0.5％活力碘溶液擦洗,每天2次。术后4～5天拆线,每天用1:5000高锰酸钾溶液或1:8000呋喃西林溶液坐浴。

因操作简单,不致发生并发症。术后遗留的窦道逐渐缩小变平,形成新的巴氏腺开口。但有再发生囊肿的可能。

二、前庭大腺囊肿切除术

前庭大腺囊肿切除术的优点是切除病灶,避免复发及少数老年患者发生恶变。

【手术步骤】

1.切开　黏膜切口部位和长度与造口术同,但切口深度仅达黏膜与囊壁间隙。

2.剥离　囊肿用刀柄或手指裹纱布将囊壁与周围组织剥离,囊肿的基底部有阴部动脉的分支,将其结扎后切断,至整个囊肿剥除。

3.缝合残腔　用2-0肠线间断缝合残腔,注意不留腔隙,以避免底部静脉丛出血形成血肿。

4.缝合黏膜及皮肤切口　适当修剪过多的皮肤和黏膜,用1号丝线间断缝合切口。

【并发症及处理】

1.囊肿破裂剥离囊肿时注意不要将囊肿剥破,这样指示明确、界限清楚,不易损伤周围组织和直肠。如剥离时囊肿破裂,则用手指放在囊腔内做一指标,助手用组织钳牵拉皮肤或黏膜,以剪刀紧靠囊壁锐性剥离,将整个囊壁切除。

2.出血缝合时如留有腔隙,静脉丛出血,可形成血肿。术时应妥善止血,仔细缝合,如出现血肿需找出出血点进行结扎或重新缝合。术后局部适当加压。

3.损伤直肠囊肿大、部位深、囊壁破裂、界限不清时,深部盲目操作易损伤直肠。故分离时以紧靠囊壁为宜。

4.感染囊肿有感染时不能行切除术。如术后发生感染需及时处理。

(许素娥)

第六节　无孔处女膜切开术

无孔处女膜又称处女膜闭锁,为胚胎期发育异常,泌尿生殖窦上皮未能向前庭部贯穿所致。偶尔幼女因阴道内过量的黏液潴留,以致处女膜向外凸出而被发现,但绝大多数患者都因青春期出现逐渐加重的周期性下腹痛而就医。检查可见处女膜向外膨隆,表面紫蓝色,无开口。肛腹诊时,能扪及阴道向直肠凸出的卵圆形偏实阴道积血块,甚至子宫、输卵管积血。应及时做处女膜切开术。

【麻醉】

局部麻醉。

【手术步骤】

1.切口于闭锁突出的处女膜做"X"形切口,达处女膜环。暗褐色经血则自行流出。

2.修剪处女膜瓣,形成阴道口。用2-0肠线缝合出血点,亦可不处理。

3.若处女膜闭锁部位较高,组织较厚,可用金属导尿管插入尿道、膀胱、示指伸入肛门做标志,引导切割闭锁处,以避免相邻器官损伤。

【并发症及处理】

1.经血潴留易导致感染,手术前后应予抗感染药物。

2.术中不行双合诊,以免经血侧流或输卵管血肿破裂。

3.术后即可坐起或下床活动,利于经血流出。注意外阴清洁,但不宜坐浴或阴道灌洗。

4.处女膜组织较厚者,偶可见瘢痕性闭锁,术后需放置阴道模型。

5.术后1个月复查,检查局部伤口愈合情况及有无子宫或输卵管积血。

(许素娥)

第七节　陈旧性Ⅲ度会阴裂伤修补术

陈旧性会阴Ⅲ度裂伤大多是由于既往分娩时损伤肛提肌、阴道筋膜、肛门括约肌,甚至直肠下段组织断裂后,功能受损,不能控制排气,大便失禁。手术主要为修剪陈旧瘢痕,修补上述器官和组织,重建会阴中心腱以恢复其功能。

【术前准备】

手术前 3 天,会阴擦洗每天 2 次,以保持会阴清洁。口服甲硝唑或盐酸莫西沙星(拜复乐),以控制肠道细菌。半流质饮食 2 天,术前 1 天进流质饮食,清晨空腹口服泻药,次晨清洁灌肠。

【手术步骤】

1.会阴切口用两把组织钳牵引两侧处女膜环最下缘,再以两把组织钳钳夹断裂的直肠阴道壁末端,此处可见肛门括约肌断裂退缩后的两个小凹陷。沿陈旧性裂伤边缘剪去瘢痕,露出阴道壁与直肠分界。

2.分离直肠与阴道壁阴道壁侧缘剥离应达处女膜痕的两侧最远点,暴露直肠、肛提肌、肛门括约肌的两侧断端。

3.沿正中线切开阴道壁。

4.缝合直肠壁。

5.缝合肛门括约肌。

6.缝合直肠筋膜。

7.缝合肛提肌。

8.切去剩余的阴道黏膜、缝合阴道黏膜。

9.缝合皮下脂肪。

10.缝合会阴皮肤。

【注意事项】

1.直肠组织较薄弱,为避免术时因牵拉进一步撕裂,手术开始做会阴切口时,可于瘢痕上方沿阴道壁切开并分离。暂时保留直肠裂伤缘的陈旧瘢痕,待缝合直肠壁前再修剪。

2.术后饮食、大小便及伤口处理同产后会阴Ⅲ度裂伤修补术。

(许素娥)

第八节　外阴切除术

外阴切除术分为单纯外阴切除术和广泛性外阴切除术。后者将在妇科肿瘤手术中叙述。

【指征】

慢性增生性外阴炎久治不愈,外阴白色病变、病检呈非典型增生,外阴原位癌以及巨大外阴尖锐湿疣等。

【麻醉】

鞍区麻醉。

【手术步骤】

1.切口做两个椭圆形切口,第一切口在病变范围稍外,自阴蒂上方,向两侧呈椭圆形伸展,下至阴唇后联合。第二切口为围绕两小阴唇内侧的椭圆形,即阴道前庭的外缘。病变在一侧者,可做单侧切除。

2.切除外阴于后联合处切开,用组织钳夹住,逐步沿内外两椭圆形切口之间,切除外阴皮肤及部分皮下组织,无需达会阴筋膜。注意止血。

3.缝合 1 号丝线间断缝合皮下组织后,间断缝合皮肤与前庭黏膜。

4.术后处理保留尿管 3～4 天,大小便后外阴擦洗。7 天拆线。

（郭　玮）

第九节　附件切除术

【适应证】

因附件有病变,需行输卵管卵巢切除;或子宫肿瘤,在切除子宫的同时需行附件切除术者。

【麻醉】

连续硬膜外麻醉或全麻。

【手术步骤】

1.进腹探查病变部位及程度。

2.排垫肠管、暴露手术野。

3.切断骨盆漏斗韧带用手或长镊提起附件,使骨盆漏斗韧带伸张,用两把血管钳钳夹该韧带,于其间切断,用 7 号丝线缝扎近侧残端 2 次。

4.切除附件用两把血管钳在近子宫角处钳夹输卵管峡部及卵巢固有韧带,在其间剪断,切除附件,残端用 7 号丝线缝扎 2 次。

5.包埋残端输卵管及卵巢固有韧带残端、骨盆漏斗韧带钱端,都可用圆韧带和阔韧带腹膜以 4 号丝线连续或间断缝合所覆盖。

6.常规关闭腹腔。

【并发症及处理】

1.如因卵巢肿瘤行附件切除,应立即剖视肿瘤,了解其良恶性,必要时做冷冻切片检查,以决定手术范围。

2.炎性病变或盆腔子宫内膜异位症,常使附件包块与输尿管、肠管等粘连,手术中易误伤。应先将附件充分游离、再继续切断、缝扎。

3.如病变需切除双侧附件,一般不保留子宫。

(郭　玮)

第十节　保守性输卵管手术

保守性输卵管手术较多应用于治疗异位妊娠和不孕症。使患者保留输卵管功能,有再次妊娠的机会。其方法有:输卵管开窗取胚术、输卵管妊娠物挤出术、输卵管断端吻合术、输卵管造口术、输卵管移植术等。输卵管断端吻合术将在计划生育中叙述。

一、输卵管开窗取胚术

【麻醉】

全麻。

【指征】

输卵管妊娠未破裂,输卵管妊娠流产不全者。

【手术步骤】

左手固定妊娠的输卵管,沿管壁的游离缘纵行切开,直达妊娠囊两端。将管内妊娠产物及血块压出,出血点给予结扎或电凝止血。管壁切口可在显微镜下用 7-0 或 8-0 无损伤线间断缝合,或不予缝合。

【并发症及处理】

1.充分止血为预防术后再出血,术中输卵管切口及管腔内创面,应充分止血。

2.预防术后粘连腹腔内注入中分子右旋糖酐 250～500ml。

3.预防感染应用广谱抗生素及甲硝唑,预防术后感染。

4.其他术后限制性生活 3 个月,要求生育者,于月经干净 3～7 天,行输卵管通液或造影检查。

二、输卵管妊娠挤出术

【指征】

输卵管壶腹部妊娠、伞部妊娠破裂者。

【手术步骤】

提起妊娠的输卵管,将妊娠产物逐步向伞端挤压,使之剥离排出。

【注意事项】

为预防术后再出血,术中应于输卵管的病变处轻轻加压或应用凝血酶等适当处理,观察无出血后再关腹。

三、输卵管造口术

【指征】

因炎症、子宫内膜异位或手术后粘连所致的输卵管远端闭锁,渴望生育者。

【手术时间】

输卵管造影术后 3～6 个月,月经后 1 周为宜。

【手术步骤】

1.常规开腹。探查内生殖器情况。

2.分离输卵管周围粘连,使输卵管保持伸直游离状态。

3.输卵管造口于闭锁处,输卵管游离缘做 1.5～2cm 长的纵切口,使输卵管黏膜全部外翻,形成翻折的袖口,以 3-0 肠线将外翻出的黏膜间断缝合于相应的浆膜层上,间距 4～5mm。

4.常规关腹。

【并发症及处理】

1.输卵管造口收缩变小手术力求精细,造口足够大,应翻出黏膜层。

2.造口再次粘连闭合术前应针对病因进行药物治疗。术中应进一步检查输卵管的通畅情况,给予抗炎和解粘连药物。术后 48～72 小时及 1 个月后行输卵管通液,3 个月后行输卵管造影。

四、输卵管移植术

【指征】

输卵管峡部或间质部阻塞,又无其他不孕因素存在。输卵管间质部或峡部异位妊娠。

【手术步骤】

1.常规开腹探查。

2.切除输卵管阻塞部从伞端注入盐水,观察阻塞部位,自其外侧剪开输卵管,再从伞部插入硬膜外导管,由剪开端穿出。

3.移植输卵管将子宫角部做楔形切除,切口以能容纳输卵管为度。将插入输卵管的硬膜外导管引入子宫腔。输卵管近端纵行切开 0.5～1cm,以 3-0 号肠线贯穿输卵管前切缘,打结,再将该线自角部切口子宫前壁引出打结,同法将输卵管后缘自子宫后壁引出打结,于是输卵管内端即引入子宫腔。

4.缝合子宫角用 0 号肠线间断缝合子宫角部浆肌层,注意勿缝扎输卵管。

5.插入输卵管内硬膜外导管自伞端、腹壁引出,固定于腹壁,注入抗炎和解除粘连类药液。

【注意事项】

术后 48~72h 再注入抗炎和解粘连药液一次,此后每 3 天一次,3 周后可以拔除导管。1个月后可行输卵管通液,重复 3 次月经后均表现通畅,则输卵管移植成功。

(郭　玮)

第十一节　卵巢楔形切除术

【适应证】

双侧多囊卵巢所致的月经不调、不孕、多毛等症,经保守治疗无效者。

【手术步骤】

1.常规切开腹腔、探查两侧附件情况。

2.固定卵巢用手指夹住骨盆漏斗韧带和输卵管系膜,使卵巢的游离缘向上,即可暂时阻断卵巢的血液循环,又可固定卵巢。

3.楔形切除卵巢沿纵轴方向,于卵巢游离缘两侧做弧形切口,向卵巢深部楔形将部分卵巢切除。其大小为原卵巢的 2/3。

4.缝合创面 3-0 肠线连续或间断缝合卵巢切口。

5.同法处理对侧卵巢。

6.常规关闭腹腔。

(何素红)

第十二节　子宫内膜异位症包块切除术

子宫内膜异位症包块,多为卵巢子宫内膜异位囊肿,与其他附件包块不同之处在于其往往与盆腔脏器粘连,固定,常与直肠、盆后壁及侧壁、子宫后壁粘连,手术过程中如不注意,容易损伤直肠、膀胱、输尿管等。因此,其手术特点是应仔细分离粘连,尽量避免损伤邻近器官。

【适应证】

1.年轻患者,不孕或者要求保留生育功能者。

2.包块较大,出现压迫症状者。

3.患者症状严重,经保守治疗症状无缓解者。

【禁忌证】

1.心、肝、肾疾患,不能耐受手术者,暂不宜手术。

2.高血压、糖尿病未控制者,不宜手术。

3.怀疑恶性肿瘤或为冰冻骨盆,盆腔粘连非常严重的患者不宜行腹腔镜手术。

【手术方式】

1.开腹手术。

2.经腹腔镜手术。

【术前准备】

1.手术野的准备按腹部手术备皮范围备皮。

2.饮食准备术前第 2、第 3 天进无渣半流质饮食,术前一天进流质饮食。

3.肠道准备术前 3 天开始服用清洁肠道的药物,如甲硝唑 200~400mg,每天 2~3 次。术前第 1 天清晨空腹服蓖麻油 30ml,下午行清洁灌肠。

【手术步骤】

1.消毒手术野 10%活力碘消毒腹部皮肤,铺巾。

2.开腹手术时切开腹壁做下腹正中线或中线旁切口;经腹腔镜手术时常规建立气腹置镜后根据手术难易程度作 2 个或 3 个操作孔。

3.探查腹腔了解子宫附件情况,主要了解子宫内膜异位包块的大小、与周围脏器的关系、粘连程度。

4.分离包块与周围粘连以钝性分离为主,锐性分离为辅,在分离过程中应注意避免损伤肠管、膀胱、输尿管等。包块较大与周围粘连致密时分离粘连时一般会导致囊肿破裂,因此可先行穿刺吸尽囊液后再行粘连分离。开腹手术时可将包块分离后托出于腹腔外。

5.剔除肿块或附件切除:若患者年轻、有生育要求或不孕,仅切除病灶部位,尽量保留正常卵巢组织,并行整形。若有子女,则可行患侧附件切除,以防术后复发。

6.分离输卵管与周围组织粘连:对于未生育者,应仔细分离输卵管与周围之粘连,使其恢复正常的解剖,尽可能恢复其生理功能。

【注意事项】

1.子宫内膜异位症包块切除术首选腹腔镜手术,不仅可达到与开腹手术相当的治疗效果而且可减少术后盆腹腔粘连;同时也可更加直观全面地了解盆腔粘连的情况及腹膜面的病灶;也为盆腔内膜异位症复发后的治疗提供了再次的手术机会。

2.手术过程中,应仔细分离粘连,解剖层次清楚,以免损伤周围脏器。随时注意输尿管走向,避免手术时损伤。

3.在手术分离粘连的过程中,有可能损伤输尿管、膀胱或直肠。如有发生,根据损伤的情况可行输尿管吻合术、输尿管修补术或输尿管膀胱移植术。若膀胱损伤,则行膀胱修补。若肠管受损,根据受损的严重程度行肠管修补或肠段切除吻合术。

4.手术过程中,由于分离面广泛,可造成严重渗血,开腹手术时术中可用热盐水纱布压迫止血,对大的出血点可行缝扎止血。腹腔镜手术时可用单极电凝或双电凝止血,也可缝合止血。卵巢囊肿剥除后尽量不要电凝出血的卵巢皮质,以免损伤卵巢功能,应采用缝合止血。

5.对于盆腔粘连严重者,术后放置腹腔引流管。

(何素红)

第十三节　子宫肌瘤剔除术

【适应证】

1.年轻患者或年龄在 40 岁以下者。

2.无子女,要求保留生育功能。

3.子宫肌瘤大于 3 个月妊娠子宫大小,或者虽小于 3 个月妊娠大小,但伴月经过多,经药物治疗无效者。

4.因子宫肌瘤的存在,导致不孕者。

5.患者对切除子宫有很大顾虑,且肌瘤为单个或几个者。

【禁忌证】

1.可疑子宫肌瘤有恶变者。

2.多发性子宫肌瘤数目过多者。

3.除宫颈管内小肌瘤外,宫颈肌瘤一般不宜行肌瘤剔除术。

4.合并全身其他系统疾患不能耐受手术者。

【术前准备】

按腹部手术前处理。

【手术方式】

1.开腹手术。

2.经腹腔镜手术。

【手术步骤】

1.消毒手术野 10% 活力碘消毒腹部皮肤、铺巾。

2.切开腹壁做下腹正中线或中线旁切口,逐层切开腹壁各层,进入腹腔。经腹腔镜手术时常规建立气腹置镜后根据手术难易程度作 2 个或 3 个操作孔。

3.探查腹腔,探查及了解子宫及附件,尤其是子宫肌瘤的大小、部位及数目,与周围有否粘连。

4.开腹手术时用棉垫及纱布块排垫肠管,暴露手术野,可将子宫托出于腹腔外。腹腔镜手术时可经阴道放置举宫器。

5.剔除子宫肌瘤之前于子宫体注射垂体后叶素 6U 可减少术中出血。

6.开腹手术时也可放置止血带:于两侧阔韧带下缘无血管区各打一个洞,将橡皮管止血带穿入,然后在相当于子宫峡部处前方或后方束紧,以阻断子宫的主要血流,减少手术时的出血。

7.剔除肌瘤结节:在子宫肌瘤瘤体部位梭形切开子宫浆膜层、肌层,直达瘤体,然后以钝、锐性分离出肌瘤结节,开腹手术时可用布巾钳钳夹瘤体,腔镜手术时则用肌瘤钻协助剥离。如果为多发性肌瘤,相邻近部位的肌瘤结节可通过同一切口潜行剔除。

8.整形:子宫肌瘤剔除后,用 0 号肠线缝合子宫残腔,可 2～3 层缝合,修复子宫。

9.子宫整形后,可取出止血带,然后于子宫体部注射缩素 10～20U,以促进子宫收缩,减少出血。

10.缝合阔韧带洞口:用 1 号丝线分别缝合两侧阔韧带后叶之洞口。

11.清理腹腔:清理腹腔,查看子宫伤口有无渗血,并清点器械纱布对数后关闭腹腔。

【注意事项】

1.手术过程中,止血带止血最长不得超过半小时,以防血栓形成,如手术时间过长,可于手术中途放松数分钟后再束紧。

2.如手术创面较大,可于侧腹壁打洞放置腹腔引流管。

3.手术后应用子宫收缩药,促进子宫收缩,减少子宫创面出血,可用 20U 缩宫素静脉滴注,每天 2 次,也可用缩宫素 10U,肌内注射,每天 4 次,连续用药 3～5 天。

4.在封闭子宫瘤腔时,闭合要紧密,以免血肿形成。

5.腹腔镜手术适用于单个子宫肌瘤或突出于子宫表面的多发肌瘤,但肌瘤的数目不超过 4 个,肌瘤大小不超过 10cm。

6.对于明显向宫腔方向生长的肌瘤,手术时要尽量避免穿透宫腔。在分离靠近内膜的子宫肌瘤的基底部时,尽量贴近肌瘤锐性分离,避免用力牵拉。腔镜手术时举宫器的顶端应避开肌瘤,以防器械穿破子宫内膜。

(何素红)

第十四节　腹式全子宫切除术

【适应证】

1.子宫肌瘤大小为 3 个月妊娠子宫大小者,或者小于 3 个月妊娠子宫大小,但伴多量子宫出血,经药物治疗无效者。

2.严重功能失调性子宫出血,经药物治疗无效者。

3.盆腔子宫内膜异位症或腺肌病,经药物治疗无效者。

4.子宫恶性肿瘤,如子宫颈原位癌、子宫内膜癌、绒毛膜癌等。

5.卵巢恶性肿瘤。

6.两侧附件病变需全切除者,可将子宫一并切除。

【禁忌证】

合并全身其他系统的疾患不能耐受手术者。

【术前准备】

同腹部手术术前准备。估计粘连严重者,术前应做严格的肠道准备。

【手术步骤】

1.切开腹壁做下腹中线或中线旁切口。

2.探查腹腔:伸手入盆腔探查子宫、附件,必要时应先由远而近了解肝、胃、肠、大网膜等情况。如有粘连则先分离,使子宫附件与邻近脏器的解剖关系清晰,然后放置腹部拉钩,用纱布垫保护肠管,暴露手术野。

3.提拉子宫:用两把长弯血管钳沿子宫角夹持子宫两侧,做牵引用。

4.处理圆韧带:在距子宫附着点2～3cm处,先后用血管钳钳夹,切断两侧圆韧带,用6号丝线缝扎。

5.处理附件:提起附件,先用两把长弯血管钳由外向内靠近卵巢钳夹骨盆漏斗韧带,在两钳之间切断,并用6号丝线贯穿缝扎,再用6号丝线重扎一次,以加固。如果保留附件,则用两把长弯血管钳靠近子宫角平行钳夹输卵管峡部及卵巢固有韧带,在两钳间剪断,6号丝线贯穿缝扎残端2次。

6.剪开膀胱子宫腹膜反折:在中线剪开并分离疏松的膀胱子宫反折腹膜,然后向两侧剪开达圆韧带断端。

7.分离膀胱:用鼠齿钳向上牵拉膀胱侧腹膜,用手指沿膀胱筋膜与子宫颈筋膜间的疏松组织下推膀胱至前穹隆处,侧边达宫颈旁1cm处。

8.剪开阔韧带后叶腹膜,剪至相当于后穹隆处的子宫骶骨韧带附近。

9.处理子宫血管:将子宫拉向一侧,暴露子宫血管,在子宫峡部水平部钳夹、剪断子宫动静脉,注意勿损伤输尿管,并用6号丝线贯穿缝扎2次。同法处理对侧。

10.处理子宫骶骨韧带:用两把长弯血管钳靠近子宫骶骨韧带附着部夹住两侧子宫骶骨韧带,切断并用6号丝线贯穿缝扎,如有肠曲粘连时,应先分离,暴露子宫骶骨韧带后,再处理。子宫骶骨韧带也可在处理主韧带时钳夹之。

11.切开宫颈筋膜:如为良性肿瘤,应切开宫颈筋膜并分离。

12.处理主韧带:用直齿血管钳紧贴宫颈旁,在宫颈前后筋膜鞘内分次钳夹主韧带,注意必须达阴道侧穹隆,沿血管钳内缘用刀或剪切断主韧带,切缘距血管钳2～3mm以防滑脱,以6号丝线贯穿缝扎。同法处理对侧。

13.切除子宫:阴道前后壁游离充分后,以干纱布围绕子宫颈周围,以防切开阴道后分泌物流入盆腔。在阴道前穹隆做一横形或纵形切口,向阴道内塞入5％活力碘液纱布一块,然后自切口沿宫颈环形剪开阴道穹隆,子宫即随之切除,记住术后自阴道取出由腹腔塞入的纱布块。

14.缝合阴道残端:用0号肠线连续或间断缝合阴道残端,缝合时注意两侧角部固定于两侧主韧带残端。

15.缝合宫颈前后筋膜:以4号丝线连续缝合宫颈前后筋膜。

16.缝合盆腔腹膜检查创面,各断端无出血,从一侧后腹膜切缘角用1号丝线连续缝合,将盆腔各残端包埋在腹膜外。

17.缝合腹壁。

【注意事项】

1.处理骨盆漏斗韧带、子宫血管和主韧带时,如结扎线滑脱或断裂出血,不应急于止血而盲目钳夹,以免损伤输尿管。

2.处理主韧带时,尤其是子宫颈肥大或有子宫颈肌瘤时,应先将输尿管向外推离,或先将肌瘤剔除,再处理主韧带,且注意每次钳夹组织不宜过多。

3.处理子宫骶骨韧带时应紧贴子宫,因输尿管在其外侧行走,如遇粘连,应分离后再处理。

4.处理卵巢动静脉和子宫动脉时,结扎要牢靠,血管应双重结扎。

5.凡渗血或静脉丛出血,结扎不但不能止血反而可增加出血,可先试用湿盐水纱布压迫止血。

6.对有感染的患者,做全子宫切除时,可于阴道断端中间向阴道内插入硅胶管或烟卷引流条一条,术后 48 小时左右取出。

(何素红)

第十五节　腹腔镜下全子宫切除术

【适应证】

1.子宫肌瘤大小为 3 个月妊娠子宫大小者,或者小于 3 个月妊娠子宫大小,但伴多量子宫出血,经药物治疗无效者。

2.严重功能失调性子宫出血,经药物治疗无效者。

3.盆腔子宫内膜异位症或腺肌病,经药物治疗无效者。

4.子宫恶性肿瘤,如子宫颈原位癌、子宫内膜癌、绒毛膜癌、子宫颈上皮或子宫内膜不典型增生等。

【禁忌证】

1.子宫肌瘤大于妊娠 20 周者。

2.合并全身其他系统的疾患不能耐受手术者。

3.产后因胎盘、子宫的出血性疾病有子宫切除指征但不宜的腹腔镜下手术者。

【术前准备】

同腹部手术术前准备。

【手术步骤】

1.患者体位:取膀胱截石位,头低臀高 20°～30°。

2.置导尿管及举宫器。

3.气腹针穿刺腹腔后形成人工气腹,常规行四孔穿刺,置镜探查。

4.处理圆韧带:在距子宫角外侧 2～3cm 处,电凝或超刀切断两侧圆韧带。

5.剪开阔韧带前叶及膀胱腹膜反折:在中线剪开并分疏松的膀胱子宫反折腹膜,然后向两侧剪开达圆韧带断端。推膀胱达宫颈外口处。

6.附件处理

(1)保留附件:距子宫角部 2cm 处切断卵巢固有韧带与卵管。

(2)切除附件:提起一侧附件,暴露骨盆漏斗韧带,电凝超声刀切断。

7.切断子宫动脉。将子宫牵向对侧,于子宫峡部处电凝超声刀切断子宫动脉。

8.切断子宫骶骨韧带及主韧带。

9.切开前穹隆：手术助手用卵圆钳钳夹湿纱布卷放入阴道前穹隆作指示，电刀切开阴道前穹隆，用水袋堵塞于阴道口以防 CO_2 漏出。

10.切除子宫：沿穹隆环形切下子宫并经阴道取出。

11.缝合阴道壁：以 2-0 可吸收线连续缝合阴道壁并将主韧带断端与阴道壁缝合在一起以加强盆底。

12.腹膜化：将子宫膀胱反折处和腹膜与宫颈残端后的腹膜连续或间断缝合起来，包埋阴道残端。

【注意事项】

1.对简单全子宫切除，阴式手术或腹腔镜手术均可作为首选术式。而合并盆腔粘连、子宫内膜异位症等病变而需切除子宫时，腹腔镜全子宫切除则应作为首选术式。巨大子宫或盆腔严重粘连者的子宫切除，应首选开腹手术。

2.在手术过程中要仔细解剖主要血管的位置及走行，将血管分离出来后再阻断，特别是子宫动脉更应如此，以免引起术中出血。要将血管彻底凝固后再切断以防出血或术后血管再次开放出血。

3.在主韧带与骶骨韧带水平，输尿管、子宫动脉的下行支与宫颈的位置非常接近。只有当宫旁组织充分游离后才能用双极电凝可超声刀切断主韧带及骶骨韧带，以防出血及损伤输尿管。

（湛艳瑞）

第十六节　腹式次全子宫切除

【适应证】

同全子宫切除术，多适用于一般身体情况差、粘连较重、不宜施行全子宫切除者。

【禁忌证】

同全子宫切除术。

【术前准备】

同腹部手术术前准备。

【手术步骤】

1～9.同全子宫切除术。

10.切除子宫向上牵拉子宫，用力沿子宫峡部环形并稍斜向下方锥形切除子宫，以 0 号肠线间断缝合子宫颈断端，然后用 4 号丝线缝合宫颈残端的筋膜。

11.缝合盆腔腹膜及腹壁同全子宫切除术。

【注意事项】

同全子宫切除术。

（湛艳瑞）

第十七节　阴式子宫切除及阴道前后壁修补术

【适应证】

1.子宫脱垂而无生育要求者。

2.年龄在 40 岁以上的功能性子宫出血,经药物治疗效果不明显,兼有膀胱及直肠膨出者。

3.较小的子宫肌瘤,或子宫肌瘤不超过妊娠 12 周子宫大小且无盆腔粘连者。

【禁忌证】

1.子宫体大于 12 周妊娠月份者。

2.子宫附件有粘连者。

3.诊断不明,或子宫恶性肿瘤。

【术前准备】

1.饮食及肠道准备　手术前第 2、第 3 天进无渣半流质饮食,术前 1 天进流质饮食,并于清晨空腹服蓖麻油 30ml,下午清洁灌肠或服灌洗液 2000ml。术前 3～5 天服甲硝唑 200～400mg,每天 3 次。

2.外阴准备　手术前 3～5 天开始用 1：5000 高锰酸钾溶液坐浴或 5%活力碘液阴道擦洗,每天 2 次。

3.手术野的准备　按阴式手术的备皮范围进行皮肤准备。

【手术步骤】

1.取膀胱截石位,外阴、阴道常规消毒,铺巾。用丝线将两侧小阴唇分别固定于两侧大阴唇外侧皮肤上,于宫颈两侧结缔组织内注入垂体后叶素 10U,可减少手术时出血。

2.切开阴道黏膜:用金属导尿管插入膀胱,了解膀胱在宫颈的附着部位,于膀胱附着处下 0.3～0.5cm 的阴道壁上做一横切口,长达宫颈两侧方,深达宫颈筋膜,然后在中线纵形向上切开阴道前壁黏膜直至外尿道口下方,阴道前壁切口呈倒"T"形。

3.分离膀胱:在膀胱附着于宫颈最低处,用无齿镊提膀胱壁,剪开该处结缔组织,找出膀胱宫颈间隙,用手指或刀柄将膀胱推上,直至膀胱子宫腹膜反折处,膀胱两侧壁附着较牢固时,可用剪刀锐性分离。

4.剪开膀胱子宫反折腹膜:提起膀胱子宫反折腹膜,证实无误时剪一小口,向两侧扩大,于腹膜中点缝以丝线牵引,作为标志。

5.切开宫颈后壁黏膜:将宫颈向前牵引,沿两侧切口向后延长宫颈黏膜切口,至整个宫颈黏膜环形切开,并用手指或刀柄分离阴道后壁及侧后壁黏膜,暴露子宫骶骨韧带及主韧带。

6.剪开子宫直肠陷凹腹膜:将宫颈稍向上牵引,提起子宫直肠陷凹腹膜,证实无误时,剪一小口,向两侧扩大,亦以丝线牵引,作为标志。

7.切断,缝扎子宫骶骨韧带、主韧带、子宫血管:将宫颈向一侧牵拉,暴露对侧子宫骶骨韧带,钳夹、切断,用 6 号丝线缝扎 2 次,保留丝线做标志,同样处理对侧,再将宫颈向下及对侧牵引,暴露主韧带,检查无输尿管在其中,紧贴宫颈钳夹主韧带,切断并用 6 号丝线扎 2 次,缝线保留做标志,对侧同样处理,顺延向上,暴露子宫血管、切断,亦用 6 号丝线缝扎 2 次,缝线剪断不做牵引,对侧同样处理。

8.处理附件:一般将子宫体自子宫直肠陷凹切口向外牵出,如保留附件,则用两把长弯血管钳钳夹输卵管峡部,卵巢固有韧带及圆韧带,切断并用 6 号丝线缝扎 2 次,缝线保留做标志,同法处理对侧。如需要切附件,则应将子宫体较多牵出,钳夹,切断骨盆漏斗韧带,并用 6 号丝线双重缝扎。

9.缝合腹膜:检查各残端无出血,用圆针穿 4 号丝线,从一侧前腹膜缘开始,经圆韧带和附件缝闭内侧的腹膜,然后由后腹膜缘穿出,打结。同样缝闭对侧角。再连续缝合剩余的腹膜,关闭盆腔。此时附件及各韧带残端置于腹膜外。

10.对应缝合各韧带将各侧韧带所保留的缝线分别与对侧同名韧带结扎或用 6~8 号丝线对缝各同名韧带之残端并打结,再用 0 号或 1 号肠线自阴道后壁穿入,绕缝各韧带断端,仍从阴道黏膜后壁穿出,结扎,以重建盆底支柱,加强盆底托力,悬吊阴道残端。

11.修补膀胱膨出用 2-0 号肠线由外向内,在膀胱外筋膜层做 2~3 个"U"形缝合,以整复膨出的膀胱。然后剪去多余的阴道前壁黏膜,自尿道口开始,用 0 号肠线间断缝合阴道黏膜。

12.修补直肠膨出

(1)会阴切口:用两把组织钳分别夹两侧小阴唇下端,作为术中牵引和标志。剪开或切开两钳中间的后阴道壁黏膜与皮肤边缘。

(2)分离阴道壁黏膜与直肠间隙:分离时剪刀应紧贴阴道黏膜,剪刀凹面向上,分离长度根据膨出的程度而定。

(3)切除阴道黏膜:三角形切除阴道黏膜,其底边为会阴切口,其尖端为分离的顶端,切除多少根据阴道膨出的程度而定,缝合后阴道宽度以能容两指松为宜。

(4)处理肛提肌:向两侧分离阴道黏膜及直肠两侧组织,暴露肛提肌中的耻骨尾骨肌边缘,先用 2-0 或 3-0 肠线在直肠外筋膜间断缝合 2~3 针,整复膨出的直肠,再用 0 号或 1 号肠线间断缝合两侧耻骨尾骨肌。

(5)缝合阴道后壁黏膜:用 0 号肠线间断缝合阴道后壁黏膜。

(6)缝合会阴皮下组织及皮肤:用 1 号丝线分别间断缝合皮下组织及皮肤。

【注意事项】

1.选择病例必须适当,应严格掌握适应证。

2.避免邻近器官损伤,减少出血,手术前可于宫颈或阴道黏膜下注射垂体后叶素或缩宫素10U,不但有利于分清组织层次,避免器官损伤,也可减少创面局部出血,有助于手术的顺利进行。手术时注意解剖层次,层次清晰者出血量少。

3.术后保留尿管 3~5 天,注意会阴部清洁,防止局部感染,术后第 5 天拆除外阴皮肤缝线。

(湛艳瑞)

第十八节　皮瓣移植阴道成形术

先天性无阴道成形术有带蒂皮瓣移植术、羊膜移植术、皮瓣移植术、腹膜移植、胎儿皮肤移植及乙状结肠代阴道成形术等多种手术方式,皮瓣移植术手术简便,安全,成功率高,容易推广,其缺点为术后阴道干涩,容易瘢痕收缩,阴道狭窄,术后需上模具半年以上。

【术前准备】

1.按一般阴道手术前准备。

2.肠道准备:术前2～3天进少渣半流质饮食,术前1天进流质饮食,术前3天服磺胺脒、新霉素或甲硝唑等药物,以控制肠道细菌,手术前晚清洁灌肠。

3.供皮区的准备:术前2天洗涤大腿内侧供皮区,术前1天剃毛,消毒后用消毒毛巾包裹。

【手术步骤】

1.患者取膀胱截石位,常规消毒外阴皮肤,铺巾,并将两侧小阴唇固定于两侧大阴唇外侧皮肤上,导尿。

2.造穴:于尿道口与肛门之间相当于阴道口外做一横切口,长4～5cm,左手示指入肛门做引导,用剪刀水平方向分离膀胱与直肠间隙,并可插入金属导管做引导,分离出4cm间隙后取出左手指及金属导尿管,然后用手指钝性向纵深方向及两侧分离直肠与膀胱间隙,使造穴深达10cm,宽3横指。

3.取皮:在术前准备好的一侧大腿内侧面常规消毒后,用取皮机取下一块中等厚度,长20cm,宽10cm大小的皮片,放入生理盐水内备用,大腿内侧供皮区创面用无菌凡士林纱布和干纱布覆盖包扎。

4.植皮与固定:准备好的皮片覆盖在撑开的金属阴道窥器上,两侧边缘用0～3号肠线做间断缝合,使形成皮筒状,四周以尖刀多点刺破成小孔,然后将皮筒套于事先做好的模具上(用纱布、碘仿纱条及凡士林纱布包裹形成的相应大小的圆柱状模具)一并放入新造的阴道穴内,皮筒外缘与阴道口的创缘用1号丝线间断缝合。

5.放置持续导尿管,固定模具。消毒纱布敷盖外阴。

【注意事项】

1.严格无菌操作,认真做好术前准备。

2.取皮要求完整皮片,厚度适中,以中等厚度为宜。

3.术中注意解剖关系,避免损伤邻近器官。

4.术中注意创面止血,对活动性出血点必须结扎。

5.阴道内皮片要固定好,模具大小要适中,粗细均匀。

6.手术后注意预防和控制感染。

7.术后不宜过早更换模具,以免影响皮瓣的成活,以术后12～14天更换为宜,开始应以更换软模具为宜。

(湛艳瑞)

第十九节　乙状结肠代阴道成形术

乙状结肠代阴道成形术成功率高,形成的阴道宽松,黏膜有分泌,使阴道柔软有弹性,极接近于正常的阴道功能,有助于性生活,术后不需放置模具,但手术技术要求较高。

【适应证】

1.适用于各类先天性无阴道患者。

2.适用于用其他方法阴道成形术失败以后再次手术者。

【禁忌证】

乙状结肠系膜过短者不宜采用此方法。

【术前准备】

1.饮食及肠道准备　手术前5天开始饮食准备,前3天进无渣半流饮食,后2天进流汁饮食,并于手术前1天清晨空腹服蓖麻油30ml,并于下午清洁灌肠,或手术前1天下午2h内服灌肠液2000ml。服药后可免除灌肠。若肠道准备不满意,可补加清洁灌肠。并于手术前4～5天服甲硝唑0.4g,每天3次。

2.外阴准备　手术前3～5天开始,用1：5000高锰酸钾溶液坐浴,每天3次。

3.手术野的准备　按腹部手术和外阴阴道手术的备皮范围进行皮肤准备。

【手术步骤】

1.患者取膀胱截石位,常规消毒腹部及外阴部皮肤后,行腹部及外阴部联合铺巾。

2.行下腹正中或旁中切口,长15cm,切开腹壁各层。

3.探查盆腔检查内生殖器情况及乙状结肠有无解剖异常和病变。

4.确定所取肠段的长度:测量乙状结肠系膜长度和盆腔深度(骶骨岬至阴道前庭的距离),然后按公式:盆腔深度+1/2系膜长度=所取乙状结肠长度。

5.确定切取肠段的部位:一般以乙状结肠与直肠移行部位为所切取肠段的远端。在此缝一针作为标记。由此向近侧端量取所取肠段的长度(或15cm)处为切取肠段的近端,并缝一针做标记。

6.游离乙状结肠根据确定的切取肠段供血血管的分布和其系膜的长度,决定保留切取肠段的供血血管。一般保留乙状结肠动脉主干,远侧结扎切断其终末支,近侧可结扎切断左结肠动脉的降支。游离前应仔细观察切取肠段肠管颜色、系膜缘血管搏动的状况,如果良好,则可行结扎。先于切取肠段的远侧端缝线标记处向乙状结肠动脉根部切开系膜的左叶、右叶,并予分离,结扎乙状结肠动脉的终末支及其系膜中的小血管;同样,于切取肠段的近侧端缝线标记处向乙状结肠根部分离系膜,结扎,切断左结肠动脉降支及其系膜间的小血管。在切取肠段的两预切点处,游离乙状结肠肠管各2～3cm长,分别于此两切点各钳夹两把直肠钳,于两钳之间切断肠管,纱布包裹切断肠管断端。

7.切取肠段的处理:切取肠段两断端分别用4号丝线连续缝合封闭,以备代阴道用。

8.处理保留的肠管:将保留肠管的远、近两侧断端吻合,首先将两断端上的肠钳均向断端远侧移行 4~5cm,并重新消毒断端的肠腔,然后用细丝线将两断端的系膜侧及其对侧各缝一针固定。用圆针 1 号丝线间断全层缝合肠管的前后壁,针距 0.5cm,线结在肠腔内。最后间断内翻缝合前后壁的浆肌层。记住缝合时切勿透过肠黏膜层。吻合完毕,以拇指对应示指检查吻合口的大小,以不小于拇指指头为宜。

9.阴道造穴:于阴道前庭凹陷处,相当于处女膜环部位 U 形切口,切开黏膜并向上游离,并分离尿道,膀胱与直肠间隙,直达盆腔腹膜处,造穴宽度以容 3 横指为宜。

10.切开盆底腹膜与穴道相通于盆底腹膜:于痕迹子宫结节后方横形切开,长约 6cm,然后在阴道造穴中用手指或血管钳向上顶,使上下相通。

11.切取乙状结肠肠段下置穴道:将所切取乙状结肠段远侧端下置阴道口,也有将所取肠管近侧端顺时针方向移动后将近侧端放置于阴道口者。主要根据系膜的长短决定是否将远侧端还是近侧端放置于阴道口。但放置时注意切勿使肠管及肠系膜血管扭曲,及避免牵拉较紧,影响移植肠段的血供。

12.形成阴道口:在被拖至阴道穴口的肠管系膜对侧的结肠带处造口,长约 4cm,然后用 1 号丝线相对应缝合阴道穴口与结肠造口,形成阴道口,并保留所有缝合的丝线线尾。

13.乙状结肠与盆底腹膜切口固定:盆底腹膜切口与乙状结肠前后左右用 1 号丝线各间断固定一针。一般盆腔内外露的乙状结肠约为移植肠段的 1/3。

14.缝合切开肠系膜前后叶腹膜及固定游离下置的乙状结肠系膜于后腹膜,以防此系膜左右相通。

15.检查吻合肠管血运良好,清理腹腔,清点器械,清点纱布,如无缺失,则关闭腹壁各层。

16.阴道处理:用甲硝唑溶液冲洗代阴道的肠腔,然后用凡士林包裹的碘仿纱条疏松填塞于所造阴道内,然后阴道口用凡士林碘仿纱布团塞于阴道口,以利阴道口扩张,再将所保留的丝线线尾上、下、左、右四等份相对应打结,并将阴道口纱布团固定于其上。

17.上持续导尿管,用消毒纱布覆盖外阴。

【注意事项】

1.乙状结肠游离,注意勿损伤保留的各部血管,系膜内血管结扎牢靠。

2.将移植肠段下植阴道穴口时,应避免肠管及系膜扭曲、牵拉过紧等,以免影响移植肠段的血供,造成移植肠段的坏死。

(张　芹)

第二十节　妇科激光手术

【妇科常用的激光器】

1.二氧化碳(CO_2)激光器有台式和便携式两种,输出功率 10~50W,波长 106μm,具有可封闭直径 1~2mm 的血管、止血效果好,组织切割好,对邻近组织损伤小(在 500μm 以下的窄带内)和组织修复快等优点。但其输出方式为直接输出(便携式)和关节臂传导输出,故不能配合内镜手术。

2.掺钕钇铝石榴石(Nd:YAG)激光器为台式,输出功率 $0\sim120W$ 可调,波长 $1064\mu m$,具有可封闭直径 $3\sim4mm$ 的血管、止血效果显著,对组织穿透能力强,可经光纤传输配合内镜手术等优点。且输出功能调节范围大,工作方式脉冲或连续随意可选,脉冲输出时间长短可自行控制,故应用范围广泛。由于其对组织穿透能力强,故需要具有较高的操作技能,以避免意外损伤邻近器官。

3.氦氖(HE-NE)激光器为台式。输出功率 $5\sim30mW$,为波长 6328nm 的可见红光,是弱激光,主要利用其生物刺激作用进行激光理疗,抗炎止痛和促进组织修复。

4.氩离子(Ar$^+$)激光器为台式,为波长 488nm 的可见青光,氧化血红蛋白对其具有较好的吸收特性,止血效果十分显著,可经光纤传输配合内镜手术,广泛用于血管丰富区域的止血治疗。但目前一般医院配备较少。

【适应证】

1.外阴疾病　外阴白色病变、尖锐湿疣、外阴良性肿瘤(如色素痣、汗腺瘤、血管瘤等)、前庭大腺囊肿、处女膜闭锁、外阴癌等。

2.阴道疾病　阴道囊肿、阴道息肉、阴道实质性良性肿瘤(如乳头状瘤、尖锐湿疣)、阴道横隔、阴道纵隔等。

3.子宫颈疾病　慢性子宫颈炎(如宫颈糜烂、宫颈/宫颈管息肉)、子宫颈乳头状瘤、尖锐湿疣、子宫颈癌等。

4.子宫疾病　黏膜下、浆膜下子宫肌瘤,更年期功能性子宫出血等。

5.输卵管疾病　输卵管积水、异位妊娠等。

6.卵巢疾病　卵巢子宫内膜囊肿、多囊性卵巢等。

7.其他　由于激光手术的特点,随着激光器配套输出器械的研制开发,几乎可由"光刀"取代常规手术刀施行手术治疗各种疾病。

【禁忌证】

激光手术的禁忌证与常规手术的禁忌证相同,如急性局部或全身感染,心、肝、肾衰竭急性期及其他不能胜任手术者。

不同的是激光手术所使用的激光均属强激光,对生物组织的损伤与能量密度,照射时间密切相关,且常用的 CO_2、Nd:YAG 激光束均为不可见的红外光,故手术者不熟悉所用激光的性能,未经必要的技术培训,应列入激光手术禁忌。

【术前准备】

外阴、阴道和子宫颈部激光手术的术前准备与该部常规手术相同。子宫附件的激光手术需要子宫腔镜、腹腔镜的配合方能完成,术前准备与常规宫腔镜、腹腔镜手术相同。

【手术时机和手术室处理】

外阴、阴道和子宫颈部激光手术的创面,多不需缝合。为了有利于创面愈合,手术时机为月经干净后 $3\sim5$ 天。排空膀胱后取膀胱截石位,多选用局部浸润麻醉,宫腔镜和腹腔镜激光联合手术,一般选用连续硬膜外麻醉。手术区域常规消毒铺巾。

【激光在妇科常见病中的应用】

1.外阴白色病变　以输出功率 5～10W,功率密度 50～100W/cm² 的 CO_2 激光,光斑直径 0.3～0.5cm,距离 3～5cm,光束对准病损区做热凝固、气化术,深度 0.1～0.2cm,至照射区呈浅褐色为止。病变范围大者,分侧治疗,以防两侧粘连。术毕局部涂美宝湿润烧伤膏,注意阴部卫生,便后用 1：5000 高锰酸钾溶液坐浴,浴后再涂烧伤膏,创面一般 2 周愈合。若 7R 后结合 He-Ne 激光照射,创面愈合会更快。

2.前庭大腺囊肿　以输出功率 10～15W,功率密度 1000W/cm² 的 CO_2 的激光,光斑直径 0.1～0.3cm,距离 2～4cm,光束对准小阴唇内侧与处女膜环交界处外侧 0.5cm,在囊肿的下 1/3 处由上至下,纵行气化切割囊外黏膜 1cm×0.6cm,然后在中线切割开囊壁,排净囊内容物后,将囊壁缘外翻至同侧黏膜创缘,用散焦光斑直径约 0.5cm,距离 5～6cm 凝固焊接囊壁与黏膜创缘以造口。亦可直接气化切割透囊壁,排净囊内容物后,彻底气化凝固囊内壁以破坏腺体类似于切除术。术毕涂 1% 甲紫药水,次日开始用 1：5000 高锰酸钾溶液坐浴,每天 2 次,创面一般 2 周愈合。术后可应用 He-Ne 激光照射,促进创面愈合。

3.尖锐湿疣　以输出功率 10～15W,功率密度 1000W/cm² 的 CO_2 激光,光斑直径 0.1～0.3cm,距离 2～4cm,对较大的疣体,光束对准其基底部水平气化切除,对较小的疣体,则直接气化清除,其后对其创面其底部,距离 5～6cm,散焦光斑直径约 0.5cm,加以凝固,范围超出病灶 0.3～0.5cm,深度 0.2～0.3cm,至照射区呈微见碳化为止。对于尿道口的疣体,可用棉签蘸取 2% 丁卡因液插入尿道口内做表面麻醉,术时略将棉签外提,用光束直接气化或切割疣体,如此可方便操作,又可避免损伤对侧的尿道黏膜。若病灶范围大且对称,可分次治疗,以防两侧粘连。术后创面涂美宝湿润烧伤膏,注意阴部卫生,用 1：5000 高锰酸钾溶液坐浴,每天 2 次,一般创面 10 天左右愈合。已婚夫妇一般双方均有,需同时检查和治疗,对反复发病者,可加用干扰素治疗。

4.处女膜闭锁　以输出功率 10～15W,功率密度 1000W/cm² 的 CO_2 激光,光斑直径 0.1～0.3cm,距离 2～4cm,光束对准处女膜中央,将其气化切割穿透,即见阴道内积血流出,然后将光束沿处女膜环缘内 0.3cm 环形气化切割去除处女膜。若应用 Nd:YAG 激光,光刀与处女膜准接触气化切割,则手术时间、出血量将更少。术后局部涂美宝湿润烧伤膏,注意阴部卫生,创缘一般 10 天左右愈合。

5.阴道囊肿　以输出功率 10～15W 的 CO_2 激光,功率密度 500W/cm²,光斑直径 0.3～0.5cm,距离 3～5cm,将囊肿击穿,挤净囊液后,气化囊壁,再用散焦光束,凝固基底部呈浅褐色为止。术时注意激光束不能照射到拉钩或窥阴器上,以免光反射伤及术者眼睛。术后局部涂 1% 甲紫药水,创面 10 天左右愈合。

6.阴道息肉　用窥阴器显露息肉,一般不需麻醉,用组织钳将息肉轻轻提起,以输出功率 10～15W,功率密度 500W/cm²,光斑直径 0.3～0.5cm 的 CO_2 激光,距离 3～5cm,气化切割息肉的蒂部,若出血先用棉球压迫,再用散焦光束凝固止血,术后局部涂 1% 甲紫药水,创面一般 10 天左右愈合。

7.慢性子宫颈炎　术前需经妇科检查,做宫颈刮片、白带常规等检查,排除宫颈癌和阴道炎。用窥阴器显露宫颈,用 5% 活力碘液棉球消毒宫颈及阴道,宫颈分泌物多时,可用 3% 冰醋酸液棉球擦除,此时宫颈糜烂面变白,界线更为明显,不需麻醉。以输出功率 15～30W,功率密度 500～1000W/cm^2 的 CO_2 激光,长刀头输出,光斑直径 0.3～0.5cm,距离 2～5cm,先下唇,后上唇做同心圆弧式扫描。轻中度单纯型或颗粒型,气化凝固超过病灶缘 0.3cm,至创面呈浅褐色微碳化即可。对于中重度乳突型,尤其合并宫颈肥大者,则需呈浅锥型气化,气化面超过病灶 0.5cm。合并宫颈息肉者,需气化凝固其基底部。合并子宫颈腺体囊肿者,先用光束击穿囊壁,将囊内胶冻状物挤净后,再气化残留囊壁,亦可应用 Nd:YAG 激光,输出功率为 30～50W,操作方法同上,其封闭血管能力比 CO_2 激光强,可减少术中出血。激光手术的气化面平整,可缩短创面愈合时间。术时注意避免光束误伤阴道壁,或光束照射窥阴器反射伤及眼睛。术时产生的烟雾较多,影响视线,可用吸尘器管放置在阴道口上方抽吸排至窗外。术时部分患者因激光刺激子宫颈而引起子宫收缩,感觉下腹部胀痛,程度可忍受,术后消失。部分患者可有阴道烧灼感,术后消失。

术毕局部涂 1% 甲紫药水,嘱患者注意阴部卫生,禁止性生活 2 个月,阴道出血超过月经量应随时来院检查。术后次日,阴道有不同程度的渗液排出,持续 1 周左右。这时有深褐色或黑色痂皮排出伴少量阴道出血,一般少于月经量。此时阴道镜检查,可见创面有新生的微血管和呈点状生长的新生上皮。少数患者 7～10 天,阴道出血可增多,局部消毒后,喷呋喃西林药粉,用带尾棉球压迫 24h,多能止血。创面一般 14～21 天愈合,绝大多数患者一次治疗即能痊愈。

8.更年期功能性子宫出血　对保守治疗久治不愈的患者,可在宫腔镜下行激光子宫内膜烧灼术。检查子宫内膜情况后,将功率 60～80W 的 Nd:YAG 激光的光纤经操作孔导入宫腔,以散焦光束依次凝固子宫内膜,每次移动一个光斑区。欲闭经者内膜全部凝固,减少经量者可部分凝固。由于 Nd:YAG 激光穿透组织较深,照射应从子宫底部肌肉较厚处开始,定时控制在 1s 内,至黏膜照射后变白即可,术中可视情况调整输出功率和每次照射时间。光纤末梢应超出宫腔镜终端 1cm,否则可损坏宫腔镜,特别是可使物镜的镜面呈毛玻璃状,使之模糊不清。术毕常规应用抗生素预防感染和应用止痛药物。术后可出现宫腔渗液经阴道排出,持续 20 天左右。

9.黏膜下子宫肌瘤　置入宫腔镜检查宫腔情况及肌瘤部位、大小及数目后,将功率 60～80W 的 Nd:YAG 激光的光纤经操作孔导入宫腔。有蒂的肌瘤,光纤距蒂 0.5～1cm,聚焦汽化切割,定时控制在 1 秒内,分次切割至瘤蒂断落钳出,残端渗血者用散焦光束凝固止血。无蒂肌瘤,先用聚焦光束切开其假包膜,用有齿钳将瘤体扭除取出,再用散焦光束凝固瘤腔。对较小的无蒂肌瘤则可直接气化。对瘤体多、操作时间长者,应注意膨宫液的升温损伤正常的子宫内膜,可通过调节膨宫液的流速来控制液温。同时应注意进出的液量差,防止水中毒。术后常规应用抗生素预防感染和应用止痛药物。术后宫腔排液量不等,一般持续 20 天左右。

10.浆膜下子宫肌瘤　常规置入腹腔镜检查子宫及肌瘤情况和盆腔情况后,在下腹穿刺 2～3 个操作孔,一般应用 Nd:YAG 激光,在肌瘤附近注射缩宫药后,将光纤经操作孔导入,对准瘤体表面,距离 0.5cm,以功率输出 60～80W 气化切开假包膜,显露肌瘤,在用有齿钳钳持瘤体旋转上提的同时,用控时输出的光束气化分离瘤体与肌层至整个瘤体剔除,残腔用散焦光束凝固,残腔小可不缝合。瘤体剪碎后经操作孔取出(用旋切器取出瘤体更为方便),亦可应用氩离子激光。确认无出血,冲洗腹腔后术毕。术后用药、观察事项及术后护理同常规腹腔镜肌瘤切除术。

11.子宫内膜异位症　常规置入腹腔镜,检查子宫及附件和盆腔病变后,在下腹穿刺2~3个操作孔,置入相应的操作器械,导入 Nd:YAG 激光光纤,功率 30~40W,光纤距粘连带0.1~0.3cm,时间控制在 1 秒钟内分离粘连,显露卵巢巧克力囊肿,气化切开囊肿后,气化切开囊壁,冲吸净巧克力囊液后,用散焦光束凝固囊内壁,残腔视情况缝合或不缝合。盆腔散在的子宫内膜异位灶,用散焦光束凝固变白即可。氩离子激光穿透组织能力比 Nd:YAG 弱,使用更为安全。确认手术野无出血后,取出切割下来的囊壁,冲洗腹腔后术毕。术后常规用药和护理。

12.输卵管妊娠　适用于未破裂型和内出血少的输卵管妊娠。常规置入腹腔镜,检查子宫附件及输卵管妊娠情况后,下腹穿刺2~3个操作孔,置入相应的操作器械,充分显露和固定病灶在视野下,导入 Nd:YAG 激光光纤,功率 30~40W,光纤对准输卵管妊娠部位的游离缘,距离 0.1~0.3cm,与输卵管纵轴平行,线形气化切开妊娠囊,钳除胚胎组织,出血点用散焦光束凝固,创面可不缝合。若对侧输卵管伞端闭锁可用聚焦光束打孔造口。冲洗手术野和盆腔后术毕。术后用药,观察及护理同常规腹腔镜输卵管手术。

【注意事项】

1.操作者应熟悉所用的激光器的性能、注意事项,并要经过必要的培训。

2.每次使用前应检查激光器的性能,输出功率的大小,时间控制钮是否有效,触发开关是否灵活,并用测试板测试,做到心中有数。

3.未对准照射区前或移开后,严禁触发激光。使用光纤输导激光时,严防光纤折断,折断处激光泄漏可造成严重的意外伤害。

4.室内照明要有足够的亮度,这样可使医务人员及患者的瞳孔缩小,减少进入眼睛的散射激光量。工作区内应避免有镜或反射物。

5.建立必要的安全制度,有关人员必须严格遵守执行,严禁用眼睛直对激光,以防造成眼睛不可逆的损伤。

（张　芹）

第三十三章　产科诊断技术

第一节　产科检查

产科检查包括腹部检查、骨盆测量、阴道检查、肛门指诊。

（一）腹部检查

孕妇排尿后仰卧在检查床上，头部稍垫高，露出腹部，双腿略屈曲稍分开，使腹部放松。检查者站在孕妇右侧进行检查。

1.视诊　注意腹形及大小。腹部过大，宫底过高应想到双胎妊娠、羊水过多、巨大胎儿的可能；腹部过小、子宫底过低应想到胎儿宫内生长受限（FGR）、孕周推算错误等；腹部两侧向外膨出、宫底位置较低应想到肩先露；尖腹（多见于经产妇）或悬垂腹（多见于经产妇），应想到可能伴有骨盆狭窄。

2.触诊　用手测宫底的高度，用软尺测子宫长度及腹围值。运用四步触诊法检查子宫大小、胎产式、胎先露、胎方位以及胎先露部是否衔接。在做前三步手法时，检查者面向孕妇，做第四步手法时，检查者应面向孕妇足端。

第一步手法：检查者两手置于子宫底部，测得宫底高度，估计胎儿大小与妊娠周数是否相符。然后以两手指腹相对交替轻推，判断在子宫底部的胎儿部分，若为胎头则硬而圆且有浮球感，如为胎臀则软而宽且形状略不规则。

第二步手法：检查者将两手分别置于腹部左右侧，一手固定，另一手轻轻深按检查，两手交替，仔细分辨胎背及胎儿四肢的位置。如触到平坦饱满部分为胎背，并确定胎背向前、向侧方或向后。触到可变形的高低不平部分为胎儿肢体，有时感到胎儿肢体在活动。

第三步手法：检查者右手拇指与其余4指分开，置于耻骨联合上方握住胎先露部，进一步查清是胎头或胎臀，左右推动以确定是否衔接。若胎先露部仍可以左右移动，表示尚未衔接入盆。若已衔接，则胎先露部不能被推动。

第四步手法：检查者面向孕妇足部，左右手分别置于胎先露部的两侧，沿骨盆入口向下深按，进一步核对胎先露部的诊断是否正确，并确定先露部入盆的程度。先露为胎头时，一手能顺利进入骨盆入口，另一手则被胎头隆起部阻挡，该隆起部称胎头隆突。枕先露时，胎头隆突为额骨，与胎儿肢体同侧；面先露时，胎头隆突为枕骨，与胎背同侧。

3.听诊　胎心在靠近胎背上方的孕妇腹壁上听得最清楚。枕先露时，胎心在脐右（左）下方;臀先露时,胎心在脐右(左)上方;肩先露时,胎心在靠近脐部下方听得最清楚。听胎心音时,应注意有无与胎心音一致的吹风样的脐带杂音。此外,胎心音须和胎盘杂音相区别,后者是血流通过胎盘时产生的吹风样杂音,与母体脉搏一致。

(二)骨盆测量

骨盆大小及其形状对分娩有直接影响,是决定胎儿能否经阴道分娩的重要因素,故骨盆测量是产前检查时必不可少的项目。骨盆测量有外测量和内测量两种。

1.骨盆外测量　骨盆外测量虽不能直接测出骨盆内径,只能间接判断,但是由于操作简便,临床仍广泛应用。用骨盆测量器测量以下径线:

(1)髂棘间径(IS):孕妇取伸腿仰卧位,测量两髂前上棘外缘的距离。正常值为23～26cm。

(2)髂嵴间径(IC):孕妇取伸腿仰卧位,测量两髂嵴外缘最宽的距离。正常值为25～28cm。以上两径线可以间接推测骨盆入口(骨盆上口)横径的长度。

(3)粗隆间径(IT):孕妇取伸腿仰卧位,测量两股骨粗隆外缘的距离。正常值为28～31cm。此径线可以间接推测中骨盆横径的长度。

(4)骶耻外径(EC):取左侧卧位,右腿伸直,左腿屈曲。测量第5腰椎棘突下至耻骨联合上缘中点的距离。正常值为18～20cm。第5腰椎棘突下相当于米氏菱形窝的上角,或相当于髂嵴后联线中点下1.5cm。此径线可以间接推测骨盆入口前后径的长度,是骨盆外测量中最重要的径线。骶耻外径与骨质厚薄相关,骶耻外径值减去1/2尺桡周径(指围绕右侧尺骨茎突及桡骨茎突测得的前臂下端的周径)值,即相当于骨盆入口前后径值。

(5)坐骨结节间径:或称出口横径(TO)。取仰卧位,两腿弯曲,双手抱双膝。测量两坐骨结节内侧缘的距离。正常值为8.5～9.5cm。也可用检查者拳头测量,如其间能容纳成人手拳,则属于正常(即大于8.5cm)。此径线直接测出骨盆出口横径的长度。若此径值小于8cm时,应测量出口后矢状径。

(6)出口后矢状径:检查者将戴有指套的右手示指伸入孕妇肛门后向骶骨方向,拇指置于孕妇体外骶尾部,两指共同找到骶骨尖端,用尺放于坐骨结节径线上,用汤姆斯出口测量器一端放于坐骨结节间径的中点,另一端放于骶骨尖端处,看测量器刻度数字即得出出口后矢状径的长度。正常值为8～9cm。出口后矢状径不小,可以弥补坐骨结节间径小。只要出口后矢状径与坐骨结节间径之和大于15cm时,表示骨盆出口无明显狭窄。

(7)耻骨弓角度:用两手拇指尖斜着对拢,放于耻骨联合下缘,左右两拇指平放在耻骨降支的上面。测量两拇指间的角度,即为耻骨弓角度。正常值为90°,小于80°为不正常。此角度可以反映骨盆出口横径的宽度。

2.骨盆内测量　能较准确地经阴道测知骨盆大小,适用于骨盆外测量有狭窄者,测量时孕妇取仰卧截石位,外阴部需消毒。检查者需消毒、戴手套并涂以润滑油。动作要轻柔。

(1)对角径(DC):又称骶耻内径,为耻骨联合下缘至骶岬上缘中点的距离。正常值为12.5～13.0cm;此值减去1.5～2.0cm,即为骨盆入口前后径的长度,又称为真结合径。方法是检查者一手的示指、中指伸入阴道,用中指尖触到骶岬上缘中点,示指上缘紧贴耻骨联合下缘,另一手示指正确标记此接触点,抽出阴道内的手指,测量中指尖至此接触点的距离,即为对角径,再换算出真结合径值。正常值约为 11cm。若测量时阴道内的中指尖接触不到骶岬,表示对角径大于 12.5cm。测量时期以妊娠 24 周以后,妊娠 36 周以前,阴道较松软为宜。

(2)坐骨棘间径:测量两侧坐骨棘间的距离。正常值为 10cm 左右。方法是以一手的示指、中指两指放入阴道内,分别触及两侧坐骨棘,估计其间的距离。也可用中骨盆测量器,以手指引导测量,如放置恰当,则所得数字较为准确。

(3)坐骨切迹宽度:代表中骨盆后矢状径,其宽度是坐骨棘与骶骨下部间的距离,即骶棘韧带的宽度。将阴道内的示指、中指并排置于韧带上。如能容纳 3 横指(5.0～5.5cm)为正常,否则属中骨盆狭窄。

(三)阴道检查

一般于妊娠 6～8 周做一次阴道检查。明确内外生殖器有无异常及大小。双会诊发现有些孕妇的子宫颈变软且峡部极软,子宫颈与子宫体似不相连,称为黑加征,若经验不足,易将柔软的子宫体误诊为卵巢肿瘤。若于妊娠 24 周以后,应同时测量对角径、坐骨切迹宽度;于妊娠最后 1 个月则应避免不必要的阴道检查。临产时阴道检查多用于:①产程进展缓慢;②先露下降、宫口扩张受阻;③需进一步查明胎先露位置;④宫口开大情况不清楚等。一般情况下通过肛门检查即可明确先露性质、位置、高低、宫口扩张情况等。

(四)肛门诊查

可以了解胎先露部、骶骨前面弯曲度、坐骨切迹宽度以及骶尾关节活动度,还可以结合肛门诊查测得出口后矢状径。

(陈　英)

第二节　绒毛取样

妊娠早期绒毛组织是胚胎组织的一部分,能反映胎儿宫内的质量状况。妊娠早期取绒毛检查(CVS)显著的优点是比妊娠中期羊膜穿刺术能提前 1～2 个月对胎儿遗传病等作出诊断,已成为产前诊断的重要组成部分。

【适应证】

1.染色体分析。

2.单基因病的诊断

3.DNA 分析。

4.先天性代谢异常的诊断。

5.胎儿性别的判断。

6.胎儿病毒感染的诊断。

7.胎儿血型检查。

【取样时间】

多主张在妊娠 10～13 周,过早不易定论,成功率低,且恐有致畸作用,过晚操作难度大,因孕囊张力大易误入而致流产。

【取绒毛组织量】

不同诊断目的所需的组织量不同,染色体检查需 10～20mg,DNA 分析需 5～10mg,生化测定仅需 1～2mg 组织。

【绒毛取样途径】

经腹、经宫颈及经阴道三种途径。

【操作方法】

(一)经宫颈绒毛取样

1.孕妇取截石位,常规外阴阴道消毒铺巾。

2.超声探测子宫位置、大小、孕囊大小、胎心、叶状绒毛附着部位及其下缘距宫颈外口距离。

3.将长 200mm、直径为 1.5mm 的塑料导管(带有软金属芯),沿子宫壁缓缓伸入叶状绒毛所在处约 0.2cm 深,抽出轴芯,接上 10ml 空针,一般抽 10ml 负压,边抽边退,抽 0.5ml 血性液即可,然后注入装有生理盐水的试管中送检。

4.一次抽取量不够时,可继续抽取 1～2 次。

(二)经腹绒毛取样

1.孕妇取仰卧位,常规腹部消毒铺巾。

2.超声胎盘定位。

3.超声引导下,用 19 号穿刺针穿过腹壁及宫壁,沿胎盘长轴穿入抽吸绒毛组织。

(三)经阴道绒毛取样

当子宫极度后倾后屈,无法用上述方法时,在超声引导下以 18～19 号穿刺针,依次穿入子宫直肠窝、子宫壁及胎盘抽吸绒毛。

【并发症】

1.流产　经子宫颈盲目抽吸,自然流产发生率为 9.3%;在超声引导下经腹及经宫颈抽吸,自然流产发生率分别为 3.5% 及 3.7%～5.5%。

2.出血　经子宫颈者 10%～25% 有少量阴道流血,多能自行止血。导管或内镜划伤绒毛引起血肿者占 4.3%。血肿小,数日后可自行吸收,少数血肿继续扩大,可导致流产。

3.感染　常见于导管消毒不严或未严格掌握适应证。

4.刺破胎膜　抽吸时误入羊膜腔内,可抽出羊水或血水,而在超声引导下可避免。

(杨水艳)

第三节　妊娠中期羊水穿刺

羊膜腔穿刺早在 1882 年由 Schatz 提出,20 世纪 50 年代开始应用于临床,但主要限于妊娠中期进行鉴别胎儿性别。20 世纪 60 年代中期国外开始用羊水细胞进行染色体疾病的产前诊断。

【指征】

1.染色体分析。

2.DNA 分析。

3.生物化学分析。

4.胎儿性别的判定。

5.胎儿畸形的诊断。

6.胎儿病毒感染的诊断。

7.胎儿成熟度的评价。

【取样时间】

遗传性疾病诊断:妊娠 16～20 周;生物化学分析:妊娠 15～17 周。

【抽取羊水量】

妊娠 10 周后,安全抽吸羊水量为 10ml,妊娠 16～20 周可抽 15～20ml,是抽取羊水成功率最高时期,取出的羊水量不应超过此量,否则易引起早产及破膜。

【操作方法】

1.孕妇排空膀胱,取仰卧位,常规消毒铺巾。

2.超声检查了解胎儿情况、胎盘位置、羊水深度,以便选择穿刺部位。

3.用 21～23 号 PTC 穿刺针,左手固定穿刺部位皮肤,右手将针垂直方向刺入子宫腔,术者有两次落空感,即可抽出针芯,见有淡黄色清晰的羊水溢出,接上 20ml 注射器,抽出 2ml 羊水弃之,避免母血污染,再缓慢抽出羊水 20ml 待做各种检查。然后插入针芯,拔出针头,针眼处消毒后以消毒纱布适当压迫。

4.再次超声检查。

【并发症】

1.流产或早产　是羊膜腔穿刺的主要并发症。术后 1 周内流产者与穿刺有关,发生率约为 0.1%,晚期妊娠偶在穿刺后胎膜早破导致早产。

2.损伤脐带、胎盘或胎儿　穿刺针偶可刺伤脐带或胎盘,导致脐带或胎盘血肿,也可刺伤胎儿引起血肿。

3.母体损伤　刺伤血管可导致腹壁血肿、子宫浆膜下血肿;刺伤胎盘可导致胎儿血进入母体。对 Rh 阴性孕妇,应预防性地注射抗 D 免疫球蛋白,预防发生致敏反应或羊水栓塞。

4.羊水渗漏　羊水自穿刺孔渗漏,会因羊水过少而影响胎儿发育。

5.宫内感染　术后母体发热,胎儿可因感染导致发育异常或死亡,严格无菌操作可避免。

(杨水艳)

第四节　脐带穿刺

1983 年，Daffos 首次报道在超声引导下脐血管穿刺获胎血进行产前诊断，现已被广泛采用。

【适应证】

1.染色体分析。

2.胎儿病毒感染的诊断。

3.单基因病的诊断：如 α 及 β 地中海贫血的诊断、血友病的诊断。

4.确定胎儿血型，诊断母儿血型不合。

5.检查胎儿血小板的质和量。

6.胎血血气分析，是诊断宫内缺氧最确切的依据。

【胎血取样方法】

目前有脐带穿刺术、胎儿肝内静脉穿刺术及胎儿心脏穿刺术三种方法，而以脐带穿刺术最为常用，包括胎儿镜下脐带穿刺术和超声引导下经腹脐带穿刺术两种。

【操作方法】

1.胎儿镜下脐带穿刺术　1973 年，Valeti 首先采用该法取血用于胎儿血红蛋白病的诊断。由于并发症较多，胎儿死亡率达 5％。

(1)孕妇取仰卧或侧卧位，常规下腹部消毒铺巾。

(2)2％利多卡因或 1％普鲁卡因溶液局部麻醉，穿刺部位做 2～5mm 的皮肤切口。

(3)用带有套管的穿刺针垂直进入羊膜腔，两次落空感，即可抽出针芯，有羊水溢出，接通冷光源后插入胎儿镜，B 超引导下观察胎儿体表情况。

(4)在胎儿镜观察下经操作孔放入穿刺针活检钳，穿刺脐带取血。

(5)操作完毕，将胎儿镜连同套管一同取出，局部压迫。

(6)术后复查 B 超，了解胎儿情况。

2.超声引导下脐带穿刺术　1983 年由 Daffos 首先采用，并逐步加以完善。穿刺时间一般在妊娠 18 周后进行。

(1)孕妇取仰卧位，先行超声扫描找到胎儿脐带位置。

(2)确定穿刺点：多认为在脐带进入胎盘处较适当，因此处脐带比较固定，易于抽取。

(3)腹部消毒、铺巾。

(4)在超声引导下用 23 号针经母体腹壁、宫壁、胎盘和(或)羊膜腔刺入脐带血管，抽取胎血待检，一般抽血 2ml。

(5)穿刺结束后对胎儿进行超声监测，观察孕妇 1 小时。

【脐带穿刺的安全性】

1.流产或死胎　其发生率据 Daffos 报道，超声引导取胎血为 1.9％，国内报道为 3.22％，但均较胎儿镜取胎血所致流产率 5％为低。

2.脐带穿刺取胎血量　一般认为 2ml 内较合适,有人抽胎血 8～10ml,连续观察 24 小时内胎儿状况,未发现对胎儿血循环的影响。

3.血管穿刺点出血　在超声观察下可见在 15～30 秒内便停止出血,穿刺点出血可致胎儿急性失血,重者可致胎儿死亡,但发生率很低。

4.感染　严格无菌操作可避免。

5.胎血进入母体血循环　根据 Kleihauer 试验,算出胎血进入母体血中的量＜0.1ml。对于母亲 Rh(－)而胎儿 Rh(＋)者,术后应肌内注射 300ng 抗 D 抗体,以预防胎血刺激母体而产生抗体。

(杨水艳)

第五节　胎心率电子监护

【操作分类】

胎心率电子监护分为内监护和外监护两种。内监护是将螺旋形胎心率电极置于胎儿头皮上。内监护不受孕妇体位及腹壁厚度的影响。外监护将胎心探头和宫缩探头分别置于孕妇腹壁胎心处和宫底下 3cm。外监护结果可受各因素的影响,但方便,无损伤,重复性强,目前国内已广泛应用。其可持续观察胎心率及胎心与胎动、胎心与子宫收缩的关系。

【胎心监护的意义】

1.监测胎心率

(1)基线胎心率:指一定时间内(＞10 分钟)无宫缩或宫缩间歇时的胎心率。正常基线胎心率为 120～160 次/分,且伴有基线的变异,即每分钟胎心波动≥6 次,波动范围为 10～25 次/分。基线＜120 次/分为心动过缓,＞160 次/分为心动过速,基线变异减弱或消失提示胎儿宫内窘迫。

(2)胎心率一过性变化:指胎动、宫缩、触诊时的胎心变化。

1)加速:宫缩时胎心加快 15～20 次/分为正常。表示胎儿躯干和脐静脉暂时受压。

2)减速:①早期减速,胎心减速几乎与宫缩同时发生。宫缩后很快恢复正常,下降幅度＜40 次/分。早期减速与胎头受压有关,表示脑血流量一过性减少。一般认为对胎儿无损害。②变异减速,胎心减速与子宫收缩的关系无规律性,下降幅度＞70 次/分,恢复也快。变异减速提示脐带受压。③晚期减速:宫缩开始 30 秒后胎心才开始减速,下降缓慢,持续时间长,宫缩恢复后 30～60 秒胎心才恢复,下降幅度一般＜50 次/分。晚期减速提示胎盘功能不良、胎儿宫内窘迫。

2.预测胎儿宫内储备能力

(1)无应激试验(NST):NST 是指胎心对胎动的反应性。正常情况下,胎动时胎心率会加快,监护 20 分钟内至少有 2 次胎动,伴胎心率加快≥15 次/分,持续 15 秒以上,此为 NST 阳性。如果胎动减少或消失或无胎心加快,应进一步寻找原因。

（2）缩宫素激惹试验（OCT）：诱发宫缩，了解胎盘于宫缩时一过性缺氧的负荷变化，测定胎儿的储备能力。

诊断标准：①阴性，无晚减和明显的变异减速，1周后重复本试验。②阳性，超过50％宫缩有晚减。③可疑阳性，有间隙的晚减或有明显的变异减速。④可疑的过度刺激，宫缩频率＞1次/2分，或每次宫缩持续时间＞90秒，且每次宫缩胎心均减速。⑤试验不满意，宫缩10分钟内出现＜3次。

3.胎儿生物物理监测 Manning评分法，10分为满分，8～10分无急慢性缺氧，6～8分可能有急或慢性缺氧.4～6分有急或慢性缺氧，2～4分有急性缺氧伴慢性缺氧，0分有急慢性缺氧。

（吕艳蕊）

第六节 胎儿心电图

【原理与目的】

胎儿心电图（FECG）是通过置于母体或胎儿体表的电极记录胎儿心脏活动之电位变化及其在胎儿心脏传导过程中的图形。可测出瞬间的胎心率，观察瞬间胎心率的变化，可预测胎儿在宫内的安危。

【适应证】

1.确认胎儿是否存活。

2.鉴别胎心异常类型。

3.胎儿生长迟缓的监护。

4.双胎的监测。

5.先天性心脏病的监测。

6.胎盘功能低下的监测。

7.巨大胎儿、羊水过少、母儿 Rh 血型不合的监测。

【测定方法】

1.直接法 将两个电极分别置于胎先露（经阴道）和母体会阴部，无关电极置于母亲大腿内侧。此方法准确，不受其他因素干扰，但易发生感染。

2.间接法 将两个电极置于母体腹部，一电极位于宫底部，另一电极位于胎先露处，而无关电极置于母亲大腿内侧。间接法受母体心电及外界的干扰，但简便、无损伤，适合于推广应用。

【正常胎儿心电图】

1.P 波 代表左右心房去极化波，前半部由右心房去极化产生，后半部由左心房去极化产生。P 波自妊娠17周开始增宽，临产后宽度与振幅均可缩短。

2.PR 间期 代表心房去极化至心室去极化开始的时间。随孕周增加而延长，宫缩开始后逐渐缩短。

3.QRS 波群　代表心室去极化电位变化,在妊娠期逐渐增宽。

4.ST 段　代表自 QRS 波群终点至 T 波起点间的电位线,在宫缩时期和其后的短时间内 ST 段压低。

5.T 波　代表心室复极化的电位变化。

此外,产时正常胎儿心电图特征为:小 P 波、小 Q 波、大 S 波、大小不定的 R 波、ST 段位等电位及 T 波较小或缺失。

【异常胎儿心电图】

1.胎儿缺氧:PR 间期在缺氧早期延长,晚期缩短,ST 段偏离等电位线,T 波振幅增大。

2.胎儿生长迟缓:QRS 波群时限缩短。

3.先天性心脏病:表现为胎儿心率明显失常、QRS 波群增宽、PR 间期延长,或心动过缓、传导阻滞。

4.过期妊娠:表现为 P 波振幅增大,PR 间期延长,QRS 波群增宽,部分可表现为 ST 段压低。

5.巨大胎儿 QRS 波群时限>0.05 秒。

6.羊水过多及羊水过少:羊水过多时 QRS 波群振幅减小,而羊水过少时 QRS 波群振幅增大。

7.母儿 Rh 血型不合:QRS 波群增宽。

8.死胎:不能检测到 FECG 波。

(吕艳蕊)

第三十四章　产科手术

第一节　会阴切开缝合术

会阴切开缝合术是切开会阴组织以扩大外阴口的手术,为产科常用手术之一。主要目的在于防止会阴造成的分娩阻滞,以及自然分娩或手术产所引起的严重会阴损伤。方法有侧斜切开及正中切开两种,手术助产则一般多采用左侧斜切开。

【适应证】

1.初产妇阴道手术助产。

2.初产妇臀位。

3.会阴体过长、过短及伸展不良或胎儿较大。

4.早产时预防胎儿颅内出血。

5.需缩短第二产程如胎心监护异常、妊娠合并心脏病、高血压等。

6.困难的阴道瘘修补术。

【手术注意事项】

1.会阴正中切口一般不宜用于产钳术或臀牵引术,以及会阴体过短或胎儿过大者。

2.左侧斜切开术自会阴后联合中线向左侧45°方向剪开会阴,但如会阴高度膨隆时,剪开角度应为60°~70°,长约4~5cm,并切开部分肛提肌。正中切开则沿会阴后联合中间垂直切开,长约2.5~3cm,注意不要损伤肛门括约肌。

3.行产钳术时如胎儿过大,枕后位时,切口可适当增大。

4.剪刀刀面需与皮肤垂直,皮肤与阴道黏膜切口宜大小相仿。

5.较大的会阴侧斜切口时,球海绵体肌、会阴深横肌、会阴浅横肌及肛提肌一部分将被切断,因此会阴切开后出血较多,应立即采用纱布压迫止血,必要时将活跃出血点钳夹结扎止血。

6.缝合阴道黏膜应从切口顶端上方0.5~1cm处开始,以免切开处的血管回缩未能缝合引起出血。缝合肌层必须两侧对齐,关闭死腔,缝针也不可太深,防止穿透直肠壁。缝合皮肤的丝线只求对合即可,不可扎得过紧,以免水肿疼痛。

7.缝合结束后,必须检查阴道内有无纱布遗留,做肛门直肠检查有无肠线穿透直肠壁,如有则拆除重建。

【术后注意事项】

1.保持会阴清洁。

2.常向健侧卧,以免恶露浸泡伤口。

3.术后 3～5 日拆线,外阴伤口肿胀疼痛者,可用 95％乙醇湿敷或 50％硫酸镁热敷。

(于少伟)

第二节　人工破膜(剥膜)术

【适应证】

1.母体方面　①某些妊娠合并症,继续妊娠对母儿不利。②急性羊水过多。③胎膜破裂 24 小时尚未发动宫缩。④过期妊娠。⑤产程进展缓慢,宫口开大 3～4cm,可破膜加速产程。

2.胎儿方面　①确诊为严重胎儿畸形。②胎儿宫内有缺氧威胁。③确诊为死胎。④母儿血型不合,胎儿处于高危阶段但无条件宫内换血。

【禁忌证】

1.有明显头盆不称、横位、产道阻塞、初产妇臀位估计经阴道分娩有困难。

2.脐带隐性脱垂或者脐带先露者。

【方法】

患者取膀胱截石位,常规外阴及阴道消毒,未排尿者导尿。行宫颈 Bishop 评分,然后将示指或中指伸入宫颈内,将宫颈稍加扩张,然后沿子宫下段四周将胎膜与子宫壁轻轻剥离数圈,深达 3cm,然后将艾力斯钳在示指、中指引导下进入阴道及宫颈,触及水囊表面,钳破胎膜,羊水流出。如羊水流出不多,可用手指扩大胎膜破口以利羊水流出,破膜后即听胎心音。一般人工破膜后 24 小时内可引起规律宫缩,人工破膜后 1 小时无规律宫缩者予 0.5％催产素静脉滴注引产。人工破膜后派专人观察宫缩及胎心音情况,临产后按产程图处理产程。

【注意事项】

足月或近足月妊娠者,子宫颈较成熟,子宫较敏感,易引产成功。否则破膜后经久不发动宫缩,易致感染。

(于少伟)

第三节　人工剥离胎盘术

人工剥离胎盘术是用手伸入宫腔内将胎盘剥离的手术。

【适应证】

1.第三产程已达 30 分钟,或虽未到半小时而出血已超过 200ml 以上,或有产后出血高危因素。

2.某些阴道手术产后需及早排出胎盘者。

【手术注意事项】

1.外阴必须重新消毒。术者更换手术衣及手套。

2.保持静脉通道通畅,注意产妇一般情况和血压,必要时可给予镇痛剂。

3.若胎盘与子宫壁紧密相连不能分离,可在 B 超引导下进行剥离,如考虑植入性胎盘,不应强行撕拉胎盘,以免损伤宫壁或造成不能控制的产后出血。

4.取出的胎盘必须立即检查是否完整,如有缺损应再次以手伸入宫腔清除残留的胎盘及胎膜,但尽量减少宫腔内操作次数。

5.操作必须轻柔,勿损伤子宫。

6.术时应用宫缩剂。

【术后注意事项】

1.注意宫缩及阴道出血情况,如宫缩不佳,阴道出血多需用缩宫剂。

2.应用抗生素预防感染。

（刘丽霞）

第四节　剖宫产

由于多种因素的影响,我国剖宫产率明显上升,特别是城市和较大的医院,虽然剖宫产可使母亲少受分娩之苦,也改善了胎儿出生结果,但毕竟是一种较大的手术,不但增加了孕产妇的经济负担,也存在许多并发症,必须认真对待。

【适应证】

1.骨盆异常:骨盆狭窄、畸形等。

2.头盆不称:目前占剖宫产适应证之首。

3.胎儿窘迫:产前监测手段增多,提高和提前了胎儿窘迫的诊断,致使剖宫产明显增多。

4.孕妇合并症与并发症:妊娠合并心脏病、心血管疾病、妊娠期高血压疾病、前置胎盘、胎盘早剥等。

5.胎位异常:横位、臀位、不均倾位、面先露等。

6.子宫收缩力异常:原发或继发性宫缩乏力经处理无效、宫缩过强、先兆子宫破裂等。

7.脐带脱垂:脐带隐性或显性脱垂胎儿存活者。

8.瘢痕子宫:有剖宫产史或子宫手术史者。

9.高龄初产(年龄≥35 岁)、珍贵胎儿及其他因素有死产史、不孕症史、助孕术受孕且有产科合并症者,可适当放宽剖宫产指征。

【手术方式】

1.古典式剖宫产术　取子宫体直切口娩出胎儿。

2.子宫下段剖宫产术　取子宫下段横切口娩出胎儿。

3.腹膜外剖宫产术　经腹膜外子宫下段横切口取出胎儿。

【手术准备】

1.术前常规检查心、肝、肾功能及出凝血功能。

2.向家属交代剖宫产指征及其可能发生的意外情况和并发症。

3.配血。

4.术前 4 小时禁饮食。

5.准备手术区皮肤。

6.术前 30 分钟应用苯巴比妥(鲁米那)0.1g 和阿托品 0.5mg 肌内注射。

7.观察体温、脉搏、血压和呼吸等生命体征的变化。

8.术前 2～4 小时内慎用呼吸抑制剂。

9.术前放置导尿管。

10.做好新生儿复苏的准备,包括氧气、气管插管及医生的准备。

11.准备好手术需要的各种物品和药品,如剖宫产产钳和宫缩剂等。

12.手术开始前再次听取胎心,了解胎儿安危状况;检查导尿管是否接通及尿液的性状,以免膨胀的膀胱影响手术。

【麻醉】

1.腰麻与硬膜外联合麻醉:现广泛应用于产科。

2.连续硬膜外麻醉。

3.局部加静脉麻醉:先局部麻醉,胎儿娩出后再用静脉麻醉。

4.全麻:抢救母亲为主时使用,一般不用,因为容易导致新生儿窒息。

【手术步骤】

1.古典式剖宫术　仅适用于不宜子宫下段剖宫产术者,如粘连较重下段区域不能进入者。

(1)取下腹正中切口:切口偏高,大小依据胎儿大小而定。

(2)暴露子宫体部,推垫肠管。

(3)于子宫体正中做一直切口,切开子宫肌层。

(4)刺破羊膜囊,以头娩式或臀产式娩出胎儿。

(5)剥离胎盘,以干纱布清理宫腔,卵圆钳钳夹切口上下端。

(6)用 0 号羊肠线或无损伤肠线连续缝合子宫肌层两层。

(7)清理腹腔,关腹腔。

(8)关腹壁。

(9)检查胎盘胎膜。

2.子宫下段剖宫术　此术式应用较广。

(1)切口:①直切口,取下腹正中或正中旁切口约 12cm,下端至耻骨联合上 2cm 左右,逐层切开腹壁。②横切口,于耻骨联合上 2cm 左右做横弧形切口约 12cm,切开皮肤和皮下脂肪层,切开筋膜层,分离腹直肌,暴露腹膜层。

(2)打开腹腔。

(3)暴露子宫下段,用纱布垫好周围组织。

(4)用刀片在子宫浆肌层切一小切口,弧形剪开肌层,长10～12cm,双侧达圆韧带下方1.5cm。然后用手钝性撕开子宫肌层,暴露羊膜腔。

(5)刺破羊膜囊,用右手进入宫腔娩出胎头(头先露),清理新生儿口腔黏液,然后娩出整个胎体,此时助手可以压迫宫底助产娩胎;若是臀先露,可按臀牵引术式娩出胎儿。

(6)宫体注射缩宫素20U。挤压宫体自然娩出胎盘或徒手剥出胎盘,应以舒式剥离法娩出胎盘。

(7)清理宫腔,用卵圆钳钳夹子宫切口两端及上下两层。

(8)用1-0可吸收线避开子宫内膜层连续缝合子宫切口肌层,并反折连续缝合子宫浆膜层。

(9)清理腹腔,检查双侧附件。

(10)逐层关腹。

(11)检查胎盘胎膜。

3.腹膜外剖宫产术 利用解剖特点于腹膜膀胱间,切开子宫下段,取出胎儿及附属物。

(1)切口可取下腹直肌切口或横切口。

(2)切开腹直肌前鞘后,推开腹直肌,暴露膀胱前筋膜和腹膜。

(3)寻找左侧腹壁下静脉,可见其下方由黄色脂肪垫覆盖的三角形空隙:上缘为腹膜返折,下缘为膀胱上侧缘,空隙部为子宫下段肌壁。

(4)自空隙处剪开膀胱前筋膜,然后以钝锐性相结合的方法分离膀胱前后筋膜,向右下推开膀胱,分离中可见侧脐韧带,确认后剪断之;若自膀胱顶端打开膀胱前筋膜,即向左右两侧分离膀胱和腹膜返折,比较容易开始,但分离过程易损伤膀胱,应特别仔细。

(5)暴露子宫下段,充分估计分离范围,保证娩头顺利。

(6)保护膀胱。

(7)弧形切开子宫下段肌层。

(8)刺破羊膜囊,娩出胎儿。

(9)娩出胎盘,清理宫腔。

(10)缝合子宫切口,方法同子宫下段剖宫产。

(11)仔细检查分离部位有无活动性出血,若有,需止血。

(12)用1号丝线间断缝合膀胱前后筋膜数针,使膀胱复位。

(13)关腹壁。

【难点】

(一)古典式剖宫产术

1.子宫体部切口较厚,血管丰富,出血多。

2.切开子宫后应迅速娩出胎儿,刺破羊膜囊后体部明显收缩,易造成胎儿娩出困难。

(二)子宫下段剖宫产术

1.子宫切口较低,易损伤膀胱。

2.若胎头较低或胎头高浮(未塑形者),出头较困难。

3.子宫下段肌层薄弱,若胎头大,下段形成不良或切口较小,可使切口延长撕裂,甚至损伤子宫动脉或其他分支,引起大出血。

(三)腹膜外剖宫产术

1.寻找膀胱腹膜反折间隙困难,特别是患者肥胖,下段形成不良或麻醉效果不佳者。

2.分离膀胱前后筋膜时易损伤膀胱或腹膜,应仔细操作,提高警惕。

3.由于子宫切口低于子宫下段剖宫产术,出头更困难一些,特别是胎头过大或高浮者。

【并发症及其预防】

1.麻醉意外。

2.羊水栓塞:不管哪种剖宫产术均有可能发生,故术中切开子宫时应先切开肌层,待羊膜囊突出切口外再刺破之,尽量不要同时切开肌层和羊膜囊,以减少羊水栓塞的可能性。

3.出血

(1)子宫收缩乏力:娩出胎儿后常规应用缩宫药,尽快娩出胎盘,必要时应用前列腺类制剂,如前置胎盘、双胎等要特别注意。

(2)切口出血:若切口血窦出血,先用卵圆钳钳夹再迅速缝合;若切口撕裂损伤大血管,应先行止血缝扎血管后再缝合切口。

4.胎头或胎体损伤:子宫下段剖宫产时易发生。因下段较薄,术者切开子宫一定要轻柔,做到心中有数,动作粗暴易导致胎头或胎体损伤。臀牵引时娩出肢体要注意动作正确和轻柔,以免造成胎儿骨折。

5.新生儿窒息:长时间出头困难时可加重新生儿窒息,遇此情况延长切口或用单叶产钳助产娩出,而且娩出后应尽快进行有效的复苏。

6.周围脏器损伤

(1)子宫下段剖宫产术可能误伤肠管和膀胱,也有可能损伤输尿管,术中应注意以上解剖结构而注意保护。

(2)腹膜外剖宫产术不进入腹腔不会损伤肠管,但分离时易剪开腹膜,若剪开腹膜应立即缝合,再继续手术。另外,分离困难时易损伤膀胱,应熟悉解剖结构,提高警惕。

7.感染:严格消毒和无菌操作,并预防性用药。

8.术后粘连:古典式剖宫产术易发生,腹膜外剖宫产术一般无术后粘连,因子宫下段剖宫产术切口低,不易发生肠粘连,但可发生膀胱粘连,总之术后应鼓励患者尽早下床活动。

(刘丽霞)

第五节   内倒转术

内倒转术是指用手进入宫腔,抓住胎儿单足或双足向宫颈外牵拉,将横位胎儿或其他胎位胎儿变成臀位,然后以臀位牵引方式娩出胎儿。

【适应证】

1.胎儿横产式,无条件转院或剖宫产术者。

2.横位胎儿已死亡,尚有羊水,断头术困难者。

3.双胎妊娠,第一个胎儿已娩出,第二个胎儿横位者。

【禁忌证】

1.嵌顿性横位。

2.胎儿较大,羊水流净者。

3.前置胎盘严重出血者。

【手术条件及术前准备】

1.宫颈口开全或近开全,质地松软,无头盆不称。

2.无子宫手术史或子宫先兆破裂。

3.全身麻醉或静脉麻醉,乙醚吸入麻醉效果不好。

4.导尿排空膀胱。

【手术操作要点】

1.患者取膀胱截石位,常规消毒外阴、阴道、铺巾、导尿。

2.术者以右手进入宫腔,若系臀先露,则将胎肩上举,寻找胎足(单足或双足),向下牵拉胎足。

3.助手在产妇腹部按压胎臀位,帮助胎先露下降。

4.以臀牵引方式牵出胎儿。

5.检查子宫腔、子宫下段及宫颈有无撕裂伤。

6.术后立即应用子宫收缩药,预防产后出血,抗感染治疗 c

【注意事项】

1.寻找胎足,一定要仔细区分手足,切不可牵拉胎手。

2.牵拉过程要轻柔,避免胎体损伤。

3.有经验的医师方可实施该种手术。

(刘丽霞)

第六节　会阴Ⅲ度破裂修补术

会阴Ⅲ度破裂是指会阴皮肤、黏膜、会阴中心腱撕裂,同时伴有肛门括约肌部分或全部断裂,甚至直肠前壁撕裂。多由产时会阴条件不良、接产处理不当、急产、骨盆下口横径较小、胎头过大、过硬或位置不正等因素造成。一旦发生,可给产妇带来痛苦及盆底松弛、大便失禁等远期不良后果,故应及时进行会阴Ⅲ度破裂修补术,恢复盆底的正常解剖结构和功能。

【麻醉】

手术可在双侧阴部神经阻滞麻醉或局部浸润麻醉下进行。

【手术步骤】

1.产妇取膀胱截石位,消毒外阴,铺无菌手术巾并导尿。暴露撕裂的伤口,认真检查裂伤情况及解剖关系,然后依其解剖关系逐一修补。

2.缝合直肠前壁裂伤:用 3-0 铬制肠线间断褥式缝合肠壁,针距 0.5cm,注意缝合时肠线勿穿过直肠黏膜。

3.缝合断裂的肛门括约肌:用两把组织钳将两侧肛门括约肌断端钳出,用 7 号丝线缝合1～2 针。肛门括约肌的证实方法是以示指置于肛门内,将两组织钳交错,则示指可有紧缩感。

4.0 号铬制肠线缝合会阴中心腱肌层。

5.0 号铬制肠线间断或连续缝合阴道黏膜。

6.1 号丝线间断缝合皮下组织及皮肤。

7.肛诊检查缝合情况了解有无缝合穿过肠壁,如有则拆除重缝,以免发生肠瘘。

【术后处理】

1.半流质饮食 3～5 天。

2.排尿、排便后用擦洗会阴。

3.口服阿片酊 0.5ml,每天 3 次,共 3 天,控制大便,第 5 天晨空腹服液体石蜡 30ml,以防大便干结。

4.术后使用抗生素预防感染。

(许素娥)

第七节　子宫内翻复位术

子宫内翻是指子宫底部向宫腔内陷入,甚至自子宫颈翻出的病变,这是一种分娩期少见而严重的并发症,多数发生在第三产程,如不及时处理,往往因休克、出血导致产妇在 3～4 小时内死亡。

子宫翻出为产后并发症,以预防为主,避免过早用力牵拉脐带,过度挤压宫底。复位术有经阴道徒手复位术和经手术复位两种。

一、经阴道徒手复位术

【适应证】

子宫不全或完全性内翻,宫颈尚未回缩。

【术前准备】

1.积极抢救休克,输液,输血。

2.全身麻醉。

【操作要点】

1.患者取膀胱截石位。

2.常规消毒外阴、阴道,导尿。

3.术者洗手后,一手轻轻进入阴道,手掌托起翻出的宫底,手指扩张宫颈口。

4.以最后翻出的宫腔壁先还纳,先翻出的宫腔壁后还纳的顺序依次向上推送还纳翻出的宫腔壁,最后还纳宫底;另一手置于耻骨联合上相协助,整个过程轻柔有力。

5.还纳成功后,停止麻醉,手拳在宫腔内保持3~5分钟,并注射缩宫药,然后视宫缩和下段宫颈缩复情况慢慢退出手拳,若子宫颈和下段收缩力差,扩张明显,可以在宫腔内填塞大纱条,防止再次翻出,24小时后可以取出纱条。

【术后处理】

1.抗感染　应用强有力的抗生素预防产褥感染。

2.对症处理　失血者纠正贫血。

3.缩宫剂　最好应用前列腺制剂,促进宫颈与宫体收缩。

【并发症及其防治】

子宫内翻在非直视下经阴道徒手复位,可因复位不充分成子宫周围的韧带伸展不良而引起相应的不良后果。故在位时一定要充分复位,将子宫体上推至腹腔脐部水平,使各韧带充分伸展。另外,复位动作粗暴或顺序错乱均可导致富破裂,因而必须严格按操作规程进行,动作一定要轻柔。然此类手术应由有经验的产科医师实施。

二、经腹手术复位

经腹手术复位包括经腹组织钳牵拉子宫复位术、经腹子宫后壁子宫切开复位术和经腹子宫前壁子宫切开复位术,三者又分别称为 Huntington、Haultain 和 Dobin 手术。

【适应证】

1.经阴道徒手复位失败者。

2.子宫翻出3天以上者,宫颈缩窄环紧,阴道复位失败者。

【术前准备】

1.对症治疗及抗感染。

2.全麻或硬膜外麻醉。

【操作要点】

1.患者取仰卧位,常规消毒腹部皮肤。

2.取下腹正中切口。

3.打开腹腔,暴露盆腔,可发现杯口状凹陷,其内可见输卵管及各对韧带。

4.Huntington 术式为用 Allis 钳钳住杯口状内两侧,以后翻出者先复位,先翻出者后复位的顺序向外上慢慢牵拉宫腔壁,类似交替移动钳夹牵拉,可使子宫复位。有时助手在消毒情况下经阴道手推宫底协助复位也可获得成功。

5.若上述方法复位困难,可在直视下推开腹膜膀胱反折,采用 Haultain 术式,在前方杯状处做一纵形切口,用手指进入阴道(或助手协助)牵拉宫底,较易复位成功,然后缝合切开的子宫壁。或切开子宫后壁(Dobin 术式)复位。

【术后处理】

同徒手复位术。

【并发症及其防治】

此种方法系直视下操作，除应注意损伤子宫和邻近器官外，比较安全。

（许素娥）

第三十五章　妇科肿瘤手术

第一节　外阴癌根治术

外阴癌根治术主要包括外阴广泛性切除术和腹股沟淋巴结切除术,有时需行腹膜外盆腔淋巴结清扫术。

【适应证及手术方式】

外阴癌手术范围及方式目前已趋向于个体化,各临床分期术式的选择应以病灶部位来决定。目的是病灶的广泛切除,同时还需尽量恢复外阴的解剖结构和功能重建,若病灶过大,有时需要行皮瓣移植或植皮。

1.Ⅰ期

(1)癌灶位于外阴一侧,行外阴广泛切除及同侧腹股沟淋巴结切除术。

(2)癌灶位于外阴中部,行外阴广泛切除及双侧腹股沟淋巴结切除术。

2.Ⅱ期

(1)深部淋巴结阴性者,做外阴广泛切除及双侧腹股沟和深部淋巴结切除术。

(2)一侧深部淋巴结转移者,做外阴广泛切除及双侧腹股沟淋巴结切除和一侧盆腔淋巴结切除术。

(3)双侧深部淋巴结转移者,做外阴广泛切除及双侧腹股沟、盆腔淋巴结切除术。

3.Ⅲ期　手术范围同Ⅱ期。若癌灶侵犯尿道前部者,还要增加切除部分尿道。若癌灶侵犯肛门皮肤亦应相应切除之。

4.Ⅳ期

(1)癌灶侵犯肛管和(或)直肠和(或)下段直肠阴道隔,除了切除外阴、深部及盆腔淋巴结,还应切除肛管、直肠下段并做人工肛门。

(2)若癌灶侵犯膀胱,应增切膀胱并做人工膀胱。

【禁忌证】

1.由于全身状况或局部情况不宜进行手术者。

2.外阴癌病灶伴严重感染者。

3.外阴癌已浸润破坏耻骨者。

4.外阴癌伴全身转移或复发癌患者。

5.心、肝、肺、肾等功能受损者。

【麻醉选择】

视手术范围的大小,可以选择气管内全身麻醉、连续硬膜外麻醉或鞍区麻醉等。

【术前准备】

1.饮食及肠道准备术前 1 周内,不应进食多纤维饮食,术前 2 天进食流质。术前需增加营养,以多进食高蛋白、低脂、低渣及足量糖类饮食为宜。

2.局部准备多数患者外阴病灶都有溃破及不同程度的继发感染。局部脓性分泌物和污秽较多的感染常伴有腹股沟淋巴结肿大及全身体温升高等症状。入院后应用低温外阴清洗剂坐浴 2～3 次/天。外阴剃毛、清洁,局部感染灶清创换药,用抗生素控制感染。

对局部病灶巨大或有感染者,除用抗生素外,还应同时局部放疗。一般空气量 30Gy,使肿瘤得以控制,感染才能消退。

【手术操作要点】

1.外阴广泛切除切除 范围上界包括阴阜,下界包括会阴后联合,外侧为左、右大阴唇皱襞。外阴皮肤切缘应距肿瘤 2cm 以上,内侧沿尿道口左、右而下,切除 1cm 以上的阴道壁。深度达耻骨筋膜(上部)和内收肌筋膜(两侧)。

2.腹股沟淋巴结清扫 Taussig 切口,上界为髂前上棘与脐连线中点,下界为股三角尖。Way 切口,左、右髂前上棘向下弯至阴阜的弧形连线。切除范围:外侧界为髂前上棘和缝匠肌表面,内侧为耻骨结节和内收肌,深面达腹外斜肌腱膜上部和阔筋膜(下部)。解剖股管,分离股动脉和股静脉;大隐静脉保留与否取决于病期早晚;分离皮片厚度 0.5～0.8cm。注意应行 Cloquet 淋巴结切除并送快速病理检查,若为阳性,则行腹外盆腔淋巴结清扫术。

3.盆腔淋巴结清除 此术式应经腹膜外进入,其切除范围与子宫颈癌相同。

近年也有很多医院采用腹腔镜行腹股沟淋巴结清扫,一般用布巾钳将腹壁皮肤提起,采用压力为 9kPa,清扫方法类似腹腔镜盆腔淋巴结。

【术后处理】

1.术后要紧压皮肤缝合处,尽量使皮肤与下面的组织紧贴,不留无效腔。

2.必须重视术后血浆蛋白、白蛋白和液体的及时补充,以利伤口愈合。

3.两侧腹股沟创面持续负压吸引。术后 4～6 天内保持负压吸引,尤其在术后 48h 内应每 20～30min 吸引 5min,以后每半小时吸引 5min。

4.避免粪便污染创面。术后每天需做外阴前庭区清洁擦洗。保留持续导尿管 1 周。

5.保持外阴和会阴部创面敷料干燥,预防局部感染。术后 3 天内局部伤口渗液较多,每天至少更换外阴敷料 2 次。

6.术后 72h 皮片的界限开始坏死,应及时修剪坏死皮片。

7.预防感染。如按上述原则处理,一般在术后 7～14 天伤口即能愈合。

【并发症及其处理】

1.手术切口延期愈合,外阴癌无论采用何种方式,均存在有手术野切口延期愈合的情况。对此类伤口应按外科二期愈合伤口处理。

2.伤口感染、坏死或裂开。

3.泌尿系感染。

4.下肢水肿。

5.静脉炎、股动脉破裂、肺栓塞及心血管意外。外阴癌术后并发症的处理原则是控制感染,加强伤口局部的清洁、保持干燥、加强局部分泌物的引流。重视术前准备及术后护理可减少并发症的发生。手术时妥善止血,操作细心,特别是对股三角血管区的处理要慎重,这样,即可减少或避免一些术中意外事件发生,又可确保患者安全度过手术关。

（钟喜杰）

第二节　子宫颈癌根治术

子宫颈癌根治术是治疗早期宫颈浸润癌的有效方法,它包括盆腔淋巴结清除术(包括双侧髂总、髂内、髂外、腹股沟深及闭孔淋巴结)和广泛性子宫切除术(包括全子宫、主韧带、骶骨韧带、阴道上段及阴道旁组织)。

【适应证】

子宫颈癌临床 Ia_1 至 IIb 期患者。 Ib_2 巨块型及 IIb 期患者可在新辅助化疗 $1\sim3$ 个疗程后施行。

【禁忌证】

合并心脏病、高血压、严重肝肾疾患、肥胖患者以及出血性疾病患者为手术禁忌证。

【术前准备】

1.饮食　进半流质饮食两天,进流质饮食 1 天。

2.肠道准备　口服甲硝唑 0.4g,每天 3 次,共 3 天,手术前 1 天空腹口服蓖麻油 30ml,手术前 1 天清洁灌肠。

3.阴道准备　5%活力碘棉球擦洗阴道、宫颈,每天 2 次,共 3 天。

【麻醉】

全身麻醉。

【手术范围】

行广泛性子宫切除术＋盆腔淋巴结清扫术(鳞癌患者可酌情保留一侧或双侧附件)。

1.盆腔淋巴结切除范围　双侧髂总、髂外、髂内、腹股沟深、闭孔淋巴结各 5 组。如果髂总淋巴结阳性或 Ib_2 以上病例,需行腹主动脉旁淋巴结取样。

2.广泛性子宫切除术　分五种类型。

Ⅰ型:筋膜外子宫切除。

Ⅱ型:改良广泛子宫切除术,即次广泛子宫切除术,切除/2 骶韧带和主韧带,以及阴道上1/3。适合 Ia_2 期子宫颈癌。

Ⅲ型:广泛性子宫切除术,靠盆壁切除骶韧带、主韧带以及阴道1/2。

Ⅳ型:扩大广泛子宫切除术,从骶韧带根部切除骶韧带,在侧脐韧带外侧切除主韧带,切除阴道 3/4。

Ⅴ型:盆腔脏器廓清术,包括前盆腔廓清术(切除生殖道、膀胱及尿道)、后盆腔廓清术(切除生殖道、部分乙状结肠及直肠)和全盆腔廓清术(切除生殖道、膀胱、尿道、部分乙状结肠及直肠)。

【治疗原则】

鳞癌可保留一侧或双侧卵巢。

Ⅰa₁ 期:行Ⅰ型手术。

Ⅰa₂ 期:行Ⅱ型手术。

Ⅰb₁ 期和Ⅱa₁ 期:行Ⅲ型手术。

Ⅰb₂ 期和Ⅱb 期:新辅助化疗 1～3 疗程后行Ⅲ型手术＋腹主动脉旁淋巴结取样。

Ⅱb 期以上不适合手术,建议行放、化疗。

【手术步骤】

1.做下腹正中或左旁切口 16～18cm,依次切开腹壁各层,探查盆腔各器官,提起双侧子宫角,用湿纱布排垫肠管。

2.在圆韧带中外 1/3 钳夹、切断、缝扎双侧圆韧带。

3.在髂总动脉外侧处切断、缝扎双侧骨盆漏斗韧带。年轻需保留卵巢者,只需切断卵巢固有韧带,保留或切除输卵管。

4.清扫双侧髂总淋巴结。

5.清扫双侧髂外淋巴结。

6.清扫双侧腹股沟深淋巴结。

7.清扫双侧髂内淋巴结。

8.清扫双侧闭孔淋巴结。

9.从髂内动脉分支处分离并结扎子宫动脉。

10.切开子宫直肠腹膜反折。

11.从宫颈后 2～3cm 处开始游离输尿管至膀胱宫颈韧带。

12.分离直肠、阴道,在宫骶韧带外带打开直肠侧窝。

13.在靠近骶骨处钳夹双侧骶骨韧带、切断缝扎。

14.剪开膀胱腹膜反折,下推膀胱。

15.在主韧带前面找到膀胱侧窝,分离主韧带。

16.用两把 Kocker 钳钳夹、切断,缝扎主韧带。

17.从膀胱富颈韧带处游离输尿管,推开、切断、缝扎膀胱宫颈韧带前后页。

18.切断、缝扎阴道旁组织。

19.用直角钳于癌瘤边缘下 3～4cm 处将阴道全部横钳、切断,用 5％活力碘液纱布消毒切缘并沿阴道下塞。用 0 肠线连续缝合阴道残端。

20.间断缝合后腹膜,同时压迫或缝扎止血。放置"T"形引流管,经阴道引流。

21.缝合腹壁各层,术毕。

【术后处理】

1.术后 8 小时可进食。

2.持续导尿 8～10 天或更长时间。

3.拔出尿管后需测量残余尿,若大于 100ml 重新上尿管,定期开放锻炼膀胱功能,可辅以针灸治疗。

【注意事项】

1.在处理骨盆漏斗韧带、子宫骶韧带、子宫血管、分离输尿管隧道以及缝合后腹膜时,应避免损伤输尿管。

2.游离输尿管时,只能仔细提夹输尿管鞘膜周围组织,以减少损伤鞘膜血管的机会。避免术后发生输尿管瘘。输尿管瘘多出现在术后 5～10 天,是严重的并发症。

3.清除血管旁淋巴结时,应彻底止血,避免撕拉损伤静脉血管壁,造成多量出血。

4.盆腔各创面应彻底止血,结扎淋巴管,避免造成淋巴囊肿。

(许素娥)

第三节　子宫体癌根治术

【适应证】

1. Ⅰ、Ⅱ期子宫内膜癌。

2. Ⅱ期或以上子宫内膜癌经术前治疗(如放疗),待病灶缩小后可考虑手术治疗。

【禁忌证】

1.老年、肥胖者相对禁忌。

2.有心血管系统疾病,虽经治疗症状仍不能改善者。

3.重症糖尿病。

4.晚期广泛转移,子宫固定或冰冻骨盆。

【术前准备】

1.因内膜癌多发生于年龄较大的妇女,且常合并高血压、糖尿病,术前需做好有关各项检查,有合并症的给予积极治疗,确保手术安全。

2.术前给予半流质饮食 2 天,流质饮食 1 天,并酌情静脉补充液体。

3.用 5% 活力碘液擦洗阴道,每天 2 次,连续 3 天。

【手术要点】

1.术前在麻醉下缝合子宫颈。

2.打开腹腔后先抽腹水(或冲洗液)送细胞学检查。

3.手术开始时先用两把长弯血管钳夹紧子宫两侧的输卵管和圆韧带,并用丝线扎紧输卵管伞端。

4.术中尽量避免挤压和过度牵拉子宫,以免扩散。

【手术方式】

子宫体癌的手术方式有以下三种选择：

1.筋膜外全子宫、双侧附件切除及部分阴道切除术　适用于早期内膜或浅肌层侵犯，G1级宫体癌患者，同时切除阴道上段1～2cm，防止因癌细胞种植而复发。如果出现以下情况之一者需同时行盆腔及腹主动脉旁淋巴结清扫术：特殊病理类型，如乳头状浆液性腺癌、透明细胞癌、未分化癌等；低分化子宫内膜样腺癌；肌层浸润深度超过1/2；癌灶累及宫腔面积超过50%，或有峡部受累。

2.次广泛子宫切除术　适用于Ⅰ期患者，手术范围包括全子宫、双侧附件、部分宫旁组织和至少2cm宽的子宫骶韧带、主韧带以及2cm宽的阴道壁，选择性切除盆腔和腹主动脉旁淋巴结。这一手术5年生存率远远超过子宫全切术。

3.广泛性子宫全切术　适用于Ⅱ期宫体癌患者，手术方式同宫颈癌根治术。要求近盆壁处切除圆韧带，高位结扎切断卵巢动静脉，近盆壁切除两侧宫旁组织，游离输尿管，切除至少3cm宽的子宫主韧带、骶韧带，切除3～4cm宽的阴道壁。淋巴清扫应从髂总动脉分叉以上4～5cm的腹主动脉开始，逐一清除腹主动脉旁淋巴结和盆腔淋巴结。

【术后处理】

1.禁食2～3天，排气后可进流质或半流质饮食。

2.持续导尿48h。

3.严密观察病情变化，保持水电解质平衡，特别注意钾的补充。

4.根据病检情况，如需补加放疗，一般主张从术后10～14天开始。

（刘丽霞）

第四节　滋养细胞疾病子宫次广泛子宫切除术

由于化疗效果良好，多不主张手术切除子宫，如有指征，一般先行化疗，待病情基本控制后再考虑手术。手术方式采用子宫次广泛子宫切除术。

【手术指征】

1.子宫病变或转移灶大出血时。

2.原发或转移病灶过大，虽尿HCG转阴，但病变吸收消退不理想者。

3.发生耐药，继续化疗已无法取得疗效者。

【手术步骤】

1.打开腹腔。

2.钳夹宫角，提拉子宫，暴露手术野。

3.圆韧带中外1/3处切断结扎双侧圆韧带。

4.在髂总动脉水平行双侧卵巢动静脉高位结扎术（年轻者可保留双侧卵巢）。

5.剪开阔韧带腹膜及膀胱子宫反折腹膜，下推膀胱至宫颈外口水平。

6.处理宫旁阔韧带组织,宽约 2cm。

7.分离并高位结扎子宫动静脉,打开子宫直肠反折腹膜,分离阴道直肠间隙及直肠侧窝,暴露子宫骶骨韧带,切断结扎宫骶韧带,宽约 2cm。

8.游离输尿管下段至膀胱宫颈韧带,切断宫颈主韧带及阴道穹隆组织,宽约 2cm。

9.切断缝合阴道。

10.缝合后腹膜及关腹。

滋养细胞肿瘤因肿瘤血供丰富,且通过血液循环转移,一般采用开腹手术以减少出血和肿瘤转移的可能,特别是宫旁有浸润的患者。如果患者的 HCG 水平已接近正常且病灶血供不丰富,也可以采用腹腔镜手术。

【注意事项】

1.年轻者可保留双侧卵巢。

2.输尿管隧道只需开放前一部分,不必游离至进膀胱水平。

3.宫旁静脉丛应尽量切净。

4.无阴道转移者阴道不需切除。

5.不需清扫盆腔淋巴结。

（刘丽霞）

第五节　卵巢恶性肿瘤手术

目前对晚期卵巢恶性肿瘤的手术治疗已逐渐形成一种独有的手术方法,即肿瘤细胞减灭术。手术时,应尽一切可能切除瘤块,以利后续化疗。卵巢癌的手术可分为以下几种:

1.全面的确定分期的剖腹手术　腹部纵切口,全面探查,腹腔细胞学检查,腹水或盆腔、结肠旁沟、横膈冲洗液,大网膜切除,仔细的盆腹腔探查和活检,盆腔及腹主动脉旁淋巴结清除(至肠系膜下动脉水平)。

2.再分期手术　首次手术未进行确定分期,亦未用药而施行的全面探查和完成准确分期。如已用化疗,则属第二次剖腹手术。

3.肿瘤细胞减灭术　即行全子宫＋双侧附件＋大网膜＋阑尾＋转移癌灶切除术,酌情作腹膜后淋巴结甚至腹主动脉旁淋巴结清扫术,必要时切除部分膀胱、肠道、阑尾等。要尽可能切除肉眼可见癌灶,使其直径缩小到 2cm 以下,以利于今后的化疗或放疗等治疗。

4.中间性或间隔肿瘤细胞减灭术　对于某些晚期卵巢癌病灶估计难以切净或基本切净,而先用几个的化疗,再行肿瘤细胞减灭术。可能促使减灭术可行,但对术后化疗不利,仍应力争先行肿瘤细胞减灭术。对于肿瘤巨大、固定、有大量腹水者,先行几个疗程的化疗,可使腹水减少,肿块松动,提高手术质量。

5.再次肿瘤细胞减灭术　指对残余瘤灶或复发肿瘤的手术,如果没有有效的二线化疗,这种手术的价值有限。

6.二次探查术　指经过满意的肿瘤细胞减灭术 1 年内,又施行了至少 6 个疗程的化疗,通过临床检查及辅助检查均无肿瘤复发迹象,而施行的再次剖腹探查手术。其目的在于了解腹腔癌灶有无复发,作为日后治疗的依据,以决定:停止化疗,或少数疗程巩固或更改化疗方案。也可切除所见癌灶。由于 PET-CT 和 CA125 等对卵巢癌复发监测的敏感性提高,二次探查术已基本废弃。

交界性肿瘤、Ⅰ期上皮性肿瘤、生殖细胞肿瘤和性索间质瘤不需做二次探查术。

7.保留生育功能的保守性手术　保留子宫和正常卵巢,适用于以下几种对象:Ⅰa 期或Ⅰc 期卵巢上皮癌,且细胞分化Ⅰ级者;Ⅰa 期或Ⅰc 期卵巢交界性肿瘤。生殖细胞肿瘤,低度恶性卵巢肿瘤有生育要求者。

【术前准备】

1.一般性术前检查和准备　同其他手术如血尿常规、出凝血时间、血小板、心、肝、肺、肾等脏器功能的检查。

2.全面的胃肠检查　包括钡餐、钡剂灌肠检查,以除外原发于消化道的卵巢转移瘤。

3.泌尿系统检查　如静脉肾盂造影等,以了解输尿管、膀胱是否遭到肿瘤侵犯。

4.超声或 CT 检查　了解肝、胆、脾有无占位性病变。

5.肿瘤标志物检查　做 CA125、CEA、AFP、HCG 等检查,以初步判断卵巢肿瘤的组织类型。

6.阴道及肠道准备　阴道擦洗 3 天,术前进半流质饮食 2 天,流质饮食 1 天,术前 3 天口服甲硝唑。

7.充分配血。

8.纠正术前各种并发症　如高血压、心脏病等。

【麻醉选择】

一般选择全身麻醉,术中最好进行中心静脉压及心电图监护。

【肿瘤细胞减灭术操作步骤】

1.切口一般取下腹正中旁切口,因手术范围广,切口必须够大,腹部切口需绕脐向上延长至脐上 5cm 或更多,特别是肥胖患者,切口也可以至剑突下。

2.切开腹膜后取腹水送细胞学检查。如无腹水可用 100~200ml 生理盐水冲洗两侧结肠旁沟、子宫直肠窝处,然后吸取冲洗液送细胞学检查。

3.探查一般采取自上而下的全腹探查,以了解肿瘤浸润的范围和各器官组织受累程度。包括肝、胆、脾、横膈、胃肠、双肾、盆腔及逐段触摸腹主动脉和髂血管组织有无肿大的淋巴结。

4.探查后,先切除大网膜、上腹肿瘤和腹膜或浆膜上的转移灶,然后切除子宫附件和盆腔肿块,同时行淋巴结清扫术,最后处理肠道。如果肿瘤较大充塞盆腔则应依病情先切除子宫附件,最后行大网膜切除。术中尽量完整取出肿瘤,一般不主张行肿瘤穿刺放液。

5.减灭术的目的在于切除复发病灶及全部转移灶。如果由于技术上的困难不能切除肉眼可见病灶,应尽最大努力切除尽可能多的癌灶,使残余癌灶的直径在 1cm 以下。除了做次全或全宫、双侧附件、大网膜和腹膜转移灶切除外,有时还需肠切除,故术前应做好肠道准备。如癌肿与子宫和盆腹膜紧密粘连成一体而难以下手时,可采取"卷地毯"的方式依次从腹膜外间隙剥离侧壁腹膜膀胱浆膜及盆底腹膜,将子宫、肿块连同盆腔腹膜整块切除。

6.转移灶的处理:卵巢癌转移灶最常见的部位是腹膜、大网膜。其次是直肠、乙状结肠、结肠的肝脾曲及回盲部。术中应尽量切除所有转移灶,必要时也可切除部分肠管、膀胱及肝脾的局部转移灶,甚至胰体尾和膈肌的切除,使体内残余肿瘤减少到最少程度。

7.手术结束后留置腹腔引流管,备术后腹腔引流及腹腔化疗。有条件者也可在患者腹部皮下埋置化疗泵进行腹腔化疗。

【术后处理】

与一般盆腔手术相同,如行肠道手术者,术后应予禁食及胃肠减压。术后 2 周左右如无化疗禁忌证即可开始全身化疗或腹腔化疗。

【再次肿瘤细胞减灭术】

复发癌是术后残余之癌细胞,经过一段静止期后再次生长发育,并向局部及全身扩散。对复发性癌的再次手术价值趋于保守,一般用于以下情况:①铂类敏感的患者;②单个孤立的病灶;③停化疗 12 个月以上的复发病灶;④解除肠梗阻。对于上皮性复发癌的手术治疗效果不如初治病例。因癌组织常广泛累及肠道、肠系膜,或与膀胱、直肠紧密粘连浸润形成冰冻状,即使能完成肿瘤缩减术,预后也较差。且复发病例多数对化疗无效或已产生了耐药者。因此,复发手术后必须更换新药,更改化疗方案,以希望延长患者生命,提高生存率。

(齐英芳)

第六节　盆腔肿瘤的再次手术

一、卵巢癌的二次探查术

【定义及目的】

晚期卵巢癌患者经过满意的肿瘤细胞减灭术和 6 个疗程以上的正规化疗后患者的临床症状、体征、影像学检查和肿瘤标志物检测均为阴性,临床完全缓解。为了解腹腔内肿瘤情况(存在或消失或进展)以及对化疗药物的反应,进行开腹探查,称之为二次探查术。

二次探查术最初由 Wangensteen 等在 1948 年提出,自 1960 年以来二次探查术已广泛应用于卵巢癌的治疗中。国外不少肿瘤中心将卵巢癌二次探查术作为卵巢上皮癌整个治疗计划的常规内容,也有部分肿瘤中心仅选择性的进行二次探查手术。然后近年来,这种手术的作用日益受到怀疑。二次探查术具有以下肯定价值:①有助于对患者的预后作出正确评估;②作为指导选择治疗方案的有力依据;③有助于了解腹腔情况,适时进行腹腔内化疗或放射治疗;④了解卵巢化疗后的病程规律、持续缓解率、肿瘤复发率及再次肿瘤细胞减灭术的意义及影响预后的各种高危因素等。

【适应证】

1.卵巢癌手术后6～12个疗程化疗后完全缓解的患者,一般在治疗后1～2年间进行。

2.临床上呈现部分缓解,需确定是否继续化疗,经阴道双合诊,影像学检查,肿瘤标志等检查不能确定有无复发者。

3.无手术禁忌证者。

【术前准备】

除与初次手术相同外,术者应详细掌握患者初次手术的情况,尤其是第一次手术有残余瘤灶者,应了解残余瘤灶的大小、多少及部位,以便在探查时尽可能做到全面细致的处理。

【手术步骤】

二次探查术的手术操作与分期手术是完全相同的。

1.切口沿下腹原切口切开腹壁各层,切除原手术瘢痕。若需切除大网膜残余部分或探查上腹部仍有残留瘤灶或复发癌灶者,则需向上延长切口。

2.细胞学检查取腹水或腹腔冲洗液送细胞学检查。

3.进入腹腔,分离粘连,观察腹膜面及浆膜面,探查按顺序进行:盆腔、回盲部、升结肠、肝、脾、横膈、双肾区、降结肠、乙状结肠和腹主动脉旁淋巴结。如有增厚的组织、结节、质硬组织、糟脆、变色区域,均采取活检。如冷冻切片已提示阳性发现,应停止活检,探查有无大体病灶,行肿瘤细胞减灭术。

4.活体组织检查:彻底的二次探查术应至少取20～30个活检标本。

(1)在初次肿瘤切除部位,或肿瘤残留处取活检。

(2)任何可疑部位(白色的颗粒状突起)均需取活检,包括所有粘连带、前腹壁腹膜、盆腔腹膜、骨盆漏斗韧带残端、直肠子宫陷凹、膀胱顶、双侧结肠旁沟、小肠及横结肠表面、肠系膜等处。如已行腹膜外淋巴结切除术,即可随机取数处腹膜后组织。

(3)如未行腹膜外淋巴结切除术,可在二次探查术时取腹膜后淋巴结做活检,可用来判断以前的治疗是否彻底。当腹腔内转移灶已治愈时,腹主动脉旁及盆腔淋巴结仍是病灶扩散的主要途径及残余癌的部位。

5.切除残余肿瘤尽可能切除所有可见肿瘤。

6.关腹前腹腔灌注化疗药物(顺铂或卡铂)。

【术后处理】

1.二次探查术的手术结果分为以下几种情况:阴性(大体标本和病理学阴性)、显微阳性(肉眼检查阴性,病理学检查阳性)、大体标本阳性(肉眼和病例检查均阳性)。二次探查术结果及术后生存的差异与临床上组织学分级、残留病灶的数量和FIGO分期有关。如二次探查阳性,说明原用化疗药物不敏感或已产生耐药,应改用其他化疗方案,继续治疗。

2.鉴于以前有人对二次探查阴性的患者停止治疗,经过临床观察发现有10%～30%的患者复发,时间都在1～2年内。所以二次探查阴性的卵巢癌患者应继续进行1～2个巩固疗程化疗,尤其对分期晚、细胞分级差者更为重要。

3.二次探查后仍应定期随诊。

【预后】

现今多数学者认为二次探查术对卵巢癌预后及存活率没有明显提高,对于已行理想肿瘤细胞减灭术患者行二次探查术后患者存活率与未行二次探查患者存活率没有显著性差异;但在非理想肿瘤细胞减灭术患者中,二次探查术后患者存活率明显提高。现已有将腹腔镜手术技术应用于卵巢癌二次探查术中的研究报道,但病例数量有限,仍需进行大规模可控性临床试验获得足够的疗效评价后再用以指导临床医师治疗卵巢癌。

目前较公认的是,二次探查术能给卵巢癌患者提供一个重要的预后评价,特别是二次探查阳性的患者,对于二次探查术阴性患者,仍需术后定期行肿瘤标志物、影像学(MRI、PET-CT等)检查以了解有无复发,尽早治疗。

二、二次肿瘤细胞减灭术

二次肿瘤细胞减灭术(SCS)是患者在完成全疗程的化疗之后仍存在持续性或复发性病变而施行的手术。复发性卵巢癌的手术治疗主要用于三个方面:①解除肠梗阻;②＞12个月复发病灶的减灭;③切除孤立的复发病灶。研究报道二次肿瘤细胞减灭术的成功率为37%～47%至83%,术后病率为7.7%到24%～63%,手术死亡率为0～1.9%。

在缺乏二线化疗药物的情况下行二次肿瘤细胞减灭术,对提高患者生存率意义不大。但随着有效的二线化疗药物的出现,越来越多的学者支持对复发性卵巢癌尽量行二次肿瘤细胞减灭术,术后辅助二线化疗有可能延长卵巢癌铂类耐药以及复发患者二次治疗后生存时间。

【适应证】

1.完成初次肿瘤细胞减灭术和铂类药物为基础的联合化疗后,肿瘤无进展生存期6～12个月及以上。

2.体格检查、肿瘤标志物及影像学检查提示肿瘤复发。

3.患者愿意接受二次肿瘤细胞减灭术,并愿意术后继续接受辅助化疗。

4.身体状况能够耐受手术。

5.复发病灶为单个实体瘤,直径＜6cm。

6.无手术禁忌证,包括盆腹腔外无不可切除的复发癌灶,无重要脏器(如肝脏等)多发的大块转移癌灶,无膈下片状癌灶等。

【禁忌证】

1.下列部位的大块病灶:肝实质内转移,肝门、肾盂处病变及肾静脉以上的腹主动脉旁淋巴结肿大。偶尔,局灶性肝转移者可行部分肝切除或冷冻治疗。

2.小肠系膜根部被肿块组织包裹和挛缩小肠襻形成特有的菜花样外观,或大部分腹膜表面被弥漫性肿瘤组织覆盖。

3.膈表面的大块病灶。

【术前准备】

1.术前应与相关科室密切联系,以保证术中取得必要的协作与合作。

2.向患者及家属交代手术的危险性和潜在的不彻底性。

3.合并其他系统疾病者,请相关科室会诊,稳定病情,指导围手术期处理。

4.如高度怀疑胃肠道转移或不能除外消化道肿瘤,术前行全面胃肠道系统检查,了解消化道是否受累及受累部位和程度。

5.行盆腹腔超声检查,了解肿块的大小、性质及累计范围;必要时行盆腹腔CT或MRI检查,了解盆腹腔脏器和腹膜后淋巴结受累情况。

6.纠正贫血及电解质紊乱。

7.如发现有胸腔积液,需要通过穿刺放水,必要时需要胸腔闭式引流,改善呼吸状况,请麻醉科会诊。

8.合并腹水的患者,术前应通过穿刺放腹水,减少腹水量至最低限度,以免术中大量腹水骤然流失,引起循环改变,甚至休克。

9.肠道准备、备血。

【手术步骤】

同肿瘤细胞减灭术。

【术后处理】

同肿瘤细胞减灭术。

(齐英芳)

第三十六章　妇科内镜

第一节　阴道镜

【适应证】

1.宫颈阴道脱落细胞学检查结果异常者。

(1)不明确意义的不典型鳞状上皮细胞(ASC-US)。

(2)不典型鳞状上皮细胞——不除外高度鳞状上皮内病变(ASC-H)。

(3)低度鳞状上皮内病变(LSIL)。

(4)高度鳞状上皮内病变(HSIL)。

(5)鳞状细胞癌(SCC)。

(6)不典型腺上皮细胞(AGC)。

(7)腺原位癌(AIS)。

(8)腺癌(ACA)。

(9)巴氏分级标准中≥巴氏ⅡB级以上的结果。

(10)高危型 HPV 检测结果阳性。

2.肉眼醋酸染色及复方碘染色检查(VIA/VILI)宫颈阴道结果异常者。

3.肉眼直接观察形态可疑或病史可疑有如下疾病者。

(1)宫颈:①宫颈上皮内病变;②宫颈癌;③宫颈真性糜烂;④尖锐湿疣;⑤梅毒;⑥结核;⑦宫颈息肉可疑病变;⑧宫颈白斑;⑨宫颈锥切前明确病变范围。

(2)阴道:①阴道上皮内病变;②阴道癌;③阴道腺病;④尖锐湿疣;⑤梅毒;⑥结核等。

(3)外阴:①外阴上皮内病变;②外阴癌;③尖锐湿疣;④外阴营养不良;⑤梅毒;⑥结核等。

【禁忌证】

1.无绝对禁忌证。

2.相对禁忌证急性下生殖道感染。

【检查的时间】

非月经期。最佳时间是月经干净后的 7~10 天。

【检查前准备】

1.检查前 72 小时内禁止阴道操作,包括妇科检查、性交、冲洗和上药等。

2.常规行阴道分泌物检查(包括:滴虫、假丝酵母菌、细菌性阴道病等)。

【检查操作流程】

1.建议依次使用①生理盐水;②5%醋酸溶液(湿敷宫颈/阴道 1 分钟);③复方碘溶液,按顺序进行阴道镜检查。

2.记录转化区类型(1、2、3 型转化区),检查是否满意(满意或不满意阴道镜检查),观察宫颈/阴道/外阴表面被覆上皮有无癌及癌前病变,保存图像,评估病变程度,阴道镜指引下在可疑病变部位取活检送病理学检查。

（湛艳瑞）

第二节　宫腔镜

一、宫腔镜检查术

【适应证】

对可疑宫腔内病变者,均为宫腔镜检查的适应证,常见适应证如下:

1.异常子宫出血。

2.子宫腔内占位病变。

3.异常宫内节育器及异物。

4.不孕不育。

5.宫腔粘连。

6.子宫畸形。

7.子宫腔影像学检查异常。

8.宫腔镜术后相关评估。

9.阴道异物或排液。

【禁忌证】

宫腔镜检查无绝对禁忌,以下情况应慎重行宫腔镜检查。

1.体温>37.5℃。

2.子宫活跃性大量出血、重度贫血。

3.急性或亚急性生殖道或盆腔炎症。

4.近期发生子宫穿孔。

5.宫腔过度狭小或颈管过窄,颈管坚硬难以扩张者。

6.严重内、外科等合并症。

二、宫腔镜手带

【适应证】

1.久治无效的异常子宫出血,患者无生育要求而有保留子宫的愿望。

2.子宫内膜息肉。

3.影响宫腔形态的子宫肌瘤。

4.宫腔粘连。

5.子宫畸形。

6.宫内异物。

7.子宫内膜异常增生。

8.阴道异物取出。

【禁忌证】

1.全身或生殖道感染急性期。

2.严重内、外科疾病难以耐受手术。

3.活动性子宫出血术后无有效治疗措施。

4.1 个月内发生过子宫穿孔者。

5.宫腔深度超过 12cm。

6.宫颈狭窄不能充分扩张者。

三、术前评估

无论是进行宫腔镜检查,还是宫腔镜手术,均应进行术前评估。

1.评估全身及生殖道局部情况能否耐受宫腔镜检查及手术。

2.门诊宫腔镜检查的辅助检查:血尿常规、乙肝五项,丙肝抗体、艾滋病及梅毒抗体,心电图、盆腔 B 超、白带常规等。

3.宫腔镜手术的辅助检查:血尿常规、血型、Rh 因子、凝血功能、肝肾功能、血糖、乙肝五项,丙肝抗体、艾滋病及梅毒抗体,心电图、胸片(或胸透)、盆腔 B 超、宫颈细胞学检查、白带常规等。

四、麻醉

以下方法酌情选择:

1.宫颈黏膜表面麻醉:以长棉签浸 2% 利多卡因溶液插入宫颈管内达宫颈内口水平,保留 1 分钟。

2.区域阻滞麻醉。

3.全身麻醉喉罩或气管插管,静脉全麻。

五、术前预处理

1.目的

薄化子宫内膜,维持手术野清晰,减少并发症,可酌情选择。

2.子宫内膜预处理

(1)药物预处理:GnRH-a 或孕三烯酮等。

(2)机械性预处理:术中负压吸引薄化内膜,适用于各种宫腔镜手术。

3.子宫肌瘤预处理

对于肌瘤直径>3cm 的Ⅰ型及Ⅱ型黏膜下肌瘤及肌壁间内凸肌瘤,药物同上。

六、手术时机的选择

1.月经干净后早卵泡期内膜较薄,视野清晰,为手术的理想时机。

2.完成预处理后即可进行手术。

3.月经周期紊乱者,可根据病情选择手术日期。

七、术前准备

1.病情告知与知情同意。

2.宫颈准备:酌情进行宫颈准备,如术前晚置入宫颈扩张棒扩张宫颈;置入困难可给予软化宫颈的药物,如米索前列醇 400μg 放置阴道后穹窿等。

八、手术操作

1.体位及消毒

取膀胱截石位,常规外阴及阴道消毒,铺巾。

2.扩张宫颈

至 Hegar 扩张器 10～12 号。

3.宫腔灌流

(1)压力:低于平均动脉压,一般设置在 100～130mmHg。

(2)灌流液:根据手术设备选用,单极使用 5%葡萄糖溶液,糖尿病患者用 5%甘露醇溶液;双极使用生理盐水膨宫;灌流液流速 260～300ml/min。

(3)记录出、入水量,计算灌流液吸收量。

4.子宫腔病变切除

(1)子宫内膜活检:直视下评估宫腔形态及宫内病变,对可疑病变部位进行活检。

(2)子宫内膜息肉切除:根据息肉形态、大小及根蒂部位,设计息肉切除方法。对根蒂的切除可用顺行性或逆行性切除法。对于多发性子宫内膜息肉宫腔被息肉填满、或子宫内膜肥厚者,可先行负压吸引肥厚内膜,视野清晰便于切割,并可有效减少术中并发症。对于有生育要求的患者切除息肉时应注意保护子宫内膜。

(3)子宫内膜切除:用环形电极先切除宫底部、两侧宫角及两侧壁内膜,然后自上而下切除子宫前壁及后壁内膜。切除深度应深达基底层下方 $2\sim3mm$ 的肌肉组织;切除的范围对于部分切除者需终止于宫颈内口上方 0.5cm,需全部切除者终止在子宫颈内口下方 1cm。切除过程中需不断调整膨宫压力以暴露包括双侧宫角、双宫侧壁等难以显示部位的内膜。切除完毕后以滚球再次电凝宫角部或其他部位可能残留的内膜组织并电凝止血。

(4)子宫肌瘤切除:

①O 型黏膜下肌瘤:对于肌瘤脱出者以抓钳或勾钳夹持肌瘤远端,以宫腔镜平行于正常宫壁的方向切断肌瘤蒂部取出;肌瘤未脱出者,当肌瘤体积较小时可先切断瘤蒂,再用卵圆钳夹出;肌瘤体积较大卵圆钳夹持困难时,需从肌瘤两侧壁对肌瘤进行“H 形”或“X 形”切除,以缩小肌瘤体积利于卵圆钳夹持并拧除,拧除肌瘤后再以环状电极对肌瘤残蒂进行修整。

②Ⅰ型及Ⅱ型黏膜下肌瘤,需先切开肌瘤包膜,将突向宫腔部分肌瘤切成碎片取出,可在 B 超监护下进行。若肌瘤内突不明显切除困难时亦可将肌瘤切至与周围肌壁平行为止,术后据残留肌瘤的生长情况酌情行二次手术。

(5)子宫中隔切除:中隔切除时均从隔的尖端开始,以环状电极切割中隔或以针状电极划开中隔,左右对等切割,切割时注意电极的方向及切割深度,避免损伤前后壁的子宫肌层组织。

子宫中隔是子宫形态学异常,宫腔、腹腔镜联合是其诊断的金标准,术中亦需联合腹腔镜对子宫外部形态进行评价,以与其他类型的子宫发育异常进行鉴别,术中明确诊断并提高手术安全性。

(6)宫腔粘连分离:以针状电极分次划开粘连带,显露双侧宫角及输卵管开口,若粘连组织为坚硬宽大的纤维性粘连带,可以环状电极切除,恢复宫腔正常形态。宫腔粘连切除术需根据粘连程度的不同选用 B 超和(或)腹腔镜监护,以提高治疗效果及手术安全性。

(7)宫腔镜下异物取出。

①宫内节育器:宫内节育器残留未嵌顿者,可以异物钳在宫腔镜直视下取出;宫内节育器嵌入宫壁或被粘连包裹者,需以针状电极划开粘连带及部分宫壁组织,完全显露嵌顿的节育器后再以异物钳取出;当节育器异位于子宫内肌层时,宫腔内不能显示节育器,需在 B 超引导下切开宫壁寻找并显露节育器才能取出,必要时需联合腹腔镜监护提高手术安全性;若异位的节育器已接近浆膜层时,应在腹腔镜下取出。

②妊娠组织残留:胎盘、绒毛、胎骨等妊娠残留物,时间过久机化者,宫腔镜下以环状电极切除。

③剖宫产瘢痕妊娠:剖宫产切口憩室处妊娠向宫腔内生长者,在必要的药物治疗或子宫动脉血供阻断后可行宫腔镜下妊娠组织切除术,术中联合腹腔镜提高手术安全性。

(8)宫腔镜下输卵管插管:宫腔镜直视下放置输卵管导管,可作为输卵管通畅度评估与治疗的方法之一。可联合腹腔镜监测,以评价输卵管通畅情况。

(9)子宫颈管占位切除:宫腔镜下切除位于宫颈管内的息肉及宫颈肌瘤,切除方法同子宫内膜息肉及子宫肌瘤切除,切除时注意保护宫颈内膜组织,创面不易过大,防止术后宫颈管粘连及狭窄。

九、术中监护

1.生命体征监护

呼吸、脉搏、血压、血氧饱和度、呼气末二氧化碳分压及心电监护。

2.灌流液

计算灌流液入量和出量的差值,如＞1000ml,应注意生命体征变化。

3.血清电解质

灌流液吸收＞1000ml 时,酌情测定。

4.B 超

提示切割范围及深度,防止漏切及子宫穿孔,酌情选择。

5.腹腔镜

对需明确诊断、子宫穿孔风险大、共存腹腔内病变者需同时治疗。

十、术后处理

1.术后 6 小时内密切观察生命体征。

2.适时下床活动、进食、拔尿管。

3.注意阴道出血,酌情选用缩宫素及止血药物。

4.酌情使用抗生素。

5.宫腔整复性手术促进内膜增生及预防粘连。

十一、宫腔镜并发症的防治

1.出血

(1)发生原因:①未行适当预处理,如对体积较大、血供丰富的子宫肌瘤。②切割深度过深,损伤了子宫肌层的血管层。③止血方法不彻底。

(2)临床表现:术中创面局部大量出血;术后急性阴道大量流血。

(3)预防原则:①术前应注意手术适应证的选择,适当预处理薄化内膜并缩小肌瘤,减少血供。②进行宫颈准备,促进宫颈软化。③操作时避免用力过猛导致机械性损伤。④手术结束前在降低膨宫压力下观察是否有创面渗血,确认安全后结束手术。

(4)处理:①据出血的程度及部位,分别或联合使用电凝止血、使用宫缩剂、宫腔内放置气囊或 Foley 压迫等止血方法,宫颈部位的出血可采用缝合止血。②难以控制的出血或用上述方法止血无效时,可选用子宫动脉栓塞术或子宫切除术。

2.子宫穿孔

(1)发生原因:①子宫解剖学因素子宫角、宫底、峡部等解剖学薄弱,子宫狭小或过度屈曲,既往有子宫手术史者易发生。②特殊手术类型,如 TCRA、TCRM、TCRS 等。

(2)临床表现:①宫腔膨宫困难,视线不清,出血量增加。②宫腔镜可看到腹膜、肠管或网膜。③超声见子宫周围有游离液体,或灌流液大量涌入腹腔。④腹腔镜监护见到浆膜透亮、水泡、出血、血肿或穿孔的创面。

(3)预防原则:①术前进行宫颈准备,促进宫颈软化。②操作轻柔,扩张宫颈及置入宫腔镜时避免盲目及用力过猛。③复杂宫腔镜手术时需保持视野清晰,直视下切割,必要时需联合腹腔镜或 B 超监护提高手术安全性。

(4)处理:一旦发生穿孔应立即停止操作,首先仔细查找穿孔部位,判断损伤的程度,根据有无邻近器官损伤及范围,确定进一步治疗方式。

3.灌流液过量吸收综合征

(1)发生原因:术中注入的灌流液大量吸收超过机体代偿能力,引起体液超负荷和稀释性低钠血症。

(2)临床表现:首先表现心率缓慢和血压增高,继而出现血压降低、恶心、呕吐、头痛、视物模糊、焦虑不安、精神紊乱和昏睡。如诊治不及时可出现抽搐、心血管功能衰竭甚至死亡。

(3)预防原则:①进行术前的预处理。②灌流压力应低于平均动脉压。③严格控制灌流量的吸收量,当灌流液差值(入量-出量)≥1000ml 时,应动态监测血钠浓度及各项生命体征等,并尽快结束手术。④加强术后护理,注意监测血钠浓度,警惕发生低钠血症。

(4)处理:原则是吸氧、利尿,治疗低钠血症、纠正电解质紊乱和水中毒,处理急性左心衰竭,防治肺、脑水肿。主要处理方法包括:①正压吸氧。②地塞米松静脉注射。③静脉注射利尿剂。④急查血电解质,据血钠水平进行补钠,同时监测血钠浓度,及时调整用量。补充至血钠维持在 135mmol/L,不可过快及过量。

4.气体栓塞

(1)发生原因:手术过程中电刀使组织气化和(或)外界空气导入宫腔,一旦气体进入静脉循环入右心便造成一系列病理生理变化。

(2)临床表现:首先表现为呼气末 CO_2 压力突然下降,心动过缓,血氧饱和度下降,心前区听诊可闻及大水轮音。当更多气体进入时,病情进一步进展,血流阻力增加,导致低氧、发绀、心输出量减少、低血压、呼吸急促,迅速发展为心肺衰竭、心跳骤停。

(3)预防原则:气体栓塞发病急,病情危重,很难抢救,临床上以预防为主。主要预防措施包括:①严格操作规程,排空注水管内气体。②小心操作,避免不必要的损伤。③避免将子宫创面长时间直接暴露于空气中。④降低宫内压。

(4)处理:①即刻停止操作,左侧卧位并抬高右肩;监护生命体征。②加压吸 100%氧气,必要时气管插管。③开放静脉输液,放置中心静脉压导管,针对心肺功能衰竭进行复苏抢救。④给予解痉扩血管药、强心利尿剂及地塞米松等。⑤右心室穿刺及气体抽吸。⑥急救后有条件者可转入高压氧仓进行复苏治疗。

(湛艳瑞)

第三节 腹腔镜

随着腹腔镜技术及设备的不断发展、完善,妇科腹腔镜由过去的主要用于观察盆腔脏器病变、妇科疾病的诊断,逐渐发展成为妇科疾病的治疗手段,以往需要开腹手术治疗的多种疾病,现在通过腹腔镜手术即可完成。但腹腔镜操作应经过专业和逐级培训。操作时防止并发症发生。

一、诊断性腹腔镜

【适应证】

1.可疑异位妊娠尤其未破裂者,可见输卵管增粗膨大,呈紫色。可诊断未出现局部体征的极早期病例。

2.不孕症原因的探查观察内生殖器官发育情况,是否存在病变,输卵管周围粘连及管腔是否通畅等。

3.子宫内膜异位症的诊断、分期及药物治疗后的评估。

4.内生殖器畸形的诊断。

5.慢性盆腔痛的原因。

6.急腹症的鉴别。

7.盆腔包块明确性质。

8.内分泌疾病的诊断,如多囊卵巢综合征、卵巢早衰等。

9.卵巢癌二次探查、卵巢癌横膈探查以及吸取腹腔液做细胞学检查。

10.妇科恶性肿瘤的分期。

11.探查迷失在盆、腹腔内的宫内节育器或其他异物;人工流产术中可疑子宫穿孔时明确穿孔的部位及程度,排除肠道损伤及活动性内出血。

12.辅助生殖技术前的评估。

13.宫腔镜或其他宫腔内操作的监视。

二、治疗性腹腔镜

近年随着腹腔镜技术的不断推广、设备的不断更新,妇科领域的各种手术几乎均能在腹腔镜下完成。患者的一般状况、术者的经验及手术设备的配备成为能否进行腹腔镜手术的关键。根据妇科手术分级,妇科腹腔镜手术的适应证如下。

(一)三级手术

【适应证】

1.各种输卵管手术 如妊娠病灶清除手术、输卵管切除术,输卵管结扎和切断术、部分切除术,粘连松解术、脓肿切开引流术、整形术、造口术及吻合术等。

2.各种卵巢手术 包括卵巢良性肿瘤剥除术,卵巢切开胚胎清除术、卵巢修补术、卵巢打孔术、切开探查术、楔形切除术、取卵术、抽吸术、黄体破裂止血术、病损切除术、卵巢单纯缝合术、卵巢成形术、卵巢粘连松解术、脓肿切开引流术、卵巢切除术等。

3.子宫内膜异位症相关手术 卵巢内膜异位囊肿剥除术、盆腔内膜异位病灶清除术等。

4.保留子宫的相关手术 子宫及其韧带活组织检查术、病损电凝术、切除术、射频消融术,子宫肌瘤剥除术、子宫腺肌症病灶切除术,子宫楔形切除术,子宫角部分切除术、子宫角切除术,残角子宫切除术,子宫断蒂止血术,子宫穿孔及裂伤修补术等。

5.切除子宫的相关手术 全子宫切除术、次全子宫切除术、始基子宫切除术,腹腔镜辅助经阴道筋膜内子宫切除术、腹腔镜辅助经阴道全子宫切除术、腹腔镜辅助经阴道子宫部分切除术等。

6.盆腔其他手术 盆腔炎性包块切除术,盆腔粘连松解术,子宫动脉结扎术,阔韧带内肿瘤切除术,移位宫内节育器取出术等。

7.局部注药 如异位妊娠或滋养细胞肿瘤的局部注药。

8.辅助生育技术 经腹腔镜取卵、CIFT、ZIFT等。

(二)四级手术

【适应证】

1.早期卵巢癌分期手术,早期子宫内膜癌、早期子宫颈癌手术,晚期卵巢癌的探查以明确诊断、确定分期、病理类型。

手术包括根治性子宫切除术,根治性子宫颈切除术,肿瘤细胞减灭术,腹腔镜辅助经阴道子宫根治性切除术、根治性子宫颈切除术等。

2.盆腔深部子宫内膜异位病灶切除。

3.生殖系统畸形矫治手术。

4.双角子宫切除及子宫整形术,腹膜代阴道成形术、回肠代及乙状结肠代阴道成形术,两性畸形探查及性腺切除术。

5.盆腔器官脱垂的盆底重建术:腹腔镜辅助下前盆底重建术、后盆底重建术及全盆底重建术,子宫圆韧带、骶韧带缩短术及悬吊术,阴道穹窿骶骨悬吊术、骶棘韧带悬吊术,阴道前壁修补术等。

6.治疗压力性尿失禁的Cooper'韧带悬吊术。

7.慢性盆腔痛、痛经的骶前神经切断术、子宫骶骨韧带切断术。

8.妊娠期(<16周)卵巢囊肿剥除、一侧附件切除术。

9.卵巢再植入,卵巢悬吊术。

10.宫颈功能不全经腹腔镜宫颈环扎术。

注:腹腔镜下四级手术属高难度手术,必须经过正规四级妇科内镜手术培训的医师方可独立操作。

【禁忌证】

1.心肺功能不全,不能耐受 CO_2 腹压增加及较长时间屈氏位(30°)。

2.膈疝。

3.凝血功能障碍、血液病等。

【相对禁忌证】

1.以往多次手术史、腹膜炎史。穿刺部位可疑有肠曲粘连者易损伤肠曲,必要时可用开放式操作。

2.机械性或麻痹性肠梗阻、弥漫性腹膜炎者。

3.过度肥胖者。

4.腹部肿块超过脐孔穿刺水平,影响手术操作者。

5.老龄患者需慎重考虑。

【注意事项】

1.防治腹腔镜特殊并发症

(1)穿刺并发症:

①做下腹两侧穿刺点时损伤浅或深腹壁下动、静脉,浅血管损伤可用电凝止血,如深部血管损伤应缝扎止血。

②大网膜血管出血可电凝止血,必要时缝扎止血。

③损伤大血管,如髂血管、下腔静脉、腹主动脉等,后果严重。Verres 针穿刺时应与腹壁成 $60°$ 角可预防。穿刺器损伤多由于充气不足,或方向有误。一旦怀疑穿刺器损伤,切不可拔出(留在原位堵塞裂孔),否则可导致急性失血,失去抢救时机。

(2)气腹相关并发症:二氧化碳注入腹膜外间隙致皮下气肿,穿刺针触及大网膜造成大网膜气肿,初学者易发生,一般无需特殊处理,可自行吸收。罕见者有气胸(CO_2 经横膈小孔上升)、气栓、心包气肿、纵隔气肿,一旦发生,应立即停止手术,必要时穿刺排气,请相关科室协助抢救。

(3)高碳酸血症:由于 CO_2 用量过多,屈氏位手术时间过长影响通气引起。

(4)心律失常甚至心脏骤停:注意避免 CO_2 用量过多,以及腹腔镜手术时过度牵拉引起副交感神经反射。

(5)能量器械相关并发症:电手术器械包括单级、双极、超声刀等可以造成电损伤或热损伤,如损伤肠曲、膀胱、输尿管等。术中注意避免手术野积聚导电液体,电凝时视野应清晰,远离其他组织或脏器。

2.防治腹腔镜手术常见并发症

(1)腹腔镜手术时出血:尤其子宫动、静脉及卵巢动、静脉处理时应小心。

(2)肠曲损伤:回肠、乙结肠多见,小肠损伤可疏忽遗漏。一般在手术后 3 日左右出现发热、腹胀、腹痛、恶心、呕吐、腹泻等腹膜炎症状。确诊后应立即请相关科室医师协助诊治。

(3)泌尿系损伤:多由于解剖位置不清、手术技术不熟练造成,发现后应请相关科室医师协助诊治。

(4)腹壁、盆腔内感染:注意脐孔、器械消毒及无菌操作,术后酌情应用抗菌药。

(5)腹部切口疝:较少见,10mm 以上的腹壁切口应缝合筋膜和(或)腹膜。

(湛艳瑞)

第四节　输卵管镜

【适应证】

1.输卵管近端或远端可疑病变引起的不孕者。

2.不明原因不孕的输卵管探查。

3.检查输卵管的功能,解除输卵管痉挛或黏液碎片造成的假性梗阻。

4.确定体外受精-胚胎移植(IVF-ET)时,通过输卵管导管配子、胚胎移植的确切位置。

5.碘油过敏不适合进行子宫输卵管碘油造影患者可直接行输卵管镜检查。

【禁忌证】

1.生殖器官炎症或慢性盆腔炎急性或亚急性发作,应先予以抗感染治疗,以免造成炎症扩散。

2.黄体期或活动性子宫出血难以找到其开口,月经期有引起子宫内膜异位症的可能。

3.宫内妊娠并想继续妊娠者,输卵管妊娠失血性休克者。

4.有严重的心、肺疾病患者。

5.输卵管严重堵塞、结石患者。

6.宫颈恶性肿瘤或子宫内膜恶性肿瘤患者。

7.严重的宫腔粘连或较大的黏膜下肌瘤患者。

【手术注意事项】

1.术前酌情应用抗生素。

2.于月经结束3~7天检查为宜,因为此时子宫内膜较薄,有利于输卵管开口的识别,如要观察排卵期输卵管伞和卵巢的关系,也可在排卵期进行。

3.术中一般不需要麻醉,可适当给予镇静剂。如果同时进行腹腔镜者,可用全身麻醉。

【术后注意事项】

1.术后2周禁止盆浴和性生活,可酌情给予抗生素预防感染。

2.如果输卵管镜检查后1周内有阴道少量出血,但无其他不适症状,属正常现象;如果出血量大于月经量或有其他不适症状,需复查。

(湛艳瑞)

参 考 文 献

1.李亚里,姚元庆.妇产科聚焦:新理论新技术新进展与临床实践[M].北京:人民医出版者,2011

2.李立.简明妇产科学[M].北京:人民军医出版社,2008

3.马惠荣.妇科疾病[M].北京:中国中医药出版社,2009

4.魏丽惠.妇产科诊疗常规[M].北京:中国医药科技出版社,2012

5.黄艳仪.妇产科危急重症救治[M].北京:人民卫生出版社,2011

6.马丁.妇产科疾病诊疗指南[M].第三版.北京:科学出版社,2013

7.谢辛.妇科疾病临床诊疗思维[M].北京:人民卫生出版社,2009

8.贺晶.产科临床工作手册[M].北京:人民军医出版社,2013

9.徐杰,蔡昱.妇科病中西医实用手册[M].北京:人民军医出版社,2014

10.刘琦.妇科肿瘤诊疗新进展[M].北京:人民军医出版社,2011

11.张晓东,王德权.性病诊断与防治[M].北京:人民军医出版社,2012

12.赵粉琴.不孕不育症[M].北京:化学工业出版社,2013

13.陈子江,刘嘉茵.不孕不育专家推荐诊疗方案[M].北京:人民军医出版社,2013

14.朱兰.妇产科常见疾病的临床用药[M].北京:人民卫生出版社,2011

15.李祥云.实用妇科中西医诊断治疗学[M].北京:中国中医药出版社,2005

16.周伟生,赵萍.妇产科影像诊断与介入治疗[M].北京:人民军医出版社,2012

17.冯琼,廖灿.妇产科疾病诊疗流程[M].北京:人民军医出版社,2014

18.王子莲.妇产科疾病临床诊断与治疗方案[M].北京:科学文化出版社,2010

19.王立新,姜梅.妇产科疾病护理及操作常规[M].北京:人民军医出版社,2012

20.于传鑫,李儒芝.妇科内分泌疾病治疗学[M].上海:复旦大学出版社,2009

21.张玉珍.中医妇科学[M].北京:中国中医药出版社,2007

22.赵兴波.门诊妇科学[M].北京:人民卫生出版社,2007

23.鲁红.妇科超声诊断与鉴别诊断[M].北京:人民军医出版社,2012

24.刘淮.妊娠合并急性胰腺炎诊断及处理[J].中国实用妇科与产科杂志,2011,2(2):111-114

25.赵秀芳.妊娠剧吐合并食管贲门黏膜撕裂症16例分析[J].现代医学,2006,6(6):63

26.蔡林雪,妊娠期应合理选择抗消化道溃疡药物[J].海峡药物.2010,5(5):184-186

27.黄启阳,杨云生,炎性肠病药物治疗的演进[J].临床药物治疗杂志,2011,3(2):13-15

28.陈颖茵,妊娠期便秘非药物护理干预的初步探讨[J].全科护理,2009,2(2):297-298

29.朱曙明.何首乌颗粒治疗妊娠便秘52例临床观察[J].浙江中医杂志,2011,2(2):

129-130

30.张惜阴.实用妇产科学[M].北京:人民卫生出版社,2003

31.丰有吉.妇产科学[M].北京:人民卫生出版社,2010

32.张荣绶.孕产妇发生脑血管病危险因素分析[J].中国基层医药,2010,17(12):1613-1614

33.王英兰,魏晓萍,苏放明,等.子痫前期和子痫孕妇并发脑血管病的影像学特征中华围产医学杂志,2010,13(4):326-328

34.冯泽甫,轩玉红,丁秀清.产褥期脑血管病临床研究[J].中国医药指南,2007,5(11):249-250

35.Bernstein CN,FriedM,Krabshuis JH,et al.World Gastroenterology Organization Practice Guidelines for the diagnosis and management of IBD in 2010[J].Inflamm Bowel Bis,2010,16:112-124